JN239806

実践編｜ケースで学ぶ

理学療法臨床思考

第2版

編集

有馬 慶美
看護リハビリ新潟保健医療専門学校

三宮 克彦
熊本機能病院

松本 直人
東京医療学院大学

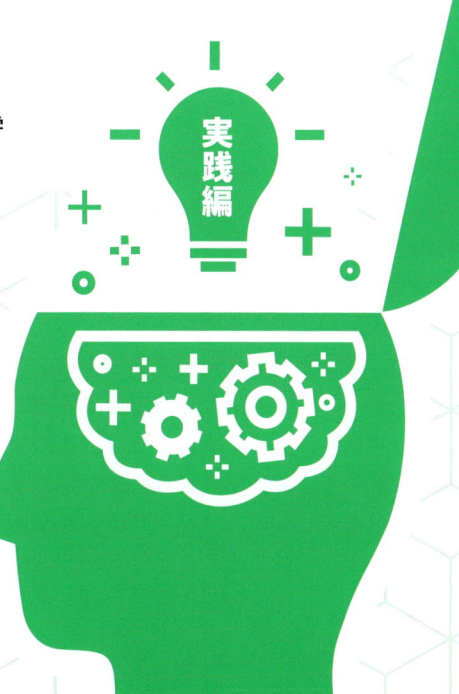

文光堂

■編　集

有馬　慶美　看護リハビリ新潟保健医療専門学校校長
三宮　克彦　熊本機能病院総合リハビリテーション部理学療法課課長
松本　直人　東京医療学院大学保健医療学部リハビリテーション学科教授

■執　筆（執筆順）

我妻　浩二　かつしか江戸川病院リハビリテーション科科長
今屋　将美　熊本機能病院総合リハビリテーション部理学療法課主任
米村　美樹　熊本機能病院総合リハビリテーション部理学療法課主任
岩下　功平　熊本機能病院総合リハビリテーション部理学療法課主任
奥村　晃司　川嶌整形外科病院リハビリテーション部　病院リハビリテーション科科長
久保　皇之　熊本機能病院総合リハビリテーション部理学療法課
佐藤　　健　熊本駅前看護リハビリテーション学院理学療法学科
遊佐　　隆　松戸整形外科病院副院長・リハビリテーションセンター長
鈴木　　智　船橋整形外科病院　理学診療統括部教育担当副部長
渡邉　　純　清泉クリニック整形外科　東京荻窪理学技術部担当部長
藤田　龍一　国立病院機構　村山医療センターリハビリテーション科主任
松井　伸子　東京医療学院大学保健医療学部リハビリテーション学科助教
江連　智史　船橋整形外科西船クリニック理学診療部主任
相羽　　宏　東京慈恵会医科大学スポーツ・ウェルネスクリニック
木村　佳記　大阪大学医学部附属病院リハビリテーション部
梅村　　悟　東京明日佳病院リハビリテーション科
川中　洋平　成尾整形外科病院リハビリテーション科主任
城内　若菜　成尾整形外科病院リハビリテーション科主任
岡安　　健　東京医科歯科大学医学部附属病院リハビリテーション部技師長
加藤悠一朗　九段坂病院リハビリテーション科
新井　恒雄　三枝整形外科医院リハビリテーション科技師長
壇　　順司　帝京大学福岡医療技術学部理学療法学科講師
吉田　真一　日本医科大学千葉北総病院リハビリテーション科
遠藤　　敦　森山医会訪問看護事業所主任
佐藤　　祐　森山脳神経センター病院リハビリテーション科
石田　茂靖　森山脳神経センター病院リハビリテーション科療法士長
濱崎　寛臣　熊本機能病院総合リハビリテーション部理学療法課主任
野口　大助　熊本機能病院総合リハビリテーション部理学療法課主任
江口　　宏　訪問リハビリテーションセンター清雅苑主任
野尻　晋一　介護老人保健施設清雅苑副施設長
山永　裕明　介護老人保健施設清雅苑施設長
荒川　武士　専門学校東京医療学院理学療法学科
岡本　昌幸　御所南リハビリテーションクリニックリハビリテーション部
岡田　洋平　畿央大学健康科学部理学療法学科准教授
大橋　妙子　熊本機能病院総合リハビリテーション部理学療法課主任

宮原　拓也　　上尾中央医療専門学校理学療法学科
白石　和也　　上尾中央医療専門学校理学療法学科
高見澤一樹　　成田病院リハビリテーション科科長
古谷　槙子　　東京医療学院大学保健医療学部リハビリテーション学科助教
浪本　正晴　　九州中央リハビリテーション学院理学療法学科副学科長
小川　美笛　　ゆきよしクリニック
井上　克也　　鹿島病院リハビリテーション科科長
平林　弦大　　看護リハビリ新潟保健医療専門学校副校長
秋保　光利　　三井記念病院リハビリテーション部マネージャー
髙橋　一樹　　柏厚生総合病院リハビリテーション科科長
岡村　大介　　聖路加国際病院リハビリテーション科マネジャー
寺山圭一郎　　東邦大学医療センター佐倉病院リハビリテーション部主任
森田　義満　　高木病院リハビリテーション科
内藤　太善　　津田沼中央総合病院リハビリテーション科係長
佐藤　宏幸　　聖路加国際病院リハビリテーション科
岩下　佳弘　　熊本保健科学大学保健科学部リハビリテーション学科講師
竹内　睦雄　　熊本機能病院総合リハビリテーション部理学療法課副主任

序

　本書，「ケースで学ぶ理学療法臨床思考」の初版は2006年に，臨床場面における問題解決思考のガイドとして，また思考過程を学ぶためのテキストとして出版されました．その後，教育現場からのリクエストを受け，障害別（2007年），続障害別そして生活機能障害別（2009年）の3冊が続編として出版されました．初版のシリーズ4冊につきましては理学療法を学ぶ多くの学生および新人理学療法士の皆さまにご愛読いただき，また改善へのフィードバックをいただきましたことに心より感謝いたします．

　初版から14年が経過し，当時の最新知見もそのほとんどが更新され，そのため内容が現在の臨床現場を反映していない事象が多くみられるようになりました．また一方では，教育学的に新しい学習方略が提案され，当初のテキストデザインが最善のものとはいえない状況となりました．そこで，初版シリーズ4冊を最新の理学療法知見および教育学的視点から整理，刷新し，本書「ケースで学ぶ理学療法臨床思考 第2版」を出版することとなりました．

　この第2版は，主に学生を対象とした「基本編」，そして学生および新人理学療法士を対象とした「実践編」の2冊から編成されています．基本編では，実際の症例をモデルにしながらも，初学者が確実に理解できるよう問題構造をシンプルに再構成しました．また，養成校の教員が執筆することにより，学生に理解してほしい学習内容が際立つよう配慮されています．これに対し，実践編では症例の状態を忠実に描写し，より実際的な臨床思考のトレーニングができるよう編集しました．また各疾患や外傷を専門とする臨床の理学療法士にご執筆いただくことにより，現場の臨場感と最新の知見が反映されるよう構成されています．

　問題解決思考の流れについては初版を踏襲し，理学療法士の思考過程を2つのパート（仮説立案と仮説証明）で表現しました．さらに今回の改訂では，この思考の流れをより理解しやすく，また実習や臨床で実際の症例に応用しやすいよう「クリニカル・ルール：臨床公式」を軸に理学療法士の臨床思考を表現しました．これは他書にみられない本書のユニークな工夫です．

　また，学生や新人理学療法士が陥りやすい「どのデータを，どのような順序で収集し，どう統合解釈すべきかが難しい」という問題を解決するために，基本編では，初学者に対して理学療法士の思考過程を具体的にまたリアルに示すために，データ自体とそれに対する理学療法士の解釈・思考を時間の流れに沿って示すデザインとしました．これにより，理学療法士がどのような順序でデータを収集し，そのデータをどのように解釈し，そして症例が抱える問題をどのように包括的に捉えているかを視覚化できるよう試みました．これも他書にはない教材デザインです．

　以上のように工夫を施した本書が，学生や新人理学療法士の臨床能力の育成に役立てればこの上ない喜びです．

2019年11月

編者を代表して　有馬慶美

目次｜Contents

略語一覧 ··· viii

第1章　骨関節障害理学療法

1　上腕骨近位端骨折 ······································· 我妻浩二 ········· 2
2　足関節部骨折 ··· 今屋将美 ······ 11
3　脊椎圧迫骨折 ··· 米村美樹 ······ 22
4　人工膝関節全置換術 ··································· 岩下功平 ······ 32
5　変形性股関節症 ·· 奥村晃司 ······ 44
6　骨粗鬆症 ·· 久保皇之 ······ 58
7　関節リウマチ ·· 佐藤　健 ······ 69
8　腱板損傷 ·· 遊佐　隆 ······ 82
9　肩関節周囲炎 ·· 鈴木　智 ······ 93
10　複合性局所疼痛症候群 ······························ 渡邉　純 ···· 106
11　頸髄損傷 ·· 藤田龍一 ···· 117
12　脊髄損傷 ·· 松井伸子 ···· 127
13　前十字靱帯損傷 ·· 江連智史 ···· 138
14　足関節外側靱帯損傷 ··································· 相羽　宏 ···· 150
15　半月板損傷 ·· 木村佳記 ···· 161
16　野球肘 ·· 梅村　悟 ···· 180
17　腰椎分離症 ································ 川中洋平・城内若菜 ···· 193
18　下腿切断 ·· 岡安　健 ···· 203
19　腰部脊柱管狭窄症 ······································ 加藤悠一朗 ···· 216
20　腰痛 ·· 新井恒雄 ···· 226

第2章　神経障害理学療法

21　尺骨神経麻痺 ·· 壇　順司 ···· 240
22　脳血管障害―急性期・右視床出血 ········· 吉田真一 ···· 252
23　脳血管障害―回復期・右視床出血 ···· 遠藤　敦・佐藤　祐・石田茂靖 ···· 262

24 脳血管障害—回復期・被殻出血 ………………………………… 濱崎寛臣 ……… 274

25 脳血管障害—回復期・歩行再建 ………………………………… 野口大助 ……… 284

26 脳血管障害—生活期・生活適応 ……… 江口　宏・野尻晋一・山永裕明 ……… 297

27 摂食・嚥下障害 ……………………………………………………… 荒川武士 ……… 312

28 パーキンソン病 ……………………………………… 岡本昌幸・岡田洋平 ……… 322

29 脊髄小脳変性症 ……………………………………………………… 大橋妙子 ……… 335

30 多発性硬化症 ………………………………………………………… 宮原拓也 ……… 345

31 ギランバレー症候群 ………………………………………………… 白石和也 ……… 356

32 脳性麻痺—痙直型両麻痺 ………………………………………… 高見澤一樹 ……… 371

33 脳性麻痺—アテトーゼ型 …………………………………………… 古谷槙子 ……… 379

34 筋ジストロフィー …………………………………………………… 浪本正晴 ……… 390

35 筋萎縮性側索硬化症 ………………………………………………… 小川美笛 ……… 404

第 3 章　内部障害理学療法

36 慢性閉塞性肺疾患 …………………………………………………… 井上克也 ……… 416

37 気管支喘息 …………………………………………………………… 平林弦大 ……… 424

38 肺癌 …………………………………………………………………… 秋保光利 ……… 434

39 胃癌 ………………………………………………………………… 髙橋一樹 ……… 445

40 虚血性心疾患 ………………………………………………………… 岡村大介 ……… 456

41 慢性心不全 ………………………………………………………… 寺山圭一郎 ……… 469

42 腹部大動脈瘤 ………………………………………………………… 森田義満 ……… 480

43 閉塞性動脈硬化症 …………………………………………………… 内藤太善 ……… 493

44 深部静脈血栓症 ……………………………………………………… 佐藤宏幸 ……… 503

45 慢性腎臓病 …………………………………………………………… 岩下佳弘 ……… 511

46 糖尿病 ………………………………………………………………… 竹内睦雄 ……… 525

索　引 ………………………………………………………………………………… 535

略語	フルスペル	日本語
% VC	% vital capacity	%肺活量
10MWT	10 m walking test	10 m歩行テスト
3DGA	three dimensional gait analysis	三次元歩行解析
6MD	6 minute walking distance	6 分間歩行距離
6MWT	6 minute walk test	6 分間歩行テスト
A-aDO2	alveolar-arterial oxygen tension difference	肺胞気―動脈血酸素分圧較差
aAPAs	accompanying APAs	随伴性姿勢調節
ABI	ankle brachial index	足関節上腕血圧比
ACL	anterior cruciate ligament	前十字靱帯
ACR	American College of Rheumatology	米国リウマチ学会
ADI	atalanto dental interval	―
ADL	activities of daily living	日常生活活動
AFO	ankle-foot orthosis	短下肢装具
AIDP	acute inflammatory demyelinating polyneuropathy	急性炎症性脱髄性多発性ニューロパチー
AIS	ASIA impairment scale	―
Alb	albumen	アルブミン
ALS	amyotrophic lateral sclerosis	筋萎縮性側索硬化症
ALSFRS-R	ALS functional rating scale-revised	ALS 機能評価スケール改訂版
AM bundle	anteromedial bundle	前内側線維束
AMAN	acute motor axonal neuropathy	急性運動性軸索型ニューロパチー
AMI	acute myocardial infarction	急性心筋梗塞
AMSAN	acute motor and sensory axonal neuropathy	急性運動感覚性軸索型ニューロパチー
AOL	anterior oblique ligament	前斜走線維
AP	angina pectoris	狭心症
APAs	anticipatory postural adjustments	予測的姿勢調節
APDL	activities parallel to daily living	生活関連動作
ASIA	American Spinal Injury Association	米国脊髄損傷協会
AT	anaerobic threshold	嫌気性代謝閾値
BESTest	Balance Evaluation System Test	―
BIO	biological agents, biologics	生物学的製剤
BMI	body mass index	体格指数
BNP	brain natriuretic peptide	脳性ナトリウム利尿ペプチド
BoNT-A	Botulinum toxin type A	A 型ボツリヌス毒素
BP	blood pressure	血圧
bpm	beats per minute	1 分間の心拍数
Br. stage	Brunnstrom recovery stage	ブルンストローム・ステージ
BUN	blood urea nitrogen	尿素窒素
Ca	calcium	カルシウム
CAG	coronary angiography	冠動脈カテーテル検査
CAT	combined abduction test	―
CCA	cortical cerebellar atrophy	皮質性小脳萎縮症
CK	creatine kinase	クレアチンキナーゼ
CKC	closed kinetic chain	閉鎖性運動連鎖
CKD	chronic kidney disease	慢性腎臓病
Cl	chlorine	クロール，塩素
CLI	critical limb ischemia	重症下肢虚血
CM 関節	carpometacarpal joint	手根中手関節
COG	center of gravity	身体重心
COP	center of pressure	―
COPD	chronic obstructive pulmonary disease	慢性閉塞性肺疾患
CPG	Central Pattern Generator	リズム発生器
CPR	C-peptide immunoreactivity	C ペプチド
CPX	cardio pulmonary exercise test	心肺運動負荷試験
CQ	clinical question	クリニカルクエスチョン
Cr	creatinine	クレアチニン
CRP	C-reactive protein	C 反応性蛋白

略語	フルスペル	日本語
CRPS	complex regional pain syndrome	複合性局所疼痛症候群
CV	central vein	中心静脈
DAS28	Disease Activity Score 28	—
DIP 関節	distal interphalangeal joint	遠位指節間関節
DKD	diabetic kidney disease	糖尿病性腎臓病
DL_{CO}	diffusing capacity of the lung for carbon monoxide	ガス拡散能力
DMARDs	disease modifying antirheumatic drugs	疾患修飾性抗リウマチ薬
DMD	Duchenne muscular dystrophy	Duchenne 型筋ジストロフィー
DVT	deep vein thrombosis	深部静脈血栓症
E/A		拡張早期最大流速 / 心房収縮期最大流速
E/e'	early diastolic filling velocity/peak early diastolic velocity of the mitral annulus	左室急速流入血流速度 / 僧帽弁輪最大拡張早期運動速度
EF	ejection fraction	駆出分画
eGFR	estimate glomerular filtration rate	推算糸球体濾過量
ERAS	enhanced recovery after surgery	—
ESKD	end stage kidney disease	末期腎不全
EULAR	European League Against Rheumatism	欧州リウマチ学会
FAB	Frontal Assessment Battery	—
FCR	flexor carpi radialis muscle	橈側手根屈筋
FCU	flexor carpi ulnaris muscle	尺側手根屈筋
FDS	flexor digitorum superficialis muscle	浅指屈筋
FEV	forced vital capacity	努力性肺活量
$FEV_{1.0}$	forced expiratory volume in one second	1 秒量
$FEV_{1.0}\%$	forced expiratory volume in one second %	1 秒率
FHP	forward head posture	頭部前方位姿勢
FIM	functional independence measure	機能的自立度評価法
FMA	Fugl-Meyer assessment score	Fugl-Meyer 評価法
FRC	functional residual capacity	機能的残気量
FRDA	Friedreich ataxia	Friedreich 失調症
FRT	functional reach test	—
FSS	Fatigue Severity Score	—
FTA	femorotibial angle	大腿脛骨角
FVC	forced vital capacity	努力肺活量
GBS	Guillain-Barré syndrome	ギランバレー症候群
GFR	glomerular filtration rate	糸球体濾過量
GMFCS	gross motor function classification system	粗大運動能力分類システム
GMFM	gross motor function measure	粗大運動能力尺度
GS グレード	—	舌骨上筋機能グレード
Hb	hemoglobin	ヘモグロビン
HbA1c	hemoglobin A1c	ヘモグロビン A1c
HBD	heel buttock distance	踵殿間距離
HCO_3^-	sodium bicarbonate	重炭酸イオン
HD	hemodialysis	血液透析
HDL	high density lipoprotein	—
HFS	hip fracture surgery	股関節骨折手術
HFT	horizontal flexion test	—
HHD	heel height difference	—
HHD	hand-held dynamometer	ハンドヘルドダイナモメーター
HR	heel rocker	ヒールロッカー
HR	heart rate	心拍数
Ht	hematocrit value	ヘマトクリット値
IADL	instrumental activities of daily living	手段的日常生活活動
IASP	International Association for the Study of Pain	国際疼痛学会
IC	initial contact	初期接地
IC	inspiratory capacity	最大吸気量
ICARS	International Cooperative Ataxia Rating Scale	—

略語	フルスペル	日本語
ICF	International Classification of Functioning, Disability and Health	国際生活機能分類
ICU	intensive care unit	集中治療室
IP 関節	interphalangeal joint	指節間関節
JCS	Japan Coma Scale	ジャパン・コーマ・スケール
JKOM	Japanese Knee Osteoarthritis Measure	日本版膝関節症機能評価尺度
JOA	Japan Orthopedic Association	日本整形外科学会
JSA	Japanese Society of Anesthesiologists	日本麻酔科学会
JSN	Joint space narrowing	関節裂隙狭小化
K	kalium	カリウム
KAFO	knee ankle foor orthosis	長下肢装具
KAM	external knee adduction moment	外部膝関節内転モーメント
KBM	Kondylen Bettung Münster	
KOOS	Knee Injury and Osteoarthritis Outcome Score	膝外傷と変形性関節症評価点数
KSS	Knee Society Score	—
L1	—	第1腰椎あるいは第1腰髄
L4	—	第4腰椎あるいは第4腰髄
L4-5	—	第4～5腰椎あるいは第4～5腰髄
L5	—	第5腰椎あるいは第5腰髄
LCS	lumber canal stenosis	腰部脊柱管狭窄症
LDL	low density lipoprotein	—
LR	loading response	荷重応答期
LSA	life-space assessment	生活空間評価
LV	left ventricle	左心室
MARK	mitral regurgitation	僧帽弁逆流
MAS	modified Ashworth scale	—
MCA	middle cerebral artery	中大脳動脈
MCH	mean cell hemoglobin, mean corpuscular hemoglobin	平均赤血球血色素量あるいは平均赤血球ヘモグロビン量
MCHC	mean cell hemoglobin concentration, mean corpuscular hemoglobin concentration	平均赤血球血色素濃度あるいは平均赤血球ヘモグロビン濃度
MCL	medial collateral ligament	内側側副靱帯
MCP 関節	metacarpophalangeal joint	中手指節関節
MCV	mean corpuscular volume	平均赤血球容積
MDS	modified drop squat	
MDS-UPDRS	Movement Disorder Society-Sponsored Revision of the Unified Parkinson's Disease Rating Scale	—
mEGOS	modified Erasmus GBS Outcome Score	—
MER	maximum shoulder external rotation	肩最大外旋位
METs	metabolic equibalent	
mHAQ	modified health assessment questionnaire	—
MI	myocardial infarction	心筋梗塞
MIA	malnutrition-inflammation-atherosclerosis	—
MMSE	Mini-Mental State Examination	ミニメンタルステート検査
MMT	manual muscle test	徒手筋力テスト
MP 関節	metacarpophalangeal joint	中手指節間関節
MRC 息切れスケール	Medical Research Council dyspnea scale	—
MSA	multiple system atrophy	多系統萎縮症
MSt	mid stance	立脚中期
MSW	medical social worker	医療ソーシャルワーカー
MTP	metatarsophalangeal joint	中足趾節間関節
MTX	methotrexate	メトトレキサート
Na	natrium, sodium	ナトリウム
NFOGQ	New Freezing of Gait Questionnaire	—
NICU	neonatal intensive care unit	新生児集中治療室
NPPV 療法	noninvasive positive pressure ventilation	非侵襲的陽圧換気療法

略語	フルスペル	日本語
NPUAP	National Pressure Ulcer Advisory Panel	米国褥瘡諮問委員会
NRS	Numerical Rating Scale	―
NSAIDs	non-steroidal anti-inflammatory drug	非ステロイド性消炎鎮痛薬
NSTEMI	Non ST elevation myocardial infarction	非ST上昇型心筋梗塞
OKC	open kinetic chain	開放性運動連鎖
OMI	old myocardial infarction	陳旧性心筋梗塞
ORIF	open reduction and internal fixation	観血的整復固定術
P/F ratio	PaO_2/FiO_2 ratio	
P1NP	type I procollagen-N-propeptide, aminoterminal propeptide of type I procollagen	I型プロコラーゲン-N-プロペプチド
PA	pronation-adduction fracture	回内―外転骨折
$PaCO_2$	partial pressure of carbon dioxide in artery	動脈血二酸化炭素分圧
PaO_2	partial pressure arterial oxygen	動脈血酸素分圧
pAPAs	preparatory APAs	先行性姿勢調節
PCA	patient controlled analgesia	患者自己調節鎮痛法
PCEA	patient controlled epidural analgesia	患者自己調節硬膜外鎮痛法
PCI	percutaneous coronary intervention	経皮的冠動脈形成術
PCL	posterior cruciate ligament	後十字靱帯
pCO_2, PCO_2	partial pressure of carbon dioxide	二酸化炭素分圧
PD	Parkinson's disease	パーキンソン病
PE	pronation-external rotation fracture	回内―外旋骨折
PE	pulmonary embolism	肺塞栓症
PEDI	pediatric evaluation of dissability inventory	リハビリテーションのための子どもの能力低下評価法
PEF	peak expiratory flow	最大呼気流量
PIP 関節	proximal interphalangeal joint	近位指節間関節
PL bundle	posterolateral bundle	後外側線維束
PLT	platelet	血小板数
POL	posterior oblique ligament	後斜走線維
PS 型	posterior stabilized type	―
PT	pronator teres muscle	円回内筋
PTB	pateller tendon bearing	―
PTH	parathormone	副甲状腺ホルモン
PTS	prothese tibiale emboitage supracondylien	―
PVC	premature ventricular contraction	心室性期外収縮
QOL	quality of life	生活の質
RA	rheumatoid arthritis	関節リウマチ
RAS	renin-angiotensin system	レニン・アンジオテンシン系
RBC	red blood cell	赤血球数
ROM	range of motion	可動域，関節可動域
RPE	rate of perceived exertion	自覚的運動強度
RSD	reflex sympathetic dystrophy	反射性交感神経性ジストロフィー
S2	―	第2仙椎あるいは第2仙髄
SA	supination-adduction fracture	回外―内転骨折
SAC	space available for the spinal cord	―
SACH	solid ankle cushion heel	―
SARA	Scale for the Assessment and Rating of Ataxia	
SCD	spinocerebeller degeneration	脊髄小脳変性症
SCIM	Spinal Cord Independence Measure	脊髄障害自立度評価法
SE	supination-external rotation fracture	回外―外旋骨折
SEBT	Star Excursion Balance Test	スターエクスカージョンバランステスト
SLR	straight leg raising	下肢伸展挙上
SMD	spina malleolar distance	棘果長
SMI	skeletal muscle index	骨格筋量指標
SpO_2	arterial oxygen saturation percutaneous oxygen saturation	経皮の酸素飽和度あるいは経皮的動脈血酸素飽和度
STEMI	ST elevation myocardial infarction	ST上昇型心筋梗塞
SU 薬	sulfonylurea	スルホニル尿素薬

略語	フルスペル	日本語
T2T	treat to target	目標達成に向けた治療
TG	triglyceride	中性脂肪あるいはトリグリセリド
Th9	—	第9胸椎あるいは第9胸髄
Th10	—	第10胸椎あるいは第10胸髄
Th10-11	—	第10～11胸椎あるいは第10～11胸髄
THA	total hip arthroplasty	人工股関節全置換術
TKA	total knee arthroplasty	人工膝関節全置換術
TL	transverse ligament	横走線維
TMD	trochanter malleolar distance	転子果長
TMT	Trail Making Test	—
TNF	tumor necrosis factor	腫瘍壊死因子
TP	total protein	総蛋白
TRACP-5b		酒石酸抵抗性酸ホスファターゼ-5b
TSB	total surface bearing	—
TUG	timed up & go test	—
TV	tidal volume	1回換気量
VAS	Visual Analogue Scale	ビジュアルアナログスケール
VC	vital capacity	肺活量
VO$_2$	oxygen uptake	酸素摂取量
WBC	white blood cell	白血球数
WOMAC	Western Ontario and McMaster Universities Osteoarthritis Index	—
YAM	young adult mean	若年成人平均値

第1章

骨関節障害理学療法

1 上腕骨近位端骨折

■ 導入のためのエッセンス

◆上腕骨近位端骨折とは，高齢者に多い上腕骨骨折です．成人でも転倒などの強い外力が働くことで受傷します．一般的な整形外科的治療では手術療法や保存療法で固定します．保存療法では一定期間の安静が必要ですが，ROM制限を最小限にとどめる目的で，患部以外の理学療法を開始します．手術療法の場合には短い安静期間で理学療法（リハビリテーション）へと進みます．

◆医師から処方を受けた理学療法士は，対象患者の身体状態や社会的背景を問診したり検査したりして，まずはこれから行っていく理学療法の方向性を決定します．そして治療へと進みます．上腕骨近位端骨折の場合，固定期間の不活動や手術の侵襲により，肩関節および肩甲帯の① ROM制限，②痛み，③筋力低下などの機能構造障害が起こります．これらの機能構造障害により，上肢を用いる活動（ADLやIADL）に制限をきたします．一般的には更衣動作や家事動作，そして仕事・趣味活動の制限です．一般的な理学療法では，制限された動作の練習やROM運動，筋力増強運動，そして物理療法などを行います．

症例 上腕骨近位端骨折後，仕事動作に制限を呈した 55 歳の男性．

CBL1 初期情報から仮説を立て，仮説証明のための新たな情報を選択する

初期情報

処方箋 ▶ **診断名**：左上腕骨近位端骨折．55歳の男性，脳神経外科医．2月27日，観血的整復固定術（ORIF）施行．ROMと筋力の改善を目標に理学療法を開始してください．なお外旋運動は0°までとしてください．制限解除については，後日追加指示します．

現病歴 ▶ 某年2月23日，自転車通勤中に脇道から飛び出した自転車を避けきれず衝突し受傷した．勤務先の整形外科において徒手整復後に三角巾とバストバンド固定．同日当院に入院し，2月27日ORIFを施行した．2月28日に退院し本日（3月2日）より外来の理学療法開始となった．

医療面接 ▶ **PT**「退院後の生活はいかがですか？」
患者「着替えが大変なのと，通勤もつらい」「外来は何とかこなせるが手術は無理だね」
「普段の生活は妻に手伝ってもらうから何とかなるけど，仕事は代わりがきかないから」
PT「脳神経外科の手術に影響が大きいのはどんなことですか？」
患者「この状態だと肩が開けなくて手術の姿勢をとれない」「あと，メスを持っても力の調整がきかなくて手が震えてしまうね」
■**その他に得た情報**：妻（52歳）と子供2人（20歳，17歳）の4人暮らし．妻は何ごとにも協力的．

動作観察 ▶ 左肩の状態を観察した．肩関節は腫れており熱感もあった．前腕～手には腫れは観察できなかった．肩甲骨は下制，下方回旋位であった．次に患側上肢の動きを観察した．バンザイを

してもらったが，左上肢の挙上はほとんどできず肩甲骨の挙上による代償動作が観察された．その際，痛みをこらえる表情がみられた．肘の屈曲・伸展，前腕の回内・回外，手関節〜手指の随意的な動きは可能であった．

■ クリニカル・ルール

CR 1 上腕骨近位端骨折後に起こる機能障害は疼痛・ROM 制限・筋力低下である（図1）

　上腕骨近位端骨折に限らず，骨折後にはその治療として骨癒合を促すために安静・固定が必須である．固定には保存療法による固定と，観血的な手術療法がある．保存療法では骨折部位によって骨癒合が得られるまでの期間に違いがあり，上腕骨近位端では7週頃から骨癒合が始まる[1]とされている．手術療法では ORIF（open reduction and internal fixation）があり，受傷後の徒手整復によっても骨転位が大きい場合に選択される．長管骨の骨折は回旋剪断力に対して脆弱であるという特徴から，術中の所見によっては回旋運動に医学的な制限がかかることがある．

　骨折によってもたらされる直接的な痛みは，関節を動かそうとする意思を削ぎ，筋収縮を妨げ，機能障害の直接的な原因となる．

　保存的にも観血的にも，固定によって関節運動が医学的に制限されると，関節周囲の軟部組織の短縮や癒着により関節の ROM は狭小化する．また，長期間の安静状態では筋の不使用状態が続き，筋は萎縮し筋力が低下する．さらに上腕骨近位端骨折では，末梢神経損傷の合併の可能性を考慮する必要がある．骨片が神経を損傷する場合や，手術療法によって止むを得ず神経損傷を招く場合もあり，感覚鈍麻や運動麻痺を引き起こす．末梢神経損傷によっても運動麻痺による ROM 制限や筋力低下が惹起される．

　つまり，上腕骨近位端骨折後には骨折による直接的な痛みと固定により，ROM 制限や筋力低下が出現する．これらの機能障害は ADL や IADL を制限する原因となる．

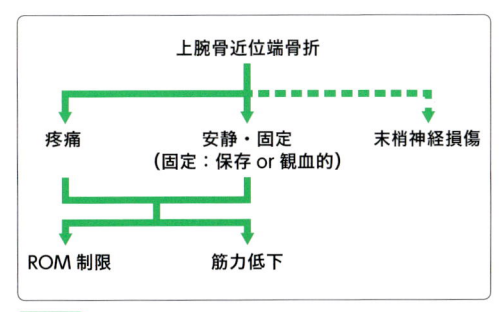

図1 上腕骨近位端骨折で起こる機能障害

CR 2 上腕骨近位端骨折では回旋運動を伴う動作とリーチ動作を伴う活動が制限される

　上腕骨近位端骨折は長管骨の骨折であり，回旋剪断力に対して脆弱である特徴を持つ．そのため肘関節屈曲位で行う肩関節の回旋運動では，骨幹部に大きな回旋モーメントが発生し骨癒合が得られる前には骨転位のリスクを伴う．結髪や結帯動作に代表される回旋を伴う動作は障害されやすい．特に更衣動作は性別に関係なく制限されやすい ADL 動作といえよう．

　肩関節はリーチ動作の際に舵取りの役割を行う．上腕骨近位端骨折によって肩関節の動きが制限

されることは，リーチ動作において目的とする所へ手が届かないことを意味し，ADL から仕事動作までさまざまな作業に支障をきたす．デスクワークなどの比較的活動量の少ない職種であっても，その影響ははかりしれない．

臨床思考 1-1 本症例の参加制約とその原因は？

結論 参加制約＝脳神経外科医としての仕事参加が困難．
その原因＝リーチ動作が困難だから（図2）．

根拠 情報：患者は仕事における手術の困難さを訴える．
CR2：上腕骨近位端骨折ではリーチ動作を伴う動作を制限する．

思考 本症例は医療面接の際，普段の生活は妻の手伝いが期待できる反面，仕事は代わりがきかないと，仕事動作の制限についての訴えが特に強かった．初期情報からは仕事に必要な具体的な動作などは聴取できていないが，リーチ動作の困難な状況が，本症例の生活を左右する優先順位の高い問題と捉えた．これは筆者が臨床経験から得たクリニカル・ルールと一致するため，上のように意思決定した．

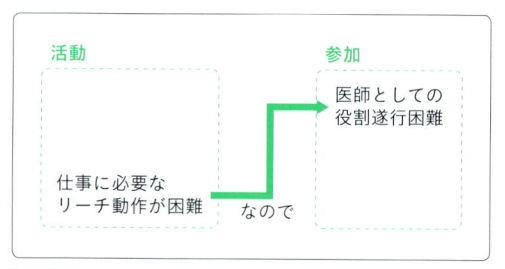

図2 参加制約とその原因

臨床思考 1-2 本症例の活動制限とその原因は？

結論 活動制限＝上肢の基本動作制限による仕事（手術に必要な）動作困難．
その原因＝肩関節の疼痛，ROM 制限，筋力低下のため？（図3）

根拠 情報：肩が開かず手術の姿勢がとれないと訴える．
CR1：上腕骨近位端骨折後の機能障害は，疼痛・ROM 制限・筋力低下である．

思考 リーチ動作は，目的に応じた関節角度の微調整が求められる．本症例では脳神経外科医の重要な役割である手術動作に支障をきたしている．脳神経外科手術に必要な動作は，顕微鏡をのぞきながらの繊細な作業であり，肩関節は肩甲骨面の挙上約50°を保持しながらの長時間の作業が要求される．また手術機材を操作するため手指の高度な巧緻性が要求されるが，末梢の繊細な動きは中枢関節の固定性が担保されてこそ可能になる．そのため肩関節のROM のほか複数の筋同士の協調性と筋持久力が求められる．CR1 にあるように骨折では近接した関節の機能障害が起こるため，それにより肩関節挙上・外転によるリーチ動作と，軽度外転位を保持した術中の姿勢をとることが困難であり，また筋出力の

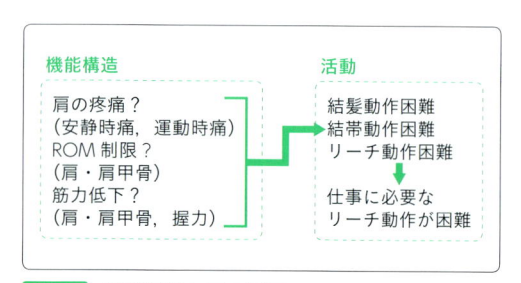

図3 活動制限とその原因

調整が困難で巧緻動作を妨げると考えられる.

臨床思考 1-3 **本症例の仮説的問題構造の全体像は？**

結論 臨床思考 1-1 ～ 2 を統合して以下のように考える（**図 4**）.

「脳神経外科医としての参加が困難」なのは「手術に求められるリーチ動作が困難」だからで，それは「上肢の基本動作障害（?）」があるからで，上肢をうまく動かすことができないのは「肩関節の疼痛，ROM 制限，筋力低下（?）」によるものである. また個人因子として，医師（外科医）としての社会的役割を担っていることにより手術が困難なことが問題となる. 以上のように仮説的に問題構造をまとめる.

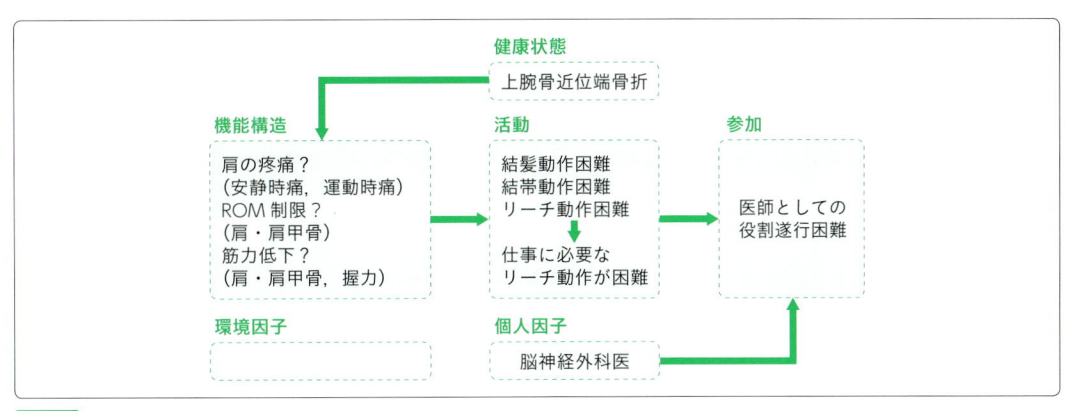

図 4 仮説的問題構造

臨床思考 1-4 **仮説証明に必要な情報や検査は何か？**

結論 ICF 概念地図で「?」がついている項目を確認すれば問題構造が明らかとなる.

1) 術中の所見
2) 画像の情報（X 線や CT 画像など）
3) 術中に必要な動作の模倣による観察と分析
4) リーチ動作に関係する疼痛の評価
5) 肩関節，肩甲骨の ROM テスト
6) 肩関節，肩甲骨，握力の筋力テスト
7) 感覚テスト

根拠 CR2：上腕骨近位端骨折では回旋運動を伴う動作とリーチ動作を伴う活動が制限される.

思考 手術に必要なリーチ動作を制限する因子を明確にするため，患側上肢の疼痛と ROM 制限，筋力低下を確認する必要がある. また，筋力低下が末梢神経損傷に由来する可能性があるため感覚テストも実施する.

追加情報

術中所見と主治医のコメント ❯ 骨頭は後捻し，骨幹部近位は前方に転位していた．外側からプレート固定を行った．理学療法初期は外旋0°制限．外来で経過観察後，骨転位がなければ外旋ROM制限を解除予定．

X 線 像 ❯ 術前と術後の所見（図5）．
術前：大結節に骨折あり，軽度転位がみられる．小結節の転位は認められない．
術後：大結節に整復，固定され安定している．

動作観察 ❯ 仕事（手術）に必要なリーチ動作の擬似動作を観察した．
本症例が担う脳神経外科の手術では，ほとんどが端座位で顕微鏡越しに手術を行う．肘は台に固定されるため，上肢を空間にプレーシングする機能の必要性は限定的であった．患側（左）の肩関節は肩甲骨面上軽度外転が困難で，肩甲骨の過度な挙上が観察された．肘関節，前腕，手関節，手指の動きは全ROM可能であったが，鉗子に見立てたハサミを動かす際には巧緻的な動きは困難でふるえがみられた．メスなどの機材を受け取る動作では，肘関節屈曲位のまま肩関節外旋と前腕回外運動が必要だが，肩関節外旋運動が医学的に制限されており困難であった．

疼 痛 ❯ 自発痛は自制内．肩挙上の動作で痛みが出現する〔Numerical Rating Scale（NRS）：6/10〕．

R O M ❯ ◆肩屈曲（Rt. 170, Lt. 20＋P）外転（Rt. 170, Lt. 20＋P），下垂位外旋（Rt. 70, Lt. −10＋P），◆肘
※単位：度 屈曲（Rt. 140, Lt. 140）伸展（Rt. 0, Lt. 0），◆前腕～手指（自動運動で全方向full rangeを
※P＝疼痛あり 確認した）．

筋 力 ❯ ◆肩屈曲（Rt. 5, Lt. 2）外転（Rt. 5, Lt. 2）下垂位外旋（Rt. 5, Lt. 測定不可），◆肘屈曲（Rt. 5,
※MMT Lt. 3）伸展（Rt. 5, Lt. 3）．

握 力 ❯ Rt. 40 kg, Lt. 12 kg（努力性の振戦あり）．

周 径 ❯ 上腕最大膨隆部（Rt. 30 cm, Lt. 32 cm）．

感 覚 ❯ 表在感覚：腋窩神経領域（Rt. 10, Lt. 10），橈骨神経領域（Rt. 10, Lt. 10），尺骨神経領域（Rt. 10, Lt. 10），正中神経領域（Rt. 10, Lt. 10）．

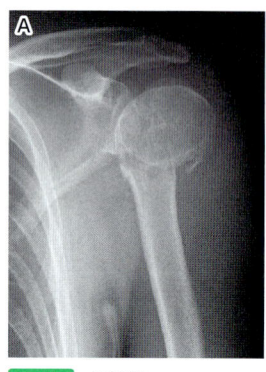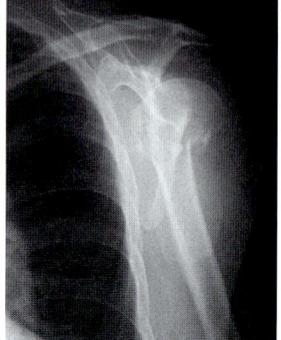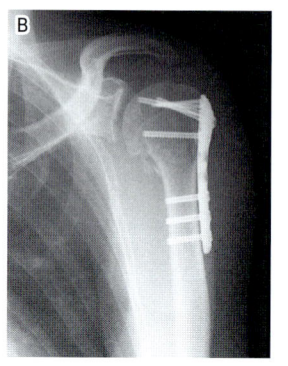

図5 X線像
A：受傷後，B：術後．

2-1 手術に必要な巧緻動作が困難な原因は？　　　2-2 リーチ動作が困難な原因は？

2-3 本症例の問題構造の全体像は？　　　　　　　2-4 本症例の問題の解決策は？

■ クリニカル・ルール

CR 3 観血的固定術は，術中の様子によって医学的制限が左右される

ORIF は，骨転位の程度や骨片の状態によって，強固な安定した固定が得られるか否かが変わってくる．術前には予定していなかった方法や，状況によっては骨折部の不安定さを残したままになってしまう固定の不良例など，その程度はさまざまである．術者にしかわからない固定した際の感触もある．したがってカルテによる手術記録の確認は必須であり，さらに手術を担当した医師には直接確認をとりたいところである．

CR 4 筋の出力調整が困難な場合には努力性の振戦がみられる

骨折後の一定期間の安静や固定によって，筋出力の調整機能も低下する．小さい筋出力で調整する巧緻動作は障害されやすい．本症例が必要とする動きは，顕微鏡越しの大変繊細な指先の巧緻動作であり命にかかわる重要な局面での作業となる．一般的には，書字動作などは振戦による動作障害を受けやすい代表例である．

CR 5 肩甲上腕関節機能の低下には，肩甲骨による代償動作が必発する

肩甲上腕関節の ROM 制限の原因が拘縮，筋力低下，神経障害のいずれでも，肩甲骨の代償動作は必発すると考えてよい．この代償動作は，肩甲上腕関節の不可逆的な障害による ROM 制限であれば，肯定すべき動作となる．しかし可逆的な障害であれば，正常機能を回復させるための問題と捉えなければならない．

CBL2 追加情報から問題構造と解決策について "臨床思考" する

臨床思考 2-1 手術に必要な巧緻動作が困難な原因は？

結論 手術に必要な巧緻動作が困難なのは，指先の繊細な動きを保障するリーチ動作ができないからである（**図6**）．

根拠 情報：動作観察で上記の動作が観察された．

　　　 CR4：筋の出力調整が困難な場合には努力性の振戦がみられる．

思考 一連の手術の模倣動作を観察した結果，リーチ動作が努力性の動きに支配され，円滑なリーチ動作にはなり得ないため，そう判断した．

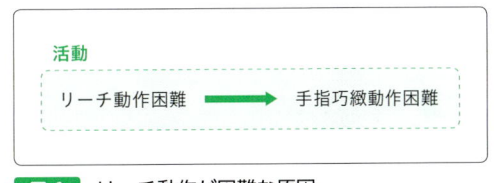

活動

リーチ動作困難　→　手指巧緻動作困難

図6 リーチ動作が困難な原因

臨床思考 2-2 リーチ動作が困難な原因は？

結論 リーチ動作が困難なのは，術後の疼痛と医学的制限によって肩関節の ROM 制限と筋力低下が出現しているからである（**図 7**）．

根拠 情報：肩甲骨の過剰な代償動作，肩関節の挙上・外転の ROM 制限，筋力低下，主治医のコメントによる．

CR3：観血的固定術は，術中の様子によって医学的制限が左右される．

CR5：肩甲上腕関節機能の低下には，肩甲骨による代償動作が必発する．

思考 動作観察と CR そして検査データは，一致して本症例のリーチ動作の制限を示している．つまり，骨折と手術による影響が動作困難を招いていると推論できる．

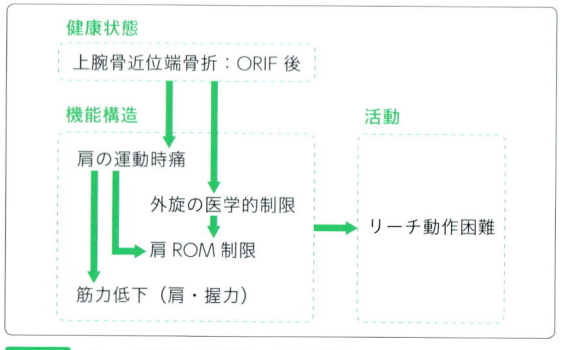

図7 リーチ動作を困難とする原因

臨床思考 2-3 本症例の問題構造の全体像は？

結論 臨床思考 2-1 〜 2 を統合して以下のように考える（**図 8**）．

本症例が医師としての役割を遂行できないのは，手術に必要な手指の巧緻動作が困難だからである．巧緻動作が困難なのは，円滑なリーチ動作が困難だからである．

リーチ動作が困難なのは，肩の ROM 制限と筋力低下が原因で，ROM 制限は痛みと医学的制限に由来する．筋力低下は術後間もないため，筋萎縮ではなく運動時の痛みに由来するものである．

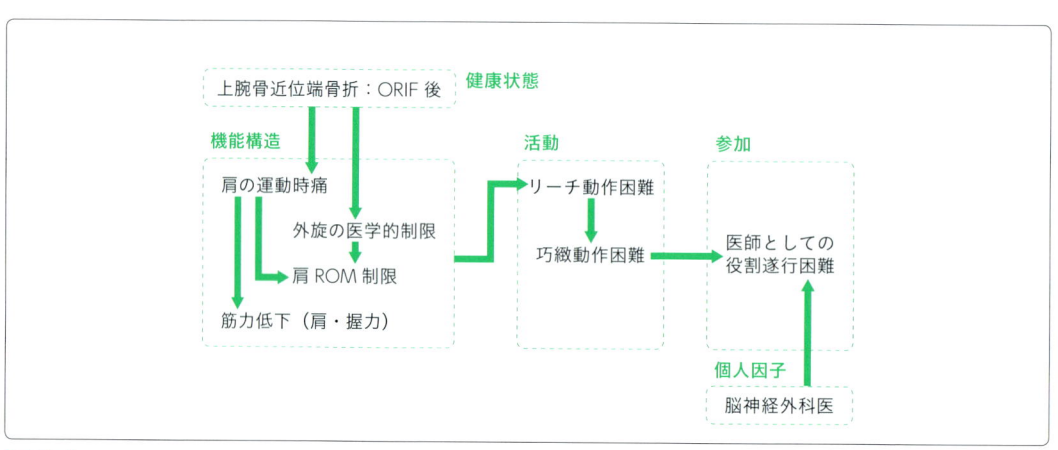

図8 本症例の問題構造

結論　ICF 概念地図で主要な問題点を解決する理学療法の介入プランを以下のように意思決定した（**図9**，**表1**）.

手術のシミュレーションを行ったり，リーチ動作と巧緻動作を繰り返したりすることで早期の動作獲得を目指す.

ROM 制限に対しては，その原因は術直後の痛みと医学的制限によるものと思われるので，炎症の管理を行いながら制限の範囲内で行える ROM 運動を選択した. 筋力低下に対しては，周径から筋萎縮によるものとは判断できないため，痛みの出現しない低強度の筋力増強運動から開始する.

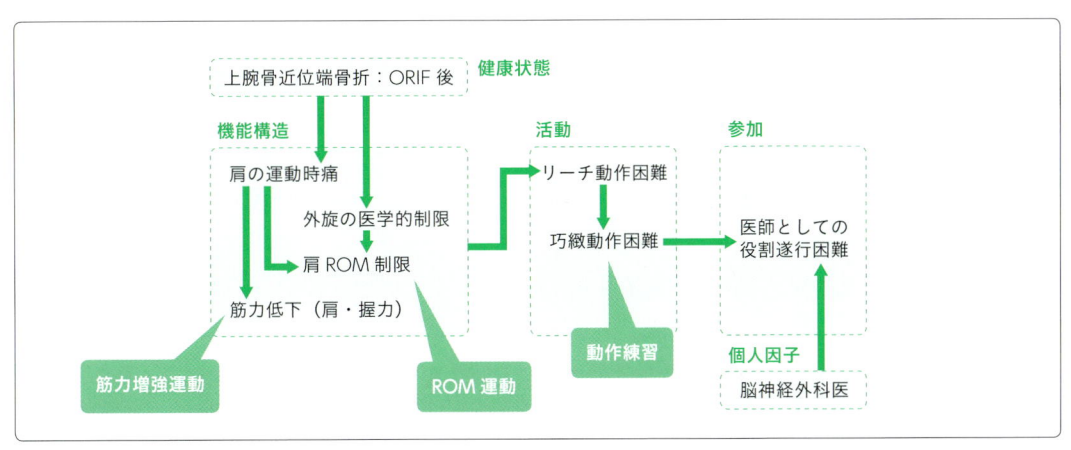

図9　問題構造に対する解決策

表1　本症例に対する理学療法の介入プラン

目的	方法	注意点・禁忌
動作の早期獲得	手術のシミュレーション，動作練習	過用による痛みの増悪に注意
ROM の拡大	肩関節・肩甲骨の ROM 運動	①骨転位　②粗暴な徒手療法による痛みの増悪に注意
筋力の回復	筋力増強運動	過用による痛みの増悪に注意

■ 本症例からの学びと追加事項

クリニカル・ルール

1　上腕骨近位端骨折後に起こる機能障害は疼痛・ROM 制限・筋力低下である.

2　上腕骨近位端骨折では回旋運動を伴う動作とリーチ動作を伴う活動が制限される.

3　観血的固定術は，術中の様子によって医学的制限が左右される.

4　筋の出力調整が困難な場合には努力性の振戦がみられる.

5　肩甲上腕関節機能の低下には，肩甲骨による代償動作が必発する.

知っておきたい関連事項

1　術前・術後の疼痛管理の重要性[2]

　　術前の不安が強い患者ほど術後の痛みが強く，慢性化すると報告されている．また悲しみや怒りは痛みを増幅させ慢性化すると考えられている．われわれの対応によっては患者の不安をあおり痛みを増悪させる危険性があることを肝に銘じておきたい．

2　知っておきたい術後合併症

　　上腕骨近位端骨折に対しプレートを用いた手術を行った場合，最も多い合併症がスクリューの骨頭穿破で，続いてプレートの上方設置に伴う肩峰下インピンジメントが挙げられる[3]．肩峰下インピンジメントは，理学療法士の行う ROM 運動を妨げる大きな要因となるため，術中・術後の所見には常に注意が必要である．

書籍紹介

1　運動療法のための機能解剖学的触診技術　上肢，改訂第 2 版，青木隆明監，林　典雄著，メジカルビュー社，2011

　　理学療法士にとって基本であり非常に重要な触診技術について，臨床との接点をふんだんに盛り込んだ内容で，大変有益なガイドを担う書籍である．

2　筋骨格系のキネシオロジー，原著第 3 版，Neumann DA 著，Andrew PD ほか監訳，医歯薬出版，2018

　　骨関節系の治療には，関節運動学の知識が大変重要である．特に肩関節はその機能がとても複雑で繊細である．本書は，関節運動学のみならずバイオメカニクスの観点や生理学的知見も整理され，骨関節系の治療に役立つ基本原理が満載である．初学者には大変お薦めの書籍である．

●文 献

1）玉井和哉：外傷総論．標準整形外科学，第 11 版，内田淳正監，中村利孝ほか編，医学書院，東京，684-690，2011
2）榊原紀彦ほか：情動と痛み．関節外科 37：584-587，2018
3）松村　昇ほか：上腕骨近位端骨折に対するプレートによる手術．関節外科 35：1036-1042, 2016

（我妻浩二）

2 足関節部骨折

■ 導入のためのエッセンス

◆ 足関節部骨折は，男女ともに発生頻度の高い骨折であり，下腿骨折の中で最も高い罹患部位です．

◆ この骨折は，下腿や足関節が固定された状態で直接外力が加わり，捻りや横方向・縦方向への力が足関節に及んだときに起こります．

◆ 足関節三果骨折は，足部に外旋力が加わった際に内外果とともに後果が骨折し，治療初期の安静固定や組織損傷による腫脹などの炎症症状により，足関節の ROM 制限，筋力低下，循環不全などを伴います．

◆ 主な動作障害は荷重困難，歩行障害，しゃがみ動作や階段昇降などの応用動作障害です．一般的な理学療法では，障害された部分の ROM 運動，筋力増強運動，動作練習などを行います．

症例 **骨折術後，荷重がうまくかけられず歩行困難をきたした 57 歳の女性．**

CBL1 初期情報から仮説を立て，仮説証明のための新たな情報を選択する

初期情報

処 方 箋 ▶ 診断名：左足関節三果骨折．57 歳の女性，美容室パート職．足関節背屈 ROM および筋力改善を目的に理学療法を実施してください．現在，術後 2 週経過．シーネ固定を除去して足関節内外反制動固定装具（エアキャスト）を装着し，部分荷重 1/3 より開始してください．体重は 69 kg．

現 病 歴 ▶ 某年 1 月 7 日自転車走行中に左から来た自転車と衝突し転倒．足関節の疼痛，体動困難があり救急車で本院救急外来受診．X 線撮影後，脛腓骨骨折と診断され即日入院となる．受傷時血糖値の上昇を認めたため血糖コントロールが必要となる．受傷から約 2 週間後の 1 月 22 日骨接合術施行．術翌日より理学療法を開始した．術後シーネ固定により患部安静保護．術後 1 週より足関節 ROM 運動を開始し，2 週より部分荷重を開始した．

受 傷 時 X 線所見 ▶ 腓骨螺旋骨折，後果骨折，内果骨折と内果と距骨滑車間の若干の開大を認めた（**図 1**）．

手術所見 ▶ 腓骨はプレート固定，内果は中空螺子（cannulated screw）にて固定し，後果はイメージ下にて整復した（**図 2**）．

医療面接 ▶ PT「体重は足にうまくかけられそうですか？」
患者「足が固まってどうやってかけていいかわかりません」「しばらく体重をかけていないので怖いです」
PT「仕事上どれくらい足に負担がかかりますか？」
患者「美容室のパートをしています．重労働はありませんが，ずっと立ちっぱなしです」

PT「他に心配事はありませんか？」

患者「3月に海外旅行に行く予定でチケットもとっているため，それに行けるかが一番心配です」「自宅内には階段が多いため現状では帰れません」

■**その他に得た情報**：糖尿病および高血圧の既往あり（未治療）．

足関節肢位の観察▶ 足関節の状態を観察した．腫脹は軽度．安静時の足関節肢位は底屈位に固定されたように保持され，自動運動が困難である（図3）.

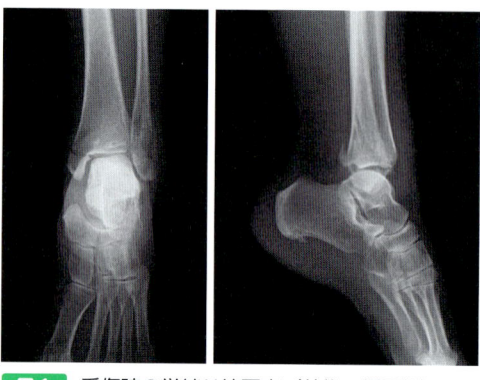

図1 受傷時の単純X線写真（前後，側面像）
足関節内果，外果，後果の骨折および ankle mortise の内果関節面の軽度開大が確認できる．

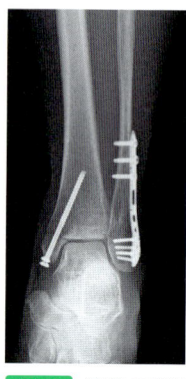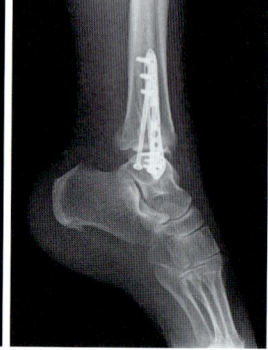

図2 術後の単純X線写真（前後，側面像）
足関節内果，外果および ankle mortise の内果関節面は整復されている．腓骨はプレート固定，内果は中空螺子にて固定し，後果はイメージ下で整復された．

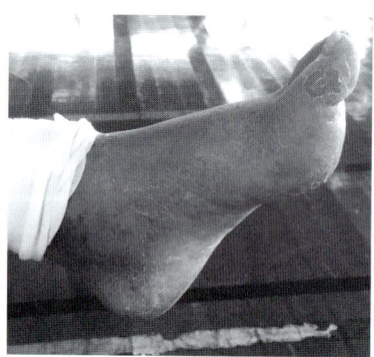

図3 安静時足関節底屈方向に過度に位置した肢位
安静時の足関節部を観察すると，過剰に底屈方向に位置した肢位をとり，下腿後面の筋群は緊張した状態となっている．足関節底屈肢位に合わせて足趾も伸展方向に引っ張られたような肢位をとる．

下に示すクリニカル・ルールを用いて，次の問いに答えましょう

1-1　本症例の参加制約とその原因は？

1-2　本症例の活動制限とその原因は？

1-3　本症例の仮説的問題構造の全体像は？

1-4　仮説証明に必要な情報や検査は何か？

■ クリニカル・ルール

CR 1 足関節三果骨折に起こる機能障害は，ROM制限，疼痛，筋力低下である

　足関節三果骨折術後は安静保持，荷重制限により，関節運動の制限が起こる．その結果，足関節の廃用が生じ軟部組織の線維化，癒着による筋および脂肪組織の拘縮，短縮が起こり，ROM制限を発生する．加えて腫脹，疼痛，熱感などの炎症症状により，関節運動の制限はさらに増大する．

これらの結果，足関節周囲筋ならびに下肢全体の筋力低下を生じ，治癒過程に伴って獲得するべき荷重や歩行動作に障害をきたす．

CR 2 足関節三果骨折では荷重・歩行が制限される

　足関節三果骨折においては，骨と軟部組織が高度に破壊された場合，著しい不安定性が発生するため荷重を慎重に進めなければならない．特に損傷形態が，圧迫力により著しい嵌入を引き起こした場合や，骨折線が脛骨関節面に及んだ場合などは，免荷期間を設けて部分的な荷重から徐々に進めていかなければならない．また前脛腓靱帯損傷を伴う場合，脛腓間をスクリューおよび縫合糸などで固定することがあり，固定期間中は足関節背屈 ROM 運動が制限される．よって，足関節背屈を伴う荷重や歩行はその期間制限される．以上のような損傷の程度により荷重が一定期間制限され，さらに CR1 のような足関節機能障害を併発して足関節背屈制限を呈した場合には，機能的に荷重することも困難となる．

CBL1 仮説的問題構造と仮説証明のための追加情報項目について "臨床思考" する

臨床思考 1-1 本症例の参加制約とその原因は？

結論　参加制約＝歩行を主な移動手段とし，外出することが困難．
　　　その原因＝うまく荷重できず松葉杖歩行が困難なため（図 4）．

根拠　情報：松葉杖で歩行できない．
　　　CR2：足関節三果骨折では荷重・歩行が制
　　　　　限される．

思考　本症例は，医療面接において足の関節運動の困難さを訴えており，歩行動作自体に大きな抵抗感，不安感を感じている．自宅内には段差が多く，平地歩行，段差などの応用歩行が可能とならなければ自宅への外出もままならない．

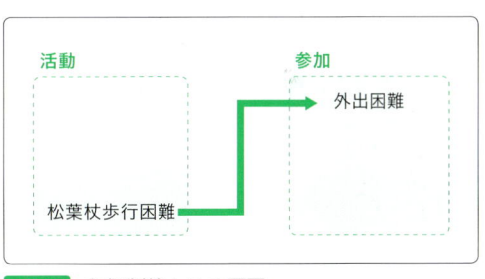

図 4　参加制約とその原因

臨床思考 1-2 本症例の活動制限とその原因は？

結論　活動制限＝術側下肢への荷重困難による歩行動作および応用歩行動作困難．
　　　その原因＝足関節背屈 ROM 制限，足関節周囲筋力低下，疼痛のため？
　　　　　　　（図 5）

根拠　情報：安静時足関節は底屈位に固定されたような状態であり，歩行時足関節背屈が過度に制限されているため，踵接地は困難な状態．
　　　CR2：足関節三果骨折では，足関節背屈制

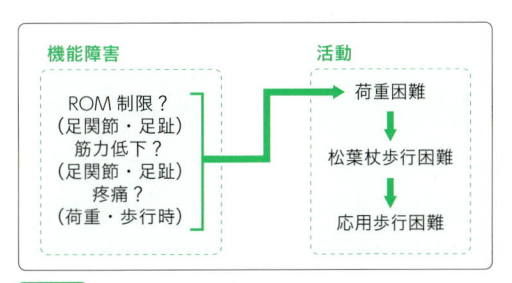

図 5　活動制限とその原因

限や足関節周囲筋力低下および疼痛などを原因として荷重・歩行が制限される.

思考 足関節三果骨折は足関節果部周辺の軟部組織の柔軟性低下による足関節背屈制限を生じる. 足関節背屈制限は歩行時の下腿前傾を制限するため, 下腿後面および前面の適正な筋活動が行えず, 廃用性の筋力低下が出現する. これらがさらに荷重制限を誘引し, 悪循環に陥ると考えられる.

臨床思考 1-3 本症例の仮説的問題構造の全体像は？

結論 臨床思考 1-1 〜 2 を統合して以下のように考える（**図 6**）.

「歩行を主体として外出することが困難」なのは「安定した歩行を行うことが困難」だからであり, そうなのは「術側下肢に適正な荷重できない（？）」からである. 荷重できないのは「足関節背屈 ROM 制限, 足関節周囲筋力低下, 疼痛（？）」のためである. また, 家庭における主婦業やパートの立ち仕事に対して歩行困難が問題となる. 以上のように仮説的に問題構造をまとめる.

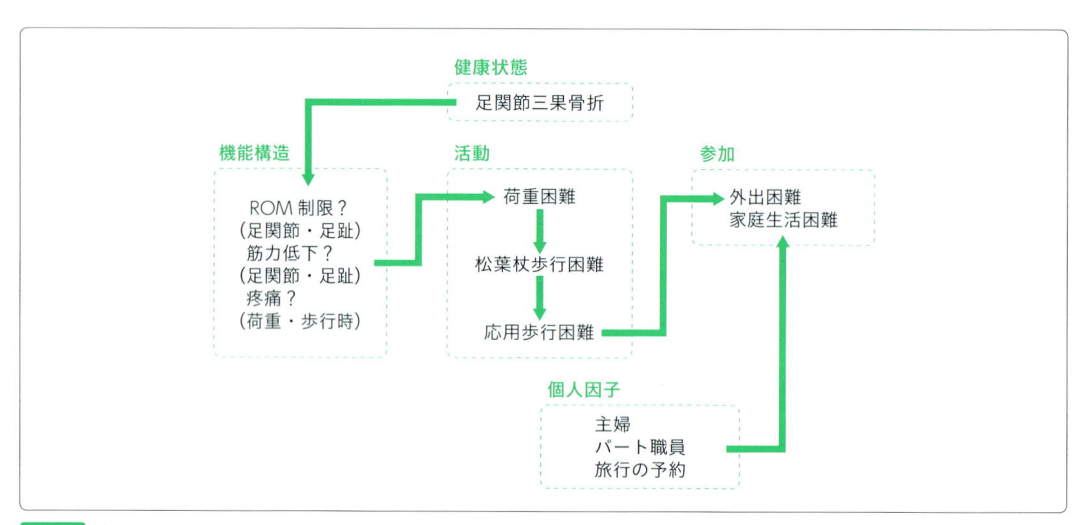

図 6 仮説的問題構造

臨床思考 1-4 仮説証明に必要な情報や検査は何か？

結論 ICF 概念地図で「？」がついている項目を評価・測定すれば問題構造が明らかとなる.

1) 荷重量および荷重・歩行動作の観察と分析
2) 荷重時および関節運動時の疼痛評価
3) 足関節, 足趾の ROM テスト
4) 足関節, 足趾の筋力テスト

根拠 CR2：足関節三果骨折は荷重・歩行が制限される. それは足関節 ROM 制限や筋力低下, 疼痛を原因とするためである.

思考 荷重量の確認を行い, その際の姿勢や歩行動作を観察し, さらにその原因に機能障害がどの程度かかわっているのかを的確に評価する必要がある.

追加情報

動作観察 ▶ 荷重量と荷重時および歩行時の姿勢を観察した（図7）．
荷重量は体重 69 kg に対する部分荷重 1/3 に相当する 23 kg 程度が処方されていたが，実際は 10 kg 程度にとどまっていた．また，その際の下肢は足関節底屈位で下腿が前傾できず，膝を過伸展し骨盤を大きく後退させる姿勢であった．歩行動作は上記の肢位からでは体重を前方に進めることが困難であり，足関節は踏み返し動作が困難である．荷重自体もそのほとんどを上肢で受けている．

疼　　痛 ▶ 荷重時外果下方部に Numerical Rating Scale（NRS）1 〜 2 程度で重篤な痛みはなかった．安静時，夜間時の疼痛はない．

Ｒ Ｏ Ｍ ▶ ◆足背屈（Rt. 15, Lt. −15）底屈（Rt. 55, Lt. 45），◆足趾屈曲（MTP）（Rt. 35, Lt. 10）伸展（MTP）
※単位：度　（Rt. 40, Lt. 35），◆母趾屈曲（MTP）（Rt.35, Lt.10）伸展（MTP）（Rt.60, Lt.30）．

筋　　力 ▶ ◆足背屈（Rt. 5, Lt. 3）底屈（Rt. 5, Lt. 2），◆足趾屈曲（MTP）（Rt. 5, Lt. 2）伸展（MTP）
※ MMT　（Rt. 5, Lt. 2），◆拇趾屈曲（MTP）（Rt. 5, Lt. 2）伸展（MTP）（Rt. 5, Lt. 2）．

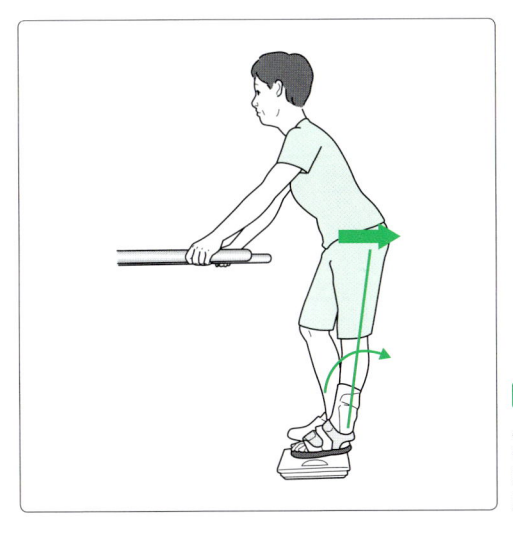

図7　荷重時の姿勢
足関節背屈制限のため，全足底接地をするためには下腿を後傾，膝を過伸展させなければ姿勢保持できない．この状態では十分な垂直方向の荷重がかけられず，目標の部分荷重値より下回ってしまう．

下に示すクリニカル・ルールを用いて，次の問いに答えましょう

2-1　荷重が困難な原因は？　　　　　　　　2-2　歩行が困難な原因は？

2-3　足関節および足趾関節の ROM 制限の原因は？

2-4　本症例の問題構造の全体像は？　　　　2-5　本症例の問題の解決策は？

■ クリニカル・ルール

CR 3　手術までの待機期間や術後の安静保持期間は足関節 ROM に影響する

　骨折などの外傷受傷後に患部の重篤な腫脹や水疱形成，血糖値上昇などがあった場合，手術はす

ぐに実施せず，症状が落ち着くまで待機期間を設ける．その理由は術後の感染，創離開などの合併症の発生を予防するためである．この期間中患部は基本的に安静保持されるため，足関節周囲組織の線維化，癒着などにより関節拘縮を発生し，術後の ROM 制限の要因となる．

CR 4 足関節三果骨折では，足関節周囲筋および足趾筋群の滑走性が著しく低下し，筋出力が困難となる

　足関節内果，外果，後果が同時に損傷する三果骨折では，その周辺に存在する関節包，靱帯，筋の癒着，滑走性，伸張性の低下により足関節 ROM 制限を生じる．特に足関節背屈制限に影響する筋は，足関節底屈筋である下腿三頭筋，内果後方を通過する後脛骨筋，長趾屈筋，足関節後方を通過する長母趾屈筋，外果後方を通る長腓骨筋，短腓骨筋などである．これら筋腱の滑走性の低下があると，足関節および足趾の運動性が低下し荷重時に床面に対して支持し，反力に抗する力が著しく制限される．

CR 5 骨癒合を促進する因子の一つは下肢の弯曲を伴わない適正な荷重である

　部分荷重期に立位をとる際，股関節・膝関節ができるだけ中間位を保持し下肢の長軸方向にまっすぐに荷重することは，その後の歩行獲得においてきわめて重要な運動課題となる．垂直な下腿部への荷重は，脛骨，腓骨および膝関節へのねじれや弯曲のストレスを与えず，骨折部に適正な荷重ストレスを与える．これが骨癒合を促す良好なストレスとなる．

CBL2 追加情報から問題構造と解決策について "臨床思考" する

臨床思考 2-1 荷重が困難な原因は？

結論　荷重が困難な原因は，足関節背屈制限により足底全体を接地することが困難であり，床面に対して下腿を垂直にすることができないことと，荷重時に作用すべき足関節，足趾の筋力が著しく低下しているためである（**図8**）．さらに受傷から荷重するまでの期間が長く，荷重に対する恐怖感や不安感を生じていた．

根拠　情報：上記動作観察および足関節背屈 ROM 制限，および筋力低下により荷重困難が確認された．また術前に血糖コントロールのため2週間程度の待機期間があり術後2週からの荷重開始であったため，受傷後から計算すると荷重を再開するまでに約4週間が経過していた．

　　　　CR3：手術までの待機期間や術後の安静保持期間は足関節 ROM に影響する．

思考　術前と術後安静期間による足関節背屈制限と筋力低下，それに伴う不良姿勢および，荷重に対する恐怖感などによって下肢への十分な荷重が困難であったためそう判断した．

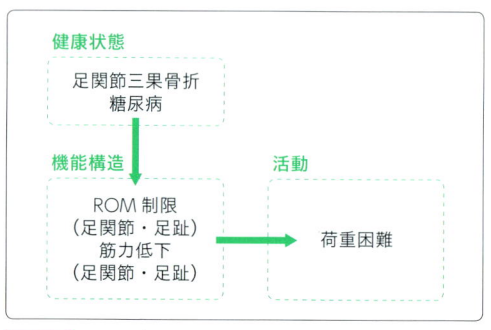

図8　荷重が困難な原因

結論　立位姿勢は足関節背屈制限によって下腿を直立化できず，そこから身体を前方に推進することがきわめて困難であった（**図9**）．

根拠　情報：足関節背屈制限から下肢が直立化できないことに加え，荷重量が目標値の半分以下である 10 kg 程度であったことから，立脚期と遊脚期を形成することが困難であり，歩行動作の著しい阻害となった．

　　　　CR5：下肢が直立化した弯曲を伴わない適正な荷重は骨癒合を促す．

思考　歩行動作は倒立振子モデルにたとえられるように，足関節を軸にした前方への振り子運動の獲得がきわめて重要となる．足関節背屈制限があると下肢軸が直立したアライメントを保つことが困難となり，歩行動作獲得が困難となる．さらに荷重量も 10 kg 程度であることから，ほとんど免荷した状態での歩行しか行えない．

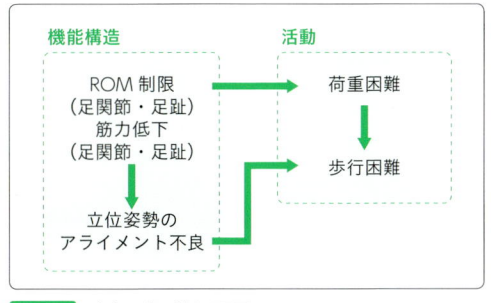

図9　歩行が困難な原因

結論　足関節の ROM 制限が著明であったのは，骨折後の足関節周囲組織の柔軟性および筋腱の滑走性低下によるためである（**図10**）．

根拠　情報：ROM 検査結果から足関節および足趾関節の ROM 制限がみられる．

　　　　CR4：足関節三果骨折では，足関節周囲筋および足趾筋群の滑走性が低下する．

思考　骨折外傷後は受傷時の組織損傷および術後の炎症や安静保持による不動のため骨折部周囲組織の柔軟性低下および筋腱の滑走性が著しく低下する．さらに荷重免荷を設ける場合，筋活動や筋収縮を促通する機会が減少し，廃用状態に陥ることがある．これらの悪循環が ROM 制限を発生する要因の一つと考えられる．

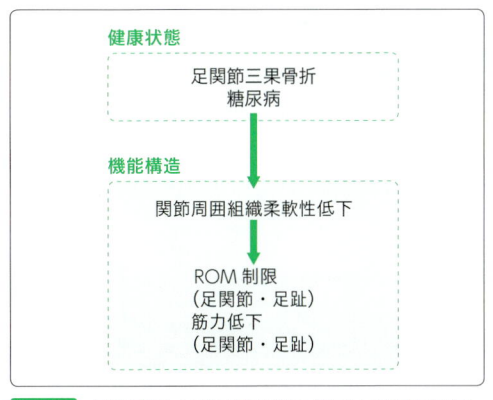

図10　足関節および足趾関節の ROM 制限の原因

結論　臨床思考 1 〜 3 を統合して以下のように考える（**図11**）．

　　　　本症例が歩行を主な移動手段として外出することが困難なのは，荷重が困難なため歩行動作が獲得できないためである．荷重が困難なのは，足関節背屈制限のために床面に対して下腿を垂直にすることができず，支持性を担保するための足関節，足趾の筋力が著しく低下しているためである．歩行動作が困難なのは，下腿が直立化できずに荷重が困難であることに加

え，身体を前方に推進する動作が困難であったためである．これらにより，杖などでの歩行獲得が困難であり，外出することができない原因となっている．

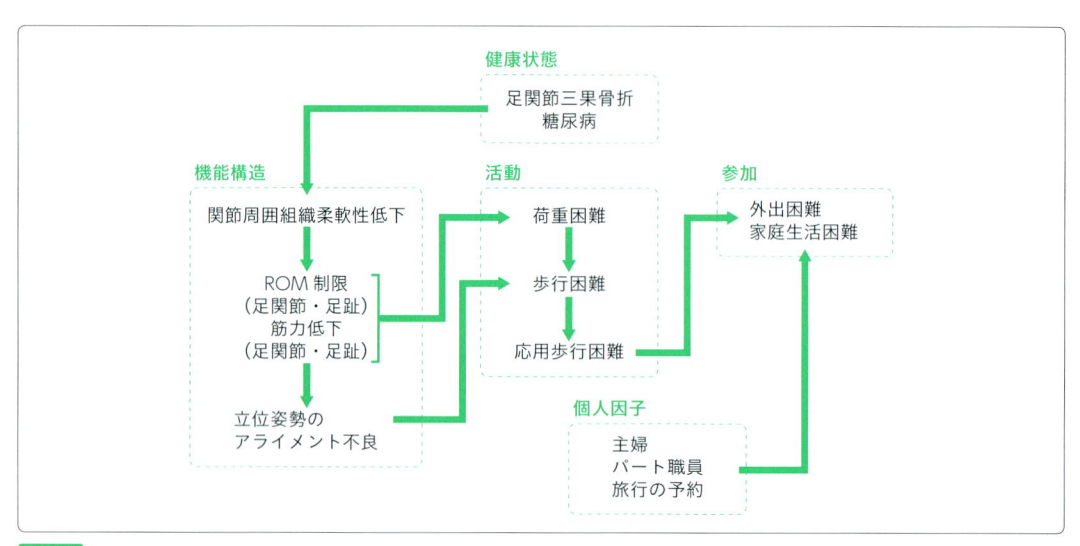

図 11 本症例の問題構造

臨床思考 2-5 本症例の問題の解決策は？

結論 ICF 概念地図で主要な問題点を解決する理学療法介入プランを以下のように意思決定した（**図 12**，**表 1**）．

足関節背屈制限が強かったため，荷重歩行時は踵部に補高をすることで足背屈制限を補ったうえで，踵部への荷重を促し，下腿部に対して垂直な荷重となるように心がけた（**図 13**，**動画 p21**）．さらに，身体全体的な姿勢は下肢の直立化を図ったうえで，体幹を正中にした状態で左右への重心移動と歩幅に配慮しながら前方への体重移動を促通した．

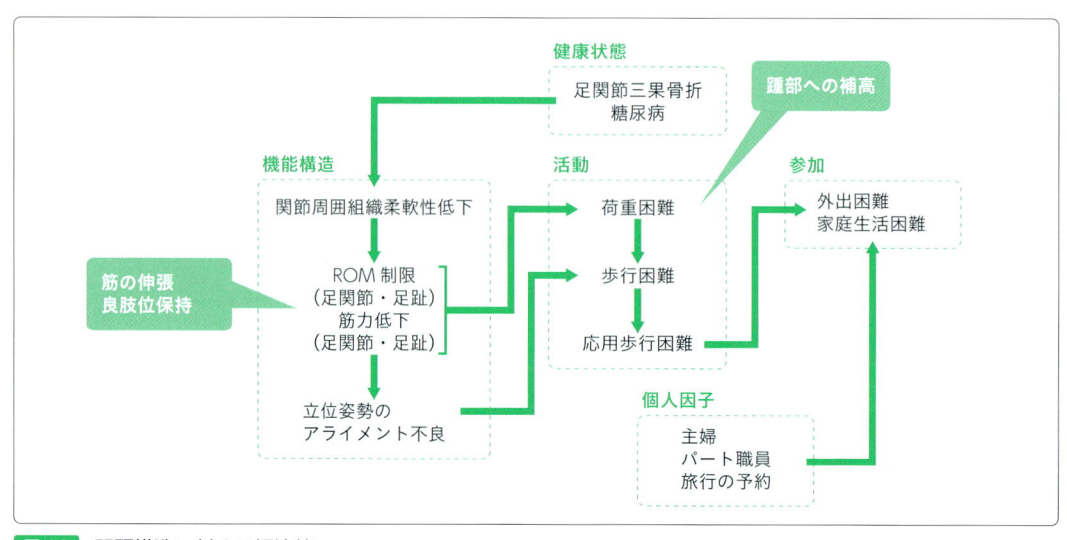

図 12 問題構造に対する解決策

表 1　本症例に対する理学療法プラン

目的	方法	注意点・禁忌
荷重促通	踵部へ補高を行い，下腿を直立化させる	過剰に補高しすぎることで脚長の左右差を大きくしすぎない
ROM の維持および拡大	①足関節，足趾筋群の伸張と筋収縮促通 ②足関節良肢位保持目的の簡易装具の装着	①骨折部へのストレスに注意 ②矯正しすぎないように安楽な肢位の保持に心がける
足関節，足趾筋群の筋出力改善	徒手的に目的とする筋の収縮を促通する，等尺性収縮を入念に行う	骨折部へのストレスに注意

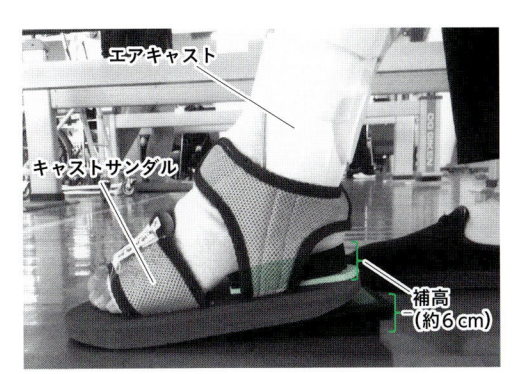

図 13　足関節底屈肢位を補正するための踵部補高処方

足関節底屈肢位を補助するために踵部を中心に補高をしている．装具などにより靴が履けない状態でもキャストサンダルなどを利用して装着が可能である．これにより下腿部を床面と垂直に位置させることができる．

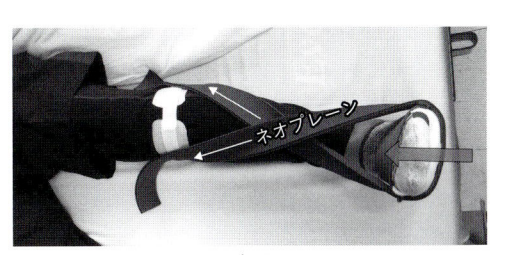

上面

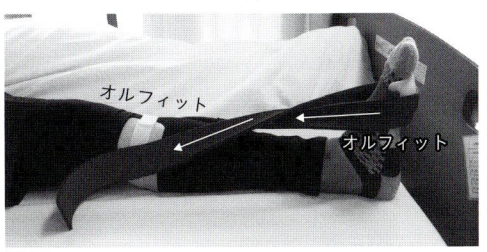

側面

図 14　足関節良肢位保持装具

足関節底屈方向への肢位に拮抗するように背屈方向へ適度に牽引する目的で作製した装具である．下腿近位部，足底前足部底面にそれぞれアンカー用のオルフィットを作製し，牽引用にネオプレーンの弾性を利用して背屈方向に誘導した．

また，日中の安静保持や夜間時に足関節の良肢位を保持する目的で，自作の足関節過底屈制限を目的とした簡易装具を作製し装着した（**図 14**）．これを日中や夜間帯に長時間装着することで持続的な良肢位保持が可能となり，夜間布団の重みによる足底屈方向へのストレス軽減や運動療法により獲得した柔軟性の維持に努めた．足関節，足趾の ROM および筋出力改善に関しては，足関節前面・内側・外側に位置する筋群および足趾筋群に対して個別的に収縮するよう入念に行った．運動様式は反復収縮と伸張を繰り返した．

■ 本症例からの学びと追加事項

クリニカル・ルール

1　足関節三果骨折に起こる機能障害は，ROM 制限，疼痛，筋力低下である．

2　足関節三果骨折では荷重・歩行が制限される．

3 手術までの待機期間や術後の安静保持期間は足関節 ROM に影響する.

4 足関節三果骨折では，足関節周囲筋および足趾筋群の滑走性が著しく低下し，筋出力が困難となる.

5 骨癒合を促進する因子の一つは下肢の弯曲を伴わない適正な荷重である.

知っておきたい関連事項

1 Lauge-Hansen 分類[1] と AO 分類[2]

　足関節果部骨折は主に 2 つの分類が用いられる. Lauge-Hansen 分類は受傷時の足部の肢位と外力の方向から，骨折と靱帯損傷を 5 つのパターンに分け，損傷が段階的に進むことを示した（**図 15**）[1]. この分類では，受傷時の足部肢位—受傷時に距骨に加わる外力の方向が示されている. 例えば，回外—内転タイプでは，足部が回外位にあるときに，距骨に内転あるいは内旋の力が加わることで生じる. やや複雑であるが，整復に必要な力の方向などが示唆されていることから広く用いられている. 一方，AO 分類は，腓骨骨折の高位によって 3 型に分類し，それぞれをさらに細分化する方法で比較的わかりやすい（**図 16**）[2].

2 「足関節三果骨折」に対する手術療法とその後の理学療法

　距腿関節窩（ankle mortise）の転位が少ない骨折は保存療法を行うが，転位がある場合は手術による整復固定が必要となる. まず外果を展開して骨折を整復したうえで，ロッキングプレートによる骨接合術を行う. 次いで脛骨遠位部を展開後，骨折部を整復し，一般的には螺子固定による骨接合術を行う. 理学療法は早期からの運動療法による拘縮予防が治療原則となる.

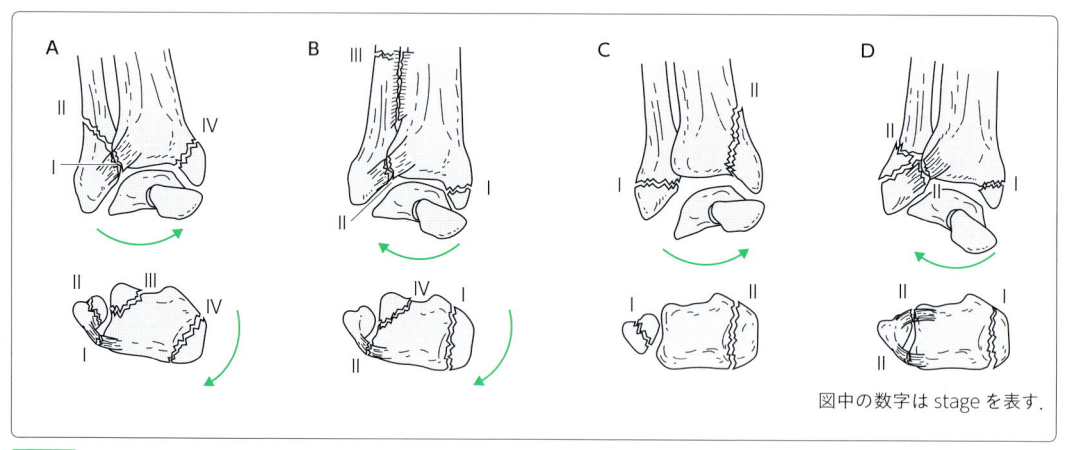

図中の数字は stage を表す.

図 15 Lauge-Hansen 分類（足関節脱臼骨折）

A：回外—外旋骨折（SE）. 最も頻度の高い骨折であり，後足部が回外位の状態で外旋外力が加わることにより生じる.
B：回内—外旋骨折（PE）. 次に頻度の高い骨折であり，後足部が回内位の状態に外旋外力が加わった場合に生じる.
C：回外—内転骨折（SA）. 後足部が回外の位置で，さらに内転外力が加わった場合に生じる.
D：回内—外転骨折（PA）. 最も頻度の低い骨折型である. 後足部が回内の位置で，さらに外転外力が加わった場合に生じる.
（文献 1 より引用）

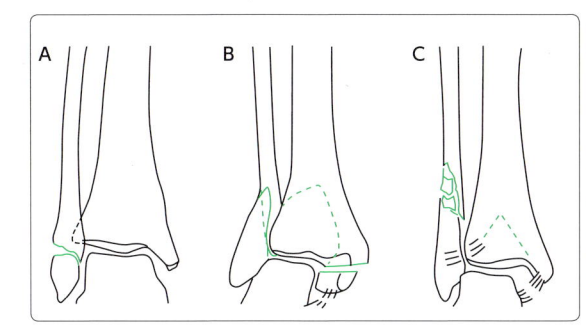

図16 果部骨折の AO 分類

A：type A：腓骨は脛腓靱帯結合部より遠位で骨折（足部が内転あるいは回外し，外側靱帯に引かれて外果の裂離骨折が起こる）．

B：type B：腓骨は脛腓靱帯結合部の高さで骨折（足部が回外した状態で外旋し，距骨に押されて距腿関節レベルで腓骨が骨折する）．

C：type C：腓骨は脛腓靱帯結合部より近位で骨折（足部が回内した状態で外旋力が加わり，脛腓靱帯が断裂してさらに上方で腓骨が骨折する）．

（文献 2 より引用）

書籍紹介

1 関節機能解剖学に基づく整形外科運動療法ナビゲーション　下肢，改訂第 2 版，整形外科リハビリテーション学会編，メジカルビュー社，2014

　　臨床でよく遭遇する整形外科疾患の運動療法に関して，関節機能解剖学に基づいた病態解釈と具体的な運動療法を詳細に解説されており，若手からベテランの療法士まで広く臨床に役立つ書籍である．

2 運動機能障害の「なぜ？」がわかる評価戦略，工藤慎太郎編著，医学書院，2017

　　痛みや機能障害がなぜそこに起きているのかを，解剖学と運動学に基づいて 3 つのステップで説明している．「どんなストレスがかかっている？」「どの組織に？」「なぜそこにストレスがかかったのか？」この 3 つのステップがフローチャートで明示されている．臨床場面での実践的な臨床推論を進めるうえで活用しやすい書籍である．

動画

https://www.bunkodo.co.jp/movie/case_pt/pr01.html

●文 献

1) Lauge-Hansen N：Fractures of the ankle. Ⅱ. Combined experimental-surgical and experimental-roentgenologic investigations. Arch Surg 60：957-985, 1950
2) Hahn DM ほか（糸満盛憲訳）：4.9 果部骨折：病因／受傷機序：分類の基礎. AO 法骨折治療，Rüedi TP ほか編著，糸満盛憲（日本語版総編集），医学書院，東京，433-449，2003

（今屋将美）

3 脊椎圧迫骨折

■ 導入のためのエッセンス

◆ 脊椎圧迫骨折は，骨脆弱性骨折の一つであり，特に高齢者では日常生活の中での軽微な外力によって発生することがあります．明らかな受傷機転がなくても，腰背部痛が徐々に増悪して体動困難となる場合もあります．脊椎圧迫骨折を繰り返す多発性脊椎圧迫骨折では高頻度に高頻度に脊柱後弯変形をきたします．「骨粗鬆症性脊椎圧迫骨折は，発症時には椎体の小さな骨傷であったとしても，いったん骨折が生じると，椎体圧潰は暫次進行していく」「新鮮圧迫骨折を早期に発見し，椎体圧潰が進行する前に適切な治療を実施することが，圧潰変形を軽度にとどめるポイントである」[1]．

◆ 骨折後は，①骨折による急性痛と脊柱後弯変形などに影響される慢性痛，②治療開始時の安静による筋力低下などの機能構造障害が起こります．これらによりベッド周囲の基本動作や ADL に制限をきたします．

◆ 一般的整形外科治療では，保存療法にてコルセット外固定し，経時的な画像検査などにより骨癒合を確認しながらベッド上安静期から離床期へリハビリテーションを進め，ADL 改善や QOL 向上を図ります．

◆ 医師から処方を受けた理学療法士は，対象患者の身体状態や社会的背景について問診および検査などを行い，理学療法の方向性を決定し治療へと進みます．

◆ 一般的な理学療法では，安静期から離床を進める際に，離床における理学療法評価と，疼痛に配慮しながら骨圧潰リスクを避けた動作指導などの理学療法が必要となります．身体状態と治療経過に応じて装具療法，ポジショニング，ROM 運動，筋力増強運動，基本動作練習，ADL 練習，物理療法などを行います．

症例 脊椎圧迫骨折後，痛みで離床困難となった 84 歳の女性．

CBL1 初期情報から仮説を立て，仮説証明のための新たな情報を選択する

初期情報

処 方 箋 ▶ 診断名：第 3・4 腰椎圧迫骨折（第 12 胸椎・第 1 腰椎陳旧性圧迫骨折）．84 歳の女性，主婦．疼痛緩和，筋力改善，ADL 改善を目標に理学療法を開始してください．骨折部の負担軽減，圧潰進行および脊柱変形防止を目的とし，脊柱の可動を制限するためにコルセットで患部と骨盤を固定してください．入院 1 週間はベッドアップ 30°までのベッド上安静にて，トイレのみ車椅子離床可．入院 1 週後より疼痛に応じて離床を開始してください．なお再骨折に十分注意してください．

現 病 歴 ▶ 某年 3 月 26 日，自宅トイレにて尻もちをつき転倒し体動困難となる．同日，当院受診および入院し，理学療法を開始する．コルセットを装着し，1 週間ベッド上安静し，本日で入院 15

日を経過する.

医療面接 ▶ PT「起きてトイレに行きましょうか」
患者「動くと痛いから起きたくない」
PT「どんなときに痛いですか？」
患者「身体を起こすときに痛い.便秘もあってトイレに行きたいけど行くのが大変」

動作観察 ▶ 安楽姿勢は背臥位であり,苦痛表情はみられない.背臥位で上肢挙上可能,下肢膝立ては片側ずつゆっくり可能.寝返りは左右方向にゆっくり可能であるが,左方向が時間を要す.飲水は背臥位のままで頸部回旋にて行い,日中はほぼベッド上背臥位にて過ごす.

下に示すクリニカル・ルールを用いて,次の問いに答えましょう

1-1 本症例の参加制約とその原因は？　　　　1-2 本症例の活動制限とその原因は？

1-3 本症例の仮説的問題構造の全体像は？　　1-4 仮説証明に必要な情報や検査は何か？

■ クリニカル・ルール

[CR 1] 骨折後に起こる機能障害は,疼痛と安静による筋力低下である

　脊椎圧迫骨折後の痛みには,骨折後の急性痛と脊柱後弯変形などに影響される慢性痛がある.

　骨折後,「急性期の場合,寝返り・起き上がり動作時に疼痛を訴えることが多く,当該棘突起周辺の圧痛を認める.また,肋間神経痛や後外側枝の刺激による放散痛と考えられる側胸部痛,側腹部痛,下腹部痛も時折みられるため,内臓の痛みと紛らわしい」[2].

　慢性痛は,「圧迫骨折後,その周辺の腰背筋が後弯変形を防ぐために緊張し,後弯進行とともに伸展され筋膜性疼痛を生じやすい.また痛みは,骨折部以外に,筋の起始部である腸骨稜に生じたり,中には脊柱全体に生じたりすることもある.後弯進行により棘間靱帯が伸展して緊張し痛みの原因となることもある」[3].

　骨折部の安静を確保するため,ベッド上安静臥床とコルセット装着による脊柱外固定を行う.それに伴う上下肢および体幹の筋力低下が生じやすい.

[CR 2] ベッド上およびベッド周囲の基本動作パターンを阻害する（離床困難,ADL 低下）

　『疼痛による運動学的異常は「運動範囲の狭小」および「運動速度の低下」に特徴づけられる.このような特徴的な運動異常は,組織損傷が引き起こされている筋や関節にかかる負担を最小限にして,組織修復プロセスを阻害しないための適応行動であると捉えられている』『運動異常を引き起こす要因として運動恐怖（kinesiophobia）がある.運動恐怖は「運動によって組織損傷や痛みが悪化するかもしれない」という運動に関連した恐怖心のことである』「疼痛が筋活動へ及ぼす影響は主動作筋―拮抗筋の同時収縮という形で出現し,それは運動恐怖によってさらに顕著となる」[4].脊椎圧迫骨折後は,疼痛による運動異常なども影響し,離床開始動作である寝返り動作と起き上がり動作の基本動作パターンを阻害して,ベッド上およびベッド周囲からの離床を困難とする.離床が図れなければ,トイレ動作などの ADL 動作を制限する.

CBL1　仮説的問題構造と仮説証明のための追加情報項目について "臨床思考" する

臨床思考 1-1　本症例の参加制約とその原因は？

結論　参加制約＝ベッドからの離床困難，トイレ動作が困難.

その原因＝寝返り動作，起き上がり動作が困難だから（**図1**）.

根拠　情報：患者は離床開始動作である寝返り動作と起き上がり動作の大変さを訴える.

CR2：ベッド上およびベッド周囲の基本動作パターンを阻害する（離床困難，ADL低下）.

思考　本症例は，医療面接の際，トイレに行きたいという希望があるが，動くと痛みを訴え離床を拒む．トイレに行くためにはベッドから離床する必要がある．離床開始動作として，寝返り動作と起き上がり動作が必要となる.

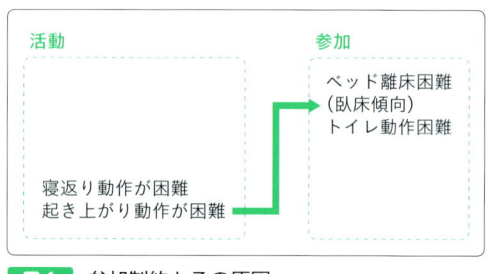

図1　参加制約とその原因

臨床思考 1-2　本症例の活動制限とその原因は？

結論　活動制限＝ベッド上での寝返り動作と起き上がり動作が困難.

その原因＝疼痛，筋力低下のため？　ベッド上安静期間，運動恐怖，動作パターンの阻害のため（**図2**）.

根拠　情報：患者は動くと痛い，身体を起こすときに痛いと訴える.

CR1：骨折後には，疼痛と安静による筋力低下が出現する.

思考　脊椎圧迫骨折後の急性痛は，寝返り動作と起き上がり動作などの体動時に強い痛みの訴えがある場合が多い．また，治療開始時よりベッド上安静を経て，上下肢および体幹の筋力低下をきたしやすい．痛みによる運動恐怖とコルセット体幹固定を併せ動作パターンを阻害する．離床を開始するには，骨折後の機能障害を伴いながら，寝返り動作の獲得，側臥位の安楽姿勢の獲得，ベッド上でのいざり移動動作，起き上がり動作，座位の安楽姿勢，殿部移動動作，立ち上がり動作，車椅子駆動および歩行などの獲得が求められる.

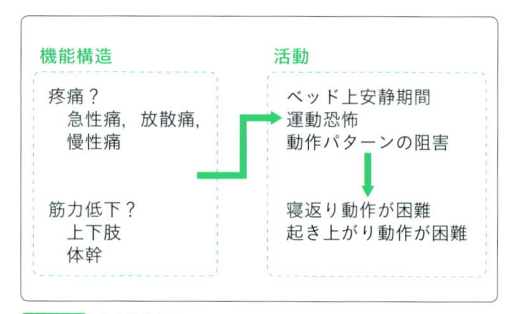

図2　活動制限とその原因

臨床思考 1-3　本症例の仮説的問題構造の全体像は？

結論　臨床思考1-1～2を統合して以下のように考える（**図3**）.

「トイレに行くために，ベッドから離床するのが困難」なのは「寝返り動作と起き上がり動作が困難」だからであり，それは「ベッド上安静期間を経て，運動恐怖と動作パターンが阻

害される」からであり，動作がうまくいかないのは，「骨折後の疼痛（？），筋力低下（？）」によるものである．以上のように仮説的に問題構造をまとめる．

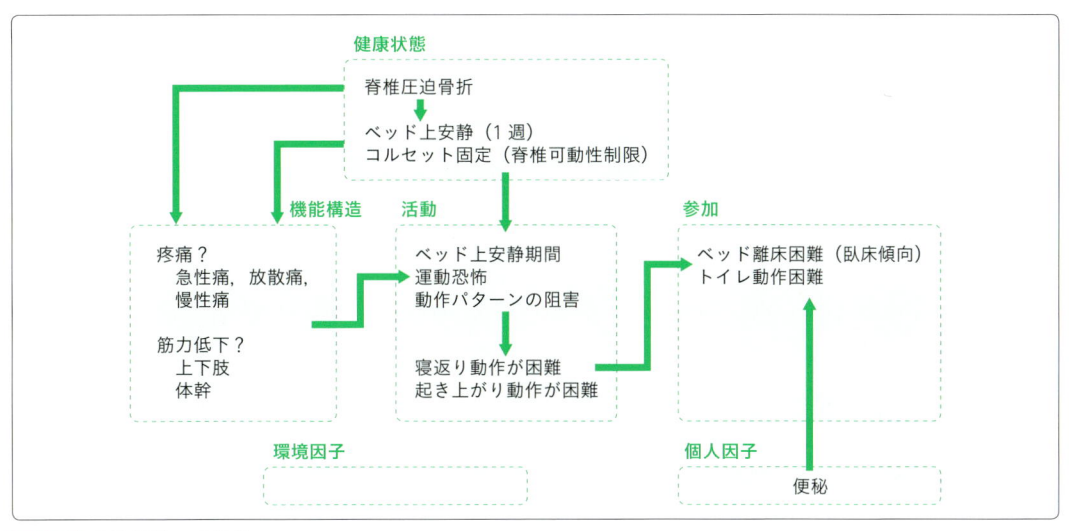

図3 問題構造の全体像

結論 　ICF 概念地図で「？」がついている項目を確認すれば問題構造が明らかになる．

1) 寝返り動作の観察と分析
2) 起き上がり動作の観察と分析
3) 疼痛の評価
4) 上下肢，体幹の筋力テスト

根拠 　CR1，2：骨折後に離床困難となるのは，疼痛や筋力低下により基本動作を制限するからである．

思考 　寝返り動作と起き上がり動作を制限する因子を明確にするため，疼痛と上下肢，体幹の筋力低下を確認する必要がある．また，制限する基本動作パターンを確認する必要がある．

CBL2 　追加情報から本症例の問題構造を明らかにし，解決策を講じる

追加情報

Ｘ 線 像 ▶ 第 3・4 腰椎の椎高が減高して，T1 強調像で低信号，T2 強調像で高信号域を認める．第 12 胸椎・第 1 腰椎に椎高が減高して陳旧性圧迫骨折を認める．いずれも椎体後壁の破壊はみられず，神経圧迫はみられない．入院 1 週後の画像検査にてさらなる骨圧潰などはみられない．

動作観察 ▶ コルセットの位置がずれてきた場合，コルセットを適正な位置に患者自身が装着し直すことが困難である．
寝返り動作は右方向に上上肢を対側に挙げ，両下肢を伸ばしたまま丸太様にゆっくり動作可能．やや苦痛表情あり．

側臥位より電動ベッドにてベッドアップする.

起き上がり動作は，ベッドアップ側臥位から右上肢でベッドを押し上半身を起こして，両下肢をベッド下におろす．時間を要し，苦痛表情あり.

座位は両上肢でベッドを支持し，脊柱後弯肢位にて右偏位で保持する.

立ち上がり動作は殿部前方移動を何とか行い，両上肢でベッドを支持しながら立ち上がる.

疼　　痛 ❯ 腰部から左殿部，左側腹部に痛みあり.
NRS：背臥位安静時 3，体動時 7，座位安静時 7.

感覚鈍麻 ❯ なし.

Ｒ　Ｏ　Ｍ ❯ ◆ 股伸展（Rt. −5, Lt. −5），◆ 股外転（Rt. 30, Lt. 30）内旋（Rt. 20, Lt. 10），◆ 膝屈曲（Rt. 140,
※単位：度　　　Lt. 140）伸展（Rt. −10, Lt. −10），◆ 足背屈（Rt. 5, Lt. 5）底屈（Rt. 40, Lt. 40）.

筋　　力 ❯ ◆ 体幹屈曲（3−），◆ 股屈曲（Rt. 4, Lt. 4）伸展（Rt. 4−, Lt. 4−），◆ 膝伸展（Rt. 4,
Lt. 4）屈曲（Rt. 4, Lt. 4）.

家庭状況 ❯ 夫と 2 人暮らし．家事実施.

下に示すクリニカル・ルールを用いて，次の問いに答えましょう

2-1　骨折後の脊柱変形による影響は？　　　　2-2　寝返り動作が困難な原因は？

2-3　起き上がり動作が困難な原因は？　　　　2-4　本症例の問題構造の全体像は？

2-5　本症例の問題の解決策は？

■ クリニカル・ルール

CR 3　骨折後は脊柱安定性が低下する

　「椎体の前方が圧潰した症例が脊柱後弯位をとると，椎体の前方に重力による圧縮が加わり圧潰のリスクが高くなるので注意する」「圧迫骨折後は，腰椎前弯が減少もしくは消失し，脊柱の安定性が低下するため，脊柱の安定性を提供する筋群の筋力強化訓練が必要となる」「腰背部筋には，重心が前方に偏位することに加え，胸郭の重量を支えることが求められるため，大きな伸展筋活動が必要となる」[5]．脊柱安定性を向上させるために，体幹深層に位置する local muscles の活動を高める必要がある．下部体幹を矢状面からみると背面は多裂筋，前面・側面は腹横筋，上面は横隔膜，下面は骨盤底筋群があり，それらの筋活動を高め腹圧を上昇させ，脊柱安定性の向上を図る.

CR 4　寝返り動作は，体軸内回旋を伴う転がり運動である

　寝返り動作は，一側体幹を軸とした「転がり運動」である.

　「肩甲帯の屈曲（前方突出）と骨盤の前方回旋には，わずかな時間的ずれがある．このときの体幹のねじれを生じさせている運動と体幹のねじれを解消させる運動を体軸内回旋という」「頭部に対する体幹の立ち直り，体幹に対する体幹の立ち直りが生じている」[6]．下肢―骨盤からの寝返り動作の必要要素として，股関節屈曲・回旋，骨盤回旋，上肢リーチが起こり，体幹回旋，頭部回旋が挙げられる．筋力および関節可動性が不十分の場合は，多様な上下肢運動パターンを活用する.

CR 5 起き上がり動作は，支持基底面の変化に伴い圧中心点を移動させ，上半身重心を鉛直上方へ持ち上げる運動量を必要とする

　起き上がり動作は，頭部と上半身を鉛直上方へ持ち上げる抗重力動作である．

　支持基底面は全身（頭部，骨盤，下肢）から，下半身（骨盤，下肢）に狭小変化させる．圧中心点は変化する支持基底面内を移動させ，身体重心を鉛直上方へ移動させる運動量が求められる．「必要要素としては，頭頸部の屈曲・回旋，一側上肢の対側へのリーチ，対側肘支持（on elbow）から手支持（on hand），体幹の屈曲・回旋，両股関節の屈曲が挙げられる」「重い頭部と上体を持ち上げるには，両下肢による支持性・固定性が必要になる[7]．

CBL2　追加情報から問題構造と解決策について "臨床思考" する

臨床思考 2-1　骨折後の脊柱変形による影響は？

結論　骨折後は，疼痛と筋力低下と脊柱後弯変形をきたし脊柱安定性が低下する．さらに，コルセット固定の自己修正が困難であり安定性の低下を助長する（図4）．

根拠　情報：疼痛評価および筋力テストと動作観察にて観察された．
　　　CR3：骨折後は脊柱安定性が低下する．

思考　本症例は，既往により多発性脊椎圧迫骨折を呈し，座位姿勢は脊柱後弯肢位および両上肢はベッド上支持をする．また下部体幹筋力低下，腰部の体動時と座位安静時の強い痛みを認める．コルセットを装着しているが，コルセットを適正な位置に患者自身が装着し直すことは困難である．

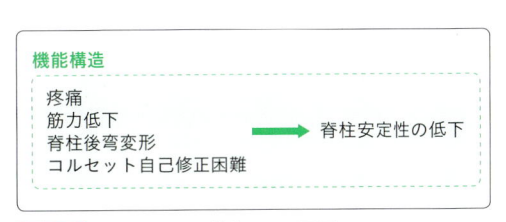

図4　脊柱安定性が低下する原因

臨床思考 2-2　寝返り動作が困難な原因は？

結論　寝返り動作が困難なのは，体軸内回旋が困難だからであり，疼痛と筋力低下で脊柱安定性と上下肢運動パターンが制限されるからである（図5）．

根拠　情報：体動時痛と下肢・体幹筋力低下があり，動作観察にて両上下肢運動パターンはほぼ左上肢運動のみが観察される．骨折による体動痛がある．コルセット固定により脊椎回旋可動性を制限し体軸内回旋動作を困難とする．下肢および体幹屈曲筋力低下がある．
　　　CR4：寝返り動作は，体軸内回旋を伴う転がり運動である．

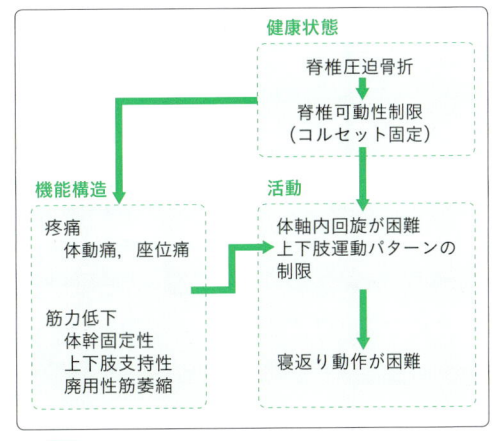

図5　寝返り動作を困難とする原因

思考　寝返り動作は，開始背臥位から終了側臥位までの，一側体幹を軸とした全身転がり運動である．広い支持基底面を変化させ，上下肢—骨盤間で分節的に回旋運動を波及させる．したがって，疼痛，筋力低下，コルセット固定にて寝返り動作は困難となる．

臨床思考 2-3　起き上がり動作が困難な原因は？

結論　起き上がり動作が困難なのは，支持基底面の変化に伴い圧中心点を移動させ，上半身重心を鉛直上方へ持ち上げる運動量が低下しているからである．それは，疼痛と筋力低下で脊柱安定性と上下肢運動パターンが制限されるからである（図6）．

根拠　情報：体動時痛，下肢・体幹筋力低下があり，動作観察にて下肢をベッド上に残したまま上半身を持ち上げる動作が観察される．

　　　CR5：起き上がり動作は，支持基底面の変化に伴い圧中心点を移動させ，上半身重心を鉛直上方へ持ち上げる運動量を必要とする．

思考　起き上がり動作は，開始のベッドアップ側臥位から終了の端座位までとする．支持基底面を広い全身から狭い下半身に変化させ，それに伴い圧中心点を移動させ，上半身重心を鉛直上方へ持ち上げる運動が必要である．抗重力動作に必要な体幹の固定性と上下肢支持性を必要とする．したがって，体幹，上下肢の筋力低下と変化する支持基底面内で圧中心点を移動できないと起き上がり動作が困難となる．

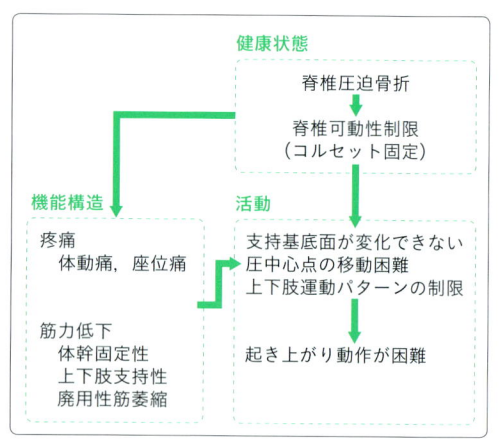

図6　起き上がり動作を困難とする原因

臨床思考 2-4　本症例の問題構造の全体像は？

結論　臨床思考 2-1 ～ 3 を統合して以下のように考える（図7）．

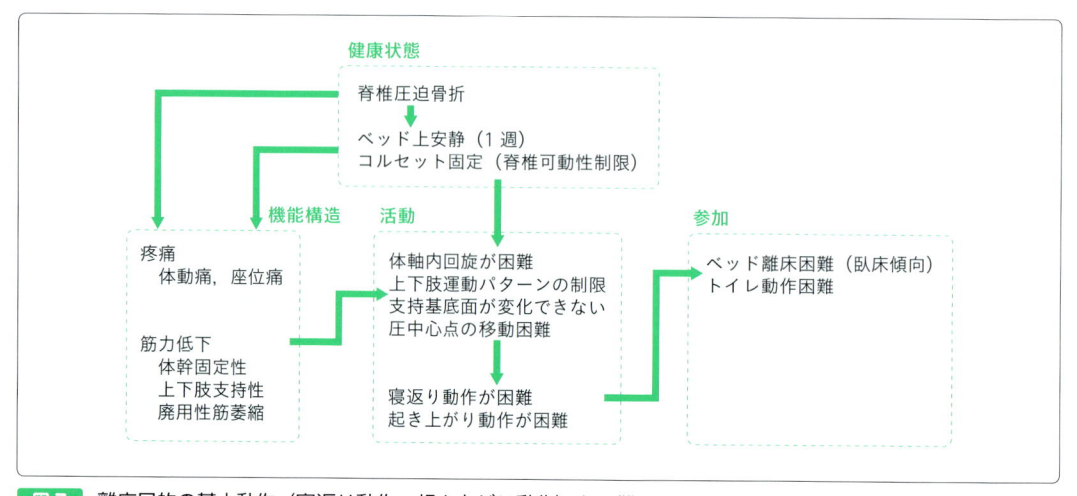

図7　離床目的の基本動作（寝返り動作，起き上がり動作）を困難とする要因

本症例がトイレに行くためにベッドから離床するのが困難なのは，寝返り動作と起き上がり動作が困難だからである．その原因は，寝返り動作の体軸内回旋を伴う転がり運動が困難であり，起き上がり動作は上下肢運動パターン制限と支持基底面を変化させて圧中心点を追従させることが困難だからである．体軸内回旋と上下肢運動パターンの制限，支持基底面の変化と圧中心点の移動が困難なのは，疼痛，体幹・上下肢の筋力低下，コルセット固定（脊椎可動性の制限）が要因となる．

臨床思考 2-5 本症例の問題の解決策は？

結論 ICF 概念地図で主要な問題点を解決する理学療法の介入プランを以下のように意思決定した（図 8，表 1）．

骨折後の圧潰予防のため，適切なコルセット固定を指導する．体幹固定性と上下肢支持性向上のため筋力運動を行う．寝返り動作と起き上がり動作獲得のための動作パターン指導を行う．

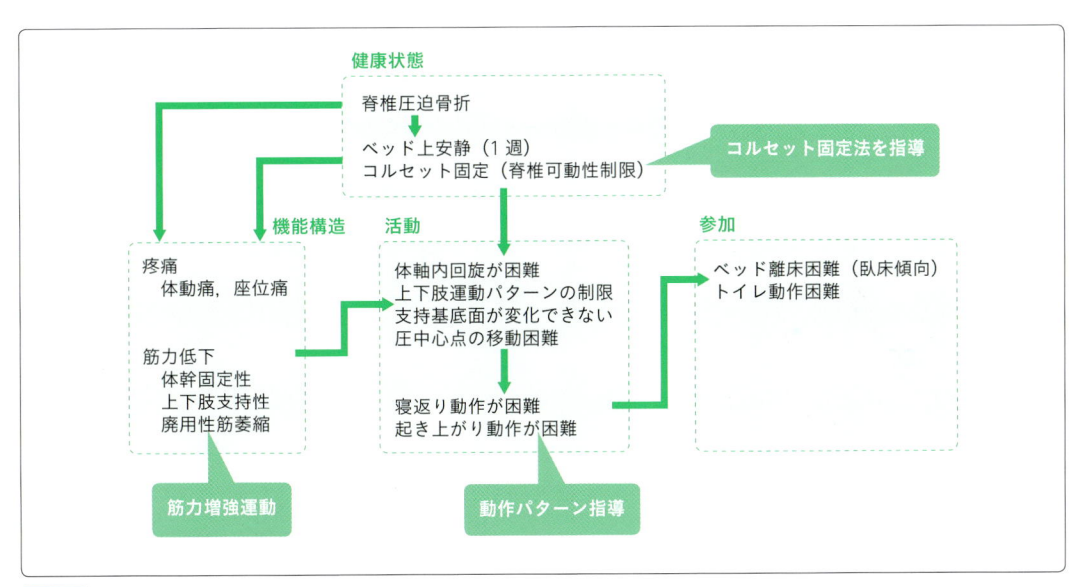

図8 問題構造に対する解決策

表1 本症例に対する理学療法の介入プラン

目的	方法	
疼痛管理 圧潰予防 脊椎可動性の制限	コルセット固定法の指導	
筋力増強 体幹固定性向上 上下肢支持性向上	腹腔内圧運動，脊柱伸展筋力増強運動 (local muscle exercise) 下肢屈曲伸展筋力増強運動 上肢伸展外転筋力増強運動	

表1	本症例に対する理学療法の介入プラン（つづき）

目的	方法	
●上下肢運動パターン習得 寝返り動作	下肢−骨盤運動パターン指導 体幹固定性 非進行下肢の屈曲伸展支持 進行上肢の外転伸展支持 非進行上肢の水平内転支持 体幹固定性と上下肢支持で身体重心を移動	
側臥位	支持基底面の拡大を図る 上下肢屈曲位	
起き上がり動作	体幹固定性，屈曲 進行上肢外転支持 非進行上肢の水平内転支持 下肢支持性，ベッド縁を支持利用 変化する支持基底面内で圧中心点を追従	
座位	左右坐骨支持 体幹固定性 支持基底面の確保 （左右足底を前後にずらし接地）	

■ 本症例からの学びと追加事項

クリニカル・ルール

1 骨折後に起こる機能障害は，疼痛と安静による筋力低下である．

2 ベッド上およびベッド周囲の基本動作パターンを阻害する（離床困難，ADL 低下）．

3 骨折後は脊柱安定性が低下する．

4 寝返り動作は，体軸内回旋を伴う転がり運動である．

5 起き上がり動作は，支持基底面の変化に伴い圧中心点を移動させ，上半身重心を鉛直上方へ持ち上げる運動量を必要とする．

知っておきたい関連事項

1 身体重心

身体の各部分における重量の中心（物体がつり合う場所，シーソーの支点）である．立位では第2仙椎の少し前方にあたる．身体重心の位置は一定ではなく姿勢によって変化する．

2 支持基底面

身体と接触している部分とその範囲内を含む面積である．立位では両足底が作る面にあたる．支持基底面が広いほど，身体重心が動いても安定性を保つが動作がしづらくなる．支持基底面が狭いと，身体重心が支持基底面から外れやすく不安定となる．しかし，素早い動作を可能とする．

3 圧中心点

身体重心から下ろした垂線が交わる点である．安定した動作を引き出すためには，支持基底面を移動したい方向に変化させて，圧中心点を支持基底面から外れることなく移動させることである．

臥位は座位・立位と比べて，支持基底面が広く安定性を増しているが動作がしづらくなる．寝返り動作から起き上がり動作を可能にして座位になるためには，支持基底面の変化と圧中心点を移動させることが必要となる．

書籍紹介

1 基本動作の評価と治療アプローチ，武田　功監，弓岡光徳ほか編，メジカルビュー社，2015

臥位姿勢から歩行までの姿勢観察や動作分析の基本概念を学習することができる．各肢位および動作別の評価法および治療手技を写真と動画でわかりやすく説明している．

2 運動器疾患の「なぜ？」がわかる臨床解剖学，工藤慎太郎編，医学書院，2012

運動器疾患別に，臨床疑問に対する解剖学的解説から臨床推論およびアプローチ法まで具体的かつ要点を絞り解説している．

●文献

1) 赤羽根良和ほか：脊椎骨折に対する的確・迅速な臨床推論のポイント．理学療法 28：56-60，2011
2) 坪内俊二：老年者に多い骨折－脊椎骨折．老と疾 7：60-67，1994
3) 田中　聡ほか：骨粗鬆症および椎体圧迫骨折による背部痛．理学療法 23：310-316，2006
4) 大住倫弘：痛みと動作アセスメント．PT ジャーナル．52：225-233，2018
5) 川村和之：脊椎圧迫骨折．運動器疾患の「なぜ？」がわかる臨床解剖学．工藤慎太郎編，医学書院，東京，84-96，2012
6) 廣瀬浩昭：寝返りへのアプローチ．基本動作の評価と治療アプローチ，武田　功監，弓岡光徳ほか編，メジカルビュー社，東京，62-86，2015
7) 廣瀬浩昭：起き上がりへのアプローチ．基本動作の評価と治療アプローチ，武田　功監，弓岡光徳ほか編，メジカルビュー社，東京，88-105，2015

（米村美樹）

4 人工膝関節全置換術

■ 導入のためのエッセンス

◆ わが国における変形性膝関節症の自覚症状を有する患者は約 1,000 万人といわれており，潜在的に（X 線診断による患者数）は約 3,000 万人にも上り，超高齢社会において年々増加傾向となっています．変形性膝関節症の罹患患者の増加に伴って現在では定着した人工膝関節全置換術（TKA）の国内の手術件数は約 8 万件以上にも上ります．

◆ 医師による変形性膝関節症の診断で保存療法を経て，人工膝関節置換術を目的に入院した患者には，まず術前の身体状態や社会的背景の問診や検査測定を行います．その評価を基に理学療法の方向性を決定し，治療へと進めます．

◆ 人工膝関節置換術の場合，手術の侵襲により，膝関節の①疼痛・腫脹・熱感・発赤の発生，②ROM 制限，③筋力低下の機能構造障害が起こります．また，術前の変形性膝関節症の病期および異常歩行パターンにより，膝関節周囲の①疼痛・腫脹・熱感の発生，②筋スパズムの出現，③ROM 制限，④筋力低下の機能構造障害が起こります．人工膝関節置換術の機能構造障害は，手術の侵襲に加え術前の変形性膝関節症の病期による身体状態の障害も相まって複雑化します．これらの機能構造障害により，下肢にかかわる必要な活動（ADL，IADL）に制限をきたします．一般的には，歩行動作を中心として応用歩行を含めた制限です．理学療法では，制限された歩行練習，ステップ練習や ROM 練習，筋力トレーニングなどを行います．

症例 人工膝関節置換術後，歩行時痛が生じた 83 歳の男性．

CBL1 初期情報から仮説を立て，仮説検証のための新たな情報を選択する

初期情報

処方箋 ▶ 診断名：右変形性膝関節症．83 歳の男性，無職であるが活動性が高い．術前の身体能力の評価を実施してください．術後は，クリニカルパスどおりに進めてください（図1）．

現病歴 ▶ 某年 12 月に右膝関節痛を抱え，家庭菜園や植木剪定を行っていた．痛みが増強し某整形クリニックで外来リハビリテーションを受けていたが，症状改善なく，当院に手術目的で入院となる．

■ その他に得た情報：妻と 2 人暮らし．既往歴は，狭心症(74 歳：手術歴あり)，胸椎圧迫骨折(76 歳：保存療法)，糖尿病（82 歳：指摘のみで治療歴なし），前立腺肥大症（82 歳：内服治療中）．

医療面接 ▶ ◆ 術前

PT「何をする際に痛みますか？」

患者「歩くときに痛みます．家庭菜園で畑内を歩くとき，植木の剪定時も痛いです．植木の剪定は退院後やりませんが，家庭菜園は続けてやりたいです」

PT「歩くときの痛みはどんな痛みですか？」

患者「膝の中がうずくような痛みでした．日によって痛みが軽いときもあったけど，最近は寝ていても膝の痛みで目が覚めてしまって手術の覚悟を決めました」

◆ **術後 1 週**

PT「膝の痛みはどうですか？」

患者「杖で歩くときは膝全体が熱を持って痛みます．膝の内側が痛みます．入院前の膝の痛みとは違って膝の表面が痛い感じがします」

動作観察 ❯ ◆ **術前**

右膝関節の状態を観察した．右膝関節は全体的に腫れており，軽度の熱感がみられた．右膝関節の他動運動は，著しい関節の軋音，内側関節裂隙の疼痛，脛骨の内旋運動の不全，膝蓋骨の不動がみられた．立位姿勢は，右膝関節は屈曲位となり，重心は左側に優位となっている．右肩は下がり，骨盤は後傾しており右側では下制していた．右膝関節は内反・外旋位をとり，toe-out であった．

◆ **術後 1 週**

術後の右膝関節の状態を観察した．右大腿から下腿にかけての腫脹，発赤，熱感がみられた．右膝関節の他動運動は，関節軋音が消失した．膝関節前面の伸張痛，膝蓋骨の可動性がみられる．立位姿勢は，右膝関節は軽度屈曲位となり，重心は左側の優位がみられる．骨盤後傾，右骨盤下制，右膝関節の内反・外旋位は軽度みられる状態であった．

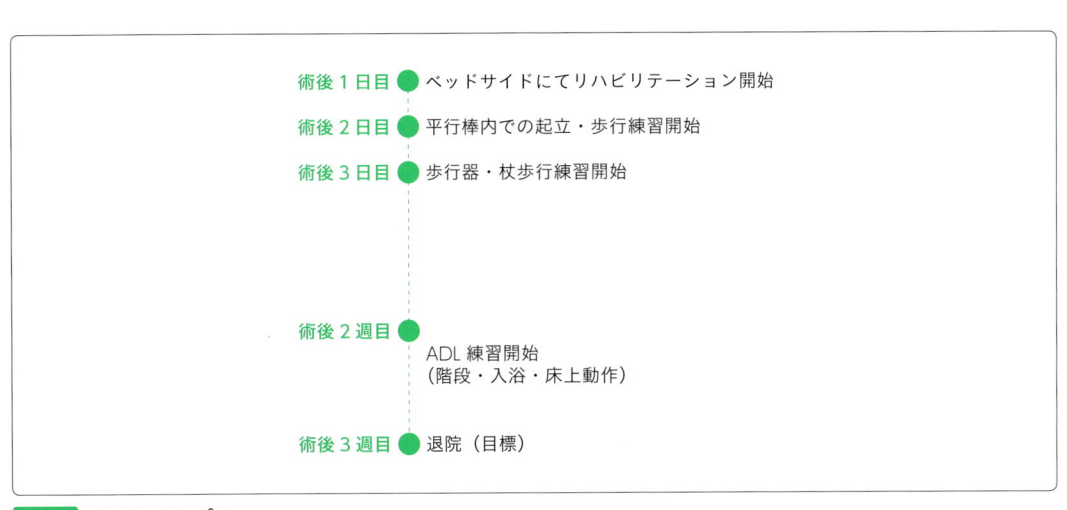

術後 1 日目 ● ベッドサイドにてリハビリテーション開始

術後 2 日目 ● 平行棒内での起立・歩行練習開始

術後 3 日目 ● 歩行器・杖歩行練習開始

術後 2 週目 ● ADL 練習開始（階段・入浴・床上動作）

術後 3 週目 ● 退院（目標）

図1 クリニカルパス

下に示すクリニカル・ルールを用いて，次の問いに答えましょう

1-1 本症例の参加制約とその原因は？ 　　　1-2 本症例の活動制限とその原因は？

1-3 本症例の仮説的問題構造の全体像は？ 　1-4 仮説証明に必要な情報や検査は何か？

■ クリニカル・ルール

CR 1 　人工膝関節置換術の機能障害は，疼痛，ROM 制限，筋力低下，既往歴である（図2）

　人工膝関節置換術の侵襲による炎症症状にて膝関節の疼痛，熱感・腫脹による ROM 制限と筋出力の抑制で筋力低下が起こる．また，手術によって変形性膝関節症由来の骨同士の接触する疼痛は

改善されても歩行パターンそのものは術前の状態のままとなりやすい．そのため，軟部組織の筋肉や脂肪組織などの改善をリラクゼーションやダイレクトストレッチで図り，正常に近い歩行パターンを再学習していくことが必要不可欠である．

また，検査データも重要な指標となる．C反応性蛋白(CRP)は，術後の炎症所見を表す重要なデータとなり，数値が高いと炎症症状が強いことを表し徹底したアイシングが必要となる．術後に多い合併症には深部静脈血栓症があり，Dダイマー値や超音波検査が実施され，理学療法施行上，留意する必要がある．

また，術直後は身体状態の変化により既往歴が動作を獲得していくうえで阻害因子になる場合もあるため注意が必要である．術後に積極的な理学療法の介入を図りつつ腰部疾患や心疾患，糖尿病による全身状態について主治医，看護師，薬剤師などの多職種との連携が重要となる．

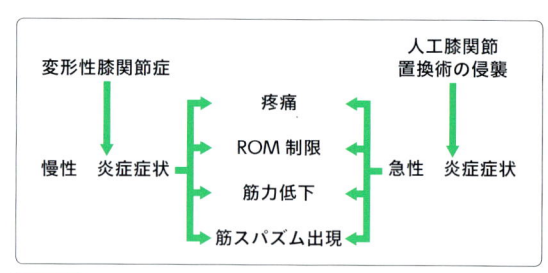

図2 機能障害

CR2 人工膝関節置換術では歩行にかかわる必要な活動（ADL，IADL）が制限される

人工膝関節置換術後は，膝関節の機能障害（ROM制限，疼痛，筋力低下）により歩行動作が制限される．歩行には，立脚相の衝撃吸収作用と遊脚相でのクリアランス確保のためのdouble knee actionが重要である．家庭菜園のため屋外の応用歩行を行ううえで，疼痛なく歩行を可能にすることが求められる．

CBL1 仮説的問題構造と仮説証明のための追加情報項目について"臨床思考"する

臨床思考1-1 本症例の参加制約とその制約の原因は？

結論 参加制約＝家庭菜園を行うことが困難（図3）．
その原因＝家庭菜園を行うため疼痛のない歩行，畑内の不整地歩行が困難だから．

根拠 情報：患者は，術前に不整地歩行の困難，術前後に歩行時痛を訴えている．
CR2：人工膝関節置換術では，一過性に膝関節を用いる動作が制限される．

思考 本症例は，医療面接において退院後も家庭菜園の継続の希望があった．仕事を退職して家庭菜園を始める高齢者も多く，この活動を制限されることはQOLの低下を招く．家庭菜園のため疼痛のない歩行，畑内の不整地歩行は膝関節機能を要求される動作である．これは，筆者が臨床経験から得たクリニカル・ルールと一致するため，上のように意思決定した．

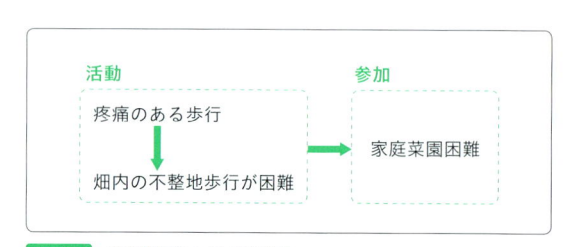

図3 参加制約とその原因

臨床思考 1-2　本症例の活動制限とその制限の原因は？

結論　活動制限＝下肢の障害により歩行，不整地歩行がうまくできないため家庭菜園を行うことが困難.

その原因＝膝関節の ROM 制限，疼痛，筋力低下のため？（**図 4**）

根拠　情報：歩行において，膝全体が熱を持つ痛みと膝内側部の痛みを訴えている.

CR2：人工膝関節置換術後には，変形性膝関節症による長期的な病期の進行と手術の侵襲により疼痛，ROM 制限，筋力低下が出現する.

思考　変形性膝関節症による疼痛は，人工膝関節置換術を行い大幅に改善する．一方，手術における侵襲によって炎症反応が生じ疼痛が発生する．また，急性炎症は鎮静化後にも術前の動作戦略により外部膝関節モーメント（KAM）が増大して過負荷のストレスが筋，靱帯，脂肪組織，関節包にかかり疼痛や筋スパズムが生じる．また，急性炎症および過負荷のストレスは，ROM 制限と筋力低下を招き，疼痛を助長させる悪循環に陥りやすい.

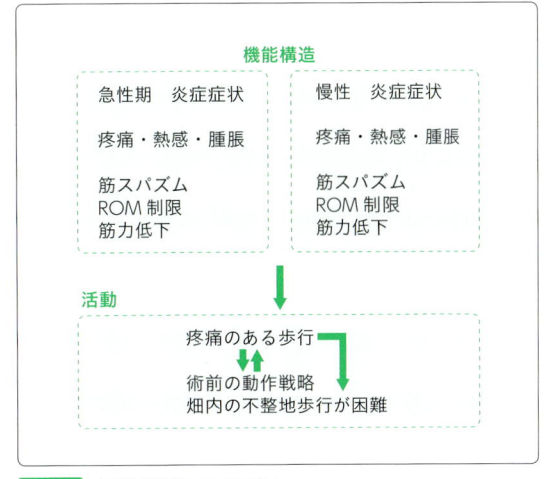

図 4　活動制限とその原因

臨床思考 1-3　本症例の仮説的問題構造の全体像は？

結論　臨床思考 1-1 〜 2 を統合して以下のように考える（**図 5**）.

「家庭菜園を行うことが困難」なのは「疼痛のある歩行，術前の動作戦略パターン，畑内の

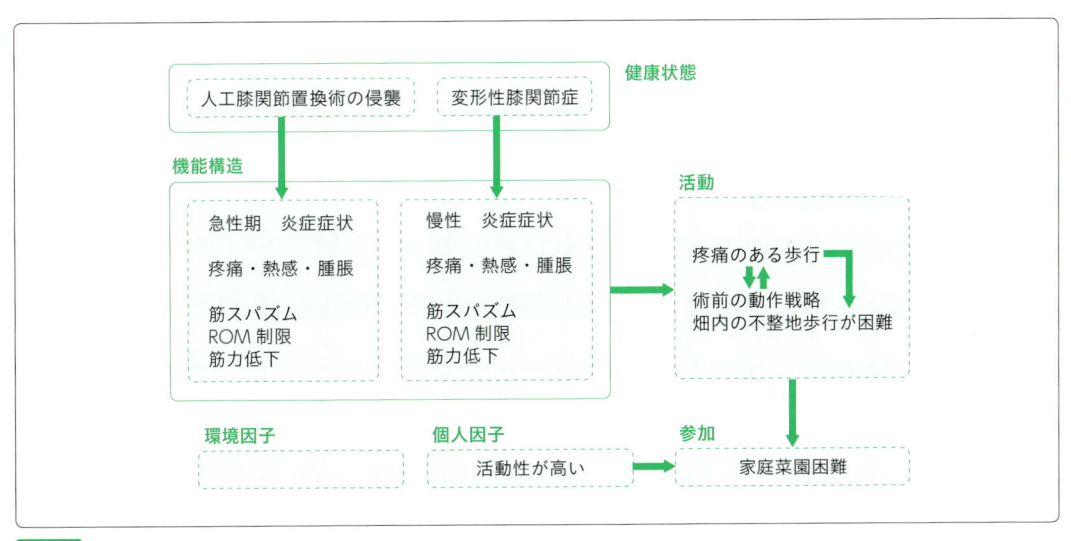

図 5　問題構造の全体像

不整地歩行が困難」だからであり，そうなのは「下肢の障害（？）」があるからで，下肢を
うまく動かすことができないのは「術後膝関節の ROM 制限，疼痛，筋力低下，筋スパズム
のため（？）」と「術前膝関節・体幹・股関節・足関節の ROM 制限，疼痛，筋力低下，筋
スパズムのため（？）」によるものと思われる．また，個人因子として家庭菜園や植木の剪
定を行っていたことで活動性が高かったため制限されることで QOL の低下を招く．以上の
ように仮説的に問題構造をまとめる．

結論 ICF 概念地図で「？」がついている項目を確認すれば問題構造が明らかとなる．

> １）端座位リーチ動作，歩行における動作観察と分析
> ２）歩行動作時の疼痛の評価
> ３）膝関節の ROM テスト
> ４）起始，停止を膝関節に持つ筋力テスト
> ５）炎症所見
> ６）周径計測

根拠 CR2：人工膝関節置換術後の ADL 制限は膝関節の ROM 制限や疼痛，筋力低下に由来する．
思考 歩行時痛を明確にするため，患側下肢の ROM 制限や疼痛，筋力低下を確認する必要がある．
また，炎症状態を把握するため CRP 値の経時的変化の確認，腫脹の状態確認のため周径の
測定も実施する．

CBL2 追加情報から本症例の問題構造を明らかにし，解決策を講じる

追加情報

**手術所見
および
X線像** para-patella approach．posterior stabilized type（PS）型．FTA 178°（図 6）．＊para-patella approach：内側広筋の筋腱移行部と大腿四頭筋腱内縁の筋間を切開するアプローチ方法．

**端座位
リーチ
動作観察** 座圧は左側優位であり，右肩下がり，脊柱は左凸位，骨盤は右側が軽度下がっている．右側への右上肢のリーチ動作は，右側の重心移動が少なく右肩と右骨盤は下がったままで脊柱の右方向への動きはみられずより脊柱の右側屈を増大させ，動作を行っている．

歩行観察 ◆ **術前：右上肢把持にて杖使用**
歩行周期全般において，右下肢は動きが重く，疼痛により荷重不足と前方の推進力を発揮できず，杖で支えかつ前方への推進力のため後方に押し出す様の歩容であった．右下肢の立脚期では，Duchenne 歩行がみられ，初期接地（IC）の踵接地困難によるヒールロッカー（HR）機能不全，stiff knee gait がみられ，体幹は右側屈位となる．
◆ **術後 1 週：左上肢把持にて杖使用**
手術によって疼痛が緩和したことによって立脚期での右下肢の活動がみられ，Duchenne 歩行が緩和．IC の踵接地が可能となり HR 機能の再構築と double knee action がみられ体幹の右側屈が残存している．
◆ **術後 2 週：不整地における杖なし歩行**
畑内の不整地歩行において，術後 2 週時に杖なし歩行を観察した．体幹の側方動揺がみられ，

時折バランスを崩すことがみられた.

疼　痛 ❯ Numerical Rating Scale（NRS）：安静時 2, 歩行時 2.
触診：疼痛部位は, 術創部全体と膝内側部の痛みの訴えであった. 術創部の痛みは, 局所ではなく全体の自覚症状であった. 膝内側部の痛みは, 触診にて鵞足部であり, 圧痛もみられた.

Ｒ　Ｏ　Ｍ ❯ ◆体幹屈曲（60）伸展（10）側屈（Rt. 50, Lt. 50）回旋（Rt. 40, Lt. 40），◆股関節屈曲（Rt. 110,
※単位：度　Lt. 110）伸展（Rt. 15, Lt. 15）外転（Rt. 30, Lt. 30）内転（Rt. 10, Lt. 10），◆膝関節屈曲（Rt. 115, Lt. 145）伸展（Rt. −5, Lt. 0），◆足関節背屈（Rt. 10, Lt. 10）底屈（Rt. 45, Lt. 45）.

筋　力 ❯ ◆体幹筋群（4），◆股関節筋群（4），◆膝関節屈曲（Rt. 3, Lt. 5）伸展（Rt. 3, Lt. 5）ex-
※ MMT　tension lag（5），◆足関節背屈（Rt. 5, Lt. 5）底屈（Rt. 5, Lt. 5）.

炎症所見 ❯ ◆腫脹（＋）熱感（＋）発赤（＋），◆CRP 値（1.55）.

周　径 ❯ ◆膝蓋骨上縁 0 cm（Rt. 43.0, Lt. 40.0），◆大腿部中央（Rt. 44.0, Lt. 46.5）.
※単位：cm

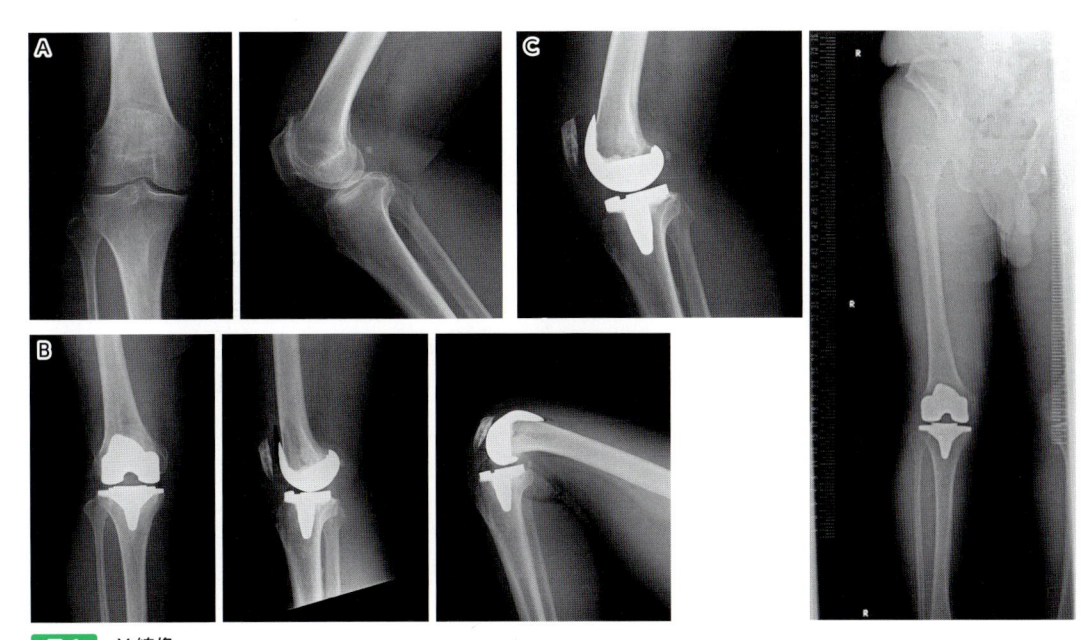

図6　X 線像
A：術前, B：術中, C：退院前.

下に示すクリニカル・ルールを用いて, 次の問いに答えましょう

2-1　家庭菜園を行うため疼痛のない歩行, 畑内の不整地歩行が困難な原因は？

2-2　人工膝関節置換術の疼痛の原因は？

2-3　歩行周期の Duchenne 歩行による体幹の右側屈位の原因は？

2-4　本症例の問題構造の全体像は？

2-5　本症例の問題の解決策は？

■ クリニカル・ルール

CR 3 術前の身体，歩行状態を把握する

　術前の ROM，筋力，疼痛の部位と程度，歩行状態などを把握しておくことは重要である．手術によって関節面の骨は改善されるものの筋肉，靱帯，関節包などの軟部組織は術前の状態のままが多く，術後の歩行動作を獲得していくうえで併害となるためアプローチが必要となる．

CR 4 急性期において局所の改善が必須である

　術後は，手術の侵襲によって急性期の炎症状態となる．そのため，急性期にはまず患側の膝関節の機能回復が要求される．アイシング，内服による疼痛管理を行い，腫脹・熱感・発赤・疼痛を軽減させ，ROM と筋力，歩行能力の獲得が必要とされる．

CR 5 動作における他関節との関係性を確認する

　急性期の膝関節の状態が改善しても術前の姿勢・動作パターンは残存しやすい．例えば，膝関節の ROM において完全伸展が可能となり，extension lag がみられなくなった．しかし，立位では軽度の膝屈曲位姿勢となり，歩行動作では IC で膝屈曲位を呈する場合がある．これは，体幹・股関節，足関節など他関節との関係によって安定した動作を行うための戦略であるため，他関節のアプローチも重要となる．

CR 6 人工膝関節置換術後の急性痛は，患者の満足度と関連する [1]

　近年，医療従事者型の包括的評価の日本整形外科学会変形性膝関節症治療成績判定基準（JOA）などから患者立脚型評価法である日本版膝関節症機能評価尺度（JKOM）や膝外傷と変形性関節症評価点数（KOOS），Western Ontario and McMaster Universities Osteoarthritis Index（WOMAC），Knee Society Score（KSS）の重要性が述べられるようになってきている．その背景には，JOA などの高得点は高い身体機能を表しているが，必ずしも患者の満足度と相関しないことがわかってきているからである．

　満足度を評価する患者立脚型の評価法は，患者満足度と ROM の関係性が低く，疼痛との関連が強い文献が多く存在するため，この点からも疼痛の管理はとても重要なことがわかる．また，最近では人工膝関節置換術の適応年齢層は，幅が広がっており，個人因子を加味し患者のニーズに応じた能力獲得が求められる．

CBL2　追加情報から問題構造と解決策について "臨床思考" する

臨床思考 2-1 家庭菜園を行うため疼痛のない歩行，畑内の不整地歩行が困難な原因は？

結論　家庭菜園を行うことが困難なのは，疼痛のない歩行と畑内の不整地歩行ができないからである（図 7）．

根拠　情報：動作観察で上記の動作が観察された．

思考　歩行観察を行った結果，疼痛の原因になる動作は，Duchenne 歩行による体幹の右側屈位と

考えた．畑内の不整地歩行が困難な理由は，体幹の側方動揺と考えられ，その原因は疼痛回避肢位をとることと動作時の協調的下肢の機能が破綻していると考えられる．

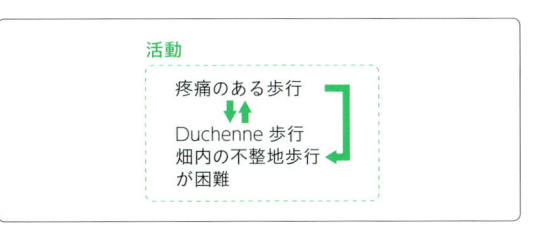

図7 不整地歩行が困難な原因

臨床思考 2-2　人工膝関節置換術後の疼痛の原因は？

結論　人工膝関節置換術後の疼痛の原因は，手術の侵襲による炎症症状である（**図8**）．

根拠　情報：触診にて腫脹，熱感，発赤がみられ，CRP 値は 1.55 と高値であった．術側大腿周径は膝蓋骨 0 cm 位で 3 cm の差があり，疼痛の訴えには術創部痛もみられた．

思考　上記の所見により，術後の炎症症状があることは明らかである．人工膝関節置換術の侵襲による急性炎症を改善することが先決である．急性炎症の症状は，ROM 制限を起こし，大腿四頭筋などの筋出力を抑制し，筋力低下を発生させる．また，術後の歩行時痛は術創部にみられるため手術による急性炎症の症状と考えた．

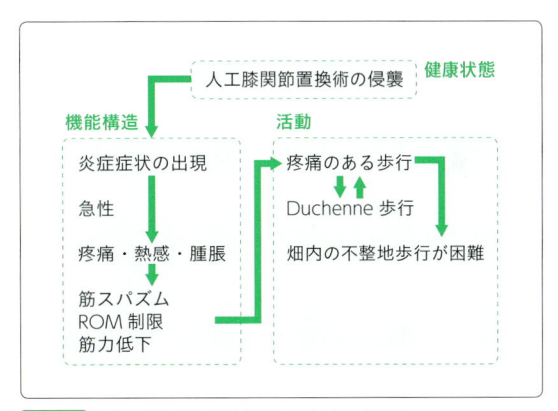

図8 人工膝関節置換術後の疼痛の原因

臨床思考 2-3　歩行周期の Duchenne 歩行による体幹の右側屈位の原因は？

結論　歩行中の体幹が左右非対称性なのは，術創部の炎症による疼痛と鵞足部痛からである．それに付随して大腿四頭筋の筋出力低下，長期的な病期の進行により体幹・股関節機能が破綻しているからである（**図9**）．

根拠　情報：端座位リーチ動作，歩行動作時の右側の重心移動は，ROM や筋力の問題よりも動作戦略の問題である．

思考　術後 1 週時点の一本杖歩行を観察した結果，歩行周期全般において術創部の炎症による疼痛，立脚中期の鵞足部による疼痛を回避するため Duchenne 歩

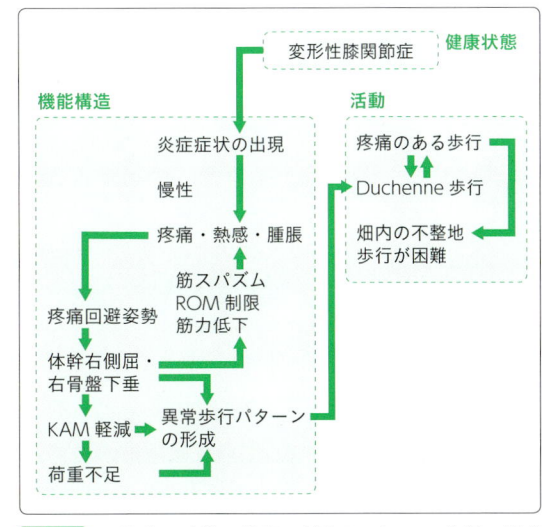

図9 長期的な病期の進行に伴うDuchenne歩行の形成

行によって体幹を右側屈させ，KAM を軽減させていると判断した．畑内の不整地歩行は，腫脹による大腿四頭筋の出力抑制がかかり，体幹・骨盤・下肢の協調性の欠如によるものと考えた．

鷲足部痛は，立脚中期の Duchenne 歩行による体幹の右側屈により骨盤も右側が下垂し，鷲足部に停止部を持つ薄筋が原因と推論した．体幹，股関節の ROM および筋力は比較的保たれており，Duchenne 歩行による体幹の右側屈位は，変形性膝関節症による疼痛を回避するための動作パターンが術後も残存しており，動作を再学習していくことが重要と考える．

臨床思考 2-4 本症例の問題構造の全体像は？

結論 臨床思考 2-1 〜 3 を統合して以下のように考える（図 10）．

本症例が家庭菜園を行うことができないのは，疼痛のない歩行，畑内の不整地歩行が困難だからである．疼痛の出現は，急性期の炎症によるものと変形性膝関節症時の歩行パターンの Duchenne 歩行による体幹の右側屈位，右骨盤下垂位のため鷲足部の薄筋に過剰なストレスが加わるからである．急性期の炎症は，腫脹，熱感があるためであり，大腿四頭筋の筋出力低下を招き，鷲足部痛は ROM 制限や筋力低下よりも動作パターンの破綻によるものである．

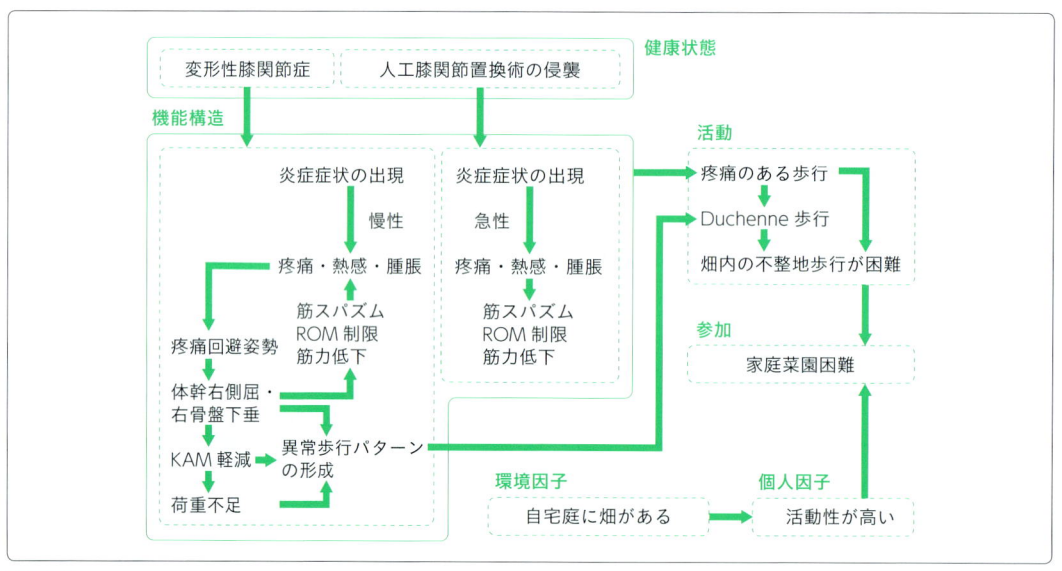

図 10 全体像の統合と解釈

臨床思考 2-5 本症例の問題の解決策は？

結論 ICF 概念地図で主要な問題点を解決する理学療法の介入プランを以下のように意思決定した（図 11，表 1）．

家庭菜園を行うため疼痛のない歩行，畑内の不整地歩行の獲得を目指す．しかし，疼痛は主に 2 種類存在する．1 点目は手術の侵襲による炎症反応の疼痛である．これは，アイシングとリラクゼーションにより改善を図ることを選択した．次に鷲足部の痛みである．これは，変形性膝関節症によって長期の病期により異常歩行パターンとして Duchenne 歩行が形成さ

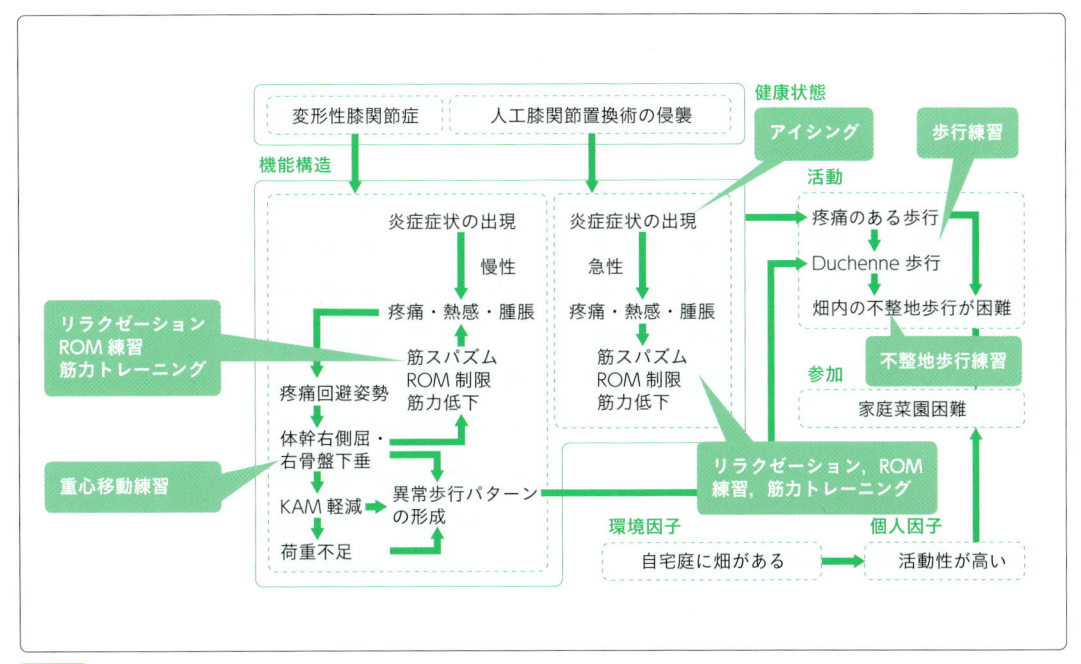

図11 機能構造，活動への理学療法の介入

表1 本症例に対する理学療法の介入プラン

目的	方法	注意点・禁忌
術創部周囲の疼痛緩和	アイシング，リラクゼーション	①長時間のアイシングによる低温熱傷 ②愛護的なリラクゼーション
鵞足部痛の緩和	リラクゼーション，ダイレクトストレッチ，端座位・ステップによる重心移動練習	
ROM の拡大	ROM 練習	疼痛を助長させない
大腿四頭筋の筋力回復	筋力トレーニング 低周波を用いた筋力トレーニング	
体幹の右側屈軽減	端座位・ステップによる重心移動練習	
歩行獲得	杖 or 杖なし歩行練習	
不整地歩行獲得	動作による協調性練習，不整地歩行練習	転倒

れたことで体幹の右側屈位，右骨盤下垂位のため鵞足部の薄筋に過剰なストレスが加わったためと考えられる．介入には，まず薄筋の筋緊張を緩和する目的で最初にリラクゼーションを行いリラックスの効果を図った．次に筋スパズムの軽減を目的にダイレクトマッサージを施行し，正常な重心移動の学習を図るため端座位・立位の動作での練習を選択した．また，手術によって膝関節の ROM 制限と大腿部の筋力低下を改善するため ROM 練習と筋力トレーニングを選択した．術後の動作獲得のため実際に杖あるいは杖なし歩行練習，不整地での歩行練習，スクワットでの下肢全体の協調性の筋再教育の練習を選択した．

■ 本症例からの学びと追加事項

クリニカル・ルール

1　人工膝関節置換術の機能障害は，疼痛，ROM 制限，筋力低下，既往歴である．

2　人工膝関節置換術では歩行にかかわる必要な活動（ADL，IADL）が制限される．

3　術前の身体，歩行状態を把握する．

4　急性期において局所の改善が必須である．

5　動作における他関節との関係性を確認する．

6　人工膝関節置換術後の急性痛は，患者の満足度と関連する．

知っておきたい関連事項

1　変形性膝関節症の病態について

　変形性膝関節症は，年齢，性別，人種，代謝，遺伝，肥満，外傷，力学的負荷の構築学的変化など幾多の因子が影響して発症する．また，膝関節への力学的なストレスが一定の部分に集中的に加わることで関節構成体の退行性変化を急速させる．関節裂隙の狭小化・軟骨の摩耗による軟骨下骨の増殖・骨棘の形成は，単純 X 線での Kellgren-Lawrence 分類によって評価される．Kellgren-Lawrence 分類は変性の程度が grade 0 〜 Ⅳ の 5 段階で評価され，grade 2 以上は変形性膝関節症と診断される[2]（**図 12**）．変形性膝関節症が重症化すると関節の変形も高度となるが，必ずしも疼痛とは一致しないことがしばしば臨床上ではみられる．単純 X 線の変形は少なくても疼痛が強い場合や，変形は強くても疼痛が少ないといったことが少なくない[3]．これは，関節を構成する軟部組織によって疼痛が誘発されている．軟骨は疼痛を感じ取る神経線維は認めないが，その下に位置する軟骨下骨には神経線維が認められ，疼痛を感じ取る．滑膜にも疼痛を感じ取る神経線維が存在し[3,4]，いったん炎症を起こすと関節包も含めて疼痛の発生に関与する．筋・靱帯では，鵞足筋や腸脛靱帯，膝蓋腱の過

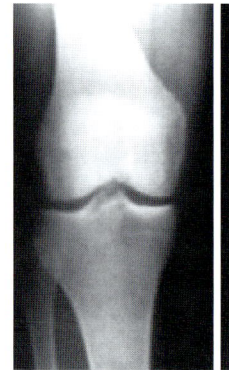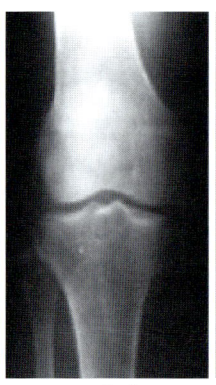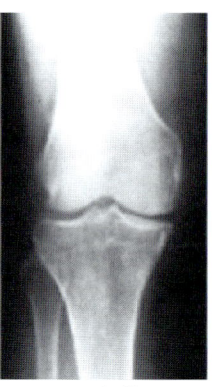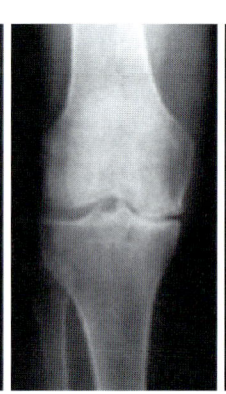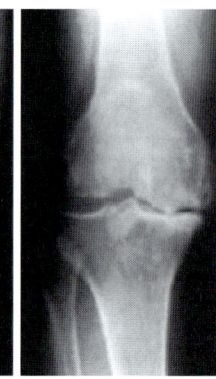

| grade 0 | grade Ⅰ | grade Ⅱ | grade Ⅲ | grade Ⅳ |

図 12　Kellgren-Lawrence 分類

grade 0：正常．
grade Ⅰ：骨棘形成または軟骨下骨の硬化像疑いあり，関節裂隙狭小化なし．
grade Ⅱ：骨棘形成あり，関節裂隙狭小化 50% 以下あり．
grade Ⅲ：中等度の骨棘形成と軟骨下骨硬化，関節裂隙狭小化 50% 以上あり．
grade Ⅳ：高度の骨棘形成と軟骨下骨硬化，関節裂隙閉鎖あり．

剰なストレスによって炎症を起こし，疼痛が発生する．また，痛みの情動体験を否定的に捉える破局的思考や自己効力感といった心理的側面も痛みを誘発したり増強したりしてしまうため，念頭に置いておかなければならない[5]．

2　人工膝関節置換術の術式を知ろう！

後十字靭帯（PCL）を温存するか否かによって機種のデザインは異なってくる．ここでは，PCL の温存と非温存の代表的な 2 種類の機種について述べたい．

PCL 温存型（CR 型）

PCL を温存することによって，正常に近い膝関節機能を再建する．bone-implant interface の力学的負荷は PCL を介して脛骨に伝達されるため，PS 型よりも少なく，loosening の発症を軽減させる．その他には膝関節後方の安定性に寄与，roll back の誘発，固有知覚の温存が期待できるなどのメリットがある．その一方で変形性関節症のため PCL を温存してもその機能が再現できているか疑問であるという意見もある．

PCL 代償型（PS 型）

PCL を切除して代用とした post-cam によって膝関節の後方安定性の確保，roll back の機能獲得，CR 型よりも ROM の増大が望める．荷重ストレスが post-com に集中するため破損・摩耗といった loosening の可能性が考えられる．

※ CR 型のメリットは理論上であり，実証したデータはないのが実情である．わが国における使用頻度は PS 型が約 7 割を占め増えてきている．術者によっては，術中の PCL の状態によって機種のデザインを使い分けることもあり，また PCL を切除するが post-cam をもたない CS 型と呼ばれる機種のデザインもあり，約 1 割の使用率となっている．

書籍紹介

1　松野誠夫ほか：人工膝関節のデザイン．人工膝関節置換術，松野誠夫ほか編，医学書院，161-175，2009

人工膝関節の機種について，わかりやすく記載している．

2　膝関節理学療法マネジメント，石井慎一郎監，森口晃一編，メジカルビュー社，2018

最新の知見と臨床に即した仮説，推論，評価，アプローチが記載されているため，臨床においてヒントをもらえる 1 冊である．

3　実践 MOOK・理学療法プラクティス　変形性関節症，嶋田智明ほか編，文光堂，2008

臨床現場で普段遭遇する患者の現象をよく捉えた 1 冊である．

●文献

1）American Society of Anesthesiologists Task Force on Acute Pain Management：Practice guidelines for acute pain management in the perioperative setting：an updated report by the American Society of Anesthesiologists Task Force on Acute Pain Management. Anesthesiology 116：248-273, 2012
2）Kellgren JH, et al：Radiological assessment of osteo-arthrosis. Ann Rheum Dis 16：494-502, 1957
3）山田英司：運動器疾患の理学療法における臨床推論のパラダイムを考える：変形性膝関節症をモデルとして．理学療法 32：680-686, 2015
4）庄本康治ほか：変形性膝関節症患者の疼痛治療とその効果．理学療法 26：1088-1096, 2009
5）澤田智紀ほか：膝関節の障害に対する運動療法の実際：膝関節前内側痛を呈する変形性膝関節症患者の臨床推論と臨床判断．理学療法 30：329-340, 2013

（岩下功平）

変形性股関節症

■ 導入のためのエッセンス

◆ 変形性股関節症（以下，股関節症）とは，40歳代以降の女性で股関節に発症する変形性関節症の一つであり，基礎疾患などの原因がない一次性股関節症と，先天性股関節脱臼や臼蓋形成不全などに続発する二次性股関節症に大別されます．わが国では，寛骨臼蓋形成不全を基盤とする二次性の股関節症が80%を占めます[1]．慢性の進行性疾患であり，関節軟骨の変性や摩耗により関節の破壊が生じ，これに対する反応性の骨増殖（骨硬化，骨棘）を特徴とします[2]．病期ごとに股関節は構造学的な変形をきたし，病態が進行します．これにより，股関節機能が制限されることで，立ちしゃがみ動作や歩行動作をはじめとした移動に関連した活動（ADLやIADL）に制限をきたしていきます．

◆ 医師から処方を受けた理学療法士は，医師と連携し，患者の身体状態や社会的背景を把握する中で，保存療法・手術療法のどちらにおいても最適な治療方法が選択できるよう導いていくことが必要になります．治療の一端を担う理学療法士は，治療方針を十分に理解し，患者の病態進行，症状の状態を医師と常に共有し理学療法展開していくことが重要です．一般的な理学療法では，疼痛のコントロール，ROM運動，筋力増強運動，そして制限された動作の練習を実施します．加えて，人工股関節全置換術など手術をした場合には，脱臼肢位などリスクのある動作に対して患者ごとに生活指導を行う必要があります．

症例 脚長差と筋力低下により立位動作，歩行動作に困っている62歳の女性．

CBL1 初期情報から仮説を立て，仮説証明のための新たな情報を選択する

初期情報

処 方 箋 ▶ 診断名：左股関節症（末期股関節症）．62歳の女性，主婦．大腿骨頭の変形が重度で，左下肢の脚長差と左股関節のROM制限，筋力低下があります．立位動作，歩行動作をはじめ動作に制限が生じ，ADL動作にも時間を要しています．人工股関節全置換術（THA）を予定していますので，術前・術後の理学療法をお願いします．術前はできる限り股関節機能の改善を行ってください．また，術後に予測されるリスク管理，生活指導も実施してください．

X 線 像 ▶ 左股関節は関節裂隙が消失，左大腿骨頭は変形し，外上方へ変位と内下方の骨棘が形成されている．腰椎では，変形や側屈などの所見はみられなかった（**図1**）．

現 病 歴 ▶ 生後，先天性股関節脱臼を指摘され，装具による治療を行った経験がある．これまで左股関節周囲に時々違和感のような痛みがあったが，様子をみていると数日のうちによくなることを繰り返していた．数年前より左股関節周囲の違和感が出るようになり，改善せず続くよう

になった．某年冬頃からだるさと軽い痛みを股関節前面，外側部に感じ，よくならないため近医受診．股関節症と診断され，手術を勧められる．しかし，仕事を休むことができず痛みをかばいながら仕事を続けていた．徐々に痛みがひどくなり，跛行を指摘され，知人の紹介により当院を受診される．当院での手術プランが決定され，手術予定日の1週間前からリハビリテーション目的で入院となる．

医療面接 ▶ **術前**

PT「今，どんなことに困っていますか？」

患者「一番困っているのは，歩く動作です．元々左足の長さの違いを自覚しており，学生時代から靴に中敷を入れたり，家の中では片方だけスリッパをはいたりして足の長さを調整するように工夫して歩いていました．自分では気にしていなかったのですが，友人に歩く姿が悪いと言われてショックを受け，それ以来歩く姿を見られたくないので，歩くときには帽子をかぶって顔を隠して歩いています」

PT「歩く動作以外で，どんな動作が大変ですか？」

患者「普段の生活で動作は何とか自分でできています．しかし，最近はだんだん時間がかかるようになって，家事や炊事などで股関節を曲げたり伸ばしたりするときには，お尻や太ももの外側辺りがだるくなって痛みます．時間が長くなると，立ってする動作や歩く動作は休まないとつらいです」「仕事では立ってする作業や動作が多いため，時間が長くなると疲れて左足に力が入らず，立ち続けることが大変です」「ここ最近は家事を一人でするのはかなり大変です．あと歩くことが億劫で，趣味のショッピングに行けなくなっているのがとても悲しいです」

■その他に得た情報：既往歴は，先天性股関節脱臼．夫と息子，娘の4人暮らしで，家族は治療に対し協力的．

動作観察 ▶ T杖で来室される．ベッドへの着座は，ゆっくりと左股関節をかばうように動作を行う．座位姿勢では明らかな体幹，骨盤の変位は観察されなかった．自然立位姿勢（**図2**）では，アライメントに左右差はわずかしかみられない．左踵接地での立位姿勢（**図3**）では，左肩が下がり，右股関節，膝関節を屈曲させる姿勢で立位姿勢を保持する．独歩での歩行動作では，体幹は常に前傾し，胸椎は左側屈，腰椎は右側屈している．また骨盤は前傾し，右側に下制しており，Duchenne–Trendelenburg 徴候様の跛行を歩行周期で呈している．特に初期接地〜荷重応答期では，左下肢への荷重は疼痛が生じないよう慎重に荷重を行い，円滑な歩行動作ではなかった．ADL 動作はすべて自立である．

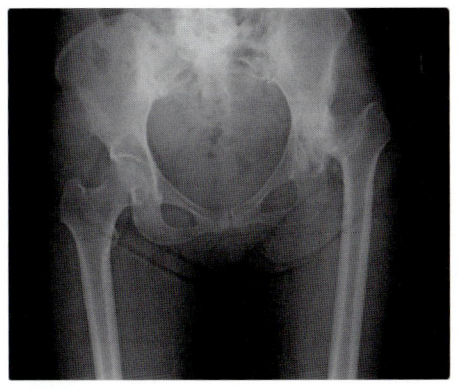

図1 X線画像

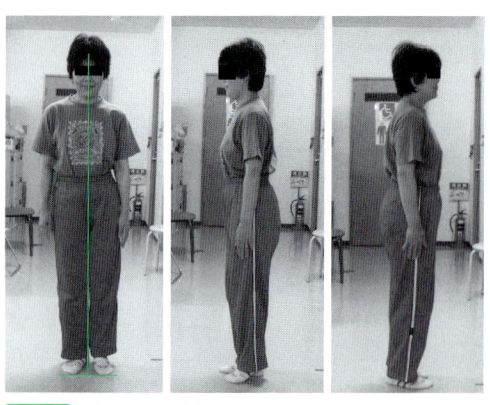

図2 自然立位姿勢

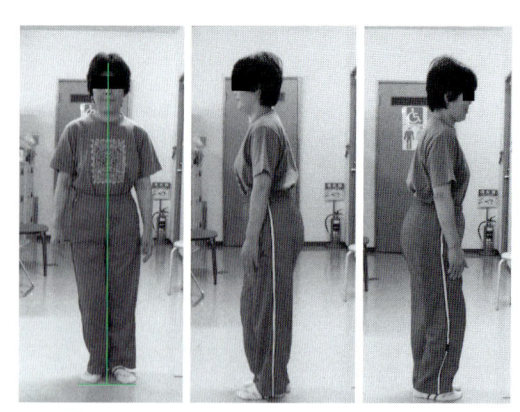

図3 左踵接地での立位姿勢

下に示すクリニカル・ルールを用いて，次の問いに答えましょう

1-1 本症例の参加制約とその原因は？ 　1-2 本症例の活動制限とその原因は？

1-3 本症例の仮説的問題構造の全体像は？ 　1-4 仮説証明に必要な情報や検査は何か？

■ クリニカル・ルール

CR1 股関節症に起こる機能障害は，疼痛，ROM 制限，筋力低下である（図4）

　股関節症は病期・症状の進行によって股関節の疼痛，ROM 制限，筋力低下などの機能障害が起こる．荷重関節である股関節には，無痛性，可動性，荷重性（支持性），筋力の4因子が求められ，これらは相互に関連し合っている[3]．股関節に機能障害が持続すると，股関節の持つ多様な運動パターンが制限される．そして寛骨臼と大腿骨の構造学的変化に伴い，股関節自体の制限だけでなく二次的に体幹機能，足部機能などに代償，補償動作が繰り返され，動作のバリエーションが狭まる要因ともなる．

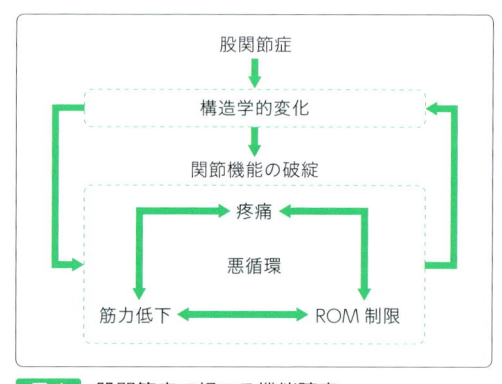

図4 股関節症で起こる機能障害

CR2 股関節症では，寛骨臼と大腿骨の構造学的変化に伴い，脚長差，股関節外転筋力の低下が生じ活動（ADL・IADL）が制限される

　わが国では，先天性臼蓋形成不全や先天性股関節脱臼など関節構造異常に起因した二次性で，かつ女性の発症が圧倒的に多い．先天性臼蓋形成不全や先天性股関節脱臼など大腿骨頭の寛骨臼に対する求心性が低くなる関節構造では，大腿骨頭は寛骨臼に対し外上方へ偏位してくることがあり，股関節全体でみたとき関節応力の不均衡化が生じる．病態の進行により，寛骨臼や大腿骨頭に構造学的変化が進行する過程において脚長差がみられてくると，股関節周囲筋の起始停止は近づき，股

関節周囲筋の筋力低下が生じる．特に股関節外転筋力が低下すると，骨盤の側方制御が困難となり立位動作での側方移動や歩行動作をはじめとした移動に関連した動作制限が出現し，活動（ADLやIADL）に制限をきたす要因となる．

CBL1 仮説的問題構造と仮説証明のための追加情報項目について"臨床思考"する

臨床思考 1-1 本症例の参加制約とその原因は？

結論 参加制約＝家庭また仕事場での役割遂行困難．
その原因＝立っている時間が長くなると疼痛が出現したり疲れて左足に力が入らず立ち続けることができずに家事や炊事，仕事などに時間がかかり大変である．歩く姿が悪く，人に見られることに抵抗感があり，趣味のショッピングに行くことが困難だから（図5）．

根拠 情報：長時間の立位動作や歩行動作では疼痛，疲労を訴え動作の制限が生じている．また，歩く姿が悪く，人に見られたくないと訴えている．

思考 本症例は，医療面接において家事や炊事，仕事などで動作自体は可能であるものの時間を要することに困難を訴えている．脚長差があり歩く姿が悪いことを指摘され，他人に見られることを気にすることで，趣味であるショッピングに行くことに制限をきたしている．立位，歩行動作の制限は活動の制限となり，歩く姿の悪さを気にすることで参加への意欲が低下することは，QOLの低下にもつながるのではないかと想像できる．

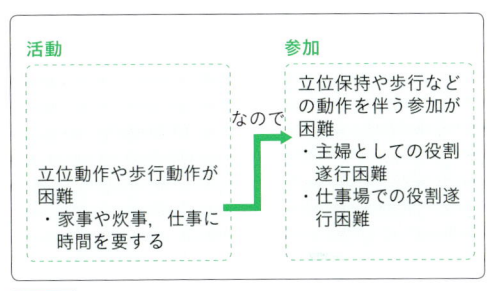

図5 参加制約とその原因

臨床思考 1-2 本症例の活動制限とその原因は？

結論 活動制限＝立位動作，歩行動作に関連する活動困難．
その原因＝股関節の疼痛，ROM制限，筋力低下，荷重（支持）制限，脚長差のため？（図6）

根拠 情報：股関節を曲げたり伸ばしたりするときや動作の時間が長くなるとお尻や太ももの外側辺りの痛み，疲れて左足に力が入らず立ち続けることができないと訴えている．
CR1：股関節の機能障害は，股関節の多様な運動パターンを制限し，動作のバ

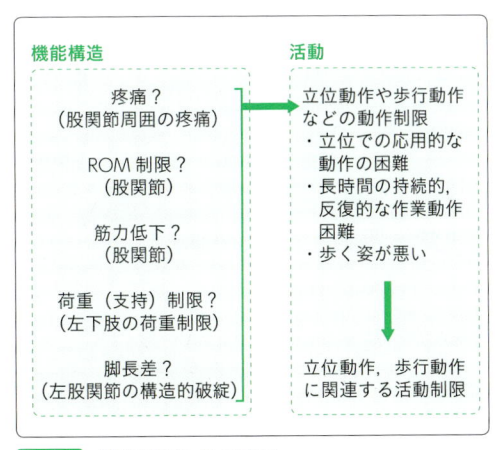

図6 活動制限とその原因

リエーションにも制限をきたす要因となる.

CR2：脚長差が生じると股関節周囲筋，特に股関節外転筋群の筋力低下により立位，歩行動作が制限される.

思考 立位動作，歩行動作では股関節の多様な運動パターンが求められるが，疼痛，ROM 制限，筋力低下，荷重（支持）制限の症状が股関節に出現すると，各因子が影響を及ぼし合い悪循環となる．これにより股関節の多様な運動パターンが制限されることで，動作のバリエーションに困難さが生じ，家事や炊事で必要となる中腰動作，立ちしゃがみ動作，横歩き動作など立位での応用的な動作の制限や，持続的，反復的な作業動作が制限されるなど，立位動作，歩行動作に関連する活動制限につながると考えられる.

臨床思考 1-3 本症例の仮説的問題構造の全体像は？

結論 臨床思考 1-1 ～ 2 を統合して以下のように考える（図 7）.

「立位動作や歩行動作などの動作制限による参加」「趣味のショッピングに行くこと」が困難なのは，「長時間の立位，歩行での動作制限，歩く姿が悪い（？）」からであり，これらは病態進行に伴い寛骨臼や大腿骨頭に構造学的変化をきたすことで「股関節の疼痛，ROM 制限，筋力低下，荷重（支持）制限，脚長差（？）」によるものである．また，個人因子として主婦としての役割，仕事での役割を担っていることから立位，歩行動作の困難は，家事や炊事，仕事での動作に関連するため問題であり，活動の制限，参加への意欲低下へとつながる．以上のように仮説的に問題構造をまとめる.

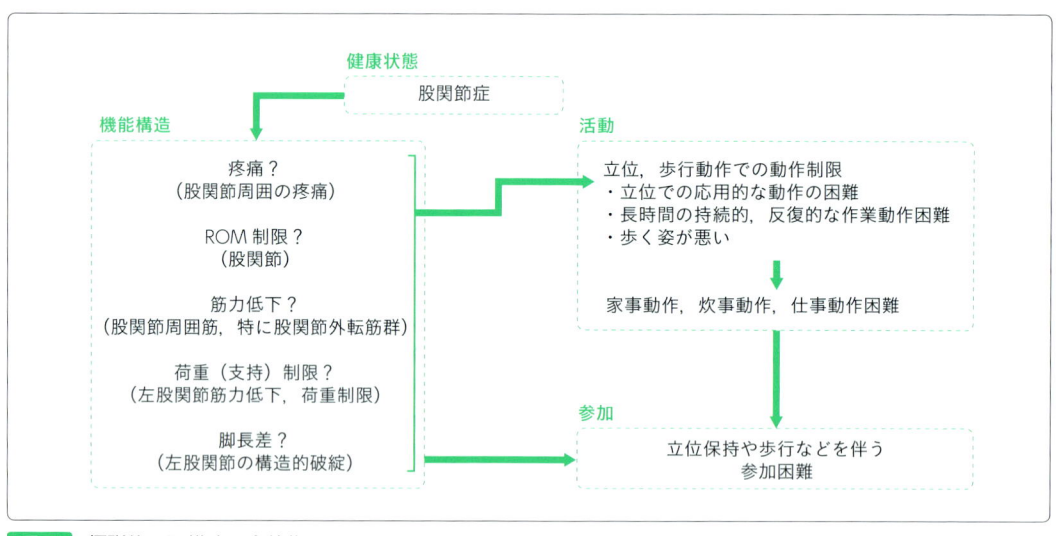

図7 仮説的問題構造の全体像は？

結論　ICF 概念地図で「？」がついている項目を確認すれば問題構造が明らかとなる.

1）立位，歩行動作の観察
2）股関節の疼痛
3）股関節の ROM
4）股関節の筋力
5）脚長差

根拠　CR1：立位，歩行動作をはじめとした荷重時の動作制限は，股関節の疼痛，ROM 制限，筋力低下，脚長差などの機能障害を原因とするためである.

思考　立位，歩行動作を制限する因子を明確にするため，股関節の疼痛，ROM 制限，筋力低下，荷重（支持）制限，脚長差などの機能障害を確認する必要がある．立位，歩行動作制限に股関節の機能障害がどの程度かかわっているのかを的確に評価する必要がある.

CBL2　追加情報から本症例の問題構造を明らかにし，解決策を講じる

追加情報（術前）

動作観察 ▶　立位姿勢と歩行時の姿勢を観察.
　自然立位では，左股関節，膝関節は屈曲し，左足関節は底屈位となり踵が接地していない爪先立ちの姿勢になっている．両足の中間より鉛直上に垂線を引くと，前額面上で頭囲は正中線上に保持されているものの体幹は右に偏位し，左側屈している．左右の肩峰を比較すると左が 1.5 横指下がっている．左右の上前腸骨棘を比較すると，左上前腸骨棘が 1 横指高く，骨盤は右に傾斜している．右寛骨は後傾，左寛骨は前傾している．骨盤は右回旋し，右股関節は内旋，膝関節は外旋，内反，足関節は回内．左股関節は外旋，膝関節は内旋，外反，足関節は中間位.
　左踵接地立位では，自然立位時よりも左股関節，膝関節の屈曲角度が大きくなり，右股関節，膝関節の屈曲が生じる．自然立位時よりも骨盤の右回旋，右傾斜が軽減し，体幹の左側屈も軽減している．左右の肩峰を比較すると左が 0.5 横指下がっているが，左右の上前腸骨棘を比較するとほぼ同じ高さで，骨盤の右傾斜もわずかであった.
　立位動作では，骨盤の前後方向，左右方向への運動に制限があり重心移動することに制限がみられた．特に右方向への骨盤運動は制限が生じており，右方向への横歩きは困難であった.
　歩行動作では，歩行周期中に頭部左側屈，体幹は常に前傾し，胸椎は左側屈，腰椎は右側屈，左回旋．骨盤は前傾し，右側に下制しており，Duchenne–Trendelenburg 徴候様の跛行を呈している．左初期接地から荷重応答期では，骨盤の左側方 sway が大きく，下肢への荷重は疼痛をかばうような歩行動作である.

疼　痛 ▶　安静時は，背臥位，ベッド上座位保持にて左大転子下後方に疼痛あり（Numerical Rating Scale（NRS）：3/10）.
　運動時は，左股関節屈曲，外転，外旋時に左大殿筋，大転子周囲に疼痛あり（NRS：7/10）．伸展時に股関節前面のつっぱり感，大腿直筋に疼痛あり（NRS：7/10）.
　動作時は，立位，歩行動作で，特に歩行動作において左 initial contact（IC）にて股関節周囲（股関節前面，大転子周囲）の疼痛が増大し，荷重時の間も疼痛は続く（NRS：8/10）.
　夜間時は，股関節屈曲，外転時に出現する疼痛と同部位で，目がさめてしまうことがある（NRS：7/10）.

R O M ❯	◆ 股屈曲 (Rt. 120, Lt. 50) 伸展 (Rt. 10, Lt. −15) 外転 (Rt. 50, Lt. 10) 内転 (Rt. 15, Lt. 15) 外旋 (Rt. 25, Lt. 30) 内旋 (Rt. 45, Lt. −25), ◆膝屈曲 (Rt. 145, Lt. 145), 伸展 (Rt. 0, Lt. 0).
※単位＝度	

筋　　　力 ❯	◆股屈曲 (Rt. 5, Lt. 4) 伸展 (Rt. 5, Lt. 4) 外転 (Rt. 5, Lt. 4−) 内転 (Rt. 5, Lt. 4−) 外旋 (Rt. 5, Lt. 4−) 内旋 (Rt. 5, Lt. 4−), ◆膝屈曲 (Rt. 5, Lt. 5), 伸展 (Rt. 5, Lt. 5).
※ MMT	

脚 長 差 ❯	(図 8)
※単位＝cm	棘果長 (SMD) (Rt. 77.5, Lt. 73.5), 転子果長 (TMD) (Rt. 71.5, Lt. 71.5).

追加情報（術後）

手術所見 ❯ 後方アプローチで広めに展開し，殿筋付着部，方形回内筋，小転子周囲骨膜下を剥離，関節包全周囲切離と外旋筋群の縫合を行い，内転筋腱の切腱を行った．脚長差は 5 cm あったが，術後は改善された．術前 ROM は屈曲 50°，外転 10°，回旋 0° であったが，術中 ROM は屈曲 100°，外転 45°，回旋の制限は改善される．

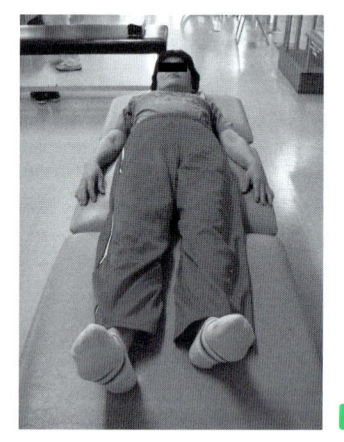

図 8　脚長差

下に示すクリニカル・ルールを用いて，次の問いに答えましょう

2-1　立位動作，歩行動作が困難な原因は？　　2-2　股関節の ROM 制限と筋力低下の原因は？

2-3　左下肢の脚長差の原因は？　　2-4　本症例の問題構造の全体像は？

2-5　本症例の問題の解決策は？

■ クリニカル・ルール

CR3　股関節の ROM 制限は，X 線所見から予測する

　股関節症において，股関節痛や ROM 制限などの臨床症状と関連が最も高い X 線所見は最小関節裂隙であるといわれており，通常病期が進行し関節裂隙の狭小化が進むに従って ROM は減少する．

立位動作，歩行動作での制限は，患者の病態形成までの経過を把握する必要がある

　股関節症患者の立位動作や歩行動作の制限は，股関節の機能障害を回避しながら制限されていくため，動作制限は患者により異なり，そのときの症状の訴えもさまざまである．このため，患者には具体的な動作場面での制限を問診しながら実際に動作を実施し，把握することが立位動作，歩行動作改善につながる．

CR5 股関節の脚長差は，病期にかかわらず生じることがある

　病期の進行に伴い寛骨臼と大腿骨頭の構造学的変化による脚長差，またこれに伴う二次的機能低下によって脚長差が引き起こされることがあり，注意しなければならない．前期，初期の股関節症では，寛骨臼と大腿骨の構造学的変化が軽度であっても，股関節の機能障害（疼痛，ROM 制限，筋力低下）を代償するために体幹や骨盤の傾斜による機能的脚長差が生じることがある．進行期，末期の股関節症では，大腿骨頭の変形や外上方化，内反股や外反股，関節裂隙の狭小化など関節破壊の進行がある場合には，構造学的脚長差が生じ股関節機能障害（疼痛，ROM 制限，筋力低下）を招くことがある．また，病期が進行する過程において，機能的脚長差と構造学的脚長差が組み合わさった脚長差が動作の制限となることもある．

　THA の術後では，術前に確認されている脚長差をなくすために坐骨結節と小転子の高さを左右そろえるように手術が行われることから，術後に構造学的脚長差の問題が生じることは少ない．しかし，術後の侵襲による筋をはじめとした軟部組織の機能低下だけでなく，身体感覚の変化，これまでの代償，補償運動を繰り返す中で作り出された習慣的な動作により，脚長差の感覚が改善しにくいこともあり注意が必要である．

CBL2　追加情報から問題構造と解決策について "臨床思考" する

臨床思考 2-1 立位動作，歩行動作が困難な原因は？

結論　立位動作，歩行動作が困難な原因は，股関節の構造学的変化による脚長差，股関節の変形に伴い股関節の ROM 制限，筋力低下が起こることで股関節の運動パターンが減少し，動作バリエーションの制限により立位，歩行動作に困難が生じているから（**図 9**）．

根拠　情報：X 線から左股関節は左大腿骨頭の変形，外上方へ変位による脚長差があることと，関節裂隙の消失により股関節の可動性と筋力を発揮することができない．上記の股関節評価からも ROM 制限と筋力低下が確認された．

思考　股関節の構造学的変化が X 線所見から認められ，関節破壊による股関節の機能障害，大腿骨頭の変形，外上方化による脚長差により，立位動作での骨盤運動が制限されることで左下肢への荷重負担や限られた運動パターンによる制限を繰り返すと推察される．問診より立位動作，歩行動作の制限は長期にわたっており，股関節の ROM 制限と筋力低下が股関節の多様な運動パターンの減少，動作バリエーションの制限が立位動作，歩行動作の困難さの原因となっていると考える．

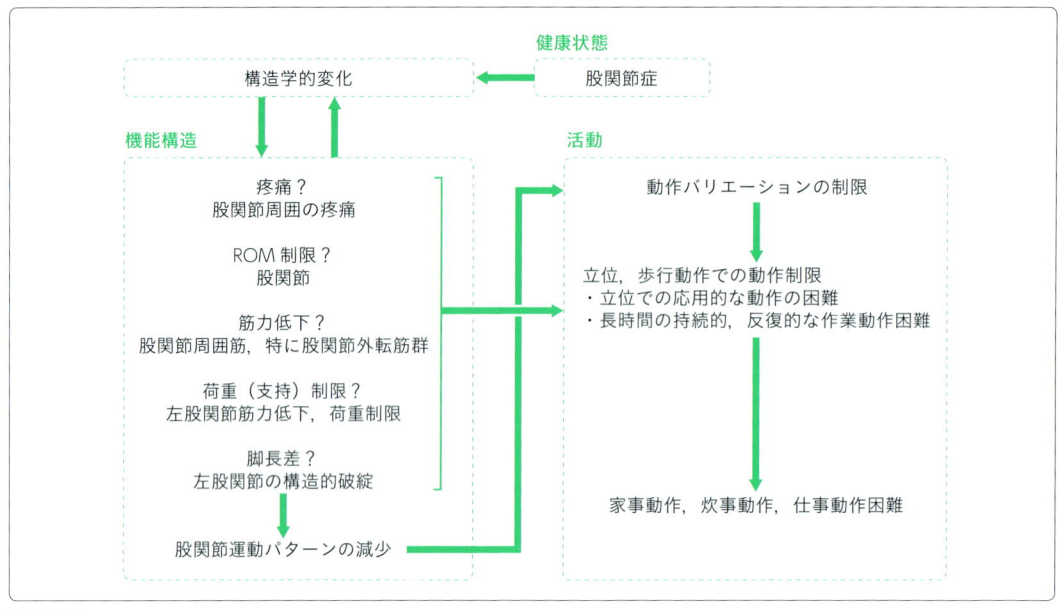

図9 立位動作，歩行動作が困難な原因は？

結論 股関節の ROM 制限と筋力低下の原因は，関節裂隙の狭小化，左大腿骨頭の変形，外上方への変位，骨棘の形成とこれに伴う軟部組織の柔軟性低下による関節機能の破綻によるためである（**図 10**）.

根拠 情報：股関節の ROM 検査結果から，股関節の ROM 制限，筋力低下がみられる.

CR3：股関節痛や ROM 制限などの臨床症状と関連が最も高い X 線所見は最小関節裂隙であり，関節裂隙の狭小化が進むに従って ROM は減少する.

思考 X 線所見から左股関節の病期分類は末期股関節症であり，関節裂隙の消失，左大腿骨頭の変形と外上方への変位，内下方の骨棘が形成されている．股関節自体の関節形態が破壊されていることからも，関節の適合性低下が考えられる．股関節の変形により，関節の適合性が低下することで各方向のROM 制限が生じる．特に左大腿骨頭の変形と外上方への変位は外転方向への ROM 制限につながる．関節裂隙の消失により関節機能が正常に機能せず ROM に制限をきたした関節では，軟部組織の短縮や運動方向が限られ筋の起始停止が近づき筋力が低下する．大腿骨頭の変形により大転子が上方化することで，大転子に停止部のある中

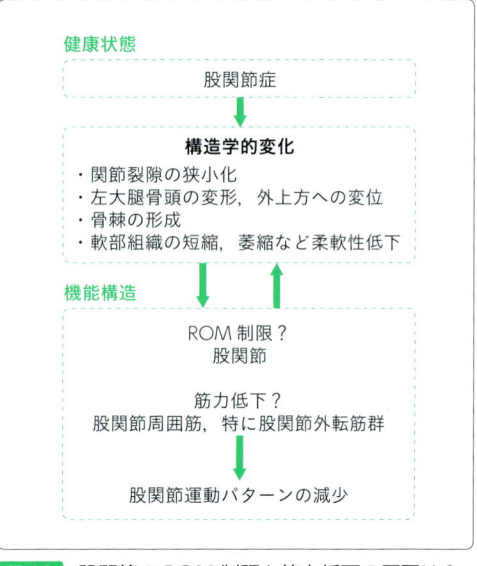

図10 股関節の ROM 制限と筋力低下の原因は？

殿筋は起始・停止部が近づき正常な筋緊張を得られず股関節外転筋群が低下したものと考える.

臨床思考2-3 左下肢の脚長差の原因は？

結論 股関節の脚長差の原因は，先天性股関節脱臼による左股関節の形態的不利と病態の進行に伴う関節裂隙が消失，左大腿骨頭の変形と外上方へ変位していることによるものである（**図11**）.

根拠 情報：先天性股関節脱臼の治療経験があり脚長差を自覚していた．X線所見からも関節裂隙の消失と左大腿骨頭の変形，外上方へ変位しており構造学的脚長差がみられる．脚長差の計測において，SMDに4 cmの左右差がみられる.

CR5：進行期，末期の股関節症では，関節裂隙の狭小化など関節破壊の進行がある場合には，構造学的脚長差が生じ股関節機能障害（ROM制限，疼痛，筋力低下）を招くことがある.

思考 X線所見から構造学的脚長差がみられるものと考える．脚長差により立位，歩行動作でのスムーズな重心移動を阻害する要因ともなる.

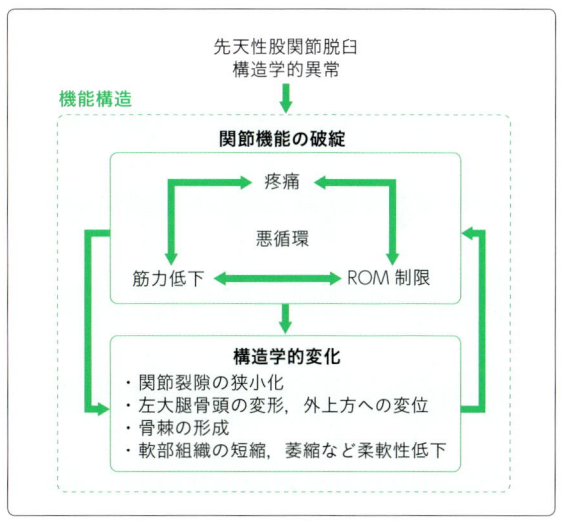

図11 左下肢の脚長差の原因は？

臨床思考2-4 本症例の問題構造の全体像は？

結論 臨床思考2-1〜3を統合して以下のように考える（**図12**）.

本症例は先天性股関節脱臼の既往歴があり，左股関節の構造学的異常をベースに抱え，左下肢の脚長差を自覚し靴に中敷を入れたり，家の中では片方だけスリッパを履いたりするなど工夫しながら脚長差を代償していた．また，左股関節周囲に感じる違和感や痛みなどの症状を繰り返しながらも，ADL動作や生活関連動作，仕事を続けていた．このように長期にわたり脚長差や股関節の機能障害を抱えながら家事や炊事などの役割を担い，立位での作業など仕事場での役割を続けていたことにより，病態は進行したものと考える．左股関節は運動自体の制限だけでなく，代償，補償動作の繰り返しによるストレスが股関節の多様な運動パターンの減少へとつながり，動作バリエーションの制限となり悪循環に陥った．結果，立位動作，歩行動作に関連した活動が制限され，歩く姿の悪さを人に見られることへの抵抗感から趣味のショッピングが困難になることで参加制約をきたしている.

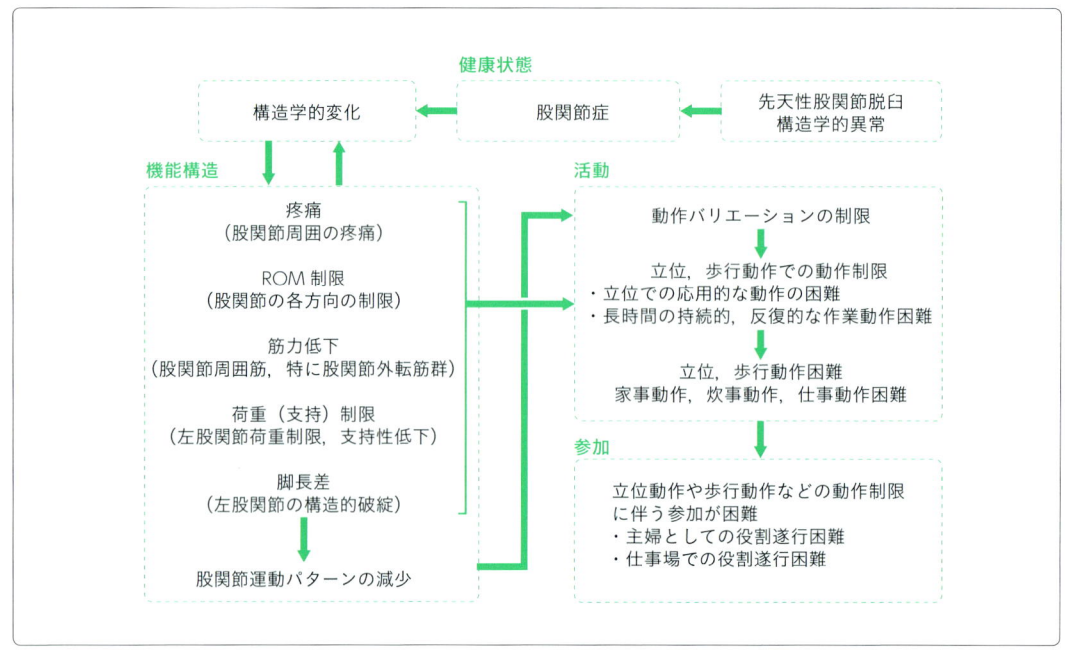

図12 本症例の問題構造の全体像は？

臨床思考 2-5 本症例の問題の解決策は？

結論 ICF 概念地図で主要な問題点を解決する理学療法介入プランを以下のように意思決定した（**図 13**，**表 1**）.

立位動作，歩行動作の改善により，家事動作や炊事動作，そして仕事動作ができることを目指す．しかし，本症例の股関節の構造学的破綻は理学療法では解決することができないため，THA による股関節の構造学的再建により改善された脚長差と股関節の機能をいかに改善していくかを心がけた.

術後は，皮切の侵襲による創部周囲の軟部組織の炎症による疼痛や過緊張による疼痛．また脚延長，オフセットの増大による中殿筋や大腿筋膜張筋の伸張による疼痛，さらには，術後の脱臼予防を目的とした外転枕の使用により一定の肢位に保持されることなどの要因で股関節周囲の筋緊張が高く疼痛が出現していた．このため，理学療法を実施する際には，疼痛や股関節周囲の筋緊張のリラクセーションを自覚できるポジショニングを獲得することから開始した．術後は，股関節の可動範囲の拡大と獲得した可動範囲で分離した運動が行えるよう股関節の可動性改善トレーニングを実施し，股関節運動パターンの改善を図った．股関節の可動範囲の拡大に伴い筋力強化として，各運動方向での筋収縮が獲得できるに従い，筋機能トレーニングを段階的に実施した．股関節運動パターンの多様化が拡大してから，立位，歩行動作のバリエーション改善に向けた坐位，立位での骨盤運動パターン練習を実施した.

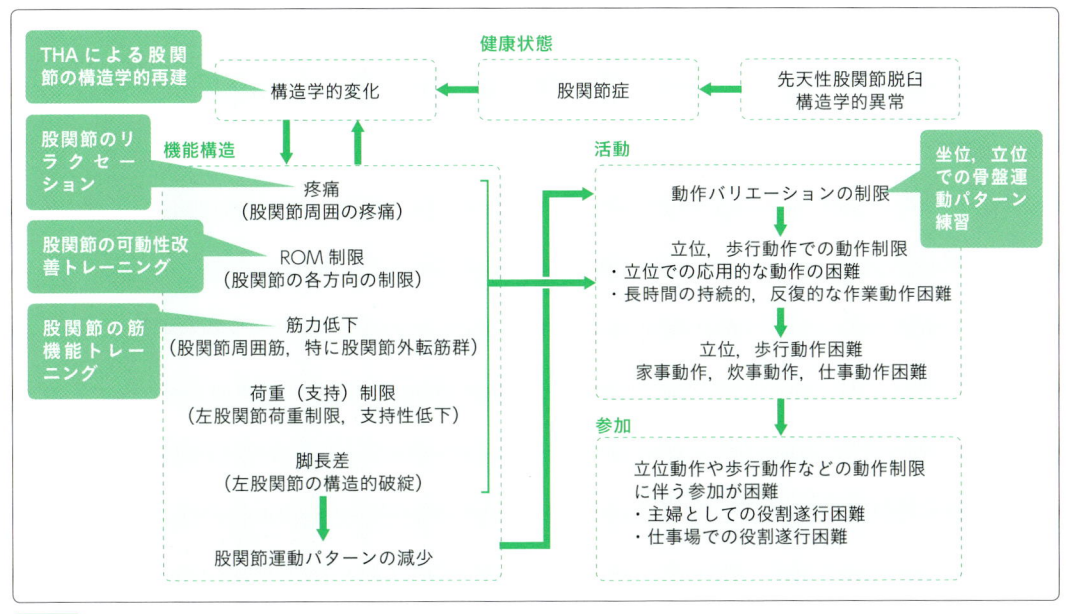

図13　本症例の問題の解決策は？

表1　本症例に対する理学療法の介入プラン

目的	方法	注意点・禁忌
股関節のリラクセーション	開始肢位は股関節屈曲，外転，外旋位のポジションからはじめ，患者自身が楽な感じが認識できる肢位を見つけ出し，大転子を包み込むように手で把持し，大転子上の軟部組織を上下，前後，左右，回旋し誘導していく	股関節周囲は全体的に過緊張の状態であることが多く，柔軟性が低下し過緊張を認識できていないこともあるため注意が必要である
股関節の可動性改善トレーニング	股関節の可動性改善トレーニングでは，各運動方向での運動を行う際に運動を少しずつ組み合わせていく．例えば，股関節屈曲の可動性改善トレーニングでは，運動を行う際に内転，外転，内旋，外旋の運動を少しずつ組み合わせていく	THA後の股関節の可動性改善トレーニングでは，術中に獲得したROMを参考にし，脱臼に注意が必要である
股関節の筋機能トレーニング	上記の運動時に目的とする筋収縮を確認し，段階的に抵抗をかけていく	抵抗をかけていく際は，目的とする運動以外の代償運動が生じないよう注意が必要である
坐位，立位での骨盤運動パターン練習	坐位での骨盤運動パターン練習では，椅子に浅く腰かけてもらい，正中線上に頭部，体幹，骨盤が位置するようにする．このポジションを開始肢位とし保持する．理学療法士は両手で骨盤を把持し，骨盤を上下，左右に動かしていき徐々に運動範囲を拡大していく．患者自身が運動方向を認識できてきたら，患者自身で運動を行ってもらう	このとき体幹の側屈，回旋が過剰に生じない範囲で運動を行い，頭部は正中線上で保持しておく

■ 本症例からの学びと追加事項

クリニカル・ルール

1 股関節症に起こる機能障害は，疼痛，ROM 制限，筋力低下である．

2 股関節症では，寛骨臼と大腿骨の構造学的変化に伴い，脚長差，股関節外転筋力の低下が生じ活動（ADL・IADL）が制限される．

3 股関節の ROM 制限は，X 線所見から予測する．

4 立位動作，歩行動作での制限は，患者の病態形成までの経過を把握する必要がある．

5 股関節の脚長差は，病期にかかわらず生じることがある．

知っておきたい関連事項

1 股関節症の病期進行と股関節機能

股関節症では，罹病期間が長期にわたることで関節裂隙の狭小化や大腿骨頭の変形など構造学的変化による，股関節周囲筋をはじめとした軟部組織の短縮，萎縮などにより股関節の ROM は制限される．前股関節症，初期股関節症では，寛骨臼と大腿骨の構造学的変化がわずかか，または軽度であるが疼痛の訴えは激しい場合がある．股関節の ROM は部分的に ROM 制限が生じていることがあり，股関節周囲筋群を過緊張させ筋機能が発揮しづらく，股関節周囲筋の筋力低下が起きている場合がある．

進行期股関節症，末期股関節症では，寛骨臼と大腿骨の構造学的変化により変形が進行する過程で，特定方向の股関節 ROM に制限が出現する．疼痛が増大することで股関節の可動性はさらに狭小化し，運動範囲が制限されてくる．また股関節だけではなく体幹，骨盤などの隣接関節にも ROM の制限が波及していくことで，股関節周囲筋のアンバランスが生じ筋力低下も進行する．しかし，末期股関節症では寛骨臼と大腿骨の構造学的変化が重度にもかかわらず，疼痛の訴えが少ない場合もある．

2 股関節機能は，術後早期より改善していく必要がある

THA 後は，除痛効果により長年悩まされていた疼痛は改善されるものの，術創部の疼痛や腫脹などにより股関節の ROM，筋力をはじめとした股関節機能は，早期から術前の状態より改善が見込めるとは限らない．手術によって股関節の構造学的な問題は改善されるものの，筋をはじめとした軟部組織は変形に伴い短縮，または萎縮していることがあり，ROM 制限，筋力低下は早期から改善が得られるとはいえない．また，術後の侵襲による疼痛により，術前とは違う股関節周囲の筋緊張がみられ，ROM 制限，筋力低下がみられることもある．このため，術後の動作獲得を実施していくうえで弊害とならないよう股関節機能は術後早期より改善していく必要がある．

3 患者個々の活動を把握する

股関節症患者では，手術による股関節機能の改善により活動（ADL や IADL）の拡大が予測される．このため，術前より活動の状況を詳細に把握していく必要がある．活動の状況は，問診時に行う一度のインタビューだけでは患者本来の活動を把握することは難しいため，動作練習時にインタビューを何度も繰り返し，患者個々の活動を把握しておく．実際の動作

練習では予測されるさまざまな場面での動作バリエーションを実施しながら，患者自身がイメージし，動作を理解できるように脱臼肢位などのリスク動作を確認していくことが退院後の活動を拡大する重要なポイントになる．

書籍紹介

1 筋骨格系理学療法を見直す，対馬栄輝編，文光堂，2011

　整形外科疾患の理学療法に対するヒントが数多く記載されており，臨床に出る前に，そして臨床に出てからも役立つ書籍である．

2 股関節理学療法マネジメント，永井　聡ほか編，メジカルビュー社，2018

　股関節障害に対する理学療法を実践する際，臨床的な知見が網羅されており，若手からベテランの療法士まで幅広く役立つ書籍である．

3 極める変形性股関節症の理学療法，斉藤秀之ほか編，文光堂，2013

　変形性股関節症の機能解剖と病態をはじめ，病期ごとに理学療法評価と治療ガイドが詳細に記載されており，股関節症の理学療法展開を極めるための知識が豊富に記載されている書籍である．

4 変形性関節症，嶋田智明ほか編，文光堂，2008

　股関節症をはじめ，変形性関節症疾患の理学療法を実施する際に基本から治療展開までの考え方のヒントがふんだんに記載されており，変形性関節症疾患を担当する理学療法士にはぜひ一読してほしい書籍である．

● 文 献

1）日本整形外科学会診療ガイドライン委員会，変形性股関節症診療ガイドライン策定委員会編：変形性股関節症の自然経過は．変形性股関節症診療ガイドライン 2016，改訂第 2 版，日本整形外科学会，日本股関節学会監，南江堂，東京，27-29，2016
2）松野丈夫：股関節症．標準整形外科学，第 11 版，内田淳正監，中村利孝ほか編，医学書院，東京，586-592，2011
3）加藤　浩ほか：変形性股関節症患者の身体活動の意義およびその取り組みの実際と効果．理学療法 32：113-121，2015

（奥村晃司）

6 骨粗鬆症

■ 導入のためのエッセンス

◆骨粗鬆症とは,「骨強度の低下を特徴とし,骨折のリスクが増大しやすくなる骨格疾患」と定義[1]されます.

◆わが国における 40 歳以上の骨粗鬆症患者数は,1,280 万人（男性 300 万人,女性 980 万人）と推計され,約 10 人に 1 人が骨粗鬆症であることになります[2,3].

◆脆弱性骨折の発生は,同じ部位の骨折だけでなく他の部位の骨折のリスクをも上昇させます.

◆運動療法は骨密度上昇効果や転倒予防効果が認められています[4,5].

◆喫煙,過度の飲酒やカルシウム・ビタミン D 不足,運動不足などの運動習慣,さらには 2 型糖尿病,慢性閉塞性肺疾患（COPD）,慢性腎臓病（CKD）などの生活習慣病なども骨折リスクを高めるため,多職種が連携し薬物療法・栄養指導・運動指導を行うことが必要です.

◆一般的な運動療法として,下肢・体幹の筋力増強運動,バランス練習やウォーキングなどの有酸素荷重運動を行います.

症例 腰椎圧迫骨折を受傷後 5 週間経過した 77 歳の女性.

CBL1 初期情報から仮説を立て,仮説証明のための新たな情報を選択する

初期情報

処 方 箋 ❯ 診断名：第 1 腰椎圧迫骨折.77 歳の女性.1 週間ベッド上安静した後,コルセットを装着して離床を開始してください.その後は疼痛に応じて離床・歩行練習を進めてください.

現 病 歴 ❯ 自宅のトイレで,スリッパを脱ごうとした際にバランスを崩して後方へ転倒し受傷.同日より入院し,7 日間のベッド上安静臥床期間を過ごした後,腰椎軟性コルセットを装着して離床を開始.疼痛に応じて歩行練習を進めた.現在,受傷後 5 週経過し,1 本杖歩行にて病棟内 ADL は自立しており,独歩練習中.

医療面接 ❯ PT 「痛みはどうですか？」
患者 「起き上がるときに腰が少し痛みます」
PT 「家に帰るにあたって心配なことはありますか？」
患者 「今までどおり友達と外出することができるか心配です」
　■**その他に得た情報**：サービス付き高齢者住宅マンションに独居.趣味は友人との外出.
　■**転倒歴**：自宅のベッドサイドや玄関,リビングなどで複数回の転倒歴あり.

動作観察 ❯ 腰背部に軽度の疼痛が残存しているが,1 本杖歩行にて病棟内 ADL 自立.リハビリテーション時には独歩の練習を実施中.約 140 m で下肢に軽度疲労の訴えあり.

X 線 像 ❯ 第 1 腰椎に圧迫骨折を認める.また,第 7 胸椎にも圧迫骨折を認め,円背となっている（**図 1**）.

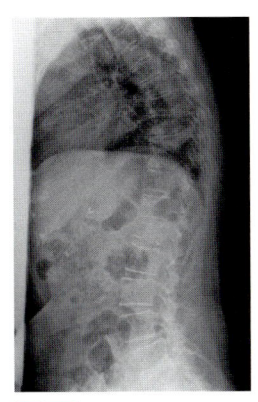

図1 X線画像

下に示すクリニカル・ルールを用いて，次の問いに答えましょう

1-1　本症例の参加制約とその原因は？　　　　1-2　本症例の活動制限とその原因は？

1-3　本症例の仮説的問題構造の全体像は？　　1-4　仮説証明に必要な情報や検査は何か？

■ クリニカル・ルール

CR 1　**転倒によって椎体骨折や大腿骨近位部骨折を受傷した場合は，骨粗鬆症と診断する**

　転倒による椎体骨折・大腿骨近位部骨折がある場合には，骨密度値に関係なく骨粗鬆症と診断する．その他の脆弱性骨折のある例では骨密度が若年成人平均値（YAM）の80％未満，脆弱性骨折のない例では YAM の70％未満を骨粗鬆症と診断する（**表1**）[6]．脆弱性骨折とは，軽微な外力によって発生した非外傷性骨折．軽微な外力とは，立った姿勢からの転倒や，それ以下の外力のことを指す．

表1　骨粗鬆症の診断基準

1）脆弱性骨折あり
1. 椎体骨折または大腿骨近位部骨折あり
2. その他の脆弱性骨折があり，骨密度が YAM の80％未満
2）脆弱性骨折なし
骨密度が YAM の70％以下

（文献6を参考に作表）

CR 2　**骨粗鬆症の治療は薬物療法・栄養指導・運動療法が重要である**

　骨粗鬆症の治療の目的は骨折の予防であり，薬物療法・栄養指導・運動療法などにより骨強度を維持・向上させる必要がある．また，運動療法によって筋力増強やバランス能力が改善することで転倒予防にもつながる．

臨床思考 1-1 本症例の参加制約とその原因は？

結論 参加制約＝外出が困難．骨粗鬆症治療が困難．

その原因＝歩行が困難，転倒歴が頻回にある，栄養管理・内服管理が困難だから（**図2**）．

根拠 情報：患者は，友人と外出して食事や買い物に出かける事が多かった．

転倒歴が複数回あり．

独居であり，ADLだけではなく，家事全般を担わなければならない．

CR1：転倒によって椎体骨折や大腿骨近位部骨折を受傷した場合は，骨粗鬆症と診断する．

CR2：骨粗鬆症の治療は薬物療法・栄養指導・運動療法が重要である．

思考 本症例は転倒によって椎体骨折を受傷していることから，骨粗鬆症が疑われる．

腰椎圧迫骨折受傷前には活動的な生活を送っていたが，骨折により移動能力の低下をきたし，受傷前と同様に友人と外出することが困難となる．本症例は今回の受傷前から自宅内での転倒歴が複数回あり，今後も転倒による再骨折の危険性が高いと考えられ，骨折リスクを低下させるために骨粗鬆症の治療を開始する必要がある．

骨粗鬆症の治療において，食事療法・薬物療法・運動療法は重要であるが，本症例は独居であり，ADLだけではなくIADLも担わなければならず，骨粗鬆症改善のための内服管理や栄養管理も自身で行わなければならない．

薬物療法に関しては，骨形成を促進するものや，骨吸収を抑制するものがある．使用方法としては，自己で皮下注射を行うものや内服するものは自己管理が必要となるため，薬の使用方法を正確に把握する認知機能が必要である．医療機関で投薬を行うものは，医療機関に通院する必要があるため，移動能力（歩行能力）の低下が阻害因子となる．食事療法に関しては，カルシウム・ビタミンD・ビタミンKなどの推奨される栄養素や，リン・カフェイン・塩分・糖分・アルコールなどの，過剰摂取することで骨折リスクを高める栄養素の知識が必要となる．また，料理動作や食材の買い物をするための長時間の立位での動作能力や移動能力（歩行能力）の低下が阻害因子となる．

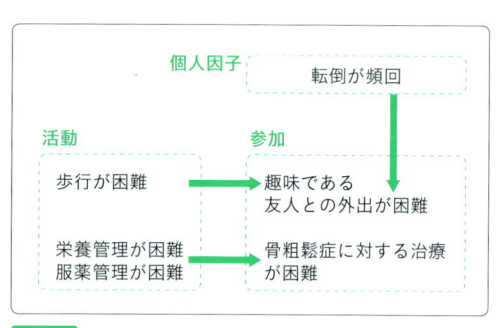

図2 参加制約とその原因

臨床思考 1-2 本症例の活動制限とその制限の原因は？

結論 活動制限＝歩行困難，栄養管理困難，内服管理困難．

その原因＝腰背部の疼痛のため？　筋力低下，バランス能力低下のため？　骨粗鬆症に対する知識不足？（**図3**）

根拠 情報：処方箋での指示で1週間ベッド上安静．腰背部に軽度の疼痛残存，独居．

思考 腰椎圧迫骨折後はベッド上安静期間が設けられるため，筋の不使用状態が続くことで筋力が

低下し，それに伴いバランス能力も低下する．また，安静期間が終了し離床を開始しても，疼痛により活動が制限されるためさらに身体機能の改善を妨げる．

骨粗鬆症の薬物治療における服薬状況は，治療開始後1年で45.2％が処方どおりの服薬ができず，5年以内に52.1％が脱落してしまうとされる[7]．また，大腿骨近位部骨折を起こした例において骨折後の骨粗鬆症治療薬処方率は低く，女性で9.2％，男性では3.4％の例に処方されたにすぎないとされる[8]．処方率が低く，さらに服薬継続率が低いため，治療を効果的に継続するためには，患者自身の自主性が不可欠であり，疾患に対する知識がないことは治療の阻害因子となると思われる．

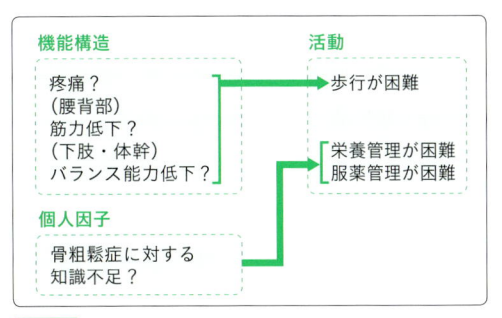

図3 活動制限とその原因

臨床思考 1-3 本症例の仮説的問題構造の全体像は？

結論 臨床思考1-1～2を統合して以下のように考える（**図4**）．

「趣味である友人との外出や，骨粗鬆症に対する治療が困難」なのは「歩行が困難，自己での栄養管理・内服管理が困難，転倒が頻回」だからで，それらの原因は「筋力低下，疼痛，バランス能力低下，骨粗鬆症に対する知識不足（？）」によるものである．

骨粗鬆症による脆弱性骨折は，他の部位も含めた再骨折のリスクを上昇させる．さらに，本症例は今回の受傷前から転倒頻回であった．今回自宅へ退院できたとしても，転倒によって再度骨折することでさらに身体機能が低下してしまい，それを繰り返すことで最終的に寝たきりになってしまう恐れもある．

環境因子として，独居でありADL・IADLを行わなければならないことが挙げられる．骨粗鬆症の治療において，薬物療法・食事療法は非常に重要であり，服薬管理および栄養管理

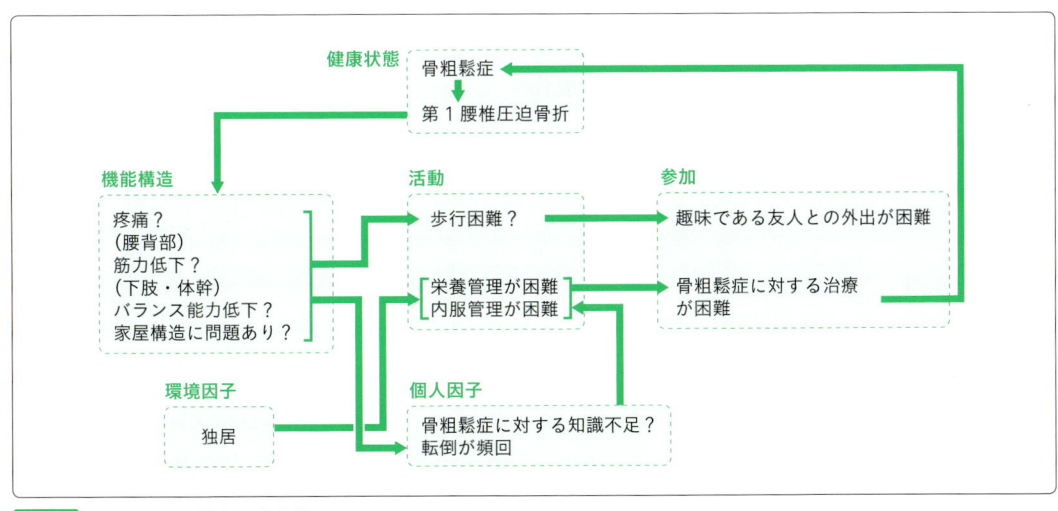

図4 仮説的問題構造の全体像

を自身で行わなければならず，疾患に関する知識不足はそれを阻害する.

結論 ICF 概念地図で「？」がついている項目を確認すれば問題構造が明らかとなる.

> 1）歩行の観察と分析
> 2）バランスに関する検査
> 3）骨粗鬆症に関する検査
> 4）家屋環境調査
> 5）嗜好品
> 6）既往歴・合併症
> 7）運動習慣

根拠 CR1：転倒によって椎体骨折や大腿骨近位部骨折を受傷した場合は，骨粗鬆症と診断する.

思考 歩行を制限する因子を明確にするため，バランス能力や下肢の筋力，疼痛の有無を確認する必要がある．骨密度を確認することで再骨折のリスクの程度を把握することができるとともに，再度骨密度を測定した際に治療効果を検討することができる．また，骨粗鬆症を引き起こす要因を把握するために，既往歴・合併症や趣味・嗜好を確認する必要がある．さらに，家屋環境を調査し，退院後の転倒の危険因子となり得る箇所を考える.

CBL2 追加情報から本症例の問題構造を明らかにし，解決策を講じる

追加情報

体　　格 ▶ 身長 155.0 cm，体重 60 kg，BMI 25.

画像所見 ▶ MRI にて，第 1 腰椎に新鮮な圧迫骨折所見あり．また，第 7 胸椎に陳旧性の圧迫骨折所見あり.

骨 密 度 ▶ 腰椎 YAM 値 67%，大腿骨頸部 YAM 値 72%.

骨 代 謝 マーカー ▶ P1NP 21.9 ng/mL，TRACP–5b：356 mU/dL.

疼　　痛 ▶ 起居動作時に腰背部周囲に軽度の疼痛あり．Numerical Rating Scale（NRS）3/10. 独歩時に腰背部に軽度の疼痛あり．NRS 2/10.

筋　　力 ▶ ◆股屈曲（Rt. 4，Lt. 4）伸展（Rt. 3P，Lt. 3＋P）外転（Rt. 3，Lt. 3）内転（Rt. 3，Lt. 3），◆膝
※ MMT　屈曲（Rt.4，Lt.4）伸展（Rt.4，Lt.4），◆足背屈（Rt.5，Lt.5）底屈（Rt.4，Lt.4).
※ P＝疼痛

片脚立位 ▶ 右 4.2 秒，左 3.8 秒.

M M S E ▶ 30 点.

入 院 中 の 内服管理 ▶ 自立.

既往・合併症▶ 高血圧，脂質異常症（TG 172 mg/dL，LDL 153 mg/dL，HDL 40 mg/dL).

嗜好品 ▶	コーヒー（1日3杯程度．甘党であり，砂糖・ミルクを追加する）．飲酒・喫煙なし．
運動習慣 ▶	定期的な運動習慣はなし，友人と外出する機会は多々あり．
家庭状況 ▶	独居．家事全般を担当．車で30分程の距離に娘家族が在住．
家屋状況 ▶	サービス付き高齢者住宅マンション10階に居住．玄関に10cm程度の段差があるが，その他は段差なし．トイレ（洋式）・浴室に手すりあり．就寝はベッド（ベッド柵あり）．ベランダの物干し竿は床面から170cm程の高さに設置．寒がりであり家の中では基本的にスリッパを履いて過ごす．
転倒歴 ▶	過去1年以内に，玄関で靴を脱ぐ際にバランスを崩しての転倒とリビングのカーペットが滑っての転倒や，ベッドからの転落あり．
その他 ▶	虫歯の治療にて歯科受診中．経済的な余裕あり． eGFR 52 mL/分/1.73 m^2．

下に示すクリニカル・ルールを用いて，次の問いに答えましょう

2-1　歩行能力低下の原因は？　　　　　　2-2　骨粗鬆症改善の阻害因子は？

2-3　再骨折の危険性は？　　　　　　　　2-4　転倒の危険性は？

2-5　本症例の問題構造の全体像は？　　　2-6　本症例の問題の解決策は？

■ クリニカル・ルール

CR 3　生活習慣病と骨粗鬆症は関連性がある

　糖尿病・CKD・COPD などは骨粗鬆症を引き起こしやすく，骨折リスクを高める．また，動脈硬化症と骨粗鬆症は，その発症・進展機序を一部共有しているため，骨質劣化をきたし骨を弱体化させる．

CR 4　片脚立位時間が5秒以下では転倒のリスクが高くなる[9]

　片脚立位時間と転倒との関連性が認められている[10]．

CBL2　追加情報から問題構造と解決策について "臨床思考" する

臨床思考 2-1　歩行能力低下の原因は？

結論　歩行能力が低下しているのは，下肢の筋力低下が原因である（**図5**）．

根拠　情報：独歩140m程で下肢疲労の訴えあり．股関節・膝関節周囲の筋力がMMT3〜4．

思考　入院して7日間ベッド上安静期間があり，離床開始後も腰背部の疼痛で活動量が低い状態であった．そのため，廃用性の筋力低下が生じたと考えられる．

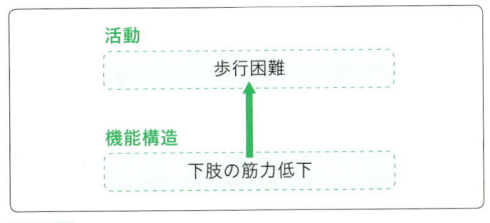

図5　歩行能力低下の原因

臨床思考 2-2 骨粗鬆症改善の阻害因子は？

結論 疾患に対する知識不足，既往，嗜好，独居，歩行困難（**図6**）．

根拠 情報：高血圧，脂質異常症の既往歴．コーヒー（1日3杯程度．甘党であり，砂糖・ミルクを追加する）．

CR3：生活習慣病と骨粗鬆症は関連性がある．

思考 前述したとおり，本症例は独居であり内服管理・栄養管理を自己で行わなければならないため，疾患に対する知識不足は効率的な治療の継続を阻害する因子となる．

生活習慣病は骨粗鬆症と関連して骨折リスクを高めるため，これらの疾患の予防・改善のための指導が必要となる．また，コーヒーに入っているカフェインには利尿作用があり，尿と一緒にカルシウムを排出してしまうため，カフェインの過剰摂取には注意が必要である．また，食材の買い物や調理などで歩行能力・立位での動作能力が求められる．

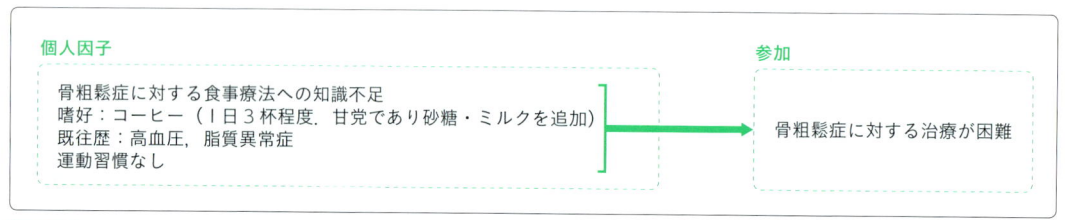

個人因子

骨粗鬆症に対する食事療法への知識不足
嗜好：コーヒー（1日3杯程度．甘党であり砂糖・ミルクを追加）
既往歴：高血圧，脂質異常症
運動習慣なし

参加

骨粗鬆症に対する治療が困難

図6 骨粗鬆症改善の阻害因子

臨床思考 2-3 再骨折の危険性は？

結論 本症例の再骨折の危険性は健常人に比べて高い．

根拠 MRIにて，第1腰椎に新鮮な圧迫骨折所見あり．また，第7胸椎に陳旧性の圧迫骨折所見あり．
骨密度：腰椎 YAM 値 67%，大腿骨頸部 YAM 値 72%．
骨代謝マーカー：P1NP 21.9 ng/mL，TRACP-5b：356 mU/dL．

思考 MRIにて第7胸椎に陳旧性の圧迫骨折所見がある．椎体骨折の2/3は無症候性で症状がなく，患者は骨折していることに気づかない[11]といわれている．第7胸椎圧迫骨折がそれに該当する，いわゆる「いつの間にか骨折」であり，今回受傷した第1腰椎圧迫骨折が再骨折である．脆弱性骨折の発生は，他の部位も含めた再骨折のリスクを上昇させるといわれており，骨密度も腰椎 YAM 値 67%，大腿骨 YAM 値 72%と低値を示している．また，骨形成マーカーである P1NP が 21.9 ng/mL と低値であり，骨吸収マーカーである TRACP-5b が 356 mU/dL と正常値を示していることから，骨形成と骨吸収のバランスが崩れていることがわかる．よって，今後も再び骨折する危険性は健常人に比べて高いと考えられる．

臨床思考 2-4 転倒の危険性は？

結論 転倒の危険性は高い．

根拠 情報：片脚立位が右 4.2 秒，左 3.8 秒．転倒歴複数回あり．
CR4：片脚立位時間が5秒以下では転倒のリスクが高くなる[9]．

思考 片脚立位は左右ともに5秒未満であり，バランス能力は低下していると思われる．

今回の受傷機転はスリッパを脱ぐ際にバランスを崩しての転倒であり，その他にも複数回の転倒歴がある．転倒の危険因子として最も重要なのは転倒の既往（特に過去1年間の）であり[12]，本症例もそれに当てはまる．

臨床思考2-5 　本症例の問題構造の全体像は？

結論 　臨床思考2-1〜4を統合して以下のように考える（図7）．

本症例は，受傷機転ははっきりしていないが，以前より無症候性の第7胸椎圧迫骨折を受傷していた．骨密度は低下しており，今回の受傷前から自宅内で転倒を繰り返していることから，今後も骨折のリスクは高いと思われる．骨粗鬆症による骨折とその結果として生じる骨格の変形などの身体障害は，痛みだけでなく，運動機能，精神的負担，社会参加や幸福感などの減少を生じ，QOLに大きく影響する[12]といわれている．今回は自宅に退院できたとしても，今後，骨折を繰り返すことで徐々に身体機能が低下し，今までどおりの生活を維持できなくなる可能性がある．そのためにも骨粗鬆症に対する治療と，転倒予防が必要である．

趣味である友人との外出が困難な原因は，下肢の筋力低下やバランス能力の低下が原因であり，それらは転倒リスクを高める要因でもある．また，身体機能だけではなく生活環境も転倒の危険因子となり得る．

本症例は独居であることから，今後骨粗鬆症の治療を行うにあたって，自己で服薬管理・栄養管理を行わなければならず，効果的な治療を継続するためには，疾患に対する知識が必要となる．薬物療法に関しては，自己で皮下注射を行うものや，内服するものは自己管理が必要となるため，薬の使用方法を正確に把握する必要がある．医療機関にて投薬を行うためには，医療機関へ通院する必要があるため，移動能力（歩行能力）の低下が阻害因子となる．また，治療薬を決定するにあたって，虫歯で歯科受診中であることも考慮しなければならない．

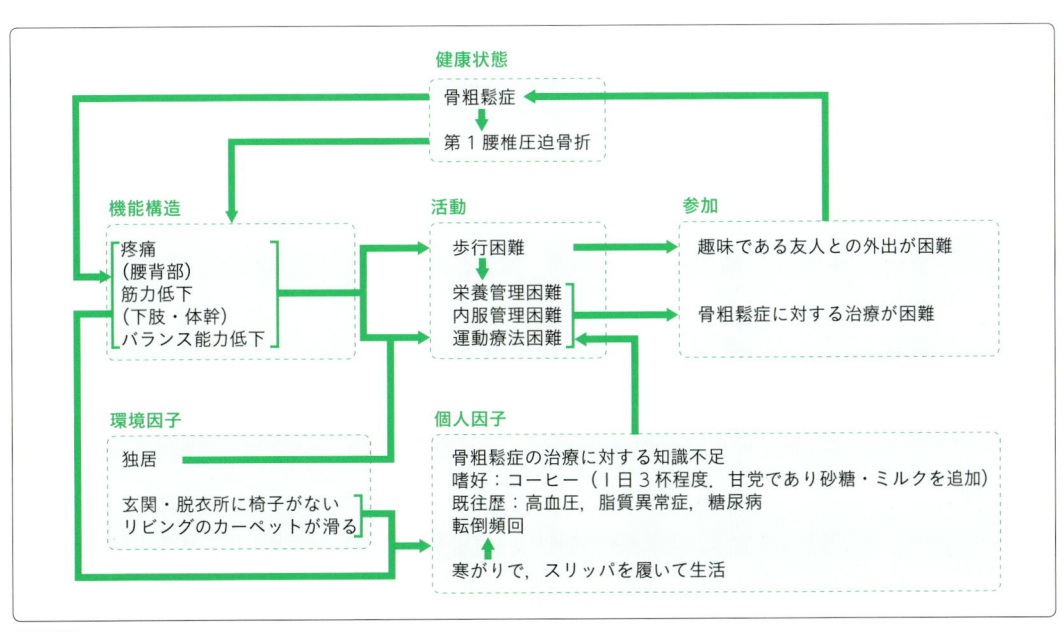

図7 　問題構造の全体像

食事療法に関しては，推奨される栄養素や，過剰摂取することで骨折リスクを高める栄養素の知識が必要となる．また，料理動作や食材の買い物をするための長時間の立位での能力や移動能力（歩行能力）の低下が阻害因子となる．

臨床思考 2-6 本症例の問題の解決策は？

結論 ICF 概念地図で主要な問題点を解決する理学療法の介入プランを以下のように意思決定した（**図 8**，**表 2**）．

筋力低下に対しては，腰背部の疼痛に応じて負荷量を調整しながら下肢・体幹の運動療法（筋力増強運動）を行った．体幹筋に関しては，脊椎の過度な運動が生じないように，等尺性の筋収縮による運動を行った．特に背筋の筋力増強が椎体骨折のリスクを低下させるといわれている．また，リハビリテーション以外の時間の活動量を確保するために，骨折への負担に配慮しながら可能な範囲で離床・散歩するように指導した．散歩は大腿骨近位部および腰椎の骨密度の増加に有効とされており[13]，約 8,000 歩／日の歩行は骨密度を上昇させることが

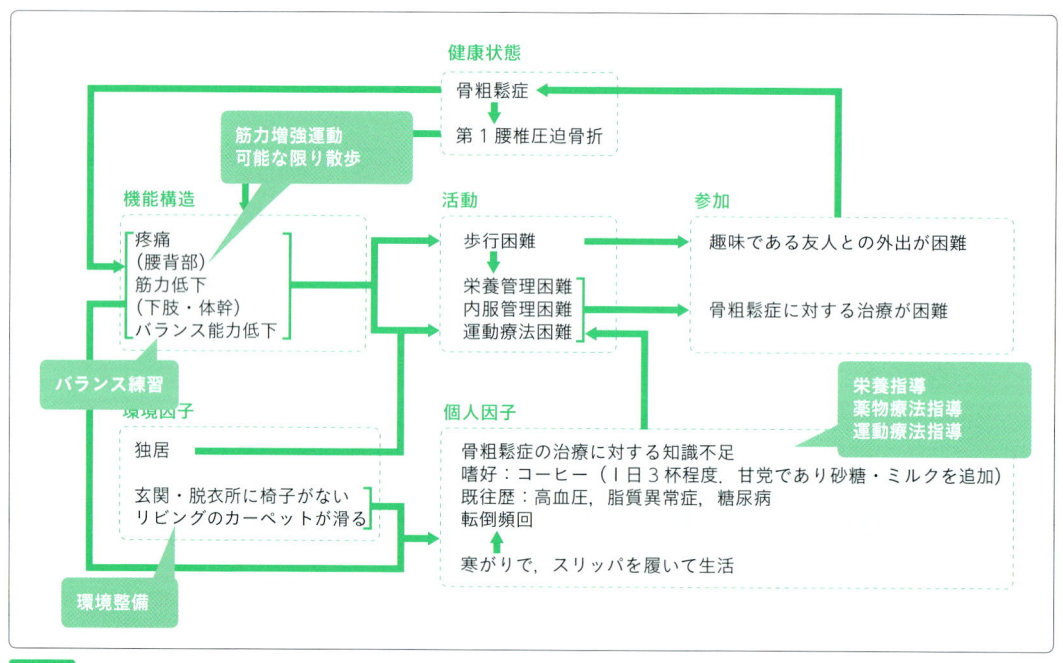

図 8 問題構造に対する解決策

表 2 本症例に対する理学療法介入のプラン

目的	方法	注意点・禁忌
下肢・体幹筋の筋力増強 骨密度上昇	下肢・体幹筋の筋力増強運動	脊椎の過度な屈曲・伸展・側屈・回旋をしないように注意
廃用症候群防止 骨密度上昇	リハビリテーション以外の時間も可能な範囲で歩行	①疼痛が増強しない範囲の距離で歩行 ②まずは歩行補助具を使用して脊椎への負担の軽減を図る
転倒予防	バランス練習	転倒

報告されている[14]. いきなり 8,000 歩／日は難しいと思われるため，状態に応じて徐々に歩行量を増やしていく．

再骨折の予防として，転倒予防が重要である．イギリスとアメリカの老年医学会および整形外科学会共同のガイドライン[15] において，筋力低下，歩行能力低下，バランス能力低下などが主な転倒リスク要因であることが記されており，下肢・体幹筋力増強運動や，バランス練習を行った．

食事療法に関しては，管理栄養士による栄養指導を実施し，カルシウム・ビタミンD・ビタミンKの推奨摂取量や推奨される食材の紹介，リン・カフェイン・塩分・糖分・アルコールの過剰摂取の危険性などについて本人・家族を対象に指導を行った．料理・買い出しは，退院後しばらくは家族に協力をお願いする．また，ビタミンDは紫外線に当たることで皮膚でも合成されるため，日光浴を勧めた．

薬物療法に関しては，複数の椎体骨折を受傷しており骨折のリスクが高いこと，骨形成代謝が低下していること，本症例は MMSE 30 点であり，内服管理が自身で行えていること，経済的に余裕があることから，骨形成促進薬であるフォルテオ®（テリパラチド）が処方された．フォルテオ®は1日1回自己注射にて皮下投与する必要があるため，看護師による自己注射の指導を行った．

家屋環境に対しては，今回スリッパを脱ぐ際にバランスを崩して転倒したとのことであり，スリッパの除去を提案した．本症例が寒がりであるため，スリッパの代わりに室内シューズの提案を行った．転倒歴に玄関で靴を脱ぐ際の転倒があるため，玄関に椅子を設置し，靴および室内シューズの着脱を椅子に着座して行うよう提案した．また，浴室の脱衣所にも椅子を設置し，更衣動作は着座して行うようにした．リビングのカーペットは，カーペットの裏への滑り止めマットの設置を提案し，ベッドに関しては過去の転落後にベッド柵を設置しており，その後に転落はないとのことであったため問題ないと判断した．

■ 本症例からの学びと追加事項

クリニカル・ルール

1　転倒によって椎体骨折や大腿骨近位部骨折を受傷した場合は，骨粗鬆症と診断する．
2　骨粗鬆症の治療は薬物療法・栄養指導・運動療法が重要である．
3　生活習慣病と骨粗鬆症は関連性がある．
4　片脚立位時間が5秒以下では転倒のリスクが高くなる[9].

知っておきたい関連事項

骨粗鬆症に対する治療薬選定の際の注意点

　前述したように，骨粗鬆症治療薬には，骨形成を促進するものや骨吸収を抑制するものがある．使用方法として，自己で皮下注射を行うものや，内服するもの，医療機関にて投薬するものなど，さまざまな種類のものが存在する．理学療法士は，患者が薬剤の使用方法を理解・自己管理できる認知能力を有しているかの評価や，医療機関への通院方法の検討を行う

必要がある．また，内服後に 30 分間座位で過ごす必要がある薬剤もあるため，患者の座位保持の耐久性を評価する必要もある．さらに，腎機能低下に伴い使用が禁忌・回避となっている薬剤や，顎骨に侵襲が及ぶ歯科などの治療中に内服すると顎骨壊死を引き起こす可能性のある薬剤もあるため，腎機能やう歯の有無の確認も必要となる．

書籍紹介

骨粗鬆症の予防と治療ガイドライン 2015 年版，骨粗鬆症の予防と治療ガイドライン作成委員会編，折茂　肇委員長，ライフサイエンス出版，2015

骨粗鬆症の疫学から診断・治療方法について，日本のスタンダートを学べる．

● 文 献

1) 骨粗鬆症の予防と治療ガイドライン作成委員会：定義・疫学・成因. ダイジェスト版 骨粗鬆症の予防と治療ガイドライン 2015 年版, 折茂　肇監, 中村利孝ほか編, ライフサイエンス出版, 東京, 6-10, 2015
2) Yosimura N, et al：Cohort profile：research on Osteoarthrtis/Osteoporosis Against Disability study. Int J Epidemiol 39：988-995, 2010
3) Yosimura N, et al：Prevalence of knee osteoarthritis, lumbar spondylosis, and osteoporosis in Japanese men and women：the research on osteoarthritis/osteoporosis against disability study. J Bone Miner Metab 27：620-628, 2009
4) Howe TE, et al：Exercise for preventing and treating osteoporosis in postmenopausal women. Cochrane Database Syst Rev（7）：CD000333, 2011
5) Gillespie LD, et al：Interventions for preventing falls in older people living in the community. Cochrane Database Syst Rev（2）：CD007146, 2009
6) 骨粗鬆症の予防と治療ガイドライン作成委員会：診断. ダイジェスト版　骨粗鬆症の予防と治療ガイドライン 2015 年版, 折茂　肇監, 中村利孝ほか編, ライフサイエンス出版, 東京, 11-20, 2015
7) Solomon DH, et al：Compliance with osteoporosis medications. Arch Intern Med 165：2414-2419, 2005
8) Roerholt C, et al：Initiation of anti-osteoporotic therapy in patients with recent fractures：a nationwide analysis of prescription rates and persistence. Osteoporos Int 20：299-307, 2009
9) Vellas BJ, et al：One-leg balance is an important predictor of injurious falls in older persons. J Am Geriatr Soc 45：735-738, 1997
10) Michikawa T, et al：One-leg standing test for elderly populations. J Orthop Sci 14：675-685, 2009
11) Cummings SR, et al：Effect of alendronate on risk of fracture in women with low bone density but without vertebral fractures：results from the Fracture Intervention Trial. JAMA 280：2077-2082, 1998
12) 骨粗鬆症の予防と治療ガイドライン作成委員会：治療の目的と考え方. ダイジェスト版　骨粗鬆症の予防と治療ガイドライン 2015 年版, 折茂　肇監, 中村利孝編, ライフサイエンス出版, 東京, 25-28, 2015
13) Kelley GA, et al：Effects of ground and joint reaction force exercise on lumbar spine and femoral neck bone mineral density in postmenopausal women：a meta-analysis of randomized controlled trials. BMC Musculoskelet Disord 13：177, 2012
14) Yamazaki S, et al：Effect of walking exercise on bone metabolism in postmenopausal women with osteopenia/osteoporosis. J Bone Miner Metab 22：500-508, 2004
15) American Geriatrics Society, et al：Guideline for the prevention of falls in older persons. J Am Geriatr Soc 49：664-672, 2001

（久保皇之）

7 関節リウマチ

■ 導入のためのエッセンス

◆関節リウマチ（RA）は原因不明の自己免疫疾患であり，30〜50歳代といった社会的，家庭的に重要な役割を担っている年代の女性に好発し[1]，わが国では約60〜100万人（有病率0.6〜1.0%）が罹患している[2] といわれています．これまで1987年の米国リウマチ学会（ACR）の分類基準に基づいて，朝のこわばりや3ヵ所以上の関節の腫れ（腫脹）などを含む7項目のうち4項目以上が認められるものがRAと診断されてきましたが，近年では，2010年にACRおよび欧州リウマチ学会（EULAR）が合同で発表した新しい基準に基づいて，少なくとも1つ以上の関節で腫れを伴う炎症（滑膜炎）がみられ，その原因としてRA以外の病気が認められない場合に，①罹患関節の数，②血清学的検査，③急性期反応物質，④症候の持続期間の4項目における合計点数が6点以上をRAと診断するようになってきました．これにより2010年以降，RA治療の考え方も，目標達成に向けた治療（T2T）が標準となり治療薬のめざましい進歩によって，疼痛緩和を目的としたケア（care）から疾患の寛解や低活動性を目指すキュア（cure）へとパラダイムシフトされてきており，理学療法士は早期〜晩期までの幅広い病期の患者にかかわり，身体機能の維持・向上や実用性ある動作の獲得を積極的に担うようになってきました．

◆医師から処方を受けた理学療法士は，問診や諸検査を通して対象患者の身体における機能障害や日常生活における不便さを社会的背景とともに把握し，理学療法の方向性を決定して治療へと臨みます．RAの場合，主病変である関節滑膜における炎症（増殖性滑膜炎）と関節破壊により①疼痛，②腫脹，③ROM制限，④筋力低下などの機能障害が起こります．これらの機能障害は，日々の身体活動を制限して廃用症候群を招来させ，ADLやQOLに多大な影響を及ぼします．一般的な理学療法では疾患活動性や身体症候に応じてROM運動，筋力増強運動，そして物理療法などを実施し，制限された動作に対して装具やスプリント，自助具を利用した自立のための練習とともにホームエクササイズと併せてきめの細かい生活指導を行います．

症例 RAの再燃により家事動作が困難となった53歳の女性.

CBL1 初期情報から仮説を立て，仮説証明のための新たな情報を選択する

初期情報

処方箋 ▶ 診断名：RA．53歳の女性，主婦．9年前に発症．本日よりROMと筋力の改善，動作の獲得を目標に理学療法を開始してください．なお運動は関節保護の観点とともに現在の身体症候を十分に考慮したうえで実施するようにしてください．

現病歴 ▶ 9年前に手指のこわばりと関節における疼痛で発症．その後，一時身体症候の悪化を認めたが軽快ししばらく経過．今回，日常生活で身体を使いすぎると再びこわばりや関節における疼痛，

腫脹などが出現するようになってきたため理学療法開始となった．これまでに手術歴はない．

医療面接 ❯ **PT**「痛みや腫れの具合，関節の動きやすさはどうですか？」
患者「家事などを行った後に身体がこわばり，手や腕，膝の痛みに加えて手足の関節が腫れてきます．特に手で何かを握ったり腕を伸ばしたりするのがつらいです」
PT「現在，日常生活の中で特に困っているのはどんな動作ですか？」
患者「家事です．料理が入った鍋やフライパンを持ったり，洗濯物を干したり，洗濯バサミを使うことに不便さを感じており，最近では夫に手伝ってもらうことも多くなりました」
■**その他に得た情報**：夫（57歳）と2人暮らし．夫は協力的．

動作観察 ❯ 独歩にて機能訓練室に来室．歩隔が狭く重心は後方に位置している．手部にスワンネック変形と尺側偏位ならびに足部に槌趾を認め，骨盤後傾位にて股関節および膝関節が屈曲し下腿は外反位を呈している．また両手足部に腫脹を認める．

下に示すクリニカル・ルールを用いて，次の問いに答えましょう

1-1 本症例の参加制約とその原因は？　　　　1-2 本症例の活動制限とその原因は？

1-3 本症例の仮説的問題構造の全体像は？　　1-4 仮説証明に必要な情報や検査は何か？

■ クリニカル・ルール

CR1 **RA によって起こる主たる機能障害は，疼痛，腫脹，ROM 制限，筋力低下である（図1）**

　RA の臨床症候は関節症候と関節外症候に大別される．前者は疼痛や腫脹など炎症性滑膜炎に基づく可逆性の症候として現れ，その後，急速に軟骨の消失や骨びらんなど関節破壊に基づく不可逆性の多彩な像へと進展し，関節の変形や動揺性などをもたらす[3]．後者は皮膚，心臓や肺，眼などの諸器官における炎症性病変として患者の70%以上に認められ[4]臨床予後や生命予後に深く関与する．総じて関節リウマチ患者の障害像は多岐にわたり，さまざまな身体器官における問題として全身性に出現する．特に罹患関節の疼痛と腫脹，反射的に起こる関節周囲筋の筋スパズムと軟部組織の伸展性低下に起因した ROM 制限[5]，酸化・窒素化ストレスによる筋原線維機能の低下に起因した筋力低下[6]が主たる機能障害となる．

　また，これらは疾患活動性の高さに応じた身体活動量や動作遂行に伴う関節負荷に影響されやすく，その程度によっては廃用・過用・誤用の招来と相まってさらに悪化する．

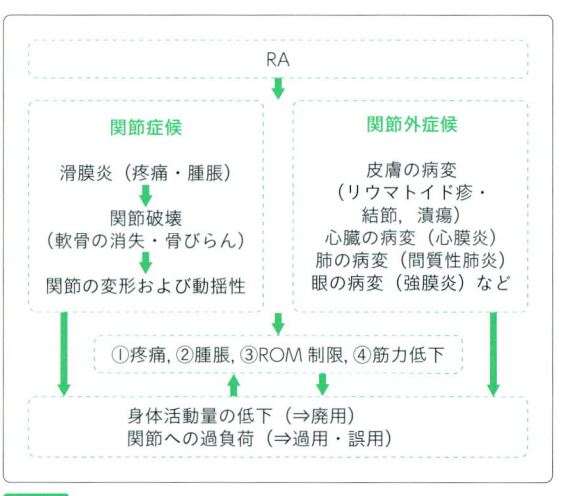

図1 RA で起こる機能障害

CR 2 | RA では手の握りとリーチ機能および下肢関節の荷重機能における障害が ADL に影響する

RA では移動，入浴，更衣，整容などの ADL 動作が制限されやすい．特に手指の近位指節間（PIP）関節，中手指節（MCP）関節，手関節，足趾に代表される末梢小関節や膝関節において，両側性かつ左右対称性に症候が初発することが多い[7] ことからも，空間での上肢操作に必要な手の握りや到達（リーチ）を可能とする機能が制限され，下肢関節の荷重機能における障害とともに ADL を悪化させる要因となる[8]．

発症から経年的に明らかに難しくなる動作として，上肢では比較的早期に障害される「タオルを絞る」をはじめ，「グラスの水を飲む」「カッターシャツのボタンを留める」「顔を洗いそして拭く」「背中を洗う」「電話をかける」，下肢では「ベッドから椅子へ移る」「立位保持」「平地での移動」などがあり，有意に低下する[9]．

CR 3 | RA では手根管症候群や頸椎病変を伴いやすい

RA では絞扼性ニューロパチーを伴いやすく 23％ の患者に手根管症候群の存在を認める．この場合，屈筋腱周囲の腱鞘滑膜の炎症と肥厚により正中神経が圧迫され，痛みやしびれ，支配筋（短母指外転筋，短母指屈筋，母指対立筋）の筋力低下および萎縮，さらには 1〜3 指と 4 指の橈骨側領域に感覚障害を認める．

また，頸椎病変の発生頻度は 40〜80％ とされ，病型別にみると少関節破壊型の 39％，多関節破壊型の 83％，ムチランス型の 100％ に認められ，重症例ほど脱臼や変形が強くなる[10]．特に上位頸椎に好発し，初期では環軸関節周囲の炎症や亜脱臼による不安定性に起因した疼痛（後頭部・後頸部痛）と頸部 ROM 制限が出現し，その後，脊髄が圧迫され始めると上肢の異常感覚や手の細かな運動障害などの神経症候が認められるようになる．上位頸椎部は中下位頸椎に比べて，後頭骨と軸椎の間に椎間板を有さないことや副神経の存在により延髄脊髄移行部から直接支配される筋が上肢に乏しいことなどを理由として，環軸関節周囲の炎症や亜脱臼による不安定性に起因した疼痛が出現し，かつ副神経支配の胸鎖乳突筋や僧帽筋を中心とした筋力低下や筋萎縮を招来させる[11] ことが知られている．

CBL1 | 仮説的問題構造と仮説証明のための追加情報項目について "臨床思考" する

臨床思考 1-1 | 本症例の参加制約とその原因は？

結論 参加制約＝家庭内での主婦としての役割遂行困難.
その原因＝家事動作の実施困難（図2）.

根拠 情報：患者は動作後に出現するこわばりや疼痛，腫脹に加え，上肢の動かしづらさから家事動作の困難さを訴える.

思考 本症例は，RA の再燃期であり自身の身体的問題も含めて家事を満足して行うことができない不便さを訴えている．この状況

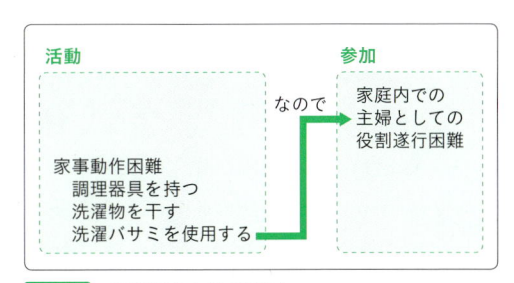

図2 参加制約とその原因

が続くことで近い将来夫の協力なしでは主婦としての役割を十分に果たすことができなくなるのではないかという不安とともに，参加への意欲が低下しかねない状況にあることが想像できる．

臨床思考 1-2 本症例の活動制限とその原因は？

結論 活動制限＝動作後に出現するこわばりや疼痛，腫脹，ならびに上肢での動作制限，下肢関節の荷重機能低下による家事動作の実施困難．

その原因＝上下肢における炎症（疼痛，腫脹），ROM 制限，筋力低下のため？（**図 3**）

根拠 情報：動作後の疼痛や腫脹の出現に加え，手で何かを握ったり腕を伸ばしたりする動きに困難さを感じている．

CR1：RA では疼痛や腫脹，ROM 制限，筋力低下が主たる機能障害として出現する．

CR2：RA では手の握りとリーチ機能および下肢関節の荷重機能における障害が ADL に影響する．

思考 CR1・2 に示すように RA では疼痛や腫脹，ROM 制限，筋力低下といった機能障害が主たる問題となりやすく，これに起因した手の握りやリーチ機能および下肢の荷重機能の障害が ADL に影響を与える．特に家事動作では物品操作が多く要求されることからも，上肢での動作制限はさまざまな目的動作の遂行に影響を与えることが推測される．また下肢機能の荷重機能の低下は横移動やピボットターンなどの応用的な動きを阻み，立位での継続的な作業の実施を困難にすることが推測される．さらに家事動作が困難となることで身体活動量が低下し廃用を招来させる可能性や動作の仕方によっては関節への過負荷が生じやすくなり過用や誤用を招来させる可能性も考えられる．

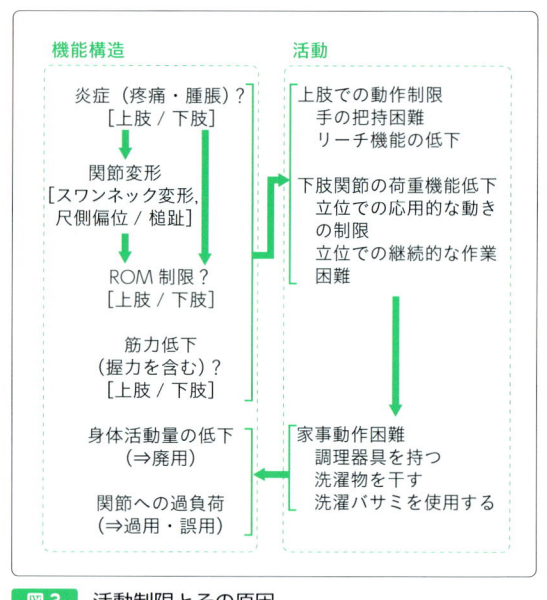

図 3 活動制限とその原因

臨床思考 1-3 本症例の仮説的問題構造の全体像は？

結論 臨床思考 1-1 ～ 2 を統合して以下のように考える（**図 4**）．

「家庭内での主婦としての役割を遂行することが困難」なのは「調理器具を持つことや洗濯物を干したり洗濯バサミの使用（ピンチ）が困難」であること，その原因として「手の把持困難，リーチ機能の低下による上肢での動作制限，下肢関節における荷重機能の低下」が挙げられる．これらは，「上下肢における疼痛，腫脹，ROM 制限，筋力低下」に起因するものであり，これまでの経過で生じたものに再燃の影響が加わることで家事動作がより困難と

なり身体活動量の低下や関節への過負荷を生む結果，廃用・過用・誤用を招来させる可能性がある．また個人因子では主婦としての役割を担っていることにより家事動作が困難なことが問題となる．以上のように仮説的に問題構造をまとめる．

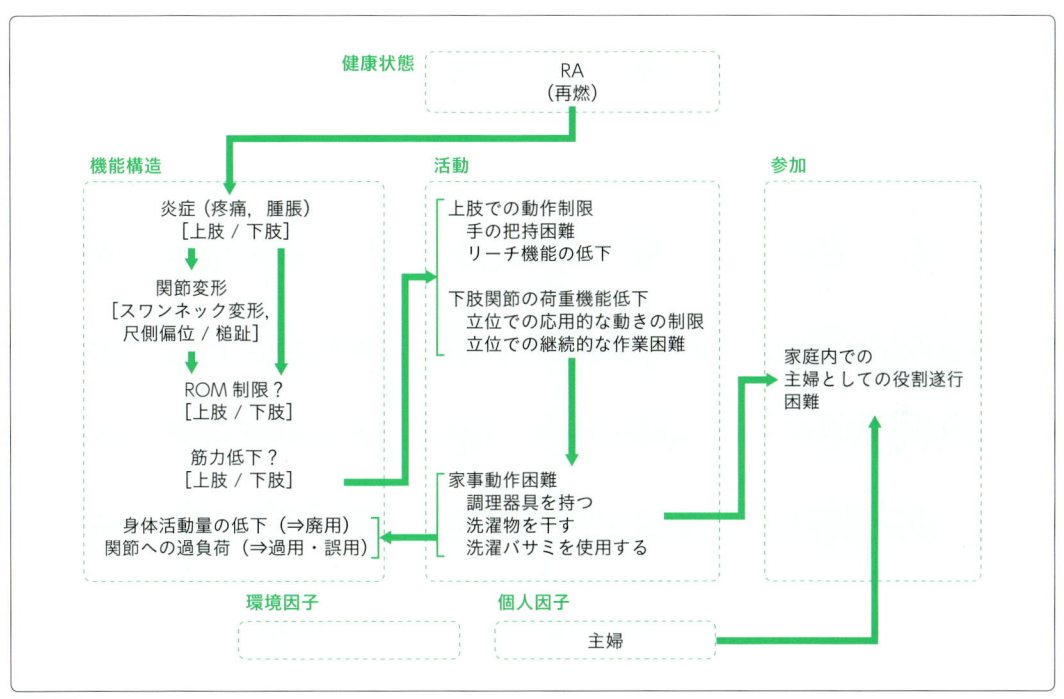

図4 仮説的問題構造の全体像

臨床思考 1-4 **仮説証明に必要な情報や検査は何か？**

結論 ICF 概念地図で「?」がついている項目を確認すれば問題構造が明らかとなる．

1) 家事動作の模倣における上下肢運動の観察と分析（手の握りやリーチ機能，下肢の荷重機能の把握を含む）
2) 諸関節における疼痛検査ならびに腫脹有無の確認（熱感の触診を含む）
3) 家事動作の遂行に必要となる諸関節の ROM 検査〔最終域感（エンドフィール）の把握を含む〕
4) 上肢（握力を含む）と下肢の筋力検査
5) 手根管症候群や頸部病変などに起因した症候との鑑別に必要な諸検査

根拠 CR1：主たる機能障害である疼痛，腫脹，ROM 制限，筋力低下は，ADL を大きく制限する．
CR2：RA では手の握りとリーチ機能および下肢関節の荷重機能における障害が ADL に影響する．
CR3：RA では手根管症候群や頸椎病変を伴いやすい．

思考 家事動作を制限する因子を明らかにするため，両上下肢における機能障害に加えてこれに起因する手の握りとリーチ機能および下肢関節の荷重機能における障害の程度を把握する必要がある．また，RA では手の動きにくさが手根管症候群や頸椎病変などに由来する可能性もあるため，これらの有無を含めた医学的情報の収集とともに必要に応じて鑑別を目的とした

諸検査を実施する．特に前者における検査は手部の関節症候の存在により実施が困難となりやすいことから精査可能な方法を選んで実施する必要がある．

CBL2 追加情報から本症例の問題構造を明らかにし，解決策を講じる

追加情報

疾患活動性 ▶ DAS 28（disease activity score 28）：3.8（中疾患活動性）．

身 体 機 能 評 価 ▶ mHAQ（modified health assessment questionnaire）：1.0（≦0.5：機能的寛解）．

薬物コント ロ ー ル ▶ TNF 阻害薬*：アダリムマブ（ヒュミラ®）皮下注 40 mg を 1 回 /2 週投与．＊腫瘍壊死因子（TNF）を標的とした生物学的製剤．

Steinbrocker の 分 類 ▶ stage Ⅱ（骨の破壊はないが，軟骨が薄くなり関節の隙間が狭くなっている状態）．

X 線 像 ▶ 手指関節および膝関節に関節裂隙狭小化（JSN）を認める．
環軸椎亜脱臼（−）：ADI（atalanto dental interval）* 2 mm.
脊髄障害（−）：SAC（space available for the spinal cord）** 14 mm.
＊環椎前弓後縁と歯突起前縁の距離．
＊＊歯突起後縁から環椎後弓前縁までの距離（有効脊柱管前後径）．

炎症の程度 ▶ CRP 値：2.1 mg/dL，赤沈値：11 mm/ 時．

変形(左右) ▶ スワンネック変形，尺側偏位，槌趾．

立位姿勢 ▶ 頭部前方位姿勢（FHP）．骨盤後傾位にて股関節および膝関節が左右ともに屈曲し下腿は外反位を呈している．重心は後方に位置している．

歩 行 ▶ 独歩可（杖は持っているがあまり使用していない）．

家事動作 ※擬似動作での観察 ▶ 調理器具を持つ動作は肩を内転させながら両手で調理器具の取手を持ち，全身に力を入れた状態で持続的な保持を行っていた．洗濯物を干す動作は物干し竿に洗濯物を引っかける際のリーチ距離が短く，上肢の持続的な空間保持も困難であった．また，本症例は家事の環境上，作業の多くを立った状態で行っているとのことであり，立位では，一側下肢への過荷重とともに横移動やピボットターンなどの応用的な動きが制限されていた．洗濯バサミの使用（ピンチ）は，母指を内転して示指との間で挟みながら行っていた．

疼痛・腫脹・ 熱感 ▶ ◆両手部：Numerical Rating Scale（NRS）(5/10) 腫脹（＋）熱感（−），◆両肘関節：NRS (5/10) 腫脹（＋）熱感（−），◆両膝関節：NRS (5/10) 腫脹（＋）熱感（−），◆両足関節：NRS (3/10) 腫脹（＋）熱感（−）．

R O M ※単位：度 ▶ ◆肩屈曲（Rt. 140, Lt. 140）外転（Rt. 130, Lt. 135）外旋（Rt. 55, Lt. 60）内旋（Rt. 60, Lt. 65），◆肘屈曲（Rt. 110, Lt. 115）伸展（Rt. −20, Lt. −15），◆前腕回外（Rt. 35, Lt. 50）回内（Rt. 45, Lt. 55），◆手背屈（Rt. 30, Lt. 40）掌屈（Rt. 35, Lt. 45），◆股屈曲（Rt. 105, Lt. 110）伸展（Rt. 0, Lt. 0）外転（Rt. 30, Lt. 35）外旋（Rt. 25, Lt. 30）内旋（Rt. 35, Lt. 35），◆膝屈曲（Rt. 120, Lt. 120）伸展（Rt. −10, Lt. −10），◆足背屈（Rt. 5, Lt. 5）底屈（Rt. 35, Lt. 30）．

◆ 肩周囲筋（Rt. 4，Lt. 4），◆ 肘屈曲（Rt. 4，Lt. 4）伸展（Rt. 4，Lt. 4），◆ 手掌屈（Rt. 4，
※ MMT　　　　Lt. 4）背屈（Rt. 3，Lt. 3），◆ 股屈曲（Rt. 4，Lt. 4）伸展（Rt. 3，Lt. 4）外転（Rt. 3，Lt. 4）
　　　　　　外旋（Rt. 3，Lt. 4）内旋（Rt. 3，Lt. 4），◆ 膝屈曲（Rt. 4，Lt. 4）伸展（Rt. 3，Lt. 4），◆ 足
　　　　　　背屈（Rt. 3，Lt. 3）底屈（Rt. 3，Lt. 3）．

握　　力 ❯ Rt. 141.0 mmHg，Lt. 122.0 mmHg．
※単位：mmHg

神経症候 ❯ Tinel 徴候（－），奥津 test（－），異常感覚（－）．

下に示すクリニカル・ルールを用いて，次の問いに答えましょう

2-1　調理器具を持つ動作が困難な原因は？　　　2-2　洗濯物を干す動作が困難な原因は？
2-3　洗濯バサミの使用（ピンチ）が困難な原因は？　2-4　本症例の問題構造の全体像は？
2-5　本症例の問題の解決策は？

■ クリニカル・ルール

CR 4　RA 患者が動作を実用的に行うためには体力の維持が不可欠である

　RA 患者は身体活動量によって ADL が大きく制約されやすく，毎日繰り返される動作を実用的
に行うためには体力の維持が不可欠となる．よって，合併症や運動制限などを考慮したうえで有酸
素運動の積極的な実施が求められる．特に最大心拍数の 60％，最大筋力の 50 ～ 70％を限度とす
る強度で 1 回 20 分 / 日の運動を週 2 ～ 3 回程度行っても疾患活動性や痛みに対する有害な影響は
認められなかった[12, 13] という報告や，自転車エルゴメータを使用した有酸素運動が ROM 運動や
等尺性収縮による筋力増強運動を実施するよりも ROM と筋力を増大させた[14] という報告もあり，
有酸素運動の実施は身体への有害性が少なく安全であることが明らかになってきている．多くの報
告では最大心拍数の 60％以上の強度を 1 回 20 分週 2 回以上の頻度で行うことが推奨されている．

CBL2　追加情報から問題構造と解決策について "臨床思考" する

臨床思考 2-1　調理器具を持つ動作が困難な原因は？

結論　調理器具を持つ動作が困難なのは，上肢では手部・前腕・肘関節，下肢では膝関節・足関節
　　　　の ROM が制限され筋力が低下しているからである（図5）．

根拠　情報：上肢では関節症候の影響による手部の関節変形や手部・肘関節の疼痛と腫脹，手部・
　　　　　前腕・肘関節の ROM 制限および筋力低下（握力含む）を認め，調理器具を持つ動作
　　　　　では肩を内転させて両手で取手を持ち全身に力を入れた状態で持続的把持を行ってい
　　　　　た．下肢では膝関節・足関節に疼痛と腫脹，ROM 制限および筋力低下を認め，作業
　　　　　姿勢となる立位では一側下肢が過荷重となり応用的な動きが制限されていた．

思考　調理器具を持つうえで手指屈曲および手関節背屈 ROM の制限が手の安定した把持を困難に
　　　　し，前腕や肘関節 ROM 制限ならびに筋力低下が器具の持続的把持を困難にしていると考え
　　　　られる．さらに RA の再燃による影響も加わり膝関節・足関節の疼痛や腫脹，ROM 制限，

筋力低下が立位姿勢での一側肢への過荷重や応用的な動きの制限を生み，長時間の作業の実施を困難にしていると考えられる．

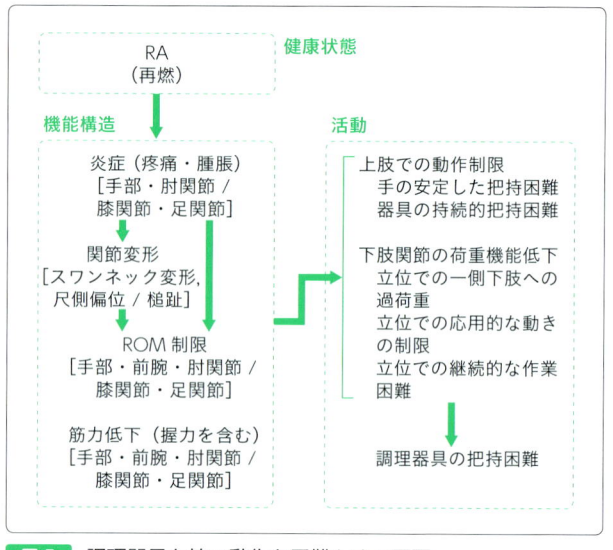

図5 調理器具を持つ動作を困難とする原因

臨床思考 2-2 洗濯物を干す動作が困難な原因は？

結論 洗濯物を干す動作が困難なのは，前腕・肘関節・肩関節の ROM 制限および筋力低下によりリーチ距離が低下し操作面への動きが制限され，上肢の持続的な空間保持が困難だからである（**図6**）.

根拠 情報：上肢では前腕・肘関節・肩関節に ROM 制限および筋力低下を認める．また，洗濯物を干す動作ではハンガーにかけた洗濯物を物干し竿に引っかける際のリーチ距離が短く，上肢を空間にて保持し続けるのが困難であった．さらに調理器具を持つ動作と同様に膝関節・足関節における症候に加え，実施姿勢である立位では一側下肢の過荷重や応用的な動きの制限がみられた．

思考 肘関節は目標物に手が届くよう距離の調整を担う．よって屈伸 ROM の制限がリーチ距離に大きく影響し，さらに肩関節の内旋・外旋，前腕の回内・回外 ROM の制限が操作する面への動きに制限をもたらしていると考えられる．そして，これらの筋力低下によって空間における上肢の持続的な保持が困難になっていることが考えられる．

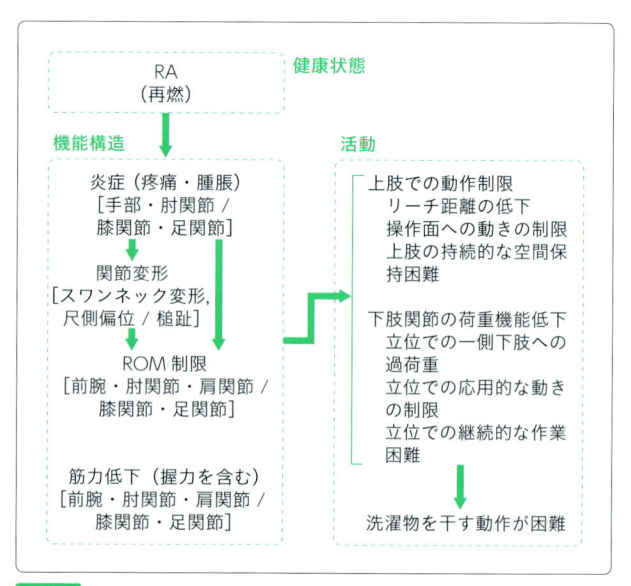

図6 洗濯物を干す動作を困難とする原因

臨床思考 2-3 洗濯バサミの使用（ピンチ）が困難な原因は？

結論 洗濯バサミの使用（ピンチ）が困難なのは，RA に起因した関節症候の影響により手部の ROM が制限され，握力ならびにピンチ力が低下しているからである（**図7**）．

根拠 情報：手部に関節変形を認める．握力の値が低く動作観察において母指を内転し示指との間で挟みながらピンチしている．

思考 洗濯バサミのピンチでは母指と示指の対立運動が困難かつピンチ力を補うために母指内転筋，MCP 関節屈筋を使用し母指と示指の基節骨間で挟むパターンをとっていると考えられる．

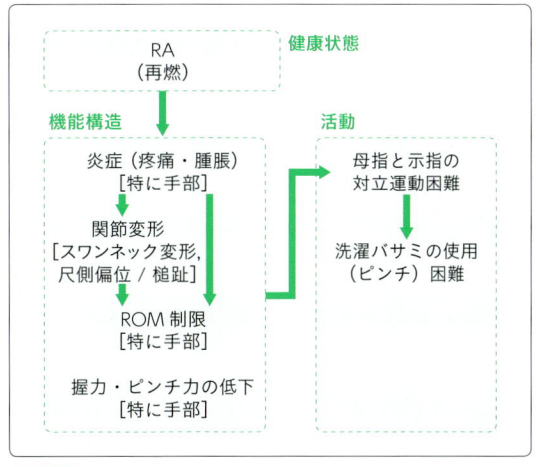

図7 洗濯バサミの使用（ピンチ）を困難とする原因

臨床思考 2-4 本症例の問題構造の全体像は？

結論 臨床思考 2-1 〜 3 を統合して以下のように考える（**図8**）．

本症例が家庭内で主婦としての役割を遂行できないのは，家事動作が困難だからである．これには，これまでの経過および再燃によって生じた上下肢における機能障害が影響している．

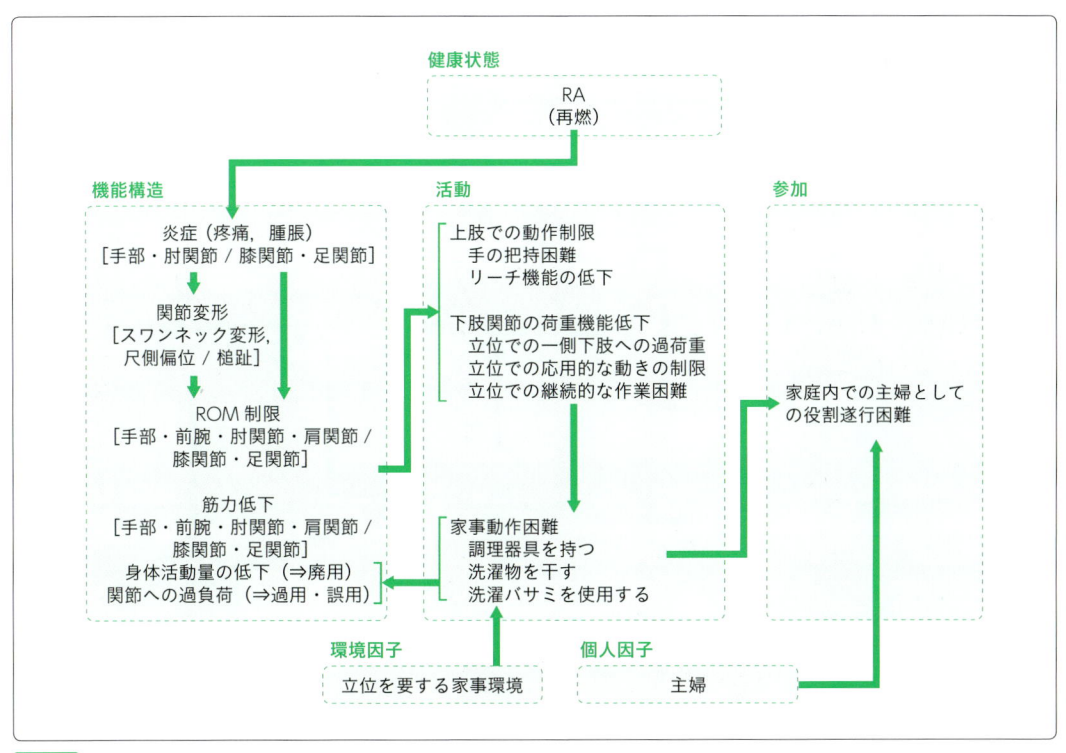

図8 問題構造の全体像

まず調理器具の把持が困難なのは手部・前腕・肘関節の ROM 制限と筋力低下が原因として考えられる．次に洗濯物を干す動作が困難なのは肘関節の ROM 制限によるリーチ距離の低下と肩関節の内旋・外旋，前腕の回内・回外 ROM の制限による操作面への動きの制限，加えて筋力低下により上肢を空間で保持し続けることができないこと，洗濯バサミの使用が困難なのは手部の ROM 制限と握力低下によって母指と示指の対立運動ができないことなどが原因として考えられる．さらに，家事の環境上，作業の多くを立位姿勢で行っていることが一側下肢への過荷重とともに応用的な動きを制限し膝関節や足関節への負担を生み出している原因として考えられる．

臨床思考 2-5 **本症例の問題の解決策は？**

結論 ICF 概念地図で主要な問題点を解決する理学療法の介入プランを以下のように意思決定した（図 9）．RA の再燃によりさまざまな機能障害が助長され家事動作の実施が困難となっている．よって，関節保護の観点を踏まえながら身体機能における諸問題の改善を図り，動作の簡素化と併せて持続的な一側肢の使用や無理な姿勢を強要することのない動作方法の獲得を

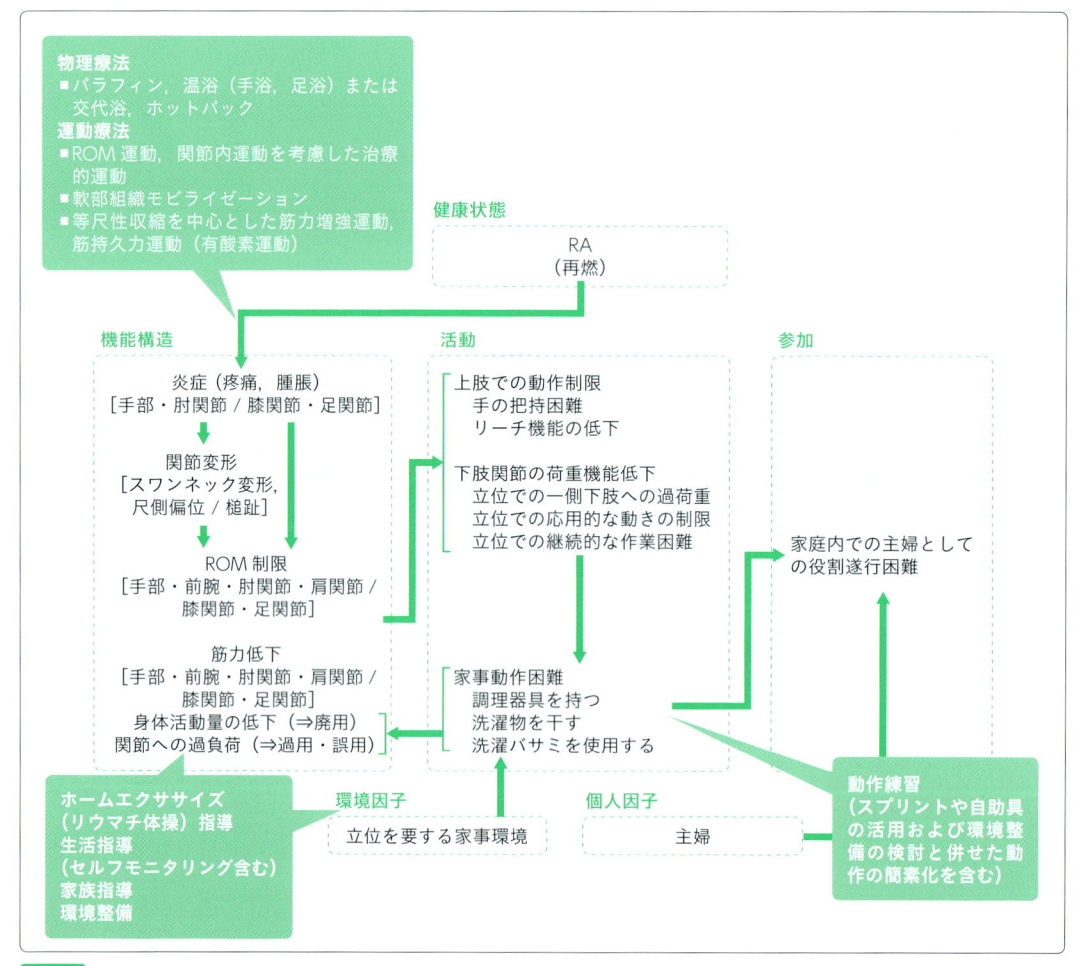

図9 問題構造に対する解決策

目指す（**表1**）．さらに，ホームエクササイズの指導を行い，身体活動量の高低に伴う廃用・過用・誤用の防止も図る．また，休息と活動のバランスを考えながら生活行動をどのようにすればよいのかが理解できるよう本人や家族と面談を行い，関節保護の観点からの教育的指導として安全な動作の理解と遂行を目指す．

表1 本症例に対する理学療法の介入プラン

目的		方法	注意点・禁忌
家事動作の簡素化および獲得	①調理器具の把持	尺側偏位の助長に加え，掌側脱臼（亜脱臼）を防止する観点からスプリントを作製し，装着下にて動作を行う．また器具の片手把持は手指や手関節の尺側方向に力がかかりやすくなることから，両手把持を基本とし，鍋などはミトンを使用し，両側から手掌全体で持つようにする	関節破壊を助長する恐れがある姿勢や動きを避ける（特に手指や手関節，頸部，膝関節への負担を考慮する）． 長時間における立位での作業では下肢関節への負担もさることながら，疲労して頸椎への負担を助長しやすい前かがみ姿勢をとりやすくなることから，できる限り目線が水平位に近づきやすい座位での作業を勧める
	②洗濯物を干す	洗濯物の持ち上げやリーチを強要した姿勢にならないよう物干し台の高さを調整する．関節症候の出現具合によってはマジックハンドの使用や，夫の協力を得ながら行う	
	③洗濯バサミの使用	洗濯バサミに取り付けてある丸いリングを工具で楕円形に変形させてピンチがしやすい工夫を図り，できる限り母指と示指の間を保たせながら指節間（IP）関節の屈曲を伴うピンチを行う	
	④作業姿勢	膝関節に市販のベルクロ付きで薄い金属支柱が入ったサポーターなどを装着する．また，長時間の立位は下肢関節への負担を助長することから，椅子を用意し，座位での作業姿勢を確保する	
ROM の拡大（関節周囲組織の伸展性改善を含む） 筋力（筋張力，筋持久力）の向上	①調理器具の把持	手部・肘関節を中心とした（関節内運動を考慮した）ROM運動，前腕・上腕（特に上腕二頭筋，上腕筋，前腕の屈曲筋群）を中心とした軟部組織モビライゼーションを行う．また筋力増強運動として母指対立位を保つようにして筒握りでの握力強化も併せて行う	著明な炎症を認める場合は実施しない． 常に愛護的な実施を図り，関節の可動範囲を超える過剰な運動や疼痛を出現させる操作は避ける． 過負荷にならない方法や頻度（回数）で実施し，実施したその日の夜や翌日に疲労が残らないようにする
	②洗濯物を干す	リーチ距離に影響する肘関節や操作面への動きに影響する肩関節の内旋・外旋，前腕の回内・回外 ROM を中心とした（関節内運動を考慮した）ROM 運動を行う．また上肢の空間保持に必要となる三角筋をはじめとする肩関節周囲筋の筋力増強運動も行う	
	③洗濯バサミの使用	手指関節（特に母指，示指）の ROM 運動，（手掌腱膜，母指対立筋，小指対立筋，虫様筋，骨間筋などの）手内在筋を中心とした軟部組織モビライゼーションを行う．また筋力増強運動としてピンチ力の強化や筒握りでの握力強化なども併せて行う	
	④作業姿勢	大殿筋，中殿筋，大腿四頭筋，腹筋群などの体重支持を担う筋群の筋力増強運動，併せてリカンベント型自転車エルゴメータを使用した有酸素運動を行い，筋持久力（体力）の維持・向上を図る	
疼痛の軽減 筋スパズムの緩和		関節症候の出現範囲が，手指関節を中心としたものであればパラフィン（グローブ法），肘周囲にまで及ぶ場合や足部に対しては温浴（手浴，足浴），腫脹の程度によっては温熱刺激の合間に寒冷刺激を加える交代浴の実施を図る．また，肩や膝などの関節周囲筋に対してはホットパックを用いて疼痛の軽減や筋スパズムの緩和を図る	関節に著明な炎症を認める場合は行わず，実施後に痛みの増悪を訴える場合は直ちに中止する
廃用症候群の防止		上肢および下肢関節における最大可動範囲内での無理のない自主運動（リウマチ体操）をホームエクササイズとして指導する（ただし，頸部の前屈運動は頸椎の前方亜脱臼を助長することになるため原則的に禁忌とする）	過負荷にならない内容と頻度（回数）を指導し，疲労が残らない範疇での継続的な実施を図る
本人の自己管理能力の体得，および妻の病気に対する夫の理解の向上		生活指導として本人にセルフモニタリング（1日の行動記録日誌をつける）を実施し，身体活動量の調整と併せて疾患活動性の把握を含めた身体に対する自己管理能力の体得を目指す．また関節保護の観点から常に動作方法の見直しを図り，主介護者である夫に援助方法を指導しながら妻の病気に対する理解を深めてもらう	本人のみならず主介護者となる夫が望む生活についても理解し，生活全般の把握に努める

■ 本症例からの学びと追加事項

クリニカル・ルール

1 RA によって起こる主たる機能障害は，疼痛，腫脹，ROM 制限，筋力低下である．

2 RA では手の握りとリーチ機能および下肢関節の荷重機能における障害が ADL に影響する．

3 RA では手根管症候群や頸椎病変を伴いやすい．

4 RA 患者が動作を実用的に行うためには体力の維持が不可欠である．

知っておきたい関連事項

1 RA に対する薬物治療とリハビリテーション

　近年，RA の治療薬は飛躍的に進歩し，高い効果が認められるようになってきた．特に，痛みや腫脹などの炎症の軽減を目的として非ステロイド性消炎鎮痛薬（NSAIDs）や副腎皮質ホルモン（ステロイド薬）が用いられ，発症後 6 ヵ月以上の進行期 RA では，免疫機能に作用し進行を抑制する MTX に代表される疾患修飾性抗リウマチ薬（DMARDs），炎症を起こす物質に直接的に作用し関節破壊を抑制する生物学的製剤（BIO）などが用いられている [15]．特に，高い寛解導入率が得られる発症 2 年以内（治療機会の窓：window of opportunity）の期間に薬物治療を開始できるかで疾患予後が大きく変わるとされており，リハビリテーションにおいても薬物に対する反応性の結論が出る前から関節破壊の進行を予防しつつ，患者の状態に応じた治療プログラムやライフプランの作成も含めた早期評価・介入が重要となる [16]．

2 リウマチ体操

　リウマチ体操は，RA 患者を対象として各医療機関や施設においてさまざまな方法で実施されている [17]．ROM と筋力の維持向上を目的とした体操を指す．一般的には自主運動やホームエクササイズとして指導される．

書籍紹介

　リハ実践テクニック　関節リウマチ，改訂第 2 版，西林保朗監，佐浦隆一ほか編，メジカルビュー社，2014

　RA 患者のリハビリテーションに必要となる知識が網羅されており，実践的な対応方法を豊富な写真と併せて具体的に学ぶことができる．臨床や学内での学習において役立つ書籍である．

●文 献

1) 公益社団法人日本リウマチ友の会編：リウマチ患者の横顔．2015 年リウマチ白書　リウマチ患者の実態〈総合編〉，障害者団体定期刊行物協会，東京，12，2015

2) Yamanaka H, et al：Estimates of the prevalence of and current treatment practices for rheumatoid arthritis in Japan using reimbursement data from health insurance societies and the IORRA cohort（I）．Mod Reumatol 24：33-40，2014

3) 峰久京子：複合障害（1）　関節リウマチ(1)．シンプル理学療法学シリーズ　運動器障害理学療法学テキスト，改訂第 2 版，

細田多穂監，高柳清美ほか編，南江堂，東京，277-286，2016

4）田中和彦：関節リウマチ患者の理学療法におけるリスク管理．理学療法 31：243-249，2014

5）加藤新司：運動療法．リハ実践テクニック　関節リウマチ，改訂第 2 版，西林保朗監，佐浦隆一ほか編，メジカルビュー社，東京，118-133，2014

6）山田崇史：関節リウマチに伴う筋弱化のメカニズム．理学療法学 42：819-820，2015

7）久保俊一：関節リウマチとその類縁疾患．標準整形外科学，第 13 版，中村利孝ほか監，井樋栄二ほか編，医学書院，東京，241-266，2017

8）山口昌夫：関節リウマチのリハビリテーション．金沢医大誌 30：400-407，2005

9）椎野泰明：慢性関節リウマチの ADL．臨床リハ 1：318-322，1992

10）Fujiwara K, et al：A long-term follow-up study of cervical lesions in rheumatoid arthritis. J Spinal Disord 13：519-526, 2000

11）冨安　斉ほか：I．膠原病・類似疾患に伴う神経・筋障害の診断と治療　5．関節リウマチ．日内会誌 99：33-39，2010

12）Van den Ende CH, et al：Dynamic exercise therapy in rheumatoid arthritis：a systematic review. Br J Reumatol 37：677-687, 1998

13）Häkkinen A, et al：A randomized two-year study of the effects of dynamic strength training on muscle strength, disease activity, functional capacity, and bone mineral density in early rheumatoid arthritis. Arthritis Rheum 44：515-522, 2001

14）van den Ende CH, et al：Comparison of high and low intensity training in well controlled rheumatoid arthritis. Results of a randomised clinical trial. Ann Rheum Dis 55：798-805, 1996

15）佐浦隆一ほか：薬物療法（1）目的と流れ．リハ実践テクニック　関節リウマチ，改訂第 2 版，西林保朗監，佐浦隆一ほか編，メジカルビュー社，東京，14-21，2014

16）田中一成ほか：生物製剤時代の RA リハビリテーション．臨リウマチ 23：16-21，2011

17）川上貴弘ほか：関節リウマチ患者の基本動作の評価からプログラムを立案する．PT ジャーナル 47：249-255，2013

（佐藤　健）

8 腱板損傷

■ 導入のためのエッセンス

◆ 腱板損傷は外傷や障害および変性によって起こり，疼痛，運動制限，上肢を用いる活動（ADLやIADL）に制限をきたします（**図1**）.

◆ 損傷の有無はMRIや超音波などで確定診断され，一般的な整形外科治療では疼痛のコントロールと機能改善を目的とした理学療法が選択されます[1].

◆ 損傷の程度と疼痛は必ずしも比例せず，軽微な損傷であっても疼痛が遷延する場合もあります. また，損傷の程度はさまざまであり，残存腱板に抵抗運動などにより筋出力を高めることで機能的な回復が望めます. 一方，損傷が機能的な制限に直結している場合は手術療法が適応となります[1].

◆ 機能障害の特徴としては，疼痛を回避するための肩甲骨の位置異常，肩甲帯の機能低下，肩甲上腕関節のROM制限，腱板筋群をはじめとした肩関節周囲筋群の筋出力低下が起こります.

◆ 医師から処方を受けた理学療法士は，対象患者の身体状態や社会的背景を把握し，理学療法の方向性を決定します.

◆ 理学療法では，①急性期の疼痛管理，②機能障害に対する評価と治療，③ADL制限を改善するプログラムが重要となります.

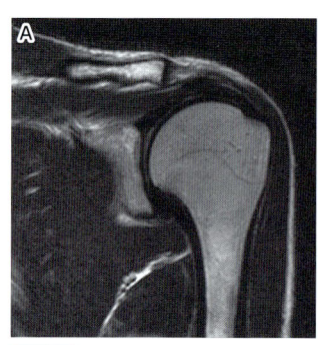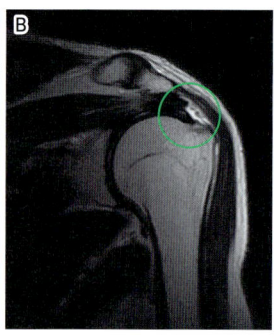

図1 MRIによる腱板の正常画像（A）と損傷画像（B）

症例 腱板損傷後，家事に困っている69歳の女性.

CBL1 初期情報から仮説を立て，仮説証明のための新たな情報を選択する

初期情報

処方箋 ▶	**診断名**：右肩腱板損傷．69歳の女性，主婦．疼痛とROM制限の改善を目標に理学療法を開始してください．疼痛に関しては内服管理をしていきます．
現病歴 ▶	皮細工の仕事中やADLにおける頭上動作時に右肩が痛むようになり当院受診．夜間痛もあり，前方挙上と外転の運動時痛および運動制限が顕著なため某年7月6日に理学療法開始となった．
医療面接 ▶	**PT**「最もつらく，大変なことは何ですか？」 **患者**「痛みでぐっすり眠れないこと，頭の上の方に手を挙げられない」 **PT**「睡眠時間はおおよそ何時間ですか？」

患者「4〜5時間程度でたびたび起きてしまう」
PT「腕を挙げられますか？」
患者「どうにか挙がるが，とめられないし痛い」
PT「日常でのつらい動作は何ですか？」
患者「洗濯物を干すのがとても大変でかばってやっている」

X 線 像 ❯ 肩峰下骨棘や石灰沈着などの異常所見はないが，肩甲骨の位置異常が疑われる（図2）．

姿勢観察 ❯ X線像より肩甲骨の位置異常が疑われ，実際の触診では，肩甲骨は前傾，下方回旋が強く，姿勢自体も円背姿勢をとっていた．
肩甲骨の位置異常が肩甲上腕関節の拘縮によるものか，疼痛回避姿勢のために肩甲骨が下方回旋しているかを評価する必要性を感じた．

動作観察 ❯ 前方挙上は90°付近から肩甲帯全体が挙上する代償動作がみられ，肩甲上腕関節の挙上が不十分だった（動画1 p92）．

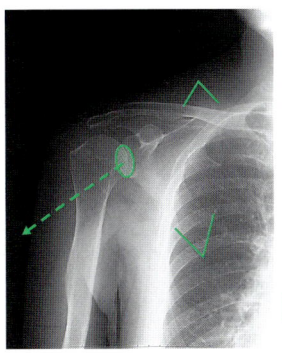

図2 肩甲骨の位置異常
肩甲骨が下方回旋し，関節窩が下方を向いている．

下に示すクリニカル・ルールを用いて，次の問いに答えましょう

1-1 本症例の参加制約とその原因は？　　1-2 本症例の活動制限とその原因は？

1-3 本症例の仮説的問題構造の全体像は？　　1-4 仮説証明に必要な情報や検査は何か？

■ クリニカル・ルール

CR 1 腱板損傷は疼痛と肩甲骨の位置異常，肩甲上腕関節のROM制限，腱板の筋出力低下が生じる（図3）

　腱板損傷に限らず肩関節疾患の急性期は，夜間痛，安静時痛，運動時痛を呈し，それら疼痛のコントロールとROM制限を中心とした機能障害を円滑に改善することが重要である[1,2]．疼痛は夜間痛，安静時痛，運動時痛，圧痛の有無とその強さ，頻度，性質を評価する．疼痛の軽減とともにROM制限が進行する場合があるので，疼痛と自

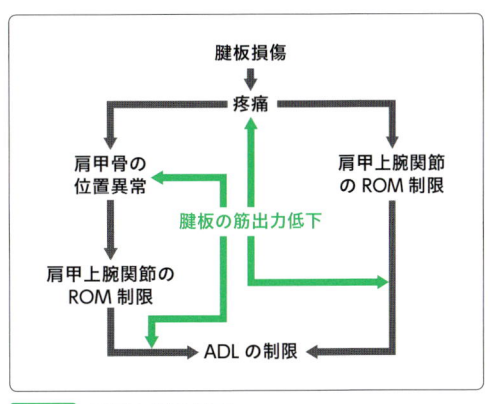

図3 疼痛と運動制限

動・他動の ROM 制限の関連性に着眼する[2]．肩甲帯機能は肩の可動性と安定性の双方に関与しているので，上肢下垂位の状態で肩甲骨の位置異常の有無を評価した後，肩のさまざまな動作を観察する．腱板の筋出力低下は，損傷の程度，炎症の有無などさまざまな要因によって生じており，疼痛，肩甲骨の位置異常，肩の ROM 制限（拘縮の有無）と関連して[3] ADL の制限因子となる．

CR 2 腱板損傷では頭上動作を中心とした ADL が制限される

肩には，手指による ADL を遂行するために上肢の重量を吊るし，可動させ，支える（空間保持）役割がある（図 4）．肩が多方向に広い範囲で可動できることで，手指のさまざまな方向へのリーチや身辺動作を獲得している．また，上肢を空間に保持することで，手指が安定し ADL に必要な機能を発揮している．例えば，上肢が空間に安定して保持されているので，手指による洗髪動作が円滑に適度な力で遂行できる[4]．つまり，肩の機能障害は ADL の範囲の狭小化と実施能力の低下を招き，限定された方向や位置での ADL が余儀なくされる．したがって，肩自体の機能障害に着眼するのではなく，その結果として生じる ADL 制限に着眼することが重要となる．特に吊革につかまるなどの片手で可能な動作は健側上肢で代償できるが，洗濯物を干す，棚の上に物を置くなどの両上肢を同時に挙上するような動作は肩の機能障害により著しく制限される．

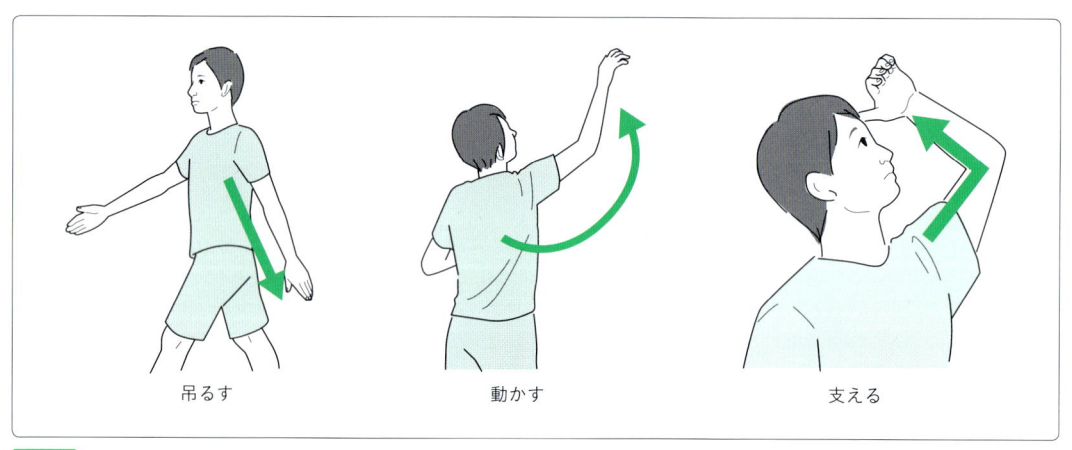

吊るす　　　　　　　　　　動かす　　　　　　　　　　支える

図 4　肩は上肢の質量を吊るし，動かし，支える（空間保持）役割がある

CBL1　仮説的問題構造と仮説証明のための追加情報項目について "臨床思考" する

臨床思考 1-1　本症例の参加制約とその制約の原因は？

結論　参加制約＝主婦としての家庭生活の参加が困難．
その原因＝洗濯物を頭上に干す動作が困難だから（図 5）．

根拠　情報：患者は洗濯物を頭上に干す動作，洗濯用ピンチハンガーの洗濯バサミにピンチする動作の困難さを訴える．
CR2：腱板損傷では両上肢を同時に頭上に挙上する動作が制限される．

思考　本症例は，医療面接の際，自身の肩の痛みと改善するまでの予後および家庭での家事が遂行できないことを心配している．家事の中でも洗濯物を頭上に干すことが困難と訴えている．

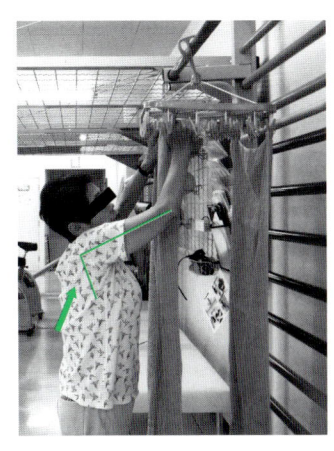

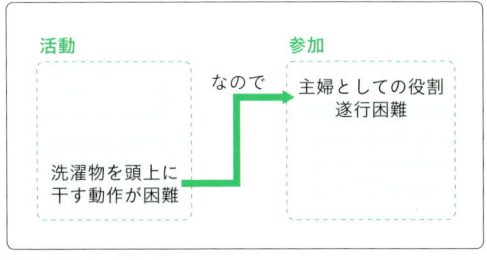

活動　　　　　　　　　　　　　参加

なので → 主婦としての役割
遂行困難

洗濯物を頭上に
干す動作が困難

図6　参加制約とその原因

図5　洗濯物を頭上に干す動作
前方挙上に制限があり肩甲帯で代償している.

干す動作は片手では難しく両手の使用を要求される動作なので，筆者が臨床経験から得たクリニカル・ルールに基づき意思決定した（**図6**）.

臨床思考 1-2 **本症例の活動制限とその原因は？**

結論　活動制限＝洗濯物を頭上に干す動作が困難.
その原因＝肩甲帯および肩甲上腕関節の ROM 制限により上肢を十分な高さに挙上できないため？（**動画2** p92）

根拠　情報：肩に疼痛があり，腕に力が入らず，腕が挙げづらいと訴える.
CR1：腱板損傷後には，疼痛と肩甲帯を含めた肩の ROM 制限や筋出力低下が出現する.

思考　洗濯物を頭上に干す動作には，姿勢の制御，胸郭の柔軟性，肩甲帯の機能，肩甲上腕関節の可動性，腱板を中心とした肩関節周囲筋群の筋力などが必要となる．CR1 にあるように腱板損傷では運動時痛と ROM 制限の関連に着眼し，上肢を挙上する動作を制限している機能障害を抽出することが重要となる．特に ROM の制限は肩甲上腕関節だけで生じておらず，胸郭や肩甲帯の柔軟性の低下が，上肢の基本的な動作困難を招いていることもあるので留意する（**図7**）.

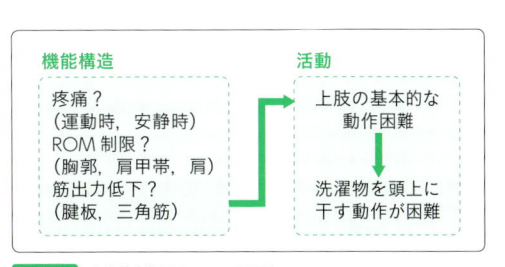

機能構造　　　　　　　　　　　活動

疼痛？
（運動時，安静時）
ROM 制限？
（胸郭，肩甲帯，肩）
筋出力低下？
（腱板，三角筋）

上肢の基本的な
動作困難

洗濯物を頭上に
干す動作が困難

図7　活動制限とその原因

臨床思考 1-3 **本症例の仮説的問題構造の全体像は？**

結論　臨床思考 1-1〜3 を統合して以下のように考える（**図8**）.
「主婦としての家庭参加が困難」なのは「家族の洗濯物を頭上に干す動作が困難」だからで，それは「上肢を挙上する基本動作障害（？）」があるからで，上肢がうまく挙上・保持できないのは「肩の疼痛や胸郭の柔軟性，肩甲帯の機能低下，肩甲上腕関節の ROM 制限，筋出力低下などの機能構造障害」によるものと考えられる．また個人因子として，主婦の役割を担っていることにより洗濯物を干す動作が困難なことが問題になる．以上のように仮説的に問題構造をまとめる.

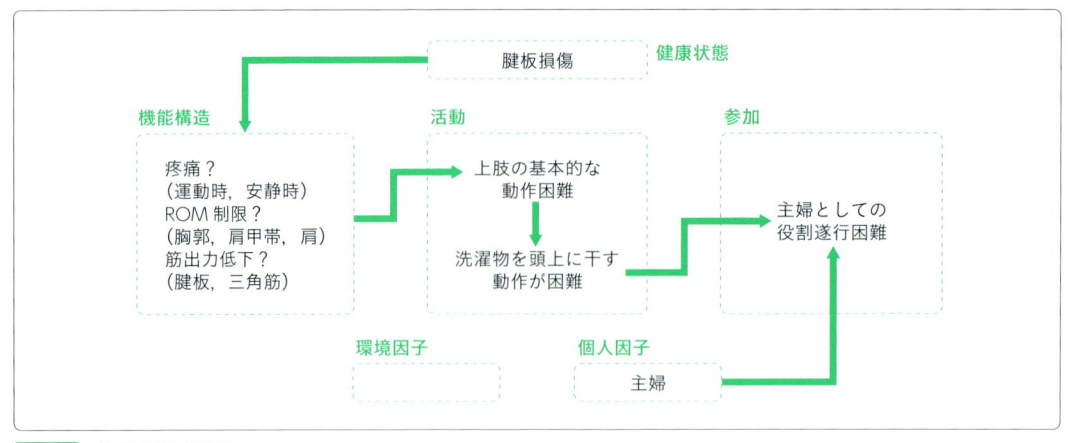

図8 仮説的問題構造

臨床思考 1-4 **仮説証明に必要な情報や検査は何か？**

結論 ICF 概念地図で「？」がついている項目を確認すれば問題構造が明らかとなる.

1) 立位姿勢の観察および肩甲骨の位置異常の評価
2) 洗濯物を頭上に干す動作の模倣による上肢基本動作の観察と
　分析
3) 干す動作に関係する疼痛の評価
4) 干す動作に必要な肩甲帯および肩甲上腕関節の ROM の評価
5) 肩の筋力，上肢の空間保持能力の評価

根拠 CR2：腱板損傷による ADL 制限は疼痛や肩甲帯，肩甲上腕関節の ROM 制限，腱板を中心
　　　　とした筋出力障害により上肢を挙上・保持できないことに由来する.

思考 洗濯物を頭上に干す動作を制限している因子を明確にするため，疼痛，特に動作時痛の部位
　　　や性質を評価し，機能的には患側の胸郭の柔軟性，肩甲帯の機能，肩甲上腕関節の可動性，
　　　筋出力の低下を確認する必要がある.

CBL2 追加情報から本症例の問題構造を明らかにし，解決策を講じる

追加情報

MRI 所 見 ▶ 腱板の損傷部と上腕骨嚢胞，腱板の肥厚などが確認される（図9）.

動作観察 ▶ 洗濯物を頭上に干す動作を観察した．洗濯用ピンチハンガーに干す場合，頭上へのリーチ動
　　　　　　作と洗濯バサミをピンチすることが困難であり，その際には肩甲帯の代償動作を用いて行っ
　　　　　　ていた．一方，ハンガーにかけて干す場合は胸椎の伸展をより強くして行っていた（図10）.
　　　　　　前方挙上 70°，外転 60° 以下での動作では大きな問題はなく手指機能も問題がなかった.

疼 痛 ▶ 夜間痛あり，自発痛あり，挙上動作で肩関節の前面の疼痛を訴える（7/10）．結帯動作時の疼
※ NRS 痛（8/10）.

圧 痛 ▶ 肩周囲に圧痛があるが，特に三角筋前部線維に強い圧痛がある（図11）.

肩甲骨の可動性評価 ❯	上方回旋─下方回旋，挙上─下制の評価（**動画3，4** p92）.

ROM ❯ ※単位：度 ※P：疼痛	◆肩屈曲（Rt. 115＋P，Lt. 170）外転（Rt.110＋P，Lt. 165）外旋（Rt. 40＋P，Lt. 60）結帯（Rt. L1レベル＋P，Lt. Th10レベル），◆肘屈曲（Rt. 160. Lt. 180）伸展（Rt. 0，Lt. 0）.

筋力 ❯ ※MMT	◆肩屈曲（Rt. 4－，Lt. 5）外転（Rt. 3，Lt. 5）. ＊以下，筋力の補足テスト ・外転保持テスト：外転90°位での上肢保持（Rt. 3秒，Lt. 30秒以上可能）. ・ピンチハンガーへの挙上保持テスト：洗濯用ピンチハンガーに触れる位置（挙上位）での上肢保持（Rt. 6秒，Lt. 30秒以上可能）. ・挙上反復テスト：下垂位から前方挙上90°位を反復する（Rt. 8回で疲労感＋，Lt. 20回以上可能）.

握力 ❯	Rt. 16 kg，Lt. 18 kg.

神経症状 ❯	なし.

表在感覚 ❯	手指の表在感覚は問題なし.

家族状況 ❯	夫と2人暮らし．家事の合間に夫の皮細工作業を手伝っている.

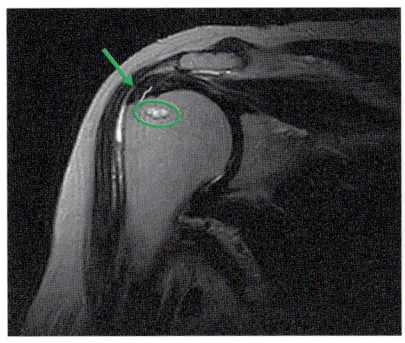
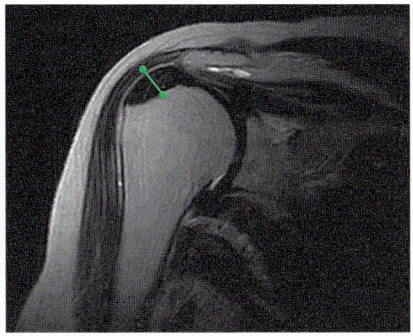

図9 MRI所見

➡：腱板損傷，〇：上腕骨嚢包，●—●：腱板の肥厚.

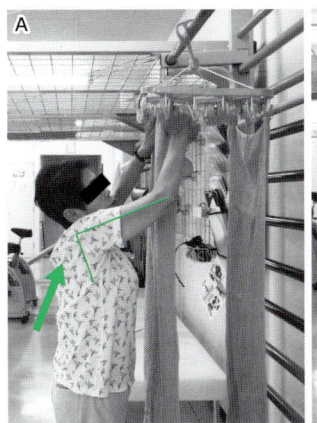
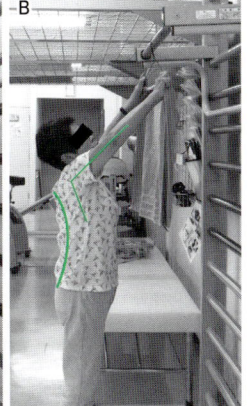

図10 洗濯物を頭上に干す動作

A：洗濯用ピンチハンガーに干す場合.
B：ハンガーにかけて干す場合.

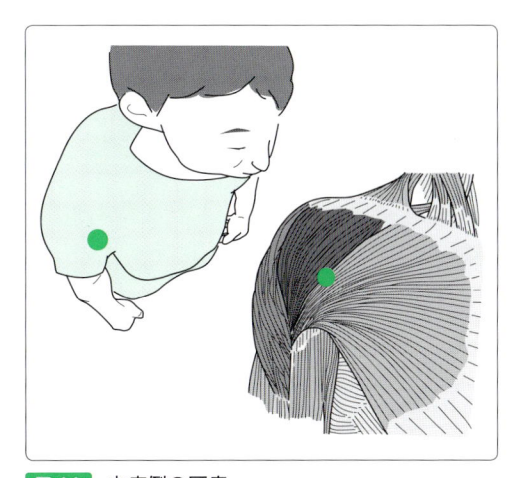

図11 本症例の圧痛

●：肩の圧痛部位.

2-1　洗濯物を頭上に干す動作が困難な原因は？　　2-2　頭上での洗濯バサミのピンチ動作が困難な原因は？

2-3　干す動作の際に胸椎が強く伸展する原因は？　　2-4　本症例の問題構造の全体像は？

2-5　本症例の問題の解決策は？

■ クリニカル・ルール

CR 3　上肢の関節にはそれぞれに役割がある

　肩関節は上肢の運動範囲の確保と支持を担い，肘関節は対象物までの距離調節を行う．効果器ともいえる手指は握る，触る，ピンチ動作など目的としている活動を遂行する．これらが一連の動作の中で円滑に機能することで ADL は確立されている．

CR 4　肩甲上腕関節の可動性だけに着眼せず肩甲帯の可動性を評価する

　肩は肩関節複合体であり，解剖学的関節と機能的関節が複合した運動器官である．上肢の挙上には，胸郭の柔軟性，肩甲帯の可動性，肩甲上腕関節の可動性による総合的な可動性と腱板と三角筋に代表される肩関節周囲筋群の協調的な筋出力が必要となる．また，上肢下垂位の時点で肩甲骨が前傾，下方回旋している位置異常がある場合，関節窩が下方に向いているので上肢を十分に挙上できないので，肩甲上腕関節の可動性だけに着眼せず肩甲帯の十分な可動性を評価することが重要である[4]．

CR 5　上肢の空間保持には肩甲帯の安定性が重要である

　上肢を空間に保持するには，立位姿勢の制御と肩甲帯の安定性を基盤とした腱板や三角筋の筋力が必要となる[3]．腱板損傷の場合は，残存腱板の筋出力を高めるために，より肩甲帯の動的な安定性が求められる[4]．洗濯物を頭上に干す動作では，立位をとるので，肩関節周囲の機能だけでなく，下肢の筋力，脊椎の可動性や安定性，胸郭の柔軟性が求められる．これらの機能が円滑に運動連鎖して上肢を空間に保持できるようになるので，一部位の機能改善だけでなく全身的な運動連鎖に着眼すべきである．

CBL2　追加情報から問題構造と解決策について "臨床思考" する

臨床思考 2-1　洗濯物を頭上に干す動作が困難な原因は？

結論　洗濯物を干す動作が困難だったのは，肩の可動性によって上肢を頭上に挙上させることと上肢を空間に保持することができないからである（図 12）．

根拠　情報：動作観察で前方挙上や外転，洗濯物を干す動作で上記の現象が確認された．

思考　洗濯物をつかむことやハンガーにかける下垂位での動作は可能だが，洗濯用

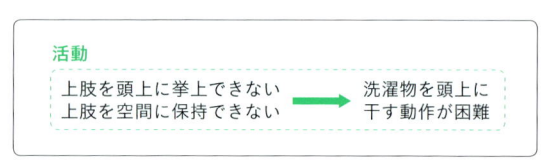

活動

上肢を頭上に挙上できない
上肢を空間に保持できない　➡　洗濯物を頭上に干す動作が困難

図12　洗濯物を干すことが困難な原因

ピンチハンガーへのリーチやハンガーにかけた洗濯物を頭上に挙上することが困難であったため，そのように判断した．

臨床思考 2-2 **頭上での洗濯バサミのピンチ動作が困難な原因は？**

結論 洗濯バサミのピンチ動作が困難なのは，頭上で上肢を挙上し空間に保持することが不十分なため，手指のピンチ力が発揮しづらいからである（**図13**）．

根拠 情報：洗濯物ピンチハンガーの高さで上肢を保持できない．

CR4：肩の可動性が不十分でかつ上肢の空間保持能力が困難な場合，肩甲骨での代償が顕著となる．

思考 動作観察とCR4，そして検査データから肩関節のROM制限と上肢を挙上位で保持できないことによりピンチが困難で肩甲帯の代償が生じていると推論できる．

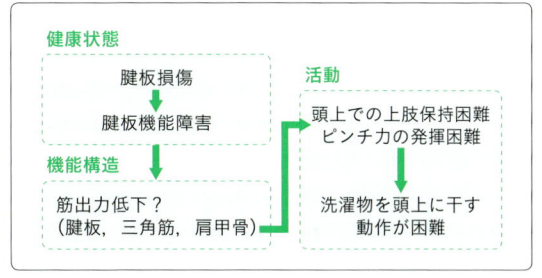

図13 洗濯用ピンチハンガーにピンチすることが困難な原因

臨床思考 2-3 **干す動作の際に胸椎が強く伸展する原因は？**

結論 肩の可動制限がある状態で上肢を頭上に挙上し保持するには，胸椎の伸展による代償動作により少しでも上肢と手指を挙上位に保とうとするからである．

根拠 情報：洗濯物を干す動作で肩甲帯の挙上と胸椎の伸展の代償動作が確認できる（**図10**）．

思考 動作観察とCR4とCR5から肩甲帯の代償とそれに伴う胸椎の伸展の代償が生じていると推論できる．

臨床思考 2-4 **本症例の問題構造の全体像は？**

結論 臨床思考 2-1 〜 3 を統合して以下のように考える（**図14**）．

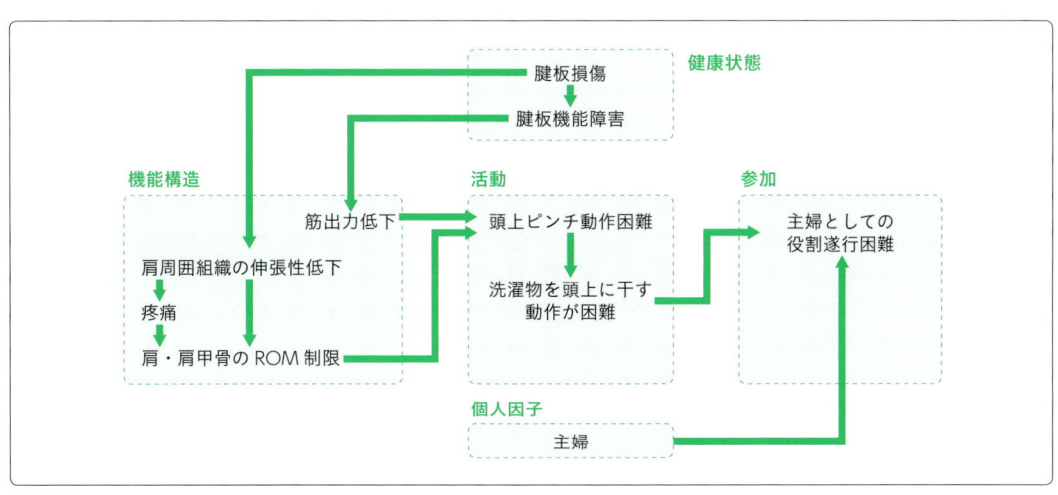

図14 本症例の問題構造の全体像

本症例が主婦としての役割を遂行できないのは，家事の中の洗濯が困難だからである．洗濯では頭上に干す動作が困難で，その原因は上肢を挙上できず空間に保持することが困難だからである．

上肢の挙上が困難なのは，肩の ROM 制限が原因で，ROM 制限は肩甲帯を含めた肩関節周囲筋群の伸張性の低下に由来するものである．一方，頭上でのピンチ動作が困難なのは，肩の筋力が低下しているからで，肩甲骨の安定化を基盤とした腱板と三角筋の協調的な筋出力の低下によるものである．

臨床思考 2-5 **本症例の問題の解決策は？**

結論 ICF 概念地図で主要な問題点を解決する理学療法の介入プランを以下のように意思決定した（**図 15，表 1**）．

①疼痛のコントロール：安静時痛や運動時痛が強いときは，疼痛抑制肢位やアイシングなどの疼痛管理を行い疼痛の軽減を優先して行う．

② ROM の拡大：急性期から肩甲上腕関節の他動的 ROM 運動を繰り返すと伸張痛が生じ，筋スパスムを助長することがある[5]．無理な ROM 運動や伸張運動ではなく，関節窩に対

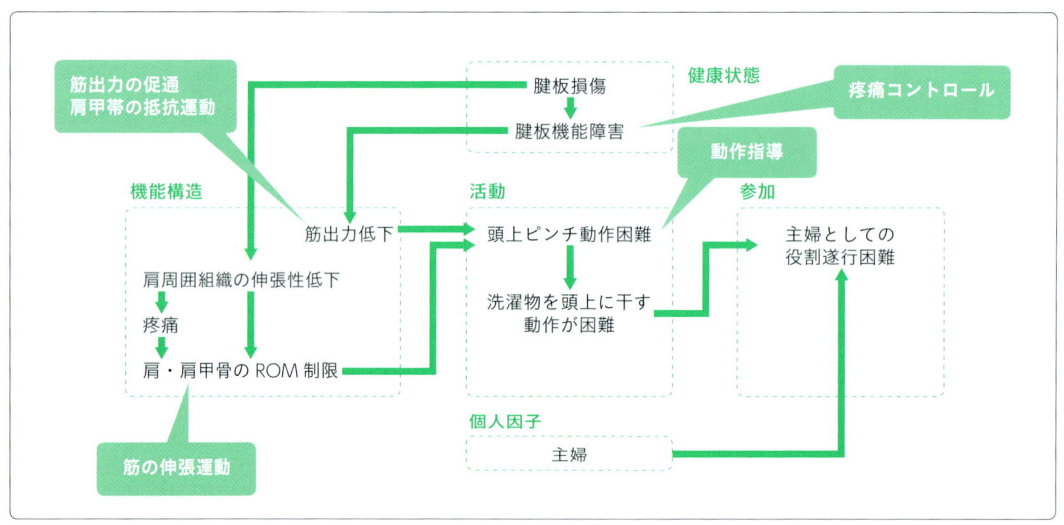

図15 問題構造に対する解決策

表1 本症例に対する理学療法の介入プラン

目的	方法	注意点
疼痛のコントロール	疼痛抑制肢位，患部の休息，患部へのアイシング	上肢の支持基底面を工夫する
ROM の拡大	肩甲骨および肩周囲筋群の伸張運動 上腕骨頭を求心位に保ちながら ROM 運動	疼痛を伴う ROM 運動は避ける
筋出力の向上	肩甲帯の安定性を向上する抵抗運動 残存腱板の促通 腱板と三角筋の協調的な抵抗運動	最適な抵抗とする
ADL の動作改善	姿勢の制御，無理のないリーチ動作	改善を確認する

して上腕骨頭の求心位を保持しながらていねいに伸張運動を行う.

③筋力の向上：肩甲骨周囲筋群に対し，十分な伸張を伴いながら自動介助，抵抗運動を段階的に実施する．運動は肩甲帯が可動する各方向に対して抵抗運動を実施する．肩甲帯の静的な安定性を得て，残存腱板と三角筋との協調した筋出力を高める．徐々に肩甲帯の動的な安定性を得ながら肩の動的な安定性も高める．上肢が目的の位置で安定するようになったら，その位置で手指が目的の活動を遂行できるかどうかを確認する.

④ADL の動作改善のための指導：機能の改善とともに無駄な筋緊張が生じない円滑な動作を会得する．リーチは姿勢を制御しながら低い位置から徐々に高い位置への動作を行う．臨床の現場でも，できるだけ実際に使用する洗濯用ピンチハンガーや洗濯物などを使用するとよい．最終的には，目的とした ADL の改善確認を必ず行う（**図16**）.

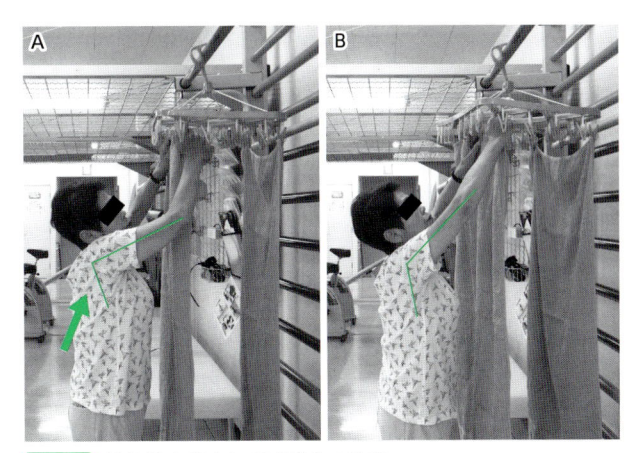

図16 洗濯物を頭上に干す動作の改善
A：改善前の動作，B：改善後の動作.

■ 本症例からの学びと追加事項

クリニカル・ルール

1 腱板損傷は疼痛と肩甲骨の位置異常，肩甲上腕関節の ROM 制限，腱板の筋出力低下が生じる.

2 腱板損傷では頭上動作を中心とした ADL が制限される.

3 上肢の関節にはそれぞれに役割がある.

4 肩甲上腕関節の可動性だけに着眼せず肩甲帯の可動性を評価する.

5 上肢の空間保持には肩甲帯の安定性が重要である.

知っておきたい関連事項

1 疼痛抑制肢位

肩には常に上肢の重量が加わるので，上肢の重心を支える支持基底面を工夫し，疼痛を抑制する肢位をとる．特に背臥位では，肩を支点に上肢が伸展方向に引かれることで疼痛を訴えることが多い.

2 腱板損傷に対する手術療法と術後の理学療法

腱板損傷・断裂の手術療法は，関節鏡視下でのスーチャーアンカー法が一般的である．術後は 2 ～ 4 週間の固定期間が必要であるが，手術部位に負担がかからない範囲で早期に理学

療法が開始される.

3 結帯と ADL 制限

　　結帯動作は，上肢を伸展，内転，内旋位方向への動作である．例えば，結帯の運動範囲が殿部レベルの場合，その運動制限によりズボンを履くなどの更衣動作制限や殿部ポケットにある財布を取る動作などが制限される．

書籍紹介

1　肩―その機能と臨床，第 4 版，信原克哉著，医学書院，2012

　　肩関節疾患の機能と臨床を網羅した名著であり，診断，病態，治療，バイオメカニクス，理学療法に至るまでを詳細に解説している必読の書.

2　実践 MOOK・理学療法プラクティス　肩関節運動機能障害，嶋田智明ほか編，文光堂，2009

　　実際の臨床場面でどのように考え，どのように対処するかを臨床での事象に即して，ていねいに解説している．写真や図説も多く取り入れられているので，臨床場面を想像しながら読むことができる実践書となっている．

動画

1  2  3  4

1.　https://www.bunkodo.co.jp/movie/case_pt/pr02.html
2.　https://www.bunkodo.co.jp/movie/case_pt/pr03.html
3.　https://www.bunkodo.co.jp/movie/case_pt/pr04.html
4.　https://www.bunkodo.co.jp/movie/case_pt/pr05.html

●文 献

1）信原克哉：腱板損傷　症状と診断. 肩―その機能と臨床，第 4 版，医学書院，東京，179-210，2012
2）尾崎尚代：腱板断裂の保存療法―断裂したまま機能を維持・改善するとは？　実践 MOOK・理学療法プラクティス　肩関節運動機能障害，嶋田智明ほか編，文光堂，東京，77-87，2009
3）山口光國：上肢からみた動きと理学療法の展開. 結果の出せる整形外科理学療法，メジカルビュー社，東京，2-73，2009
4）遊佐　隆：非外傷性肩関節不安定症への PNF アプローチ：過剰な安定部位と機能的関節窩に着目して. PNF FUN（7）：25-31，2013
5）高濱　照：肩関節周囲炎―左肩関節周囲炎により ADL および職業に支障をきたしていた 48 歳女性. ケースで学ぶ理学療法臨床思考，嶋田智明ほか編，文光堂，東京，182-190，2006

（遊佐　隆）

9 肩関節周囲炎

■ 導入のためのエッセンス

◆ 肩関節周囲炎は，中高年に多く発症する疼痛と ROM 制限を主症状とする疾患です．

◆ 一般的な整形外科的治療では，多くの場合において保存療法が選択されますが，難治性や長期間治療に反応しない症例では手術療法が選択される場合もあります．

◆ 肩関節周囲炎は糖尿病や甲状腺疾患，脳血管障害や循環器疾患手術後などの合併症としても多く発生することがあります．

◆ 理学療法士は医師の指示のもとで，肩関節周囲炎の病期を理解したうえで，対象者の社会的背景やライフスタイル，身体状況を十分に確認しながら慎重に理学療法を進めていきます．

◆ 保存療法では消炎鎮痛薬など薬物療法（服薬・局所注射）や ROM 運動やストレッチ・筋力トレーニングなどの運動療法，物理療法，日常生活の指導を行っていきます．

症例 **右肩関節周囲炎により家事動作に制限をきたしている 55 歳の女性．**

CBL1 **初期評価から仮説を立て，仮説証明のための新たな情報を選択する**

初期情報

処方箋 ▶ 診断名：右肩関節周囲炎．55 歳の女性，主婦，身長 152 cm．安静時痛が改善してきたため疼痛軽減と ROM の改善を目的に生活指導を含めた理学療法を開始してください．疼痛が増悪しない範囲で理学療法をお願いします．

現病歴 ▶ 約 2 年前より家事をしているときに右肘関節に痛みを感じていた（近医受診にて右外側上顆炎の診断でストレッチ指導を受けていた）．右肘関節をかばうように生活していたら，8 ヵ月前より右肩関節痛と ROM 制限が出現してきた．病院を受診せず経過を観察していたが，半年前から夜間痛および運動時痛が強くなり当院受診となる．安静時痛が強かったため肩関節内への局所注射と服薬による薬物療法を 1 ヵ月継続した．安静時痛の軽減が認められてきたため，本日より右肩関節に対する理学療法が処方となる．

医療面接 ▶ PT「現在，肩関節の痛みはどうですか？」
患者「注射を打つようになってからじっとしているときのズキズキした痛みは減ってきました」
PT「現在，生活の中で最も困っていることは何ですか？」
患者「家事ですね．洗濯と食事の準備が大変なんです」
PT「具体的にはどんな動作で症状が出現しますか？」
患者「洗濯物を取り出したり干すときに腕が挙がらないし，食事の準備で食材を切ったりすることがとてもつらいんです」
■**その他に得た情報**：夫（58 歳）と娘 1 人（17 歳）の 3 人暮らし．

動作観察 ▶ 体型は小柄で筋肉質な印象．リハビリテーション室には右上肢を意図的に硬めたような歩容

にて来室する．両上肢の観察をすると，右手背部から手指にかけて少しむくんでいるような腫れを確認できた．両手を握るように指示すると右手のみ力が入りにくい様子であった．肘関節や前腕にかけても左と比較するとこわばりを感じている．両上肢を前方ならびに側方から挙上してもらうと明らかに左右差が観察された．上肢下垂位での回旋運動でも内旋・外旋ともに右肩で ROM 制限を認める．

下に示すクリニカル・ルールを用いて，次の問いに答えましょう

1-1　本症例の参加制約とその原因は？　　　1-2　本症例の活動制限とその原因は？

1-3　本症例の仮説的問題構造の全体像は？　　1-4　仮説証明に必要な情報や検査は何か？

■ クリニカル・ルール

CR 1　肩関節周囲炎後に起こる機能障害は疼痛と ROM 制限，筋力低下である（図 1）

　肩関節周囲炎は明確な誘因なく肩関節の疼痛と ROM 制限をきたす疾患である．急性期，亜急性期，慢性期の 3 つの病期が存在し，一般的には painful phase（疼痛期），frozen phase（拘縮期），thawing phase（解凍期）と分類されることが多い．疼痛期は肩の不快感や強い疼痛（安静時痛，夜間痛）で発症し疼痛による運動制限から関節拘縮が始まる時期，拘縮期では安静時痛や夜間痛は徐々に軽減するが ROM 制限が最も強い時期，解凍期になると ROM 制限はあるが疼痛がほぼ消失し ROM が回復を示してくる時期といわれている．

　多くの場合で発症より 1 ～ 2 年以内に症状が軽快するとされているが，長期間の疼痛や ROM 制限により，結果的に肩関節周囲筋の筋力・筋持久力低下を引き起こし数年間の治療が必要になる場合も少なくない．つまり肩関節周囲炎では病態そのものによる疼痛と ROM 制限，二次的要因としての筋力低下が出現し，ADL や IADL を大きく制限する原因となる．

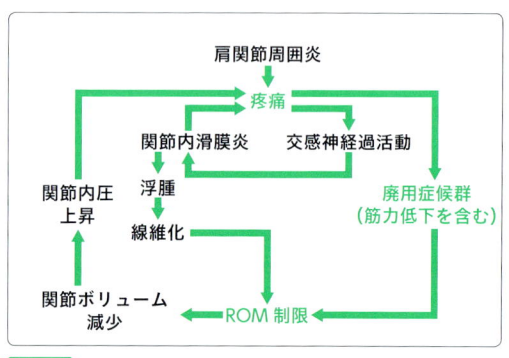

図 1　肩関節周囲炎で起こる機能障害

CR 2　肩関節周囲炎では上肢を使用するすべての活動（ADL，IADL）が制限される

　肩関節周囲炎は回復までに長期間を要するため，その経過の中で肩関節だけでなく肩甲胸郭関節や肘関節・手関節など二次的な機能障害（疼痛，ROM 制限，筋力低下）や疼痛回避姿勢の長期化に伴う不良姿勢が懸念される．疼痛が著しい時期では肩関節 ROM 制限は軽度であるが，上肢を使用するあらゆる動作で肩関節痛を生じてしまう．次第に ROM 制限が増強し始め，リーチ動作や上肢挙上動作，外旋動作に制限をきたし，家事動作だけでなく整容，洗体・洗髪動作や更衣動作などの身辺動作まで著しい制限をきたすことになる．特に主婦は，両上肢を同時に使用する動作や片手で力を必要とする動作などを要求される場合があり，多くの場面において制限を受ける可能性がある．

臨床思考 1-1　本症例の参加制約とその原因は？

結論　参加制約＝主婦として家庭内での役割遂行が困難.

その原因＝洗濯や食事の準備（食材を切ること）が困難だから（**図 2**）.

根拠　情報：患者は洗濯と食材を切る動作の困難さを訴える.

CR2：肩関節周囲炎では上肢を使用するすべての活動（ADL，IADL）が制限される

思考　本症例は医療面接において，家庭内での家事動作について不安を口にしている．特に洗濯における一連の動作や調理の際に食材を切る動作が困難と訴えている．洗濯物を取り出したり干したりする動作では，上肢挙上の可動範囲が必要となり，また食材を切る動作では右手で力を入れても疼痛がないことが必要となる．これは筆者が臨床経験から得たクリニカル・ルールと一致するため，上のように意思決定した.

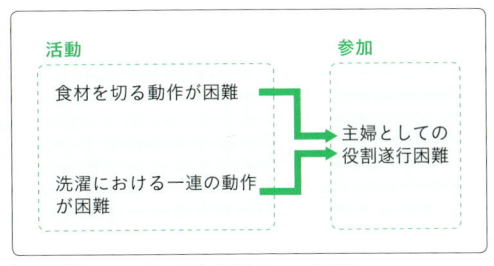

図 2　本症例の参加制約とその原因

臨床思考 1-2　本症例の活動制限とその原因は？

結論　活動制限①＝上肢の基本動作制限による洗濯における一連の動作困難.

活動制限②＝上肢の基本動作制限による食材を切る動作困難.

その原因＝肩関節における動作時の疼痛，肩関節・肩甲胸郭関節の ROM 制限，不良姿勢，筋力低下のため？（**図 3**）

根拠　情報：腕が挙がらないし右上肢に力を入れるとつらいと訴える.

CR2：肩甲胸郭関節や肘関節・手関節など二次的な機能障害（疼痛・ROM 制限・筋力低下や疼痛回避姿勢の長期化に伴う不良姿勢が懸念される.

思考　動作時の肩関節痛は上肢を使用するいかなる動作においても制限をきたしてしまうことになる．洗濯物を干す動作では，空間上で円滑な運動を行う際の肩甲胸郭関節や肩関節全方向運動（特に屈曲・回旋運動），高い場所への上肢リーチ動作の際に距離感を調整するための肘関節・前腕の可動性が要求される．さらに大きな上肢運動を保証するためには日常生活における姿勢アライメントが必要になる．また，包丁を持って食材を切るためには肘関節ならびに肩関節の筋力が要求される.

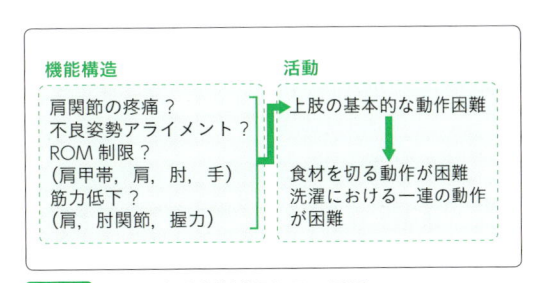

図 3　本症例の活動制限とその原因

結論 臨床思考 1-1 ～ 2 を統合して以下のように考える（**図 4**）.

「主婦としての家庭内役割遂行困難」なのは「食材を切る動作が困難」「洗濯における動作が困難」だからであり，その要因は「上肢の基本動作障害（?）」と考えることができる．さらに，上肢をうまく動かすことができないのは「不良姿勢，肩関節の疼痛，肩関節・肩甲胸郭関節・肘関節の ROM 制限，筋力・筋持久力低下（?）」による可能性が高いと推測できる．これらは個人因子として，主婦として家庭内で大きな役割を担っていることにより家事動作（特に調理と洗濯）が困難なことが問題となる．以上のように仮説的に問題構造をまとめる.

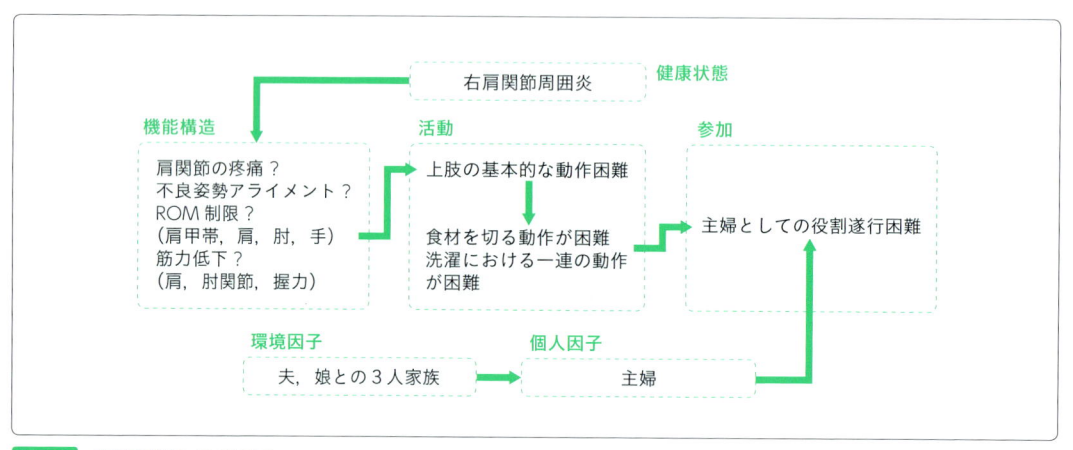

図 4 活動制限とその原因

臨床思考 1-4 仮説証明に必要な情報や検査は何か？

結論 ICF 概念地図で「?」がついている項目を確認すれば問題構造が明らかとなる.

1) 基本的立位・安静臥位の姿勢アライメント観察
2) 洗濯における一連の動作，食材を切る動作の模倣による上肢基本動作の観察と分析
3) 2) に関連する動作における疼痛の検査
4) 肘・前腕・手関節・手指の ROM 検査
5) 握力を含む上肢の筋力検査
6) 合併症ならびに家庭環境の聴取

根拠 CR2：肩関節周囲炎は回復まで長期間を要するため，肩甲胸郭関節や肘関節・手関節など二次的な機能障害（疼痛，ROM 制限，筋力低下や疼痛回避姿勢の長期化に伴う不良姿勢が懸念される.

思考 「洗濯における一連の動作」「食材を切る動作」を制限する因子を明確にするため患側上肢の疼痛や ROM 制限，筋力低下を確認する必要がある．上肢を頻回に使用する動作のため前腕や手指についても同様に検査が必要となる．また姿勢アライメントの影響に伴う各機能構造因子の変化を確認する．追加情報として肩関節周囲炎を併発しやすい内科的な合併症の確認を行う.

CBL2 追加情報から本症例の問題構造を明らかにし，解決策を講じる

追加情報

姿勢観察 ◆立位肢位：胸椎後弯平坦型で両側肩甲骨が挙上している姿勢．頭部前方位，上位頸椎軽度伸展，上部体幹の後方変位を伴う胸椎後弯，腰椎平坦化，骨盤中間位〜後傾，骨盤前方変位を伴う股関節過伸展での立位姿勢．
◆安静臥位：右肩甲骨前傾位（肩峰床面距離：Rt. 3.5 cm，Lt. 6 cm），肩甲骨に対して上腕骨外旋偏位のため十分な上肢のリラクゼーションが得られていない．
＊立位・臥位姿勢とも口頭指示にて修正を促すも自分自身でアライメントを修正することができない．

動作観察 ◆洗濯における一連の動作の観察：洗濯槽から洗濯物を取り出す際は健側上肢（左側）のみ可能，患側では洗濯槽まで何とか腕を入れることは可能だが，疼痛のため洗濯物を引き上げることが不可能．干す動作では頭の高さまで両上肢で洗濯物を持ち上げることはできるが，それ以上は困難となる．肩関節挙上角度が明らかに不足しており，それを肩甲骨挙上・後退と肘関節屈曲，手関節背屈で補おうとしており，かなり力んだ動作となっている．そのため，現在は低い位置ですべての洗濯物を洗濯バサミで挟んだ後に健側上肢で物干し竿にかけている．
◆食材を切る動作の観察：食材をシンク内で水洗いする動作は両側上肢を使用して可能である．包丁を利用した食材の皮むきは疼痛なく可能となっている．自宅での台所と同じ高さに設定して，食材を健側で押さえて右上肢で切る動作を行うと，疼痛に伴い肩甲骨挙上が出現して十分に包丁に力を入れることができない．この際，かなり肩甲骨や肘関節を窮屈に使用している（キッチン高 85 cm）．キッチン高を 5 cm 程度下げて同様の動作を確認すると疼痛なく切る動作が可能であった．

疼　　痛 安静時痛なし．夜間痛で目を覚ますことはないが，起床時に肩関節が硬くこわばっており肩関節前面に疼痛がある（3-4/10）．洗濯槽から取り出す時は右上肢全体に強い疼痛（7-8/10）があるため行っていない．干す動作では頭の高さまで右上肢を挙上すると 5/10 程度の疼痛あり．現在は低い位置で洗濯物を挟んでいるが，10 分程度で疼痛が出現（4/10）．疼痛が出現し始めると 30 分程度は肩関節にジンジンとした痛みが残存する（2-3/10）．
自宅でのキッチンの高さで食材を切る動作では 3/10 程度の疼痛を感じているが，キッチンの高さを 5 cm 下げてみる（キッチン高 80 cm）と疼痛はまったく出現しなくなる（0/10）．また肩甲上腕関節中間位での動作指導により反復動作でも疼痛が消失している．

触　　診 筋硬結部位：三角筋前・中・後部，大胸筋，小胸筋，広背筋，小円筋・肩甲下筋，棘下筋，斜角筋群→筋硬結部位には明らかな圧痛を認める．
肩甲骨の挙上ならびに上方回旋に著しい抵抗感あり．

ROM ◆肩甲帯屈曲（Rt. 15, Lt. 15）伸展（Rt. 0, Lt. 15）挙上（Rt. 10, Lt. 20）下制（Rt. 0, Lt. 10），
※単位：度 ◆肩関節屈曲（Rt. 85＋P, Lt. 165）伸展（Rt. 15＋P, Lt. 40）外転（Rt. 45＋P, Lt. 165）内
※P＝疼痛 転（Rt. −5＋P, Lt. 0）外旋（Rt. 5＋P, Lt. 50）内旋（Rt. 45＋P, Lt. 75），◆肘関節屈曲（Rt. 140, Lt. 140）伸展（Rt. −10, Lt. 0），◆前腕回外（Rt. 50, Lt. 80）回内（Rt. 60, Lt. 80），◆手関節掌屈（Rt. 55, Lt. 80）背屈（Rt. 60, Lt. 70）橈屈（Rt. 10, Lt. 25）尺屈（Rt. 45, Lt. 45），◆手指（ROM 制限はないが手指伸展時に屈筋群の伸張痛あり）．

筋　　力 ◆肩関節（ROM 制限が強いため上肢下垂位でのブレーキテストで判断）：全方向左右差なし
※ MMT も屈曲・外転および外旋抵抗時に肩関節痛あり，◆肘関節屈曲（Rt. 4, Lt. 5）伸展（Rt. 4, Lt. 5），◆手関節掌屈（Rt. 4, Lt. 5）背屈（Rt. 3, Lt. 5）橈屈（Rt. 4, Lt. 5）尺屈（Rt. 5, Lt. 5）．

握　　力 ❯ Rt. 14 kg, Lt. 27 kg.

合 併 症 ❯ なし.

家庭状況 ❯ 夫は仕事が多忙であり，娘は大学受験生のため，家事動作について家族から十分な協力は得られていない環境.

環境要因 ❯ 縦型洗濯機を使用.

下に示すクリニカル・ルールを用いて，次の問いに答えましょう

2-1　洗濯における一連の動作が困難な原因は？

2-2　頭上の目標物に対してリーチ動作が困難な原因は？

2-3　洗濯槽から取り出すことができない原因は？　2-4　食材を切る動作が困難な原因は？

2-5　本症例の問題構造の全体像は？　　　　　　　2-6　本症例の問題の解決策は？

■ クリニカル・ルール

CR 3　肩関節周囲炎では ROM 制限の特徴が重要

　肩関節周囲炎は加齢的退行変性を基盤として機械的刺激により発症すると考えられており，疼痛期における主な病態は，肩関節内滑膜，肩峰下滑液包，腱板ならびに腱板疎部などの炎症症状が複雑に絡み合って出現している．拘縮期では炎症に伴う安静時痛や夜間痛，運動が不能となるような著しい運動時痛などは軽減してくる．しかし完全に炎症期から脱するに至らないことから炎症性疼痛に加え，肩甲下筋を含めた腱板疎部や肩峰下滑液包周囲の癒着，烏口上腕靭帯の肥厚や瘢痕化・癒着，肩関節包の瘢痕化・線維化・短縮・癒着による疼痛が混在している．特に関節包由来の ROM 制限では著しい ROM 制限をきたすことになり，肩関節全方向に ROM 制限をきたすことになる．そのため上肢挙上では著しい制限があっても，外旋 ROM 制限がないというような特定方向のみの ROM 制限がある症例は，関節包由来の ROM 制限ではなく腱板断裂や肩鎖関節の障害など，物理的要因による ROM 制限と考えられる．

CR 4　上肢における各関節の機能的役割がある

　正常な上肢機能を考える際に，大きく 2 つのスキルが必要とされている．まずは目標にリーチし把持・操作する能力を含む摂食，更衣，整容，書字などの活動にとって重要となる微細運動スキル，また這う動きや歩行・走行など身体バランスの調整やバランスを崩した際の身体を守る能力といった粗大運動スキルが必要となる．われわれが特に生活行為を遂行するためには，つかむ，握る，つまむ，押さえるなどきわめて精密な手という効果器を最大限に利用している．この「手の機能」を十分に発揮するために，肩関節は手を目的の場所に位置させ保持する，または方向を決める「方向調整機能」を有し，肘関節は手と目標物または身体部位との「距離調整機能」の役割を担い，前腕で手掌の向きを前額面上で調整し，手関節により最終的な手の位置や手掌の向きを矢状面および水平面上での微調整を行うという機能的役割を有している．

キッチンの高さと不良姿勢は関連する

　床からワークトップ（天板）までをキッチンの高さとしており，「身長÷2＋5cm」が理想的と
いわれている．身体に合わない高さは疲労や慢性的な障害の原因になりやすく，低すぎると前傾姿
勢での作業が多くなり腰痛，高すぎると作業時の力みの原因になると考えられている．現在，市販
されているものの多くは85cmが標準高となっているが，5cmきざみでカスタマイズできるよう
になっている商品も存在する．身体のサイズに合わせて適切な高さを選択することが望ましいと考
えられている．

CR 6 肩関節周囲炎における運動制限は痛み・ROM制限だけでなく，誤った運動パターンや不
　　　活動による廃用症候群も関係している

　肩関節周囲炎のように長い期間の疼痛で有する症例では，日常生活におけるわずかな痛みに注目
しやすくなり，痛みの中に埋もれた閉じられた生活を送ることになりやすい．痛みを抱えているこ
とで，目的となる動作や運動パターンのバリエーションが極端に少なくなり動きの自由度が大きく
制限されてしまう．それにより，本来であれば正常に働くべき組織が長期的に不活動となり廃用を
きたし，機能的な回復を遅らせてしまう原因となる．つまり有痛性疾患症例の動作パターンは，痛
みを回避するためにやむなく選択された動作と理解すべきであり，その動作を繰り返すことでさら
に二次的な障害をきたす可能性が高いと考える．

CR 7 理学療法士が痛みを十分に管理しながら，可能な範囲でADLやIADLを実践することで
　　　QOLを向上させる

　医学的管理が重要となる急性期における治療は，患者自身が受動的なリハビリテーションになる
ことが多い．しかし，肩関節周囲炎のように治療に長期間を要するような疾患では，患者自身が能
動的にリハビリテーションに参加し実践する治療法へと変遷してきている．たとえ痛みが完全に消
えなくとも，医師や理学療法士とともに痛みを十分に管理しながらADLやIADLを実践していく
ことが望ましく，理学療法介入をしていくことでQOLを向上させることができる．近年では認知
行動療法として「痛みがあるため〜ができない」から「痛みは多少残存しているが〜ができる」と
いう発想の転換が重要と考えられている．

CBL2 追加情報から問題構造と解決策について"臨床思考"する

臨床思考 2-1 洗濯における一連の動作が困難な原因は？

結論　洗濯における一連の動作が困難なのは，洗濯機から取り出す動作と頭上の目標物に対して
　　　　リーチ動作が十分に遂行することができないからである（**図5**）．

根拠　情報：動作観察において上記の動作が観察された．

思考　洗濯における一連の動作を観察した結果，洗濯物を洗濯槽に入れて洗剤投入，洗濯機ふたの
　　　　開閉からスタートボタンを押すまでの動作には明らかな問題を認めなかった．また洗濯終了
　　　　後の洗濯物の運搬，シワを伸ばして洗濯バサミを利用する際のピンチ力，最終的に洗濯物
　　　　をたたむ動作において困難となる動作はなかった．しかし一連の動作において洗濯槽から水

分を含んだ洗濯物を取り出す動作とハンガーや洗濯バサミなど頭上へのリーチ動作が困難であったため，そのように判断した．

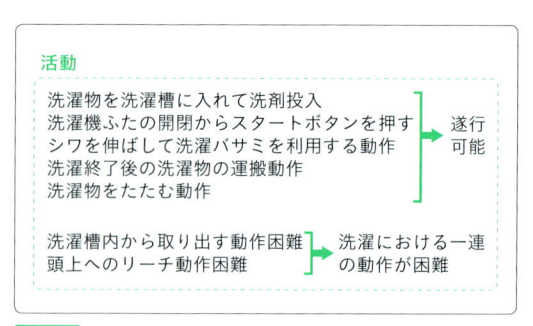

活動

洗濯物を洗濯槽に入れて洗剤投入
洗濯機ふたの開閉からスタートボタンを押す
シワを伸ばして洗濯バサミを利用する動作 ┤ 遂行可能
洗濯終了後の洗濯物の運搬動作
洗濯物をたたむ動作

洗濯槽内から取り出す動作困難 ┤ 洗濯における一連
頭上へのリーチ動作困難 の動作が困難

図5 洗濯における一連の動作が困難な原因

臨床思考 2-2 **頭上の目標物に対してリーチ動作が困難な原因は？**

結論 頭上の目標物に対してリーチ動作が困難なのは，肩関節の疼痛に加え ROM が制限されているからである．また ROM 制限の原因は，肩関節包の拘縮ならびに肩関節周囲筋の伸張性低下によるものである．さらに立位における不良姿勢ならびに安静臥位のアライメント異常による肩関節周囲筋の過緊張が ROM 制限を増強する因子となっている（**図6**）．

根拠 情報：肩関節包の拘縮ならびに肩関節周囲筋の伸張性低下．立位における不良姿勢を認める．臥位姿勢における肩関節アライメント異常がみられる．触診における肩関節周囲筋の過緊張．

　　　CR3：関節包由来の ROM 制限では肩関節全方向に強い ROM 制限をきたす．

　　　CR4：肩は手を目標となる場所に位置させ方向を決める「方向調整機能」の役割を果たす．

思考 動作観察と CR，さらに各検査データが一致して疼痛と ROM 制限により頭上の目標物に対するリーチ動作を困難にしている．特に肩関節屈曲や内旋・外旋 ROM の強い制限により，手を目標に向けて方向を定めることができないため，結果として肘関節の距離調整機能も機能できず頭上の目標物に対してリーチ動作が困難になったと推論できる．

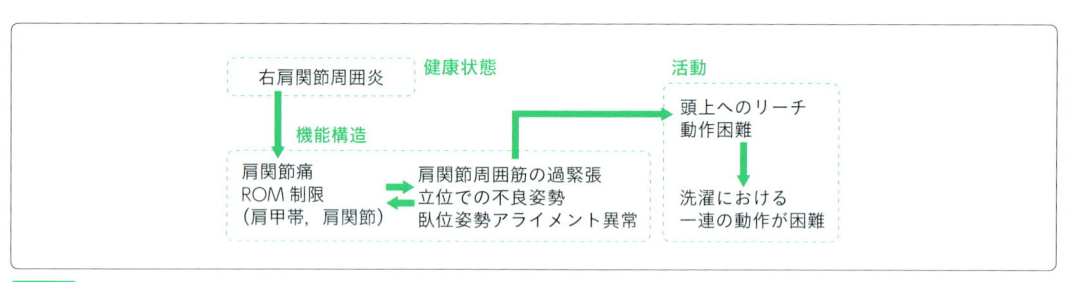

図6 頭上へのリーチ動作を困難とする原因

臨床思考 2-3 **洗濯槽から取り出すことができない原因は？**

結論 洗濯槽から取り出すことができないのは，肩関節に疼痛が出現してしまうからであり，疼痛の原因は ROM 制限と筋力低下が原因である（**図7**）．

根拠 情報：ROM テストにおいて制限が認められる．可動範囲の最終域で疼痛がある．筋力検査において肩関節に疼痛が認められる．上肢全般の筋力低下．

　　　CR3：拘縮期であっても肩甲下筋を含めた腱板疎部，肩峰下滑液包周囲の癒着や，烏口上腕

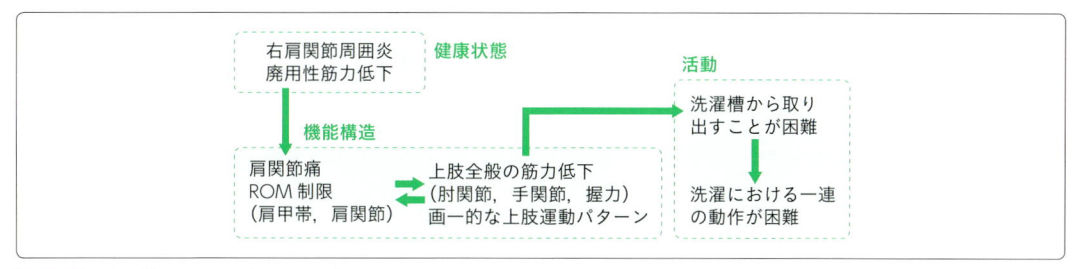

図7 洗濯槽から取り出すことができない原因

靱帯の肥厚や瘢痕化・癒着，肩関節包の瘢痕化・線維化・短縮・癒着による疼痛が混在している.

CR4：肩は手を目標となる場所に位置させ方向を決める「方向調整機能」の役割を果たす.

思考 洗濯槽から水分を含んだ洗濯物を取り出すには，力強さと精密な上肢機能が必要となる．重量物を把持したまま洗濯槽内という限られた空間を通り抜けるには，力を入れた状態で肩関節内旋または外旋をしながらの外転（水平・外転）運動といった肩関節の複合運動が必要となる．しかしこれらの動作における肩外転動作では肩峰下滑液包，上肢の複合的回旋動作では肩甲下筋や腱板疎部，烏口上腕靱帯に過度の機械的ストレスが生じ，疼痛誘発動作となることで洗濯物を取り出すことができない．さらに，発症から長期間この動作を行っているため右上肢全般の廃用性筋力低下も動作を困難なものとしている.

臨床思考 2-4 食材を切る動作が困難な原因は？

結論 食材を切る動作が困難なのは，包丁の操作時に力を入れた際の疼痛が原因だったが，作業時のポジショニング調整や調理時の方法指導で疼痛が消失した.

根拠 情報：動作観察にてかなり窮屈な姿勢での調理動作を認めた．作業中に肩関節に疼痛を認めた．動作観察，疼痛検査の中でキッチン高の調整（85 cm → 80 cm）を行い肩関節痛が消失した．動作の修正を行うことで反復動作でも疼痛出現を認めなかった

CR5：身体のサイズに合わないキッチンの高さでは疲労や慢性的な障害の原因になりやすい.

CR6：肩関節周囲炎の動作パターンは，痛みを回避するためやむなく選択された動作もあると理解する.

CR7：理学療法士が痛みを十分に管理しながら，可能な範囲で ADL や IADL を実践することで QOL を向上させる.

思考 食材を切る動作での肩関節痛は，キッチンの高さが合っていない環境で長時間の作業を繰り返してきたことで生じていたと考えられる．本症例では身長が 152 cm と小柄であるが，自宅のキッチン高を確認してみると標準サイズの 85 cm であった．また高さが合っていない影響で肩甲上腕関節の相対的外旋位で切る動作を行っていたため，内・外旋中間位での方法を指導した．「152÷2＋5 cm＝81 cm」で 80 cm 程度が望ましいと判断し，80 cm の高さで肩甲上腕関節中間位での動作を確認すると，力を入れる動作，反復動作でも疼痛が消失した．このため ICF 概念図よりこの項目を削除した.

結論 臨床思考 2-1〜4 を統合して以下のように考える（図8）.

本症例が主婦としての役割が遂行できないのは，家事動作の中で洗濯における一連の動作が困難だからである．が洗濯物を干す動作では頭上へのリーチ動作が困難となっており，その原因は肩関節痛や ROM 制限に加え姿勢アライメント異常や過剰な筋緊張に由来するものである．洗濯物を取り出す動作が困難なのは肩関節痛や ROM 制限に加えて，長期経過に伴う廃用性筋力低下に由来するものと判断した．

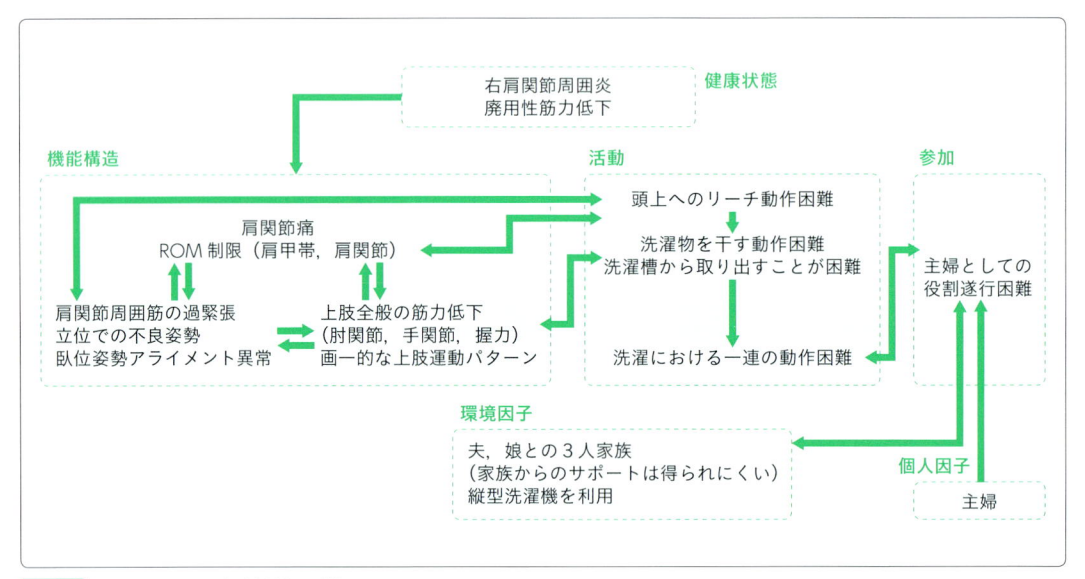

図8 主婦としての役割遂行困難な原因

結論 ICF 概念地図で主要な問題点を解決する理学療法の介入プランを以下のように意思決定した（図9，表1）.

本症例は肩関節周囲炎発症後 8 ヵ月経過しており，現在は拘縮期に入っている症例である．家族のサポートなどが得られない状況の中で，この時期に注目すべきは肩関節痛ならびに ROM 制限を増悪させることなく，いかに目的となる家事動作を獲得するかが重要となる．肩関節周囲炎という病態は理学療法により即時的な効果を認めるものではない．現在までに安静時痛や夜間痛を認めていないが，起床時や家事動作時には比較的強い疼痛が残存している．この状況において考慮すべきは，ADL/IADL において肩関節に負担のかからない効率的な動作方法を獲得しつつ，機能構造としての問題点を解決していくことである．

疼痛や ROM 制限に対しては，物理療法によるリラクゼーションにより筋緊張を軽減させながら，愛護的に ROM の拡大を図っていくことを選択した．また日常的な姿勢アライメント異常や過剰な筋緊張は円滑な上肢運動の妨げになることもあるため，肩関節に疼痛が出ないように配慮しながら姿勢矯正エクササイズや全身運動としての有酸素運動を選択している．しかし，実際には疼痛を抱えたままで主婦としての役割を遂行しなければならない環境であ

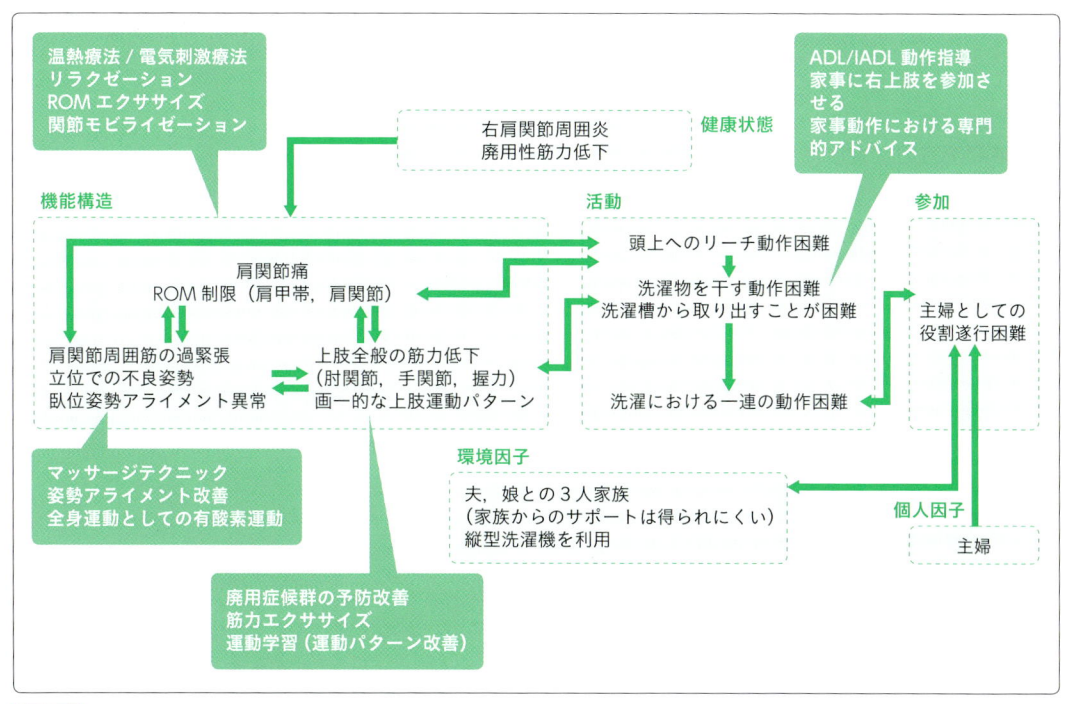

図9 問題構造に対する解決策

表1 本症例に対する理学療法介入プラン

目的	方法	注意点・禁忌
疼痛軽減 リラクゼーションの獲得	温熱療法や電気刺激療法における筋緊張緩和 臥位姿勢における良肢位指導 各種徒手療法（マッサージテクニックなど）	①熱傷　②必要以上の疼痛
姿勢アライメント改善	患部外エクササイズ（下肢・体幹部） 姿勢矯正エクササイズ（頭頸部，骨盤帯を中心に）	①愛護的に実施　②肩関節痛の増悪
ROM の拡大	肩関節・肩甲帯の関節モビライゼーション 愛護的 ROM エクササイズ（自動運動，自動介助運動， 他動運動の組み合わせ） 軟部組織の持続的ストレッチ	①愛護的に実施　②肩関節痛の増悪
廃用性障害の予防・改善	上肢における ROM 改善・筋力改善（肘，手，手指） 全身運動として有酸素運動の推奨	①愛護的に実施　②肩関節痛の増悪
動作獲得と運動学習	右上肢を可能な範囲で家事動作へ参加させる 誤った上肢運動パターンの改善（反復練習）	①愛護的に実施　②肩関節痛の増悪
日常生活・家事動作における 動作指導	洗濯物を干す際にステップ台の使用など 家事動作における効率的な動作方法指導	肩関節痛の増悪

　る．実際の疼痛をきたしている洗濯物を取り出す動作や干す動作だけでなく，普段の生活で疼痛の訴えがない動作でも右肩関節にストレスが生じないよう ADL/IADL 指導をしていくべきと判断した．本症例が自分自身から能動的にリハビリテーションに参加・実践できるような環境を整えていくことで，たとえ痛みが完全に消え失せなくとも，医師や理学療法士とともに痛みを十分に管理しながら可能な範囲で ADL や IADL を実践していくことで QOL を向上させることができると考えている．

■ 本症例からの学びと追加事項

クリニカル・ルール

1 肩関節周囲炎後に起こる機能障害は疼痛とROM制限，筋力低下である．

2 肩関節周囲炎では上肢を使用するすべての活動（ADL，IADL）が制限される．

3 肩関節周囲炎の病態を理解する．

4 上肢における各関節の機能的役割について考察する．

5 キッチン高における身体への影響を十分考慮する．

6 有痛性疾患症例における運動様式を理解する．

7 痛みにおけるリハビリテーションの新しい考え方．

知っておきたい関連事項

1 肩関節周囲炎における合併症

肩関節周囲炎を合併症としてきたす疾患は数多く報告されている．糖尿病を有している症例や肩関節手術・心臓手術（心臓カテーテル）後では肩関節周囲炎の発生頻度が高く報告されている．また，甲状腺疾患患者，脳卒中患者，パーキンソン病患者でも肩関節周囲炎を発症する場合があるといわれている．その他のリスク因子としてデスクワーク中心の労働者において発生率が高いと述べられている．

2 肩関節周囲炎における手術療法とその後の理学療法

多くの肩関節周囲炎症例では理学療法や日常生活の指導，薬物療法などの保存療法が実施される．しかし，一定期間の保存療法に抵抗する肩関節周囲炎患者や，治療経過中の肩関節外傷を契機に発症した外傷性肩関節拘縮，糖尿病を合併した糖尿病性肩関節拘縮などでは，手術を選択した方が良い場合がある．最近では関節鏡視下にて関節包の一部または全周性に切離する方法が一般的である（鏡視下関節包切離術，または鏡視下全周切離術）．術後の理学療法において特に禁忌事項などはないが，術後早い段階から切離した部位の癒着が進行していくため，術後早期からの他動運動によるROM改善が重要となる．

書籍紹介

1 筋骨格系のキネシオロジー，原著第3版，Neumann DA 著，Andrew PD ほか監訳，医歯薬出版，2018

骨関節系解剖学，神経生理学，バイオメカニクスが非常によく整理されており，骨関節系理学療法に必要な図や表，イラストが多く用いられており，初学者から習熟者までリハビリテーションにかかわるすべての人が活用できる1冊である．

2 肩—その機能と臨床，第4版，信原克哉，医学書院，2012

肩関節研究の第一人者の筆者が，非常に高度で専門的な知識をわかりやすく解説している．特に肩関節機能やバイオメカニクスについて，学術的ならび臨床的観点からも記載してある珠玉の1冊．臨床所見のとり方や病態の理解など肩関節のリハビリテーションに携わるものは必ず読んでおきたい．

3　4. 肩関節周囲炎. 理学療法診療ガイドライン第 1 版, 日本理学療法士協会, 2011,
http://jspt.japanpt.or.jp/guideline/1st/

　　肩関節周囲炎における理学療法介入の推奨グレードとエビデンスレベルに加えて, 理学療法評価（指標）の推奨グレード, また膨大かつ詳細なアブストラクトを網羅しているガイドラインとなっている. 理学療法士として必ず知っておくべき治療法や合併症, リスク管理についても詳細に記載してあるため, 肩関節周囲炎を理解するうえで必ず読んでもらいたい.

（鈴木　智）

10 複合性局所疼痛症候群

■ 導入のためのエッセンス

◆ 複合性局所疼痛症候群（CRPS）とは，骨折などの外傷や神経損傷の後，また手術などの後に通常の治癒過程をたどらない疾患といわれています．

◆ 以前は，反射性交感神経性ジストロフィー（RSD）やカウザルギー（causalgia）などさまざまな類似した病態の名称を用いていましたが，特徴とされる症状は多彩（**表1**）であるため，すべての徴候や症状を表現するには適切ではないと考えられ，1994年に国際疼痛学会（IASP）がCRPSという呼称に統一しtypeⅠとtypeⅡに分類（**表2**）されました[1~8]．

◆ 一般的に整形外科疾患における急性期を過ぎても遷延する痛みがCRPSの前兆ともいわれていますが，医師から外傷や術後の処方が出されたときは「複合性局所疼痛症候群」という病名で理学療法処方は出ないのが一般的です．

◆ CRPSに対する明確な治療法はいまだに解明されていませんが，①理学療法，②薬物療法，③神経ブロック法，④認知行動療法，⑤電気刺激療法などが選択され，中でもCRPSの治療ガイドラインでは理学療法において疼痛に対する効果があるといわれています（level 3 evidence）[9]．

表1 CRPSの特徴的な症状

疼痛	アロディニア，痛覚過敏，異常痛
感覚	感覚過敏，感覚低下，触覚異常
皮膚	皮膚色変化，皮膚温度異常，皮膚萎縮，皮膚色素沈着，皺の消失や光沢，腫脹
骨	骨萎縮，骨粗鬆症
関節	Dupuytren拘縮，ROM制限，急性あるいは慢性関節炎
筋	筋萎縮，筋力低下，不随運動
その他	発汗異常，皮膚温度異常，浮腫，体毛異常，爪異常，皮下組織の萎縮や肥厚，末梢循環障害

CRPSの特徴的な症状であるが，時期，環境，発症契機によって症状が異なったり，複数症状を併せ持つこともある．

表2 CRPSの分類

type Ⅰ	type Ⅱ
・RSD ・神経損傷を伴わない ・受傷後数週間で発症	・カウザルギー ・神経損傷を伴う ・受傷直後に発症

症例 人工膝関節全置換術（TKA）後に膝の痛みに困っている76歳の女性．

CBL1 初期情報から仮説を立て，仮説証明のための新たな情報を選択する

初期情報

処方箋 ▶ **診断名**：両人工膝関節全置換術術後，76歳の女性，主婦．Ｘ線上でインプラントに問題はありませんが，拘縮が強いためROM改善目的に理学療法を開始してください．

両変形性膝関節症に伴い，某年に右人工膝関節全置換術（Advance®，Wright Medical 社製）を A 病院で施行．右膝の状態は術後より良好で日常生活上も問題なかったが，その後左膝の痛みが増強したため右 TKA から 5 年後に左人工膝関節全置換術（Natural-Knee II，Zimmer 社製）を B 病院にて施行した．左膝は理学療法を継続するも痛みと ROM が改善せず膝関節の不動状態が続いていた．B 病院では退院後も通院を続けていたが，インプラントに問題なく老化によるものとの判断により理学療法終了．しかし，その後も疼痛が継続していたため自宅近くの C 病院にて理学療法加療中だったが疼痛の軽減が得られず，友人の紹介で自宅からは遠くなるが左 TKA の翌年の 2 月に当クリニック受診．当日より理学療法を開始した．

医療面接 ❯ PT「術後のリハビリテーションで痛みはどれくらい落ち着いていましたか？」
患者「あまり痛みは変わっていません」
PT「日常生活で痛みの出やすい動作は何ですか？」
患者「左膝を動かすと痛いです．左足を地面に着けるだけでも痛いです．そのため右足で体重を支えることが多く腰の痛みもあります」
PT「誰が一番面倒をみてくれていますか？」
患者「夫と 2 人暮らしで，心配はしてくれますが治らない原因を追及されます．家事はすべて私がやらなければなりません．痛みを我慢しながら何とかやっています．近くに娘がいるので時々手伝ってくれます」
■その他に得た情報：夫は自営業で朝が早い．マイペースな夫．食事の品数は数多く作ることが多い．料理好き，世話好き，神経質な性格．

動作観察 ❯ 左右の膝を比較した．右膝に異常は認めないが，左膝は熱感が強く皮膚も赤褐色であり腫脹が強いことが確認できた．左下肢荷重による痛みが強いため，跛行が顕著にみられ歩行スピードも遅い．来院当日から表情は暗く笑顔は見られず，会話も声が小さくトーンが低い．

下に示すクリニカル・ルールを用いて，次の問いに答えましょう

1-1 本症例の参加制約とその原因は？ 1-2 本症例の活動制限とその原因は？
1-3 本症例の仮説的問題構造の全体像は？ 1-4 仮説証明に必要な情報や検査は何か？

■ クリニカル・ルール

CR 1 **外傷や神経損傷，術後は急性期に対する処置が必要であり，多くは痛みや ROM 制限，筋力低下がみられる**

急性期炎症症状の治癒過程は，①炎症反応期，②増殖期，③安定期を経て早期理学療法介入により機能改善，疼痛軽減を図る過程をたどる．そのため，外傷後や神経損傷，術後には ROM 制限や筋力低下などの機能障害を招くことが多い．

CR 2 **治癒過程を経過してもなお疼痛が持続するような特徴的な症状がある場合，CRPS の疑いがある．CRPS は疼痛だけではなく機能障害も遷延することが多い**

CRPS の病態は炎症性因子，末梢・中枢神経性に起因する機能異常，長期間の痛みや不快感，不安などの情動的因子や精神的因子に基づくものから構成される．つまり，CRPS は末梢性および中枢性の要因がさまざまな形で交錯し合い悪循環を招き，持続する疼痛や機能障害を出現させている[10] と考えられる（**図1**）[11]．

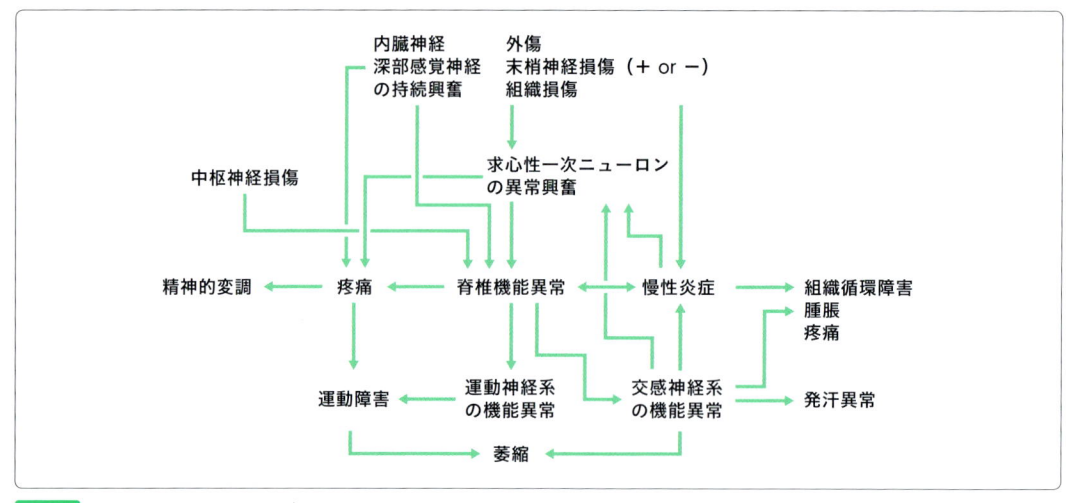

図1 CRPS の発症メカニズムの模式図

（文献 11 より引用）

[CR 3] CRPS は type I と type II に分類されている

　type I は，RSD を主症状としたものである．RSD とは神経損傷を伴わない障害の治癒過程に異常が起こると，交感神経が過剰に反応して興奮が持続する症状である．交感神経の興奮は，末梢神経に持続的なシグナルを発し栄養状態を低下させることでさらなる交感神経の興奮を招くとともに疼痛の悪循環を招き，浮腫・腫脹，皮膚血流の変化，発汗異常などの交感神経特有な循環障害の所見が特徴であり持続的な疼痛を招く．

　type II は，カウザルギー（灼熱痛）を主症状としたものである．骨折や打撲などの急性外傷や手術などの原因により四肢の神経損傷を伴うことで起こる症状である．これらも神経損傷による交感神経症状を招く．

　このように IASP により神経損傷の有無で type I と type II と分類されているが，type I と type II の症状は混在していることが多く，ほぼ同様の症状や特徴を呈している[12]．

CBL1　仮説的問題構造と仮説証明のための追加情報項目について "臨床思考" する

臨床思考 1-1　本症例の参加制約とその原因は？

結論　参加制約＝主婦としての家庭生活が困難．
　　　その原因＝歩行，移乗動作が困難だから
　　　　　　　（図2）．

根拠　情報：患者は動作時の痛みを常に訴える．
　　　CR1：術後の多くは痛みや ROM 制限，筋
　　　　　　力低下がみられる．

思考　本症例は，術後の痛みや ROM 制限により
　　　好きな料理など家事全般に支障をきたし
　　　ている．右 TKA 術後同様に左 TKA 術後

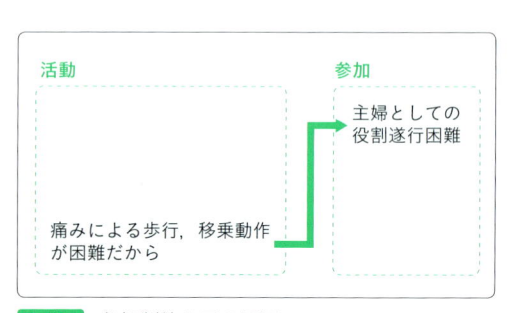

図2　参加制約とその原因

においても術後プロトコルでは ADL において十分な回復を得ている時期であるが，疼痛と機能障害が残存していると訴えている．

本症例の活動制限とその原因は？

結論 活動制限＝膝関節の疼痛による長時間の立位や歩行・移乗などの困難．

その原因＝左膝周囲に術後から続く疼痛と膝関節 ROM 制限および筋力低下のため？（**図3**）

根拠 情報：動かすと痛い，膝が曲がらないと訴えている．

CR2：治癒過程を経過してもなお疼痛が持続するような特徴的な症状がある場合，CRPS の疑いがある．CRPS は機能障害も遷延し ROM 制限や筋力低下を招くことが多い．

思考 長期間続く痛みにより，関節運動が困難となっている．そのため，ROM 制限とともに大腿四頭筋，ハムストリングを含め廃用による下肢筋力低下を招いている．膝関節はインプラントに置換しているため，膝関節の痛みというより膝関節周囲の軟部組織における血液循環不全や血管運動低下による疼痛が膝関節機能障害を招き，痛みの悪循環をきたしていると考える．

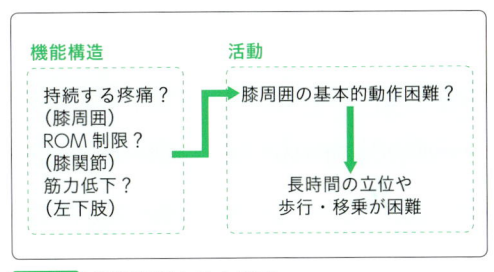

図3 活動制限とその原因

本症例の仮説的問題構造の全体像は？

結論 臨床思考 1-1 ～ 2 を統合して以下のように考える（**図4**）．

「主婦として家庭参加が困難」なのは「歩行，移乗動作が困難」だからである．その要因として「持続する疼痛」がある．持続する疼痛は，「交感神経の興奮が末梢神経に持続的なシグナルを発し栄養状態を低下させることでさらなる交感神経の興奮を招くとともに疼痛の悪循環を招き，浮腫・腫脹，皮膚血流の変化，発汗異常などの交感神経特有な循環障害の所見（？）」による影響が考えられる．この影響が術後から続いているため「膝関節の ROM 制限

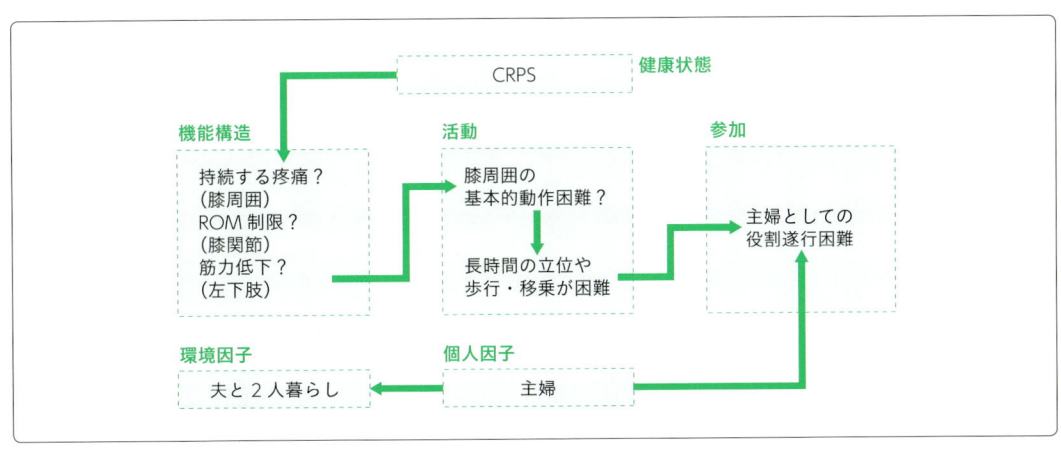

図4 活動制限とその原因

や筋力低下などの機能障害（？）」をきたしている．また個人因子として，主婦としての役割を担っていることにより「食事の支度に困難（？）」であることが予測される．以上のように仮説的に問題構造をまとめる．

臨床思考 1-4 仮説証明に必要な情報や検査は何か？

結論　ICF 概念地図で「？」がついている項目を確認すれば問題構造が明らかとなる．

> 1）歩行動作の観察と分析
> 2）動作時，安静時における疼痛の評価
> 3）膝周囲における交感神経症状特有な循環障害の観察
> 4）膝関節，股関節，足関節の ROM テスト
> 5）膝関節に起始停止をもつ筋群の筋力テスト
> 6）家庭における主婦としての現状心理状態を把握

根拠　CR1：疼痛による ADL 制限は，交感神経症状特有な循環障害に由来する．これらの症状は痛みによる不動を招き，膝関節のみではなく近位関節の ROM 制限や筋力低下も招く．
　　　　CR2：CRPS は疼痛だけでなく機能障害も遷延する可能性がある．

思考　痛みの原因を明確にするため原因病巣の解明を行うとともに，痛み以外で歩行や移乗動作の制限因子になっている関節の ROM 制限や筋力低下を確認する必要がある．また，長期間続く痛みによる心理的・精神的個人因子や家族による心理的・精神的環境因子を探る必要もある．

CBL2　追加情報から本症例の問題構造を明らかにし，解決策を講じる

追加情報

X 線 像 ▶ 両膝のインプラントにおける不安定性はなく，アライメントも良好であり正常に装着されている．

動作観察 ▶ 歩行動作を観察した．
下肢は着床接地（initial contact）から遊脚終期（terminal swing）まで一連して膝関節伸展位で行っている．そのため，左下肢立脚相の時間は短く右下肢立脚相が長く，同時定着時期（double stance phase）も長い．また，歩幅（step length）や重複歩（stride）も短いため歩行スピードは遅い．さらに左下肢への荷重量が少ないことから左下肢の垂直分力は低下していることが推察される．屋外では T 字杖（T-cane）を右手で使用している．階段昇降は二足一段で何とかできるが安定性に欠ける．

疼 痛 ▶ 膝関節動作時と左下肢荷重時に痛みが強く灼熱痛様の痛みを伴う．安静時痛や夜間痛も存在する．膝周囲への軽い圧迫や皮膚を摘むだけでも疼痛を訴えるためアロディニア様の症状がみられる．

皮膚状態 ▶ 左膝周囲に腫脹がみられ，触れると熱感が確認できる．皮膚色は赤褐色に変化しているとともに，皮膚の光沢感も確認できる．右膝は特に変化はない．皮膚の萎縮，足の毛の変化，足爪の変形はみられない．

R O M ▶ ◆ 股屈曲（Rt.100，Lt.90）伸展（Rt.10，Lt.5），◆ 膝屈曲（Rt.120，Lt.10）伸展（Rt.0，
※単位：度　Lt. −10），◆ 足背屈（Rt.0，Lt.0）底屈（Rt.40，Lt.35）.

筋　　　力 ▶ ◆膝伸展（Rt. 4, Lt. 1）屈曲（Rt. 4, Lt. 1），◆足底屈（立位 Rt. 3, 腹臥位 Lt. 2−）.
※ MMT

心理状態 ▶ 持続する痛みがある中，早朝から主婦としての活動を続けなければならず，苦痛を強いられ
ている様子. 表情は暗く声のトーンも低い.

疾患の特徴 ▶ CRPS の疫学的に関連している要因は，「外傷」「手術」「感染」などの医療機関における医療
行為に起因することや，CRPS と診断するまでに時間を要することが多いため，医療機関への
不信感からくるトラブルも多くみられる. CRPS の疾患と対峙する場合は，当事者の心情を十
分考慮するとともに，疾患の病態を十分理解し，明確な説明を心がけることが重要である.

下に示すクリニカル・ルールを用いて，次の問いに答えましょう

2-1　痛みによる歩行，移乗動作が困難な原因は？　　2-2　ROM 制限，筋力低下の原因は？

2-3　表情が暗い原因は？　　　　　　　　　　　　　2-4　本症例の問題構造の全体像は？

2-5　本症例の問題の解決策は？

■ クリニカル・ルール

[CR 4] 本症例は TKA を施行しているため，動作や荷重時に起こる膝痛の種類として筋以外の膝
関節内機械的振動エネルギーは存在しない

　侵害受容性疼痛の種類には，熱感や冷感を指す「熱エネルギー」による痛みと炎症メディエータ
であるヒスタミン・ブラジキニン・プロスタグランジンなどによる「化学的エネルギー」による痛
み，そして荷重や動作など「機械的振動エネルギー」による痛みがあるが，本症例は TKA を施行
しているため，膝関節は人工素材になっている. つまり，人工膝関節自体に痛みの受容器（receptor）
が存在しないため，荷重による筋以外の膝関節機械的振動エネルギーの影響はない.

[CR 5] CRPS の発症や維持には不活動の関与が示されている [13]

　IASP における診断基準における CRPS の診断基準の中にも不活動の有無が示されている. また，
末梢組織の不活動状態はそれ自体が痛みを生み慢性痛の発生要因になり，神経系の可塑的変化を生
来する [14].

[CR 6] CRPS は，能力低下と痛みの重症度はより心理的要因と強く関連が認められる [15]

　CRPS では痛み強度と抑うつが能力低下と関連している. この背景として，心理的苦痛により誘
発された交感神経活動による影響や腫脹，色調，体温変化など CRPS 患者が経験する症状が広範
囲なため心理的要因とより密接な関係性をもつ可能性やメカニズムが考えられる. つまり，疼痛が
慢性化し機能障害が長期にわたると，情動反応の中でも「不快情動」が遷延し，不安，イライラ，
怒り，悲しみなどの心理的・精神的苦痛を強いられ，さらなる痛みの悪循環を招き難治化する可能
性がある.

CBL2 追加情報から問題構造と解決策について"臨床思考"する

臨床思考 2-1 痛みによる歩行，移乗動作が困難な原因は？

結論 TKA術後のX線ではインプラントは正常に装着されているが，急性期を過ぎても炎症様の症状が長く続く疼痛（CRPS）を訴えていたため膝関節の動作時痛が残存していたからである（**図5**）．

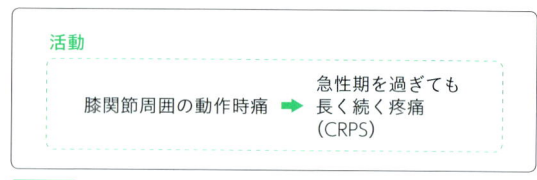

図5 動作時痛の原因

根拠 情報：皮膚状態を確認したところ，左膝周囲に腫脹がみられ触れると熱感が確認できた．また，皮膚色は赤褐色に変化しているとともに，皮膚の光沢感も確認できた．本症例はTKAを施行しているため，膝関節は人工素材になっている．つまり，膝関節自体に痛みの受容器が存在しないため，筋以外の膝関節内機械的振動エネルギーによる影響はない．

CR4：TKAを施行しているため，動作や荷重時に起こる膝痛の種類として筋以外の膝関節内機械的振動エネルギーは存在しない．

思考 これらは，腫脹，発赤，疼痛，熱感を四大徴候とする炎症症状の所見に類似し，侵害受容性疼痛や体性感覚神経性疼痛が残存している初期のCRPS症状と判断したからである．

臨床思考 2-2 ROM制限，筋力低下の原因は？

結論 ROM制限，筋力低下を招いている要因は，CRPSの痛みによる長期間の不動を強いられていたからである（**図6**）．

根拠 情報：両側TKAを施行しているが，右側と比べ左側は顕著にROM制限と筋力低下が確認できる．

CR5：末梢組織の不活動はさまざまな機能障害につながる．

思考 長期間の痛みによる不動状態は関節組織への循環障害を招き，関節拘縮の原因となる．その結果，関節運動が行えない状況が続くことで廃用性の筋萎縮を招いていると考える．

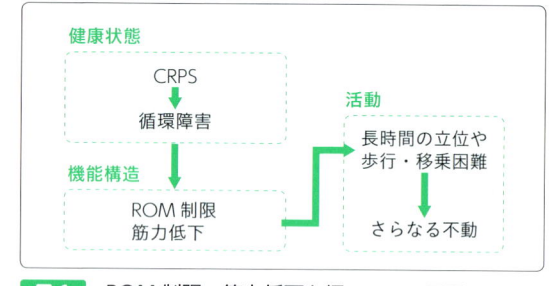

図6 ROM制限・筋力低下を招いている原因

臨床思考 2-3 表情が暗い原因は？

結論 表情が暗い原因は，心理的要因が背景にあるからである（**図7**）．

根拠 情報：痛みがある中，早朝から主婦としての役割を行わなければならない現状がある．

CR6：能力低下と痛みの重症度はより心理的要因と強く関連が認められる．

思考 術後の改善しない疼痛に対し，痛みの原因に対する明確な説明もなく外来リハビリテーションの中断を余儀なくされたことによる「手術を行った医療機関への不信感」や，再度訪れた

施設でのリハビリテーションに改善傾向が得られないことへの「焦燥感」が募る中，夫から原因を追求されることに起因する「ストレス」が大きな要因になっていると思われる．このような心理的背景を抱えながら「痛みによる主婦としての役割が思うように行えない」という現状も加わり，日頃から暗い表情を見せていると考えられる．

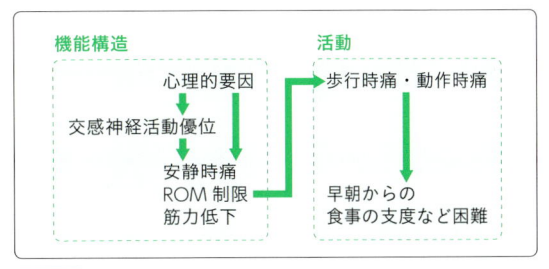

図7 表情が暗い原因

臨床思考 2-4 本症例の問題構造の全体像は？

結論 臨床思考 2-1～3 を統合して以下のように考える（図8）．

本症例が主婦としての役割に難渋しているのは，左 TKA 術後から続く左膝の痛みによって長時間の立位や歩行，移動動作が困難だからである．また長期化した膝の痛みは著しい ROM 制限と筋萎縮による筋力低下を招いている．これらの症状が改善しない中，料理好き，世話好き，神経質な性格から主婦としての役割を遂行しなければならない現状と，夫との関係による心理的苦痛を強いられているため，CRPS の症状をさらに悪化，長期化させている．

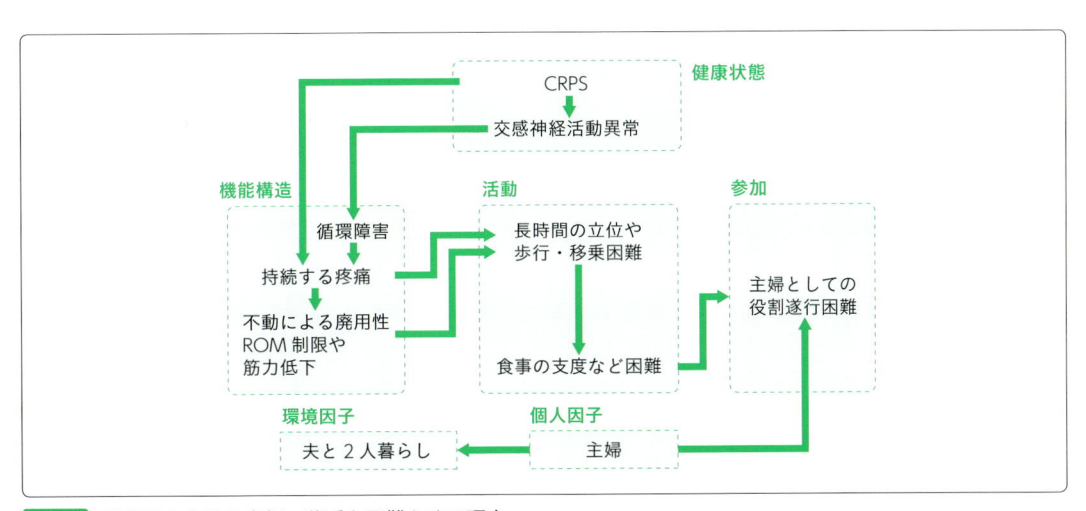

図8 長時間の立位や歩行・移乗を困難とする理由

臨床思考 2-5 本症例の問題の解決策は？

結論 ICF 概念地図で主要な問題点を解決する理学療法の介入プランを以下のように意志決定した（図9，表3）．

まず左膝の疼痛軽減を図ることを目指した．膝関節周囲の循環障害からくる非炎症性の軟部組織の不動に対し軟部組織モビライゼーションを行い，循環改善による軟部組織の柔軟性向上を図り安静時痛や歩行時痛軽減を獲得させる．

ROM 制限に対しては，温熱療法を行いながら膝関節他動運動・自動運動，筋力低下に対し

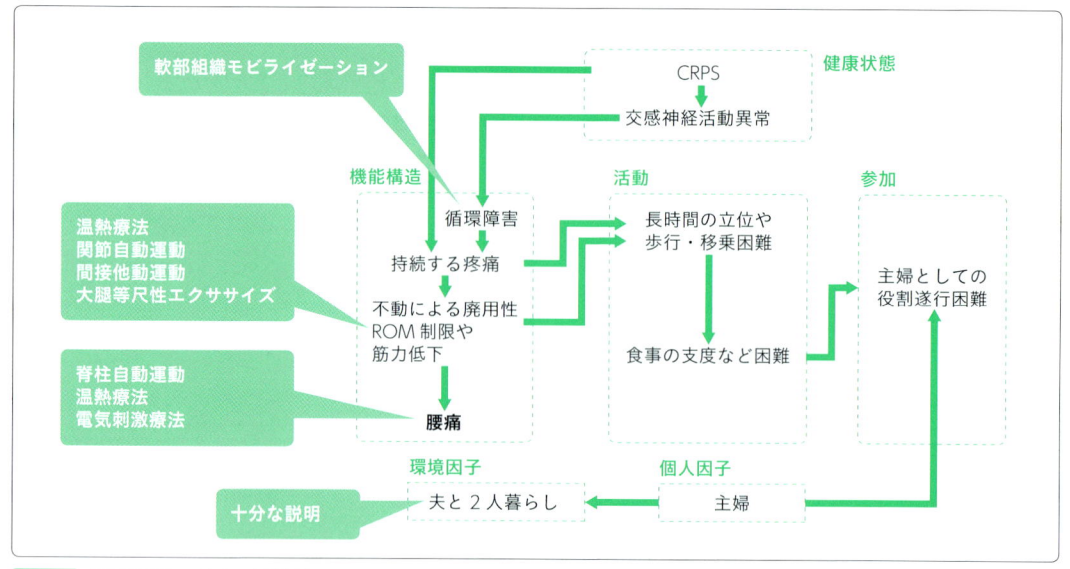

図9 問題構造に対する解決策

表3 本症例に対する理学療法の介入プラン

目的	方法	注意点・禁忌
疼痛軽減	軟部組織モビライゼーション	①愛護的なアプローチ　②炎症再燃
ROM の拡大	関節他動運動，関節自動運動	痛みのない範囲内（自制内範囲）
大腿部の筋出力改善	等尺性収縮エクササイズ（①セッティング，②徒手抵抗運動）	①過負荷　②過度な代償運動
腰部へのケア	温熱療法，電気刺激療法	
夫への説明	本症例の夫に現在の状態について十分な説明を行う	本症例の夫が理解しやすい言葉を使う

ては大腿四頭筋，ハムストリングにおける等尺性収縮を行う．長期の痛み，ROM 制限による代償が腰部への機械的ストレスを招いていることも考慮し，腰部周囲の脊柱自動運動（ストレッチなど）と温熱療法，電気刺激療法も併用して行う．また現在の状態について本症例へ十分な説明を行い，夫に対して痛みの状況や原因を説明し理解を深めていくようにする．

■ 本症例からの学びと追加事項

クリニカル・ルール

1　外傷や神経損傷，術後は急性期に対する処置が必要であり，多くは痛みや ROM 制限，筋力低下がみられる．

2　治癒過程を経過してもなお疼痛が持続するような特徴的な症状がある場合，CRPS の疑いがある．CRPS は疼痛だけではなく機能障害も遷延することが多い．

3　CRPS は type I と type II に分類されている．

4　本症例は TKA を施行しているため，動作や荷重時に起こる膝痛の種類として筋以外の膝関節内機械的振動エネルギーは存在しない．

5 　CRPS の発症や維持には不活動の関与が示されている[13].

6 　CRPS では，能力低下と痛みの重症度はより心理的要因と強く関連が認められる[15].

知っておきたい関連事項

わが国における CRPS 判定指標 [16, 17]

　　CRPS と診断されてからリハビリテーションを開始する症例は，少なくとも整形外科領域ではまれであり，リハビリテーションを進める中で疑いをもつことは重要と考える．早期に痛みのサインを見逃さずに医師とのコミュニケーションを常に図ることが望まれる（**表 4**）．

表 4 　厚生労働省 CRPS 研究班から提唱された本邦版 CRPS 判定指標

臨床用 CRPS 判定指標

A　病期のいずれかの時期に，以下の自覚症状のうち 2 項目以上該当すること．
　ただし，それぞれの項目内のいずれかの症状を満たせばよい．
　1. 皮膚・爪・毛のうちいずれかに萎縮性変化
　2. ROM 制限
　3. 持続性ないしは不釣合いな痛み，しびれたような針で刺すような痛み (患者が自発的に述べる)，知覚過敏
　4. 発汗の亢進ないしは低下
　5. 浮腫
B　診察時において，以下の他覚所見の項目を 2 項目以上該当すること．
　1. 皮膚・爪・毛のうちいずれかに萎縮性変化
　2. ROM 制限
　3. アロディニア (触刺激ないしは熱刺激による) ないしは痛覚過敏 (ピンプリック)
　4. 発汗の亢進ないしは低下
　5. 浮腫

研究用 CRPS 判定指標

A　病期のいずれかの時期に，以下の自覚症状のうち 3 項目以上該当すること．
　ただし，それぞれの項目内のいずれかの症状を満たせばよい．
　1. 皮膚・爪・毛のうちいずれかに萎縮性変化
　2. ROM 制限
　3. 持続性ないしは不釣合いな痛み，しびれたような針で刺すような痛み (患者が自発的に述べる)，知覚過敏
　4. 発汗の亢進ないしは低下
　5. 浮腫
B　診察時において，以下の他覚所見の項目を 3 項目以上該当すること．
　1. 皮膚・爪・毛のうちいずれかに萎縮性変化
　2. ROM 制限
　3. アロディニア (触刺激ないしは熱刺激による) ないしは痛覚過敏 (ピンプリック)
　4. 発汗の亢進ないしは低下
　5. 浮腫

※但し書き 1
1994 年の IASP(国際疼痛学会) の CRPS 診断基準を満たし，複数の専門医が CRPS と分類することを妥当と判断した患者群と四肢の痛みを有する CRPS 以外の患者とを弁別する指標である．臨床用判定指標を用いることにより感度 82.6%，特異度 78.8% で判定でき，研究用判定指標により感度 59%，特異度 91.8% で判定できる．
※但し書き 2
臨床用判定指標は，治療方針の決定，専門施設への紹介判断などに使用されることを目的として作成した．治療法の有効性の評価など，均一な患者群を対象とすることが望まれる場合には，研究用判定指標を採用されたい．外傷歴がある患者の遷延する症状が CRPS によるものであるかを判断する状況 (補償や訴訟など) で使用するべきではない．また，重症度・後遺障害の有無の判定指標ではない．

（文献 16，17 より作表）

書籍紹介

スポーツ選手のための心身調律プログラム，白石　豊ほか著，大修館書店，2000

　表題は「スポーツ選手」となっているが，痛みの慢性化をもたらす要因である「患部以外の影響」「心の影響」「自律神経機能の影響」についてわかりやすく解説している．また後半は，メンタルレッスンについて実践を交えて解説し，慢性痛に対する考え方を導いてくれる書籍である．

●文 献

1) Raja SN, et al：Complex regional pain syndrome I（reflex sympathetic dystrophy）. Anesthesiology 96：1254-1260, 2002
2) Stanton-Hicks M, et al：Reflex sympathetic dystrophy：changing concepts and taxonomy. Pain 63：127-133, 1995
3) Merskey H, et al eds：Classification of chronic pain, 2nd ed, IASP Press, Seattle, 1994
4) Janig W, et al eds：Reflex sympathetic dystrophy：a reappraisal. Progress in Pain Research and Management, vol. 6, IASP Press, Seattle, 1996
5) Stanton-Hicks M, et al：Complex regional pain syndromes：guidelines for therapy. Clin J Pain 14：155-166, 1998
6) Schwartzman R, et al：Reflex sympathetic dystrophy. A review. Arch Neurol 44：555-561, 1987
7) Schwartzman R, et al：The movement disorder of reflex sympathetic dystrophy 40：57-61, 1990
8) Bonica JJ, et al：Causalgia and other reflex sympathetic dystrophies. The management of pain, 2nd ed, Lea & Febiger, Philadelphia, 234-235, 1990
9) Harden RN, et al：Complex regional pain syndrome：Practical diagnostic and treatment guidelines, 4th edition, Pain Med 14：180-229, 2013
10) Scadding JW：Complex regional pain syndrome. Textbook of pain, 4th ed, Wall PD, et al eds, Churchill Livingstone, Edinburgh, 835-849, 1999
11) 真下　節：Complex Regional Pain Syndrome（CRPS）の病態. 日ペインクリニック会誌 10：122-126, 2003
12) 住谷昌彦ほか：本邦における CRPS の判定指標. 日臨麻会誌 30：420-429, 2010
13) Butler SH, et al：Immobility in volunteers transiently produces signs and symptoms of complex regional pain syndrome. Proceedings of 9th World Congress on Pain（Progress in pain research and management, vol. 16）, Devor M, et al eds, IASP Press, Seattle, 657-660, 2000
14) 沖田　実ほか：痛みと拘縮. 日運動器疼痛研会誌 2：31-38, 2010
15) Bean DJ, et al：Relationships between psychological factors, pain, and disability in complex regional pain syndrome and low back pain. Clin J Pain 30：647-653, 2014
16) 真下　節編：複雑性局所疼痛症候群（CRPS）の診断基準作成と治療法に関する研究，平成 19 年度総括研究報告書，厚生労働科学研究費補助金こころの健康科学事業，2009
17) Sumitani M, et al：Development of comprehensive diagnostic criteria for complex regional pain syndrome in the Japanese population. Pain 150：243-249, 2010

（渡邉　純）

頸髄損傷

■ 導入のためのエッセンス

◆ 頸髄損傷は脊髄のうち頸髄が損傷され，四肢麻痺となった状態です．頸髄損傷は脊髄損傷のうち 70% 程度を占め[1]，外傷の中でも重症度が高い疾患です．そのため，患者にとっても理学療法の果たす役割は重要です．発症は社会の高齢化に伴い，高齢者の不全損傷が増えています[2]．

◆ 頸髄損傷の理学療法は，運動麻痺，感覚麻痺，自律神経の異常，呼吸障害，排尿・排便障害などの全身に及ぶ障害を考慮する必要があります．身体的な障害に加え，精神的・社会的障害にも配慮した治療を展開していくことが望まれます．完全損傷患者における ADL の再獲得には，起居動作，更衣動作，移乗動作，車椅子駆動，排尿・排便方法の確立，褥瘡予防の自己管理指導，車椅子作製，さらに必要があれば家屋改修など多岐にわたるアプローチが行われています．その中でも起居動作，長座位の獲得は，単に姿勢を変化させるということだけではありません．それは，重い障害を負った身体を限られた非麻痺域で効率よく動かしていく新しい身体感覚の再構築という ADL 動作の基礎ともいえるものです．

症例 **C6 完全麻痺による起居動作が困難な 21 歳の男性.**

CBL1 **初期情報から仮説を立て，仮説証明のための新たな情報を選択する**

初期情報

処 方 箋 ▶ 診断名：頸椎脱臼骨折（C6，ASIA scale B）．21 歳の男性，大学生．前病院では 2 人介助で車椅子に乗車していた．理学療法では ROM 運動，上肢筋力強化練習，車椅子駆動練習を実施．家庭復帰・復学に向けて理学療法を開始してください．理学療法室での実施可．血圧低下に注意してください．必要があれば腹帯など使用してください．

現 病 歴 ▶ 某年 3 月 10 日にスノーボードでジャンプ台より墜落し受傷．救急病院に搬送され同日に頸椎後方固定術（C4-7）施行．術後第 4 病日，ベッドサイドから理学療法開始となる．5 月 23 日リハビリテーション目的に当院へ転院．

医療面接 ▶ PT「起きているのは疲れますか？」
患者「少し疲れます」
PT「めまいや血圧低下はどうですか？」
患者「少しの間ならこの車椅子（リクライニング式）で平気ですけれど，起きたときはめまいがします」
PT「何か気になることはありますか？」
患者「大学のこととか，家のこととか…よくわかりません」
■その他に得た情報：バルーンカテーテルあり．大学は休学中．自宅は一戸建て，両親と兄と 4 人暮らし．

バ イ タ ル　血圧測定 85/53 mmHg，心拍数 72 回 / 分．
サ イ ン と　プラットホームに全介助にて移乗する．
移乗動作 ❯

動作観察 ❯　背臥位の状態で上肢の運動機能を観察する．手関節の背屈あり．次に起き上がりを指示すると，頭部が屈曲しようとする動きがみられるが，起き上がることはできなかった．肩甲帯を下から介助して両肘立て位（図1）にした．左右に重心移動（動画1 p126）を指示するが，小さい動きしか観察されなかった．頭頸部を起こしているのが大変と訴えあり．

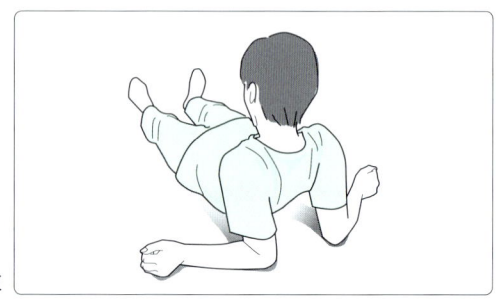

図1　両肘立て位

下に示すクリニカル・ルールを用いて，次の問いに答えましょう

1-1　本症例の参加制約とその原因は？　　1-2　本症例の活動制限とその原因は？

1-3　本症例の仮説的問題構造の全体像は？　　1-4　仮説説明に必要な情報や検査は何か？

■ クリニカル・ルール

CR 1　脊髄損傷患者では神経の髄節高位に沿った key muscle/key sensory point（ASIA）で残存高位を評価する（表1）[3]

低下した key muscle（レベル3以上）があり，その直上がレベル5である場合に低下した髄節

表1　ASIA key muscle/key sensory point

	key muscle	key sensory point
C5	上腕二頭筋，上腕筋	肘窩外側（橈側）
C6	長短橈側手根伸筋	母指
C7	上腕三頭筋	中指
C8	中指の深指屈筋	小指
Th1	小指外転筋	肘窩内側（尺側）

検査筋は8筋のみで，全高位に対応できる．
（文献3より作表）

表2　改良 Zancolli 分類

C 1，2	：僧帽筋，胸鎖乳突筋など頸部筋 0	→ 24 時間人工呼吸
C 3	：頸部筋は動くが，横隔膜は完全麻痺	→睡眠時のみ人工呼吸
C 4	：横隔膜は動くが，三角筋 0	→顎電動車椅子
C 5A	：上腕二頭筋 1 ～ 3	→電動車椅子，全介助
C 5B	：上腕二頭筋 4，5	→普通車椅子，全介助
C 6A	：手根伸筋 1 → 3	→部分介助
C 6B I	：手根伸筋 4，5 で上腕三頭筋 0	
C 6B II	：手根伸筋 4，5 で上腕三頭筋 1 ～ 3	→移乗動作可能
C 7A	：上腕三頭筋 4，5	→車椅子 ADL ほぼ自立
C 7B	：指伸筋 3 以上	
C 8	：指屈筋 3 以上	→車椅子 ADL 自立
T 1	：骨間筋 3 以上	

検査筋は8筋のみで，全高位に対応できる．
（文献4より引用）

を残存高位とする．特に頸髄損傷患者では上肢機能を精細に評価するために改良 Zancolli 分類（**表 2**）[4] を用いることがある．

脊髄ショック期から筋緊張が上がる頃に神経系の残存機能の改善があるかどうか，弱くて感じ取るのが難しいことも多々ある．収縮がある場合には神経的な回復が起きており，下位の髄節の運動が改善すると動作獲得が拡大するので見逃さないようにすることが重要である．

CR 2 ROM は残存機能で動作を行いやすくするために，正常範囲よりも拡大して獲得する必要がある

下肢を持ち上げたり，靴を履いたりする動作を行いやすくするために股関節の ROM が必要になってくる．特にハムストリングを伸張することは，遠い足部へのリーチのためやベッド上で足部を移動させるのに必要である（**図 2**）．上肢では起き上がりのために体幹の屈曲・回旋 ROM と肩関節伸展（**図 3**）が重要である．肩関節の伸展拡大は重心の位置が低くなり，体幹筋の働かない頸髄損傷者の肩甲帯・肩関節周囲の筋活動が少なくてすむという利点がある．

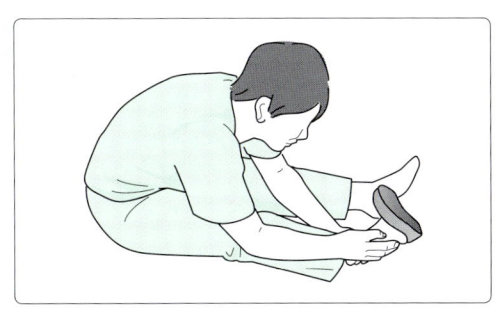

図 2 靴履き動作

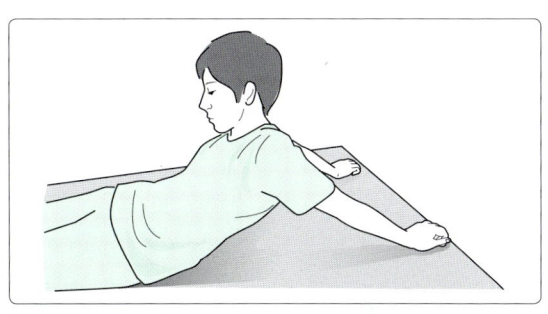

図 3 肩関節伸展

CR 3 頸髄損傷者では習得しやすい動作の順番がある

頸髄損傷者では背臥位から両肘立て位になるまでが困難である．起き上がりの練習では先に両肘立て位から長座位になることを学習させる．

長座位は ADL 動作（更衣・排泄・食事・移乗など）の基本姿勢（**図 4**）となる．特に入院中の病棟内 ADL を向上させることは動作獲得への自信につながる．長座位で片方の上肢を移動させるのに，もう一方の上肢へ重心を乗せてバランスを保つことを学習する必要がある．健常者では肩甲帯の内転・外転によって重心を左右に移動すると体幹筋が働くが，その機能を失ったばかりの急性期では肩甲帯でのバランス制御の再獲得が必要である．

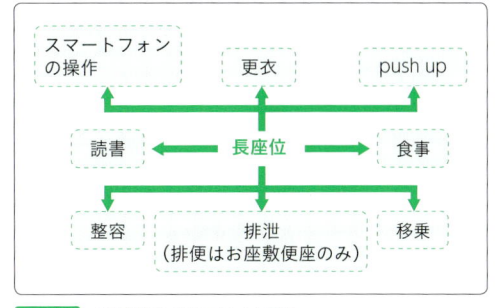

図 4 脊髄損傷者の基本姿勢

CR 4 頸髄損傷患者は多様な合併症が出現する（表 3）

頸髄損傷患者は交感神経が障害され副交感神経優位になる．また，脊髄血管運動中枢が壊れた

りすること[5]によっても起立性低血圧などが起こる．また，腹筋群，肋間筋群の麻痺による拘束性換気障害も理学療法を実施していくうえで考慮すべき問題となる．特に，上位頸髄損傷者では呼吸筋の麻痺もある．排尿・排便の動作獲得は社会的な活動に大きく影響する．自己導尿には座位のバランスや手指機能の巧緻性が大きく関与し，更衣動作も必要になってくる．褥瘡の予防には，姿勢変換を自己で行う除圧が有効な手段として指導される．褥瘡の自己管理を指導することは社会生活の中で急遽入院するリスクを軽減させ，生命的な予後にも影響する可能性がある．

表3 主な合併症

・痙性	・骨萎縮
・疼痛，しびれ	・尿路感染
・褥瘡	・尿路結石
・拘縮	・自律神経機能障害
・異所性骨化	・陥入爪
・拘束性換気障害	・脊髄空洞症
・肺炎	

CBL1　仮説的問題構造と仮説証明のための追加情報項目について"臨床思考"する

臨床思考 1-1　本症例の参加制約とその原因は？

結論　参加制約＝家庭復帰，復学が困難．

その原因＝起居動作（起き上がり）が困難で車椅子に移乗できない．

根拠　情報：起居動作に介助を要する．

CR1：残存機能に合わせた動作方法の獲得を目指す．

CR2：長座位は ADL 動作（更衣・排泄・食事・移乗など）の基本姿勢となる．

思考　頸髄損傷患者は自身の身体イメージの再構築が必要である．

理学療法では起居動作を通じて残存機能で身体全体を動かすことを獲得させていく．この基本動作を獲得することで ADL への広がりと自立度が上がり，参加制約を払拭していく．さらに合併症予防も考慮に入れた練習を展開していく（CR4）．

臨床思考 1-2　本症例の活動制限とその原因は？

結論　活動制限＝起居動作（起き上がり）困難（図5）．

その原因＝両肘立て位になるための肩甲帯・肩の ROM 制限，体幹の ROM 制限，筋力低下（麻痺・筋力不十分），重心移動のバランス未獲得

根拠　情報：両肘立て位の保持が困難である．

CR3：起き上がり動作は両肘立て位を境に2つに分けて考える．

思考　起き上がり動作を，①背臥位→両肘立て位，②両肘立て位→長座位に分けて考える．獲得が容易なのは②であり，臨床ではさらに長座位バランスの獲得が先であることが多い．①を考えるとき，両肘立て位での肩甲骨の動きによる左右の重心移動が必要で，肘の位置を変えられる重心移動と肩関節 ROM を評価する必要がある．

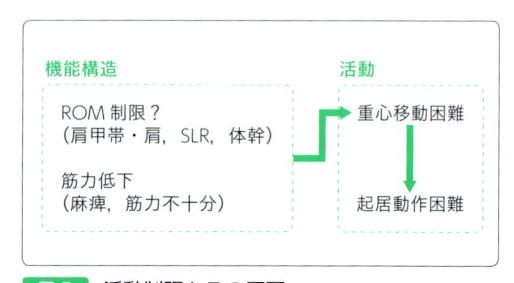

図5　活動制限とその原因

臨床思考 1-3 本症例の仮説的問題構造の全体像は？

結論 臨床思考 1-1～2 を統合して以下のように考える（図6）.

参加「家庭に帰り・復学を果たす」のためには車椅子で移動し，ADL 自立をすることが家庭復帰を容易にする手段の一つになると考える．車椅子への移乗動作を獲得するには起居動作（起き上がり）が獲得できて長座位になることがまず必要である．起居動作に必要な残存機能で身体を動かすこと，すなわち長座位（両肘立て位）での重心移動の方法を再獲得できていないことが問題の基盤になっている．また個人因子として年齢が若く大学生ということで，復学して今後のライフイベントにつなげていくように援助しなければならない．

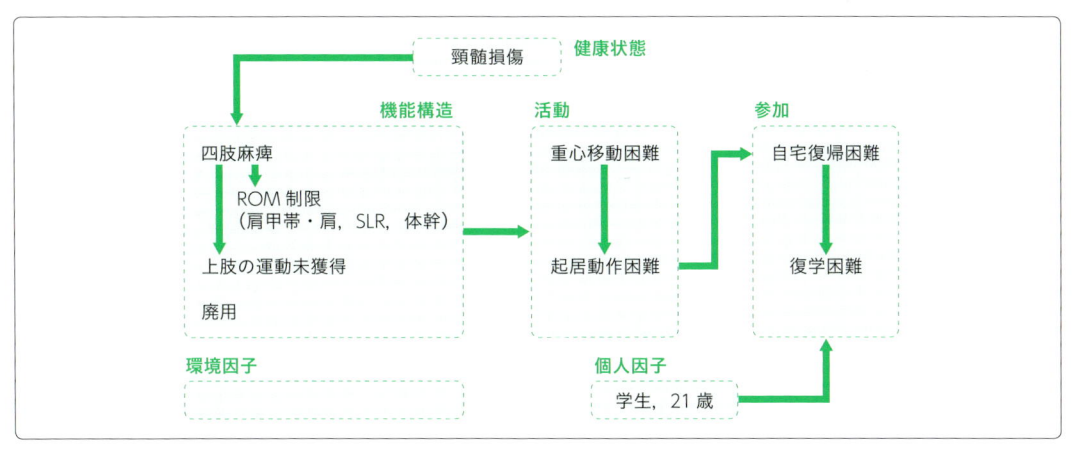

図6 仮説的問題構造

臨床思考 1-4 仮説説明に必要な情報や検査は何か？

結論 追加の評価項目.

1) ROM：肩甲帯，肩，手関節，SLR
2) 長座位バランス
3) 筋力検査
4) 感覚評価
5) 生活環境の聴取

CBL2 追加情報から本症例の問題構造を明らかにし，解決策を講じる

追加情報

長座位バランス ❯ 介助で長座位になるが，上肢・手部を置く位置の調整が必要であった．上肢が置けると保持は軽介助で可能であった．左右の重心移動は小さく，介助が必要であった．また体幹の動きも小さかった（動画2 p126）.

ROM ❯
※単位：度
◆肩甲帯（臥位のため精査は困難であったが，やや挙上位であった．左右差は右の方が高位），◆肩屈曲（Rt. 160，Lt. 170）外転（Rt. 155，Lt. 170）伸展（介助の側臥位にて測定：Rt. 45，Lt. 55），◆手背屈（Rt. 75，Lt. 75）SLR（Rt. 80，Lt. 80）.

筋　　力 ❯ ※ MMT	◆肩屈曲 (全方向 5, 車椅子上にて実施), ◆肘屈曲 (Rt. 5, Lt. 5, 車椅子上にて実施) 伸展 (Rt. 0, Lt. 0), ◆手背屈 (Rt.2, Lt. 2).
疼　　痛 ❯	頸後部に痛みあり (2/10).
筋緊張検査 ❯	左右下肢を他動運動すると軽い感じ. 下肢を膝立てにして骨盤帯から左右に回旋させるが, 胸郭が硬い印象.
感覚検査 ❯	Rt. 手掌中指と外側はわずかに感覚あり. Lt. Th1 領域までわずかに感覚あり.
生 活 環 境 の 聴 取 ❯	自宅は一戸建て, 居室を 1 階に移すことは可能. 昇降機を置いて, 庭の掃き出し窓からの出入りは可能. 周辺は坂道はあまりない. トイレは狭いため改修が必要. 大学内はバリアフリーで教室や食堂の入口にスロープがあり, トイレも車椅子用に手すりあり. 通学には電車とバスの利用が必要. 使用駅にはエレベーターが設置されている.

下に示すクリニカル・ルールを用いて, 次の問いに答えましょう

2-1　起き上がりが困難な原因は？　　　　　2-2　長座位での重心移動が困難な原因は？
2-3　本症例の問題構造の全体像は？　　　　2-4　本症例の問題の解決策は？

■ クリニカル・ルール

CR 5 　損傷レベルによって長座位が変わる

　とれる長座位姿勢, 上肢・肩甲帯での重心移動, 手部の置く位置や手のつき方など残存機能により異なる. C4 以上の上位脊髄損傷者は長座位での上肢支持は困難であり, C5 残存では手部のつく位置が大転子付近で肩甲帯の動きに依存する. C6 以上は肘伸展筋が利かないために, 肩関節外旋によって肘関節伸展位で骨性のロックを利用する. C7 以下になると長座位で上肢の離せる時間が徐々に増えてくる. また C8 以降ではプッシュアップ台の使用も可能になってくる. いずれも長座位を保持できなければ起き上がり動作も自立できない.

CR 6 　座位練習には工夫が必要である

　C7 以上の損傷では手関節の伸展制限や手指の屈曲拘縮が生じやすい. 手関節・手指に痛みのある場合も多く, その場合は重錘を巻いたものなどで保護しながら動作練習を継続する (図 7). また前腕での支持練習ができるように, テーブル (昇降ベッドなど) で車椅子を挟むように置いたり (図 8), 木箱を利用したり (図 9), 前方に机と枕を置いて額部をつけたりする工夫が必要である.

　肘の伸展筋が弱い場合には肩関節外旋で肘をロックして練習しなければならない.

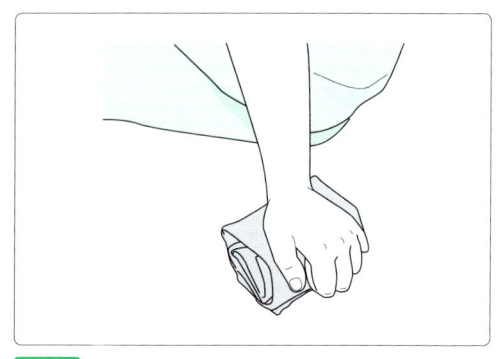

図7　手関節・手首を保護しての荷重練習

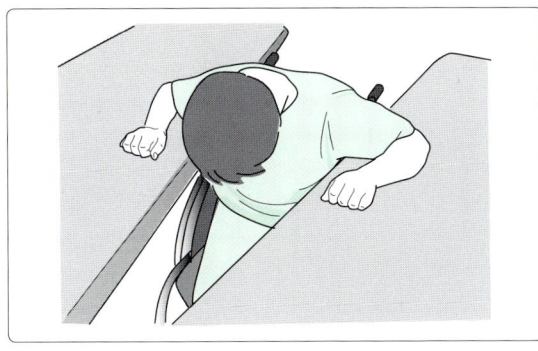

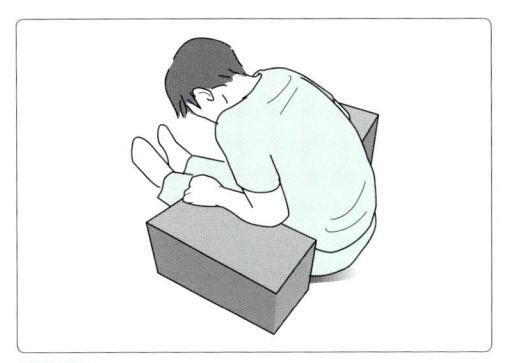

| 図8 | テーブルを利用したプッシュアップ練習 | 図9 | 木箱を利用したプッシュアップ練習 |

CBL2 追加情報から問題構造と解決策について"臨床思考"する

臨床思考 2-1 起き上がりが困難な原因は？

結論 長座位保持が困難だからである．

根拠 情報：長座位において介助が必要であった．
CR5：損傷レベルによって長座位が変わる．

思考 残存機能の高位に合わせて C6 レベルだったので，肩関節を外旋位にして肘を伸展ロックして，大転子の横に置いて介助をしたが，肩甲帯で床を押す力は感じられなかった．これはまだ長座位を保持しておけるだけの活動が学習されていないと判断できる（CR5）．

臨床思考 2-2 長座位での重心移動が困難な原因は？

結論 肘をロックさせて，手関節を背屈し，手掌面で肩甲帯の運動を伝えることができていないからである．

情報 長座位での重心移動に介助が必要であった．

思考 前後方向の重心位置が未獲得である．これはどの程度で前に倒れていくか，後ろに倒れていくかといった矢状面上の正中の学習がまだなされておらず，肩甲帯と頭頸部の移動によって制御を助けることができないからである．左右の重心移動は肩甲帯の内外転による運動と頭頸部の位置が同じく関係してくる．

臨床思考 2-3 本症例の問題構造の全体像は？

結論 臨床思考 2-1 ～ 2 までを統合して以下のように考える（図 10）．
本症例が学生として自宅復帰と復学が困難な原因は，ADL 動作の自立が未確立であることが第一に挙げられる．その ADL 動作は下肢の支持性を失ったために長座位が基本である．理学療法の取りかかりは，その長座位から重心を移動して起居動作につながっていくことを支援していかなければならない．臥位から長座位になるためには肩甲帯と肩の正常な範囲を超える ROM とその場所で発揮する筋力，何よりもこれまでとはまったく違う麻痺域の身体を残存機能で動かす動作方法の獲得が必要になる．合併症の予防も重要である（CR4）．環境因子として入院加療中である．起立性低血圧の影響もあり病棟では離床時間の延長が図れ

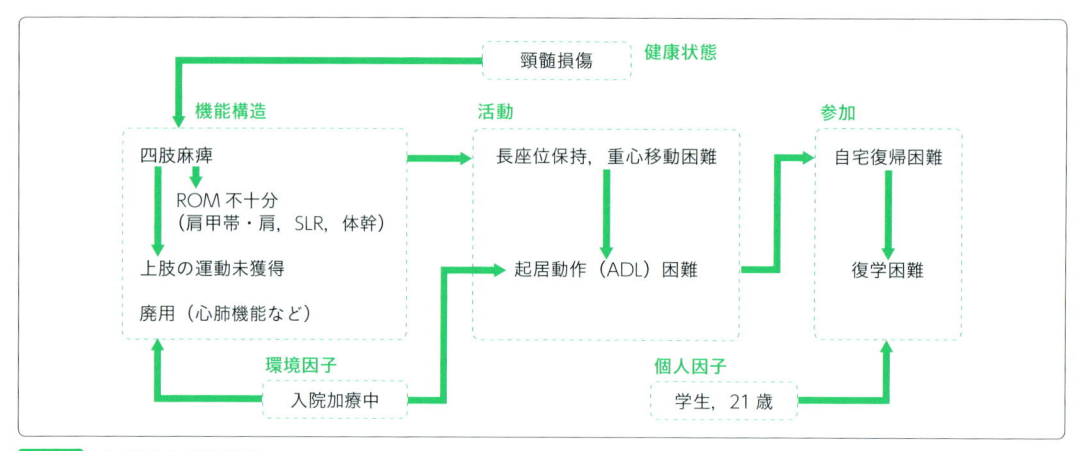

図10 本症例の問題構造

ない．四肢だけではなく，体幹や胸郭などの ROM，循環呼吸器系なども考慮しなくてはならない．

臨床思考 2-4 **本症例の問題の解決策は？（表4）**

結論 両肘立て位，長座位，寝返りなどを介助することで，起居動作に必要な ROM と動作を学習させていく．長座位バランスが安定してきた頃に病棟 ADL として，食事や更衣など筋出力の低いものから実践していく必要がある．また入院が長期にわたることが多いため，廃用や合併症にも十分注意して実施していく．肩周囲の筋力がついてきたのをみてから，腹臥位や移乗に向けたプッシュアップ練習など負荷の高い練習も加えていく．

座位の練習は，本症例に恐怖心を持たれないように，安心できる環境で運動学習が行えるように配慮する．長座位の練習では後方への転倒があるため，理学療法士は背部に位置して肩に手を添えてもよい．端座位の練習では落ちる恐怖心があるため，理学療法士は前方に位置して前傾をとどめる介助をするところから練習を始める（CR6）．

表4 介入プラン

目的	方法	注意
肩甲帯・肩，ROM の拡大	両肘立て位など，動作の中でゆっくり動きながら拡大する	痛み
肩甲帯・肩動作再獲得	腹臥位で，前腕・肘支持を介助して，肩甲骨の外転運動	胸の下に枕を入れて頭頸部を保護する
下肢・体幹 ROM 運動	麻痺域の ROM 運動．寝返り―半側臥位で体幹の回旋	異所性骨化
呼吸・循環運動	長座位→端座位→普通型車椅子駆動練習	①低血圧　②前方への転倒

クリニカル・ルール

1. 脊髄損傷患者では神経の髄節高位に沿った key muscle/key sensory point（ASIA）で残存高位を評価する.
2. ROM は残存機能で動作を行いやすくするために，正常範囲よりも拡大して獲得する必要がある.
3. 頸髄損傷者では習得しやすい動作の順番がある.
4. 頸髄損傷患者は多様な合併症が出現する.
5. 損傷レベルによって長座位が変わる.
6. 座位練習には工夫が必要である.

知っておきたい関連事項

1 脊髄障害自立度評価法（SCIM）

　SCIM（Spinal Cord lndependence Measure）は脊髄損傷者の特異的な ADL 評価法として開発された. SCIM はセルフケア，呼吸・排泄機能，移動の 3 領域（合計 100 点）から構成され，日常の活動の中で重要性が高いと考えられる項目（呼吸，排尿管理，排便管理など）には高い配点がなされている[6]. 上位頸髄損傷患者から歩行可能な不全患者まで評価できるスケールである.

2 高齢者の脊髄損傷

　社会の高齢化に伴い高齢者の脊髄損傷が増えている. 1990 年代は 20 歳代と 60 歳代の 2 峰性[7]といわれていたが，近年は 70 歳代が最も多く，20 歳代の発症は減少し，1 峰性[8]といわれるようになっている. 高齢者の受傷は軽微な外力による非骨傷性の頸髄損傷が増加している. これらの背景には脊柱管狭窄症，変形性頸椎症，後縦靱帯骨化症を伴っていることが多い[1,2]とされている. 臨床現場では高齢者脊髄損傷の不全損傷が多く，上肢により重い障害が残るいわゆる中心性頸髄損傷を経験することが少なくない.

3 モジュラー型車椅子（図 11）

　前座高，背座高，車軸，バックレストの高さと張りなどの調整ができる. 頸髄損傷者に合わせた調整を列記する. 前座高を後座高より高くすることで座位の安定化が図れる. 駆動輪を前に出すことができて ROM 的に漕ぎやすくなり，重心が車軸に近づくことで弱い力でも駆動できる. バックレストを高く，張りにゆとりを持たせて体幹を安定させることができる. 臨床では駆動練習を実施する際に，前方に倒れてしまうときは前後差をつける→骨盤を前に出す→帯でバックレストに体幹を止めるなどバランスに合わせ対応をする. 坂道の走行や段差昇降の能力に合わせて調整することも必要となる.

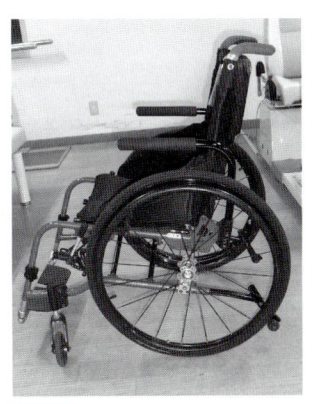

図 11 頸髄損傷者に合わせたモジュラー型車椅子

動画

1. https://www.bunkodo.co.jp/movie/case_pt/pr06.html
2. https://www.bunkodo.co.jp/movie/case_pt/pr07.html

●文 献

1）住田幹男：高齢者脊髄損傷の予後．Jpn J Rehabil Med 37：282-291, 2000
2）加藤真介ほか：疫学―Epidemiology of traumatic spinal cord injury in japan. 総合リハ 43：289-293, 2015
3）American Spinal Injury Association：Downloads. http://asia-spinalinjury.org/information/downloads（2018 年 6 月 27 日閲覧）
4）吉村　理ほか：改良 Zancolli 分類による頸髄損傷者の ADL 自立の可能性．広島大保健ジャーナル 1：73-77, 2001
5）津山直一ほか編：頸髄損傷の病態．頸髄損傷のリハビリテーション―国立身体障害者リハビリテーションセンター・マニュアル, 協同医書出版社, 東京, 19, 1998
6）問川博之ほか：脊髄損傷者のための新しい ADL 評価尺度―SCIM. J Clin Rehabil 15：952-957, 2006
7）Shingu H, et al：A nationwide epidemiological survey of spinal cord injuries in Japan from January 1990 to December 1992. Paraplegia 33：183-188, 1995
8）坂井宏旭ほか：高齢者の脊髄損傷―疫学調査, 脊髄損傷データベース解析および脊髄損傷医療の課題．MED REHABIL 181：9-18, 2015

（藤田龍一）

12 脊髄損傷

■ 導入のためのエッセンス

◆ 脊髄損傷とは，脊髄構造体に囲まれた脊柱管にある脊髄神経が何らかの外力（交通事故，転倒，転落など）による外傷性要因，あるいは病変（脊髄炎，脊髄腫瘍，脊髄血管障害など）による非外傷性要因によって損傷される疾患です．非外傷性要因である大動脈解離の場合は，解離が脊髄を栄養する分節動脈に進展することによって脊髄虚血が生じること，残存解離の血栓化で肋間動脈の血流障害に陥ることによって対麻痺を呈すると考えられています[1〜3]．脊髄損傷では，頸髄が損傷されれば四肢麻痺に，胸・腰髄が損傷されれば対麻痺になり，損傷高位以下の運動障害，感覚障害，自律神経障害を伴います．

◆ 胸腰髄損傷では上肢機能が問題になることは少ないので，阻害因子がなければ早期から動作自立に向けた指導を行います．

◆ 脊髄損傷の理学療法において最も重要なことは，機能レベル（残存最下位髄節）を正確に把握して，機能的予後予測を行うことです．ただし，機能レベルのみが最終獲得機能を決めるのではなく，他のさまざまな要因が影響を与えているので，それらも評価しながら最終的に獲得可能な機能的予後予測をしたうえでゴール設定を行います．

症例 車椅子と床の移乗動作獲得を目指す 56 歳の男性.

CBL1 初期情報から仮説を立て，仮説証明のための新たな情報を選択する

初期情報

処 方 箋 ▶ **診断名**：脊髄梗塞 Th9 完全損傷．56 歳の男性．自宅退院を目指し，理学療法を開始してください．

現 病 歴 ▶ 某年 4 月，起床時に突然の背部痛，両下肢脱力を主訴に A 医療センターに救急搬送される．大動脈解離にて上行大動脈置換術を施行．術後経過は良好だが，両下肢脱力については残存した．リハビリテーション目的で同年 7 月当院に転院となる．

医療面接 ▶ **PT**「家に帰ったときにどんなことが困りますか？」
患者「家は畳の生活だから畳に下りられないと困る」「玄関の上がり框も高いし」「お風呂はどうしたらよいか」
PT「車椅子と床との乗り降りの練習をしてみて，難しいところはありますか？」
患者「車椅子から床に下りるときは身体が前に倒れそうで怖い」「床から車椅子に移るときはうまくお尻が持ち上がらない」
■**その他に得た情報**：前入院先では積極的な理学療法は実施されず 3 ヵ月間ほぼ臥位であった．仙骨部に褥瘡あり〔米国褥瘡諮問委員会（NPUAP：National Pressure Ulcer Advisory Panel）分類ステージⅡ〕，一戸建て持ち家．

動作観察 ▶ 長座位姿勢と長座位バランスを観察した．長座位姿勢を矢状面から観察すると，両上肢を膝の上に置き，骨盤がやや後傾し，胸腰椎の後弯が少なく，脊柱が一枚板のようになっている（**図1**）．両上肢を前方水平挙上して長座位を保てるが，外力に対しては不安定で長座位を保つことができない．また，上肢の重みと上肢の押し出しによって体幹が後方へ倒れるのを防いでいる（**図2**）．側方水平挙上では下部体幹が小刻みに揺れ，それを肩甲帯挙上し上部体幹の固定を使ってバランスをとろうとしている（**図3**）．

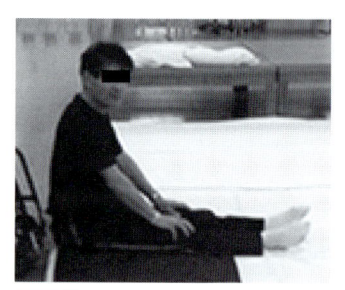

図1 長座位姿勢

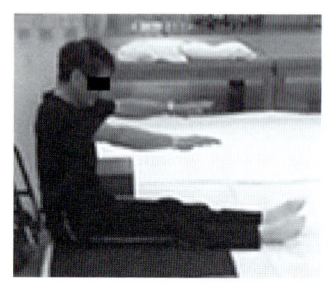

図2 前方水平挙上

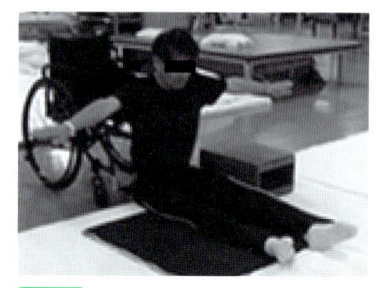

図3 側方水平挙上

下に示すクリニカル・ルールを用いて，次の問いに答えましょう

1-1 本症例の参加制約とその原因は？ 　　1-2 本症例の活動制限とその原因は？

1-3 本症例の仮説的問題構造の全体像は？ 　1-4 仮説証明に必要な情報や検査は何か？

■ クリニカル・ルール

CR 1 座位バランス能力やプッシュアップ動作は脊髄損傷者にとって重要な動作である

　座位バランス能力やプッシュアップ動作は脊髄損傷者の ADL，起居・移動・移乗動作にとって基本であり重要な動作である．脊髄損傷者は1日の中で座位姿勢が一番長く，車椅子上座位，端座位，長座位などがある．食事，整容，更衣，排泄，入浴，移動といった ADL や起居動作において，動作を遂行するには安定した座位バランス能力が必要となる．プッシュアップ動作は脊髄損傷者が身体を移動させる際に必要な動作であり，褥瘡予防のために殿部を除圧する際にも行う動作である．日常生活では前方移乗，側方移乗，床から車椅子，車椅子から車椅子，車椅子から自動車などの移乗場面が考えられ，動作獲得は脊髄損傷者にとって活動範囲を拡大するために重要な動作になる．

CR 2 車椅子—床移乗は車椅子から床へ滑り落ちた際や入浴時の洗い場への移動で必要である

　車椅子と床の移乗は高低差があるため，移乗の中で最も難しい動作になる．四肢麻痺者でもまれに Zancolli 分類 C6BⅡレベルで優れたプッシュアップ能力がある場合に自立する例もあるが，自立度が高まるのはほとんどが上肢機能に問題のない対麻痺者である[4]．床から車椅子への移乗動作は高低差があるため，上肢筋力（特に上腕三頭筋）はもとより，体幹・下肢の柔軟性や肩甲帯・肩関節（特に肩関節伸展）ROM，座位バランス能力やプッシュアップ能力も必要になる．また，合併症の有無，体力，意欲，体重，上肢長，座高，痙性の強さ，動作学習能力や年齢，性別などの因

子も関与している．車椅子生活になると車椅子上にいる時間が長くなり床へ下りる機会は少なくなる．しかしながら日常生活の中で入浴動作のときにシャワー椅子から洗い場に下りて長座位で洗体動作を行うとき，和式生活で畳の部屋に下りるとき，また誤って車椅子から床に滑り落ちた際に車椅子に戻るときに必要な動作になる．車椅子と床との移乗が自立すればリフターなどの福祉機器や介助者の援助が必要なくなり，家屋改修を検討する際の経済的負担の軽減や介助者の身体的負担を軽減することができる．

CBL1　仮説的問題構造と仮説証明のための追加情報項目について "臨床思考" する

臨床思考 1-1　本症例の参加制約とその原因は？

結論　参加制約＝家庭復帰が困難．

その原因＝床と車椅子間の移乗動作が困難だからである（図4）．

根拠　情報：「家は畳の生活だから畳に下りられないと困る」と訴える．

CR2：車椅子から床へ落ちた際や入浴時に洗い場へ移動するときに必要な動作である．

思考　本症例は，医療面接の際に，畳に下りられるかを心配している．また玄関の上がり框の高さや浴室での洗体動作時の洗い場への移乗についても不安を抱えている．

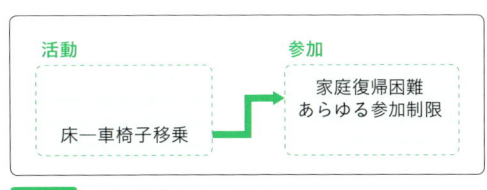

図4　参加制約とその原因

臨床思考 1-2　本症例の活動制限とその原因は？

結論　活動制限＝長座位バランス不良とプッシュアップ困難（より高く殿部を上げる）．

その原因＝上肢筋力，肩甲帯・肩関節の可動性，脊柱の柔軟性，下肢の柔軟性，感覚障害（図5）．

根拠　情報：倒れそうで怖い，お尻が持ち上がらないと訴える．

CR1：座位バランス能力やプッシュアップ動作は脊髄損傷者にとって重要な動作である．

CR2：車椅子―床移乗は車椅子から床へ滑り落ちた際や入浴時の洗い場への移動で必要である．

思考　床から車椅子へ移乗するには非麻痺域の残存筋の機能だけではなく，麻痺域に力を伝えられるようにしておく必要がある．プッシュアップにおける殿部の最高浮上点を高くするためには，良好な長座位バランスやプッシュアップ動作を獲得する必要がある．

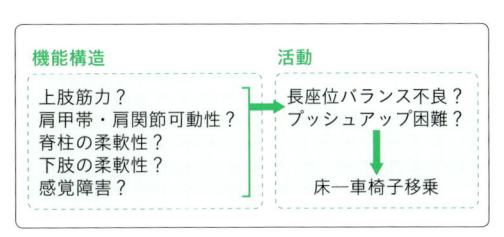

図5　活動制限とその原因

結論　臨床思考 1-1 〜 2 を統合して以下のように考える（図 6）.

「家庭復帰が困難」なのは「床と車椅子間の移乗動作が困難」だからで，それは「長座位バランス不良（?）」や「プッシュアップ困難（?）」があるからである. 長座位バランスやプッシュアップができないのは「上肢筋力，肩甲帯・肩関節の可動性，脊柱の柔軟性，下肢の柔軟性，感覚障害（?）」によるものである. また個人因子として，母親との 2 人暮らしであることから移乗動作の介助は見込めないことと，環境因子として和式生活を送っていることが問題となる. 以上のように仮説的に問題構造をまとめる.

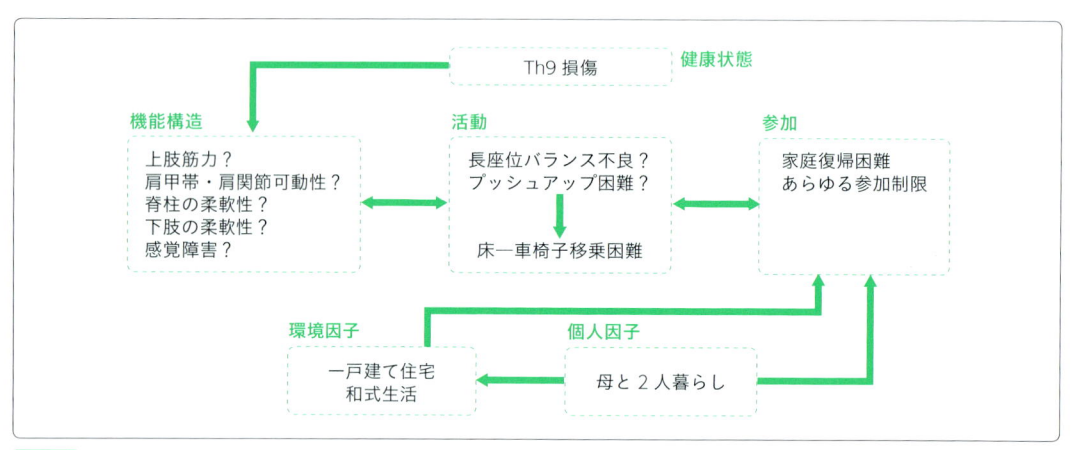

図 6　仮説的問題構造

結論　ICF 概念地図で「?」がついている項目を確認すれば問題構造が明らかとなる.

1) 床－車椅子移乗動作の観察と分析
2) 非麻痺域の筋力テスト
3) 肩甲帯・肩関節の ROM テスト
4) 麻痺域の ROM テスト
5) 感覚テスト

根拠　CR2：車椅子—床移乗は車椅子から床へ滑り落ちた際や入浴時の洗い場への移動で必要である.

思考　床と車椅子の移乗動作を制限している因子を明確にするため，動作の観察と分析，非麻痺域の筋力と ROM，麻痺域の ROM（柔軟性）を確認する必要がある.

追加情報

疼　　痛 ❯ 安静時，動作時ともに痛みの訴えなし．

動作観察 ❯ 車椅子から床への移乗を観察した．両下肢，殿部を前方へずらし，右上肢はフレームを握り，左上肢を 20 cm の台に支持して殿部をシートから下ろそうとするが，左上肢に体重をかけることが不十分で支え棒のようになってしまう．また膝が屈曲してしまい，動作が止まってしまうため介助が必要である（**動画 1** p137）．

床から車椅子への移乗動作を観察した．左上肢は 20 cm の台に支持し，右上肢はフレームを把持し，プッシュアップ動作を行う．上肢の力で殿部を引き上げるが，その後の体幹の前傾が少なく，シートの高さまで殿部が届かず，後方より殿部を抱えて引き上げる介助が必要である（**動画 2** p137）．

筋　　力 ❯
※ MMT
◆肩甲骨外転・上方回旋（Rt. 4，Lt.4）内転・下方回旋（Rt. 4，Lt. 4）下制（Rt. 5，Lt. 5），◆肩屈曲（Rt. 4，Lt. 4）伸展（Rt. 5，Lt. 5）外転（Rt. 4，Lt. 4）内転（Rt. 4，Lt. 4），◆肘・手（全方向左右 5 レベル），◆体幹屈曲（2），回旋（Rt. 2，Lt. 2），◆ Th9 レベル以下（左右 0）．

Ｒ Ｏ Ｍ ❯
※単位：度
◆肩甲帯屈曲（Rt. 5，Lt. 5）伸展（Rt. 5，Lt. 5）挙上（Rt. 15，Lt. 15）下制（Rt. 5，Lt. 5），◆肩屈曲（Rt. 170，Lt. 160）外転（ Rt. 160，Lt. 160），◆下肢伸展挙上（SLR）（Rt. 90，Lt. 90）．

感　　覚 ❯ 臍から下位は左右の痛覚，触覚ともに脱失．

重症度分類 ❯ ASIA impairment scale（AIS）：A．

筋 緊 張 ❯ modified Ashworth scale（MAS）：1＋（ハムストリング）．

座 位 バ ランス ❯ 国際ストークマンデビル車椅子競技連盟の基準（鷹野改）：Fair．

家庭状況 ❯ 母と 2 人暮らし．

下に示すクリニカル・ルールを用いて，次の問いに答えましょう

2-1　床－車椅子移乗が困難な原因は？

2-2　長座位バランスが不良な原因は？

2-3　プッシュアップ動作が困難な原因は？

2-4　本症例の問題構造の全体像は？

2-5　本症例の問題の解決策は？

■ クリニカル・ルール

CR 3 **上肢筋力，肩甲帯・肩関節の可動性，脊柱・骨盤の可動性，下肢柔軟性が重要である**

　体幹・下肢機能がなく，感覚が麻痺した脊髄損傷者が座位バランスを獲得するには，①麻痺域を含む体幹・下肢が安定した座位を保持するために可動性を有していること（脊柱・骨盤の可動性，下肢柔軟性），②麻痺域の上にのる非麻痺域（頭頸部，肩甲帯，上肢）の調整能力が重要である．急性期における褥瘡の発生やその他の合併症により長期臥床が続くと，胸郭周囲筋や背筋群の筋が短縮し，体幹の可動性低下が生じる．座位時の脊柱は，脊柱の椎体関節の屈曲限界と靱帯の張力による均一な後弯姿勢が望ましいが，体幹の可動性が低下すると脊柱が一枚板のようになり脊柱後弯

の低下をきたす．また，ハムストリングの短縮による骨盤の後傾位も後方への不安定を招く．そのような状態では，非麻痺域による重心のコントロールを図っても麻痺域に動きが伝わらず，座位バランスは不良となる[5]．

CR 4　プッシュアップ動作は頭頸部の屈曲と体幹の前傾が重要である

　対麻痺のプッシュアップ動作は，CR3 に挙げた座位バランスに必要な要素に加え，体幹を前傾させながら肩関節を軸にして体幹が前方に回転するようにして殿部を後方へ引き上げる．頸部も屈曲することで前方への回転モーメントが増大し，殿部が挙上しやすくなる（図7）．大胸筋の筋力が十分なレベルでは胸郭を屈曲位に保持できるので，上肢の押し出しがより有効に機能するようになり，体幹を前傾しても胸郭が前方に崩れることなく殿部を挙上することが可能になる．また腹直筋が機能するレベルでは骨盤をより上方に引きつけることが容易となる[5]．最初は理学療法士が両大転子を支え，殿部を後上方に介助を行い，完成したプッシュアップ動作の形を学習させる（図8）．プッシュアップ台を用いると，殿部挙上が行いやすい（図9）．

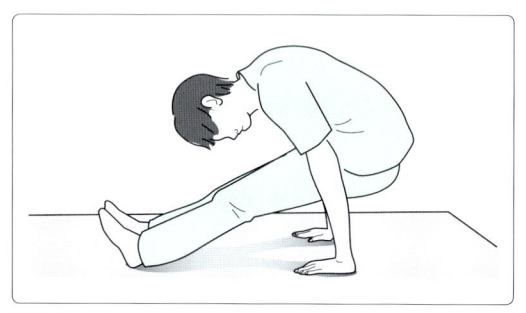

図7　プッシュアップ動作

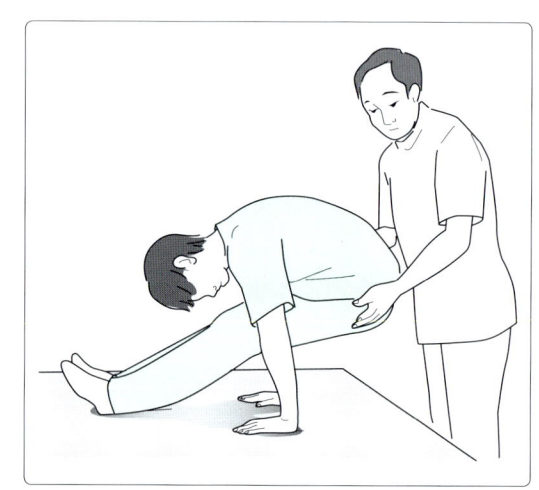

図8　後方介助

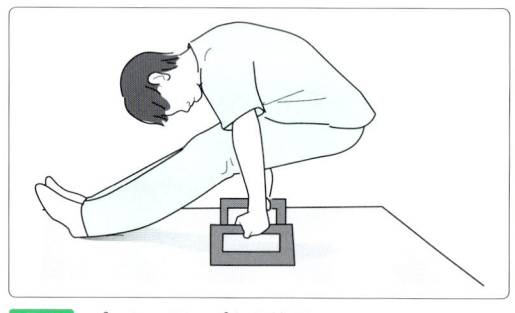

図9　プッシュアップ台を使用

CR 5　上肢の筋力がある対麻痺は力任せで動作を行う傾向がある

　対麻痺は上肢の機能が残存しているため，上肢の力に頼って動作を行う傾向にある．それゆえ，肩関節，肘関節，手関節に痛み，炎症，ROM 制限などを抱えることが多い．日頃から上肢のケアが重要であり，トラブルを抱えないように少ない力で効率的な動作が行えるよう指導が必要である．

臨床思考 2-1　床－車椅子移乗が困難な原因は？

結論　本症例の床―車椅子移乗が困難な原因は，長座位バランスが不良なことやプッシュアップ困難だからである．長座位バランスが不良な原因，プッシュアップ困難な原因について評価する必要がある（**図10**）．

根拠　情報：動作観察の結果と，SLR90°，ハムストリングの筋緊張，医療面接で「車椅子から床に下りるときは身体が前に倒れそうで怖い」との訴え．

思考　車椅子から床への移乗時に観察された左上肢を支え棒にして左上肢に体重をかけることが不十分な原因は，体幹を前傾する際に前方に倒れる恐怖心があるため，倒れないように肩関節周囲筋を固定して動こうとしているからである．床から車椅子への移乗時に見られるシートの高さまで殿部が持ち上がらないプッシュアップ能力は，体幹の前傾が少なく上肢の力だけで殿部を引き上げようとしていると推論できる．

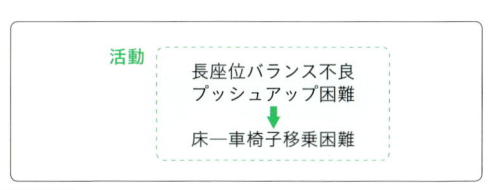

図10　床－車椅子移乗が困難な原因

臨床思考 2-2　長座位バランスが不良な原因は？

結論　本症例の長座位バランスが不良な原因は，Th9 より下位の運動・感覚障害に対して肩甲帯・肩関節 ROM 低下や脊柱の柔軟性低下，ハムストリング短縮による骨盤後傾位による後方不安定によって座位コントロールができないからである（**図11**）．

根拠　情報：座位バランステスト Fair，感覚テストにおける Th9 より下位の感覚障害，ハムストリングの短縮や筋緊張亢進，長座位姿勢の観察および ROM テストにおける肩甲帯や脊柱の ROM 制限．

　　　CR3：上肢筋力，肩甲帯・肩関節の可動性，脊柱・骨盤の可動性，下肢柔軟性が重要である．

思考　体幹・下肢に麻痺があっても脊柱の椎間関節での骨性ロックおよび麻痺域の靱帯の緊張を利用し，両坐骨，仙骨の３点支持によって座位保持ができる．それに加えて非麻痺域である頭頸部や肩甲帯，両上肢の動きでバランスコントロールを行っている．しかし本症例は，肩甲帯や脊柱の ROM 制限によって非麻痺域の動きや脊柱のたわみを利用したバランスコントロールができないことや，ハムストリングの短縮による骨盤の後傾により後方不安定になっているため，座位バランスが不良になると考える．長座位で両上肢を水平挙上した際に，肩甲帯を挙上させて肩甲帯・上部胸郭を固定に働かせ

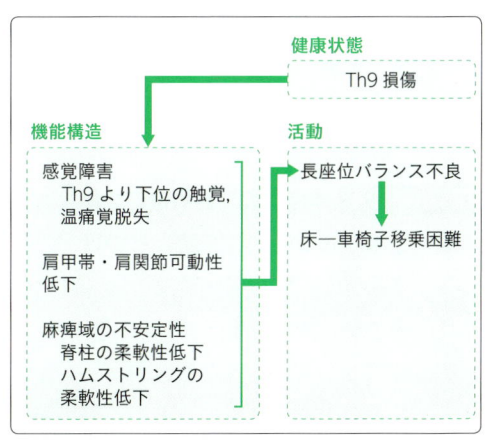

図11　長座位バランスが不良な原因

てバランスをとっていたことからもバランスコントロールが不良であることが推測される.

臨床思考 2-3 **プッシュアップ動作が困難な原因は？**

結論 プッシュアップ動作が困難な原因は，プッシュアップに必要な肩甲帯・上肢のパワー不足と肩甲帯や脊柱の ROM 制限に伴う体幹前傾の不足により効率的な動作が行えないからである（図 12）.

根拠 情報：上肢の筋力テストが good である，感覚テストにおける Th9 より下位の感覚障害，ROM テストにおける肩甲帯や脊柱の ROM 制限，SLR90°，腹筋群の筋力低下，姿勢・動作観察から.

CR3：上肢筋力，肩甲帯・肩関節の可動性，脊柱・骨盤の可動性，下肢柔軟性が重要である.

CR4：プッシュアップは頭頸部の屈曲と体幹の前傾が重要である.

CR5：上肢の筋力がある対麻痺は力任せで動作を行う傾向がある.

思考 床から車椅子へ移乗する動作観察より，上体を持ち上げる際に広背筋や上腕三頭筋による上方へのプッシュアップ動作が強く，上肢筋力に頼った非常に努力的な方法になっている．殿部はシートの高さまで後方挙上できず，後方から殿部を引き上げる介助が必要である．本症例は，ハムストリングの短縮や脊柱の可動性低下により体幹の前傾がとれないことと，プッシュアップに必要な前鋸筋，三角筋，大胸筋，広背筋，僧帽筋を中心とした肩甲帯・上肢の筋力が十分ではないこと，特に上肢の押し出しの際に重要な前鋸筋の筋力が不十分であり，体幹を前傾する際にバランスコントロールとして働く三角筋前部線維が作用せず，前方へ倒れる恐怖心につながったと考えられる．また腹直筋の筋収縮は確認できるが，体幹を前傾にする際に脊柱の ROM 制限があるため，肩から殿部までの距離が長くなり，腹直筋の収縮が体幹の屈曲に参加せず，殿部の挙上の動きに至っていないと考えられる.

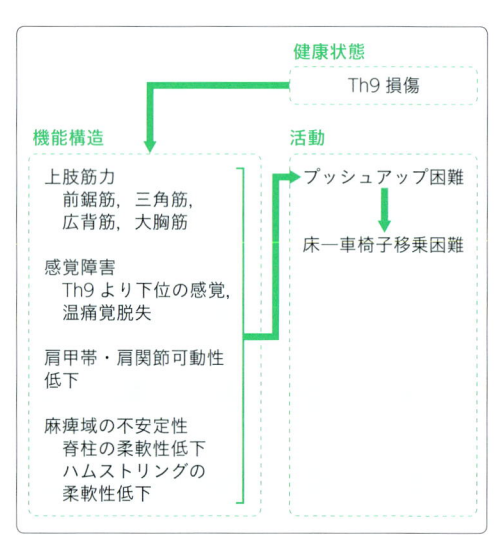

図 12 プッシュアップが不良な原因

臨床思考 2-4 **本症例の問題構造の全体像は？**

結論 臨床思考 2-1 ～ 3 を統合して以下のように考える（図 13）.

本症例が家庭復帰困難なのは，自宅が和式生活であったため高低差のある移乗動作が必要であるが，床と車椅子移動が困難だからである．床と車椅子の移乗動作が困難な原因は，長座位バランスが不良なことやプッシュアップ動作が困難なことが原因であり，これらは上肢の筋力が十分ではないことや，肩甲帯・肩関節の ROM 制限，脊柱の ROM 制限やハムストリングの短縮による麻痺域の可動性低下によって支持面を知覚することができず，姿勢や動作

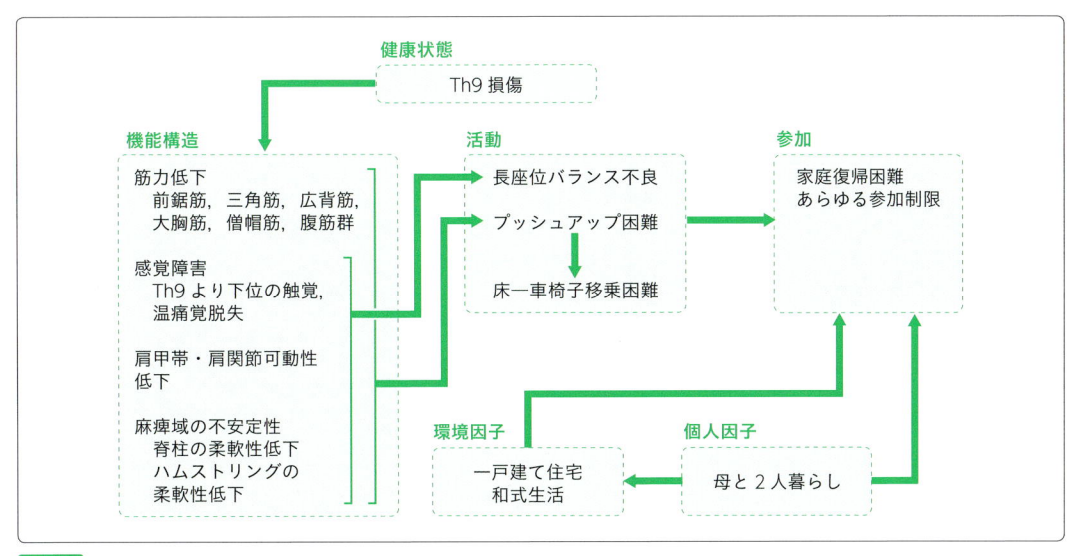

図13 本症例の問題構造の全体像

において不安定になっていることが原因である.

結論　ICF 概念地図で主要な問題点を解決する理学療法の介入プランを以下のように決定した（**図 14, 表 1**）[6〜9].

四つ這い位で前方・後方へ体重を移動させることで肩関節周囲筋の筋力増強を図るとともに上肢での荷重感覚を経験させる．またパピーポジションで頸部を屈曲させた状態で両肘を床面に押しつけることで，プッシュアップ時に上肢の押し出しとして働く前鋸筋の筋力増強と肩甲骨の可動性向上を図る．四つ這い位を保持することが難しい場合には，後方から骨盤を

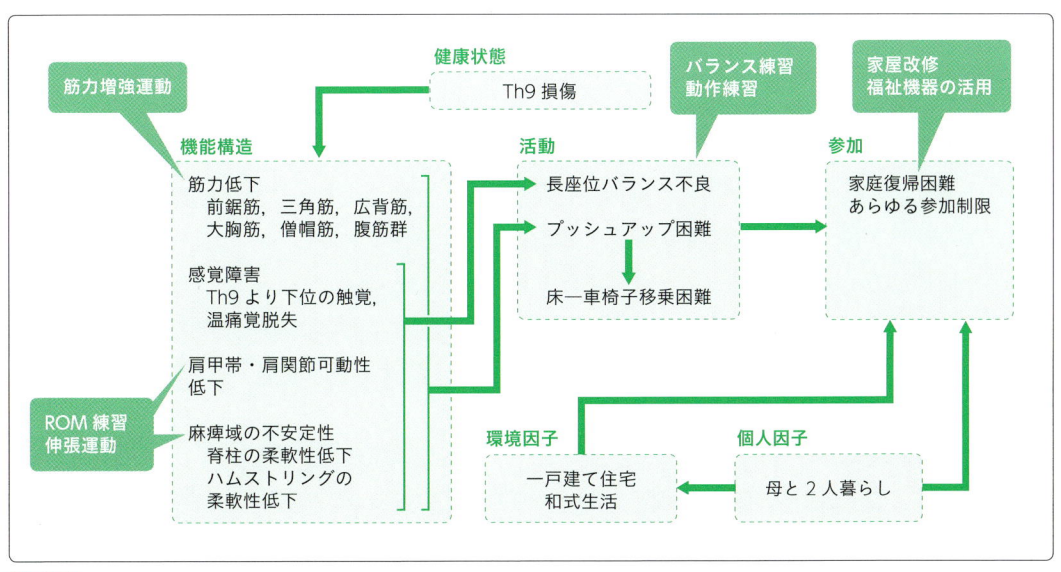

図14　問題構造に対する解決策

表1 本症例に対する理学療法の介入プラン

目的	方法	注意点・禁忌
肩関節周囲筋の筋力増強と上肢荷重で動くことの経験	四つ這い位で前方・後方へ体重を移動させるパピーポジションで頸部を屈曲させた状態で両肘を床面に押しつける	体幹，骨盤のコントロールが不良な場合は後方から骨盤を介助
肩甲帯・肩関節・脊柱の可動性改善，ハムストリングの伸張	他動的 ROM 練習 仰臥位 on elbow や長座位 on hand にて前後，左右，回旋方向への体重移動を行う	正常 ROM 以上の ROM が必要となる場合があるが，オーバーストレッチには注意
長座位での動的バランス向上	ボールを使った長座位での動的バランス練習	非麻痺域の過剰な筋活動とならないように注意
プッシュアップ動作獲得から，より高低差のある移乗動作獲得へ	床―車椅子間の移乗練習	台やプッシュアップ台を用いて徐々に難易度を上げていく
浴室，浴槽の出入りが可能かどうかの確認	家屋調査，家屋改修アドバイス，福祉機器の活用	

(文献 6 ～ 9 より作表)

介助してバランスコントロールを行う．上肢に荷重して動く経験が，車椅子から床へ降りるときの上肢での体重支持につながる．

可動性に関しては，他動的 ROM 練習だけでなく仰臥位 on elbow や長座位 on hand にて自動的前後，左右，回旋方向への体重移動も取り入れ，ROM を広げるとともに支持面の知覚を促す．脊髄損傷者は正常 ROM 以上の ROM が必要となる場合があるが，オーバーストレッチには注意する．

座位バランスやプッシュアップ動作練習も行い，練習の過程で補充的に ROM の拡大や筋力増強を行っていく．動作獲得にはさまざまな要因が関係してくるので，機能構造面の改善だけでは解決しない場合には，家屋改修や福祉機器の活用も考える．

■ 本症例からの学びと追加事項

クリニカル・ルール

1 座位バランス能力やプッシュアップ動作は脊髄損傷者にとって重要な動作である．

2 車椅子―床移乗は車椅子から床へ滑り落ちた際や入浴時の洗い場への移動で必要である．

3 上肢筋力，肩甲帯・肩関節の可動性，脊柱・骨盤の可動性，下肢柔軟性が重要である．

4 プッシュアップ動作は頭頸部の屈曲と体幹の前傾が重要である．

5 上肢の筋力がある対麻痺は力任せで動作を行う傾向がある．

知っておきたい関連事項

1 脊髄損傷者の機能的予後予測

脊髄損傷におけるリハビリテーションのゴール設定は機能的予後を予測したうえで行われるため，より信頼性の高い予後予測が求められる．重要なゴールの一つに歩行があり，脊髄損傷者の機能回復と歩行を中心とした ADL 能力に関する予後予測を，MRI, 痛覚，仙髄領域，年齢，受傷後経過の違いから予測することが可能である [10]．

2 歩行支援ロボットの開発

　近年，さまざまな歩行支援ロボットの開発が進んでいる．据え置き型のロボットでトレッドミル上での歩行補助を行うものから，近年では装着型の外骨格ロボットとなり，平地歩行練習にも使用可能なものが開発されている[11]．

書籍紹介

1　動画で学ぶ脊髄損傷のリハビリテーション，田中宏太佳ほか編，医学書院，2010

　この書籍は脊髄損傷患者のリハビリテーション実施に必要な基本動作，車椅子・機器・自助具，起立・歩行，ADL，評価法について具体的な方法や練習場面がDVD-ROMに収載されている．脊髄損傷者の動きは実際に見ないとイメージしにくいが，豊富な動画と画像で理解しやすい内容になっている．

2　脊髄損傷理学療法マニュアル，第2版，岩﨑 洋編，文光堂，2014

　現在,高齢者の不全損傷が増加しているが,不全損傷に対する理学療法について多くのページを割いている書籍は他には見当たらない．この書籍はイラストや図表が多く，脊髄損傷者の理学療法を担当したことがない初心者理学療法士にも非常にわかりやすい内容になっている．

動画

1. https://www.bunkodo.co.jp/movie/case_pt/pr08.html
2. https://www.bunkodo.co.jp/movie/case_pt/pr09.html

●文 献

1) 吉岡克人ほか：急性大動脈解離・瘤破裂における腰痛・背部痛および対麻痺．日本腰痛会誌 10：163-168，2004
2) 冨岡秀行：心臓血管外科手術の主要術式おさえどころリスト．ハートナーシング 25：878-879，2012
3) 佐藤真由美ほか：大動脈疾患（大動脈瘤・大動脈解離）．ハートナーシング 30：132-138，2017
4) 藤縄光留：脊髄損傷　対麻痺．PT・OTビジュアルテキスト/ADL，柴 喜崇ほか編，羊土社，東京，167-172，2015
5) 水上昌文：回復期（離床期）の理学療法．リハビリテーション医学講座第12巻　脊髄損傷，初山泰弘ほか編，医歯薬出版，東京，148-158，1996
6) 武田正則：座位バランス．脊髄損傷理学療法マニュアル，第2版，岩﨑 洋編，文光堂，東京，91-95，2014
7) 篠山潤一：プッシュアップ．脊髄損傷理学療法マニュアル，第2版，岩﨑 洋編，文光堂，東京，96-100，2014
8) 山本直樹：四つ這い・膝立ち．脊髄損傷理学療法マニュアル，第2版，岩﨑 洋編，文光堂，東京，108-114，2014
9) 須䄅敦史：床⇔車いす．脊髄損傷理学療法マニュアル，第2版，岩﨑 洋編，文光堂，東京，141-148，2014
10) 須䄅敦史：脊髄損傷者の予後予測．MED REHABIL（209）：6-11，2017
11) 補永 薫：下肢機能再建．J Clin Rehabil 26：470-475，2017

（松井伸子）

13

前十字靱帯損傷

■ 導入のためのエッセンス

◆ 前十字靱帯（ACL）損傷とは，代表的なスポーツ外傷の一つです．受傷機転は接触型（コンタクト）と非接触型（ノンコンタクト）に分けられ，接触型はコンタクトスポーツにおいてタックルやスライディングなどにより膝関節へ直接的に外力が加わることで受傷し，非接触型ではジャンプ動作の踏切時や着地時に膝関節への捻転が強制されることで受傷します．

◆ 一般的な整形外科的治療では手術療法や保存療法が選択されますが，保存療法を選択する場合，解剖学的な不安定性が残存するのでパフォーマンスレベルは低下する場合が多い傾向にあります．手術療法が選択された場合，医師の指示のもと，理学療法士は術後の治療計画（クリティカルパス）に準じて理学療法を実施します．本項では術後の理学療法を実施した症例を用いて，ACL 損傷に対する理学療法の捉え方を紹介します．

症例 **ACL 再建術後，スポーツ復帰を目指す 33 歳の男子プロゴルファー．**

CBL1 **初期情報から仮説を立て，仮説証明のための新たな情報を選択する**

初期情報

処 方 箋 ➤ 診断名：左膝関節 ACL 損傷．33 歳の男性．プロゴルファー．術後 2 ヵ月経過して MRI 上では問題なし．膝の完全伸展を目指してください．また装具は外してください．ゴルフでショートアイアンまでのショットは行っても構いません．しかしドライバースイングは禁止してください．術後プロトコルに沿って，術後 5 ヵ月でランニング，術後 10 ヵ月でスポーツ復帰を目指してください（**表 1**）．

現 病 歴 ➤ 某年 1 月にオフトレーニングのスキー滑走中に転倒し，左膝関節が内側に入り受傷．転倒直後より左膝の疼痛および腫脹が出現．スキー場近くの病院にて松葉杖を処方され帰宅した．後日当院にて MRI 撮像し，左 ACL 断裂（半月板，内側側副靱帯損傷はなし）と診断される．3 月 6 日左膝 ACL 再建術（半腱様筋腱を用いた解剖学的二重束法）施行（**図 1**）．翌日よりリハビリテーション開始となり，術後炎症値が落ち着いたため，3 月 14 日退院となる．

理学療法歴 ➤ プロトコルに従い，1/4 荷重から開始し，現在は全荷重が可能である．また術後より慎重に ROM 運動と筋力増強運動を実施した．

医療面接 ➤ PT「手術を行ってから 2 ヵ月が経過しましたが，状態はどうですか？」
患者「痛みは少なくなりましたが，膝の曲りや伸びが悪い感じがします」「5 ヵ月後には大事な試合がありますが，大丈夫でしょうか？」
PT「大会復帰を目指して，まずは現在の状態をよく検査して，これからのリハビリテーションについて検討しましょう」
■ **その他に得た情報**：ゴルフ右打ち．

動作観察 ❯ 独歩は可能．ACL 軟性装具は外している．歩行において患側立脚時間の短縮がみられる．歩行や階段昇降で痛みはない．
　　　　　　ショートアイアンのスイング動作を観察した．左右の重心移動が安定せず患者本人が満足のいくスイングはできなかった．またランジ動作の観察では左 knee-in が観察された．

視診・触診 ❯ 膝蓋骨の可動性が低下．内側広筋には筋萎縮があり，大腿二頭筋では過緊張が触知できた．

表1	術後プロトコル
手術翌日〜	1/4 荷重
術後 2 週〜	1/2 荷重
術後 3 週〜	3/4 荷重
術後 4 週〜	全荷重
術後 5 週〜	―
術後 6 週〜	―
術後 5 ヵ月〜	ジョギング許可
術後 6 ヵ月〜	練習参加・スポーツ部分復帰
術後 10 ヵ月〜	スポーツ完全復帰

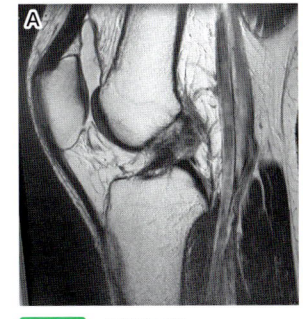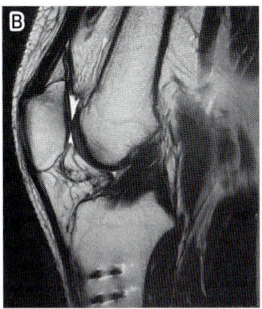

図1 MRI 画像
A：術前，B：術後．

下に示すクリニカル・ルールを用いて，次の問いに答えましょう

1-1　本症例の参加制約とその原因は？
1-2　本症例の活動制限とその原因は？
1-3　本症例の仮説的問題構造の全体像は？
1-4　仮説証明に必要な情報や検査は何か？

■ クリニカル・ルール

CR 1　**ACL 再建術後に生じる機能障害は疼痛，ROM 制限，筋力低下である（図 2）**

　ACL 再建術後に限らず，術直後の治療として局所の安静と固定が必要となる．術後炎症症状は関節運動を阻害し，関節周囲の軟部組織の短縮や癒着により関節の可動性は狭小化する．さらに炎症の継続は活動性低下による筋の不使用状態が続き，筋は萎縮し，筋力低下を引き起こす原因になる．つまり，ACL 再建術直後のリハビリテーションでは患部の炎症症状のコントロールと ROM の回復および膝関節周囲筋に対する低負荷での筋力強化が重要となる．

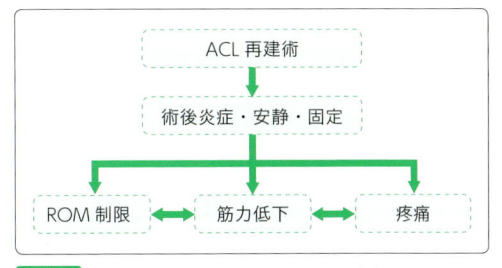

図2　ACL 再建術後に起こる機能障害

CR2　**再建術後初期の ROM 制限へのアプローチは術式を意識して行う**

　本症例の術式は解剖学的二重束法であり，屈曲位では前内側線維束〔AM（anteromedial）bundle〕が緊張し，伸展位では後外側線維束〔PL（posterolateral）bundle〕が緊張する[1]（**図3**）．早期の完全伸展と深い屈曲は，再建靱帯へストレスがかかるため控える．

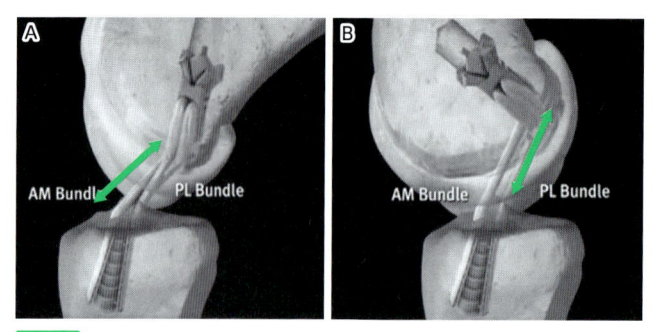

図3 AM bundle, PL bundle の緊張

A：屈曲位, B：伸展位.

CBL1 仮説的問題構造と仮説証明のための追加情報項目について "臨床思考" する

臨床思考 1-1 本症例の参加制約とその原因は？（図4）

結論 参加制約：競技復帰が制約されている.

その原因：安定したスイングが困難であるため. また医師の指示によりショートアイアンまでしかスイングすることができないため.

根拠 動作観察により安定したスイングは困難であった. また医師からのスイング制限.

思考 ゴルファーにとって最も重要な動作がスイングである. 現在, そのスイングが制限され, また許可されているショートアイアンでのスイングも安定性に欠ける. このような状態では大会への参加はもちろん競技復帰が著しく制約される.

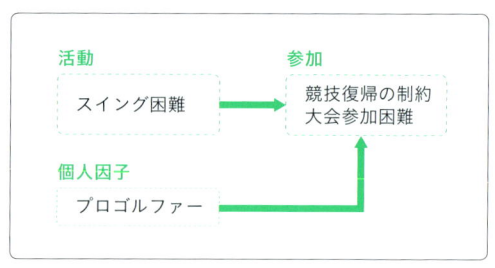

図4 参加制約とその原因

臨床思考 1-2 本症例の活動制限とその原因は？（図5）

結論 活動制限：ショートアイアンのスイングが困難である.

その原因：左膝関節の ROM 制限（？）, 筋力低下（？）, 痛み（？）のために膝は不安定で左下肢への荷重が困難であるため.

根拠 情報：歩行において患側立脚時間の短縮がある.

またランジ動作で左 knee-in が観察された.

内側広筋に筋萎縮, 大腿二頭筋には過緊張が触知された.

CR1：ACL 再建術後に生じる機能障害は疼痛・ROM 制限・筋力低下である.

思考 スイングが困難なのは, 左膝関節が不安定で左下肢へ十分な荷重が行えないためであり, その不安定さの原因は本症例が

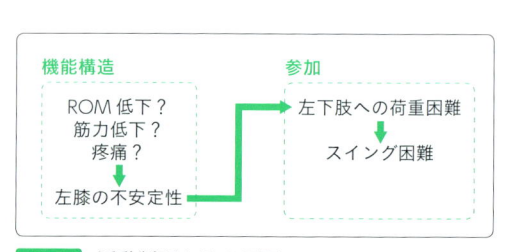

図5 活動制限とその原因

ACL 再建術後であることから，疼痛，ROM 制限，筋力低下であることが容易に推測できる．左膝関節の不安定さの原因についての推論は追加情報を得てから行う．

臨床思考 1-3 本症例の仮説的問題構造の全体像は？（図 6）

結論 プロゴルファーである本症例が競技復帰できないのは，安定したスイングが困難であるためと，医師の指示によりショートアイアンまでしかスイングすることができないためである．ショートアイアンにおいて安定したスイングが困難なのは左膝関節が不安定で左下肢への荷重が困難なためである．さらに左下肢への荷重が困難なのは ROM 制限（？），筋力低下（？），痛み（？）によるものと考えられる．

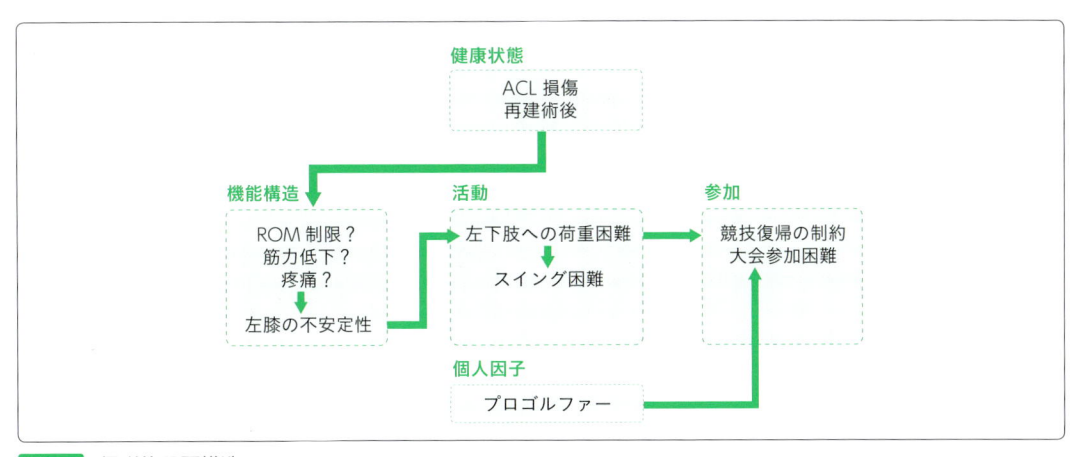

図6 仮説的問題構造

臨床思考 1-4 仮説証明に必要な情報や検査は何か？

結論 ICF 概念地図で「？」がついている項目を確認にすれば問題構造が明らかとなる．

1）疼痛の評価
2）膝関節の ROM テスト
3）柔軟性の評価
4）筋力テスト

CBL2 追加情報から本症例の問題構造を明らかにし，解決策を講じる

追加情報

疼　痛 ❯ 安静時痛なし．深屈曲，伸展強制で痛みあり（Numerical Rating Scale（NRS）：2/10）．部位：深屈曲時（膝窩部外側），伸展強制時（膝蓋腱部）．創部周囲の伸張痛あり．大腿二頭筋の圧痛あり．

ROM テスト❯ ◆膝屈曲（Rt. 140，Lt. 135），伸展（Rt. 0，Lt. −5）．
※単位＝度

筋 柔 軟 性 膝関節伸展可動域評価：Heel Height Difference（HHD）（Rt. 0 mm，Lt. 10 mm）（**図7**）．
テ ス ト ❭ ハムストリングス柔軟性 SLR テスト（Rt. 90，Lt. 70）（※単位＝度）．
大腿四頭筋柔軟性テスト：Heel Buttock Distance（HBD）（Rt. 0 cm，Lt. 15 cm）．

筋 　 力 ❭ ◆膝伸展（Rt. 5，Lt. 4）屈曲（Rt. 5，Lt. 4），◆股伸展（Rt. 5，Lt. 4）外転（Rt. 5，Lt. 4）．
※ MMT

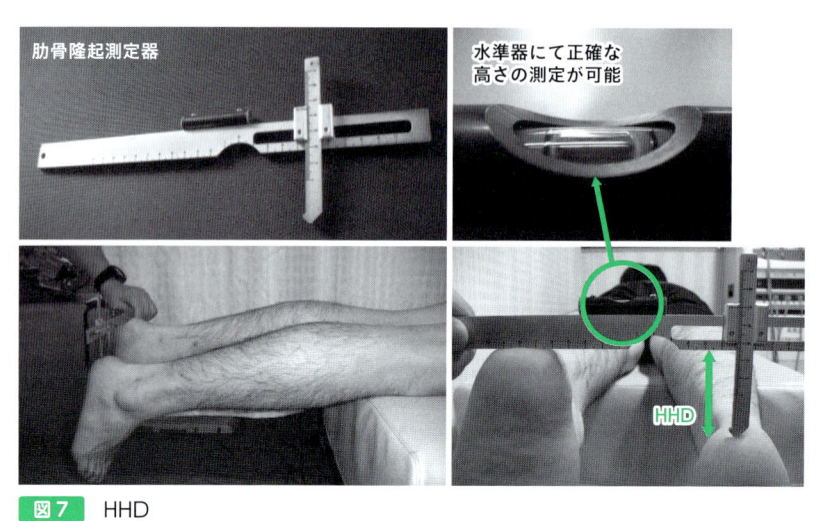

図7 HHD
検査台から下腿より遠位を出し，膝蓋骨を検査台に乗せた状態で測定する．

下に示すクリニカル・ルールを用いて，次の問いに答えましょう

2-1　ROM 制限の原因は？　　　　　　　　2-2　筋力低下の原因は？

2-3　左 knee-in の原因とそれがゴルフスイングに与える影響は？

2-4　本症例の問題構造の全体像は？　　　　2-5　本症例の問題の解決策は？

■ クリニカル・ルール

CR3 膝関節全 ROM の獲得は再建靭帯の成熟を考慮しながら行う

　完全伸展，完全屈曲は再建靭帯の成熟時期を考慮し進める必要がある．術後2〜3ヵ月において完全伸展 HHD 0 cm を目指すのが望ましい[2]．完全伸展の制限は内側広筋の筋収縮機会を減少させ，筋力回復が遅れる原因になる．さらに膝蓋大腿関節へのストレスが生じる可能性があり，伸展 ROM 制限の残存は長期的な観点でみると，膝蓋大腿関節の骨棘形成などの関節変形を助長する可能性がある．

CR4 炎症が鎮静化し，痛みの軽減が図れた時期には積極的な筋力強化が必要となる

　再建術後の炎症が鎮静化された時期においては，筋力増強を目的とすることはもちろんのことだが，再建靭帯の成熟を促す観点からも重要である．この時期からは積極的な閉鎖性運動連鎖（CKC）

運動を取り入れていく必要がある。CKC 運動は，脛骨の前方移動量が少なく，機能的動作に近似しており，運動パフォーマンス向上に適していて，さらに膝蓋大腿関節に加わるストレスが少ないと報告されている[3].

<u>CR5</u> **ACL 再断裂を予防するために，膝関節動的安定性を強化する必要がある**

再建術後，ACL 機能不全，再断裂の出現は絶対に回避しなければならない。この時期において，歩行での立脚時に knee-in が観察される場合，内側広筋の筋力低下に加え，患側股関節周囲筋の筋力低下が存在していることが多い。荷重位での膝関節動的不安定性は，再建靱帯へのストレスを増加させる可能性があるので，積極的な機能訓練が必要である。

<u>CR6</u> **装具除去は，関節水腫が落ち着いたタイミングで行う**

装具装着の目的は患部の圧迫であり，関節水腫を抑制するために行う。術後 2 ヵ月程度装具は使用し，膝蓋跳動テストが陰性化されれば，医師の指示のもと，装具除去が許可される[4].

<u>CR7</u> **左膝関節への負担を考慮し，スイング強度は段階的に上げる必要がある**

ショートアイアンでのショットはバックスイングからフォロースルーにおいて重心移動が少ないショットである。そのため，左下肢への荷重量も少なく，左膝関節への回旋ストレスも少ない。一方，ドライバースイングは重心移動も大きく，さらにスイングスピードも速いことから左膝関節へ大きな回旋ストレスが加わる可能性があるため，スイング強度は段階的に上げていく必要がある。

CBL2 追加情報から問題構造と解決策について "臨床思考" する

臨床思考 2-1 ROM 制限の原因は？

結論 膝関節完全伸展制限の原因は，内側広筋の筋収縮力低下による膝蓋骨可動性低下，さらにハムストリングの柔軟性低下である（図 8）.

膝関節屈曲制限の原因は，移植腱である半腱様筋の機能低下が大腿二頭筋へのストレスを増加させ，screw home movement 機能低下，大腿四頭筋の短縮，および創部の伸張性低下である（図 9）.

根拠 情報：①膝関節伸展制限：内側広筋の筋萎縮，膝蓋骨他動可動性の低下がみられる。

柔軟性テストの SLR テストで左ハムストリングの柔軟性低下がみられる。

②膝関節屈曲制限：屈曲時の創部の伸張痛，膝窩部外側の疼痛，柔軟性テストの HBD で大腿四頭筋の短縮がみられる。

CR3：膝関節全 ROM の獲得は再建靱帯の成熟を考慮しながら行う。

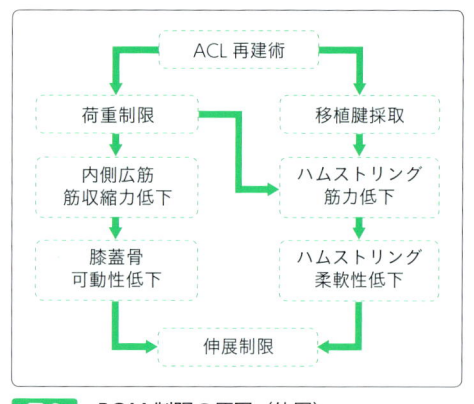

図8 ROM制限の原因（伸展）

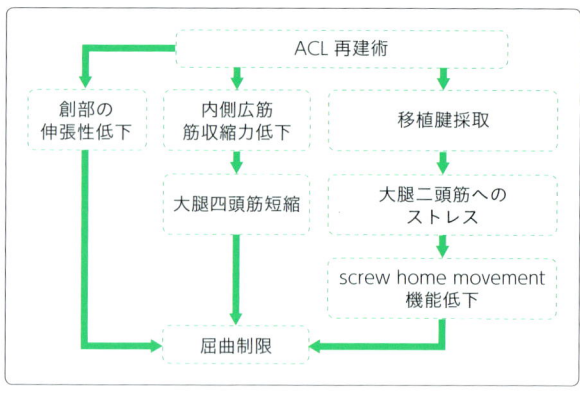

図9 ROM制限の原因（屈曲）

臨床思考 2-2 筋力低下の原因は？

結論 膝関節伸展・屈曲筋力低下および股関節伸展・外転筋力低下の原因は，術後筋収縮機会の減少，荷重不足によるものである．

根拠 情報：筋力テストにおいて，膝関節伸展・屈曲，股関節伸展・外転筋力が低下している．
CR4：炎症が鎮静化し，痛みの軽減が図れた時期には積極的な筋力強化が必要となる．

臨床思考 2-3 左 knee-in の原因とそれがゴルフスイングに与える影響は？

結論 左内側広筋，中殿筋の筋力低下により，フロントランジ時の左 knee-in が生じている．

根拠 CR5：ACL 再断裂を予防するために，膝関節動的安定性を強化する必要がある．
情報：フロントランジ動作で左 knee-in が観察できる．
筋力テストで左膝関節伸展筋力，左股関節外転筋力が低下している．

思考 フロントランジの際の左 knee-in は，内側広筋の筋力低下により内側での支持性が低下し，さらに中殿筋の筋力低下の存在が不安定化で膝関節を中間位に保つことができないため，生じている（**図10**）．

ゴルフスイングには重心移動が必要であり，バックスイングからフォロースルーまで右サイドの重心を左サイドへ移動させることが必要となる．フォロースルーの際に体重を左下肢で支えるために，左膝関節伸展筋力および左股関節外転筋力が必要となる．そのため，スイング練習は大きな重心移動が必要ではないショートアイアンから始める．

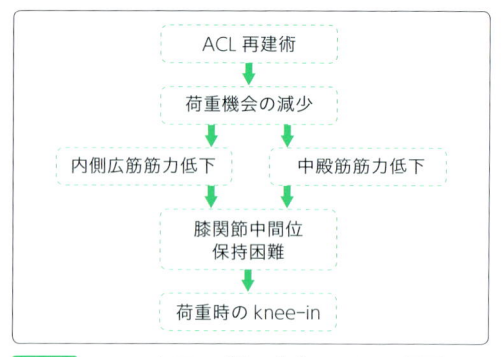

図10 フロントランジ時の左 knee-in の原因

結論 臨床思考 2-1 〜 3 を統合して以下のように考える（図 11）.

本症例は術後早期からの疼痛をはじめとする炎症症状の存在および再建靱帯保護による活動量低下により，膝 ROM 制限，筋力低下，近位関節周囲筋の筋力低下が生じている．この時期では炎症症状は落ち着き，積極的に膝関節機能を改善させることに重点をおく必要がある．特に膝関節完全伸展制限は内側広筋の筋力回復に影響を与え，将来的な関節への負担，運動パフォーマンス低下を引き起こす可能性があるので，できるだけ早期に改善を図りたい機能である．さらに筋力強化では CKC 運動を積極的に取り入れ，荷重感覚の再教育と再建靱帯の成熟を目指す必要がある．特にゴルフスイングではバックスイングからフォロースルーまで体重移動が必要となるので，膝関節周囲筋および股関節周囲筋の筋力を強化し，支持性を高める必要がある．

装具装着下でのゴルフスイングは，さほどスイング動作に影響はないが，本症例はプロゴルファーであり，自己のスイング感覚を非常に重要視する．よって，装具は安全性が担保されたのならば，速やかに除去し，スイング練習を開始できることが望ましい．また，装具装着下でのプロゴルファーの試合参戦は，障害予防の観点であれば問題はないが，パフォーマンス向上を目的とした場合は競技規則に抵触する可能性がある．

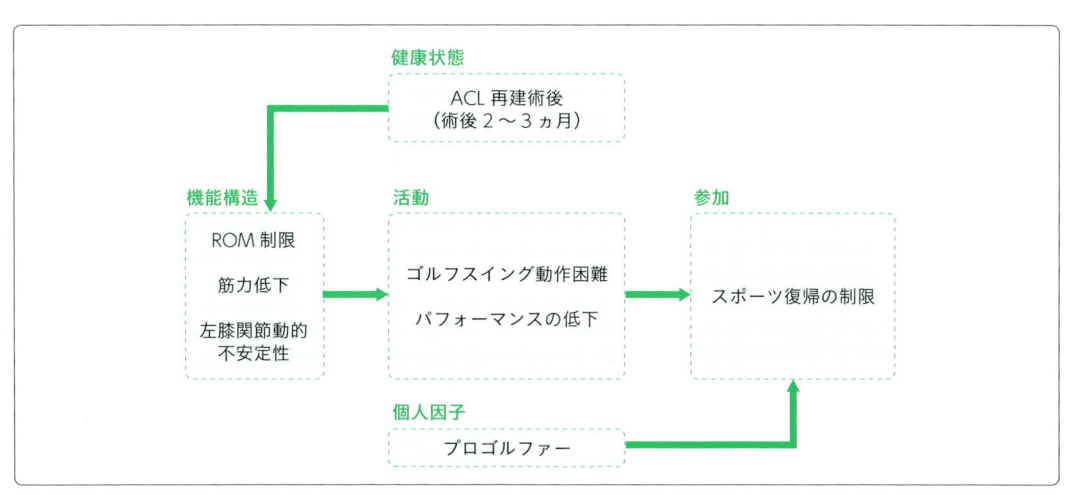

図 11 本症例の問題構造の全体像

臨床思考 2-5 本症例の問題の解決策は？

結論 ROM 制限に対しては，積極的な膝関節周囲筋のストレッチを行う．特に伸展制限の改善のため，ハムストリングの柔軟性の獲得，内側広筋の筋収縮機会の増加，膝蓋骨可動性改善を目指す．

筋力強化に対しては，CKC 運動を取り入れ，膝関節周囲筋，近位関節，特に股関節周囲筋の筋力強化を図る．

ゴルフではジャンプ動作など，再建靱帯の再断裂を危惧する動作はほとんどない．しかし，バックスイングからフォロースルーまでの体重移動の際に左下肢での支持は大きく求めら

れ，さらにスイングは回旋動作であるため，フォロースルーからフィニッシュまでに左膝関節へ回旋ストレスがかかる．本症例はプロゴルファーであり，パフォーマンスを向上させるために左膝関節周囲筋の筋力強化，左股関節周囲筋の筋力強化が必要である．また左膝関節への回旋ストレスを軽減するために，左股関節内旋 ROM の向上が必要となる．患者が高レベルの選手であれば，できるだけ早期に競技特性に合わせた機能回復運動を開始するべきである．本症例は早期の競技復帰を希望していることから，速やかにスイング動作に関連したトレーニングを開始することが望ましい．また，ゴルフスイングは再現性を強く求められるものであり，プロレベルの選手であれば，自己の身体感覚を重要視することから，関節位置覚へのアプローチも積極的に行う必要がある．ゴルフスイングは上肢でゴルフクラブを把持し，コントロールするものであるから上肢と下肢を連動させたトレーニングも重要である．全荷重が許可された後，可能な限り競技特性に類似した動作練習を始める．術後 5 ヵ月以降からは積極的にスクワットジャンプをはじめとするジャンプ動作の安定性獲得を目指す．このようにスポーツ復帰時期を考慮し，競技特性に合わせた運動療法の実施が重要となる．

時期に合わせた一般的なトレーニング

- 術後 1 ヵ月まで（図 12）：大腿四頭筋 setting，股関節外転運動．
- 術後 1 〜 3 ヵ月まで（図 13）：自転車エルゴメーター，バランスボード，ヒップリフト，スクワット，バックランジ，レッグプレス．
- 術後 3 〜 5 ヵ月まで（図 14）：片脚ヒップリフト，リーチバランス，サイドランジ，片脚スクワット．
- 術後 5 〜 8 ヵ月まで（図 15）：ランニング，レッグカール，反復横跳び，スクワットジャンプ，片脚ジャンプ．180 度ターンジャンプ．
- 術後 8 〜 12 ヵ月まで（図 16）：シザーズジャンプ，片脚フロントジャンプ，片脚サイドジャンプ，片脚ターンジャンプ．

競技特性に合わせたトレーニング

- 術後 1 〜 3 ヵ月まで：ダウンスイングからインパクトまでの重心移動練習（図 17），ダウンスイングからフィニッシュまでの重心移動練習（図 18）．
- 術後 5 ヵ月以降：ダイアゴナルメディシンボールスロー（図 19）．

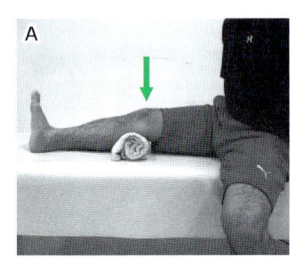
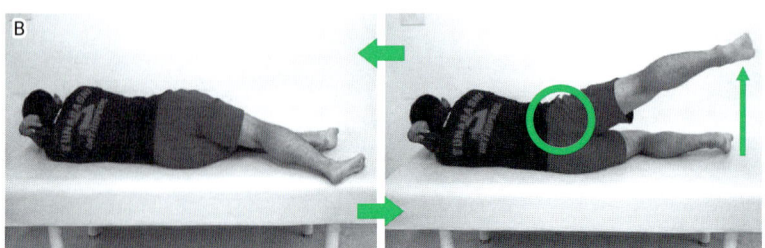

図 12 術後 1 ヵ月までのトレーニング
A：大腿四頭筋 setting，B：股関節外転運動．

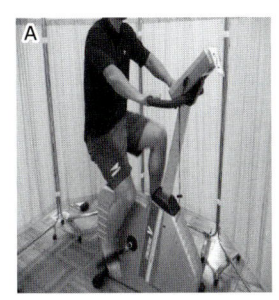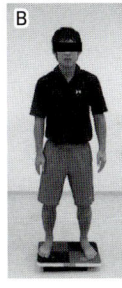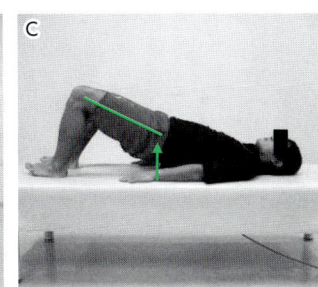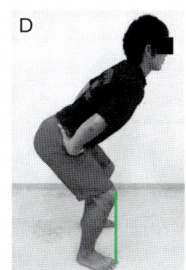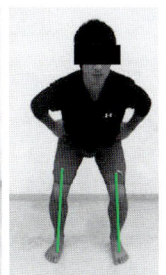
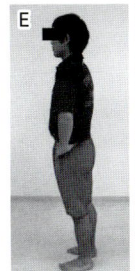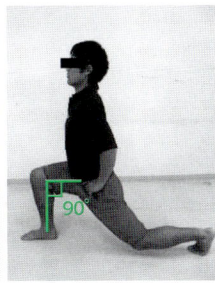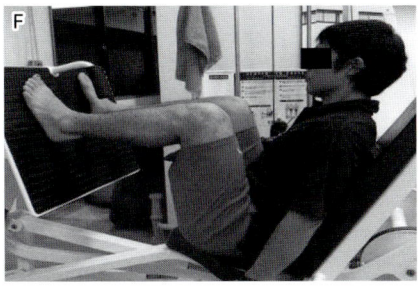

図13 術後1〜3ヵ月までのトレーニング

A：自転車エルゴメーター，B：バランスボード，C：ヒップリフト，D：スクワット，E：バックランジ，F：レッグプレス．

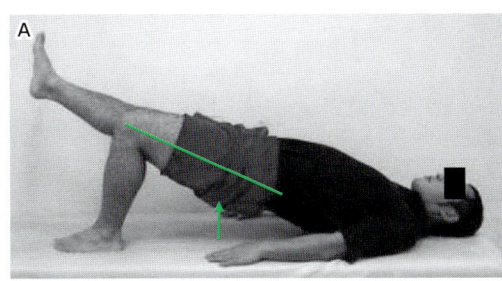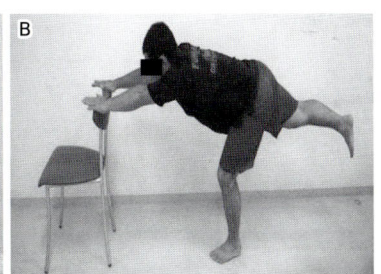
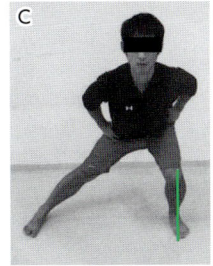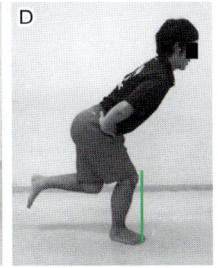

図14 術後3〜5ヵ月までのトレーニング

a：片脚ヒップリフト，b：リーチバランス，c：サイドランジ，d：片脚スクワット．

■ 本症例からの学びと追加事項

クリニカル・ルール

1　ACL再建術後に生じる機能障害は疼痛，ROM制限，筋力低下である．

2　再建術後初期のROM制限へのアプローチは術式を意識して行う．

3　膝関節全ROMの獲得は再建靱帯の成熟を考慮しながら行う．

4　炎症が鎮静化し，痛みの軽減が図れた時期には積極的な筋力強化が必要となる．

5　ACL再断裂を予防するために，膝関節動的安定性を強化する必要がある．

6　装具除去は，関節水腫が落ち着いたタイミングで行う．

7　左膝関節への負担を考慮し，スイング強度は段階的に上げる必要がある．

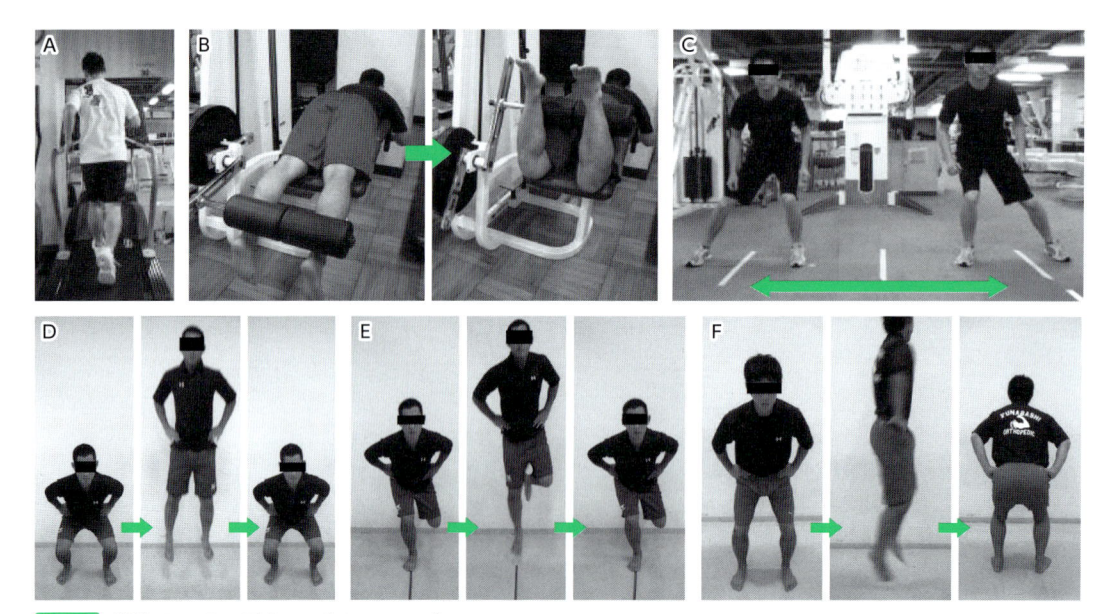

図15 術後 5 ～ 8 ヵ月までのトレーニング

a：ランニング，b：レッグカール，c：反復横跳び，d：スクワットジャンプ，e：片脚ジャンプ，f：180度ターンジャンプ．

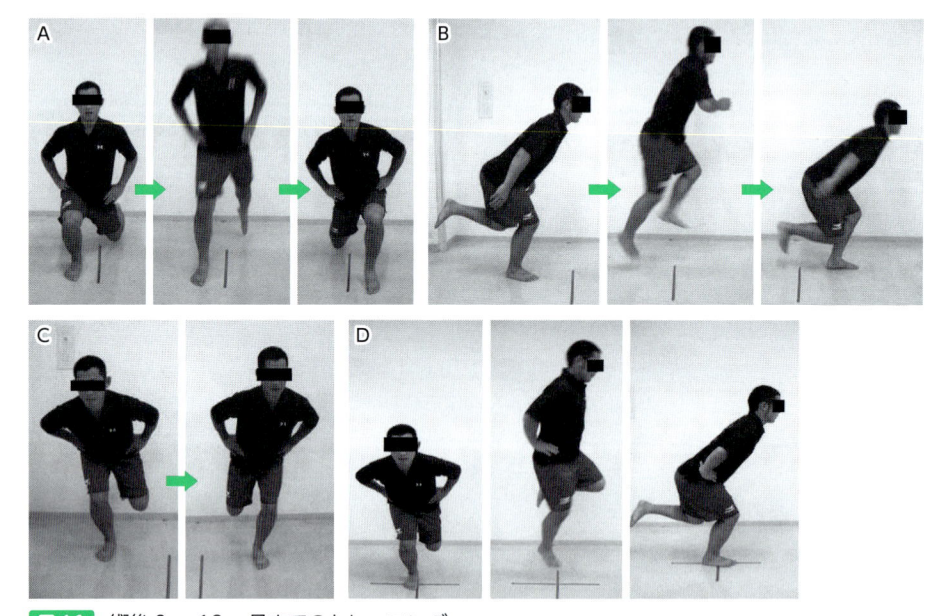

図16 術後 8 ～ 12 ヵ月までのトレーニング

A：シザーズジャンプ，B：片脚フロントジャンプ，C：片脚サイドジャンプ，D：片脚ターンジャンプ．

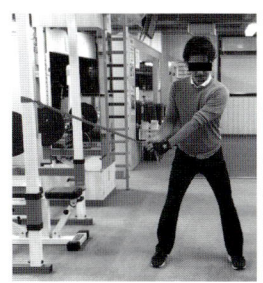 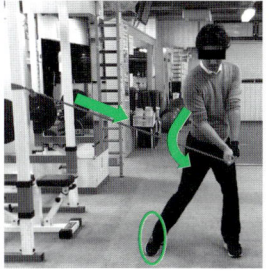

図17 ダウンスイングからインパクトまでの重心移動練習

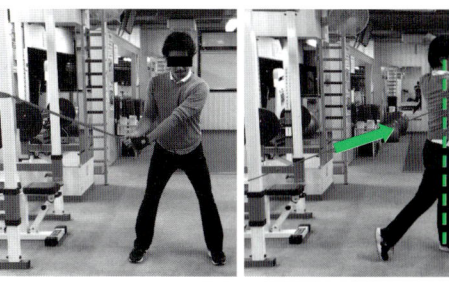

図18 ダウンスイングからフィニッシュまでの重心移動練習

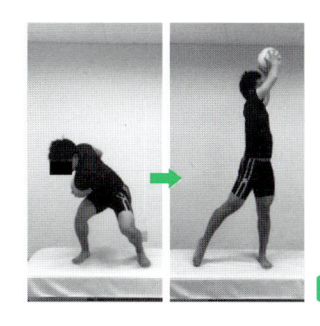

図19 ダイアゴナルメディシンボールスロー

書籍紹介

1 ビジュアル実践リハ　整形外科リハビリテーション，神野哲也監，相澤純也ほか編，羊土社，2012

　疾患に合わせた必要な検査・測定方法が図解で具体的に学べる．各疾患の時期に対する治療アプローチ法も詳細に載っており，学内学習に役立つ書籍である．

2 ACL 再建術前後のリハビリテーションの科学的基礎，福林　徹ほか監，渡邊裕之ほか編，ナップ，2011

　ACL 再建術の術式別成績などのレビューが詳細に記された書籍である．日々の臨床はもちろんのこと，臨床研究を行う際にも参考にしたい書籍である．

●文 献

1）Back JM, et al：Direct measurement of strain in the posterolateral bundle of the anterior cruciate ligament. J Biomech 30：281-283, 1997
2）Ferretti A, et al：Regeneration of the semitendinosus tendon after its use in anterior cruciate ligament reconstruction. A histologic study of three cases. Am J Sports Med 30：204-207, 2002
3）Yack HJ, et al：Comparison of closed and open kinetic chain exercise in the anterior cruciate ligament-deficient knee. Am J Sports Med 21：49-54, 1993
4）土屋明弘：受傷直後から始まる前十字靱帯損傷の治療方針. MB Orthop 30：37-43, 2017

（江連智史）

14 足関節外側靭帯損傷

■ 導入のためのエッセンス

◆ 足関節外側靭帯損傷とは，一般的に足部の内がえしによる内反捻挫を指しており，スポーツにおいては最も発生頻度の高い外傷の一つです．

◆ 受傷初期は，足関節の RICE（安静，冷却，圧迫，挙上）が重要であり，その処置が十分に行われなければ，腫脹や疼痛が継続しやすくなります．また，足関節の不安定性残存により，再発を繰り返す症例も少なくありません．

◆ 一般的な整形外科的治療では，固定療法や運動療法などの保存療法が行われます．足関節の不安定性が強い場合や再発を繰り返す場合は手術療法を行う場合もあります．

◆ 保存療法では，重症度に応じて受傷から 2 ～ 4 週程度の固定期間を経て理学療法へと進みます．

◆ 医師から処方を受けた理学療法士は，問診・触診にて，対象者の受傷肢位や圧痛点，腫脹の部位などを詳細に評価します．構造的・機能的問題に対して治療プランを立てスポーツ復帰を目指します．

◆ 足関節外側靭帯損傷後では，足関節の① ROM 制限，②関節運動時の痛み，③足部内・外在筋を含めた下肢筋力の低下，④神経・筋機能の低下などの機能障害が起こります．これらの機能障害に対し，理学療法を早期から行いますが，介入方法を誤ると痛みの継続や，足関節の不安定性を招き，スポーツ復帰を遅らせる要因となります．

◆ 一般的な理学療法では，まず ROM 運動，足趾・足部の機能改善，筋力増強運動，物理療法，バランストレーニングなどを行い，スポーツ復帰に向け再受傷予防も含めた競技動作の確認を行います（表1）．

表1 各時期におけるリハビリテーションプログラム概略

時期	内容
ギプスなどによる固定期間 （2 ～ 4 週）	・関節の安静と消炎，靭帯の良好な修復期 ・健側下肢，体幹，患側の患部外トレーニング
トレーニング加速期間 （2 ～ 4 週から 6 ～ 12 週）	・足部，足関節周囲筋トレーニング，ROM 運動，物理療法 ・ヒールレイズ，バランス（固有感覚）トレーニング，エルゴメータ，スクワットなど ・歩行→ジョギング→ランニングへと進める ＊痛み，腫脹の有無を確認しながら段階的にアップする
段階的スポーツ復帰期間 （6 ～ 12 週以降）	・ダッシュ，ジャンプなどの競技動作を十分確認し，再発予防対策をとりながら部分的にスポーツを開始する ・装具またはテーピングはスポーツ復帰後 3 ヵ月程度までは行うのが望ましい

症例 足関節外側靭帯損傷後，スポーツ復帰に難渋した 20 歳の男性.

CBL1 初期情報から仮説を立て，仮説証明のための新たな情報を選択する

初期情報

処 方 箋 ▶ 診断名：左足関節外側靭帯損傷（Ⅱ度，**表2**）．20歳の男性，フットサル選手．U字ギプス固定中．健側下肢の筋力維持，強化および開放性運動連鎖（OKC）での患側大腿四頭筋，股関節周囲筋の強化から開始し，2週後から痛みに応じて底背屈のROM運動，閉鎖性運動連鎖（CKC）によるトレーニングを開始してください．

現 病 歴 ▶ 某年6月9日，フットサルの試合中，相手選手と衝突した際，足首を踏まれ受傷．その際，受診はせず1週間程で腫れや痛みが消失したため，競技復帰した．プレー中の方向転換時に同側の足首をねじり再受傷．今回は腫れや痛みが強かったため，12日に当院を受診．当日は健側下肢の筋力維持，強化目的でトレーニング指導のみを行い，25日からU字ギプスを除去し本格的な理学療法を開始した．

医療面接 ▶ PT「足首の状態はどうですか？」
患者「足首を上下に動かしたときのつっぱり感が強く，痛みがある」「歩くとき，不安定で痛みがある」
PT「どこに痛みがありますか？」
患者「足首を下にしたときに外側のくるぶしのまわりと内側も少し痛む」「体重をかけると外くるぶしの下が痛む」
■**その他に得た情報**：利き足は右．8月に大事なフットサル大会があり，本人としてはその大会に間に合わせたい．

動作観察 ▶ 左足関節の状態を観察した．外果周囲をはじめ，内果，前足部に腫れが残存している．足関節の底背屈運動をゆっくりしてもらった．底背屈ともに左右差がみられる．平地歩行の荷重時痛は自制内であるが，跛行を認める．最後に片脚立位を観察した．患側では，健側に比べわずかな時間しか保持できず，上半身の動揺がみられた．

表2 足関節外側靭帯損傷の重症度分類（前距腓靭帯損傷の程度）

重症度	症状
Ⅰ度	靭帯線維の伸張によるもので，明らかな腫脹や皮下出血の症状がない
Ⅱ度	靭帯線維の部分断裂が生じ，軽度の腫脹と皮下出血がある
Ⅲ度	靭帯線維が完全断裂し，高度な腫脹と皮下出血がある

下に示すクリニカル・ルールを用いて，次の問いに答えましょう

1-1 本症例の参加制約とその原因は？　　1-2 本症例の活動制限とその原因は？

1-3 本症例の仮説的問題構造の全体像は？　　1-4 仮説証明に必要な情報や検査は何か？

側靱帯損傷後に起こる機能障害は疼痛・腫脹・ROM 制限・筋力低下・バランス（関節固有感覚）である（図 1）

帯損傷の直後は，内出血の止血を目的とした圧迫と腫脹部位に対するアイシングが これらの処置が不十分であれば，痛みや腫脹が残存し，ROM 制限の要因となる．ま ，足関節の固定を行い損傷部の安静と靱帯の良好な修復を行う．これらは初期治療と 手段だが，固定による ROM 制限や足関節周囲の筋力低下が生じることを念頭におく． 期間のスポーツ休止により，患側・健側の下肢および体幹部の筋力低下が起こる．

傷による痛みは，基本的に足関節外果周囲に現れるが，内側や前面・後面にも腫脹を伴っ を訴えることが多い．内側部の痛みについては，受傷時の過度な内反により，内果部の軟部 圧迫されるためであり，内果部と外脛骨の衝突まで至ると，痛みが長期に残存する場合もあ また，荷重痛が残存する場合は足根洞内靱帯損傷の可能性も考慮する[1]．

らに足関節外側靱帯損傷では，筋や腱，靱帯，関節包などに存在する固有受容器の損傷も起こ 前距腓靱帯にもタイプの異なる多くの固有受容器が存在し[2]，損傷による固有感覚の低下は姿 制御や神経・筋機能にも影響を及ぼすと考えら れる．

つまり，足関節外側靱帯損傷後には，疼痛や腫 脹，または一定期間の固定により ROM 制限や筋 力低下が出現する．これらの機能障害がアライメ ントの異常を招き，スポーツパフォーマンスの低 下につながる要因となる．

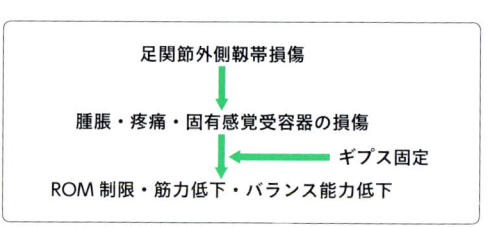

足関節外側靱帯損傷

腫脹・疼痛・固有感覚受容器の損傷

ギプス固定

ROM 制限・筋力低下・バランス能力低下

図1 足関節外側靱帯損傷で起こる機能障害

CR 2 足関節外側靱帯損傷後では，ランニングをはじめステップ動作やジャンプ動作などが制限される

足関節外側靱帯損傷後では，足関節の ROM 運動や足関節周囲筋 の強化，固有感覚に対する理学療法を中心に行っていく．しかし， スポーツ復帰においては，これらの機能的な改善だけでは不十分で あり，スポーツ特性に応じた動作の観察を詳細に行うことも重要で ある．フットサルにおいては，ランニングやダッシュをはじめ，ス テップ，ジャンプ動作，ボールを蹴る際の，軸足となる左足の踏み 込み動作などさまざまな動作が要求される．しかし，これらの動作 のトレーニングを開始した際，痛みを訴えることが少なくない．こ れらの要因としては，足部のアライメント異常をはじめ，元々の習 慣化した動作の影響や受傷後の股関節周囲筋，体幹の筋力低下など が挙げられる．

足部のアライメント異常では，足関節の内反・内がえし方向の不 安定性を避けるため，無意識に足関節を回内・外転し，過剰に母趾

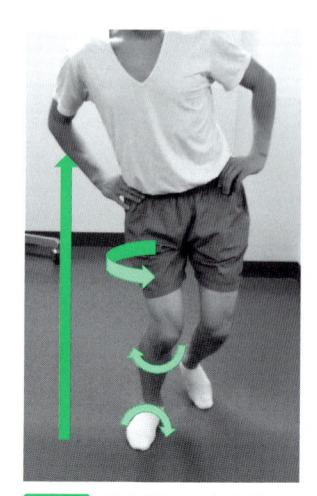

図2 上行性の運動連鎖

球を意識した動作がよく観察される．このような動作に伴い，外果周囲の痛みや後脛骨筋の伸張，または内側アーチの低下を助長する可能性が高い．さらに上行性の運動連鎖により，knee-in，骨盤の回旋などによって，二次的な障害を起こすリスクも生じると考えられる（図2）．

CBL1　仮説的問題構造と仮説証明のための追加情報項目について "臨床思考" する

臨床思考 1-1　本症例の参加制約とその原因は？

結論　参加制約＝選手としてフットサル参加が困難．
その原因＝踏み込みなどの競技動作が困難だから（図3）．

根拠　情報：患者は動作時の痛みや不安定性を感じている．特に左足で強く踏み込む動作で訴える．
CR2：足関節外側靱帯損傷後は，ランニングやステップ，ジャンプなど強く踏ん張る動作を制限する．

思考　スポーツ復帰においては，機能的な改善のみならず，競技特性に応じた動作の獲得が求められる．クリニカル・ルール同様に，フットサルに必要なキック動作をはじめとした踏み込み動作が困難であり，上のように意思決定した．

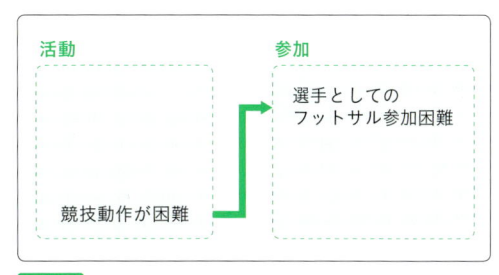

図3　参加制約とその原因

臨床思考 1-2　本症例の活動制限とその原因は？

結論　活動制限＝左足の踏み込み動作困難．
その原因＝足関節の底背屈制限，疼痛，筋力低下，固有感覚の低下，アライメント不良のため？（図4）

根拠　情報：足関節の不安定性により，痛みが出ると訴える．
CR1：足関節外側靱帯損傷後には，受傷初期の固定によるROM制限や疼痛，筋力低下が出現する．また，損傷による固有感覚の低下は姿勢制御能力や神経・筋機能にも影響を及ぼす．

思考　ジャンプやステップ，キック時の踏み込み動作では，足関節の底背屈の可動性，足関節の周囲筋力，バランス能力はもちろん，正しいアライメントを保つために股関節や体幹の機能も要求される．CR1のとおり，これらの機能障害がアライメント異常を引き起こし，痛みが出現することで，動作を困難にしていることが考えられる．

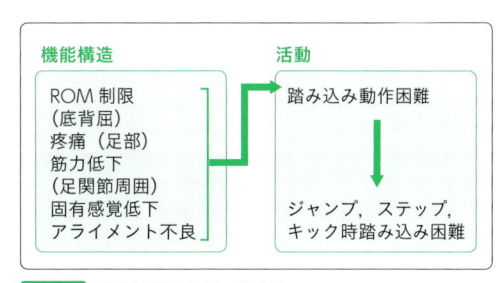

図4　活動制限とその原因

結論　臨床思考 1-1 〜 3 を統合して以下のように考える（**図 5**）.

「選手としてのフットサル参加が困難」なのは「競技中のさまざまな動作が困難」だからで，そうなのは「左下肢の踏み込み動作困難（?）」があるからで，左下肢でうまく踏み込めないのは「足関節の底背屈制限，疼痛，筋力低下，神経・筋機能の低下，アライメント不良（?）」によるものである．また個人因子として，競技レベルのフットサル選手であるため，試合に出場できないことが問題となる．以上のように仮説的に問題構造をまとめる．

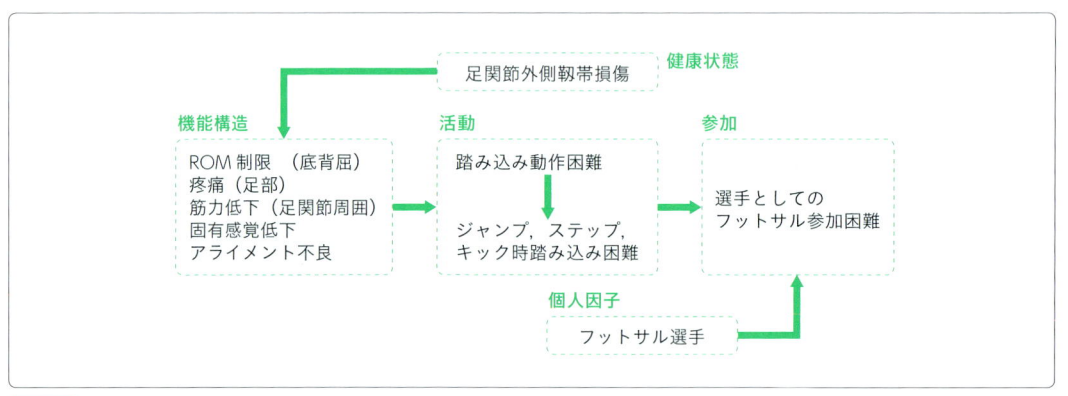

図 5　仮説的問題構造

臨床思考 1-4　**仮説証明に必要な情報や検査は何か？**

結論　ICF 概念地図で「?」がついている項目を確認すれば問題構造が明らかとなる.

1) 前方ホップ，キック動作の踏み込みによる足底接地時の観察と分析
2) 足底接地時の疼痛の評価
3) 足関節底背屈の ROM テスト
4) 足関節周囲筋をはじめ下腿部，大腿部，股関節周囲，体幹の筋力テスト
5) バランス能力

根拠　CR1：足関節外側靱帯損傷後の動作制限は，関節の ROM 制限や疼痛，筋力低下，固有感覚に由来する.

思考　踏み込み動作を制限する因子を明確にするため，足関節の ROM 制限や疼痛，筋力低下を確認する必要がある．また，CR1 より，損傷による固有感覚の低下は姿勢制御能力や神経・筋機能にも影響を及ぼすため，固有感覚テストも実施する．

CBL2　追加情報から本症例の問題構造を明らかにし，解決策を講じる

追加情報

MRI 画像 ▶ 足根洞（**図 6A**）と外脛骨（**図 6B**）に軽微な信号上昇を認める.

動作観察 ▶ 前方ホップ（**図 7**），キック動作（**図 8**）の軸足踏み込みによる足底接地時の観察を行った.

左の足底接地では，足部が外側を向いており内側アーチの低下がみられる．膝は内側に入り，いわゆる knee-in/toe-out の姿勢である．骨盤は左傾斜・右回旋し，体幹の左側屈により頭部は身体の中心軸から逸脱している．上半身は側方動揺を認める．キック動作の軸足踏み込みにおいても同様のアライメントを認める．

疼　痛 ▶ 接地時に外果下部周囲に痛みを訴える（5/10）．

Ｒ Ｏ Ｍ ▶ ◆ 背屈（Rt. 20，Lt. 20），◆ しゃがみ込み（左右差なし），◆ 底屈（Rt. 60，Lt. 50），◆ 正座
※単位：度　（左右差なし）．

感　覚 ▶ 位置覚（3/5），運動覚（5/5）．閉眼片脚立位（Rt. 20 秒，Lt. 3 秒）（動揺強い）．

筋　力 ▶ ◆ 足背屈（Rt. 5，Lt. 5）底屈（Rt. 5，Lt. 3）（踵骨の内反動揺あり），◆ 内がえし（Rt.5，
※ MMT　Lt.4）外がえし（Rt. 5，Lt. 4），◆ 股外転（Rt.5，Lt.5）内転（Rt.5，Lt.5）外旋（Rt.4，Lt.4）内旋（Rt.5，Lt.5）．

体幹安定性 ▶ ベンチ（**図 9**）動揺なし，サイドベンチ（**図 10**）（Rt. 動揺なし，Lt. 動揺あり）．

バランス ▶ 前方（Rt. 0.9，Lt. 0.88），前外方（Rt. 0.5，Lt. 0.52），外方（Rt. 0.61，Lt. 0.6），後外方（Rt. 0.54，
※ SEBT *　Lt. 0.58），後方（Rt. 0.6，Lt. 0.6），後内方（Rt. 0.56，Lt. 0.41），内方（Rt. 0.5，Lt. 0.33），前内方（Rt. 0.61，Lt. 0.5）（Lt：内方，前後内方で低値）．

* SEBT：Star Excursion Balance Test.

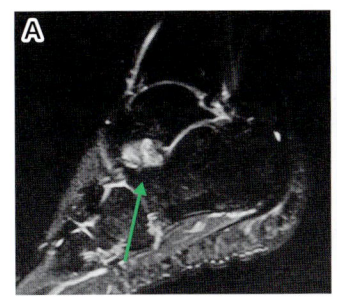
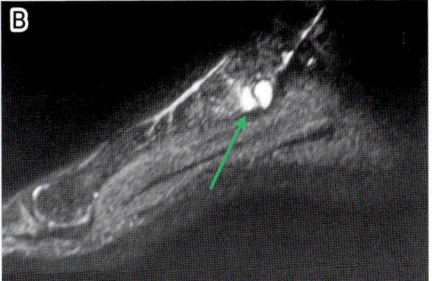

図 6　MRI 画像所見
Ａ：足根洞，Ｂ：外脛骨．ともに信号上昇を認める．

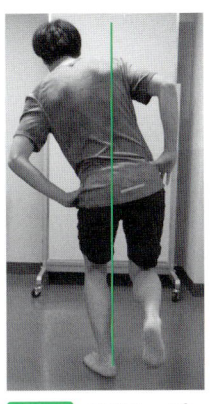
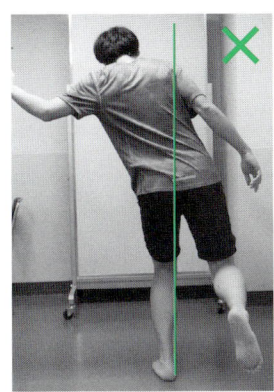
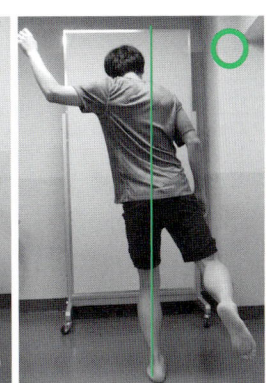

図 7　前方ホップ　　**図 8**　キック動作

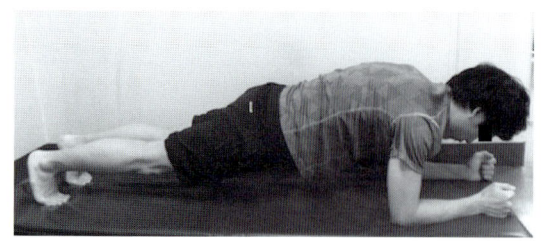

図9 ベンチ

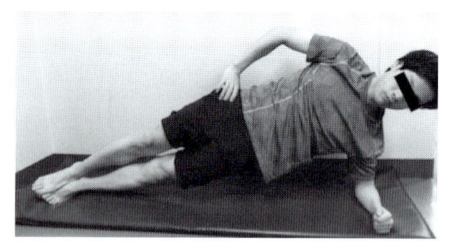

図10 サイドベンチ

下に示すクリニカル・ルールを用いて，次の問いに答えましょう

2-1　踏み込み動作が困難な原因は？　　　　2-2　アライメント異常をきたす原因は？

2-3　動的バランス保持が困難な原因は？　　2-4　本症例の問題構造の全体像は？

2-5　本症例の問題の解決策は？

■ クリニカル・ルール

CR 3　スポーツ復帰に向けて，足関節底背屈の全 ROM を獲得する

　スポーツ復帰にあたって，ROM の左右差を解消することは，ランニングをはじめさまざまな動作で重要である．ただし，一般的に正常とされる ROM ではスポーツを行ううえでは不十分であることを念頭においておかなければならない．そこで，しゃがみ込み動作は背屈 ROM 制限や疼痛，また代償動作（toe-out）の有無を確認することができる．さらに，正座にて底屈制限を確認することができる．制限がある場合は踵骨内反と疼痛を訴えることがある．

CR 4　運動連鎖を考慮した全身的なアライメント評価を行う

　足関節外側靱帯損傷後では，痛みや関節の不安定性，筋力低下などにより，動的な下肢のアライメント異常が起こりやすい．片脚スクワットでは，内側アーチの低下によって後足部外反・前足部回内が増加する．足部からの運動連鎖により脛骨外旋・大腿内旋で骨盤の回旋も起こると姿勢制御が困難となりやすい．また後足部の回内が強くハイアーチの場合は，膝内反傾向であり下肢の外旋モーメントが加わりやすい．

CR 5　スポーツ復帰の指標の一つとして動的バランステストである SEBT がある

　動的バランステストとして Star Excursion Balance Test（SEBT）が知られている．SEBT は片脚立位にて 8 方向にリーチ動作を行い，その距離を測定するテストである．このテストは姿勢制御能力をはじめ筋力，ROM，固有感覚といった機能的能力を評価することも可能である．一般的には機能的不安定性側で低下を認めやすいとしている[3]．

臨床思考 2-1　踏み込み動作が困難な原因は？

結論　踏み込み動作が困難なのは，足底接地時に動揺が強く上半身を正中位で保持できないからである（図11）.

根拠　情報：動作観察で上記の動作が観察された.

思考　CR4：踏み込み動作の足底接地では，アライメント不良（knee-in/toe-out）を認めるため，上半身の動揺が強いと判断した.

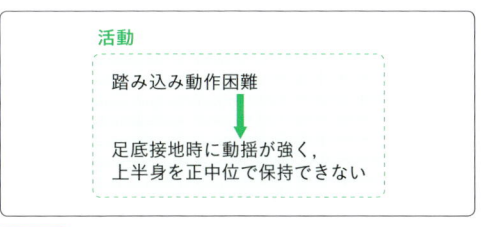

図11　踏み込み動作が困難な原因

臨床思考 2-2　アライメント異常をきたす原因は？

結論　内反，内がえし方向の不安定性を避けるため，toe-out での動作を行っている（図12）.

根拠　情報：足関節外がえし筋力の低下，固有感覚の低下を認める.
　　　　動作観察より，動作時の内側アーチの低下を認める.

思考　CR4：機能低下による，足部のアライメント異常が，結果として上行性の運動連鎖により knee-in/toe-out の姿勢をとっていると判断した.

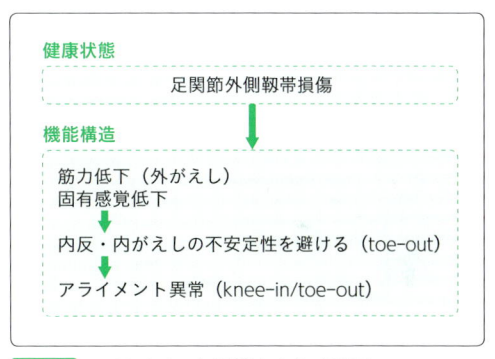

図12　アライメント異常をきたす原因

臨床思考 2-3　動的バランス保持が困難な原因は？

結論　足底接地時のアライメント不良により，痛みが生じることと，患側体幹筋力の低下で骨盤保持が困難だからである（図13）.

根拠　情報：接地時に外果下部周囲に痛みが出現する．足根洞に軽微な信号上昇を認める．股関節周囲筋は十分だが，サイドベンチの動揺がある.

思考　CR4：knee-in/toe-out による運動連鎖で骨盤の左傾斜・右回旋が強まることで，踵骨外反・足部回内を助長し，足根洞周囲の圧が高まることで痛みが生じると推測する．本来，骨盤を

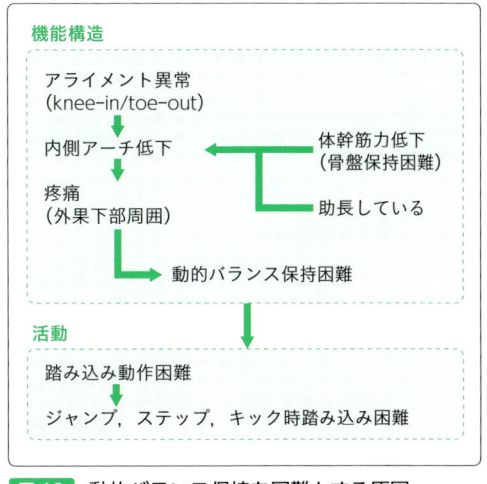

図13　動的バランス保持を困難とする原因

正しい位置に保持することが可能であれば，下行性の運動連鎖により足部のアライメントも良好となり，痛みも軽減し，姿勢制御しやすいのではないかと考えた．

臨床思考 2-4 本症例の問題構造の全体像は？

結論 臨床思考 2-1〜3 を統合して以下のように考える（図 14）．

本症例がフットサル選手として復帰できないのは，キック動作をはじめランニング，ステップ，ジャンプなどさまざまな競技動作が困難だからである．その原因は，踏み込み動作が困難だからである．踏み込み動作が困難なのは，足部・足関節周囲筋力の低下，固有感覚の低下による knee-in/toe-out という足部からのアライメント異常にて，外果下部の痛みを生じているのが原因である．さらに，患側の体幹筋力低下による骨盤の不安定性が上半身の動揺を引き起こしているからである．

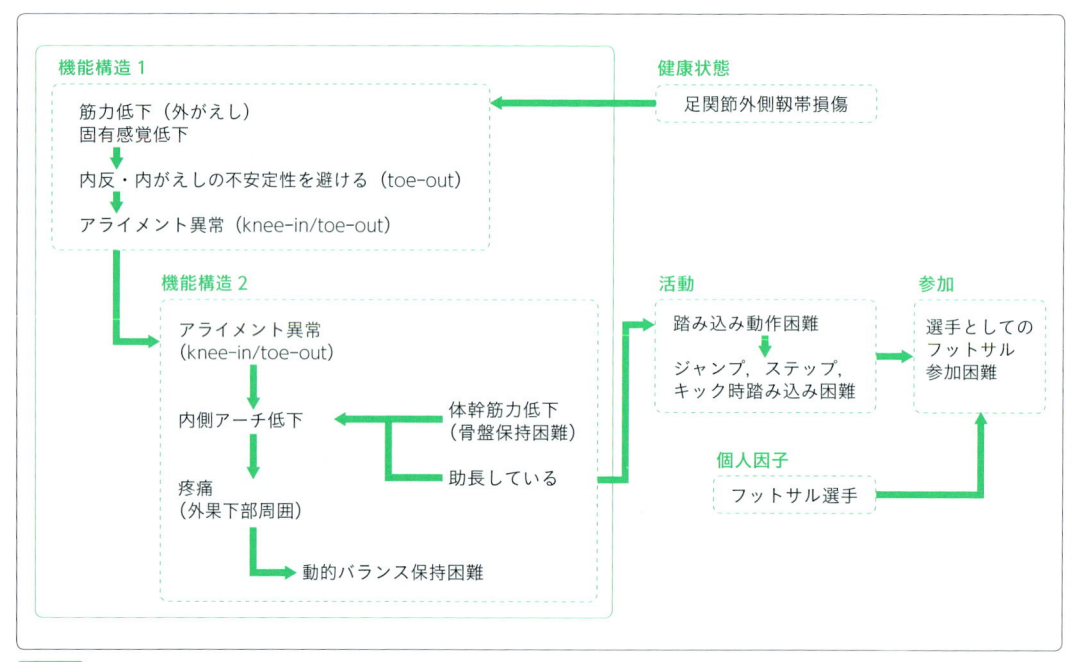

図14 踏み込み動作を困難とする原因

臨床思考 2-5 本症例の問題の解決策は？

結論 ICF 概念地図で主要な問題点を解決する理学療法の介入プランを以下のように意思決定した（図 15，表 3）．

足部・足関節周囲筋の低下に対して，チューブを用いた内がえし（後脛骨筋），外がえし（腓骨筋）トレーニングと内側アーチの低下を考慮したタオルギャザーを選択した．また長腓骨筋，下腿三頭筋のトレーニング目的でヒールレイズを選択した．ヒールレイズを行う際は母趾球荷重を意識し，踵骨が内反しないように指導した．動的アライメントに対しては，痛みを確認しながらの前方ホップや固有感覚の向上も兼ねた，バランスディスク上でのトレーニングを選択した．

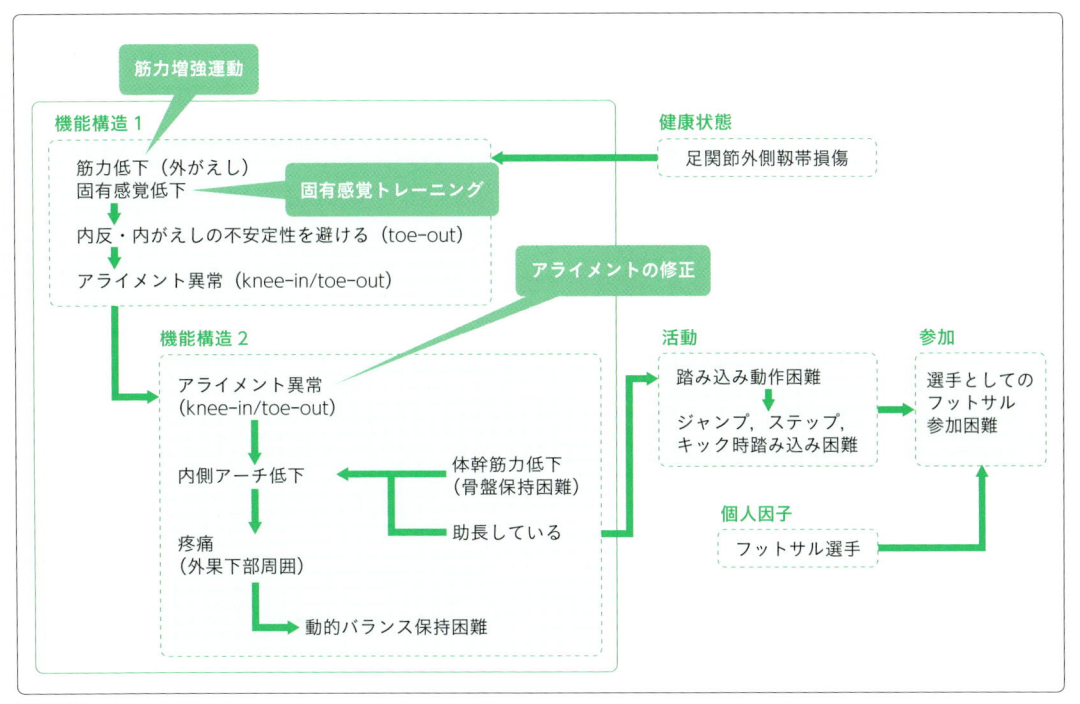

図15 問題構造に対する解決

表3 本症例に対する理学療法の介入プラン

目的	方法	注意点・禁忌
筋力の回復	足関節外がえしを中心に，患部外（足趾，下腿部，股関節周囲，体幹）の筋力増強運動	足関節内反方向の運動負荷に注意
固有感覚の回復	バランスディスク上でのトレーニング	過度な動揺による痛みの増悪に注意
アライメントの改善	前方ホップ動作時の安定性の確認，アライメント修正	動作時の痛みの有無に注意

■ 本症例からの学びと追加事項

クリニカル・ルール

1 足関節外側靱帯損傷後に起こる機能障害は疼痛・腫脹・ROM 制限・筋力低下・バランス能力低下（関節固有感覚）である.

2 足関節外側靱帯損傷後では，ランニングをはじめステップ動作やジャンプ動作などが制限される.

3 スポーツ復帰に向けて，足関節底背屈の全 ROM を獲得する.

4 運動連鎖を考慮した全身的なアライメント評価を行う.

5 スポーツ復帰の指標の一つとして動的バランステストである SEBT がある.

知っておきたい関連事項

1 チューブを用いた効率的な腓骨筋トレーニング

足関節外側靱帯損傷後，腓骨筋に対しチューブを用いた外がえしトレーニングが一般的である．その際には，足関節中間位よりも底屈位から外がえし運動を行った方がより効率的に筋収縮が得られる[4]．ただし，受傷早期は底屈運動で外側靱帯に負荷がかかるため，時期を考慮する必要がある．

2 足関節外側靱帯損傷に対する手術療法とその後の理学療法

手術療法は，前距腓靱帯と踵腓靱帯の靱帯が消失している場合に行うことが多い．術式は骨付膝蓋腱や膝屈筋腱を用いた再建術や，損傷靱帯の成分が残存している場合は，靱帯を腓骨に縫着する前進術または，靱帯縫合による修復術などが行われる[5]．術後の理学療法は，おおよそ新鮮足関節外側靱帯損傷後の保存療法に準ずる．

●文献

1) 栃木祐樹ほか：新鮮足関節捻挫に対する保存的マネジメントの理論と実際．MB Orthop 28：166-168，2015
2) Michelson JD, et al：Mechanoreceptors in human ankle ligaments. J Bone Joint Surg Br 77：219-224, 1995
3) Olmsted LC, et al：Efficacy of the star excursion balance tests in detecting reach deficits in subjects with chronic ankle instability. J Athl Train 37：501-506, 2002
4) 川井謙太朗ほか：足関節角度が腓骨筋トレーニングに及ぼす影響．日臨スポーツ医会誌 20：540-541，2012
5) 杉本和也ほか：足関節靱帯損傷．臨スポーツ医 27：1375-1377，2012

（相羽　宏）

15 半月板損傷

■ 導入のためのエッセンス

◆ 半月板は膝関節内の線維軟骨で，衝撃吸収，荷重分散，膝関節の適合性維持，安定性などの重要な生体力学的機能を担う組織です．

◆ 半月板損傷は日常生活の中でも生じますが，スポーツでは着地動作や切り返し動作などで，膝関節に過度の内外反や回旋，過伸展などの大きな力が加わって受傷します．また，繰り返す力による微小断裂や変性から損傷をきたすとも考えられています[1]．

◆ 半月板損傷によって運動時痛や関節水腫，引っかかり，ロッキングや膝くずれなどの症状が生じます．

◆ 半月板損傷や半月板切除術による半月板機能不全は，長期的に変形性関節症へ進展するとされ[2]，半月板温存の重要性が認識されています．現在の主な半月板温存治療は縫合術ですが，術式は多彩な損傷形態に応じて個別に選択されるため，術後の理学療法プログラムも個別的に処方されます．

◆ 術後の理学療法の基本は，まずは各患者の半月板の損傷形態と症状，治療方針，術式を理解することです．次に，半月板の機能解剖とバイオメカニクス，治癒過程，関節運動学を考慮して，治療部位に過負荷となる脛骨大腿関節の圧縮・剪断・回旋応力などの力学的負荷を回避しながら，膝関節機能と運動能力を回復することです．さらに，姿勢制御能力，衝撃吸収（制御）能力を再獲得・向上させることによって再損傷の予防を図ります．

症例 半月板縫合術後 4 ヵ月経過し，走行動作が困難な 22 歳の男性.

CBL1 初期情報から仮説を立て，仮説証明のための新たな情報を選択する

初期情報

処方箋 ▶ 診断名：左内側半月板損傷．22 歳の男性，サッカー選手．右利き．内側半月板中後節の広範囲に不安定な水平断裂に対して縫合術を施行．某大学附属病院から術後の機能回復，競技復帰を目標とした理学療法を目的に当院紹介受診．術後 3 ヵ月の MRI では，再損傷はなく経過は良好．関節外の機能障害が原因と考えられる．まずはランニング獲得に向けた機能改善をお願いします．

現病歴 ▶ 某年 8 月より誘因なく競技中に膝関節痛，競技後に腫脹があったが安静により改善していた．徐々に症状が増悪し，10 月より膝屈伸時の引っかかりや，方向転換時の膝崩れを頻繁に生じるようになった．某整形外科で MRI を撮影，内側半月板損傷と診断．11 月 1 日に実家に近い某大学附属病院にて内側半月板縫合術（inside out 法，divergent stacked suture）施行．11 月 3 日より理学療法開始．12 月 5 日に全荷重歩行開始し，自宅退院．以後，所属チームでリハビリテーションを実施．翌年 1 月 5 日の外来診察後，スクワットを開始するも膝痛と腫脹がたびたび出現．3 月 3 日の外来診察後，ランニングを許可されるも疼痛にて困難．3 月 24

日に当院整形外科に理学療法目的で紹介受診．同日理学療法処方．

医療面接 ❯ **PT**「現在困っていることを教えてください」

患者「日常生活は問題ありません．片脚スクワットをすると膝の内側が痛みます．あと，ランニングがぎこちない感じで，膝の痛みも出るのでやめています」

PT「膝は腫れることはないですか？」

患者「普段は腫れませんが，走る練習をした翌日は腫れています．1日休むと戻ります」

PT「他に痛みを感じる状況はありますか？　例えば階段や坂道の移動はどうですか？」

患者「階段昇降では少し痛みがあります」

PT「膝の屈伸はスムーズですか？　引っかかったり，音が鳴ったりすることはありますか？」

患者「はい，大丈夫です」

PT「他に困ることや心配なことはありますか？」

患者「走れるようになりますか？　あと，練習はいつからできるようになりますか？」

PT「医師から半月板の経過は良いと聞いていますので，膝の痛みを改善して必要な力が発揮できれば走れると思います．練習の開始時期は医師の判断によりますが，まずは痛みなく走れるようになることが必要と思います」

患者「わかりました．よろしくお願いします」

動作観察 ❯ 姿勢と動作のスクリーニングを行った．胸椎はやや後弯，腰椎は前弯が強い．歩行は正常．階段の降段において術側支持では膝がやや内側に変位し，膝内側に痛みがある．階段の昇段での膝関節中間位は保持されているが，術側支持になる瞬間に膝内側に痛みがある．術側の片脚スクワットは，非術側骨盤が下制し，体幹は術側に側屈している．膝関節は相対的に内側に変位しているように見え，膝内側に疼痛を訴える．ジョギングは，頭位の上下動が大きく，術側から非術側へ墜落しているように見える．

下に示すクリニカル・ルールを用いて，次の問いに答えましょう

1-1　本症例の参加制約とその原因は？　　　　1-2　本症例の活動制限とその原因は？

1-3　本症例の仮説的問題構造の全体像は？　　1-4　仮説証明に必要な情報や検査は何か？

■ クリニカル・ルール

CR 1 　半月板損傷により半月板の生体力学的機能が障害される

　半月板損傷により，自覚症状として膝関節の運動時痛，機械的症状として引っかかり感やロッキング症状（半月板が嵌頓して膝が伸展不能となる）が出現する[2]．自覚症状だけでなく，半月板損傷により衝撃吸収，荷重分散などの重要な生体力学的機能が障害されることも理解しておく必要がある．これらの問題は下肢の筋力低下，ROM 制限および競技能力の低下を引き起こし，二次的な機能障害を惹起すると考えられる（**図1**）．また，半月板損傷は，

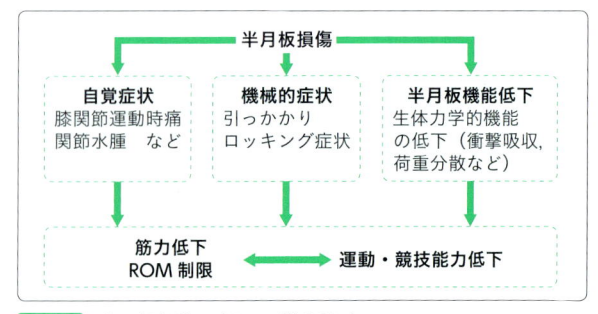

図1　半月板損傷で起こる機能障害

部位や損傷形態により，力学的環境や治癒能が大きく異なるため，これらを知っておくことが重要である（「知っておきたい関連事項」参照）[1]．

CR 2 半月板縫合術後の理学療法プログラムは保護的，個別的である

半月板縫合術は現在，技術の改良により従来治療が困難であった損傷形態にも適応が拡大されつつある．一方で，半月板縫合術後の組織学的な治癒過程や力学的強度は不明である[3]．このため，理学療法プログラムは保護的であり，また病態や術式に応じて個別的に処方される．動物実験において，縫合術後の半月板のリモデリングには2〜3ヵ月を要し[4,5]，また修復組織の力学的強度も低いと報告されている[6,7]．運動療法は，半月板の構造，生体力学的機能や血行の理解をもとに，医師から病態，治療方針，術式と禁忌を確認したうえで慎重に進める必要がある[8]．標準的な術後理学療法プログラムは，スポーツ復帰までを最短6ヵ月とし，術直後から2ヵ月ごとに回復期，トレーニング前期，トレーニング後期と区分し，その後を復帰期としている（**図2**）[8]．大半の症例は予定どおり競技復帰できる．しかし，医師の指示が遵守できず，自己判断で運動負荷を増加した結果，膝関節に急激な腫脹や疼痛が出現・持続して競技復帰が遅れる症例もあり注意が必要である．

		メディカルリハビリテーション										アスレティックリハビリテーション				
		術後0週	1週	2週	3週	4週	5週	6週	8週	10週	3ヵ月	4ヵ月	5ヵ月	6ヵ月	7ヵ月
		回復期								トレーニング前期			トレーニング後期		復帰期
ROM		装具による固定 膝蓋骨運動													
			0〜60°	〜75°	〜90°	〜105°	〜120°				〜135°	〜140°	〜145°	正座	
Weight bearing		完全免荷			1/3 PWB	2/3 PWB	全荷重 (膝伸展位)								
Strength & performance	open kinetic chain	大腿四頭筋 セッティング	股関節・体幹トレーニング	レッグエクステンション (等尺性)					(等張性)			(等速度)			
		SLR					立位レッグカール (自重)		(負荷漸増)			(等速度)			
	closed kinetic chain						half sitting exercise	スクワット	片脚 スクワット	両脚 ミニジャンプ	片脚ミニ ジャンプ	片脚 ジャンプ	競技動作 (対人なし →あり)		
							片脚立位 バランス	固定自転車 (負荷漸増)	modified drop squat (両脚)	modified drop squat (片脚)	両脚 ジャンプ	ダッシュ			
							カーフレイズ		スプリット スクワット	不安定面 バランス	ジョギング〜 ランニング	アジリティ			
							固定自転車 (無負荷)		ランジ	股関節・体幹 トレーニング (CKC)	無酸素パワー トレーニング	カッティング ストップ， ターン			

図2 本症例の術後理学療法プログラム
（文献8より引用改変）

CR 3 半月板縫合術後の理学療法では廃用性の機能障害が生じ得る

手術侵襲による腫脹の遷延は，膝関節の拘縮を惹起しやすい．また関節水腫や疼痛による大腿四頭筋の収縮の抑制[9,10]が遷延すると筋萎縮を生じるため，術後早期の消炎鎮痛と筋収縮の早期改善が重要である．

膝関節のROMの拡大は段階的に許可され，深屈曲は長期間制限される．このため過屈曲を回避しながら軟部組織の柔軟性を改善する必要がある．臨床的には，膝関節ROMは確保されていても膝蓋骨の運動制限や局所的な軟部組織の柔軟性低下，筋緊張の増加が残存している症例がある．これらは関節運動に悪影響を与えて不良姿勢の要因となる．例えば，腸脛靱帯の緊張増加は膝蓋骨の

外側への変位と傾斜を増大し，また脛骨を外旋して Q 角（quadriceps angle）を増大させるなどの関節運動学的変化を生じるとされるが[11]，このような症例は多数経験される．

スクワットは術後 2 ヵ月間制限される．半月板は膝屈曲に伴い後方に変位し，荷重下では非荷重下よりも大きいため[12]，荷重下での膝屈伸運動の反復は縫合部への負荷が大きいと考えられる[13]．レッグエクステンションは非荷重位ではあるが，抵抗量によっては膝関節に加わる圧縮応力が荷重位と同様に高まる[14]．しかし，筋負荷の不足により筋力低下や筋萎縮を生じるため，安全に筋負荷を高めるように筋力強化の方法を工夫する必要がある．

CR 4 半月板縫合術後は，片脚支持での姿勢制御機能の再獲得・改善が必須である

片脚で支持脚が受ける荷重量が，静止状態でも両脚支持の 2 倍であると考えられる．このため片脚支持では膝中間位の保持に必要な下肢筋力は両脚支持より大きい．また，片脚支持では重心位置と足圧中心の距離が大きく，足部や体幹での姿勢制御機能も必要である．これらの機能が低下すると，代償姿勢や不良な上・下行性の運動連鎖が生じて膝関節の内・外反，回旋などの不良肢位を誘発し，治療部位には過度の力学的負荷が加わる．このため，半月板縫合術後における動作能力回復と再損傷予防には，片脚支持での姿勢制御機能の再獲得と改善が必須である．

明らかな誘因なく発生した半月板損傷は，競技特性によって繰り返される力から半月板に微小断裂や変性を生じて損傷をきたすと考えられるが[1]，個人の動的姿勢特性に起因する症例もあると推察される．また，明らかな受傷機転にも，その特性が関与する場合があると思われる．このように，再損傷予防には競技特性に加えて個人特性の考慮も必要である．

CR 5 走行能力の獲得は半月板縫合術後の理学療法における重要なマイルストーンである

ランニングにおいて，大腿四頭筋やハムストリングは，接地期に生じる衝撃を吸収して身体を支持するとともに，膝伸展トルクを発揮して張力を生み出すことにより，下肢をバネとして機能させて前方推進力を得ている[15, 16]．立脚中期の重心が最高位で床反力も減少する歩行に比較して，ランニングは mid support（足部が固定されてから踵が地面より離れるまで）で重心が最低位となる．床反力鉛直成分は低速走行でも体重の 2 倍を超え，全速疾走時には体重の 4 倍にもなる[17]．走行動作の獲得に必要な膝伸展筋の機能として，大きな衝撃に耐え得る筋力（最大筋トルク）のみならず，接地直後の膝屈曲に併せた急峻な遠心性収縮，大腿四頭筋と膝蓋腱とが筋腱複合体としてエネルギーを蓄積し放出する機能（これらを筋収縮機能と表現する）が必要である．

サッカーへの競技復帰のためは，長距離を移動する有酸素能力や短距離で加速し最大スピードを発揮するスプリントを繰り返す能力といった高いランニング能力を再獲得し高めることが重要である．しかしながら，走行は半月板縫合術の理学療法プログラムの中でも，特に膝関節への力学的負荷が高まる動作であり，低速走行であっても再獲得の難易度は高い．膝関節における衝撃吸収機能の不全症例は，術側の mid support における膝屈曲が不足して高重心となり，対側に墜落するような異常を呈する．術後に著しい廃用性機能障害（CR3）をきたした症例では，その異常動作の改善に難渋する．このため，まずは正常な走行動作そのものを再獲得することが半月板縫合術後の理学療法プログラムにおける重要なマイルストーンとなる．

臨床思考 1-1 本症例の参加制約とその原因は？

結論 参加制約＝サッカー選手としての練習ができない，競技困難，

その原因＝片脚のトレーニングが困難で，走行も困難（図3）．

根拠 情報：うまく走れず痛みがある，走行練習の翌日に膝が腫れる．階段昇降，片脚スクワット
で膝痛がある．MRIでは半月板縫合部の再損傷はなく経過良好．

CR1：半月板損傷では衝撃吸収機能が低下する．

CR2：半月板縫合術後の保護的な理学療法プログラム．

CR3：半月板縫合術後に廃用性機能障害が生じ得る．

CR5：半月板縫合術後における走行動作の難易度は高い．

思考 本症例は医療面接の際，片脚のトレーニングが進まないことや，うまく走れず痛みが出る
ことを心配している．また，早く競技練習に復帰したいと考えている．確かに走れなければ
競技練習，競技復帰は難しい．本症例の理学療法プログラムは保護的であるにもかかわらず
（CR2），進行は停滞している．術後経過期間とMRI所見から，半月板損傷による半月板機
能の低下（CR1）よりも，廃用性機能障害
（CR3）の遷延が問題と推察される．片脚
スクワットや階段昇降の問題を構成する
機能障害は，より難易度の高い走行動作に
も影響している可能性が高い（CR5）．こ
のため，上のように意思決定した．

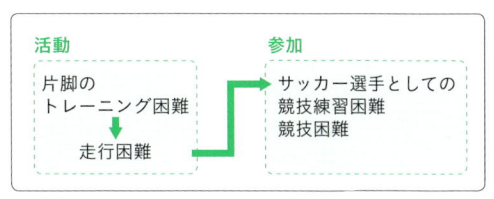

図3 参加制約とその要因

臨床思考 1-2 本症例の活動制限とその原因は？

結論 活動制限＝走行困難，片脚動作の障害（スクワット，階段）．

その原因＝①基礎的機能の障害：疼痛，筋機能低下，柔軟性低下，半月板機能低下．

②複合的機能の障害：姿勢制御機能低下，衝撃吸収機能低下（図4）．

根拠 情報：うまく走れず痛みがある，走行練習の翌日に膝が腫れる．階段昇降，片脚スクワット
で不良姿勢を呈し，膝関節に痛みがある．誘因なく発症した半月板損傷．

CR1：走行動作には下肢の衝撃吸収機能が必要である．

CR2：半月板縫合術後の保護的な理学療法プログラム．

CR3：半月板縫合術後に廃用性機能障害が生じ得る．

CR4：半月板縫合術後は姿勢制御能力の改善が重要である．

CR5：走行動作には下肢の衝撃吸収機能が必要である．

思考 本症例は円滑な走行動作が難しく，その練習翌日には関節水腫も生じる．CR5より術側下
肢の衝撃吸収機能低下による治療部位への過負荷が想起される．階段昇降と片脚スクワッ
トで不良姿勢と膝関節痛を呈することから，膝屈曲位での支持が困難であり，原因として
CR3より術後の廃用性機能障害による筋機能低下や軟部組織の柔軟性低下による不良姿勢
が想起される．また，複合的な機能障害として姿勢制御機能の低下が考えられる（CR4）．

衝撃吸収機能の低下は，上記の廃用性機能障害と姿勢制御機能の低下に加えて，膝伸展筋群の筋収縮速度や筋腱複合体としてのエネルギー発揮などの筋収縮機能の障害も要因に含む複合的機能の障害と考えられる．走行動作の障害は，これらの基礎的・複合的な機能障害により構成されていると推察される．CR4 より，本症例には明らかな外傷歴がなく，急停止や方向転換，キックによる軸足の捻りを繰り返すサッカーの競技特性と，本症例の姿勢や衝撃吸収の個人特性の両方を考慮する必要がある．

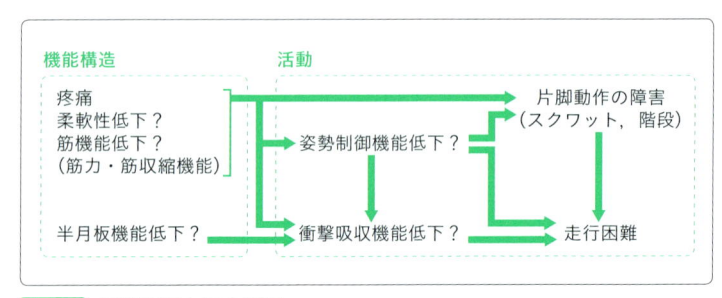

図4 活動制限とその原因

臨床思考 1-3 **本症例の仮説的問題構造の全体像は？**

結論 臨床思考 1-1 〜 2 を統合して以下のように仮説的に問題構造の全体像を考える（**図5**）．「サッカー選手として練習困難で競技も困難」なのは「走れない」からで，そうなのは「衝撃吸収能力が低い（？）」「姿勢制御機能が低い（？）」からで，その要因は「疼痛，柔軟性低下（？），筋機能（筋力，筋収縮機能）低下（？）」に問題があるからである．また個人因子として，サッカー選手であるため走れないことが問題になることが挙げられる．

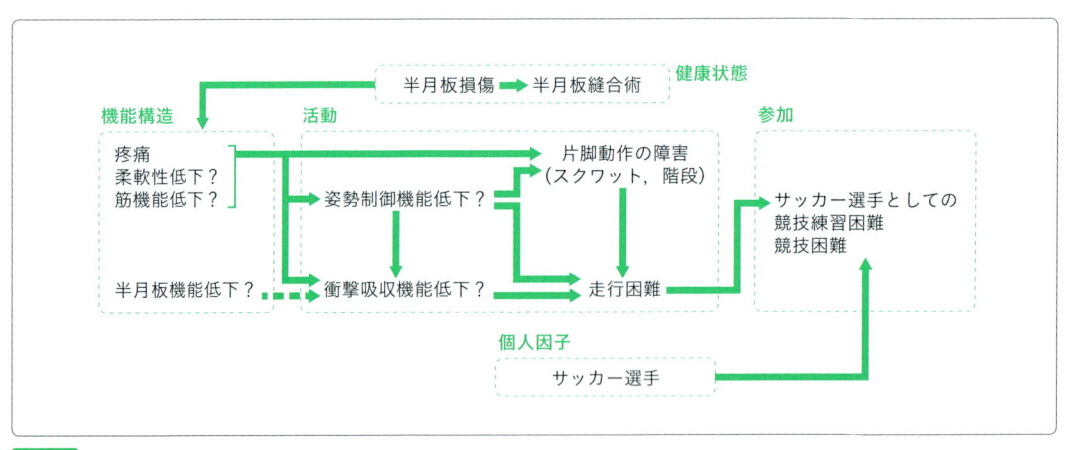

図5 活動制限とその原因

結論　ICF 概念地図で「？」がついている項目を確認すれば問題構造が明らかとなる.

1）疼痛の評価（圧痛, 運動時痛, 荷重時の疼痛, 整形外科的評価）
2）ROM・柔軟性の評価（ROM, 軟部組織柔軟性, 膝蓋骨の位置・可動性・滑走性, 足部アーチ）
3）下肢筋力・筋機能評価（MMT, 機器による筋力測定, 筋収縮機能）
4）姿勢制御機能評価
5）衝撃吸収機能評価

CBL2　追加情報から本症例の問題構造を明らかにし, 解決策を講じる

追加情報

手術所見 ❯ 損傷半月板の変性は少なく, 縫合術により安定化が可能であった. 関節軟骨の損傷はなかった.

疼　　痛 ❯ ◆圧痛・触診：膝内側関節裂隙の圧痛は軽度, 内側側副靱帯の圧痛はない. 鵞足部に強い圧痛, 軽度の熱感と腫脹がある.
◆整形外科的テスト：McMurray test 陰性, 膝関節外反ストレステスト陰性.
◆荷重時の疼痛評価：術側片脚スクワット；左右いずれの片脚スクワットも腰椎前弯と胸椎後弯が大きい（**図6A**）. 術側は, 下降動作に伴って体幹は術側側屈, 股関節が内転, 大腿が内旋し, 膝関節は相対的に外反, 外旋位を呈するとともに, 鵞足部に疼痛を生じる（**図6B**）. 足部アーチの下降は認めない. 徒手的に膝中間位を保持すると疼痛は消失するとともに, 体幹は正中位へ修正される（**図6C**）.
＊以上の所見を医師に報告, 外来診察にて鵞足炎と診断.

Ｒ Ｏ Ｍ ❯ ◆膝伸展（Rt. 0, Lt. 0）屈曲（Rt. 150, Lt. 140）, ◆膝蓋骨の位置（上方・外側に軽度変位）.
※単位＝度

柔 軟 性 ❯ ◆ modified Thomas test：大腿筋膜張筋の伸張性低下あり.
◆触察：大腿遠位部（外側・中間広筋, 腸脛靱帯周囲）の硬さが強い.
◆ navicular drop test（mm）：Rt. 6.0, Lt. 6.5（正常範囲内[18]）.

筋 機 能 ❯ ◆等尺性膝関節筋力（Nm/kg）：伸展（Rt. 3.2, Lt. 2.0）患健比 62.5 %, 屈曲（Rt. 1.2, Lt. 1.0）患健比 83.3 %.
◆股関節筋力（MMT）：大殿筋（Rt. 5, Lt. 5）, 中殿筋（Rt. 5, Lt. 4）, 外旋筋（Rt. 5, Lt. 4）, 内転筋（Rt. 5, Lt. 5）.
◆筋収縮機能：大腿四頭筋セッティング；術側は内側広筋の収縮が顕著に弱く, 縫工筋の過度の収縮を認める. 反動的レッグエクステンション；端座位膝伸展位から脱力して 90°屈曲した後, 急激に伸展させると明らかに動きが遅い.
◆大腿周径（cm）：膝蓋骨直上 0 cm（Rt. 41.0, Lt. 40.5）, 膝蓋骨直上 15 cm（Rt. 54.0, Lt. 51.5）.

動作観察 ❯ ◆階段昇降：降段で術側の大腿内旋と下腿外旋が非術側に比べて大きく, 鵞足部痛がある. 昇段でも疼痛があるが, 膝関節は中間位である.
◆片脚スクワット：上記の「荷重時の疼痛評価」のとおり.
◆両脚スクワット：腰椎の前弯が強いが膝関節中間位で左右対称な姿勢で痛みもない.
◆走行動作：矢状面では, 術側の foot strike から mid support での膝屈曲が不十分で, 非術側に比べて重心の下降が少ない. このため, 術側立脚から非術側立脚に向かって急激に墜落する（**図7**）. 前額面では, 術側の mid support で大腿内旋し, take off で下腿外旋が増大する.

姿勢制御 ◆股・膝屈曲 90°の bear position による体幹機能評価：①両手足接地の姿勢保持は，腰椎前弯の増大を認めるが安定（**図8A**）．②片手挙上での姿勢保持は，右手の挙上（術側の手支持）で骨盤の術側への移動が過度に増大（**図8B**）．③片脚挙上では,右下肢の挙上(術側の下肢支持)により骨盤が非術側に下制（**図8C**）.

◆ Romanian dead lift：術側下肢は，骨盤の後方回旋（股外旋）が生じ，体幹は術側に側屈する（**図9**）.

◆両足部をそろえたスクワット姿勢での体重移動：膝関節をあらかじめ良好な肢位に保持した両足接地のスクワット姿勢から術側下肢へ体重移動を行うと，体重の 80％を荷重した時点で，術側の股関節が内転，大腿が内旋し，膝関節は相対的に外反，外旋位を呈するとともに，膝内側に疼痛を生じる（**図10**）.

衝撃吸収機能 ◆ modified drop squat（MDS）による衝撃吸収機能評価：連続的に MDS を行わせると，術側下肢は非術側に比較して明らかに膝屈曲の速度が遅く，円滑性に欠ける．また膝屈曲に伴い，軽度の膝内方移動を認め，繰り返すと膝内側に疼痛を生じる.

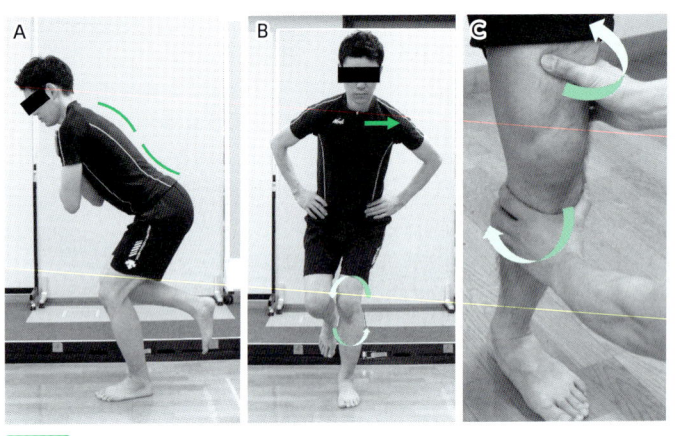
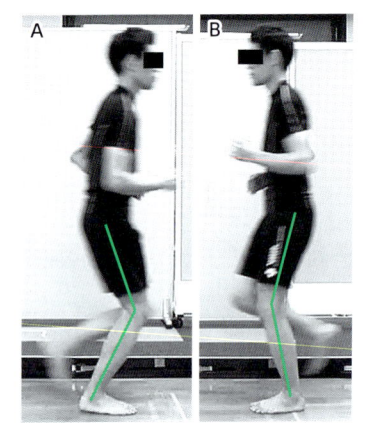

図6 荷重時の疼痛評価

A：矢状面の姿勢（腰椎前弯，胸椎後弯），B：前額面の姿勢（大腿内旋，下腿外旋），C：徒手誘導（大腿外旋，下腿内旋）.

図7 ジョギングにおける mid support の姿勢

A：非術側（正常），B：術側（膝屈曲が小さく高重心）.

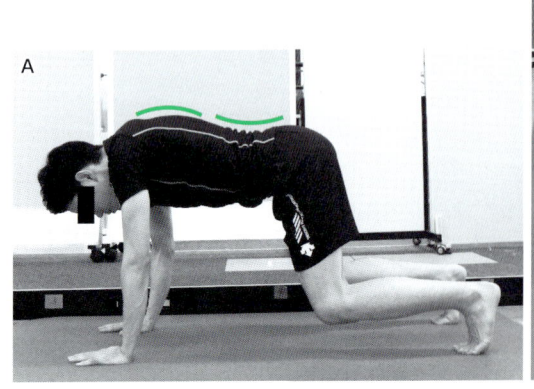
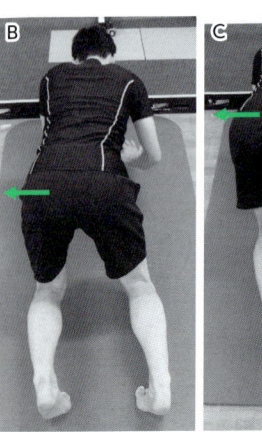
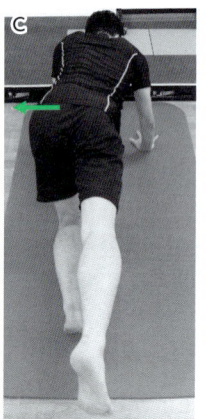

図8 bear position による体幹機能評価

A：矢状面（腰椎前弯，胸椎後弯），B：左手支持（骨盤側方移動），C：左脚支持（骨盤側方移動，対側下制）.

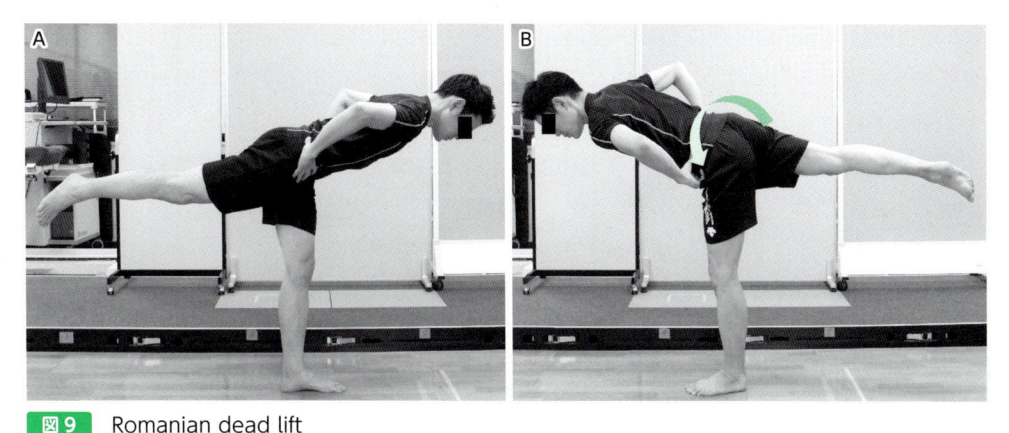

図9 Romanian dead lift
A：非術側（正常），B：術側（股関節外旋）.

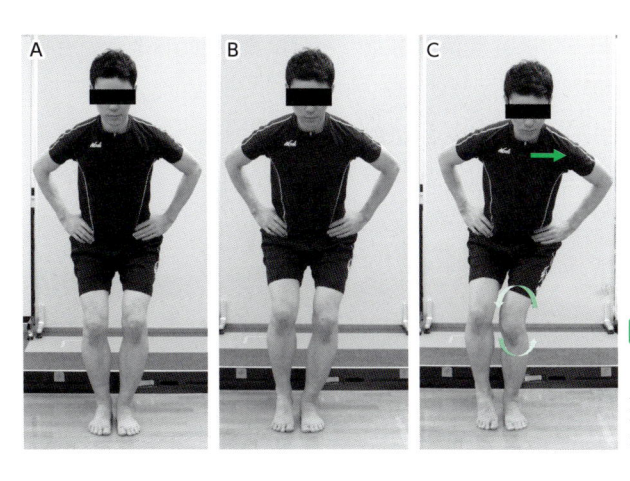

図10 足部をそろえたスクワット姿勢での体重移動

A：開始姿勢，B：良姿勢での体重移動，C：不良姿勢の出現（大腿内旋，下腿外旋，体幹左側屈）.

下に示すクリニカル・ルールを用いて，次の問いに答えましょう

2-1　片脚支持動作における疼痛の原因は？　　2-2　片脚支持動作における不良姿勢の原因は？

2-3　走行動作が困難な原因は？　　　　　　　2-4　本症例の問題構造の全体像は？

2-5　本症例の問題の解決策は？

■ クリニカル・ルール

CR 6　姿勢制御機能の低下に起因する不良姿勢によって腱・付着部の疼痛を生じることがある

　半月板縫合術後に膝関節の不良肢位を呈する症例は，階段昇降や片脚スクワットなど片脚での膝屈曲運動において，膝蓋腱，腸脛靱帯，鵞足などの付着部（enthesis）や付着部への力学的負荷を分散する膝蓋下脂肪体などに，オーバーユースに起因する腱・靱帯付着部症[19]と類似した症状が出現することが多い.

CR 7 不良姿勢の因子は多岐に渡り，多角的な考察が必要である

　不良姿勢を構成する因子は，受傷前からの競技種目特性，ポジション特性，姿勢戦略や運動パターンなどの個人特性に加えて，半月板損傷による痛みや機械的症状に対する反応，手術前後の運動量の低下，手術侵襲に対する生体反応，術後の安静・保護により生じる廃用性機能障害（CR4）など多岐に渡る．また，独立した因子よりも，むしろ複数の因子が多元的に絡んで問題を構成している．このため，多角的な考察が必要となるが，理学療法評価の統合が難しい症例も多い．まずは患部を中心に筋力低下や柔軟性低下，疼痛といった明らかな機能障害の要因を確実に治療しつつ，これらに影響を与える因子へと考察を広げていくのが現実的である．

CR 8 半月板縫合術後における走行動作の開始基準は確立されていない

　膝関節スポーツ外傷術後の理学療法プログラムにおいて，走行や跳躍など関節に高負荷な動作の開始指標は確立されていない．膝前十字靱帯（ACL）再建術後では，一般的なジョギングの開始時期は術後 2 ～ 3 ヵ月[20]，開始指標は等速度膝伸展筋力の患健比 65 ～ 70 ％としたものが多い[21, 22]．原ら[23]は，ACL 再建術後の直線的なランニングの開始時期における膝周囲筋力の目標値は，伸展筋が 1.8 ～ 2.0 Nm/kg，屈曲筋が 1.0 ～ 1.2 Nm/kg としている．半月板縫合術後の理学療法においても同様に走行動作の開始指標は確立されていない．筆者の施設では，半月板縫合術後における走行動作の開始時期は，CR2 より半月板の力学的強度の回復過程を考慮して術後 3 ～ 4 ヵ月としている．開始指標は，経験則となるが，等尺性膝伸展筋力が 2.0 Nm/kg，片脚スクワットが不良姿勢なく可能，後述の modified drop squat が円滑に行えることを目標としている．

CR 9 modified drop squat は走行動作開始前の衝撃吸収機能の評価とトレーニングとして有用である

　衝撃吸収機能の評価とトレーニングとして，筆者らは立位から脱力，下降してストップする drop squat[24] を，爪先立ちの高重心位から下降し，踵接地と同時に膝関節を素早く屈曲して衝撃を吸収する MDS として改変した[13, 25]（図 11）．MDS は踵接地の衝撃に対応して膝伸展モーメントや吸収パワーを発揮する膝関節での衝撃吸収機能が要求される動作であり，ジョギングに比べて力学的負荷は小さいが膝関節の運動力学特性は類似している．MDS において円滑な膝屈曲が困難な症例は，走行動作の mid support での膝屈曲が不足する異常姿勢を呈する．MDS は限られた空間で走行の困難さを推測できるうえ，両脚での MDS，手支持での片脚 MDS などの条件設定により，安全に膝関節での衝撃吸収機能をトレーニングできる．また，反動的な（連続的に素早く行う）MDS の遂行には，膝関節の衝撃吸収機能だけでなく筋腱複合体により下肢をバネとして機能させる能力も必要と考えられるため，その評価とトレーニングに用いている．反動的な MDS において，膝伸展運動が遅く不十分な症例は，ランニングにおいても mid support 以降に同様の異常を呈する．

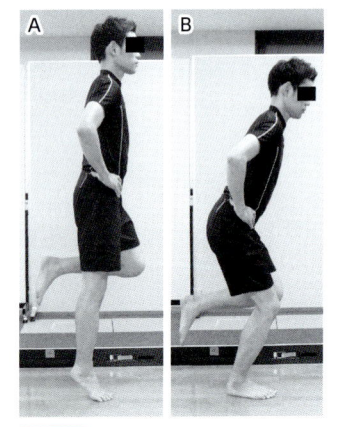

図 11　modified drop squat
A：上昇．B：下降．

臨床思考 2-1 片脚支持動作における疼痛の原因は？

結論 治療部位への過負荷による疼痛を疑う所見に乏しく，片脚支持での不良姿勢（特に下腿外旋）と理学所見から，鵞足部への過負荷による疼痛と推察して医師に報告した結果，鵞足炎の診断に至った．

根拠 情報：関節水腫の出現は走行後に限られる．MRI 所見にて経過良好，関節軟骨の損傷もない．鵞足部の明らかな圧痛と軽度の腫脹．膝内側関節裂隙の圧痛は軽度，内側側副靱帯の圧痛はない．McMurray test，膝関節外反ストレステストは陰性．片脚スクワットにおける不良姿勢（下腿外旋）の抑制により疼痛が消失する．階段の降段では下腿外旋を伴う痛み，階段の昇段では膝中間位での痛み．

CR6：不良姿勢によって腱・靱帯付着部の疼痛を生じることがある．

思考 膝関節直上の大腿周径から軽度の水腫が疑われるが，関節水腫の増大は走行後に限られ，MRI 所見でも異常を認めず関節軟骨損傷もない．また，McMurray test は陰性，内側関節裂隙の圧痛もないため，治療部位への過負荷による疼痛ではないと推察した．一方，鵞足部に圧痛と腫脹を認め，下腿が外旋する不良姿勢に同期した疼痛であるため，鵞足部への過負荷が疼痛の原因と考えられた（CR6）．階段の昇段では膝関節は中間位にあるが，股伸展に作用するハムストリングの収縮を介した鵞足部の痛みと推察した．

臨床思考 2-2 片脚支持動作における不良姿勢の原因は？

結論 本症例の片脚スクワットおよび階段降段での術側片脚支持における不良姿勢の構成は，体幹部の術側側屈，術側骨盤の後方回旋，大腿内転・内旋，下腿外旋位であり，鵞足に過負荷を与えている．主な要因は下肢の機能障害であり，体幹の機能障害がこれを助長している（**図12**）．筋機能の問題として，膝関節では内側広筋の収縮機能低下，体幹部では術側の腹斜筋・腹横筋の収縮機能低下，骨盤・股関節では術側の股関節外旋筋力低下が挙げられる．柔軟性の問題として，下腿を過外旋（大腿内旋）させる要因として膝蓋骨上方・外側の軟部組織の柔軟性低下が挙げられる．胸椎後弯，腰椎前弯が強い静止姿勢は，体幹部での姿勢の調整を困難にしていると推察される．

根拠 情報：大腿四頭筋の筋トルクは比較的保たれている．内側広筋の収縮機能評価における収縮不全と膝蓋骨外側変位．下腿外旋・大腿内旋を誘発する大腿筋膜張筋などの膝外側軟部組織の柔軟性低下．片脚スクワットにおける下

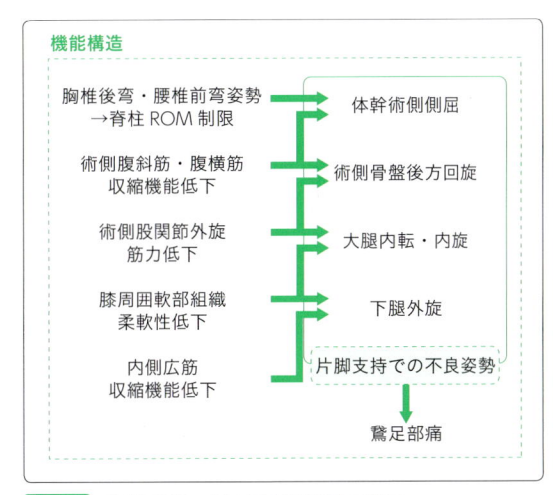

図12 片脚支持における不良姿勢の要因

機能構造

胸椎後弯・腰椎前弯姿勢 → 脊柱 ROM 制限 → 体幹術側側屈

術側腹斜筋・腹横筋収縮機能低下 → 術側骨盤後方回旋

術側股関節外旋筋力低下 → 大腿内転・内旋

膝周囲軟部組織柔軟性低下 → 下腿外旋

内側広筋収縮機能低下 → 片脚支持での不良姿勢 → 鵞足部痛

肢アライメントの修正により体幹部が正中化する．Romanian dead lift における骨盤後方回旋位．navicular drop test は正常範囲．荷重時の疼痛評価で足部アーチの下降がない．股関節の外旋筋力評価における弱化と体幹不安定性．姿勢制御機能評価における左体幹部片側の安定性低下所見．腰椎前弯，胸椎後弯の強い姿勢．スクワット姿勢での体重移動にて術側80％荷重で片脚スクワットと同様の不良姿勢を呈する．

CR7：片脚支持における不良姿勢の構成因子は多岐に渡る．

CR8：走行動作における膝伸展トルクの目標値は 1.8 Nm/kg 以上．

思考 本症例は，膝伸展トルクは比較的保たれているが（CR8），内側広筋の収縮不全，膝蓋骨上方・外側の軟部組織や大腿筋膜張筋の柔軟性低下があり（CR3），これらが下腿を過外旋させる要因と考えられる．片脚スクワットでの下肢アライメントの修正により体幹部が正中化するため，不良姿勢の主な要因は体幹機能よりむしろ術側下肢の機能低下と考えられる．navicular drop test は正常であり，荷重時の疼痛評価で足アーチの下降もないことから，足関節の影響は小さいと推察した．MMT で股関節外旋筋力低下があり，Romanian dead lift でも股関節内旋が不足して骨盤後方回旋を生じている．体幹は，片側性の安定性低下があり，姿勢保持や股関節筋力の発揮における術側の腹斜筋や腹横筋の収縮力低下が示唆される．また，本症例は腰椎前弯と胸椎後弯が強く，脊柱の回旋運動や立ち直り運動による姿勢制御に不利な機能的構造を呈している．このため，術側下肢のような不良肢位に対して，体幹部は姿勢調整が困難で過度の位置変位（側屈）を生じると考えられる．スクワット姿勢での体重移動評価により，不良姿勢の生じる荷重量が簡易的に定量化できる．CR7 のとおり，不良姿勢における機能障害の構成は複雑である．

臨床思考 2-3 走行動作が困難な原因は？

結論 術側の膝関節での衝撃吸収機能の低下が原因である．走行動作において，術側の mid support における膝関節の急峻な屈曲によるエネルギー吸収が困難で，膝伸展位付近での支持となり重心位置が高くなった結果，非術側の立脚に向かって急激に墜落するような異常を呈している．膝関節の機能障害として，接地衝撃に伴う外部膝関節屈曲モーメント（膝を屈曲させる力）を制動する大腿四頭筋の遠心性収縮機能，そのエネルギーを蓄積して放出する筋腱複合体機能の障害が挙げられる．臨床思考 2-1，2-2 のとおり，片脚支持を困難にしている疼痛，筋機能低下，柔軟性低下，姿勢制御機能低下なども走行動作を困難にする機能障害の基盤として挙げられる．現状の走行練習は，治療部位への過負荷となるばかりか，不良姿勢を定着させる可能性もある．膝伸展筋力は，走行速度の増加やスプリントの開始には不十分であるため，膝伸展筋群の強化と筋肥大が必要である．

根拠 情報：走行動作における mid support での膝屈曲不全．MDS における膝関節屈伸速度の左右差．膝伸展筋トルクは比較的回復しているが左右差は大きい．大腿周径には左右差がある．急峻なレッグエクステンションでの力発揮が困難．片脚支持動作における不良姿勢（臨床思考 2-2）．走行練習の翌日に膝が腫れる．

CR8：走行動作における膝伸展トルクの目標値は 1.8 Nm/kg 以上．

CR9：MDS における術側下肢の動作円滑性低下．

思考 走行動作より負荷量の小さい MDS において，衝撃吸収が必要な下降相での膝屈曲の円滑性に明らかな左右差があるため，走行動作でも衝撃吸収が困難で mid support において膝屈曲不全が生じていると考えられる（CR9）．走行動作に必要な膝伸展筋トルクは回復している（CR8）ことから，大腿四頭筋においては，最大筋トルクよりも内側広筋の収縮力や急峻な遠心性収縮，膝蓋腱との筋腱複合体としてのエネルギーの蓄積と放出といった筋収縮機能の障害が問題である（CR5）と考えられる．しかし，膝伸展筋トルクおよび大腿周径の左右差は大きいため，今後の走行速度の増加に向けた筋力強化が必要である．走行動作での膝関節痛は，疼痛の発現部位と不良姿勢が片脚スクワットおよび階段降段動作と一致するため（臨床思考 2-2），鵞足部痛と推察される．しかし，走行練習後の翌日には関節水腫を認めることから，衝撃吸収機能と姿勢制御機能が低下した走行動作は治療部位へ過負荷を与えていると考えられる．

臨床思考 2-4 **本症例の問題構造の全体像は？**

結論 すべての臨床思考を統合して以下のように考える（図 13）．

本症例がサッカー選手としての役割を遂行できないのは，試合に出られず，練習もできないからである．その原因は走れないからである．走行動作が困難な原因は，術側下肢での衝撃吸収不全と不良姿勢および鵞足部痛である．衝撃吸収が困難な原因は，急峻な膝屈曲を制動する大腿四頭筋の遠心性収縮，筋腱複合体によるエネルギー発揮といった筋収縮機能の障害である．片脚支持での不良姿勢は，体幹部の術側側屈，術側骨盤の後方回旋，大腿内転・内

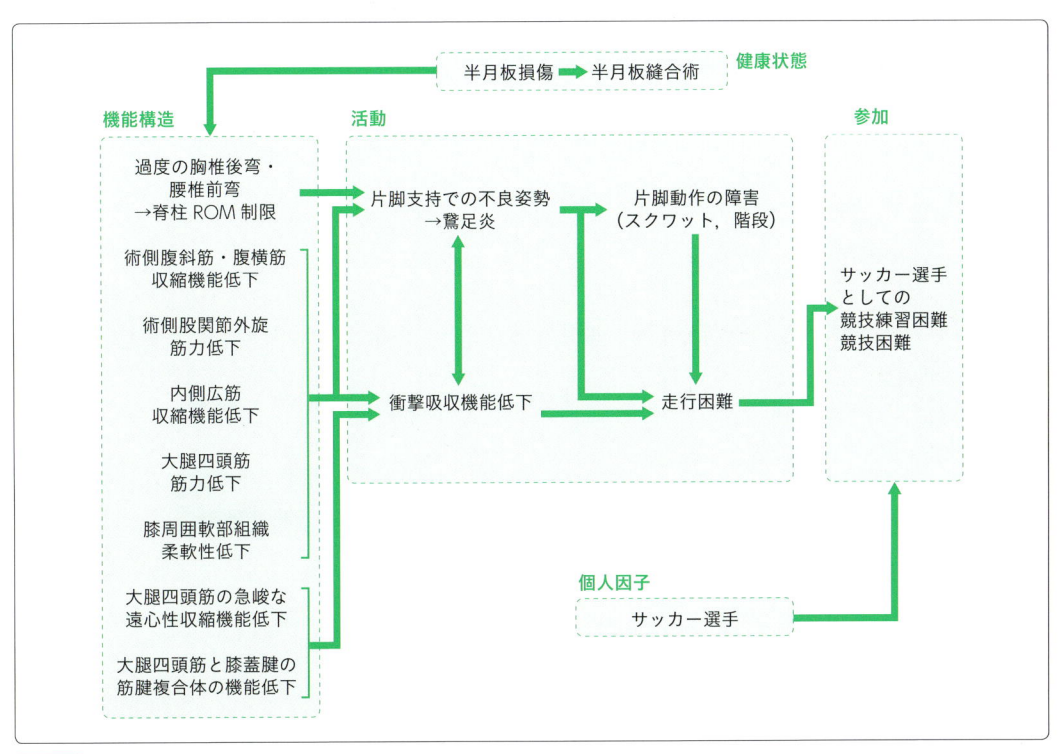

図13 問題構造の全体像

旋，下腿外旋位から構成される．筋機能の障害として，膝関節では内側広筋の収縮機能の低下，体幹部では術側の腹斜筋・腹横筋の収縮機能低下，骨盤・股関節では術側の股関節外旋筋力低下，柔軟性の低下部位として大腿筋膜張筋を含む膝蓋骨上方・外側の軟部組織が挙げられる．これらの機能障害は，衝撃吸収機能低下の基盤にもなっている．また，胸椎後弯，腰椎前弯が強い姿勢は体幹部での姿勢調整を困難にしていると推察される．現状での走行練習は，治療部位への過負荷となるばかりか不良姿勢を定着させる．

衝撃と姿勢の制御能力の低下は，廃用性機能障害が主な原因であり，受傷前から存在する本症例の動作パターンや動的姿勢などの個人特性も影響していると考えられる．

臨床思考 2-5　本症例の問題の解決策は？

結論　ICF 概念地図で主要な問題点を解決する理学療法の介入プランを以下のように意思決定した（**図 14**，**表 1**）．

現状の走行動作は，治療部位への過負荷を回避するために中止する．まずは片脚支持動作の障害を改善する必要があり，鵞足炎を誘発している不良姿勢を構成する機能障害を治療する．膝関節の柔軟性は，膝の過屈曲を開始しながら徒手的なモビライゼーションとストレッチで回復させる．modified Thomas test 肢位での股関節内転と膝屈曲により大腿筋膜張筋を伸張する（**図 15A**）．側臥位にて骨盤最大後傾位であらかじめ膝関節を許可範囲で屈曲した後，股関節を伸展する方法[26]により外側広筋の遠位部を伸張する（**図 15B**）．膝関節の筋機能は，不良姿勢を抑制しながら筋収縮機能を回復させた後，負荷量を漸増して筋力強化，筋肥大へ

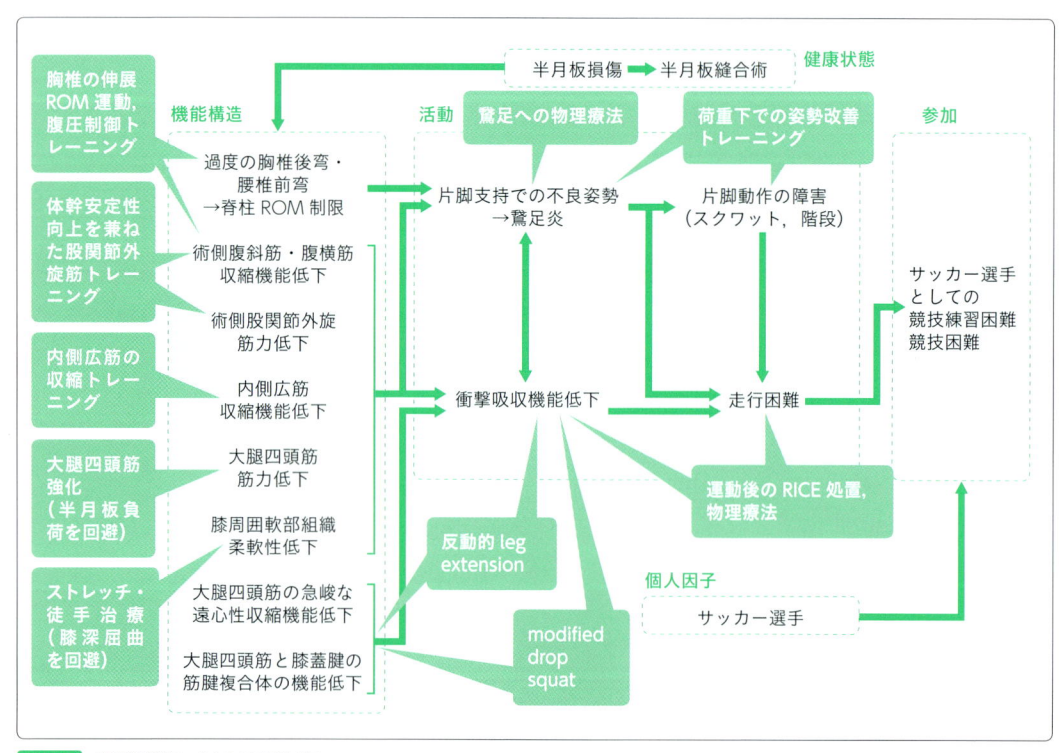

図 14　問題構造に対する解決策

表1	本症例に対する理学療法の介入プラン	

目的	方法	注意点・禁忌
大腿部の柔軟性改善	modified Thomas test 肢位での大腿筋膜張筋，大腿直筋の伸張（図15A） 骨盤後傾位での大腿遠位外側の伸張（図15B）	膝の過屈曲を回避する
筋収縮機能の改善	内側広筋の収縮トレーニング（図16） 反動的レッグエクステンション	膝の不良肢位を抑制する
姿勢制御機能の改善	股関節外旋筋トレーニング（図17A） 術側腹斜筋・腹横筋の収縮トレーニング 胸椎伸展 ROM 運動 腰椎前弯を抑制した腹圧制御トレーニング（図17B） スクワット姿勢での体重移動トレーニング	代償姿勢を抑制する
膝伸展筋力の改善	half sitting exercise（図18A，B） sprit squat（図18C）	代償姿勢を抑制する
衝撃吸収機能の改善	反動的レッグエクステンション modified drop squat（図11） 反動的 modified drop squat	

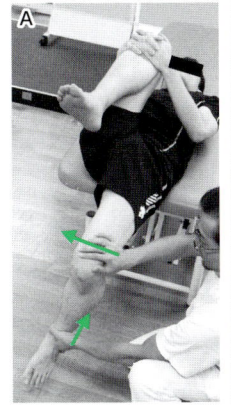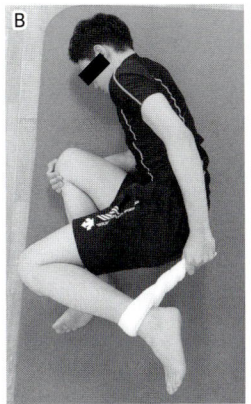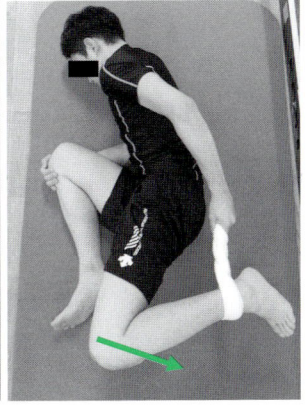

図15 過屈曲を回避した大腿四頭筋，大腿筋膜張筋のストレッチ

A：modified Thomas test 肢位，B：側臥位骨盤後傾位.

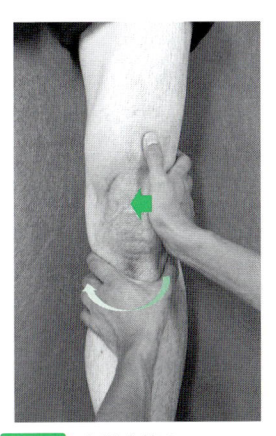

図16 内側広筋の
セッティングの工夫

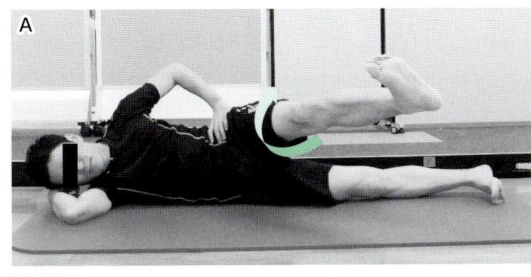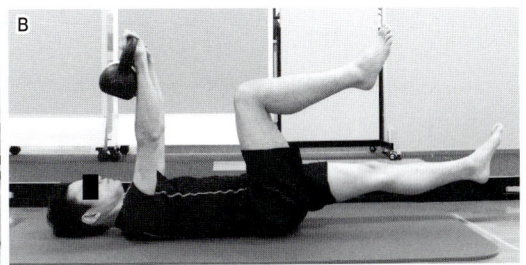

図17 股関節，体幹トレーニング例

A：股関節外旋筋トレーニング，B：腹圧制御トレーニング.

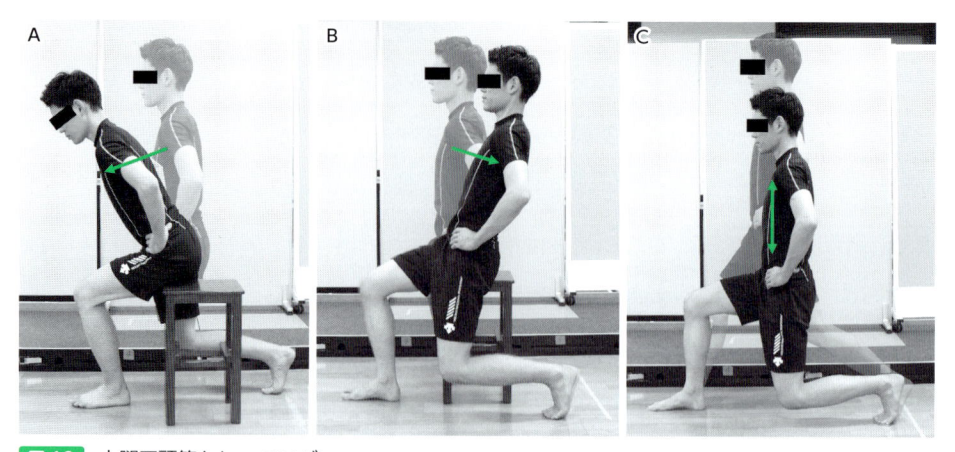

図18 大腿四頭筋トレーニング
A：half sitting での体幹前傾．B：half sitting での体幹後傾．C：split squat.

と進める．内側広筋の収縮機能は神経電気刺激の使用や，徒手的に不良肢位（下腿の過外旋，膝蓋骨の外側変位など）を抑制したセッティングにより改善を図る（**図16**）．体幹の機能は，胸椎の伸展・回旋 ROM 運動に加えて，腹圧を高めて腰椎前弯を抑制するトレーニングを行う（**図17A**）．術側の腹斜筋・腹横筋の筋活動増加には bear position での左手支持，右下肢挙上などを用いる（**図8**）．股外旋筋の強化を目的とした股外旋運動は膝伸展位で行い，膝屈曲位で生じやすい骨盤後方回旋を抑制する（**図17B**）．荷重下では，上述のスクワット姿勢での体重移動により良肢位での片脚支持を獲得する．衝撃吸収機能の低下に対して，反動的レッグエクステンションにより大腿四頭筋の遠心性収縮や筋腱複合体によるエネルギー発揮の再獲得を図る．荷重下では，まずは両脚の MDS で膝関節の運動様式を習得し，上記の片脚支持での不良姿勢が改善すれば，片脚の MDS へと移行する．次に MDS の下降から上昇動作を反動的に行う．運動速度と姿勢の左右差なく片脚 MDS が可能となれば，低速の走行動作を開始する．さらに両脚ミニジャンプや縄跳びも開始し，膝関節だけでなく足関節の仕事量も増加させ，下肢全体をバネとして機能させる能力を再強化する．膝関節痛および不良姿勢のない低速の走行動作が獲得できれば，速度と距離を増加する．走行速度の増加には，大腿四頭筋の筋力回復が必要である．half sitting exercise[27]（**図18A**，**B**）は座位で行うため安全で不良姿勢や疼痛も少ないが，大腿四頭筋の負荷は比較的大きいため積極的に実施し，適宜上半身および上肢へ重量負荷を与える．体幹，前脚下腿，後脚大腿を垂直に保持した split squat[28] は，後脚の脛骨プラトーが地面に対して垂直になり脛骨大腿関節の圧縮力が両脚スクワットに比べて小さいが，大腿四頭筋の負荷は大きいため筋肥大を促す目的で実施する（**図18C**）．

まずは上記の基礎的な膝関節機能や運動能力を改善し，正常な走行動作を獲得することに専念する．その期間は，自転車駆動，水中ジョギング，水泳（平泳ぎを除く）など，膝関節への負荷の小さい有酸素トレーニングを実施して持久力の低下を予防する．走行動作の再獲得と速度の増加に併せて，アジリティ，減速および切り返し動作，プライオメトリクスによるパワー発揮，スプリントなど，競技特性に適した運動能力の再獲得を目的としたトレーニングを段階的に実施する．

■ 本症例からの学びと追加事項

クリニカル・ルール

1　半月板損傷により半月板の生体力学的機能が障害される.

2　半月板縫合術後の理学療法プログラムは保護的, 個別的である.

3　半月板縫合術後の理学療法では廃用性の機能障害が生じ得る.

4　半月板縫合術後は, 片脚支持での姿勢制御機能の再獲得・改善が必須である.

5　走行能力の獲得は半月板縫合術後の理学療法における重要なマイルストーンである.

6　姿勢制御機能の低下に起因する不良姿勢によって腱・付着部の疼痛を生じることがある.

7　不良姿勢の因子は多岐に渡り, 多角的な考察が必要である.

8　半月板縫合術後における走行動作の開始基準は確立されていない.

9　modified drop squat は走行動作開始前の衝撃吸収機能の評価とトレーニングとして有用である.

知っておきたい関連事項

1　半月板の損傷形態による力学的環境と治癒能[1]

　　半月板は, 円周状に走行する強靱な膠原線維（circumferential fiber）により荷重負荷を円周方向の負荷に変換する特徴を持っている[29]. また, 半月板の血行は血行野の 1/4 〜 1/3 には分布するが, 内側 2/3 の無血行野には存在しない[30]. 半月板の縦断裂は, circumferential fiber の損傷は少なく, 無血行野の損傷であれば治癒能も高い. 水平断裂は無血行野の損傷を含むが, circumferential fiber の連続性は保たれる. 手術法の工夫により修復術が可能になりつつある. 横断裂は circumferential fiber が断裂する無血行野の損傷であり治療が難しい. 近年, 縫合術が行われつつあるが, 術後の理学療法は特に保護的に行う必要があり, 走行動作の開始時期も術後 5 〜 6 ヵ月となる.

2　半月板縫合術後の再損傷予防は必須である

　　半月板単独損傷の縫合術後の再手術率は 20% と報告され[31], 長期経過ではさらに増加するとの報告もある[32,33].

　　半月板縫合術後の理学療法は, 治療部位への過負荷を回避しながら機能障害を改善するだけでなく, 安全に競技力を発揮できるように, 競技特性に加えて個人特性も考慮して運動療法を工夫することが重要である.

3　半月板切除術後の理学療法

　　半月板切除によって大腿骨と脛骨の接触面積は 45% 低下し[34], 関節軟骨への負荷が 2 〜 3 倍に増大する[35]. 膝関節の衝撃吸収能力は片側半月板切除によって 20% 減少すると報告されている[36]. 半月板切除後は, 長期的には変形性関節症に進展することが報告され[37], 強度の高いスポーツでは, 比較的短期間で関節軟骨障害が生じる症例もある. 半月板切除術は, 縫合術に比較して競技復帰までの期間が圧倒的に短いが, 半月板機能を失い関節軟骨への負荷が倍増することを理解し, 膝関節への不要な負荷を最小限に制御する運動能力の獲得に努める必要がある.

1 スポーツ理学療法プラクティス　急性期治療とその技法，片寄正樹ほか編，文光堂，2017

　　理学療法の基礎科学として重要な各組織のヒーリングプロセスがまとめられている．また，急性期に特化した部位・病態別の理学療法のポイントについて豊富な画像を用いてわかりやすく解説されている．

2 下肢スポーツ外傷のリハビリテーションとリコンディショニング，福林　徹ほか監，小柳磨毅編，文光堂，2011

　　発生頻度の高い下肢のスポーツ外傷に対するリハビリテーションとリコンディショニングについて，その実施上のリスクマネジメント，スポーツ動作で生じる問題，競技復帰および再発予防など，多角的な観点から解説されている．

● **文　献**

1) 中田　研ほか：半月板損傷―縫合術―. 臨スポーツ医 29：109-122, 2012
2) 中田　研：半月板損傷. 新版スポーツ整形外科学. 中嶋寛之監，福林　徹ほか編，南江堂，東京，301-308, 2011
3) 木村佳記ほか：Ⅱ 理学療法の基礎科学　1 組織のヒーリングプロセス　5）半月板. スポーツ理学療法プラクティス　急性期治療とその技法，片寄正樹ほか編，文光堂，東京，39-47, 2017
4) Arnoczky SP, et al：The microvasculature of the meniscus and its response to injury. An experimental study in the dog. Am J Sports Med 11：131-141, 1983
5) Hashimoto J, et al：Meniscal repair using fibrin sealant and endothelial cell growth factor. An experimental study in dogs. Am J Sports Med 20：537-541, 1992
6) Guisasola I, et al：Knee immobilization on meniscal healing after suture. An experimental study in sheep. Clin Orthop Relat Res（395）：227-233, 2002
7) Port J, et al：Meniscal repair supplemented with exogenous fibrin clot and autogenous cultured marrow cells in the goat model. Am J Sports Med 24：547-555, 1996
8) 木村佳記ほか：Ⅲ 急性期における部位・病態別理学療法のポイント　3 下肢　5）膝関節 – 半月板単独損傷（縫合術後）. スポーツ理学療法プラクティス　急性期治療とその技法，片寄正樹ほか編，文光堂，東京，184-194, 2017
9) Stokes M, et al：The contribution of reflex inhibition to arthrogenous muscle weakness. Clin Sci 67：7-14, 1984
10) Palmieri-Smith RM, et al：Pain and effusion and quadriceps activation and strength. J Athl Train 48：186-191, 2013
11) Merican AM,et al：Iliotibial band tension affects patellofemoral and tibiofemoral kinematics. J Biomech 42：1539-1546, 2009
12) Vedi V, et al：Meniscal movement. An *in-vivo* study using dynamic MRI. J Bone Joint Surg Br 81：37-41, 1999
13) 木村佳記ほか：半月板修復（縫合）術：半月板単独損傷―術後リハビリテーション. 臨スポーツ医 30（臨時増刊号）：394-401, 2013
14) Nisell R：Mechanics of the knee. A study of joint and muscle load with clinical applications. Acta Orthop Scand Suppl 216：1-42, 1985
15) Novacheck TF：The biomechanics of running. Gait Posture 7：77-95, 1998
16) 川上泰雄：ランニング，ジャンプ動作のバイオメカニクス. 整・災外 48：463-473, 2005
17) 阿江通良：走動作. バイオメカニクス―身体運動の科学的基礎―，金子公宥ほか編，杏林書院，東京，166-177, 2004
18) Nguyen AD,et al：Sex differences in clinical measures of lower extremity alignment. J Orthop Sports Phys Ther 37：389-398, 2007
19) 篠原靖司ほか：Enthesis の組織構造と enthesis organ concept. 日整会誌 84：553-561, 2010
20) Kvist J：Rehabilitation following anterior cruciate ligament injury：current recommendations for sports participation. Sports Med 34：269-280, 2004
21) Paessler HH, et al：Anterior cruciate ligament reconstruction using semitendinosus and gracilis tendons, bone patellar tendon, or quadriceps tendon-graft with press-fit fixation without hardware. A new and innovative procedure. Orthop Clin North Am 34：49-64, 2003
22) Shelbourne KD, et al：Accelerated rehabilitation after anterior cruciate ligament reconstruction. Am J Sports Med 18：292-299, 1990
23) 原　邦夫ほか：膝前十字靱帯再建術後の競技復帰に対する全身のリハビリテーション. 臨スポーツ医 26：761-769, 2009
24) Cannell LJ, et al：A randomised clinical trial of the efficacy of drop squats or leg extension/leg curl exercises to treat

clinically diagnosed jumper's knee in athletes：pilot study. Br J Sports Med 35：60-64, 2001

25）近藤さや花ほか：衝撃吸収機能の評価としての modified drop squat の運動解析. 臨バイオメカニクス 37：327-334, 2016

26）木村佳記ほか：大腿四頭筋の伸長法と組織弾性の関係—骨盤肢位による影響—. 日整外超音波会誌 28：28-33, 2017

27）木村佳記ほか：半月板・関節軟骨損傷に対するリハビリテーションとリコンディショニングの実際. 下肢スポーツ外傷のリハビリテーションとリコンディショニング，小柳磨毅編，文光堂，東京，136-151，2011

28）木村佳記ほか：スプリットスクワットの運動解析. 臨バイオメカニクス 32：441-448, 2011

29）Mow VC, et al：Structure and function relationships of the menisci of the knee. Knee meniscus：basic and clinical foundations. Mow VC, et al eds, Raven Press, New York, 37-57, 1992

30）Arnoczky SP, et al：Microvasculature of the human meniscus. Am J Sports Med 10：90-95, 1982

31）Paxton ES, et al：Meniscal repair versus partial meniscectomy：a systematic review comparing reoperation rates and clinical outcomes. Arthroscopy 27：1275-1288, 2011

32）Nepple JJ, et al：Meniscal repair outcomes at greater than five years：a systematic literature review and meta-analysis. J Bone Joint Surg Am 94：2222-2227, 2012

33）Kurosaka M, et al：Repeat tears of repaired menisci after arthroscopic confirmation of healing. J Bone Joint Surg Br 84：34-37, 2002

34）Fukubayashi T,et al：The contact area and pressure distribution pattern of the knee. A study of normal and osteoarthrotic knee joints. Acta Orthop Scand 51：871-879, 1980

35）Kurosawa H, et al：Load-bearing mode of the knee joint：physical behavior of the knee joint with or without menisci. Clin Orthop Relat Res（149）：283-290, 1980

36）Voloshin AS, et al：Shock absorption of meniscectomized and painful knees：a comparative *in vivo* study. J Biomed Eng 5：157-161, 1983

37）Fairbank TJ：Knee joint changes after meniscectomy. J Bone Joint Surg Br 30：664-670, 1948

（木村佳記）

野球肘

■ 導入のためのエッセンス

◆野球肘とは，投球により肘に生じる傷害（障害・外傷）の総称です．肘内側側副靱帯（MCL）損傷は，その中でも発症頻度の高い障害です．

◆整形外科的治療では，リハビリテーションを中心とした保存療法が第一選択となります．

◆医師から処方を受けた理学療法士は，野球歴，痛みが出たきっかけ，痛みの性質・部位，プレー環境などを問診します．その後，身体機能の評価を行い，理学療法の方向性を決定します．

◆投球の過多やコンディショニング不足により，胸郭・肩甲骨の運動機能（肩甲胸郭機能）や，回内屈筋群の機能低下が生じます．これらの機能障害により，MCL への負荷が高まります．その結果，MCL に損傷が生じ，疼痛によって投球が困難となります．

◆理学療法では，テイクバックや肩最大外旋位（MER）など投球動作を基とした評価と，ROM・筋力などの身体機能の評価を行い，MCL 損傷が生じる原因を考察し治療を行います．

症例 投球時，右肘内側に痛みがある 15 歳の野球選手．

CBL1 初期情報から仮説を立て，仮説証明のための新たな情報を選択する

初期情報

処 方 箋 ▶ 右野球肘（MCL 付着部損傷）．15 歳（中学 3 年生）の男性，投手・外野手．保存的に治療．投球時肘内側部に疼痛．外反ストレス痛あり．投球は禁止．来週再診．身体機能の改善を図り，競技復帰に向け理学療法を開始してください．

現 病 歴 ▶ 某年 3 月中旬，練習中にキャッチボールをしていて徐々に右肘内側に疼痛出現．
医療機関は受診しなかった．
その後投球を継続していたが，投球強度が上がると疼痛が出現していた．
チームの中心選手であり，症状に応じ，投手や外野手として試合に出続けていた．
疼痛が増強したため，同年 6 月 1 日，当院スポーツ外来受診．同日，理学療法開始．

医療面接 ▶ PT「今日はどうして病院に来たのですか？」
患者「ボールを投げると肘が痛いので来ました」
PT「投げているとき，どういうタイミングで痛くなりますか？」
患者「腕がしなるときです」
PT「痛みが出る前の状況はどうでしたか？」
患者「春の大会前で練習がきつかった」「練習試合も続いていた」
PT「ストレッチなど身体のケアはしていましたか？」
患者「あまりしていません」

観　　察 ▶ 右肘の状態を観察した．腫脹や発赤，熱感はみられなかった．肘の屈伸と，前腕の回内・回外の ROM には，明らかな左右差はみられなかった．次に胸郭・肩甲骨の運動機能（肩甲胸郭

機能）を観察した．前額面上，右肩が一横指下制していた．右肩甲骨は，前傾・外転・下制位であった．矢状面上，胸椎の後弯が増強していた．バンザイをしてもらったところ，右肩甲骨の早期上方回旋が観察された．胸を張るよう指示したところ，胸椎の伸展は困難で，腰椎の前弯で代償していた．

下に示すクリニカル・ルールを用いて，次の問いに答えましょう

1-1　本症例の参加制約とその原因は？　　　　1-2　本症例の活動制限とその原因は？

1-3　本症例の仮説的問題構造の全体像は？　　1-4　仮説証明に必要な情報や検査は何か？

■ クリニカル・ルール

CR 1　MCL 損傷後に起こる機能障害で問題となるのは疼痛である

投球によって生じた MCL 損傷で問題となるのは，関節の不安定性ではなく投球時の痛みである．膝の前十字靱帯損傷では，膝崩れ（giving way）など関節の不安定性が問題となるが，MCL 損傷では不安定で投げられないということはない．投げられないのは痛いからであり，疼痛によって野球への参加が困難となる．

CR 2　肩甲胸郭機能は，投球時の運動連鎖に重要な役割を持つ（図 1）

投球動作は全身運動であり，下肢から体幹，上肢へとエネルギーが伝達される．柔軟性・筋力など身体機能の低下によりこの運動連鎖が破綻すると，局所にストレスが集中し，障害発症の誘引となる．そのため，野球肘においても，肘以外の機能にも目を向ける必要がある．その中でも，胸郭・肩甲骨を中心とした運動機能（肩甲胸郭機能）は重要である．主な胸郭機能として，①胸椎伸展による胸郭前面の拡張，②側屈運動における胸郭側面の拡張，③複合動作となる回旋運動の３つがある[1]．肩甲骨は胸郭を滑動することから，胸郭の柔軟性を中心とした機能低下が生じれば，肩甲骨の機能も低下する．これらの肩甲胸郭機能の低下は下肢から上肢への運動連鎖の破綻につながる．

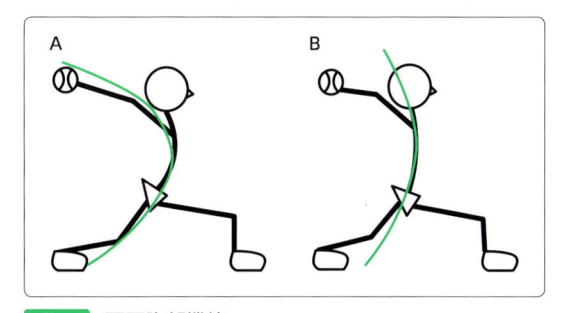

図 1　肩甲胸郭機能

A：良好，B：不良．
Bのように，肩甲胸郭機能が低下すると，肘への負荷は増加する．

CR 3　回内屈筋群は，肘内側部のダイナミック・スタビライザーとしての機能を有する

内側上顆を起始とする回内屈筋群は円回内筋（PT），橈側手根屈筋（FCR），浅指屈筋（FDS），尺側手根屈筋（FCU）で構成され，肘外反ストレスに対してダイナミック・スタビライザーとしての機能を有する[2]．そのため，回内屈筋群の機能が低下すると，外反ストレス時の MCL への負荷は増大する．

CBL1 仮説的問題構造と仮説証明のための追加情報項目について"臨床思考"する

臨床思考 1-1 本症例の参加制約とその原因は？

結論 参加制約＝野球の試合への参加が困難.

その原因＝疼痛により投球することが困難なため（図2）.

根拠 情報：右肘の痛みにより，投球の困難さを訴える.

CR1：MCL損傷後に起こる機能障害で問題となるのは疼痛である.

思考 本症例はチームの中心選手で,疼痛があるときは外野で出場するなど対応していた．しかし,疼痛を繰り返しており，まずは疼痛の改善を図るため，患部の治癒を促すことが最優先となる．症例は15歳と成長期で，骨軟骨も未熟な状態であるため，将来性も含め考える必要がある．また，医師より投球の中止が指示されているため，野球の試合への参加は困難である.

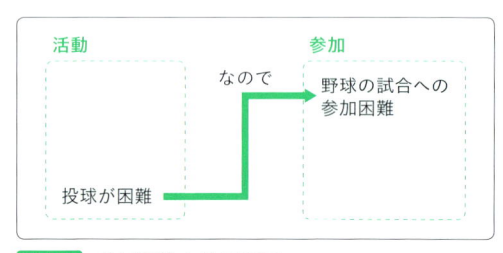

図2 参加制約とその原因

臨床思考 1-2 本症例の活動制限とその原因は？

結論 活動制限＝MER時の肘内側部痛による投球動作困難（図3）.

その原因＝肩甲胸郭機能や回内屈筋群の機能低下により，MCLへのストレスが増大したため？

根拠 情報：腕がしなるとき（MER時）に痛いと訴えている．また，ストレッチなど身体のケアをしていない.

CR2：肩甲胸郭機能は，投球時の運動連鎖に重要な役割を持つ.

CR3：回内屈筋群は，肘内側部のダイナミック・スタビライザーとしての機能を有する.

思考 投球動作は全身運動である．投球による肘の障害は，患部以外の機能低下が誘引となることが多い．また，回内屈筋群の機能低下もMCL損傷の誘引となる．肩甲胸郭機能や回内屈筋群の機能低下により，MCLへ加わるストレスが増大し障害が生じたため，投球時に痛みが生じ，動作が困難となっていると考えられる．また，肩甲上腕リズムの異常も生じていることから，MERの前段階であるテイクバックにも問題があることが考えられる．テイクバックに問題があると，MER時の「肘下がり」や「肘の突き出し」などの問題が生じることが多い.

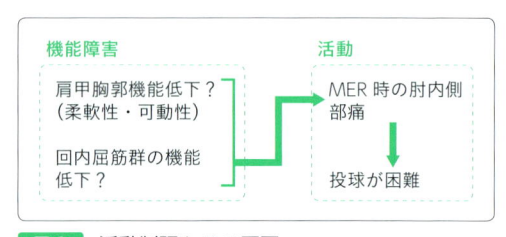

図3 活動制限とその原因

臨床思考 1-3 本症例の仮説的問題構造の全体像は？

結論 臨床思考1-1〜2を統合して以下のように考える（図4）.

「野球の試合出場が困難」なのは，「肘内側部の痛みにより，投球するのが困難」だからで,

それは「テイクバックや MER などの投球動作に問題がある（？）ことにより MCL 損傷が生じた」からで，その原因は「肩甲胸郭機能や回内屈筋群の機能低下（？）」によるものである．また，個人因子として，エース投手としての役割を担っていることにより，試合参加が困難なことが問題となる．以上のように仮説的に問題構造をまとめる．

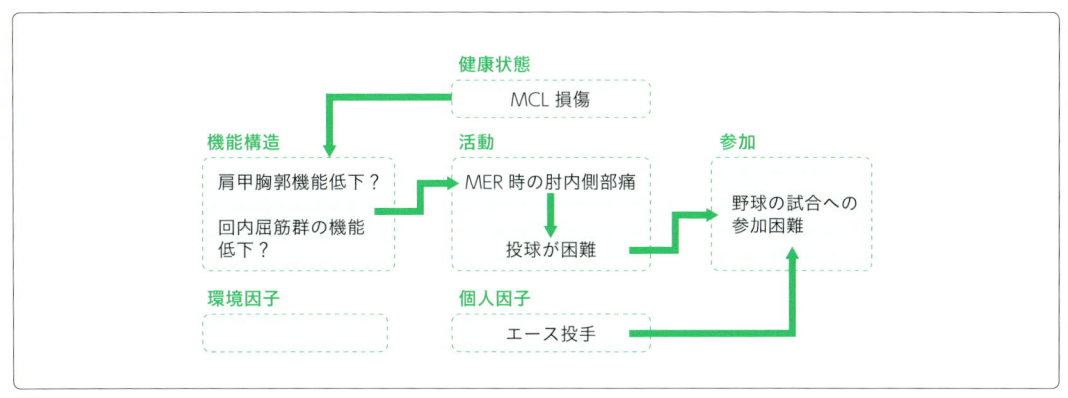

図 4 仮説的問題構造

臨床思考 1-4 仮説証明に必要な情報や検査は何か？

結論 ICF 構造概念地図で「？」がついている項目を確認すれば問題構造が明らかとなる．

1) テイクバックの評価
2) MER の評価
3) 回内屈筋群の評価
4) 肩甲胸郭機能の評価

根拠 CR2：肩甲胸郭機能は，投球時の運動連鎖に重要な役割を持つ．
CR3：回内屈筋群は，肘内側部のダイナミック・スタビライザーとしての機能を有する．

思考 疼痛が出現する原因を明確にするため，単関節の評価だけではなく，投球動作を基とした評価を行う必要がある．疼痛が生じている MER 位での評価に加え，その前段階のテイクバックの評価も行う．さらに，MER やテイクバックを制限する因子を特定するために，回内屈筋群・肩甲胸郭機能の評価も行う．

CBL2　追加情報から本症例の問題構造を明らかにし，解決策を講じる

追加情報

X 線 像 ▶ 尺骨鉤状突起結節に骨膨隆あり（**図 5**）．

疼　　痛 ▶ 安静時（−），日常生活（−），打撃時痛（−），肘屈曲伸展時痛（−）．

圧　　痛 ▶ 尺骨鉤状突起結節（＋）．

投 球 動 作 テイクバックテスト（**図 6**）にて肩後方の軟部組織の柔軟性の低下あり．
評　　価 ▶ MER テスト（**図 7A**） 120°で内側部痛（＋）．回内屈筋群の収縮をさせても疼痛の変化はなし．

胸椎を伸展すると疼痛軽減あり，MER150°まで可能（**図7B**）.

整形外科的テスト ▶ 肘外反ストレステスト（＋），combined abduction test（CAT）（＋），horizontal flexion test（HFT）（＋）.

柔軟性評価 ▶ 体幹回旋＋胸郭の開大：右に低下あり（**図8**）.
体幹側屈：右に低下あり.
右側腹斜筋群の柔軟性の低下あり.

筋　　力 ▶ 著明な低下なし.

日常生活 ▶ 上肢使用に問題なし.

情　　報 ▶ **PT**「最近お子さんに変化はありましたか？」
母親「身長が急に伸びました」
PT「普段の生活はいかがですか？」
母親「スマートフォンで動画を見たり，ゲームをしたりしている時間が長いです」「野球の練習や塾などで，睡眠時間も短いようです」

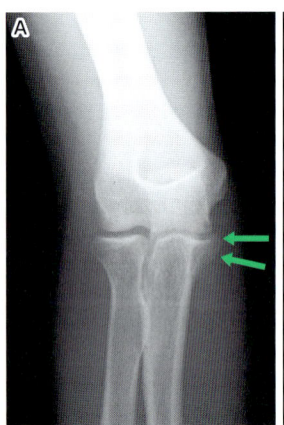
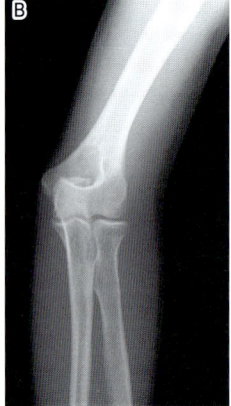

図5　X線画像
A：右肘，B：左肘.
右肘の尺骨鉤状突起結節に骨膨隆が認められる（矢印）.

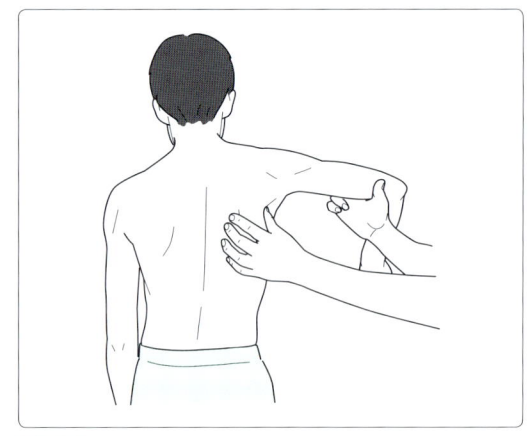

図6　テイクバックテスト
テイクバックテストは，投球中のテイクバック動作を再現させる評価である．選手に脱力させた状態で肩甲骨下角を徒手的に固定し肩外転を行う．肩甲上腕関節のROMや，肩甲骨の前傾に伴う上腕骨頭の前方への突き出しなどの代償運動を確認する．左右差や，調子の良いときとの違いを確認し，選手の感覚的な部分（引っかかり・つまりなど）も聴取しながら評価する.

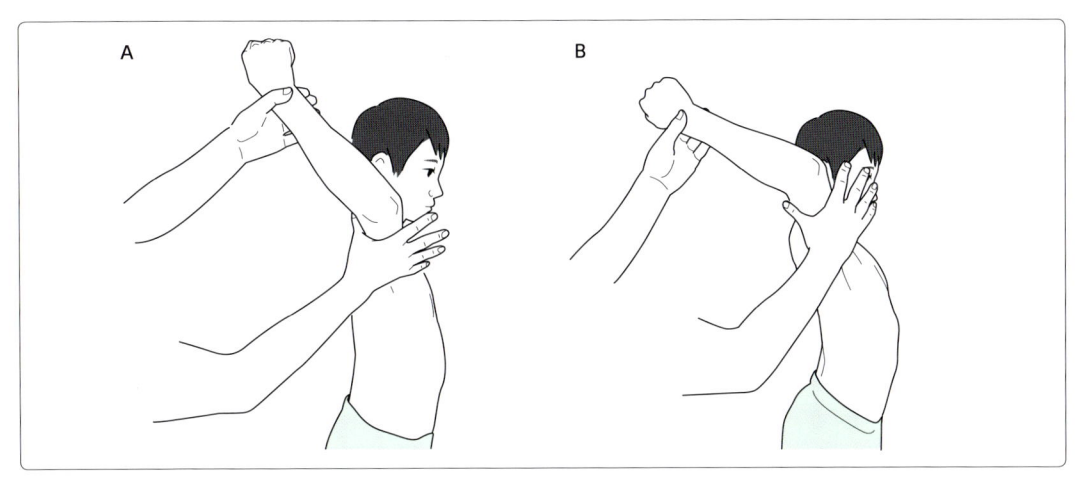

図7 MER テスト

MER ポジションで他動的に肩の外旋を行い，胸郭開大・肩甲骨後傾・胸椎伸展・肩関節外旋の複合的な動きを評価する．肩や肘の投球障害例では，胸郭の開大を中心とした肩甲胸郭機能が低下していることが多いため，胸を張った状態（B）と張っていない状態（A）での疼痛の程度を評価する．胸を張ると疼痛が減弱する場合は，肩甲胸郭機能の低下が原因と考えられる．

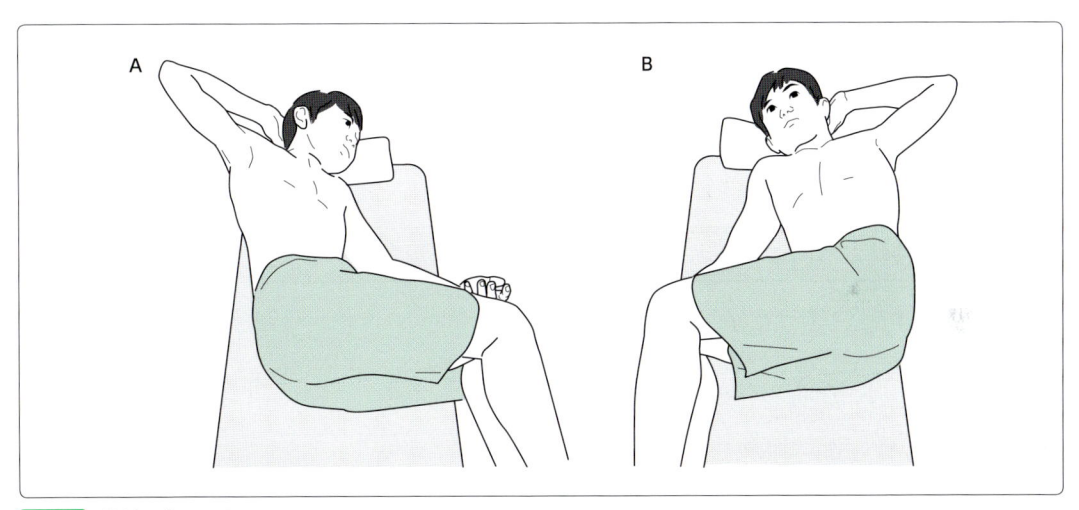

図8 体幹回旋テスト

体幹の下部（腹斜筋）・肋間・前胸部などの複合的な柔軟性の評価である．側臥位で股関節を屈曲させることにより骨盤を固定し，体幹を後方へ回旋させ，肩峰と床との距離を評価する．左右両側で行い左右差を比較すると患者も理解しやすい（A：柔軟性低下）．

下に示すクリニカル・ルールを用いて，次の問いに答えましょう

2-1　本症例における MCL 損傷の病態は？　　　　2-2　MCL に過度な負荷がかかった原因は？

2-3　本症例の問題構造の全体像は？　　　　　　2-4　本症例の問題の解決策は？

■ クリニカル・ルール

CR 4 **MCL 前斜走線維（AOL）は成長段階により最脆弱部位が変化する**

　MCL は走行により AOL・後斜走線維（POL）・横走線維（TL）の 3 つに細分される．その中

でも AOL は，外反ストレスに対する主たる支持組織であり，障害されることの多い部位である．AOL の近位部は内側上顆に付着し，遠位部は尺骨鉤状突起結節に付着している．AOL は，骨化進行過程で最脆弱部位が変わるため，障害されやすい部位が変化する．15 歳以上では遠位の障害が増加する．

CR 5 投球時の MER は複合運動である

投球時の MER は，肩甲上腕関節の外旋だけではなく，胸椎の伸展・胸郭の開大・肩甲骨の後傾・肘の外反などの複合運動である．胸椎の伸展・胸郭の開大・肩甲骨の後傾など肩甲胸郭機能が低下すると，肘内側部に加わる外反ストレスが増大する．そのため，肩甲胸郭機能の低下は MCL 損傷の誘引となる．

CR 6 身長の急伸期は身体が硬くなりやすい

男子は 13 歳前後になると，二次性徴を迎え身長の急伸期（グロース・スパート）が訪れる．筋の長さは起始と停止の位置により決められるので，筋緊張は骨格発育に依存する．身長の急伸期は骨の成長が先行し，筋が引き伸ばされ筋長も増加する．その際，筋の組織形成が追いつかず，一時的に筋は張力の高い状態となる．身長の急伸期は，スポーツ活動の有無にかかわらず身体が硬くなりやすい時期である．また近年，若年層にもスマートフォンが普及し，長時間使用による胸郭柔軟性の低下や，胸椎後弯の増強も指摘されている．

CBL2 追加情報から問題構造と解決策について "臨床思考" する

臨床思考 2-1 本症例における MCL 損傷の病態は？

結論 肘内側部（AOL 遠位付着部）に過度なストレスが加わり，損傷されたからである（図 9）．

根拠 情報：X 線像：尺骨鉤状突起結節に骨膨隆あり．
圧痛：尺骨鉤状突起結節．

思考 物体にストレスが加わると，最脆弱部が壊れる．症例は成長期であり，脆弱部も変化している．内側上顆の骨化が完了し，構造的に脆弱な AOL 遠位付着部が障害されたと考えられる．

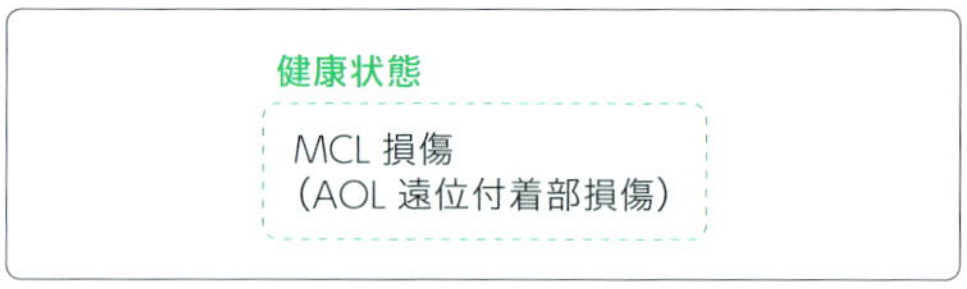

健康状態

MCL 損傷
（AOL 遠位付着部損傷）

図9 本症例の病態

臨床思考 2-2 MCL に過度な負荷がかかった原因は？

結論 MCL に過度な負荷がかかった原因は，柔軟性を中心とした肩甲胸郭機能の低下によるものである（図 10）．

根拠 情報：可動性のテストにおいて制限がみられる．
CR5：肩甲胸郭機能の低下は，MCL 損傷の誘引となる．

思考 MER テスト時に胸椎を伸展させたところ，疼痛が軽減した．また，胸郭開大テストにおいて右側の柔軟性が低下していた．一方，回内屈筋群の機能低下はみられず，MER 時に収縮

させても疼痛に変化はなかった．つまり，回内屈筋群ではなく，肩甲胸郭機能の低下により MCL に過度な負荷がかかったと考えられる．

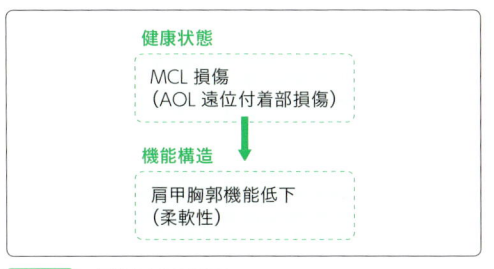

図 10 病態とその原因

本症例の問題構造の全体像は？

結論 臨床思考 2-1 〜 2 を統合して以下のように考える（**図 11**）．

本症例が野球の試合に出場できないのは，AOL 遠位付着部に疼痛が生じ，投球が困難だからである．AOL 遠位付着部に疼痛が生じたのは，MER 時に肘内側部への負荷が増強し，最脆弱部位である同部位が損傷されたためである．肘内側部への負荷が増強したのは，肩甲胸郭機能の低下により肘内側部への外反ストレスが増強したことが原因と考えられる．肩甲胸郭機能の低下は，投球のみが原因ではなく複数の要因が関係していると考えられる．まず，練習や試合が続いていたにもかかわらず身体のケアを行っていなかった点が挙げられる．投球により負荷のかかる側腹部や肋間筋，肩後方の軟部組織はストレッチなどのケアが必要である．また，本症例は身長の急伸期にあり，身体が硬くなりやすい時期であるため柔軟性を改善する必要がある．さらに，スマートフォンを使用する時間が長く，胸椎が後弯した姿勢を長時間とっていることも肩甲胸郭機能が低下した一因と考えられる．

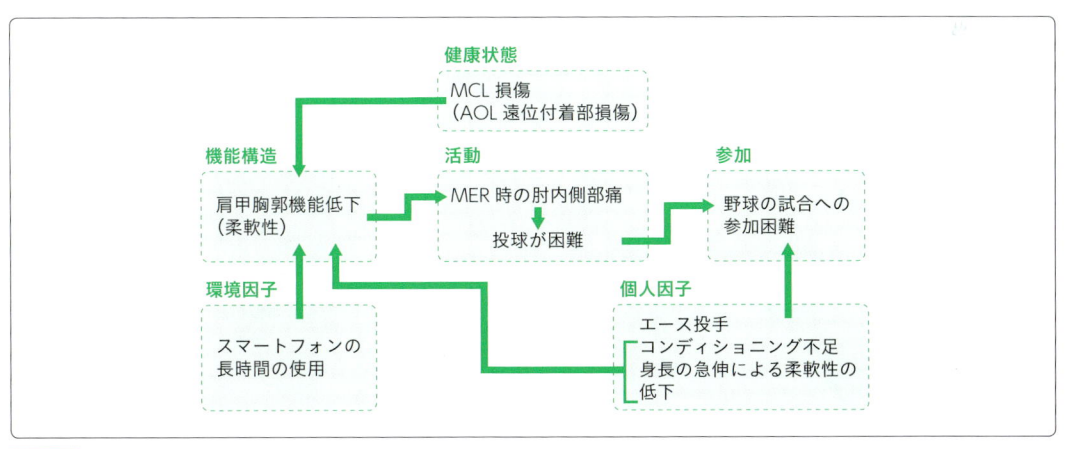

図 11 本症例の問題構造

本症例の問題の解決策は？

結論 ICF 概念地図で主要な問題点を解決する理学療法の介入プランを以下のように意思決定した（**図 12**）．

投球を休止することで，AOL 遠位付着部の治癒を目指す．AOL 遠位付着部は，刺激（力学的ストレス）を受けて反応・増殖し，時に骨性の膨隆を伴い進行する（**図 13**）[3]．投球を休

止している間に，同部位が損傷された要因と考えられる肩甲胸郭機能の向上を図る．本症例は，体幹の回旋・胸郭の開大・体幹の側屈・右腹斜筋の柔軟性が低下しているため，投球時のMERの際に胸郭の開大が不十分となっていると考えられる．そのため，まずは胸郭の可動性改善を目的として，右腹斜筋群や肋間筋，肩後方の軟部組織などの柔軟性が低下した部位に対し，柔軟性の向上を目的としたアプローチを行う（**図14**）．今回の投球動作評価の流れを**図15**に示す．投球動作評価（テイクバック，MER）を基として，評価を細分化して進めている[4]．

また，スマートフォンの長時間使用を避けるなど，肩甲胸郭機能の低下につながる姿勢や動作を避けるようADL指導する（**図16**）．

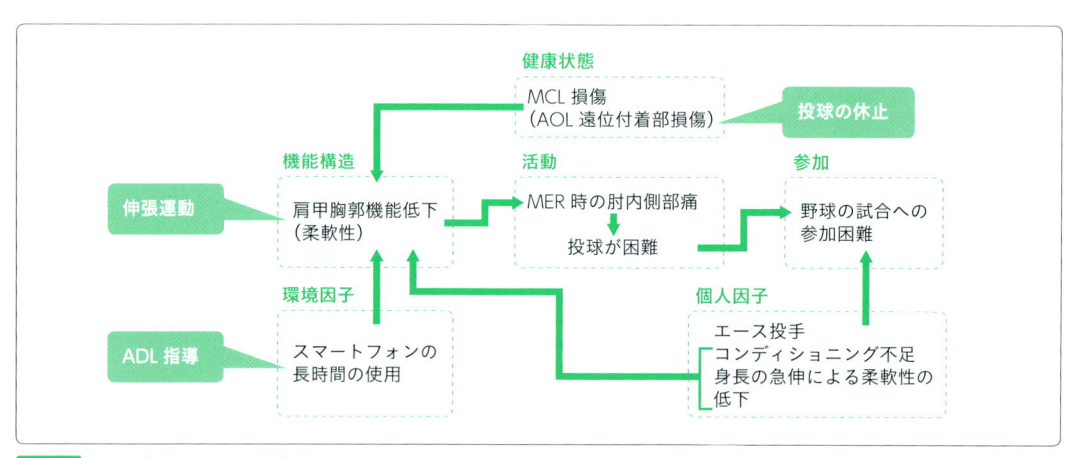

図12 問題構造に対する解決策

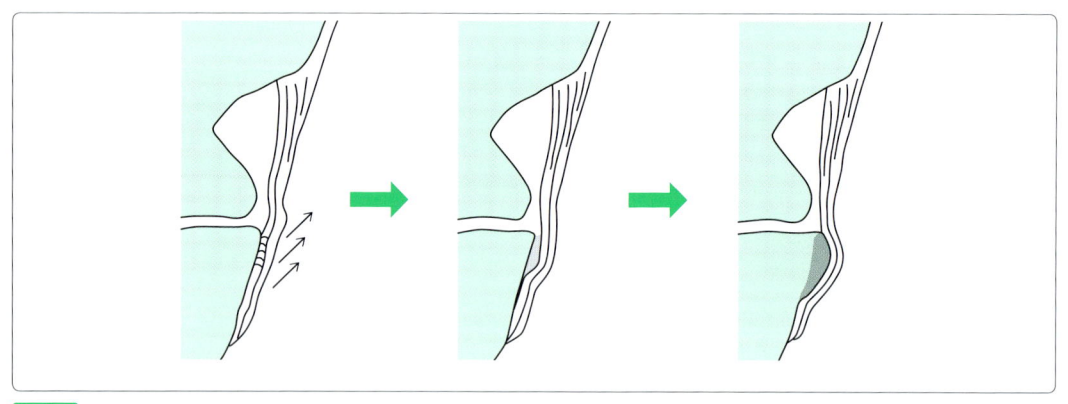

図13 AOL遠位付着部損傷の進行過程
投球のストレスによりAOL遠位付着部に微細損傷が生じる．非石灰化線維軟骨層に修復機転が働き肥厚する．次いで石灰化線維軟骨層や骨層が肥厚する．
（文献3より引用改変）

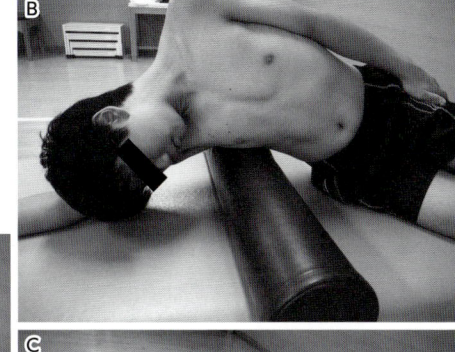
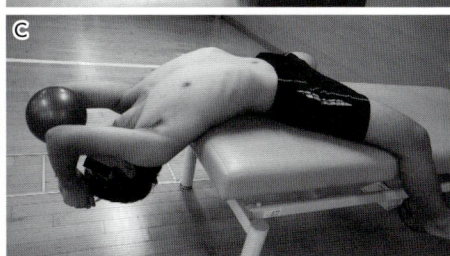
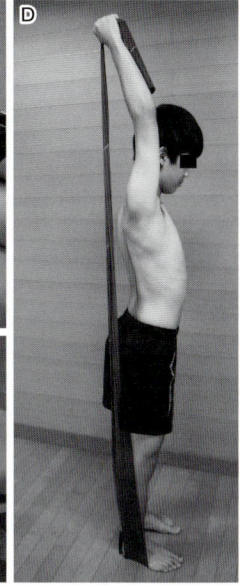

図14 肩甲胸部機能改善のためのアプローチ

A：上部腹筋のストレッチ．下位肋骨の腹斜筋付着部に沿って指を入れ,吸気とともに肋骨を開く．

B：肋間筋のストレッチ．動きの悪い部位にストレッチポールを当て圧迫する．

C：胸郭開大エクササイズ．股関節内転筋に力を入れベッドを下肢で挟むことにより，下部体幹（骨盤帯）を固定したうえで胸郭の開大を行う．

D：肩後方〜側腹部の収縮エクササイズ．ゴムチューブを用いて肘の屈曲・伸展運動を行う．肘を伸展する際,肩後方〜側腹部の収縮が得られ筋緊張が緩和する．

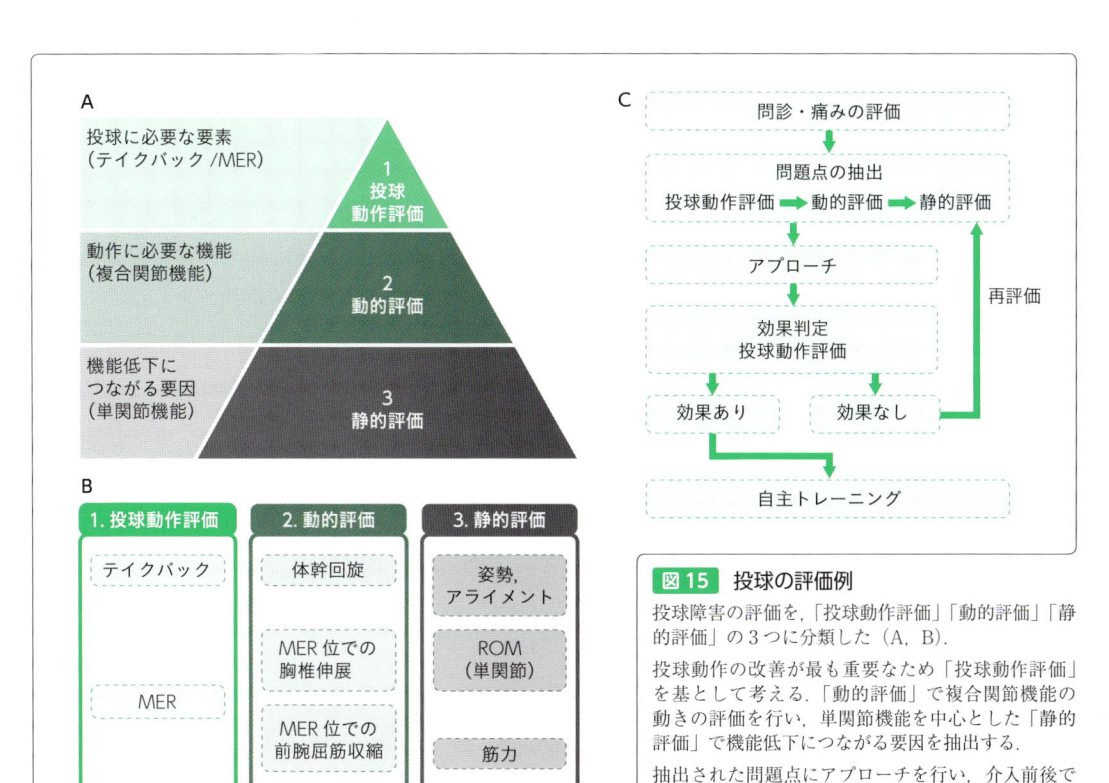

図15 投球の評価例

投球障害の評価を,「投球動作評価」「動的評価」「静的評価」の3つに分類した（A，B）．

投球動作の改善が最も重要なため「投球動作評価」を基として考える．「動的評価」で複合関節機能の動きの評価を行い,単関節機能を中心とした「静的評価」で機能低下につながる要因を抽出する．

抽出された問題点にアプローチを行い，介入前後で「投球動作評価」を行い,改善度合を指標とし自主トレーニング指導を行う（C）．

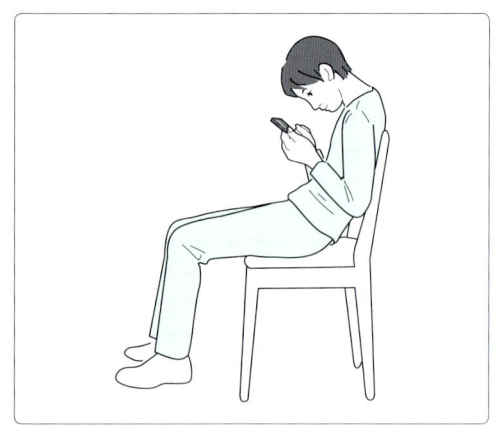

図16 肩甲胸部機能低下につながる姿勢
スマートフォンを使用する姿勢は胸椎後弯となるため，
胸郭開大の阻害因子となる．

■ 本症例からの学びと追加事項

クリニカル・ルール

1　MCL 損傷後に起こる機能障害で問題となるのは疼痛である．

2　肩甲胸郭機能は，投球時の運動連鎖に重要な役割を持つ．

3　回内屈筋群は，肘内側部のダイナミック・スタビライザーとしての機能を有する．

4　MCL AOL は成長段階により最脆弱部位が変化する．

5　投球時の MER は複合運動である．

6　身長の急伸期は身体が硬くなりやすい．

知っておきたい関連事項

1　肘内側支持機構は成長とともに障害されやすい部位が変化する

　　AOL は，内側上顆から尺骨鉤状突起結節に付着し，肘内側部の安定性を担うことから，付着部を含めた組織構成体は「内側支持機構」と呼ばれている．肘内側部の投球障害の多くは，この内側支持機構に生じる．投球による内側支持機構の障害は，成長とともに好発部位が変化する．物体にストレスが加わると，最脆弱部位が壊れる．内側支持機構は，骨化進行過程で最脆弱部位が変わるため，障害されやすい部位が変化すると考えられている．内側上顆の骨化はおよそ 14 ～ 15 歳で完了する．14 歳以下に近位部の障害が多いのは，骨化完了前の最脆弱部位が内側上顆下端の骨端軟骨であり，この部位が障害されるためである．また，MCL は近位側と遠位側で付着形態が異なる．15 歳以上で遠位の障害が増加するのは，骨と靱帯の結合は近位側が遠位側よりも強固であり，遠位側の方が構造的に脆弱であるためと考えられている（**図17，18**[5]）．

2　MCL 損傷に対する保存療法とその後の理学療法

　　保存療法では，圧痛やストレス痛など患部の症状が投球休止の目安となる．理学療法では，問診や投球動作，身体機能などの評価を行い，MCL 損傷の原因を考察する．投球休止中から，問題となる身体機能を改善し，投球再開後は徐々に投球負荷を上げて行く．

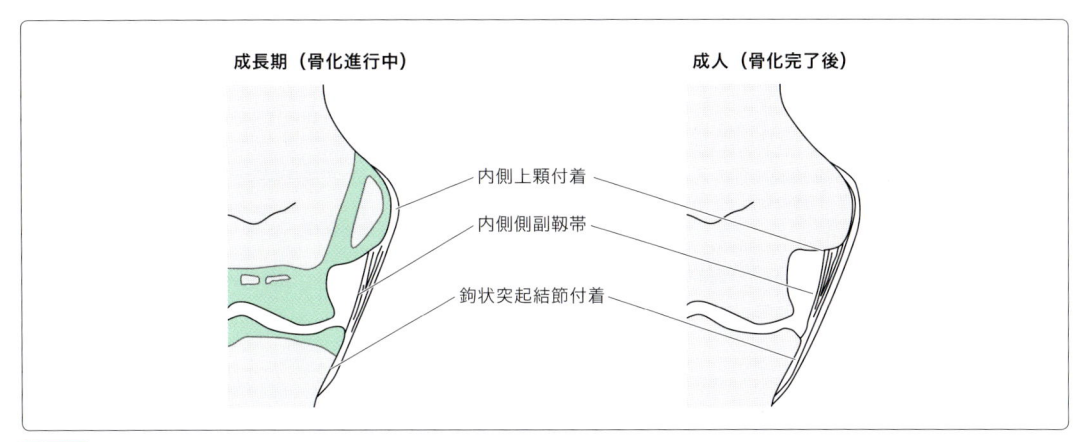

図17 肘内側支持機構

成長期では骨端軟骨（　　　）が存在し，MCL も骨端軟骨に付着するため，同部位が脆弱である．一方，成人では鉤状突起結節付着部が最脆弱部位となる．

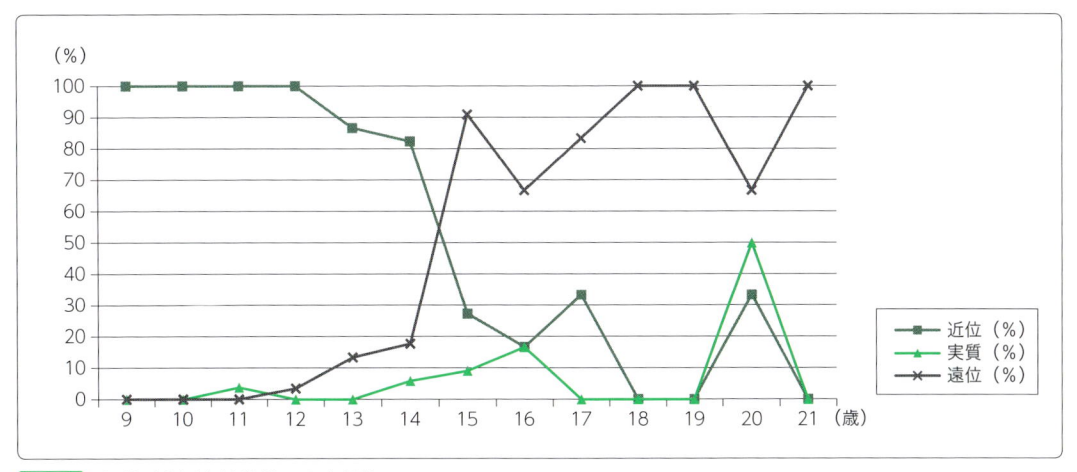

図18 年齢別内側支持機構の圧痛部位

12歳までは内側上顆付着部（近位）の圧痛が多く，14〜15歳から尺骨鉤状突起結節付着部（遠位）の圧痛が多くなる．
（文献5より引用）

書籍紹介

1　肘実践講座　よくわかる野球肘　肘の内側部障害，山崎哲也ほか編，全日本病院出版会，2016

MCL 損傷と内上顆障害を中心に肘の内側部障害について，解剖・病態・治療・身体機能の改善・現場への復帰法などが詳細に解説されている．「詳しく，しかもわかりやすい」内容となっており，基礎から臨床の最前線までを学ぶことができる．

2　新版　野球の医学，菅谷啓之ほか編，文光堂，2017

野球・医療の現場で，適切な対応をするための基本的知識に重点を置いた内容となっている．投球動作分析，競技復帰への対応，運動療法，肩・手関節の障害，打撃での障害，栄養学など幅広く学ぶことができる．

●文 献

1） 仲島佑紀ほか：内側支持機構不全への肩甲胸郭関節機能の改善. 肘実践講座　よくわかる野球肘　肘の内側部障害，山崎哲也ほか編，全日本病院出版会，東京，322-333，2016

2） 大蔵憲一ほか：ダイナミック・スタビライザーとしての前腕屈曲回内筋群. 肘実践講座　よくわかる野球肘　肘の内側部障害，山崎哲也ほか編，全日本病院出版会，東京，32-38，2016

3） 柏口新二：尺骨鉤状突起結節の外傷・障害. 肘実践講座　よくわかる野球肘　肘の内側部障害，山崎哲也ほか編，全日本病院出版会，東京，155-163，2016

4） 梅村　悟ほか：成長期のスポーツ種目別外傷・障害とリハビリテーション医療・医学　野球. MED REHABIL（288）：77-87，2018

5） 梅村　悟：肘内側支持機構障害の圧痛部位—年齢に伴う圧痛部位の変化—. 第 41 回日本整形外科スポーツ医学会学術集会，2015

（梅村　悟）

骨関節障害理学療法

腰椎分離症

■ 導入のためのエッセンス

◆腰椎分離症（以下，分離症）とは，腰椎の関節突起間部の連続性が断たれた状態であり，中・高校生の成長期でスポーツを行う選手に多い疾患です[1].

◆治療方法としては保存療法を行う場合が多く，分離部の癒合を期待できるか，分離部が癒合できない可能性が高いかを医師が判断し，癒合を期待する場合は硬性コルセットなどを装着し，安静期間をとります．骨癒合を目指さない場合には，疼痛管理を主とした治療を行っていきます[2].

◆安静期間においては，患部（分離部）に負担のかからないメディカルリハビリテーションを中心に実施し，その後，定期的に骨癒合の経過が医師により確認され，その程度・指示に応じて運動強度を上げていきます．

◆競技再開前には，問題となる動作の確認・修正を行い，患部へのストレスが加わらないようにして再発予防を図ります．

◆成人でも癒合せずに分離したまま日常生活またはスポーツ活動を継続している患者も多く，無症状の場合もあります．

◆しかし，分離症を有する状態は腰椎の骨構造自体の支持性が破綻した状態であり，筋や靱帯，椎間板などに加わるストレスが増加するため，長期的に続発する疾患（腰椎すべり症，腰椎椎間板ヘルニアなど）へのリスクも理解しておく必要があります．

症例 **バッティング動作で腰痛を訴える 15 歳の男子中学生.**

CBL1 **初期情報から仮説を立て，仮説証明のための新たな情報を選択する**

初期情報

処 方 箋 ▶ **診断名**：第 5 腰椎分離症（左側）．15 歳の男性（中学生）．
スポーツ：野球（ピッチャー，右投右打），日常生活でも半硬性コルセットを装着し，運動休止の指示をしています．

現 病 歴 ▶ 某年 12 月中旬から腰痛出現．近医受診するも，原因ははっきりせず野球の練習は継続していた．その後も腰痛が持続するため，翌年 2 月に別の病院で MRI 検査し分離症と診断される．それ以降は運動を休止している．リハビリテーション目的で当院へ受診し，リハビリテーション開始となる．

医療面接 ▶ **PT**「野球をするときは，どんなときが痛みますか？」
患者「バッティングをするときです」
PT「他に痛い動作や日常生活で痛むことはありますか？」
患者「あまりありません」
PT「バッティングのときはどのタイミングが一番痛いですか？」

患者「ボールを打って振り切るときに左腰が痛いです」

疼痛動作 ▶ 疼痛が出現する動作を確認した．バッティング動作でのインパクト後にバットを振り切る際
の確認 に左腰部に疼痛が出るとの訴えがあり，模擬的に実施してもらった．疼痛発生時の腰椎の肢位は伸展，左側屈，左回旋となっている（図1）．静止立位からの腰椎の左回旋および伸展動作でも腰痛の再現性が得られた．

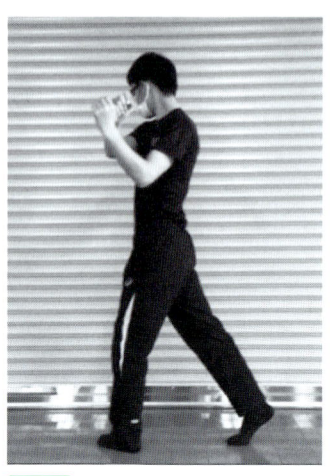

図1 模擬動作（バッティング）

下に示すクリニカル・ルールを用いて，次の問いに答えましょう

1-1 本症例の参加制約とその原因は？　　1-2 本症例の活動制限とその原因は？
1-3 本症例の仮説的問題構造の全体像は？　　1-4 仮説証明に必要な情報や理学療法評価は何か？

■ クリニカル・ルール

CR 1 骨癒合が期待できる場合と，その可能性が低い場合で治療計画が異なる

　分離症は，その程度や時期により分離部の骨癒合の可能性が変わり，骨癒合が期待できる場合はコルセットなどを用いて固定・安静（運動休止）をとることも多い．Sakaiらは，硬性体幹装具装着およびスポーツ休止により，初期で93.8%，進行期で80.0%，終末期で0%に骨癒合がみられたと報告している[3]．しかし，長期間スポーツ活動を休止しなければならず，チームの状況や本人・家族の意思によってはスポーツの継続を選択する場合もみられる．その背景としては，分離症のみで日常生活に支障をきたすことが少なく，分離症を有したままスポーツ活動を継続できている例が多いことである．スポーツを継続している例では，腰痛の症状を有している例もあれば，無症状の例もある．しかし，腰椎の構造・機能的側面からみると，腰椎後方ユニットでの骨性支持が破綻することは将来的に腰椎椎間板ヘルニアや腰椎すべり症のリスクが高くなることが考えられ，中学・高校生の将来を考えたときに骨癒合ができていることの意味は大きい．その点も説明したうえで治療方針が検討される．

CR 2 分離症は，腰痛が主症状である

　分離症では，それに伴う椎間板ヘルニアや腰椎すべり症などが原因で神経症状を有することもあるが，先駆症状（主症状）としては腰痛がほとんどである．分離症の腰痛は急性期と慢性期（亜急性期）でその原因が異なるとされており[1]，急性期では主に疲労骨折による痛みがあり，運動時の腰痛が強く，性質も鋭く範囲も狭いという特徴がある．分離前期や初期の場合は，腰痛が軽微な場合も多いとの報告もある[4]．それに対して慢性期では周囲の軟部組織（筋・筋膜など）や椎間板，分離部の滑膜炎などさまざまな原因が挙げられる．

CR 3 分離症は，関節突起間部への繰り返しのストレスにより生じるため，原因となる動作に注目する

　分離症の発生機序は，腰椎椎弓の関節突起間部へ繰り返し生じるストレスによる疲労骨折である．その力学的分析としては，腰椎を伸展した際に関節突起間部に最も高い応力が加わり，さらに回旋動作において反対側にも高い応力が加わるとされている[5]．また，屈曲を除くすべての運動方向で，関節突起間部の腹側骨皮質に張力が加わることにより骨折が生じるとされており，特に伸展動作で繰り返し行っている動作が原因となることが多いと考えられる．脊椎の運動においては，側屈と回旋は協調して動く coupled motion と呼ばれる動きがあり，上位腰椎では側屈に伴い反対方向へ回旋し，下位腰椎では同側に回旋するといわれている[6]．患部である腰椎のみの運動はもちろん，静的なアライメントも考慮したうえで実際の動作がどのような状態か（下肢関節からの運動連鎖など）を含め，患部へのストレスへつながる関節運動・機能を考えていく必要がある．

　そのため，後述する解決策では，患部への対症療法のみではなく，動作の改善と，その原因となる機能障害への対応の両者が必要である．

CBL1 **仮説的問題構造**と仮説証明のための**追加情報項目**について"臨床思考"する

臨床思考 1-1 本症例の参加制約とその原因は？

結論　参加制約＝野球（スポーツ活動）への参加が困難．
　　　その原因＝野球を行っているときの腰痛（**図2**）．

根拠　患者は腰椎が伸展・左側屈・左回旋する
　　　バッティング動作での腰痛を訴えている．

思考　本症例は，医療面接の際，腰痛が長く続いていること，特に参加していた野球での腰痛があり，運動は継続できていたが改善がみられないことからスポーツ活動を休止しなければならない状況になっている．

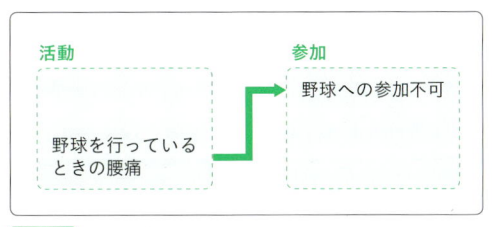

図2　参加制約とその原因

臨床思考 1-2 本症例の活動制限とその原因は？

結論 活動制限＝バッティング動作が困難.

その原因＝腰椎・股関節，その他関節の ROM 制限のため？　体幹・下肢筋力の筋力低下の
ため？　姿勢の影響？　腰痛のため？（**図3**）

根拠 CR3 にあるように分離症の発生は周囲関節の ROM 制限，筋力低下などによる不良動作が繰
り返し行われることで起きやすい. 本症例は野球のバッティング動作での腰痛を訴えており，
下肢関節・筋機能に連動して体幹の運動が行われ，その部分の機能を確認する必要がある.

思考 CR2 にあるように分離症では腰痛を主症
状としており，本症例も腰痛によりバッ
ティング動作が困難となっている. 腰痛の
原因組織としては CR2 に述べたとおりだ
が，その部分にストレスをかける原因とし
て，CR3 に述べた隣接関節などからの運
動連鎖の影響も大きく，その部分の機能面
にも着目し，必要な評価を行わなければな
らない.

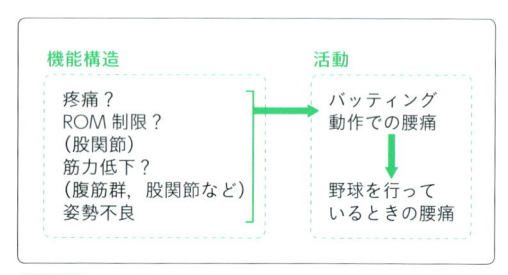

図3 活動制限とその原因

臨床思考 1-3 本症例の仮説的問題構造の全体像は？

結論 臨床思考 1-1 ～ 2 を統合して以下のように考える（**図4**）.

参加制約＝野球への参加不可につながる活動制限はバッティング動作中の腰痛であり，その
動作の原因となる機能構造の問題は疼痛・ROM 制限（股関節）・筋力低下・姿
勢不良などが考えられる. それに加え下記の環境因子・個人因子も参加制約の原
因となっている.

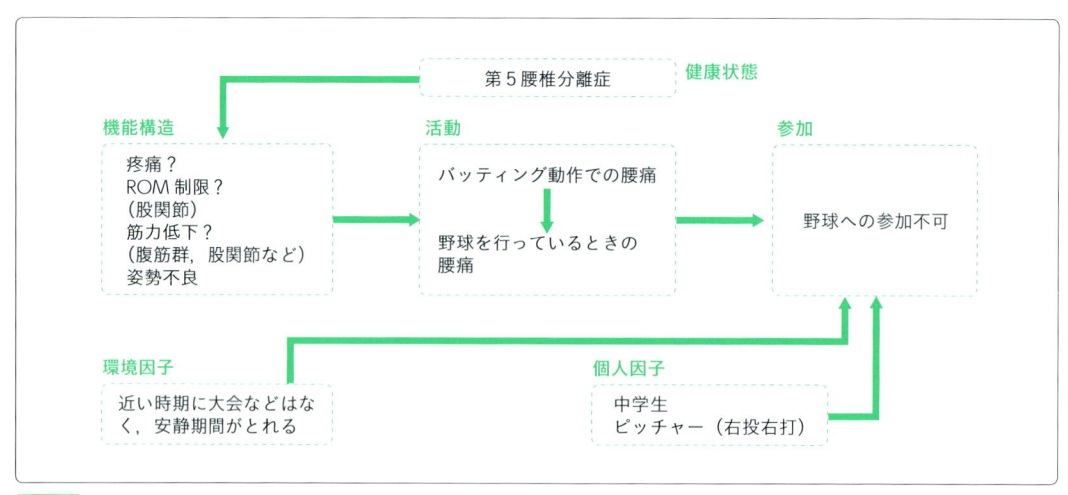

図4 仮説的問題構造

結論　ICF 概念地図で「？」がついている項目を確認すれば問題構造が明らかとなる．

1) 姿勢・動作観察，分析
2) 圧痛（疼痛部位）
3) 運動時痛（腰椎の運動に伴う腰痛の再現性）
4) 股関節可動性（筋柔軟性の評価も含む）
5) 股関節周囲筋・腹筋群筋力評価

CBL2　追加情報から本症例の問題構造を明らかにし，解決策を講じる

追加情報

画像所見 ▶ 第 5 腰椎の左側関節突起間部に分離所見あり（初期，完全な分離ではない）（**図 5**，**6**）．
分離部の経過を CT 検査などで定期的に観察し，2 ～ 3 ヵ月を目安に徐々に運動再開（医師の指示のもと）．

立位姿勢 ▶（矢状面）腰椎前弯増大，骨盤前方偏位．

動作観察 ▶ 体幹前屈動作：（finger floor distance，指床間距離）胸椎・股関節屈曲が大きく，腰椎屈曲は少ない．
立位での体幹回旋動作：股関節での回旋が少なく，腰椎の過度の伸展・左側屈・左回旋動作で代償（左骨盤挙上）．
バッティング動作（右打）：左下肢への重心移動に伴い骨盤が過度に側方移動．
バッティング動作（模擬動作）：股関節の回旋動作が少なく，腰椎伸展・左側屈・左回旋・伸展動作で代償（**図 1**）．

疼　　痛 ▶ 圧痛：左多裂筋（L4-5 レベル）．
運動時痛：体幹伸展で左腰部痛あり（体幹伸展・左回旋・左側屈で左腰部痛増加）．
疼痛はバッティング動作で左腰部に出現する（インパクト後のフォロースルー）．投球動作やランニング動作，その他 ADL では疼痛なし．

R O M ▶
※単位：度 ◆ 股屈曲（Rt. 125, Lt. 120）伸展（Rt. 15, Lt. 15）外旋（Rt. 45, Lt. 45）内旋（Rt. 45, Lt. 35）（腹臥位での内旋 Rt. 50, Lt. 50）．

筋　　力 ▶ 股関節 MMT：中殿筋（Rt. 5, Lt. 4）外旋筋群（Rt. 5, Lt. 4）（その他著明な筋力低下なし）．

筋 短 縮 ▶ SLR：Rt. 70, Lt. 70（ハムストリング），殿踵間距離：4/4 横指（大腿四頭筋）．

筋 緊 張 ▶ 過緊張：脊柱起立筋（特に腰部では左側の筋緊張が高い）．

そ の 他 ▶ 神経症状なし．

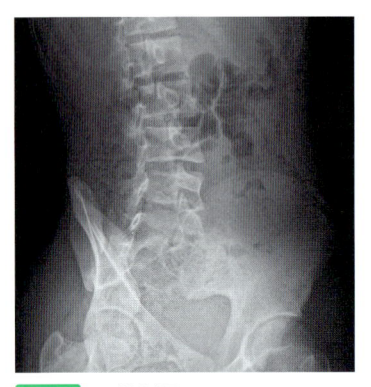

図5 X線所見
特に明確な異常所見なし.

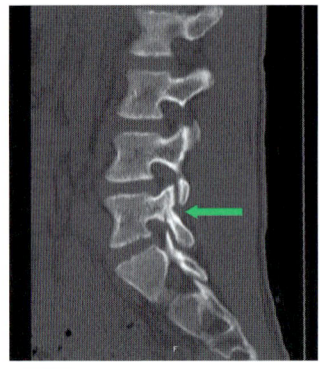

図6 CT所見
左関節突起間部に分離所見あり.

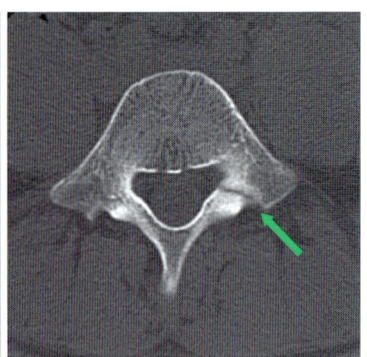

下に示すクリニカル・ルールを用いて，次の問いに答えましょう

2-1　バッティング動作での腰痛の原因は？　　　2-2　腰痛の発生部位は？

2-3　本症例の問題構造の全体像は？　　　　　　2-4　本症例の問題の解決策は？

■ クリニカル・ルール

CR 4　動作と機能構造の問題（ROM制限，筋力低下など）のつながりを考える

　問題となっている動作を観察・分析し，問題となり得る機能の予測を立て，その部分の機能評価を実施していく．その得られた数値（測定結果）が，実際の動作に影響しているかを判断して問題となるものを絞っていかなければならない．そのため，動作を常に念頭において機能面の評価を行っていくことが必要である．例えば，実際のROMが参考ROMより制限されていた結果が得られても，その動作では影響のない範囲であることも多くある．実際の動作では，筋の使い方（収縮形態やタイミング）などにより，動作の傾向が結果に反映されていることもあるため考慮は必要であり，直接問題につながらなくても動作の特徴または傾向の一因として考えることができる．

CR 5　動作と静的なアライメントとのつながりから，その傾向を把握する

　静的なアライメント（本症例では立位）は，動作との関連を考えることで原因追求の参考としたり，動作の傾向分析にも活用したりできる．静的なアライメントでは，その特徴から筋緊張のバランス，短縮の予測などができ，実際にそれが動作と同じ傾向にあるか，同じでなければ何が原因かを考える．それを基に機能構造の問題の仮説を立て，それを評価していくことで原因を絞るための一つの参考となる．

CR 6　野球再開に向けた段階的なプログラムを実施する

　競技再開・復帰に関しては，医師の診察にて骨癒合の状態を定期的に確認しながら，医師の許可のもと再開していく（骨癒合を期待した方針の場合）．完全復帰の前には，それに向けた前段階のトレーニングを徐々に追加・変更していき，スムーズに競技復帰できるようにする．初めの段階は

患部の負荷の軽減, 疼痛の軽減を優先した負荷の少ない理学療法から開始する. 一般的な原則として, 筋の収縮形態では求心性収縮から遠心性収縮, 関節運動では単関節運動から複合関節運動, 開放性運動連鎖 (open kinetic chain：OKC) から閉鎖性運動連鎖 (closed kinetic chain：CKC) などのように行うことが基本となるが, その中で実際の動作に向けた方法を考えていくことが重要である.

CBL2 追加情報から問題構造と解決策について "臨床思考" する

臨床思考 2-1 バッティング動作での腰痛の原因は？

結論 バッティング時の回旋動作における腰椎の過度の伸展・左側屈・回旋運動により発生している. その原因となっている機能的問題として, 左股関節の ROM 制限が挙げられる.

根拠 情報：体幹の左回旋・伸展動作で腰痛の再現性が得られた. 左股関節の内旋制限がみられた.
CR3：バッティング動作では, 腰椎や股関節など回旋動作が主たる運動となり, 特に重心を移動する左股関節の内旋制限は, 腰椎での回旋・側屈運動の代償を生じさせる.
CR5：立位姿勢でも腰椎の前弯が増大し, その傾向がバッティング中の腰椎の過度の伸展へつながることが予測される (傍脊柱起立筋群の短縮).

思考 実際の動作を観察し, 立位姿勢でも腰椎伸展傾向がみられること, バッティング動作のフォロースルーの段階であり左股関節の内旋 ROM の制限がややみられたことから, 上記結論で述べた現象につながったと考えられる.

臨床思考 2-2 腰痛の発生部位は？

結論 第5腰椎左の分離部, 左多裂筋 (L4-5 レベル).

根拠 情報：圧痛は左多裂筋 (L4-5 レベル). 伸展・左回旋動作で関節間部への圧縮ストレスが生じる.

思考 実際の動作 (図1) でもみられるとおり, 伸展・左側屈・左回旋時に左腰部に疼痛の再現性がみられバッティング動作と一致している. その部位から分離部および多裂筋の位置であり, どちらの疼痛の可能性も考えられる. 前述のとおり, この動作では反対側の関節突起間部へのストレスが大きくなるが, 同側へも圧縮ストレスが加わることが予測され, 分離部での疼痛が生じている可能性がある. 左多裂筋に関しては, 伸展・左側屈・左回旋の動作では収縮または短縮位となり疼痛が生じる. しかし, その動作での多裂筋の動態は明確ではなく, 筋線維自体も圧縮を受けることも予測され, 筋性の疼痛も否定できない.

臨床思考 2-3 本症例の問題構造の全体像は？

結論 臨床思考 2-1 〜 2 を統合して以下のように考える (図7).
バッティング動作では, 左股関節内旋制限および筋力低下などの機能構造の問題により, 腰椎の過度な伸展・回旋につながり, 関節突起間部・多裂筋のストレスにより腰痛が生じていると予測される.

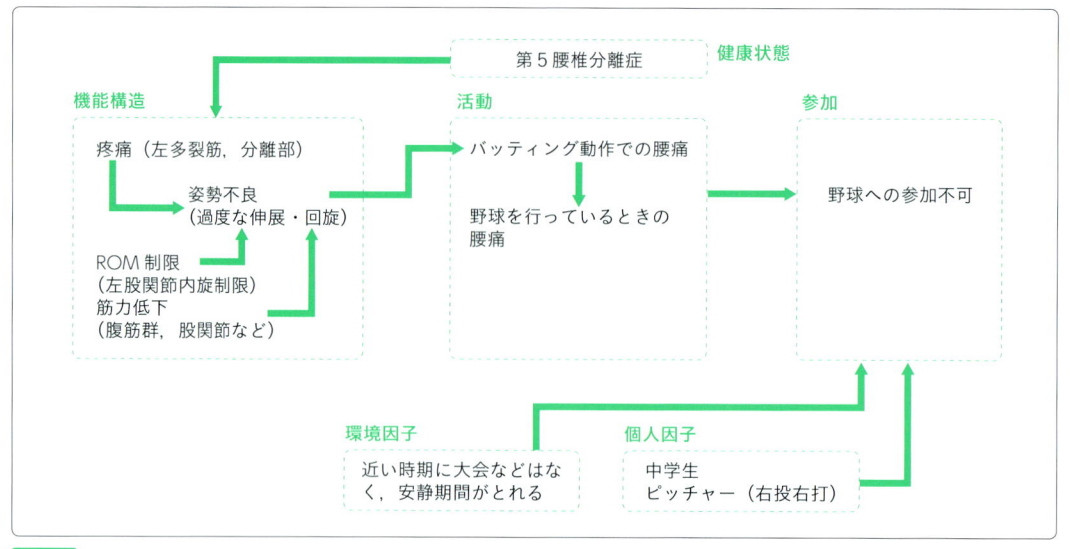

図7 本症例の問題構造

臨床思考 2-4 **本症例の問題の解決策は？**

結論 運動休止期間は，後の動作の改善に必要な機能的な問題点に対して，特に患部への負荷を軽減させた状態で行う（**図8**，**表1**）．

特に腰部・股関節周囲筋のストレッチを自主練習を含めて指導するが，腰部の伸展，過度な回旋が生じないよう注意する．腹筋群を中心とした体幹筋群の強化エクササイズも実施し，アライメントの修正，腰椎への負荷の軽減を図る．

また，良い動作の獲得を見据え，CKC でのトレーニングも実施し，立位や構えた姿勢での安定性を獲得させ，その後動作のトレーニングへと移行していく．

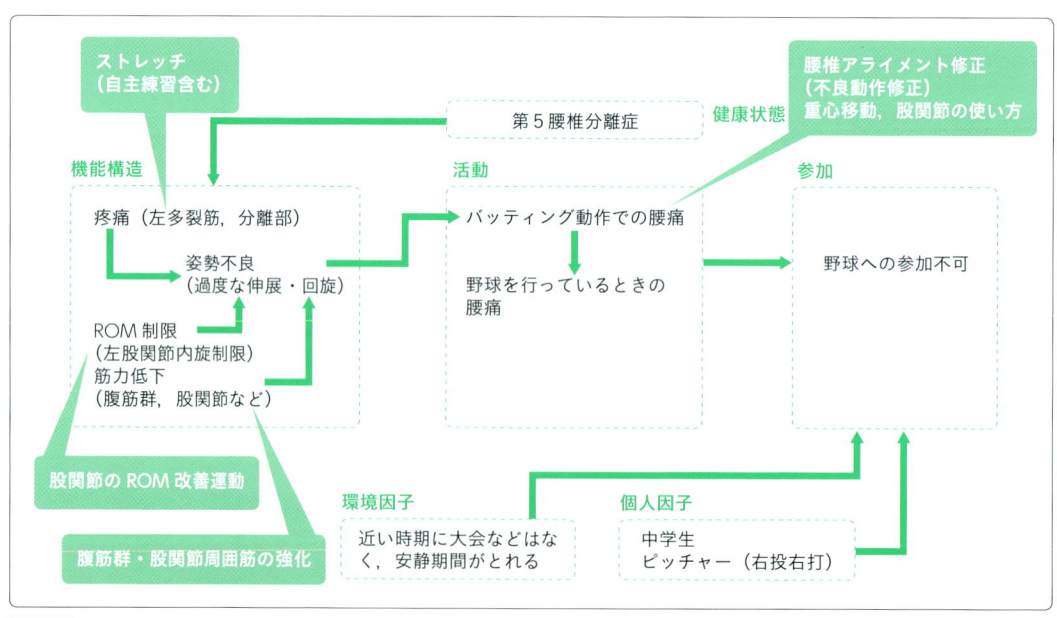

図8 問題構造に対する解決策

表1　本症例に対する理学療法プログラム

目的	方法	注意点・禁忌
股関節 ROM の改善	股関節周囲筋のストレッチ	腰椎に過度な伸展・回旋が加わらないようにする
筋力増強運動	左中殿筋，外旋筋群の強化	
多裂筋柔軟性の改善	徒手的アプローチ，または自主訓練（ストレッチ）	
姿勢改善	上記訓練を実施後，立位での姿勢指導を行う	腰椎前弯・骨盤前方偏位を特に修正
動作指導	体幹回旋動作における骨盤の移動，腹圧を高めることの指導	

根拠　多裂筋，股関節周囲筋は筋短縮による ROM 制限および筋性疼痛が予測される．

左中殿筋・外旋筋群は筋力低下がみられ，バッティング動作で重心移動した際に股関節・骨盤の良肢位保持が困難となり，腰椎のアライメント不良に影響を与えている．

腰椎・骨盤のアライメント保持のために腹筋群の筋力改善（腹圧上昇）が必須であり，動作中もそれが維持できるようにする必要がある．

思考　動作に影響している股関節の ROM 制限に対して，股関節周囲筋のストレッチなどを行いながら股関節 ROM の改善を図り，動作中の腰椎・骨盤を含めた動きを獲得する．そしてその動作が安定して行えるような筋力運動，動作練習，動作学習へとつなげていく．それにより患部へのストレス軽減を図り，再発予防も行っていく．

動作のトレーニングは，医師の指示を確認し徐々にその負荷を上げていく．実際の動作に近い運動としては，バッティング動作における重心移動，それに伴う股関節回旋，骨盤・腰椎の安定化を意識し，初期にみられた腰椎の伸展・側屈・回旋動作が加わらないよう動作を修正，獲得していく（図9）．これらの運動を実施し，機能改善および動作改善・学習を行い，問題となっている動作を修正していく（図10）．

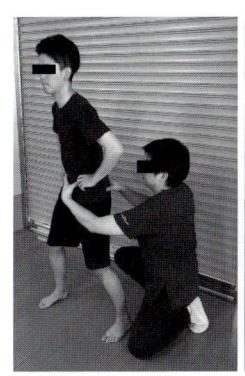
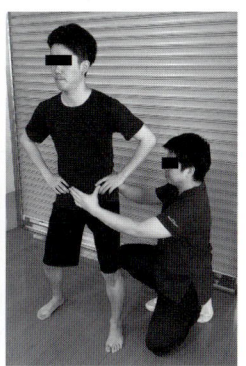

図9　CKC トレーニングの一例
股関節の運動，腹圧上昇を意識した重心移動．

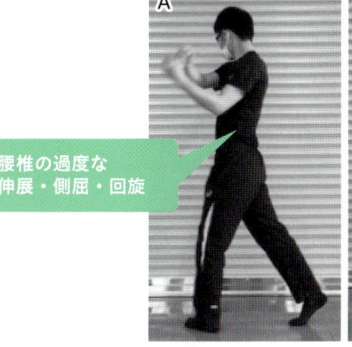
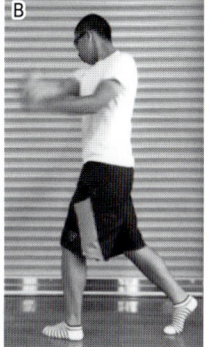

腰椎の過度な
伸展・側屈・回旋

図10　模擬動作
A：初期，B：受診後3ヵ月．

■ 本症例からの学びと追加事項

クリニカル・ルール

1　骨癒合が期待できる場合と，その可能性が低い場合で治療計画が異なる．

2 分離症は，腰痛が主症状である.

3 分離症は，関節突起間部への繰り返しのストレスにより生じるため，原因となる動作に注目する.

4 動作と機能構造の問題（ROM 制限，筋力低下など）のつながりを考える.

5 動作と静的なアライメントとのつながりから，その傾向を把握する.

6 野球再開に向けた段階的なプログラムを実施する.

知っておきたい関連事項

1 分離症の早期診断

　分離症では，初めは軽微な腰痛の症状の場合が多いため，我慢してそのままスポーツを継続し，症状が持続・増悪して医療機関を受診した際には，進行期や末期になっていることも少なくない. 最近では，X 線画像だけでは判別が難しい場合でも，MRI 検査が選択されることも多く[7]，そこから前期・初期の段階でも診断でき（図 11），早期に治療が開始できるため，骨癒合を得られる可能性も高くなる.

2 分離症に対する保存療法

　分離症に対しては分離部を固定する手術療法もあるが，多くは保存療法が選択される. 前述したとおり，動作の中から分離部に対してのストレスがどのように加わっているかを分析することが重要である. 理学療法では，ストレスとなっている動き（特に伸展）動作の軽減のため，腹筋群の機能改善に加え，関連する近隣関節の機能の評価・介入も重要となる.

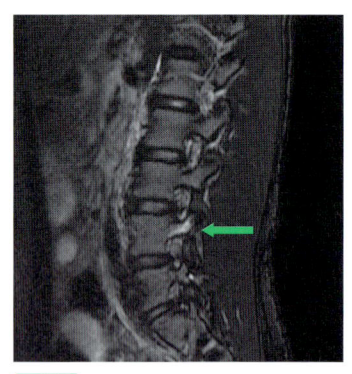

図 11 分離症前期の MRI 画像

書籍紹介

姿勢と歩行　協調からひも解く，樋口貴広ほか著，三輪書店，2015

　身体の運動連鎖や「協調」運動について述べてあり，姿勢や歩行をどのように制御しているか解説してある. 理学療法を行ううえで重要な知識であり，動作を分析し改善するために押さえておきたい内容である.

● 文 献

1）青木保親ほか：腰椎分離症の診断とスポーツ復帰. 関節外科 35：464-474, 2016
2）酒井紀典：発育期腰椎分離症の保存療法 update「骨はつくのか？つかないのか？」. MB Orthop 29：75-80, 2016
3）Sakai T, et al：Conservative treatment for bony healing in pediatric lumbar spondylolysis. Spine 42：E716-720, 2017
4）山下一太ほか：アスリートの腰椎の疲労骨折と腰椎分離症. 臨スポーツ医 33：378-384, 2016
5）寺井智也ほか：腰椎分離症とバイオメカニクス. 臨スポーツ医 33：40-45, 2016
6）樋口貴広ほか：運動連鎖と姿勢制御. 姿勢と歩行，三輪書店，東京，59-86, 2015
7）加藤欽志ほか：アスリートの腰下肢痛に対する画像診断. 脊椎脊髄ジャーナル 31：189-197, 2018

（川中洋平・城内若菜）

18 下腿切断

■ 導入のためのエッセンス

◆ 下腿切断の原因は糖尿病や閉塞性動脈硬化症，Berger 病に加えて交通事故などの外傷，先天性奇形など多岐にわたり，中でも末梢循環障害患者の増加を背景に下腿切断患者は増加傾向で，患者の高齢化や複合障害を呈しているなどの特徴があります．このため，切断術前後に身体能力の調整が必要となるので，理学療法士がかかわる機会も多いと思われます．

◆ 下腿切断患者は術前から適切な評価を基にした筋力維持増強や ROM 維持などの身体調整を行うだけでなく，術後の機能回復を念頭においた ADL 指導や患者教育を行うことが重要になります．

◆ また，術後は筋力維持や ROM 維持，ADL 練習など通常の理学療法介入に加えて，切断端の断端管理（ドレッシング）や義足のパーツ選択，アライメント調整，義足歩行練習など切断患者特有の介入が必要となります．

◆ 医師の処方を受けたら，理学療法士は既往歴など患者の基本情報を収集して，問診後に理学療法治療の方向性を決定することになりますが，通常の理学療法介入と異なる点として，義肢装具士との連携が重要となります．義肢装具士との適切な連携や介入で義足を使用した患者の ADL 能力は向上し，社会復帰へ向けた第一歩を踏み出すことが可能となります．

 症例 **糖尿病による末梢循環障害により下腿切断に至った復職希望の 62 歳の男性.**

CBL1 初期情報から仮説を立て，仮説証明のための新たな情報を選択する

初期情報

処 方 箋 ▶ 診断名：右下腿切断, 糖尿病. 62 歳の男性, 会社員（事務系職員）. コントロール不良な糖尿病（入院時 HbA1c 9.5％による下肢壊死により右下腿切断術施行. 術後 2 日目より離床し, 理学療法開始. 切断術は長後方皮弁を用いており, 抜糸ずみ. 前医にて断端管理と下腿義足（仮義足）を作製していますが, 実用性のある歩行は未獲得です. 糖尿病はインスリンを使用してコントロール良好（HbA1c 7.1％）. 現状では糖尿病網膜症や反対側下肢の血行障害はみられるものの, いずれも軽度で動作能力的に大きな問題はないと思われます. 義足歩行の獲得を目標として理学療法の開始をお願いします.

現 病 歴 ▶ 20 年前に糖尿病の診断にて定期的に近医通院していたが, 5 年前より足部の感覚障害が出現していた. 6 ヵ月前から踵皮膚の裂創に合致した疼痛と足部の腫脹が出現し, 徐々に疼痛が増悪. 小趾の黒色変化もみられたため, 当院を紹介受診して血行障害と感染による足部壊死の診断. 抗菌薬治療などを実施したが, 骨髄炎を発症. 血行再建などの処置も適応外とのことで, 右下腿切断術を実施. 前医で下腿義足（仮義足）を作製ずみ.

医療面接 ▶ PT「復職希望とのことですが, 会社の所属部署と仕事内容, 通勤手段などを教えてください」

患者「経理課の管理職として勤務しています．会社内での移動は多くないと思いますが，通勤手段は電車で1時間程度かかります」

PT「義足での歩行は問題ない状態ですか？」

患者「義足を着けて歩くと膝の内側が痛くなるので，1ヵ月あまり歩いていません．足の筋肉が落ちているのを実感していますが，義足で歩けるようになりたいので，歩行のリハビリテーションをお願いします」

PT「歩行獲得に要する期間は想像できますか？」

患者「まったくわかりませんが，復職が可能になるまで頑張ります」

■**その他に得た情報**：妻と2人暮らし．会社は上場企業で職場復帰へ向けての配置転換や勤務時間の変更など，比較的柔軟な対応が可能．

動作観察 ❯ 会話や術前の生活などから認知面の問題はみられないと判断した．上肢の観察では，挙上や握手などの簡単な粗大動作や衣服のボタン操作など巧緻動作を確認したが，細かいものの見えにくさ以外，動作自体に大きな問題はみられなかった．また，車椅子座位にて非切断側下肢の膝伸展や股関節屈曲は十分可能．切断側下肢はTSB（total surface bearing）式下腿仮義足を装着しているが，ソケットと切断側膝外側の間に隙間があり，適合に問題がありそうな印象であった．

下に示すクリニカル・ルールを用いて，次の問いに答えましょう

1-1 本症例の参加制約とその原因は？　　　　1-2 本症例の活動制限とその原因は？

1-3 本症例の仮説的問題構造の全体像は？　　1-4 仮説証明に必要な情報や検査は何か？

■ クリニカル・ルール

[CR 1] **下腿切断術後に起こる断端浮腫は義足作製遅延の原因となる**

　下腿切断に限らず切断術後の断端浮腫はROM制限や疼痛を引き起こし，義足ソケットの適合不良など，義足作製遅延の原因となるため，厳密な断端管理（ドレッシング）が必要となる．術後の浮腫は毛細血管の損傷による循環不全で起こる．また，切断術直後は断端の筋収縮が弱化しているため，筋収縮によるポンプ作用が不十分となり静脈還流が低下することも浮腫の原因の一つである．一般的に術直後の断端管理法はソフトドレッシング，リジッドドレッシング，セミリジッドドレッシングが提唱されているが，簡便な実施と手技の簡易さから，弾性包帯を使用したソフトドレッシングが実施されることが多い．また，近年ではシリコン製やウレタン製のインターライナーを使用した断端管理法も広く採用され，患者自身での断端管理習得が容易になっている．

[CR 2] **下腿義足における適合不良の原因は切断側下肢のROM制限や筋力低下，筋萎縮である（図1）**

　義足適合においては，重度の関節拘縮が存在する場合，適合に難渋することとなる．一般的に下腿切断では，短い切断端であるがゆえの筋張力のアンバランスや不良肢位が原因で切断側膝関節の屈曲拘縮を呈することが多くみられるが，おおよそ30°以上の屈曲拘縮があると義足適合不良や歩行獲得困難などの問題点が出現するとされている．また，切断側下肢の筋力低下や筋萎縮が存在す

る場合，立位や歩行など，義足装着荷重下での義足側下肢のコントロールが不良となることに加えて，減少した断端軟部組織への義足ソケットからの過度な剪断力ストレスによる擦過傷を引き起こす原因となる．術後早期より患者自身に拘縮予防肢位の教育を含めた断端管理を指導することや，切断側の体幹筋，殿筋群，大腿四頭筋などの筋力練習を積極的に進めていくことが重要である．

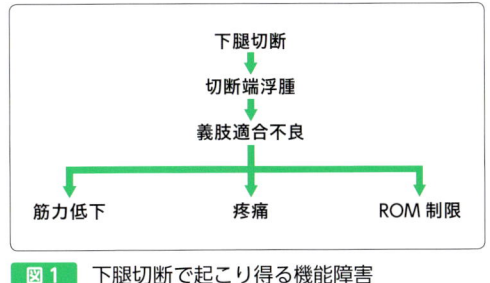

図1 下腿切断で起こり得る機能障害

CR 3　下腿義足ソケットや足部などの選択が適切でない場合は装着や立位，歩行が困難になる

下腿義足のソケットには PTB（pateller tendon bearing），PTS（prothese tibiale emboitage supracondylien），KBM（Kondylen Bettung Münster），TSB など，いくつかの種類が存在している．また，足部に関しても同様に無軸足部 SACH（solid ankle cushion heel）足，単軸足部，エネルギー蓄積型足部などの種類がある．いずれの場合も義足使用患者の認知機能や身体機能に合わせたパーツ選択が必要である．パーツ選択を誤った場合は義足の装着や立位，歩行は困難となる（**表1**）．理学療法士は患者の認知機能や身体機能など適切な評価情報を義肢装具士と共有し，最良のパーツを選択することが重要である．

表1 下腿義足ソケットの種類と特徴

	PTB ソケット	PTS ソケット	KBM ソケット	TSB ソケット
体重支持	膝蓋腱 軟部組織	PTB と同様	PTB と同様	切断端全体
除圧部	骨突出部 断端末	PTB と同様	PTB と同様	特になし
ソケット前面	膝蓋骨中央	膝蓋骨上縁	膝蓋骨下縁	膝蓋骨下縁 （完全に覆わない）
ソケット側面	前面より 1～2 cm 高い位置	大腿骨顆部	大腿骨顆部上縁	膝裂隙付近
懸垂	カフベルト	ソケット自体	ソケット自体	キャッチピンなど
適応	すべての断端 （短断端は不向き）	短断端	すべての断端 （長断端は不向き）	すべての断端
利点	• 装着が容易 • 義足が軽い • 耐久性が良好	• 適合面増加 （安定性良好）	• 側方安定性良好 • 膝立ちが可能	• 断端の圧分散良好 • 装着感が良好 • 膝運動の制限なし • ピストン運動なし
欠点	• 不整地歩行で不安定 • 筋萎縮しやすい （カフベルトの影響）	• 脱げやすい （膝の過屈曲）	• 脱げやすい （膝の過屈曲） • 膝の過伸展 （まれに起こる）	• まれに皮膚発疹や潰瘍 （シリコンの影響）

CR 4 　義足のアライメント調整が不良な場合は歩行が困難になる

　下肢義足を装着しても立位や歩行が困難な場合は，アライメント調整の不良が原因であることが多い（図2）．下肢義足においてはベンチアライメント，スタティックアライメント，ダイナミックアライメントなど義足作製時から経時的に各アライメント確認を行うことが推奨されており，各アライメント調整においてのルールが存在する．

各アライメント確認においてポイントになる項目は「ソケットの初期屈曲角」「ソケットの初期内転角」「ソケットの水平面上位置」「足部底背屈角度」などである．義肢装具士が常駐している病院や施設は限られているため，毎日患者と接している理学療法士がこれらの角度やソケットの位置関係を確認して調整できることが理想である．

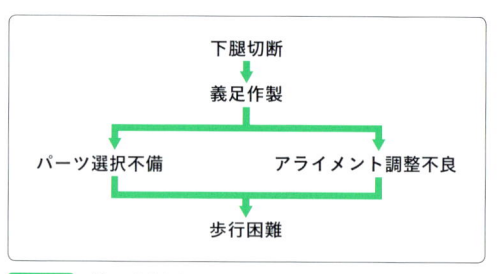

図2　義足作製時に起こる能力制限

CR 5 　切断症例では切断側下肢以外に糖尿病によるさまざまな合併症が存在するため，義足の種類選択が限られることや歩行能力が低下する可能性がある（図3）

　糖尿病網膜症や反対側下肢の血行障害が存在することで，視力低下や感覚障害の存在が疑われる．仮にこれらの合併症がある場合は，装着に一定の巧緻性や視認性が要求される TSB ソケット式下腿義足の選択には検討を要する．また，感覚障害が疑われる場合は杖やシルバーカーなど，歩行時の補助具が必要になることも想定される．

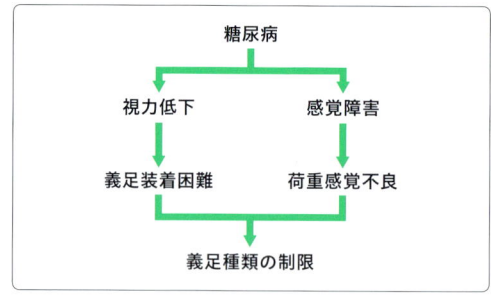

図3　義足作製に対する合併症の影響

CR 6 　糖尿病の合併症が疑われる場合は視力・視野検査，表在・深部感覚検査を行う

　カルテ内の血液検査項目から糖尿病のコントロール状態を収集しておくだけでなく，理学療法評価として簡単な視力・視野検査と，上下肢の感覚検査を実施しておくことが望ましい．

CBL1　仮説的問題構造と仮説証明のための追加情報項目について "臨床思考" する

臨床思考 1-1　本症例の参加制約とその原因は？

結論　参加制約＝会社員としての復職が困難．
　　　　その原因＝通勤に必要な歩行能力の獲得が困難だから（図4）．

根拠　情報：1ヵ月程度の活動量低下により，患者自身から筋力低下の訴えがある．
　　　　CR1, 2：術後であり，切断端の成熟がなされていない可能性があることに加えて筋力低下が存在する．
　　　　CR3：下腿義足ソケットや足部などの選択が適切でない場合は装着や立位，歩行が困難になる．

CR4：義足のアライメント調整が不良な場合は歩行が困難になる．

CR5：本症例では切断側下肢以外に糖尿病によるさまざまな合併症が存在するため，義足の種類選択が限られることや歩行能力が低下する可能性がある．

思考 本症例は医療面接の際，自身の身体的問題だけでなく，明確に歩行獲得と職場復帰の希望を訴えている．職場復帰に向けて下腿義足装着下での歩行獲得は必須であるが，電車による通勤が可能となるには歩行耐久性の獲得や歩行補助具の適切な選択が欠かせない．また，義肢装具士との連携による本症例に適合した義足調整が必要となる．これは筆者が臨床経験から得たクリニカル・ルールと一致するため，上のように意思決定した．

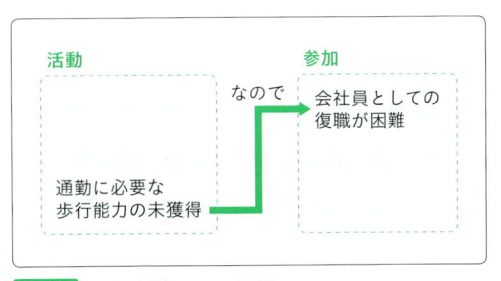

図4 参加制約とその原因

臨床思考 1-2 **本症例の活動制限とその原因は？**

結論 活動制限＝切断端の未成熟と義足適合の不良による歩行困難．

その原因＝関節拘縮，筋力低下，筋萎縮，義足未適合，アライメント不良（**図5**）．

根拠 情報：前医での義肢装具士による義足作製過程，理学療法内容の情報が不足．筋力低下やアライメントの不良から疼痛が出現している．

CR3, 4：義足作製は適切な介入（パーツ選択とアライメント調整）が必要となる．

思考 下腿義足での歩行が獲得されるには，切断側下肢や反対側下肢の筋力が十分維持されている必要がある．また，会社への通勤を可能にする義足歩行が獲得されるためには，適切なアライメント調整がなされた義足を使用することによるエネルギー消費量のより少ない効率的な歩行の獲得が求められる．本症例は，現状で十分な筋力獲得や義足適合がなされていないため，通勤は困難であると考えられる．

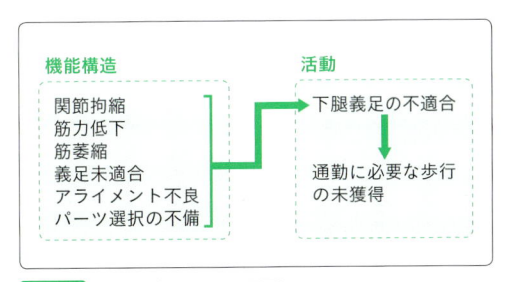

図5 活動制限とその原因

臨床思考 1-3 **本症例の仮説的問題構造の全体像は？**

結論 臨床思考 1-1 ～ 2 を統合して以下のように考える（**図6**）．

「会社員として復職が困難」なのは電車による通勤が困難だからである．それは通勤に耐え得る歩行能力が獲得されていないことが原因であることに加えて，歩行が獲得されていないのは断端が未成熟（？），筋力低下（？），関節拘縮（？），義肢適合不良（？）によるものと思われる．また，既往である糖尿病の合併症も関与していると思われる．個人的な因子としては復職に向けて前向きな思考であることが挙げられる．以上のように仮説的に問題構造をまとめる．

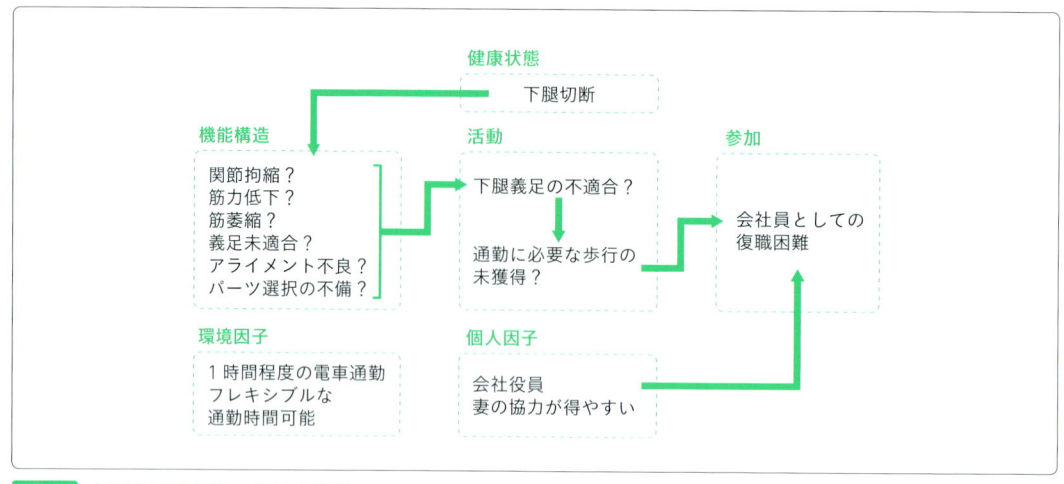

図6 仮説的問題構造とその全体像

臨床思考 1-4 **仮説証明に必要な情報や検査は何か？**

結論 ICF 概念地図で「？」がついている項目を確認すれば問題構造が明らかとなる．

1) 筋力テスト
2) ROM テスト
3) 断端周径，断端長計測，断端触診
4) 糖尿病合併症に対する評価（血液検査，視力・視野テスト，感覚テスト）
5) 義足アライメント確認（ベンチアライメント，スタティックアライメント，ダイナミックアライメント）
6) ADL 基本動作能力
7) 歩行能力（速度・歩容）

根拠 CR1：切断術後に断端の浮腫が出現し，筋力低下や ROM 制限がみられることがある．
CR4：義足のアライメント調整が不良な場合は歩行が困難となることがある．
CR5：糖尿病の合併症により，作製する義足の種類が限られる場合がある．
CR6：糖尿病の合併症が疑われる場合は適切な検査を行う．

思考 通勤に必要な歩行能力を獲得するためには切断端のみならず反対側下肢など
全身的な筋力や ROM を確認する必要がある．また，糖尿病合併症の有無が歩行能力の獲得
に影響するため視力・視野検査，感覚テストも実施する．

CBL2 **追加情報から本症例の問題構造を明らかにし，解決策を講じる**

追加情報

血液検査 ❯ HbA1c が 6.9％とコントロール良好．その他の項目には大きな問題なし．

動作観察 ❯ TSB 式下腿仮義足作製後に義足装着と各種アライメントを確認した．義足の装着はやや拙劣
だが，シリコン製のインターライナー装着までに 1 分程度，義足装着は 10 秒程度で容易に可

能. 立位のスタティックアライメントでは膝関節屈曲 10°，初期内転角 2°，足部が外旋位となっていた. また，その場で足踏みを行うと膝が屈曲して前方へ「膝折れ」するとともに外側へ移動するスラスト現象がみられ，切断端膝内側部の疼痛を訴えた. また，平行棒内歩行においても同様に踵接地期〜立脚中期で膝が前後方向へ動揺し，膝軽度屈曲位となるだけでなく外側スラストが出現. 立脚後期においても常に膝屈曲位で，遊脚期では内側ウィップが出現している. 歩行においても立脚中期周辺で膝関節内側の疼痛を訴えている.

断端周径 ▶ 31.5 cm で前日比－1 cm. 切断端周囲の筋肉には「張り」がなく，反対側下肢と比較してやや筋肉の萎縮がみられる状態.

疼　　痛 ▶ 非荷重時の疼痛はみられないが，立位や歩行において切断端へ荷重すると膝内側部の疼痛がみられる（NRS 4 〜 5/10 ）.

アライメント▶ ベンチアライメント：初期屈曲角 15°，初期内転角 2°，軸位に対してソケットやや前方へ設置. 足継手軽度背屈位. 水平面上では足趾が外側へ回旋.
静的アライメント：義足装着は自力で可能. 立位姿勢の前額面からソケットを見るとソケット上部外側側に隙間がある. 矢状面からソケットを見ると膝が屈曲位で，荷重時に軽度の膝折れがみられる.
動的アライメント
立脚初期（踵接地期〜足底全接地期）：踵接地期に膝が過度に屈曲し，屈曲位のまま立脚中期へ移行する. また，前額面から見ると足部が外側へ回旋している.
立脚中期：膝は軽度屈曲位のまま，下腿部パイロンが外傾し，ソケット自体が外転位となっている.
立脚後期（踵離地期〜踏み切り期）：踏み切り期に膝は依然として屈曲位で，後方から見ると内側ウィップ出現.

筋　　力 ▶ 非切断側下肢筋力は MMT5 レベル. 切断側大殿筋 MMT4，中殿筋 MMT4，大腿四頭筋 MMT4. 上肢筋力 MMT5 レベル.

Ｒ　Ｏ　Ｍ ▶ 切断側膝伸展－5°. その他の関節に制限なし.

巧緻動作 ▶ シリコン製インターライナー装着（RollOn）はやや難渋するが自己装着可能なレベル.

視　　力 ▶ ややぼやけて見えるが，顔の判別は可能. 視野に関しては正常.

歩行能力 ▶ Ｔ字杖使用，軽介助にて連続 70 m の歩行が可能. 10 m 歩行速度は 23 秒. これ以上は膝の内側部疼痛が出現するとともに疲労感が強くなるため困難. 「膝ががくがくする」との愁訴もあり.

家庭状況 ▶ 妻と 2 人暮らし. 妻は専業主婦であり，夫への協力は積極的に行う.

環境情報 ▶ 家から会社までの通勤時間は約 1 時間. 家から駅までは徒歩 10 分程度. 会社の最寄り駅から会社までは徒歩 5 分程度. バスなどの交通機関の使用は不可.

下に示すクリニカル・ルールを用いて，次の問いに答えましょう

2-1　通勤を行うことができない原因は？　　2-2　歩行能力が不十分な原因は？

2-3　歩行時に膝折れや疼痛が出現する原因は？　　2-4　本症例の問題構造の全体像は？

2-5　本症例の問題の解決策は？

CR 7 義足作製と調整には義肢装具士との連携や義足調整に必要な知識習得が必要不可欠である

　切断患者に対して義足作製の支援を行う際，理学療法士が患者の身体状況を的確に評価し，その情報を義肢装具士と共有することで，患者の身体能力に適合した義足が完成することとなる．治療用仮義足を使用している段階では断端形状の変化がみられる時期であり，状態に合わせた詳細なソケット適合やアライメント調整が必要になるが，義肢装具士が常駐している施設は多くない．日々患者と接している理学療法士が義足作製と統制に必要な知識を習得し，これらの調整を行うことで，義足の適合が早期になされることになる．

CR 8 通勤に必要な移動能力を獲得するには適切な補助具が必要になる場合がある

　通勤に電車を使用する場合，階段昇降を含めた不整地歩行の獲得が必要となる場合が多い．また，駅構内や降車後の会社までの移動時間を視野に入れると，杖の使用が推奨されると思われる．杖の使用で，支持基底面の拡大によるバランス能力の向上がなされ，歩行距離の延長が期待できるだけでなく，杖の使用が視覚的に身体状況を訴える効果があるため，「優先席に座る」「人込みでぶつからないように避ける」など通勤の効率化が期待できる．

CR 9 TSB式下腿義足の懸垂方法にはキャッチピン方式やスリーブ方式がある

　TSB式下腿義足の懸垂方法は，ピンをソケット底部の穴に入れ込む「キャッチピン方式」やソケットごとシリコン製のライナーで大腿部まで包み込む「スリーブ方式」が一般的である．前者は装着に若干のコツが必要で上肢や手指の巧緻性が要求されるが，断端のピストン運動が起こりにくく，良好な固定性が得られる利点がある．後者は比較的に装着が容易なことが利点として挙げられる．

CR 10 義足のアライメント調整は各パーツに設置されている六角ねじを使用して行う

　下腿義足はソケット，パイロン（ソケットアダプター），足部（足継手）で構成されている．各パーツには前後左右に六角ねじが留置されており，これらのねじを開閉することで各パーツの傾きを調整することができる．また，ソケット底部に「カップリング」や「スライドアダプター」を設置することで，水平面上や前額面上のソケット位置をさまざまな方向へ移動することもできる．これら各パーツの「傾き」や「位置」を調整することでアライメントの適合が得られることになる．

CBL2 　追加情報から問題構造と解決策について "臨床思考" する

臨床思考 2-1 通勤を行うことができない原因は？

結論　通勤を困難にしているのは，歩行など必要最低限の移動能力や手段の未獲得があるからである．

根拠　情報：電車通勤である程度の移動能力が必須である．連続歩行は杖を使用して70 m程度にとどまる．現状では妻の協力が得られる可能性が高い．適切な歩行補助具の選択がなされていない．

思考 電車通勤であることを考慮すると，15分程度の連続歩行，もしくは連続500 m以上の移動能力を獲得することが望まれる．現状では義足適合に問題があるため，通勤に必要な歩行能力の獲得には至っていないことから，そう判断した（図7）．

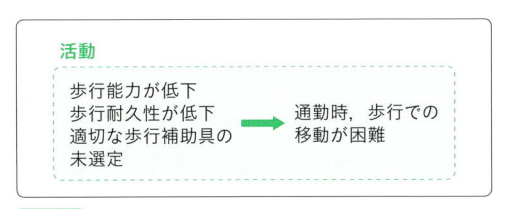

活動

歩行能力が低下
歩行耐久性が低下
適切な歩行補助具の
未選定　→　通勤時，歩行での
移動が困難

図7 通勤が困難な原因

臨床思考2-2 **歩行能力が不十分な原因は？**

結論 通勤に必要な歩行能力の獲得を困難にしているのは，義足の適合がなされていないことによる疼痛の出現と活動性の低下による筋力低下があるからである（図8）．

根拠 情報：切断端周径にて筋萎縮が認められる．荷重時に膝の内側部に疼痛の訴えあり．動作観察やアライメント評価からソケット適合が不良である．連続歩行は杖を使用して70 m程度にとどまる．身体状況に合わせた歩行補助具の選定がなされていない．

思考 一連の歩行動作を観察し，詳細な評価を実施した結果，反対側下肢や体幹の筋力には問題なく，切断端下肢の筋力低下と，義足のアライメントが適合していないことや，現状の身体能力と適合した歩行補助具の選定がなされていないと判断した．

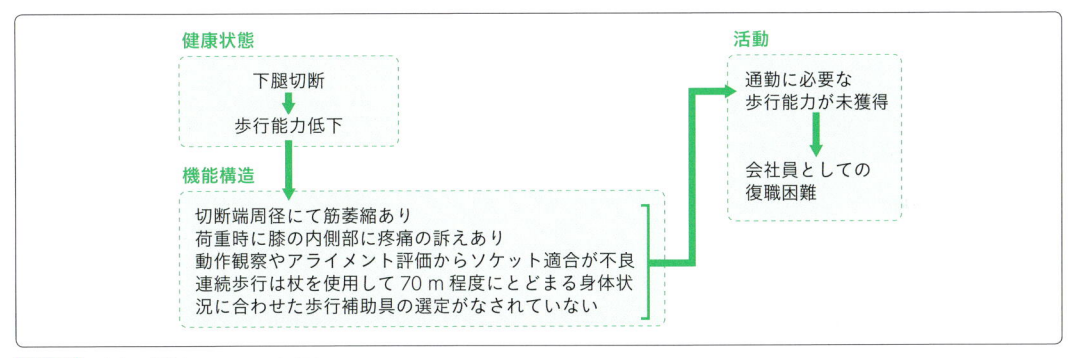

図8 歩行が獲得できない原因

臨床思考2-3 **歩行時に膝折れや疼痛が出現する原因は？**

結論 下腿義足を装着して歩行すると膝折れや疼痛が起こる原因は，義足の不適合と切断端殿筋群や大腿四頭筋筋力にみられるMMT4レベルの筋力低下である．この不適合はソケットをはじめとする義足パーツの位置や傾きが身体状況と合致していないことから起こる．また，上記理由による長期の義足不使用が筋力低下の原因の一つでもある．

根拠 情報：ベンチアライメントにて初期屈曲角12°，初期内転角2°，軸位に対してソケットやや前方へ設置．足継手軽度背屈位．水平面上では足趾が外側へ回旋．
　　　　静的アライメントにて義足装着は自力で可能．立位姿勢をとり，前額面からソケットを見るとソケット上部外側側に隙間がある．矢状面からソケットを見ると膝が屈曲位で，荷重時に軽度の膝折れがみられる．
　　　　動的アライメントでは立脚初期に膝が過度に屈曲し，屈曲位のまま立脚中期へ移行し，

前額面から見ると足部が外側へ回旋している．立脚中期に膝は軽度屈曲位のまま，下腿部パイロンが外傾し，ソケット自体が外転位となっている．立脚後期では踏み切り期に膝は依然として屈曲位で，後方から見ると内側ウィップが出現する．

筋力評価にて，切断側下肢 MMT が非切断側と比較して弱化している．

1ヵ月程度の活動量低下がある．

思考 義足のアライメントを確認すると明らかに初期屈曲角度が過大で，かつソケット位置が前方へ変移しすぎていることが判明した．また，立脚後期での内側ウィップの出現からも足部の外旋が認められた．これらの現象は立脚期において「膝折れ」を引き起こす要因である．加えてソケットの外転角が過少で，パイロンが外傾するとソケット上部内側に過大な圧迫ストレスがかかる．このことが膝内側部痛の原因であると考えられる．上記の膝折れや疼痛は義足の不使用につながり，活動量の低下や筋力低下を引き起こすと思われる（図9）．

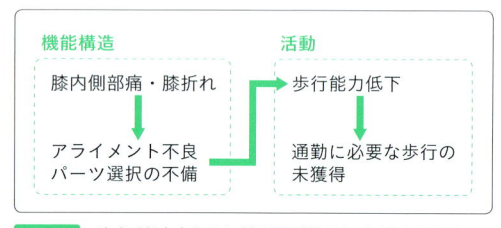

図9 歩行能力低下を義足調整面から見た原因

臨床思考 2-4 **本症例の問題構造の全体像は？**

結論 臨床思考 2-1～3を統合して以下のように考える（図10）．

思考 本症例の通勤が困難なのは，通勤に必要な歩行能力の獲得がなされていないからである．歩行能力が未獲得であるのは義足のアライメント調整不良による膝内側部痛と膝折れがあることと，長期の義足不使用による筋力低下が原因であるが，身体状況に合わせた歩行補助具の選定がなされていないことも移動能力の未獲得に大きく影響する．

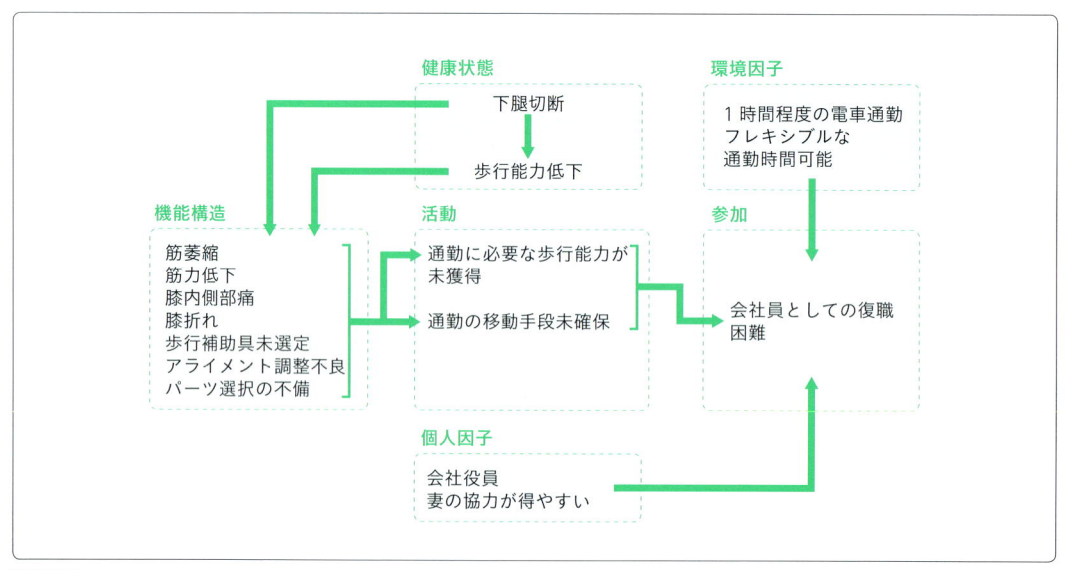

図10 本症例の問題構造

結論　義足装着下での安定した歩行を獲得するためには，運動機能の向上を担う専門職である理学療法士が義足のアライメント調整方法を熟知し，「身体調整」「義足調整」「環境調整」を並行して行うことが重要である（図11）.

思考　本症例の身体調整として，切断端の浮腫管理や義足歩行において立脚期の義足コントロールと十分な体重支持を可能にする切断側下肢筋力（殿筋群，四頭筋）の筋力増強練習を行うことが必要である．具体的には臥位でのブリッジングや股関節外転運動を適宜，抵抗を加えて行うことが推奨される．また，本症例ではアライメント確認において「膝折れ」や膝内側部痛が出現することから，筋力増強練習などの身体調整に加えて義足調整を行うことが重要である（図12）[1].

本症例の義足調整は，①ソケット位置をやや後方へ移動する，②ソケットの初期屈曲角度を10°程度に減らす，③ソケットの初期内転角度を5°程度に増やす，④足部を内旋方向へ移動する，⑤必要であれば足継手の背屈角度を減らす，などの項目が実施されることが必要となるが，義足のアライメント調整はこれらの項目を順次実施して，その日の患者の身体状況に合わせたアライメント確認を行うことで適切な調整がなされる.

なお，このような義足調整は義肢装具士にすべてを任せるのではなく，毎日患者と接している理学療法士による調整がなされることが，より詳細で適切な調整を可能にする.

また，環境調整として視野障害を考慮した義足装着練習や歩行補助具の選択も理学療法士にとって重要な介入項目である．本症例においては視野障害が軽度であることが判明しており，キャッチピン方式の下腿義足装着を反復練習することで装着時間の短縮が望める．加えて，筋力低下が認められる切断側下肢筋力により懸念されるバランス能力の低下や耐久性低下を補うために，T字杖の使用を選択することで，通勤に必要な歩行距離の延長が可能になると思われる.

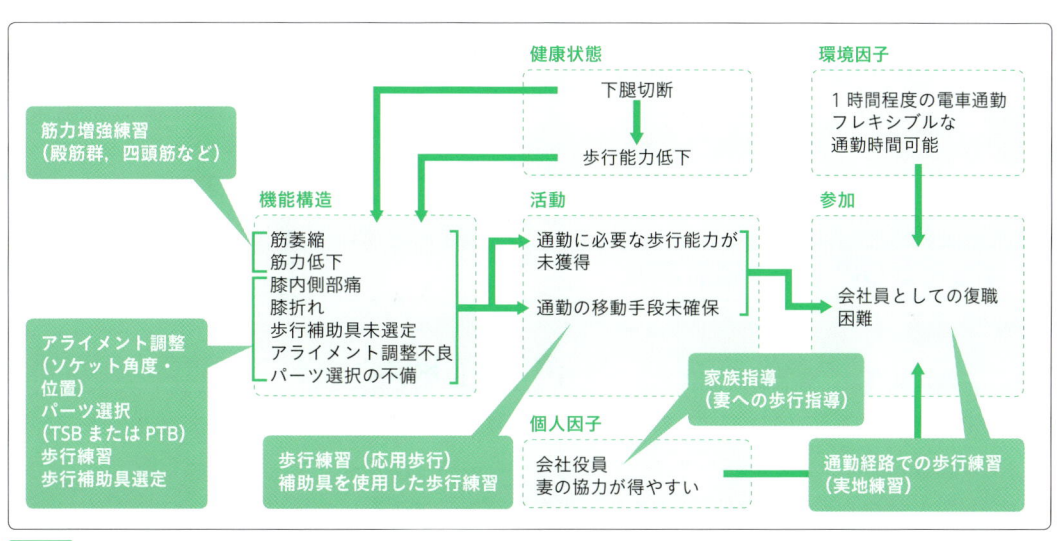

図11　問題構造に対する解決策

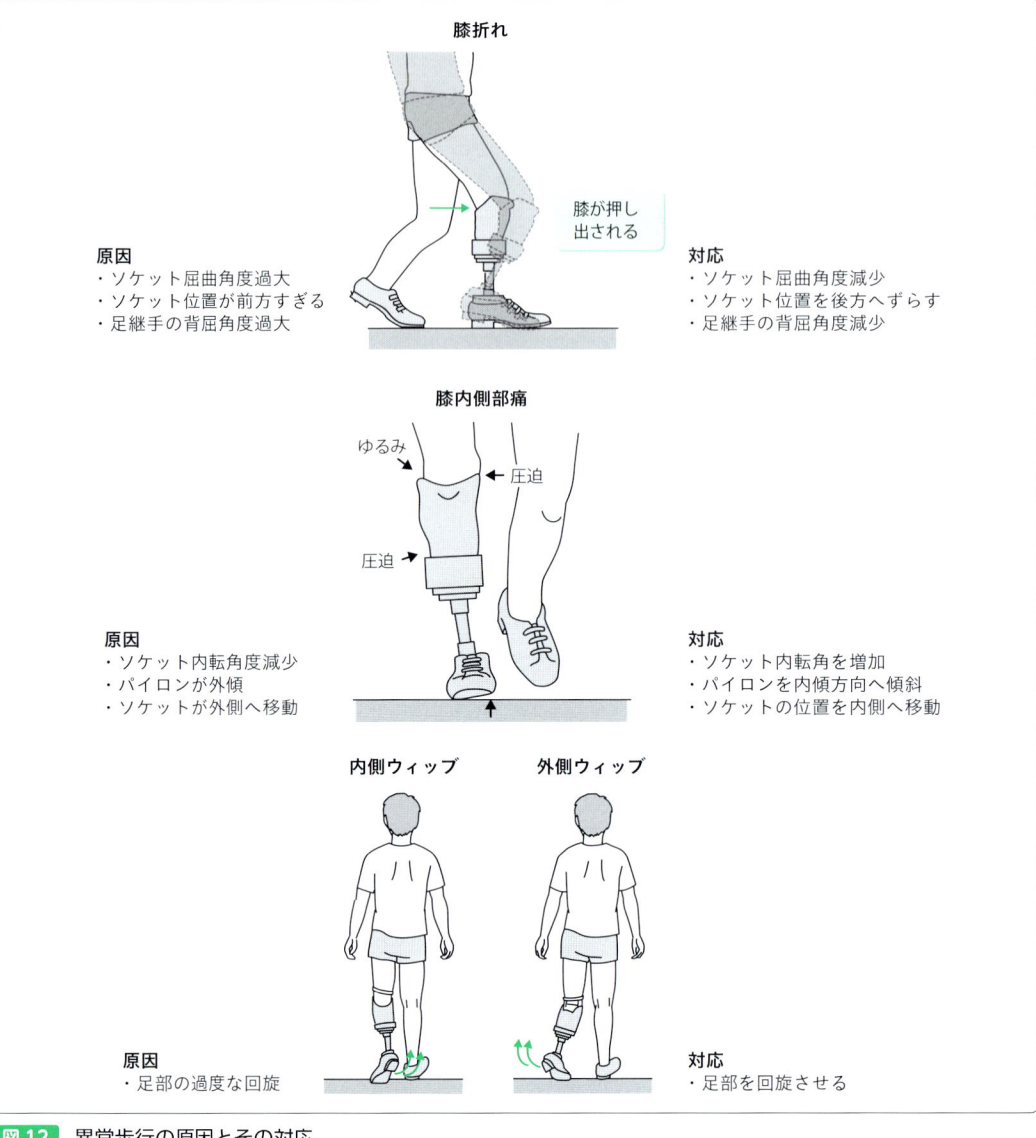

図12 異常歩行の原因とその対応
（文献 1 より引用）

■ 本症例からの学びと追加事項

クリニカル・ルール

1　下腿切断術後に起こる断端浮腫は義足作製遅延の原因となる.

2　下腿義足における適合不良の原因は切断側下肢の ROM 制限や筋力低下, 筋萎縮である.

3　下腿義足ソケットや足部などの選択が適切でない場合は装着や立位, 歩行が困難になる.

4　義足のアライメント調整が不良の場合は歩行が困難になる.

5　切断症例では切断側下肢以外に糖尿病によるさまざまな合併症が存在するため, 義足の種類
選択が限られることや歩行能力が低下する可能性がある.

6 糖尿病の合併症が疑われる場合は視力・視野検査，表在・深部感覚検査を行う．

7 義足作製と調整には義肢装具士との連携や義足調整に必要な知識習得が必要不可欠である．

8 通勤に必要な移動能力を獲得するには適切な補助具が必要になる場合がある．

9 TSB 式下腿義足の懸垂方法にはキャッチピン方式やスリーブ方式がある．

10 義足のアライメント調整は各パーツに設置されている六角ねじを使用して行う．

知っておきたい関連事項

1 PTB 式下腿義足と TSB 式下腿義足

　下腿義足のソケットにはいくつかの種類が存在している．中でも，PTB 式ソケットと TSB 式ソケットは多くの患者に使用されている代表的なソケットである．

　PTB 式ソケットは体重支持部と除圧部，圧迫部が存在し，断端にかかる圧力が，やや偏る特性がある一方でカフベルトの使用により装着の簡易性に優れているソケットである．TSB 式ソケットは体重を切断端全体で支持する方式のため，断端にかかる圧力分布がおおむね均一化される．これに加えて，インターライナーを使用することにより，切断端にかかる剪断力を減少させ，疼痛の少ない，より快適な装着感を得られるソケットである．

2 下腿切断患者に対する手術療法と理学療法

　末梢循環障害による下腿切断術では血行の状態を考慮して下腿後方の皮弁を長くとり，前方へ反転させて縫合する「長後方皮膚弁法」を用いることが多い．この切断方法では縫合創部が切断端のやや前方へ位置することから，義足装着時の断端末荷重において荷重が直接創部に及びにくく，創部癒合に好条件で，疼痛が少ないことが利点として挙げられる．理学療法においては，切断術直後から，早期に各種ドレッシング法を用いて断端管理を行うことや，筋力増強練習などの身体調整に加えて義肢装具士と連携して義足作製および調整を行う．

書籍紹介

1 切断と義肢，第 2 版，澤村誠志著，医歯薬出版，2016

2 PT・OT ビジュアルテキスト　義肢・装具学，高田治実監，豊田　輝ほか編，羊土社，2016

3 義肢装具学テキスト，改訂第 3 版，細田多穂監，磯崎弘司ほか編，南江堂，2017

　それぞれが義肢装具の参考書として初歩から上級者まで参考になる内容である．

● 文　献

1）豊田　輝：下腿義足・サイム義足アライメント．PT・OT ビジュアルテキスト　義肢・装具学，高田治実監，豊田　輝ほか編，羊土社，東京，116-130，2016

（岡安　健）

19 腰部脊柱管狭窄症

■ 導入のためのエッセンス

◆腰部脊柱管狭窄とは大谷[1]によると「腰椎部において，主として加齢に伴う退行性変化による椎間板や黄色靱帯，椎間関節といった神経組織周囲の変性やそれに伴う肥厚により，神経根や馬尾が慢性的な圧迫を受けている状態をいう．そして慢性的な圧迫を受けている神経根や馬尾による何らかの臨床症状を惹起している場合を腰部脊柱管狭窄症と呼ぶ」とあります．「腰部脊柱管狭窄症診療ガイドライン 2011」[2]においても同様な記述がありますが，現在のところ腰部脊柱管狭窄症（LCS）の定義について完全な合意は得られていない状況です．

◆麻痺や耐えがたい痛みがなければ，投薬や神経根ブロックなどの保存療法が選択されます．

◆手術は神経の圧迫部位の除圧，脊柱の不安定性を伴うものは，インストゥルメンテーションと呼ばれる金属製の器具で脊柱を固定するインストゥルメンテーション手術が行われます．

◆術後の理学療法は，術後の合併症（血腫，深部静脈血栓症，骨折，インストゥルメンテーションのゆるみなど）に注意しながら行われます．術後の問題点の多くは，筋力低下や感覚異常による歩行障害です．

◆LCS には，①神経根症，②馬尾症，③混合型（神経根症＋馬尾症）[1]があります．そして①運動麻痺，②感覚麻痺，③異常感覚，④疼痛などの機能構造障害が起こります．これらの症状が単独で出現する場合や，複数出現する場合があり，ADL の自立度にも大きな差が生じます．術後遺残症状として，歩行時に出現していた症状は改善しやすく，安静時からあった症状は残存しやすいとされています[3-5]．

◆医師からの処方を受けた理学療法士は，医師・看護師・カルテから患者の情報を取得し，合併症やリスクを把握します．その後，患者の身体・精神状態の評価や社会的背景を問診し，これから行っていく理学療法の方向性を決定します．

◆一般的な理学療法は，移動能力に必要な ROM 運動や筋力増強運動，座位や立位のアライメント修正，移動動作運動（車椅子駆動や歩行），場合によっては代償動作指導などを行っていきます．

症例 術後から痛みが強く，座位や立位に支障をきたした 70 歳の女性．

CBL1 初期情報から仮説を立て，仮説証明のための新たな情報を選択する

初期情報

処方箋 ▶ 診断名：LCS，70 歳の女性，某年 7 月 7 日手術（L5-6 脊柱管拡大開窓術，L5-6 椎体間固定術）（図1）．術翌日離床．禁忌動作は体幹の大きな動き（屈伸・回旋・側屈）．屋外歩行自立を目標に理学療法を開始してください．

現 病 歴 ▶ 手術より約 30 年前から腰痛が出現．5 年前より歩行時に左下腿のしびれを自覚．4 年前に腰痛が増悪し，半年前より間欠性跛行 30 分となった．当院受診し手術を施行され，7 月 9 日からリハビリテーションを開始．術後創痛が強く歩行器を使用．7 月 11 日から股関節周囲の怠さの訴えが出現．創痛は改善してきていたが，活動量が上がらなかった．

カルテ情報 ▶ 術前 MMT 下肢 5．
術前：①安静時足関節以遠にしびれ，②歩行時に左大腿〜下腿後面にしびれ，③腰痛，④間欠性跛行 30 分．

医療面接 ▶ 術後 10 日の面接．
PT「現在困っていることは何ですか？」
患者「腰の痛みで 5 分くらいしか座れず，ご飯を食べ終えられない」「腰の痛みで 100 m 歩くのが精一杯」
PT「いつから痛みが出ましたか？」
患者「昨日頃から」
PT「痛みが出ない姿勢はありますか？」
患者「横になっていると痛まない」
■リハビリテーション開始時に得た情報：夫は他界し独居．娘は近所に住んでいるが日中は働いている．キーパーソンは娘．
家屋：マンション 6 階．エレベーターあり．ベッドを使用．
本人希望：歩行が安定し 1 人で生活できるようになる．

動作観察 ▶ ベッド上での起居動作は自立．端座位姿勢は脊柱屈曲位（口頭指示にて伸展に修正は可能）．立位姿勢は Kendall の姿勢分類（**図 2**）[6] の後弯―平坦型（以下，swayback）＋膝屈曲位．歩容は swayback のままで左右への体幹動揺大きい．全体的に骨性の支持の印象．

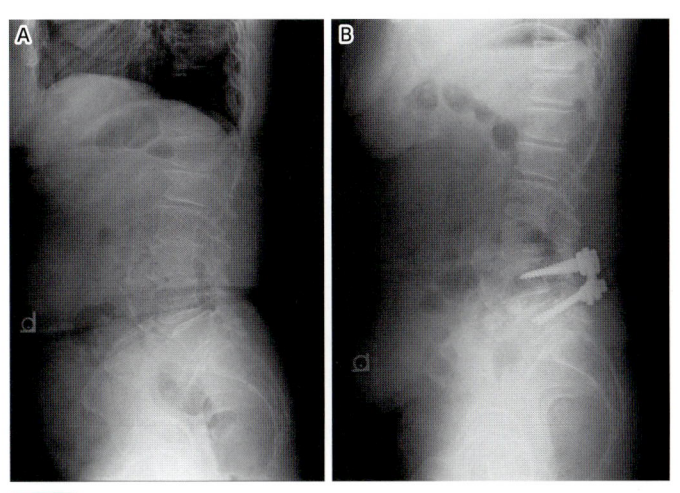

図 1 X 線画像
A：術前，B：術後．

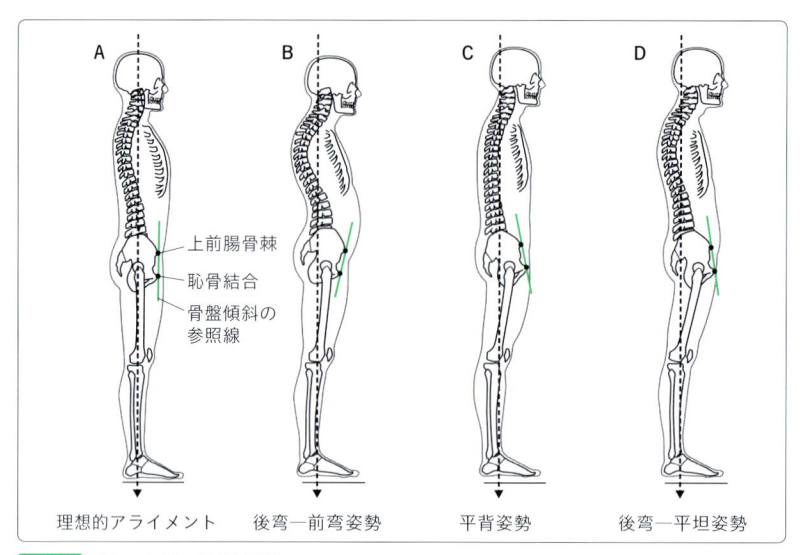

図2 Kendall の姿勢分類

（文献 6 より引用）

下に示すクリニカル・ルールを用いて，次の問いに答えましょう

1-1　本症例の参加制約とその原因は？ 　　　1-2　本症例の活動制限とその原因は？

1-3　本症例の仮説的問題構造の全体像は？ 　1-4　仮説証明に必要な情報や検査は何か？

■ クリニカル・ルール

CR 1　神経根症と馬尾症では予後が違う

　一般的に神経根症は片側性に痛みが出る．馬尾症は両側性にしびれや異常感覚などが出現する．神経根症と馬尾症が合わさった症状もある．歩行時に出現する症状は改善しやすく，安静時からある症状は手術を行っても残存しやすいといわれている[3～5]．

CR 2　腰痛の原因はさまざまであるため原因の特定が必要である

　術後に患者から「腰が痛い」という訴えがあった場合，「手術したのだから仕方ない」と片づけてはいけない．腰痛の原因にはさまざある．椎間板性[7～9]，椎間関節性[10]，神経根性[11]，筋性[12, 13]などがある．詳しく問診すると，訴えが腰痛であっても殿部痛の場合もある．殿部痛の原因には仙腸関節性[14, 15]，末梢神経絞扼性[16, 17]，筋性などが考えられる．術後の合併症として，①固定術を行った場合は，インストゥルメンテーションの破損やずれ，②血腫の可能性も考えられる．

CR 3　脊柱の生理的弯曲の保持が大切である

　脊柱管狭窄症において脊柱矢状面アライメントが重要となる．腰椎の後弯が強くなれば椎間板の内圧が上がり[18]，また腰背部筋の内圧も上昇する．腰椎前弯が強くなれば椎間関節に機械的ストレスがかかる．

CBL1 仮説的問題構造と仮説証明のための追加情報項目について "臨床思考" する

臨床思考 1-1 本症例の参加制約とその原因は？

結論 参加制約＝独居のため家事や買い物が困難.
その原因＝5分間の座位時間や歩行距離100 m では家事や買い物などが困難（図3）.

根拠 情報：座位や歩行において腰痛がある.

思考 患者は独居であり娘の援助は期待できるものの，身の回りのことや家事全般は1人で行う必要がある. 座位5分や歩行100 m では，1日の大半を寝て過ごすことになると容易に予想される.

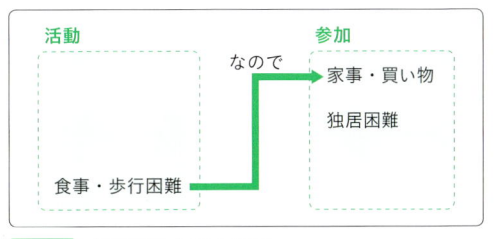

図3 参加制約とその原因

臨床思考 1-2 本症例の活動制限とその原因は？

結論 活動制限＝座位・歩行時間の短縮.
その原因＝腰痛の特定. 椎間板，椎間関節，神経根，筋，仙腸関節，末梢神経絞扼？ アライメント不良？（図4）

根拠 CR2：腰痛の原因はさまざまであるため原因の特定が必要である.
CR3：脊柱の矢状面アライメント不良により疼痛が出現している可能性がある.

思考 椎間板性や椎間関節などの痛みには特性があり，ある程度痛みの原因を予測することが可能である. インストゥルメンテーションの状態や血腫はX線やMRIで確認する必要があり，医師の診断が必要である.

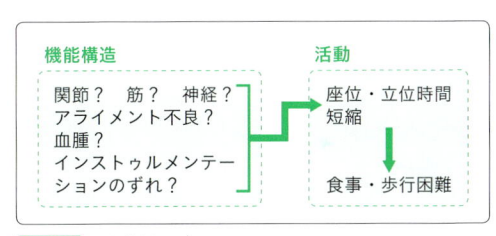

図4 活動制限とその原因

臨床思考 1-3 本症例の仮説的問題構造の全体像は？

結論 臨床思考 1-1 ～ 2 を統合して以下のように考える（図5）.
「家事や買い物が困難」なのは「座位・立位や歩行が長時間行えない」ためであり，「腰痛」

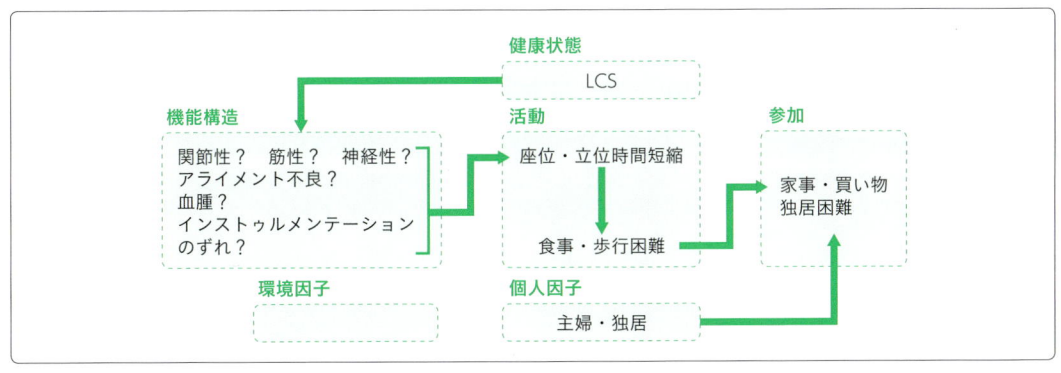

図5 仮説的問題構造

により妨げられている．腰痛の原因はさまざまなものが考えられ，「椎間板性（？），椎間関節性（？），筋性（？），仙腸関節性（？），末梢神経絞扼性（？），血腫（？），インストゥルメンテーションの破損やずれ（？）」が挙げられる．また個人因子として，独居により身の回りのことをほぼすべて行う必要がある．以上のように仮説的に問題構造をまとめた．

臨床思考 1-4 仮説証明に必要な情報や検査は何か？

結論　ICF 概念地図で「？」がついている項目を確認すれば問題構造が明らかとなる．

> 1）疼痛部位の特定
> 2）関連痛の特異性により疼痛の原因を特定
> 3）その症状に合ったテストを実施
> 4）血腫やインストゥルメンテーションのずれは，X 線や MRI にて医師が診断

根拠　CR2：腰痛の原因はさまざまであるため原因の特定が必要である．
　　　　CR3：脊柱の矢状面アライメント不良により疼痛が出現している可能性がある．

思考　痛みの部位をより詳細に聴取し，腰痛などの特異性に照らし合わせる．その症状に合った疼痛誘発テストを行うことで，痛みの原因を特定する．血腫やインストゥルメンテーションの破損やずれなどは医師による診断が必要である．

CBL2　追加情報から本症例の問題構造を明らかにし，解決策を講じる

追加情報

X 線・MRI ❯ 血腫，インストゥルメンテーションのずれ，手術による新たな狭窄などなし．

疼痛部位 ❯ 右殿部中央．

疼痛出現肢位 ❯ 座位，立位，歩行時．

テスト ❯ 股関節内旋テスト陽性．

筋緊張 ❯ 右梨状筋（＋），圧痛（＋），大腿外側に放散痛（＋）．

体幹伸展筋力 ❯ 座位にて抵抗に十分抗せる．

下に示すクリニカル・ルールを用いて，次の問いに答えましょう

2-1　家事や買い物が困難な原因は？　　　　2-2　座位・立位時間短縮の原因は？
2-3　本症例の問題構造の全体像は？　　　　2-4　本症例の問題の解決策は？

■ クリニカル・ルール

CR 4 末梢神経絞扼障害（梨状筋症候群）が腰椎の術後に起こり得る

「梨状筋症候群とは坐骨神経が骨盤出口部で圧迫や刺激を受け坐骨神経支配領域に疼痛や麻痺を惹起する疾患群[19]」である．梨状筋には下殿動脈より豊富な血管叢があるため，①殿部の打撲や慢性の刺激，②スポーツなどの運動，③股関節や腰椎の手術などにより，内出血を起こしやすく，坐骨神経は容易に骨盤と線維性癒着を起こしやすい[16]．Beaton 分類[20] のような坐骨神経と梨状筋の解剖学的破格が発症の可能性を高めているとされている．梨状筋や上双子筋の支配神経は L5 〜 S2 である[21]．仙腸関節の知覚神経は L4 〜 S2 が支配し，椎間関節は脊髄神経後枝の内側枝が隣接する上下の関節包を支配している[10]．椎間板は脊髄神経前枝が支配している[7]．そのため関連痛や反射性攣縮[22] が生じる可能性もある．臨床症状は，①下肢や殿部の疼痛（高頻度），②筋力低下や感覚鈍麻などの神経症状（低頻度）である．疼痛の特徴は体位変換時に増悪と寛解が容易に起こることである．例えば起き上がり時に痛む場合は座位になれば寛解し，歩行時に痛みがあれば立ち止まると寛解する[16, 17]．

確定診断には梨状筋ブロックを用いることもあるようだが，齋藤らが行っている腹臥位内旋テストは陽性率が高く有用と考えられる．その疼痛誘発テストは，腹臥位にて膝 90° 屈曲した状態で股関節を内旋させ，梨状筋の筋緊張を強めることで坐骨神経痛を誘発する[17]．

治療方法は，筋の過緊張が梨状筋症候群の発症の一因と考えられているため，①梨状筋を中心に過緊張になっている筋のリラクゼーション，②外旋筋のストレッチ[19]，③神経の滑走性改善，④体幹柔軟性の改善[23]，⑤矢状面アライメントの修正[23] が考えられる．

CR 5 不良姿勢の原因には構造レベルの問題以外にも習慣的な問題も考える必要がある

LCS 患者は腰椎前弯位で疼痛やしびれなどの症状が出現しやすいため，腰椎後弯位をとっていることが多く，脊椎や下肢に ROM 制限や正中位で保持するための筋力低下を起こしていることがある．加えて腰椎後弯位が習慣化しているため，姿勢の修正を促しても患者自身の正中位が変位しているかのような反応を示すことが多い．例えば，体幹屈曲位から正中位に修正すると「後ろに反りすぎている感じがする」と患者は訴える．逆の動きも同様に「前へ曲がりすぎている感じがする」と訴える患者がいる．そこで，鏡にて自己の姿勢を確認させると，反り返ったり曲がったりしている感覚は消失ないし減弱することを臨床上経験する．そのような患者は，口頭指示や徒手で不良姿勢の修正を促している間は持続可能だったが，促しを止めた途端に姿勢が崩れてしまうことが多い．そのため ROM や筋力などの構造レベルに対する理学療法に加え，鏡やカメラなどを用いて重心の位置を意識させることで，姿勢の意識そのものも修正していく必要がある．

CBL2 追加情報から問題構造と解決策について "臨床思考" する

臨床思考 2-1 家事や買い物が困難な原因は？

結論 座位・立位保持時間の短縮（図 6）．

根拠 座位・歩行時に右殿部中央部の疼痛により動作が制限されているから．

思考 疼痛部位を特定されたことにより，構造レベルでの問題点の手がかりとなった．

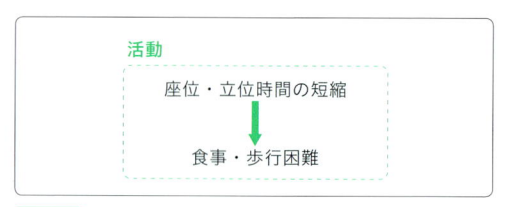

図6 家事や買い物が困難な原因

臨床思考 2-2 **座位・立位時間短縮の原因は？**

結論 梨状筋症候群による右殿部痛（**図7**）．

根拠 医師によりX線・MRIにて血腫やインストゥルメンテーションのずれは否定された．関連痛の比較をすると，殿部中央の痛みは梨状筋症候群と椎間関節のものである（**図8〜11**）[14]．加えて股関節内旋テスト・圧痛所見および放散痛により梨状筋症候群と推察された．

思考 CR5 のように LCS により swayback 姿勢が習慣化し，体幹正中位保持が困難となると，CR4 にあるように反射性攣縮により症状を助長する可能性がある．

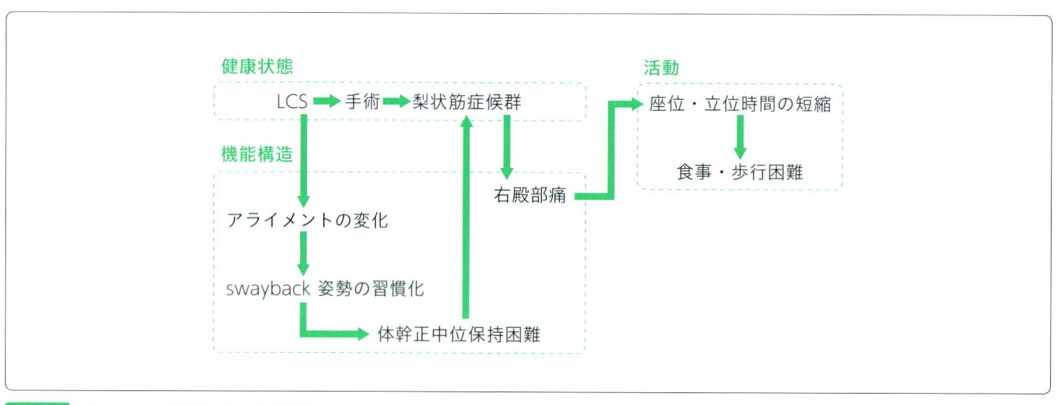

図7 座位・立位時間短縮の原因

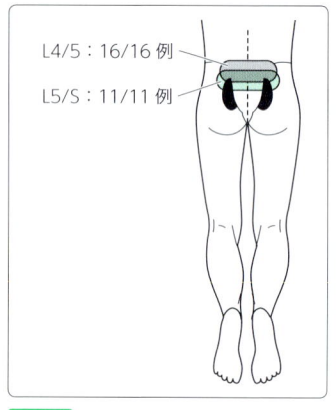

図8 椎間板性疼痛の関連痛
（文献 14 より引用）

図9 椎間関節疼痛の関連痛
（文献 14 より引用）

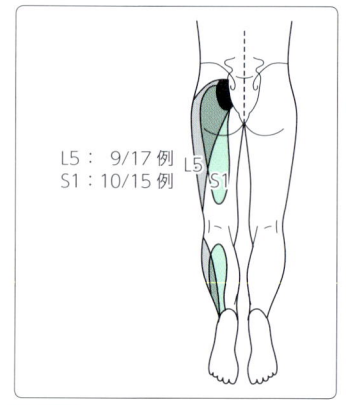

図10 神経根障害疼痛の関連痛
（文献 14 より引用）

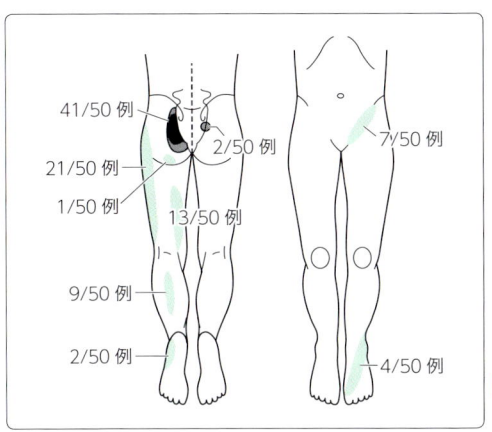

図11 仙腸関節痛の関連痛

（文献 14 より引用）

臨床思考 2-3 **本症例の問題構造の全体像は？**

結論 臨床思考 2-1 〜 2 を統合して以下のように考える（**図12**）．

本症例が家事・買い物を行えないのは，座位保持時間が 5 分・歩行可能距離が 100 m と短いためである．術後梨状筋の過緊張が発生し殿部痛が出現，術前からあった不良姿勢も殿部痛を助長していると考えられた．

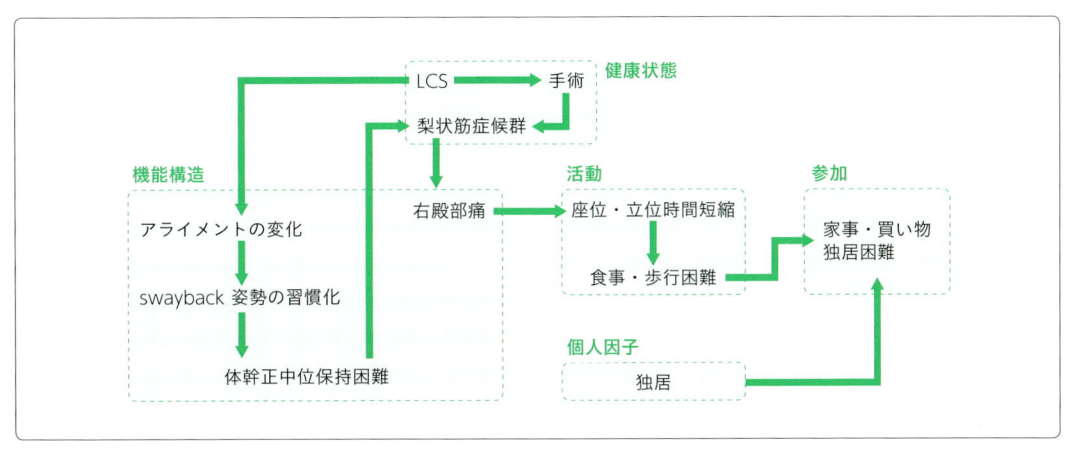

図12 本症例の問題構造

臨床思考 2-4 **本症例の問題の解決策は？（図13）**

梨状筋症候群は股関節外旋筋の筋緊張が原因となっていることが多く，その緊張をコントロールすることが必要である．過緊張にある筋を直接圧迫することや，Ⅰa 抑制，hold relax[24]，痛みを伴わない程度の負荷での股関節外転や外旋運動[25, 26] などを用いてリラクゼーションを行う．

梨状筋や上双子筋の支配神経は L5 〜 S2 である．仙腸関節の知覚神経は L4 〜 S2 に支配され，椎間関節は脊髄神経後枝の内側枝が隣接する上下の関節包を支配している．椎間板は脊髄神経前枝に支配されている．swayback 姿勢により脊柱が後弯し，椎間板の内圧上昇や仙腸関節にストレスが考えられ，反射性攣縮予防からも脊柱の生理的弯曲保持が重要である．

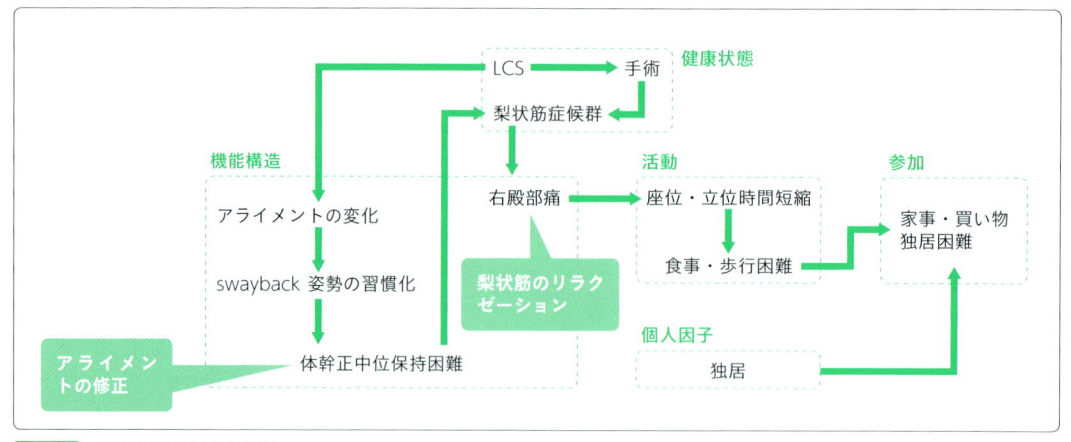

図 13 本症例の問題解決策

　インストゥルメンテーションの保護の観点からも脊柱の生理的弯曲保持は重要である．脊柱の過度な動きはインストゥルメンテーションの破損などにつながるため注意を要する．CR5 のように習慣的な不良姿勢をとっていることが多いため，座位であれば背もたれのある椅子を用いて脊柱正中位保持に努める．立位においては空間の中で自己の姿勢を認知する必要があるため困難である．そのため鏡やカメラ，足底感覚など個々に合った方法で体幹正中位保持を促す必要がある．

■ 本症例からの学びと追加事項

クリニカル・ルール

1　神経根症と馬尾症では予後が違う．
2　腰痛の原因はさまざまであるため原因の特定が必要である．
3　脊柱の生理的弯曲の保持が大切である．
4　末梢神経絞扼障害（梨状筋症候群）が腰椎の術後に起こり得る．
5　不良姿勢の原因には構造レベルの問題以外にも習慣的な問題も考える必要がある．

知っておきたい関連事項

LCS に対する手術とその後の理学療法

　狭窄部の除圧と，不安定性があれば固定術が行われる．合併症（血腫や感染）によって耐えがたい痛みや運動麻痺が出現した場合は再手術が検討される．理学療法では術後の合併症に注意し，まずは術部の安静を優先した中で運動を進める．術前体幹屈曲姿勢をとっていることが多いため，股関節伸展制限を呈している場合もある．そのため体幹に対する理学療法だけでなく，全身的なアプローチが必要となる[27]．

書籍紹介

1 腰部脊柱管狭窄症診療ガイドライン 2011，日本整形外科学会・日本脊椎脊髄病学会監，日本整形外科学会診療ガイドライン委員会・腰部脊柱管狭窄症診療ガイドライン策定委員会編，南江堂，2011

現在の LCS の病態・診断・治療・予後のエビデンスが記載されている．「LCS とは何か」もう一度考えるきっかけとなる書籍．

2 ステップス・トゥ・フォロー，改訂第 2 版，Davies PM 著，冨田昌夫監訳，額谷一夫訳，丸善出版，2012

脳血管疾患の評価や治療を紹介している書籍だが，痙性をコントロールしながら身体を動かしていく方法は運動器疾患のリハビリテーションにおいても参考になる，とても示唆に富んだ一冊．

●文献

1) 大谷晃司：腰部脊柱管狭窄症．MB Orthop 28：61-70, 2015
2) 日本整形外科学会診療ガイドライン委員会・腰部脊柱管狭窄症診療ガイドライン策定委員会編：CQ1．腰部脊柱管狭窄症とは何か．腰部脊柱管狭窄症診療ガイドライン 2011，日本整形外科学会・日本脊椎脊髄病学会監，南江堂，東京，18-19, 2011
3) 加藤鉄志ほか：腰部脊柱管狭窄症に伴う自覚症状．臨床外 42：1007-1011, 2007
4) 菊地臣一ほか：腰椎疾患における神経性間欠跛行　第 2 報　治療成績．整形外科 38：15-23, 1987
5) 関　修弘ほか：腰部脊柱管狭窄に対する開窓術の長期成績—術後 10 年以上経過例での検討．臨整外 35：489-496, 2000
6) Kendall FP ほか：第 4 章　アライメントと筋バランス．筋：機能とテスト，栢森良二監訳，西村書店，東京，70-90, 2006
7) 辻　収彦ほか：腰椎椎間板ヘルニア．MB Orthop 30：50-58, 2017
8) 宮城正行：椎間板性腰痛．MB Orthop 30：82-89, 2017
9) 大鳥精司ほか：慢性椎間板変性と痛み．整・災外 60：247-254, 2017
10) 鈴木秀典ほか：椎間関節性腰痛．MB Orthop 30：71-76, 2017
11) 紺野慎一：神経根性腰痛．日本腰痛会誌 13：48-51, 2007
12) 紺野慎一ほか：腰椎背筋群のコンパートメント内圧上昇と腰痛．臨整外 28：419-426, 1993
13) 紺野慎一ほか：姿勢と筋内圧．脊椎脊髄 13：428-431, 2000
14) 村上栄一ほか：仙腸関節性疼痛の自覚部位と発現動作の特徴．臨整外 32：387-392, 1997
15) 村上栄一ほか：仙腸関節性疼痛の発現源と臨床的特徴．関節外科 18：27-33, 1999
16) 本間光正：骨盤外坐骨神経障害．神経内科 18：560-566, 1983
17) 齋藤貴德：梨状筋症候群の診断と治療 MB Orthop. 24：63-74, 2011
18) Nachemson AL：The lumbar spine an orthopaedic challenge. Spine 1：59-71, 1976
19) 金子雅志ほか：梨状筋症候群の理学療法における臨床推論．理学療法 33：785-792, 2016
20) Beaton LE, et al：The sciatic nerve and the piriformis muscle：their interrelation a possible cause of coccygodynia. J Bone Joint Surg Am 20：686-688, 1938
21) 仲川富雄：日本人仙腸関節および近接域の神経細末の分布に関する研究．日整会誌 40：419-430, 1966
22) 林　典雄：体幹—胸郭・脊柱関連組織．運動療法のための機能解剖学的触診技術　下肢・体幹，青木隆明監，メジカルビュー社，東京，268-271, 2006
23) 大山史朗ほか：体幹柔軟性の回復が梨状筋症候群に及ぼす影響．臨床と理学療法 3：8-14, 2016
24) Reichel HS 著，タオデス江利子訳：第 10 章　テクニック．PNF コンセプト，市川繁之監訳，ガイアブックス，東京，59, 2013
25) 松本正知ほか：梨状筋症候群に対する運動療法の試み．理学療法学 30：307-313, 2003
26) 中宿伸哉ほか：梨状筋症候群の理学所見よりみた発症タイプ分類と運動療法成績．整形リハ会誌 10：58-63, 2007
27) 石田和宏：腰部疾患の理学療法における姿勢へのアプローチ．理学療法 33：125-132, 2016

（加藤悠一朗）

20 腰痛

■ 導入のためのエッセンス

◆腰痛は非常に一般的な障害ですが，症状であって疾患ではありません．理学療法の対象は腰部機能障害による疼痛になることが多いですが，経過を観察する中で器質的な変化と，腰痛をきたす病気を常に念頭に置く必要があります．これはレッドフラッグ・イエローフラッグと呼ばれる徴候で，夜間痛，情動的問題[1] などがあり，理学療法ガイドライン[2] にも関連した記載があります．運動療法としては，従来から単に弱化した筋を強化する量的なトレーニングも行われてきましたが，疼痛消失に至らない症例も多く，身体機能の協調性をさらに悪化させる場合もあります．

◆医師から処方を受けた理学療法士は，対象患者の身体状態や社会的背景，職業による姿勢・動作，疼痛の持続時間，疼痛の発生部位，疼痛の示し方，疼痛の再現性などを問診して病態の状態を絞り込みます．検査では疼痛が生じている組織を可能な限り明らかにした後，疼痛を起こしている組織に運動学的な負担がどのように加わっているかを分析します．また，関連痛による症状を鑑別する必要もあります．それらの情報を統合・解釈して理学療法の方向性を決定します．そして治療へと移りますが，痛みの増減に注意して行います．

◆腰部機能障害の場合，急激な疼痛と慢性的な疼痛があり，各症状に応じて手術療法，理学療法，薬物療法，装具療法などが選択されます．

◆機能構造障害により，活動（ADL や IADL）に制限が生じます．一般的には起居動作・歩行などの基本動作制限から起こる職業・学業参加制限となります．

◆理学療法では，四肢の動きも踏まえた体幹の機能調整を中心に行います．必要により職場での動作指導，物理療法や装具療法を選択します．

症例 **腰部痛により，修学に困っている 15 歳の女子中学生．**

CBL1 初期情報から仮説を立て，仮説証明のための新たな情報を選択する

初期情報

処 方 箋 **診断名**：筋筋膜性腰痛症．15 歳の女性，中学生，陸上部の長距離選手．疼痛消失を目標に理学療法を開始してください．X 線画像上の問題はありませんが，急性期なので注意深く評価・治療を行ってください．

現 病 歴 某年 10 月 3 日，中学校の授業中に腰痛増悪．半年程前から部活中に腰部の張りを伴う腰痛があったが，今回はいつもと違う強い痛みが腰部にあり，座っていても痛い．既往歴は特にない．

医療面接 PT 「痛い場所はどこですか？」
患者 「ここが特に痛いです」「じっとしていても痛いです」
PT 「寝ている状態，座って，立っても，痛みは同じですか？」

患者「同じです」

PT「身体を丸くするといかがですか？　逆にこうするといかがですか？」

（PT が患者の骨盤から操作して，腰部屈曲・伸展・中間位（坐骨支持）を行う）

患者（腰部中間位時）「この方がいくらか楽です」

PT「腰の痛みが急に悪化したようですが，何か普段と違うことはありましたか？」

患者「学校に遅刻しそうになり，走って登校してから痛みが増した気がします」

姿勢観察 ▶ 座位姿勢を前額面，背面より観察した．上部体幹が円背様で両側肩甲骨挙上位（左＞右）．骨盤を坐骨支持できるように理学療法士が操作すると，骨盤に対して胸郭が左側方偏位している（図1）．

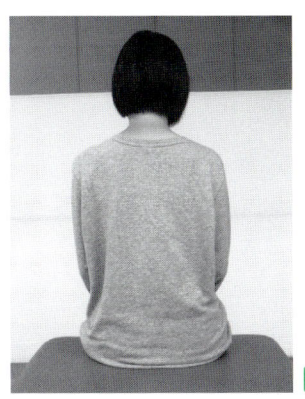

図1 座位姿勢

下に示すクリニカル・ルールを用いて，次の問いに答えましょう

1-1 本症例の参加制約とその原因は？　　**1-2** 本症例の活動制限とその原因は？

1-3 本症例の仮説的問題構造の全体像は？　　**1-4** 仮説証明に必要な情報や検査は何か？

■ クリニカル・ルール

CR 1 **腰痛は体幹機能のアンバランスから生じ，その機能低下は下肢にも出現する（図2）**

　腰痛の急性期治療として安静があるが，重度な痛みでも過度の安静は廃用症候群予防の観点から推奨されない．腰部機能障害による疼痛はメカニカルストレス（微細な機械的負担が繰り返される状況）から始まることが多い．また，器質的・構造的疾患もメカニカルストレスによって発症することがある．そして組織損傷がさらに身体運動の調和を崩し，さらに痛みを増悪させる．

　機能低下を生じる病態運動として，体幹深部筋が機能しにくいアライメントでの身体活動で，体幹の過剰固定を強いられると，胸腰椎の分節性は

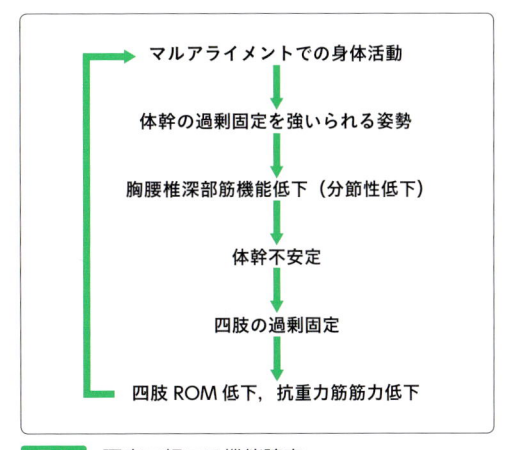

図2 腰痛で起こる機能障害

失われる．そして，体幹の機能低下は，下肢の不安定性を引き起こす．不安定な下肢は多関節筋での過剰固定を発生させて ROM が低下する．加えて長期間の活動低下で筋の不使用状態が起こり，筋は萎縮し筋力が低下する．椎間板を含む器質的な脊椎の構造破綻がある症例では，下肢の神経症状も加わるために下肢機能障害は重症化する．つまり，腰痛は胸腰椎の機能不全から組織に負担がかかり，胸腰部を含めた分節性低下は四肢，特に下肢の筋力低下，ROM 制限を生じさせる．これらの機能障害は ADL や IADL を制限する原因となる．

[CR 2] 腰痛では歩行などの基本動作困難から，入浴・排泄動作（ADL）や，通学・通勤などの活動（IADL）が制限される

　腰痛による機能障害（胸腰椎の分節性低下，ROM 制限，疼痛，筋力低下）は，体幹・下肢に出現しやすい．これらは下肢の基本動作である歩行を困難とし，身辺動作や通学・通勤などを制限する．ADL は，痛みの強さにより活動制限は変動する．座位保持が可能な場合は上肢を用いた動作に問題なく，ベッド上での食事，整容は可能である．この場合の介助が必要な制限は，ズボンの更衣や移動を伴う排泄，入浴である．歩行が可能でも，長時間立位での電車通勤や通学，肉体労働など職場環境により復職困難，学生では体育や運動部活動に制限が生じる．

CBL1 仮説的問題構造と仮説証明のための追加情報項目について "臨床思考" する

臨床思考 1-1 本症例の参加制約とその原因は？

結論　参加制約＝中学生として通学，部活参加が困難．
　　　　その原因＝基本動作（座位保持）でも痛みがあるため（図3）．

根拠　情報：歩行時でも痛みがあり，教科書などの荷物を背負っての長距離通学が困難．朝夕で長距離走行練習が中心の部活動．
　　　　CR1：腰痛では体幹機能低下が生じている．
　　　　CR2：腰痛は移動動作を制限する．

思考　本症例は，医療面接から半年程前より腰痛があったため，体幹機能が低下していた．ただし，現在の参加制限は急性増悪によるものである．急性増悪による安静時痛，基本動作での痛みがさらなる活動性・参加を妨げるものと意思決定した．

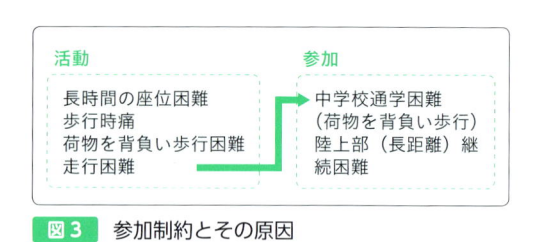

図3　参加制約とその原因

臨床思考 1-2 本症例の活動制限とその原因は？

結論　活動制限＝安静時から基本動作にかけて痛みがあり，さらなる活動が困難．
　　　　その原因＝腰部組織損傷，体幹機能低下（図4）．

根拠　情報：急な痛み増悪後の安静時痛，半年程前からの痛み
　　　　CR1：腰部機能障害による疼痛はメカニカルストレスから始まる．
　　　　CR2：腰痛は歩行など基本動作困難から ADL，IADL が制限される．

思考 半年程前から張るような腰部痛があり，体幹機能低下の状態が以前からあると考えるが，急性増悪以前では活動性は保たれていた．しかし，CR2で示すように，今回の急性増悪痛による腰痛が直接活動の制限となっている．よって，腰痛の急性増悪前の状態まで，機能構造を改善することが

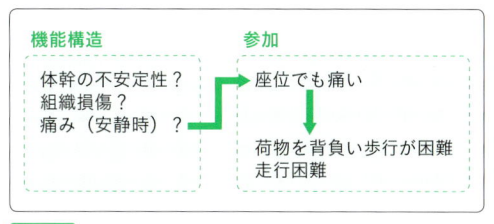

図4 活動制限とその原因

必要になる．機能構造面の体幹機能不安定性によるメカニカルストレスの蓄積が急性増悪の原因なのか，または組織そのものが損傷しての痛みなのか，を分析する必要がある．

臨床思考 1-3　本症例の仮説的問題構造の全体像は？

結論 臨床思考1-1〜2を統合して以下のように考える（**図5**）．

「中学生として学業参加に介助が必要」なのは「荷物を背負い通学することが困難」だからで，そうなのは「基本動作でも痛い」からで，腰部が痛いのは「体幹の不安定性（?），筋などの組織損傷（?）」によるものである．また環境因子として教科書など重い荷物を背負っての徒歩通学，個人因子として，陸上部で長距離を行っていることにより部活動が困難なことが問題となる．以上のように仮説的に問題構造をまとめる．

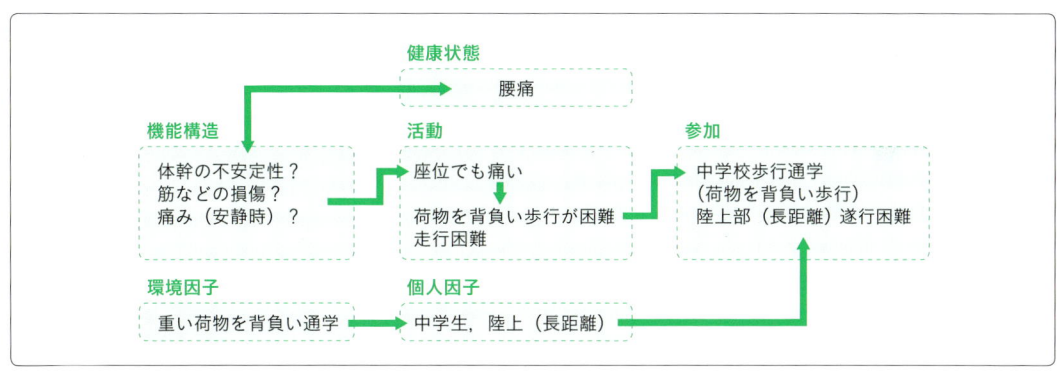

図5 仮説的問題構造

臨床思考 1-4　仮説証明に必要な情報や検査は何か？

結論 ICF概念地図で「?」がついている項目を確認にすれば問題構造が明らかとなる．

1）画像診断（MRI，超音波）
2）身体アライメント（座位，立位）
3）体幹機能評価（胸郭形状）
4）筋緊張（腰部多裂筋など）
5）歩行状態（走行に向けて）

根拠 CR1：腰部機能障害による疼痛はメカニカルストレスから始まる．また，器質的・構造的疾患はメカニカルストレスによって発症することもある．組織損傷が身体運動の調和を崩し，さらに痛みを拡大させる．画像診断を追加することで，組織損傷有無の状態を把握する．

思考 以前からの腰痛の原因となる体幹機能不安定性を確認して，どのようなメカニカルストレスが加わっているか推論する必要がある．メカニカルストレスが加わる運動学的状態を体幹機能評価，身体アライメント，歩行で確認する．また，急性増悪があるため，軟部組織に損傷がないかを確認する．

CBL2 追加情報から本症例の問題構造を明らかにし，解決策を講じる

追加情報

MRI画像 ▶ 特に問題はなかった．放射線医の読影からも同様の見解であった．

超音波画像 ▶ 右胸腸肋筋の表層に皮膚，皮下の腫脹がみられた．超音波プローブを圧痛部位にやや強く押し当てると，腫脹の部分は確認できないが，プローブの圧迫をゆるめると腫脹が確認できる．MRIは背臥位で検査するため，筋挫傷部は圧迫されて皮膚，皮下の少ない腫脹は確認できなかったと分析．

身体アライメント ▶ 立位：前胸部がつま先の延長上に並んでいない（図6）．

疼痛 ▶ 座位時痛（4/10），座位腰部中間位理学療法士保持での痛み（2/10），歩行時痛（6/10），急性増悪前の走行時痛（3/10）．
圧痛：右胸腸肋筋 Th10–11 部位（9/10）．

体幹機能評価（胸郭形状）▶ 背臥位にて前面から観察する．上部肋骨は右肋骨が前方回旋，左肋骨が後方回旋となり，下部肋骨は右肋骨が後方回旋，左肋骨が前方回旋となっている（図7）．

筋緊張 ▶ 腹臥位にて左右の腰部多裂筋の触診で筋緊張を比較した場合，右側の腰部多裂筋の筋緊張の減少を確認した．しかし，右側の胸腸肋筋の筋緊張が高まっていた．腹部前面筋では，右側の腹直筋と外腹斜筋に筋緊張の高まりを確認できた．下肢では右殿筋に筋緊張の減少，下腿では左後脛骨筋と右腓骨筋に筋緊張の高まりを確認できた．

歩行観察 ▶ 右側立脚中期から後期右肩甲帯前方突出，左側立脚中期から後期では寛骨挙上，後退する様子がみられる．

通学時荷物荷重と状況 ▶ カバン総重量8kg．校則にて学生は教科書を毎日持ち帰る．カバンはリュック型で統一されたものを使用．現在学校ではリュックをやや低めに背負うことが流行っているため，胸背部でなく胸腰部で背負っていた．リュックの金具が圧痛部位に一致する．腰痛が強くなった日は遅刻しそうだったので走って登校した．

家庭状況 ▶ 夫婦共働き．登校時は父親が車で送る．下校時は母親が職場に事情を説明して，車で迎えに行っているが長期的には難しい．

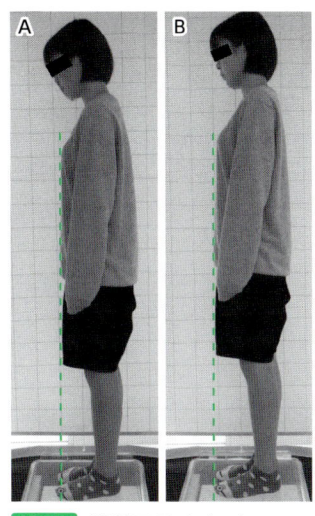
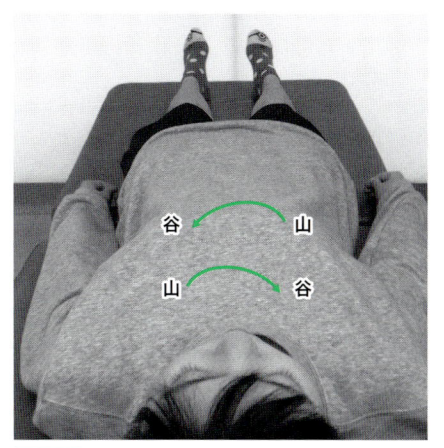

図6 姿勢アライメント
（立位にて側面から観察）

図7 胸郭形状（背臥位にて前面から観察）

A：治療前，B：治療後.

下に示すクリニカル・ルールを用いて，次の問いに答えましょう

2-1 　腰痛急性増悪の原因は？	2-2 　体幹不安定性の原因は？
2-3 　以前からの腰痛の原因は？	2-4 　本症例の問題構造の全体像は？
2-5 　本症例の問題の解決策は？	

■ クリニカル・ルール

[CR 3] 疼痛の持続時間と疼痛発生部位[3]

　腰痛が数日前からあるのか，数ヵ月に及んでいるのか，数年前から続いているのかは重要な情報である.

　数日前から発症した腰痛は一般的に急性炎症（組織学的問題）による可能性が高いため，運動療法ではなく安静・固定ならびに投薬が一義的な治療となる. 数ヵ月に及んでいる場合には機能的問題（力学的問題）が関与した腰痛として機能運動学的な運動療法を行う. 疼痛の発生部位が腰部痛のみなのか，下肢痛のみなのか，痛みがどちらにも存在するのか，は重要な情報である. 一般的臨床症状として，椎間関節障害，終盤障害，分離症，多裂筋を主体とした筋性腰痛などは腰痛のみを訴えることが多い.

[CR 4] 胸郭アライメントを評価する臨床的意義[4]

　胸郭には体幹の安定に関与する多くの筋が付着しており，肋骨の偏位が生じると容易にそれらの筋の機能低下を招く. その結果，体幹の安定を欠き身体運動の調和が崩れる. よって，体幹の分節性を考えるとき，胸郭を含む機能評価は重要である. 肋骨の偏位は肋骨に直接的，または間接的に関与する筋の作用によって容易に生じる. よって，これらの筋活動性に肋骨の回旋は依存すること

になる．つまり，体幹機能の質が高い状態にあるときの胸郭形状は限りなく左右対称であり，逆に左右相反した胸郭形状の定着は結果的に四肢の運動のコントロールを低下させる．そのため，胸郭アライメントを評価する臨床的意義は体幹機能を客観的に把握できることとなる．

胸郭アライメントの評価は体幹の安定だけでなく，四肢運動の構築に寄与する理学療法プログラムを作成する指標ともなり得る．

CR 5 胸郭の機能的特徴[4]

胸郭の前面を観察する場合，胸郭の表面で凹凸状の undulation（胸郭の表面に形成されるうねり）を評価する．姿勢の悪化などにより胸郭のある分節に肋骨の前方回旋位が定着すると，その分節での前後径は小さくなり，胸郭の面に凹状の undulation を形成する（胸郭の谷状の型状）．また，胸郭のある分節での肋骨の後方回旋位の定着により，その分節での前後径は大きくなり，胸郭の面に凸状の undulation を形成する（胸郭の山状の型状）．つまり，胸郭の谷状の型状にある分節での肋骨は前方回旋位を示唆し，胸郭の山状の型状にある分節での肋骨は後方回旋位を示唆する．肋骨の山型状と谷型状の判別方法は，実際に胸郭面の undulation を観察し，前額面を基準とし左右同レベルの肋骨の前後径の大きさを断定することである．もう一つは肋骨体の長軸方向へ徒手的に力のベクトルを加え，その際に肋椎関節で生じるモビリティの大きさで断定することである．モビリティの大きい場合は肋骨の谷型状，つまり前方回旋位を示唆し，モビリティの小さい場合は肋骨の山型状，つまり後方回旋位を示唆する．一般的に胸郭形状には以下のような法則性が存在する．上部肋骨（第1〜6肋骨）では右側での前方回旋位の定着があり，左側では後方回旋位の定着が存在する．下部肋骨（第7〜10肋骨）では右側での後方回旋位，左側での前方回旋位が定着しやすい．つまり上部肋骨と下部肋骨で相反する肋骨回旋位を呈する．

CR 6 胸郭左側方偏位の機能的特徴[5, 6]

前額面上，骨盤に対する胸郭の左右側方偏位にみられる特徴として，偏位側とは対側腰部多裂筋活動低下が生じる．臨床においては骨盤に対する胸郭偏位は左側にみられることが多いため，右側腰部多裂筋活動低下を生ずる．胸腰肋筋の起始は第7〜12肋骨，停止が第1〜6肋骨となっており，起始停止が機能分類の上位胸郭と下位胸郭に一致する．胸郭の左側方偏位で右側上位肋骨と下位肋骨は，それぞれ前方回旋位・後方回旋位となる．したがって，右側胸腰肋筋の起始部と停止部の距離は延長することになり，その筋緊張は強まる．胸郭が左右対称化することで，右側胸腰肋筋の筋緊張は弱まる（**図8**）[5]．歩行での胸郭左側方偏位の特徴は，体幹質量の偏りから歩行時の推進方向を左側に偏らせる．推進方向が左に偏った場合，右側では足圧中心が内側に COP（center

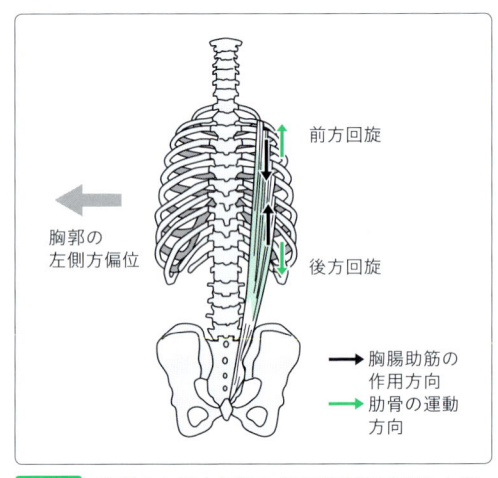

図8 胸郭の左側方偏位に伴う胸郭形状変化と胸腸肋筋の活動

（文献5より引用）

of pressure）が移動しやすく，左側では足圧中心が外側に COP が移動しやすい．こうしたことから，左側足関節の過背屈，左側中足趾節関節の屈曲制限，足部内外側筋群の過活動，右側舟状骨の低位の典型的事象を生じやすい．

CBL2　追加情報から問題構造と解決策について "臨床思考" する

臨床思考 2-1　腰痛急性増悪の原因は？

結論　腰痛急性増悪の原因は右胸腸肋筋の筋挫傷によるものである（図9）．

根拠　情報：超音波にて右胸腸肋筋 Th10-11 部の皮膚，皮下に腫脹が確認できた．

CR3：数日前から発症した腰痛は，一般的に急性炎症（組織学的問題）による可能性が高い．

思考　遅刻しそうだったので走って登校した際に，胸腰部で背負っていたリュックの金具が右胸腸肋筋に繰り返し当たったことで筋挫傷をした．筋の表層であるため背臥位でのMRI では発見されなかったが，超音波画像により表層に皮膚，皮下の腫脹があり，圧痛部位とも一致することから，腰痛急性増悪の原因は組織損傷の痛みであると判断した．

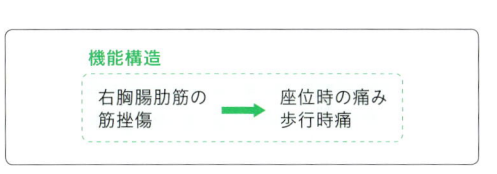

図9　腰部急性増悪の原因

臨床思考 2-2　体幹不安定性の原因は？

結論　骨盤に対して胸郭左側方偏位と胸郭の凹凸状 undulation（図 10）．

根拠　情報：体幹機能評価（胸郭形状）にて，上部肋骨は右肋骨が前方回旋，肋骨が後方回旋，下部肋骨は右肋骨が後方回旋，左肋骨が前方回旋を確認している．

CR4：胸郭には体幹の安定に関与する多くの筋が付着しており，肋骨の偏位が生じると容易にそれらの筋の機能低下を招く．

CR5：胸郭の機能的特徴．

CR6：胸郭左側方偏位の機能的特徴．

思考　体幹深部筋が機能しにくいアライメントでの身体活動で，体幹の過剰固定を強いられると胸腰椎の分節性は失われる．学校や自宅での不良姿勢（胸腰部を丸くした状態）や通学時に重いリックを胸背部でなく胸腰部で背負っていたため，胸郭の凹凸状 undulation を生じた．

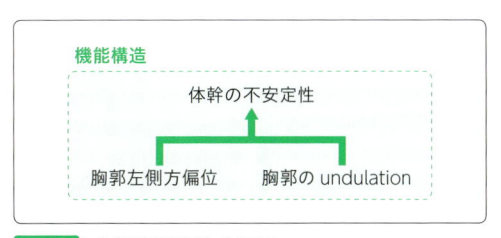

図10　体幹不安定性の原因

臨床思考 2-3　以前からの腰痛の原因は？

結論　以前からの腰痛は，微細な機械的負担が繰り返されるメカニカルストレスによるものである（図 11）．

根拠 CR1：腰部機能障害による疼痛はメカニカルストレスから始まることが多い.

CR3：数ヵ月におよんでいる場合には機能的問題（力学的問題）が関与した腰痛として機能運動学的な運動療法を行う.

CR6：胸郭左側方偏位の機能的特徴.

思考 体幹の不安定性を体幹機能評価（胸郭形状）からも確認しており，筋緊張の評価においては右側の腰部多裂筋の筋緊張の減少，右側の胸腸肋筋の筋緊張の高まりを確認できる. こうした状態は骨盤に対する胸郭の左側方偏位にみられる特徴でもある. 臨床上，左側の広背筋と右側の大殿筋で構成される後斜走系の機能低下による代償によって生じることが多い. また，歩行観察から右側立脚中期から後期右肩甲帯前方突出,左側立脚中期から後期では寛骨挙上，後退する様子がみられることから，胸郭左側方偏位の特徴的な状態であると判断する. こうした歩行状態からの長距離走行は機械的負担が繰り返されるメカニカルストレスからの腰痛を生じると推論できる.

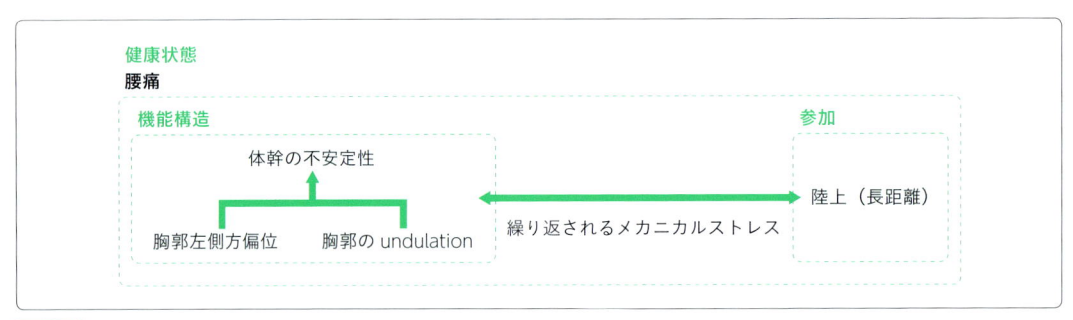

図 11 以前からの腰痛の原因

臨床思考 2-4 本症例の問題構造の全体像は？

結論 臨床思考 1-1 〜 3 および 2-1 〜 3 を統合して以下のように考える（**図 12**）.

本症例が中学校への自立通学と部活動（陸上部長距離走行）を遂行できないのは，座位などの安静時や基本動作でも痛みがあることから，教科書類を背負っての歩行困難，走行困難が

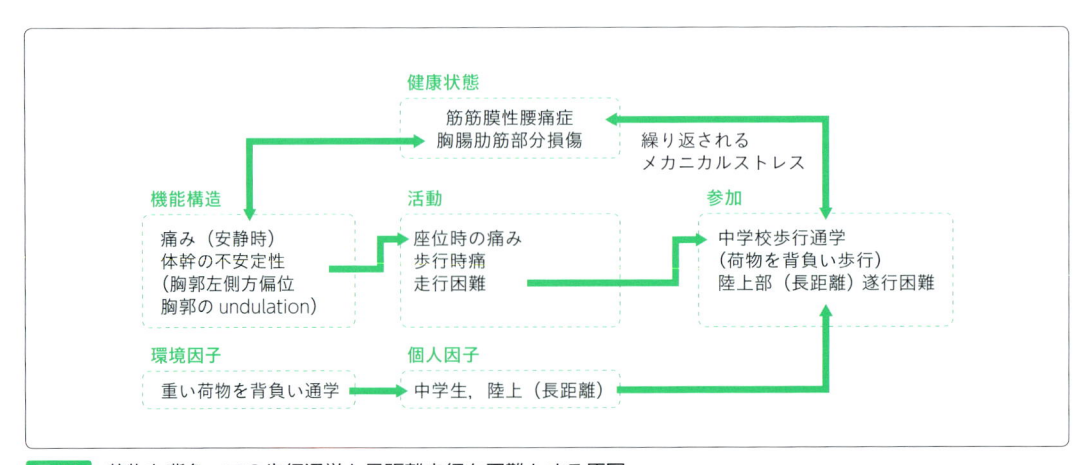

図 12 荷物を背負っての歩行通学と長距離走行を困難とする原因

あるからである．安静時痛は右胸腸肋筋の筋挫傷によるものである．筋挫傷による痛みは，右側の胸腸肋筋の筋緊張の高まりで筋が膨隆していた状況も背景にあり，これは以前からの痛みにも起因する．半年程前からの腰痛は，骨盤に対する胸郭の左側方偏位にみられる特徴で，右側の腰部多裂筋の筋緊張の減少，右側の胸腸肋筋の筋緊張の高まりと，左側の広背筋と右側の大殿筋で構成される後斜走系の機能低下による体幹不安定性によるものが原因である．こうした状態での長距離走行で繰り返されるメカニカルストレスが加わり腰痛が生じたと判断した．

臨床思考 2-5 本症例の問題の解決策は？

結論 ICF 概念地図で主要な問題点を解決する理学療法の介入プランを以下のように意思決定した（**図 13**，**表 1**）．

右胸腸肋筋 Th10-11 部表層の皮膚・皮下の腫脹に対して，物理療法（マイクロカレント）で組織損傷治癒促進．同部位に対してガーゼで圧迫した後弾性包帯で固定することで筋の損傷部位結合促進を行い組織損傷の対応を行う．これにより座位安静時痛も減弱した．また，右胸腸肋筋の筋緊張の高まりは骨盤に対する胸郭の左側方偏位による代償活動と考えられることから，損傷組織に対する負担軽減の観点から胸郭に対する介入を行う．以前からの腰痛も同じように左側方偏位と胸郭の凹凸状 undulation 体幹の不安定性を生じた状態での部活動（陸上部長距離走行）から生じるメカニカルストレスによるものと考えられるため，胸郭体幹機能を再構築することとした．胸郭の左側方偏位に伴い生じた左腰方形筋の機能低下に

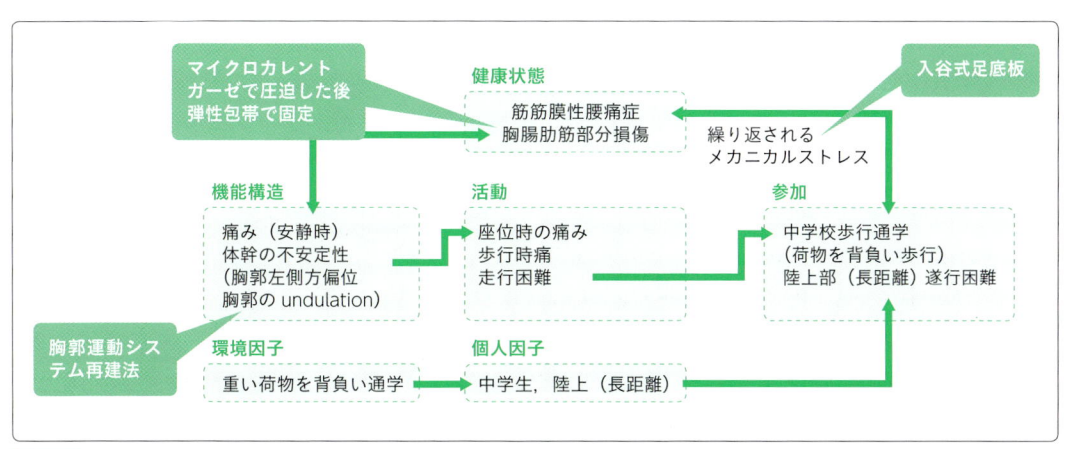

図 13 問題構造に対する解決策

表 1 本症例に対する理学療法の介入プラン

目的	方法	注意点・禁忌
損傷筋治癒促進	マイクロカレント：微弱電流（酒井医療社製フィジオ ラジオスティムにて）ガーゼで圧迫した後弾性包帯で固定	①痛みのない強度で行う ②筋損傷部位に圧がかかるように行う[8]
胸郭体幹機能再構築	胸郭運動システム再建法	左右対称的な胸郭形状を目標とする
再構築した機能を維持	入谷式足底板	

対して，左腰方形筋の活動を促し，左の脊柱起立筋の過活動を抑制することを主な目的とした足底板を作製する[7]．つまり，再構築した機能を維持させた状態で活動・参加を促す目的として，部活で用いる靴に足底板を処方した．

■ 本症例からの学びと追加事項

クリニカル・ルール

1 腰痛は体幹機能のアンバランスから生じ，その機能低下は下肢にも出現する．
2 腰痛では歩行などの基本動作困難から，入浴・排泄動作（ADL）や，通学・通勤などの活動（IADL）が制限される．
3 疼痛の持続時間と疼痛発生部位．
4 胸郭アライメントを評価する臨床的意義．
5 胸郭の機能的特徴．
6 胸郭左側方偏位の機能的特徴．

知っておきたい関連事項

肉ばなれ（図14）

筋線維の引っ張り強度以上の外力が働くことにより起こる筋線維の伸張断裂，筋肉の部分断裂であり，完全に筋肉断裂する筋断裂，直接的外力による筋挫傷，筋挫滅とは分けて考えられる[8]．

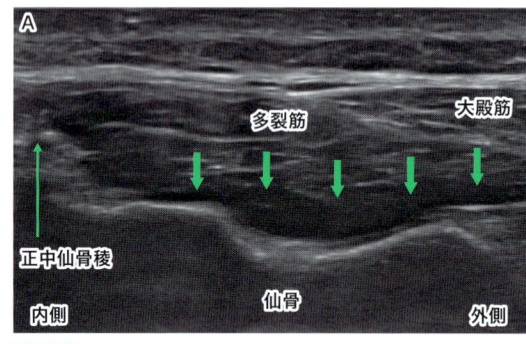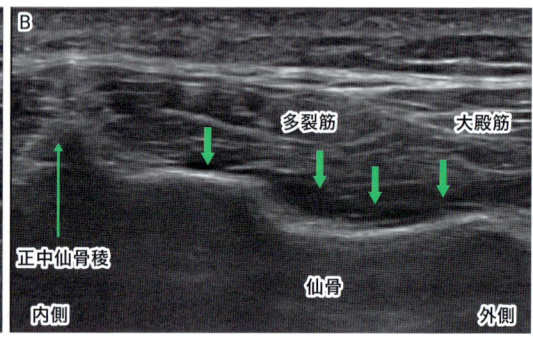

図14 肉ばなれ超音波画像
A：非圧迫時のBモード画像，B：圧迫時のBモード画像．
仙骨背面で生じた多裂筋の肉ばなれ症例の画像．非圧迫時の画像（A）では，仙骨から多裂筋が剝がれている様子が確認できる．圧迫時の画像（B）では，剝離部の間隙が減少している．
（運動器機能解剖研究所 林 典雄先生のご厚意にてご提供）

書籍紹介

1 **胸郭運動システムの再建法，第2版，柿崎藤泰編，ヒューマン・プレス，2017**

多くの体幹筋が多く付着する胸郭を中心に，四肢と体幹機能の関係を評価・治療する方法が記載されており，ヒトの動きの特徴も記載されている．臨床で役立つ書籍である．

2 入谷式足底板—基礎編，入谷 誠，運動と医学の出版社，2011

　　ヒトの身体を支える足から身体をコントロールする考え方である．その概念から，評価・足底板作製の方法まで記載されている．運動学的アプローチに対して役立つ書籍である．

●文 献

1) Macnab I：情動的に破壊された患者の持続する症状. Macnab 腰痛，鈴木信治訳，医歯薬出版，東京，241，1980
2) 日本理学療法士学会：理学療法士が知っておくべき診断に関する知識. 理学療法ガイドライン第1版（2011），日本理学療法士協会，東京，22-23，2011. http://jspt.japanpt.or.jp/guideline/1st/ （2018年5月13日閲覧）
3) 林　典雄：椎間関節性腰痛のみかた. 理療兵庫 14：20-24，2008
4) 新井恒雄ほか：胸腰椎—脊柱筋骨格系障害への挑戦. 新人・若手理学療法士のための最近知見の臨床応用ガイダンス，嶋田智明ほか編，文光堂，東京，160-172，2013
5) 柿崎藤泰ほか：胸郭運動システムの概要. 胸郭運動システムの再建法，第2版，柿崎藤泰編，ヒューマン・プレス，神奈川，38-39，2017
6) 柿崎藤泰ほか：胸郭運動システムの再建を行うための糸口. 胸郭運動システムの再建法，第2版，柿崎藤泰編，ヒューマン・プレス，神奈川，202-207，2017
7) 柿崎藤泰ほか：パフォーマンスの向上. 胸郭運動システムの再建法，第2版，柿崎藤泰編，ヒューマン・プレス，神奈川，240-241，2017
8) 林　典雄ほか：スポーツ動作により発症した体幹部の肉離れに対する運動療法. 整形外科運動療法ナビゲーション　上肢・体幹，改訂第2版，整形外科リハビリテーション学会編，メジカルビュー社，東京，324-327，2014

（新井恒雄）

第 2 章

神経障害理学療法

21 尺骨神経麻痺

■ 導入のためのエッセンス

◆尺骨神経麻痺とは，手の尺側のしびれと感覚低下，握力低下，つまみ力の低下が生じ，骨間筋や小指球の筋萎縮とともに細かい指の動きができなくなる疾患です．尺骨神経の絞扼性神経障害は，肘関節内側にある肘部管を通過する部（肘部管症候群）と手掌面にある Guyon 管を通過する部（尺骨神経管症候群）の 2 ヵ所で障害されることが多く，肘部管で障害されると肘関節屈曲位で症状が出現します．症状が軽い場合は，肘関節の伸展で症状は改善します．初期治療は，局所の安静，ステロイドと局所麻酔薬による神経ブロックにて保存療法を実施しますが，症状が進むと保存療法では治癒が難しく，手術療法が必要になります．

◆医師から処方を受けた理学療法士は，対象患者の社会的背景を問診したり，身体状態を検査したりして，これから行っていく理学療法の方向性を決定します．そして治療へと進みます．

◆尺骨神経麻痺では，神経の圧迫により①小指と環指の近位指節間（PIP）関節，遠位指節間（DIP）関節の伸展筋力低下，中手指節間（MP）関節の屈曲筋力低下，②示指から小指までの内外転と母指の内転筋力低下が生じ，これらは長期間になると筋萎縮を起こすこともあります．③小指と環指に感覚障害やしびれなどの機能構造障害が起こります．

◆これらの機能構造障害により，上肢を用いる活動（ADL や IADL）に制限をきたします．一般的には，整容動作，更衣動作，把持動作の制限です．

◆一般的な理学療法では，制限された動作の練習や ROM 運動，筋力増強運動，そして物理療法などを行います．

症例 **神経麻痺後，仕事（農業）と更衣・整容動作に困っている 65 歳の男性．**

CBL1 **初期情報から仮説を立て，仮説証明のための新たな情報を選択する**

初期情報

処 方 箋 ❯ **診断名**：右変形性肘関節症，右肘部管症候群（尺骨神経麻痺）．65 歳の男性，ROM と筋力の改善を目標に理学療法を開始してください．

現 病 歴 ❯ 数年前より，肘が曲がらない，伸びないなどの肘の動きが悪いことや，肘が外側に向く変形が生じ，肘の屈曲を持続したときにしびれがあり，整容動作（洗顔動作）や更衣動作（上着のボタン留め外し，襟の整え動作）に制限をきたし，変形性肘関節症の診断を受けた．3 ヵ月前より，巧緻動作障害，持続した小指の感覚障害としびれが出現し，背側骨間筋と小指外転筋の筋萎縮があり，肘部管症候群（尺骨神経麻痺）となる．10 日前に症状が改善しないため，神経の絞扼部を開放し，神経を除圧する神経剝離術が施行された．本日より，理学療法開始となる．術後から創部治癒までの間に特に治療歴はない．

医療面接 ❯ PT「術後の生活はどうですか？」

患者「小指や薬指のしびれがあり，物をつかみにくく，服を着るのが大変です」

PT「どのような服ですか？」

患者「ボタン付きのシャツです．下の方のボタンはできますけど，上から3つ目あたりからやりにくいし，襟を整えることが難しいです」

PT「他にできない動作はありますか？」

患者「顔を洗うとき，小指と薬指の間から水が落ち手のひらに水が溜まらない．また，肘が曲げにくいため，首を曲げないと手のひらが顔に届かないです」

PT「仕事（農業）に影響はありますか？」

患者「ハサミを使った硬い物の剪定や紐結び，収穫用コンテナを持って腰より高いところに持ち上げることができないです」

■ **その他に得た情報**：妻（64歳）と2人暮らし．妻は協力的である．

動作観察 ❯ 右手の状態を観察した．術創部は治癒しており小指と環指はPIP関節，DIP関節が軽度屈曲し，小指は外転していた．患側上肢の動きは，肘関節が外反変形しており，肘関節の屈曲伸展に左右差があり，手指の屈曲・伸展も力が入らないように見えた（**図1**）．

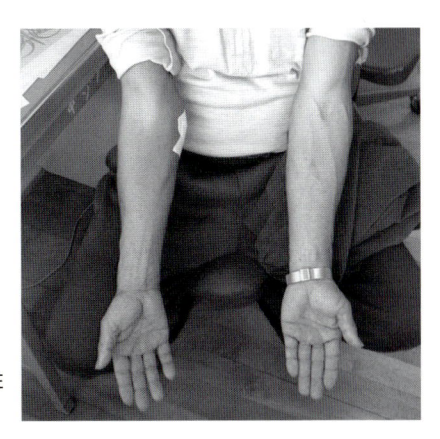

図1 仕事（農業）と更衣・整容動作に困っている65歳の男性
右変形性肘関節症（外反肘），肘部管症候群（尺骨神経麻痺）．

下に示すクリニカル・ルールを用いて，次の問いに答えましょう

1-1　本症例の参加制約とその原因は？　　1-2　本症例の活動制限①とその原因は？

1-3　本症例の活動制限②とその原因は？　　1-4　本症例の活動制限③とその原因は？

1-5　本症例の仮説的問題構造の全体像は？　　1-6　仮説証明に必要な情報や検査は何か？

■ クリニカル・ルール

CR 1 変形性肘関節症で肘関節のROM制限が生じ，その後の肘部管症候群（尺骨神経麻痺）での機能障害は，まず麻痺や感覚障害（しびれ）が生じ，次に筋萎縮に伴う筋力低下やROM制限が起こる（**図2**）

　尺骨神経麻痺に限らず，末梢神経麻痺後では，麻痺や感覚障害，筋萎縮による筋力低下が出現する．麻痺や筋力低下により関節運動は制限されるため，廃用症候群が発生する．関節運動が制限されると関節周囲の軟部組織の短縮や癒着によりROMは狭小化する．さらに麻痺の期間が持続すると筋の不使用状態が続き，症状は悪化する．

また変形性肘関節症は改善していないので，肘関節のROM制限は残存し，尺骨神経へ負担が継続することになる．つまり，変形性肘関節症を伴う，尺骨神経麻痺後には，継続的に筋力低下，感覚障害（しびれ），ROM制限が出現する可能性がある．これらの機能障害は，ADLやIADLを制限する原因となる．

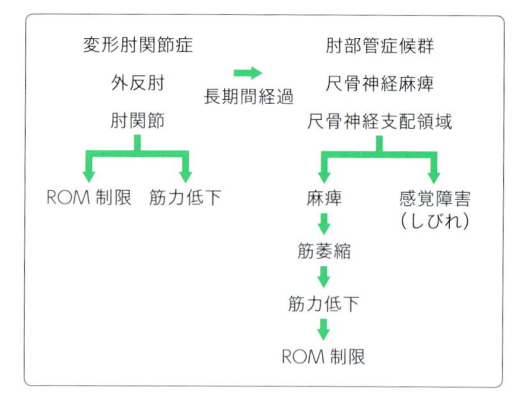

図2 変形肘関節症・肘部管症候群で起こる機能構造障害

CR2 尺骨神経麻痺では，手指（特に母指，示指，小指，環指）を用いる活動（ADLやIADL）が制限される

尺骨神経は手内筋（短掌筋，小指外転筋，短小指屈筋，小指対立筋，母指内転筋，短母指屈筋，虫様筋，掌側骨間筋，背側骨間筋）を多く支配しているため，機能障害（筋力低下，ROM制限，しびれ）は手指に出現しやすい．これにより，上肢の基本動作である把持動作などを困難とし，整容動作，更衣動作を制限する．しかし，手指を用いるあらゆる動作が制限されるのではなく，把持動作と巧緻動作を中心に制限される．利き手の麻痺では，さらに深刻な動作の障害になる可能性がある．

CR3 変形性肘関節症では，肘関節の屈曲を用いる活動（ADLやIADL）が制限される

肘関節の屈曲は，頸部や顔面に手を近づけるリーチ動作を伴うADLに必要な動きであるため，整容動作，更衣動作，入浴動作，食事動作を制限する．健側のみでできる動作もあるが，患側を用いる肘関節を屈曲する動作を中心に制限される．伸展制限は軽度であれば，ADL上問題になることは少ない．

CBL1 仮説的問題構造と仮説証明のための追加情報項目について "臨床思考" する

臨床思考1-1 本症例の参加制約とその原因は？

結論 参加制約＝職業としての農業参加が困難．
その原因＝把持動作・巧緻動作と物を持ち運ぶ動作が困難だから（図3）．

根拠 情報：患者は物がつかみにくい，指先での細かい動きがしにくい，肘が曲がらないと訴える．

CR2：尺骨神経麻痺では，把持動作や巧緻動作を制限する．

CR3：変形性肘関節症では，肘関節の屈曲

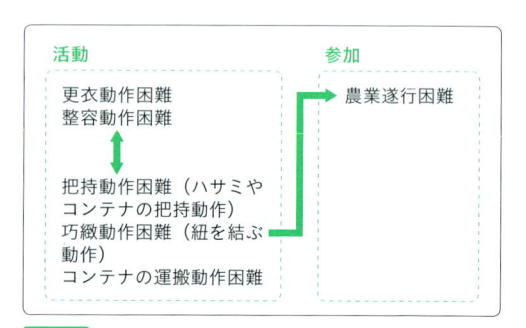

図3 参加制約とその原因

制限により，物を持ち運ぶ動作を制限する．

思考 本症例は，医療面接の際，自身の身の回りの動作が一部できないと訴えており，さらに，職業である農業の心配をしている．特にハサミを使用することや紐を結ぶことが困難と訴えている．ハサミは持てるが，手内筋が弱いため力が入らず硬いものを切れないこと，紐を結ぶときは母指内転の細かい動きができないからである．また，収穫物を運ぶ際には，コンテナの持ち手を把持することと，運搬時には肘関節の屈曲がしにくいことが，農作業を困難にしていると考えられる．

臨床思考 1-2 本症例の活動制限①とその原因は？

結論 活動制限＝更衣動作でシャツの上部のボタンの留め外し動作，襟を整える動作が困難（紐を結ぶ動作困難）．

その原因＝母指内転動作制限，肘関節屈曲制限のため（**図 4**）．

根拠 情報：肘が曲げにくいし，母指が動かしづらいと訴える．

CR2：母指内転筋の筋力低下が起こり，正中神経支配の長母指屈筋を使用し，指節間（IP）関節の屈曲で代償しようとするが，うまく使えない．

CR3：変形性肘関節症では，肘の屈曲の制限が出現する．

思考 シャツの上部のボタンの留め外し動作や襟を整える動作は，肘関節の屈曲 ROM と屈曲した状態での手指の巧緻動作が要求される．特に最上部のボタンを留める動作は 130° 以上の肘の屈曲 ROM が必要となるため，これらの動作が困難になっていると考えられる．この巧緻動作は，農作業における紐を結ぶ動作にも関連する．

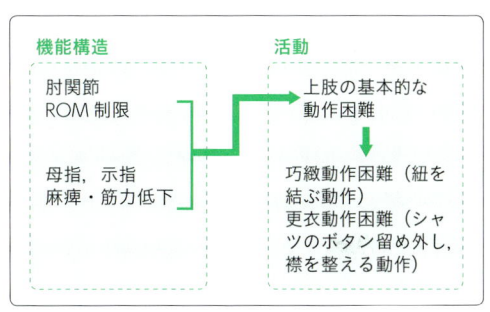

図 4 活動制限①とその原因

臨床思考 1-3 本症例の活動制限②とその原因は？

結論 活動制限＝整容動作である洗顔動作困難．

その原因＝環指，小指の内転制限，肘関節屈曲制限のため（**図 5**）．

根拠 情報：肘が曲げにくいし，小指と環指が閉じないと訴える．

CR2：掌側骨間筋の筋力低下が起こり，手指の内転が動作困難である．

CR3：変形性肘関節症では，肘の屈曲の制限が出現する．

思考 洗顔動作は，肘関節の屈曲 ROM と屈曲した状態で手指を内転させ水が落ちないようにする動作が要求される．手指の内転筋力の低下によって，この動作が困難になっていると考えられる．

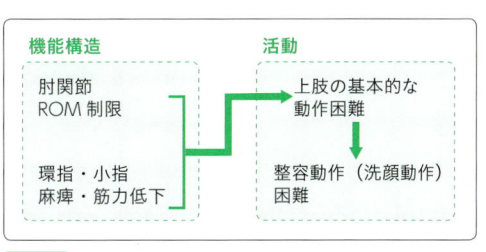

図 5 活動制限②とその原因

結論 活動制限＝コンテナを持ち運ぶ動作困難（ハサミの把持動作困難）．

その原因＝肘関節屈曲制限，手指の筋力低下のため（**図 6**）．

根拠 情報：肘が曲げにくいし，物をつかんだときに力が入らないと訴える．

CR2：背側骨間筋・掌側骨間筋・第 3，4 虫様筋・短小指屈筋・小指対立筋・小指外転筋・短母指屈筋・母指内転筋・短掌筋の筋力低下が起こり，把持動作が困難である．

CR3：変形性肘関節症では，肘の屈曲の制限が出現する．

思考 コンテナを持ち運ぶ動作は，両手でコンテナの持ち手を把持し，所定の場所まで運搬する動作が要求される．手指の筋力低下によって，コンテナを把持し，持ち上げることが困難となっている．また，腰より高いところに持ち上げるためには，肘の屈曲 ROM が必要となるので，この一連の動作が困難となっていると考えられる．

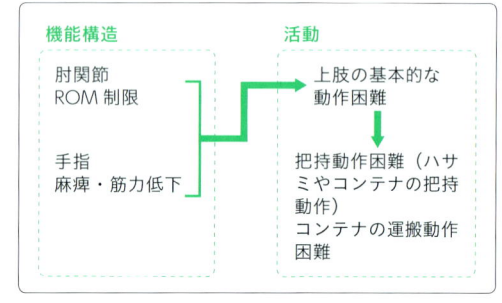

図6 活動制限③とその原因

結論 臨床思考 1-1 ～ 4 を統合して以下のように考える（**図 7**）．

職業としての農業遂行困難なのは，肘関節の屈曲制限（？），手指（特に母指，示指，小指，環指）の麻痺（？）・筋力低下（？）が存在するため，上肢の基本的動作（把持動作，巧緻動作，更衣動作，整容動作）が困難（？）だからである．以上のように仮説的に問題構造をまとめる．

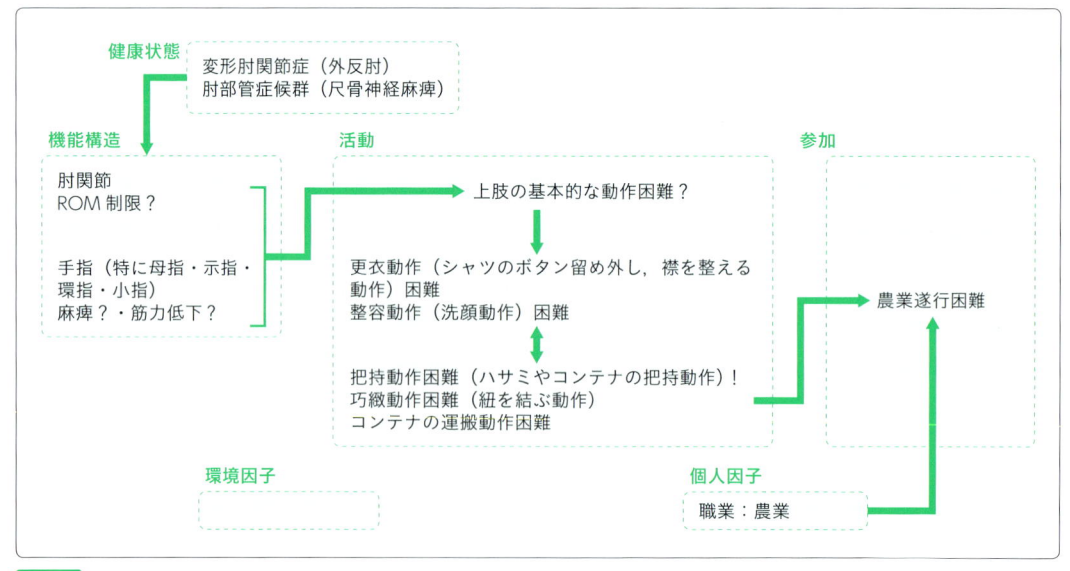

図7 仮説的問題構造の全体像

結論　ICF 概念地図で「？」がついている機能構造と活動を確認すれば問題構造が明らかになる.

1) 更衣動作の観察と分析
2) 洗顔動作の観察と分析
3) コンテナの運搬動作の観察と分析
4) 疼痛検査
5) 手指，手関節，肘関節の ROM テスト
6) 握力，上肢の筋力テスト
7) 形態計測
8) 感覚テスト

根拠　CR2：末梢神経麻痺後の ADL 制限は，支配筋の筋力低下とその後の ROM 制限に由来する.
　　　CR3：変形性肘関節症の ADL 制限は，主に ROM 制限に由来する.

思考　把持動作，巧緻動作，運搬動作，更衣動作，整容動作を制限する因子を明確にするために，患側の筋力低下，ROM 制限を確認する必要がある.　また，末梢神経が障害されているため感覚テストを実施する.

CBL2　追加情報から本症例の問題構造を明らかにし，解決策を講じる

追加情報

運動神経　術前より回復（44 m/ 秒）し，健側の値（55 m/ 秒）に近づいてきている.
伝導速度 ❯

動作観察 ❯　◆ボタン付きシャツの更衣動作を観察した.　上から 4 番目までは問題なく留め外しは可能であった.　3 番目は，時間はかかるが何とか可能であったが，それより上は困難であり，左手のみでは不可能であった. やはり肘関節の屈曲ROM不足で，手関節を掌屈しシャツを前方に引っ張ることで行っていた. さらに掌屈しながら母指の IP 関節を屈曲していたため，ボタンを穴に入れる巧緻動作が困難であった.　襟を整える動作もできなかった.
　　　◆洗顔動作を観察した.　小指と環指の間から水が漏れるため，手のひらに水を溜めるのが困難であった.　また，肘関節の屈曲制限のため，手を顔に近づけるのに時間がかかり，最終的には頸部の屈曲を利用して左手を中心に洗顔を行った.
　　　◆収穫用コンテナの運搬動作を観察した.　コンテナの中を空にした状態では，両手でコンテナを把持して持ち上げることは可能であった.　しかし，腰より高い位置に持ち上げようとすると，肘関節の屈曲制限のために困難であった. また中に重りを入れると把持するのが難しく，持ち上げるのが困難であった.

疼痛検査 ❯　自発痛なし.

ROM（他動）❯　◆肘屈曲（Rt.105, Lt.135）伸展（Rt.−10, Lt. 5），◆前腕回外（Rt. 80, Lt. 90）回内（Rt. 80,
※単位：度　Lt. 80），◆手掌屈（Rt. 80, Lt. 80）背屈（Rt. 70, Lt. 70）橈屈（Rt. 20, Lt. 20）尺屈（Rt. 50,
Lt. 50），◆手指（他動では全方向問題なし）.

筋　　力 ❯　◆肩（全方向 5），◆肘屈曲（Rt. 4, Lt. 5）伸展（Rt. 4, Lt. 5），◆前腕回外（Rt. 5, Lt. 5）回内（Rt. 5,
※ MMT　Lt. 5），◆手掌屈（Rt. 4, Lt. 5）背屈（Rt. 5, Lt. 5）尺屈（Rt. 4, Lt. 5）橈屈（Rt. 5, Lt. 5），◆母指内転（Rt. 2, Lt. 5）手指外転環指，小指（Rt. 2, Lt. 5）手指内転環指，小指（Rt. 2, Lt. 5）

手指屈曲（MP）環指，小指（Rt. 2，Lt. 5）手指屈曲（PIP）環指，小指（Rt. 4，Lt. 5）手指屈曲（DIP）環指，小指（Rt. 3, Lt. 5）手指伸展（MP）環指，小指（Rt. 4, Lt. 5）手指伸展（PIP, DIP）環指，小指（Rt. 2, Lt. 5）.

握　　力 ▶ Rt. 5 kg，Lt. 35 kg.

周　　径 ▶ 前腕最大膨隆部（Rt. 20 cm，Lt. 23 cm）.

感　　覚 ▶ 表在感覚：手掌尺側面，小指，環指は鈍麻（5/10）.

し び れ ▶ 小指外側部にあり.

家庭状況 ▶ 妻と 2 人暮らし．妻は協力的.

下に示すクリニカル・ルールを用いて，次の問いに答えましょう

2-1　ボタン付きシャツの更衣動作ができない原因は？

2-2　上部のボタンへのリーチ動作が困難な原因は？

2-3　ボタンホールにボタンを留め外しするための巧緻動作が困難な原因は？（紐が結べない原因は？）

2-4　洗顔動作ができない原因は？

2-5　コンテナの運搬動作が困難な原因は？（硬いものをハサミで切れない原因は？）

2-6　本症例の問題構造の全体像は？

2-7　本症例の問題の解決策は？

■ クリニカル・ルール

CR 4　尺骨神経麻痺では母指の IP 関節を屈曲して物をつまむ（図 8）

　母指と示指にて物をつまむ場合，通常は母指の IP 関節を伸展させて，手根中手（CM）関節の内転にてそれぞれの指腹で挟む．この動作は，母指では母指対立筋や母指内転筋，示指では虫様筋や第 1 背側骨間筋が主動作筋である．母指内転筋や第 1 背側骨間筋は尺骨神経支配であるため，尺骨神経が麻痺した場合には母指の内転が困難になり，その代償として正中神経支配である長母指屈筋を使い，IP 関節を屈曲させて物をつまむ．また，手指の内転筋である掌側骨間筋の筋力低下が生じるため，手指の内転ができなくなる．

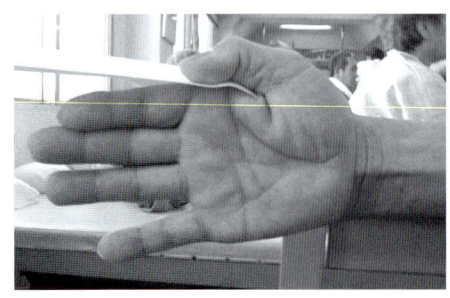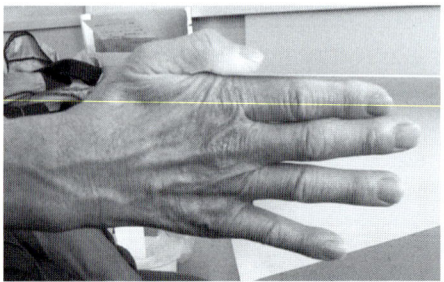

図8　尺骨神経麻痺では母指の IP 関節を屈曲して物をつまむ

臨床思考 2-1 ボタン付きシャツの更衣動作ができない原因は？

結論 更衣動作ができないのは，上部のボタンに手が届かないことと，ボタンホールにボタンを入れる巧緻動作ができないからである．

根拠 情報：動作観察で上記の動作が確認された．

思考 一連の更衣動作を観察した結果，ボタン付きシャツ以外の更衣動作は問題なく，上部（上3つ）のボタンに手が届かないこととボタンホールにボタンを入れる巧緻動作が困難であったため，この2つの動作が原因であると判断した．

臨床思考 2-2 上部のボタンへのリーチ動作が困難な原因は？

結論 上部のボタンに手が届かない原因は，変形性肘関節症により肘関節屈曲の ROM が制限されているからである．ROM 制限の原因は，軟部組織の伸張性の低下と骨棘の存在である（図9）．

根拠 情報：ROM テストにおいて，肘関節の屈曲制限がある．可動範囲の最終域で伸張痛とつまり感がある．

思考 動作観察と検査データは一致しており，肘関節の130°以下の屈曲制限では，胸骨柄より上部へのリーチ動作は困難となり，上部のボタンに手が届かないと推論できる．可動範囲の最終域での伸張痛は，関節周囲の軟部組織の伸張性が低下しており，つまり感は，尺骨の鈎状突起の骨棘によって，鈎状突起が上腕骨の鈎突窩と衝突するからと考えられる．

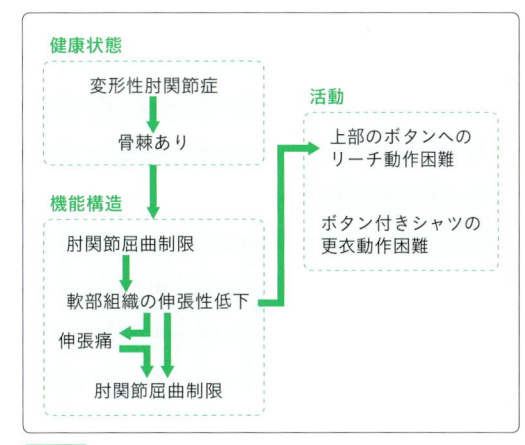

図9 上部のボタンへのリーチ動作が困難な原因

臨床思考 2-3 ボタンホールにボタンを留め外しするための巧緻動作が困難な原因は？（紐が結べない原因は？）

結論 ボタンホールにボタンを入れる巧緻動作が困難なのは，尺骨神経麻痺により母指の内転と示指の固定ができず，ボタンのような細かい物をつまむことが困難だからである（図10）．

根拠 情報：母指の内転ができないので，母指の IP 関節を屈曲する．

CR4：尺骨神経麻痺では，母指の IP 関節を屈曲させて物をつまむ．

思考 動作観察と CR4，検査データは，一致して尺骨神経の障害を示している．尺骨神経の障害によりその支配筋である母指

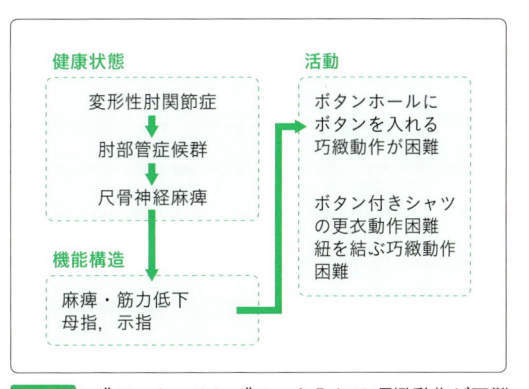

図10 ボタンホールにボタンを入れる巧緻動作が困難

内転筋の麻痺によって，正中神経支配筋の長母指屈筋が代償として働き，母指の内転運動をしていることと第1背側骨間筋の筋力低下により示指の固定ができないことが原因でつまみ動作ができないと推論できる．

臨床思考 2-4 洗顔動作ができない原因は？

結論 顔面に手が届かない原因は，変形性肘関節症により肘関節の屈曲 ROM が制限されているからである．ROM 制限の原因は，軟部組織の伸張性の低下と骨棘の存在である．また，手掌面に水を溜めることができない原因は，尺骨神経麻痺により，掌側骨間筋の筋力低下が生じ，小指と環指の内転ができないからである（図 11）．

根拠 情報：ROM テストにおいて，肘関節の屈曲制限がある．可動範囲の最終域で伸張痛とつまり感がある．小指と環指が外転している．

CR4：尺骨神経麻痺では，手指の内転ができない．

思考 上部のボタンへのリーチ動作と同様に肘関節の屈曲が必要とされるが，この動作では頸部の屈曲による代償が使用できるため，肘関節の ROM が少し改善するだけで，リーチ動作は可能となる．しかし，手掌面に水を溜める動作は，手指内転の筋力の回復が必要であると考えられる．

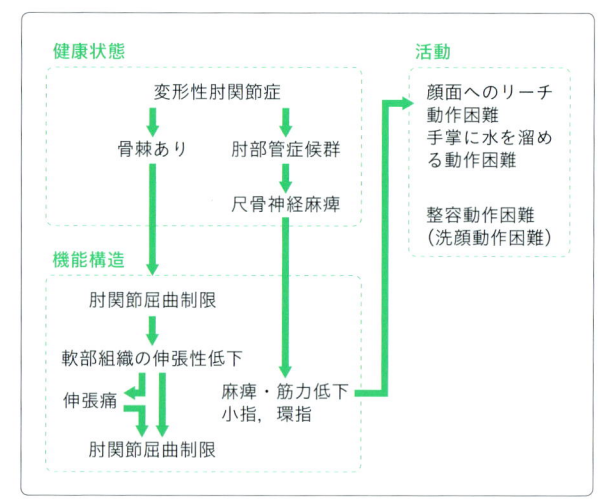

図 11 整容動作（洗顔動作）困難

臨床思考 2-5 コンテナの運搬動作が困難な原因は？（硬いものをハサミで切れない原因は？）

結論 尺骨神経支配の手内筋の筋力低下により，把持力が低下し，コンテナを持ったときに患側のみ力が入らない．また，コンテナが空であれば持ち上げることは可能であるが，腰より上には肘関節の屈曲制限のため持ち上げることができない（図 12）．

根拠 情報：環指，小指の MP 関節の屈曲 2，PIP 関節の屈曲 4，DIP 関節の屈曲 3，握力が 5 kg，肘関節の屈曲制限がある．

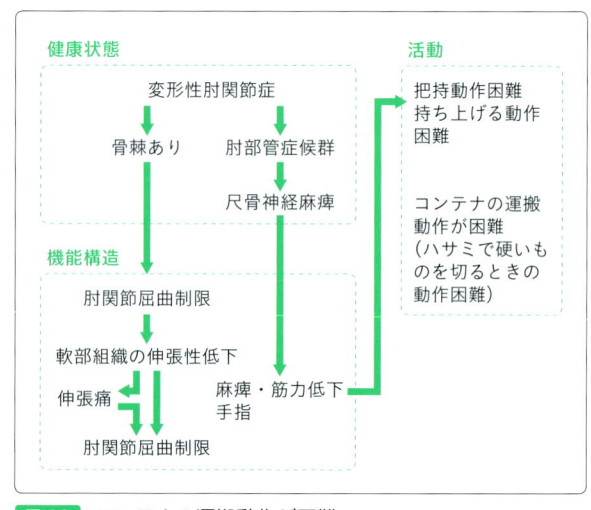

図 12 コンテナの運搬動作が困難

思考 動作観察とCR2，CR3，検査データは一致している．正中神経支配の筋により，把持動作が全くできないわけではないので，軽いものであれば持ち上げることは可能であるが，手内筋は尺骨神経支配の筋が多いため，把持動作に影響していることが考えられる．また，コンテナの運搬時に肘関節を屈曲して体幹に近づける必要があるが，肘関節の屈曲制限があると，体幹に寄せることができないため，より強い上肢筋力や把持力が必要となる．さらに把持力は，ハサミを使用し硬いものを切る動作時に強力な母指の内転力が必要になるため困難になることが考えられる．

臨床思考 2-6 本症例の問題構造の全体像は？

結論 臨床思考 2-1 〜 5 を統合して以下のように考える（図13）．

本症例が農作業を遂行できないのは，コンテナを把持し運搬する動作が困難なこと，農作業時にハサミで硬いものを切るときの把持動作が困難であること，そして，紐を結ぶ巧緻動作が遂行できないからである．また，これらの動作は更衣動作と整容動作にも関与し，更衣動作が遂行できないのは，ボタン付きのシャツのボタンの留め外しが困難なことと，整容動作が遂行できないのは，洗顔動作が困難なためである．その原因は，肘関節の屈曲制限のため上部のボタンへのリーチ動作ができないことや，ボタンホールにボタンを留め外しするための巧緻動作が困難だからである．また，同じく肘関節の屈曲制限のため顔面に手掌面が届きにくいことや，手掌面に水を溜める小指と環指の内転動作ができないからである．肘関節のROM制限の原因は，関節周囲の軟部組織の伸張性低下や骨棘に由来するものである．一方，巧緻動作が困難なのは，母指内転筋の麻痺により，正中神経支配の長母指屈筋の代償によりIP関節が屈曲して，母指の内転ができないからである．手掌面に水を溜めることができないのは，掌側骨間筋の麻痺により，小指と環指の内転ができないためである．

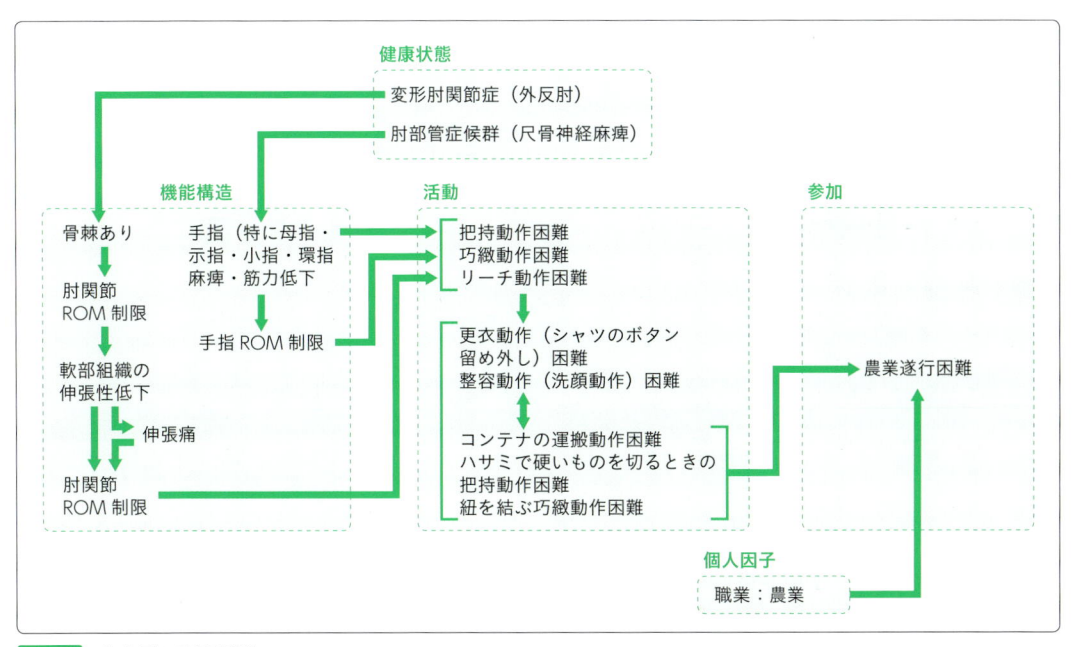

図13 本症例の問題構造

農業における把持動作，巧緻動作，運搬動作は，更衣動作や整容動作に深く関与するため，その関係性を整理する必要がある．

臨床思考 2-7 **本症例の問題の解決策は？**

結論 ICF 概念図で主要な問題点を解決する理学療法介入プランを以下のように意思決定した（**図14**，**表1**）．

軽いものを把持し運搬する動作，ハサミを把持し切る動作，紐を結ぶ動作，更衣動作，洗顔動作に右上肢を可能な限り参加させることで，動作獲得と廃用症候群の防止を目指す．しかし，洗顔動作ではお湯を扱うことがあるため，感覚障害を有する本症例は熱傷に十分注意する．

肘関節の ROM に対しては，保存療法では骨棘に対応できないので，関節周囲の軟部組織の短縮に対して伸張運動を選択し，できる限りの屈曲 ROM の獲得を目指す．また本症例は，末梢神経麻痺による筋力低下なので電気刺激療法でもよいが，神経伝導速度・筋力テストの結果から，尺骨神経の再支配が進行してきているので，運動療法を選択した．

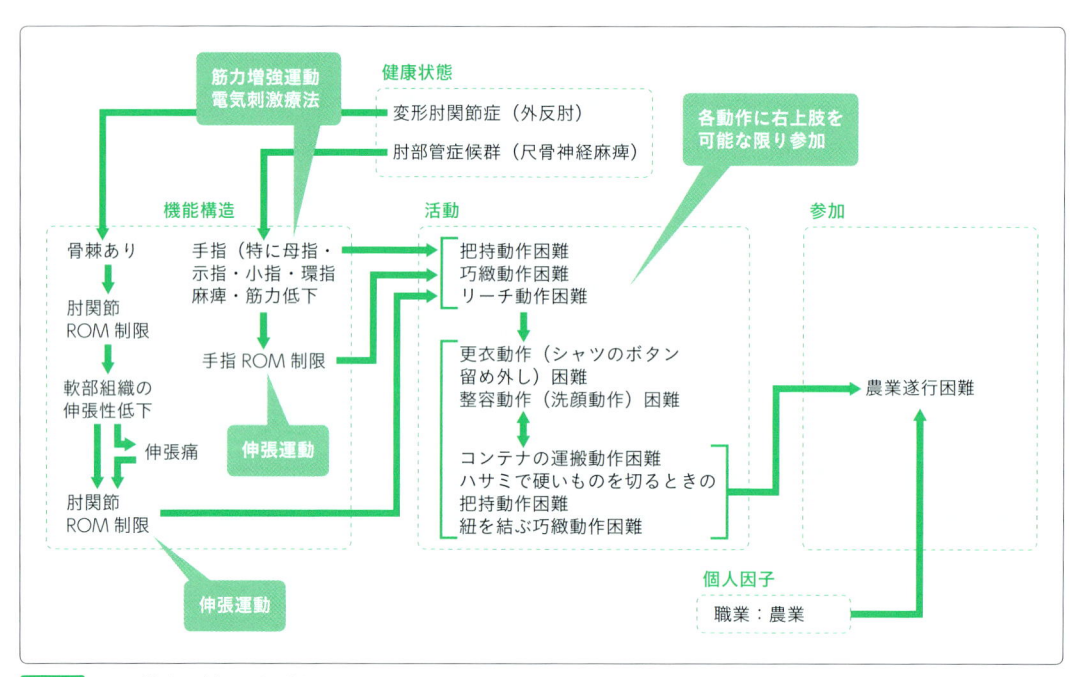

図14 問題構造に対する解決策

表1 本症例に対する理学療法の介入プラン

目的	方法	注意点・禁忌
動作の獲得と廃用症候群防止	軽いものを把持し運搬する動作，ハサミを把持し切る動作，紐を結ぶ動作，更衣動作，洗顔動作に右上肢を可能な範囲で用いる	感覚障害があるので，お湯を扱う場合は熱傷に注意
ROM の拡大	肘関節の伸張運動 母指，示指，小指，環指の伸張運動	肘関節に関しては，エンドフィールを確認しながら，骨棘による制限に注意
麻痺筋の筋力回復	尺骨神経が支配する筋の筋力増強運動（母指球，小指球への電気刺激でもよい）	

クリニカル・ルール

1　変形性肘関節症で肘関節の ROM 制限が生じ，その後の肘部管症候群（尺骨神経麻痺）での機能障害は，まず麻痺や感覚障害（しびれ）が生じ，次に筋萎縮に伴う筋力低下や ROM 制限が起こる．

2　尺骨神経麻痺では，手指（特に母指，示指，小指，環指）を用いる活動（ADL や IADL）が制限される．

3　変形性肘関節症では，肘関節の屈曲を用いる活動（ADL や IADL）が制限される．

4　尺骨神経麻痺では母指の IP 関節を屈曲して物をつまむ．

知っておきたい関連事項

肘部管症候群に対する手術療法とその後の理学療法

　手術療法には絞扼部を開放し除圧のみを行う神経剝離術と，尺骨神経を上腕骨内側上顆の前方へ移動させる神経移行術がある．

　皮膚を切開し，横走する前腕皮神経の損傷を避けるように皮下組織を鈍的に剝離する．中枢側で浅筋膜の下に尺骨神経を確保する．

　尺骨神経溝上には結合組織が存在し，いわゆる肘部管を形成している．これを切開し，さらに遠位部の尺側手根屈筋の二頭の間に尺骨神経が入り込んでいるので，これも開放する．この遠位端には Osborne band と呼ばれる硬い結合組織が存在し，尺骨神経を絞扼しており，このバンドも同時に開放する．筋間中隔を切開し，尺骨神経を完全に遊離した状態で除圧が十分であれば，神経剝離術までにとどめる．尺骨神経の状況によっては，神経移行術を行うことがある[1]．

　理学療法では，麻痺が回復するまでに ROM 制限が起こらないようにすることと，麻痺による筋力低下を早急に改善することがポイントとなる．

書籍紹介

骨格筋の形と触察法，改訂第 2 版，河上敬介ほか編，大峰閣，2013

　骨・筋・神経などの解剖学的位置関係を具体的に学ぶことができる．実際の解剖や体表上に投影した写真と詳細な触察法の解説がされており，臨床で役立つ書籍である．

●文献

1）　工藤陽平ほか：肘部における絞扼性尺骨神経障害の解剖学的病態と手術方法の選択．脊髄外科 23：19-23, 2009

（壇　順司）

22 脳血管障害—急性期・右視床出血

■ 導入のためのエッセンス

◆脳血管障害は，脳の血管が詰まって生じる脳梗塞，脳実質内に出血する脳出血，脳動脈が破れてクモ膜下腔（クモ膜と軟膜の間）に出血するクモ膜下出血などに分類されます．脳血管障害における急性期の理学療法は，意識レベルや運動麻痺などの神経学的所見の増悪と血圧に注意しながら開始します．

◆医師から処方を受けた理学療法士は，対象患者の治療内容や意識レベル，バイタルサイン，身体状況，社会的背景をカルテや医師，看護師から情報収集し，患者やその家族への問診や各種評価を行います．そして理学療法の方向性を計画し，治療へと進みます．

◆脳血管障害の場合は，病巣に応じた運動麻痺や感覚障害，高次脳機能障害が起こります．これらの心身機能・身体構造の障害により，ADL全般に制限をきたします．急性期病院では治療に伴いベッド上での生活を強いられることにより参加の制約が生じます．さらにマンパワーの問題などにより，「できるADL」と「しているADL」に乖離が生じることがあります．一般的な理学療法は，バイタルサインや意識レベル，神経症候の増悪に注意をしながら離床のための運動療法やROM運動，健側の筋力トレーニングなどを行います．

症例 右視床出血により基本動作が困難になった78歳の女性．

CBL1 初期情報から仮説を立て，仮説証明のための新たな情報を選択する

初期情報

処方箋 ➤ 診断名：右視床出血．78歳の女性，主婦．バイタルサインに留意して積極的に離床を開始してください．装具を使用し早期より立位練習を開始してください．左肩の亜脱臼に注意してください．

現病歴 ➤ 某年4月1日入浴前にめまいと左半身の運動麻痺が出現．そのまま様子を見ていたが改善せず，帰宅した息子が救急要請をして当院搬送となる．CTにて右視床出血（図1），重症度分類Ⅱbの診断．4月2日にリハビリテーション科医師による診察が行われ，4月3日から理学療法を開始．

医療面接 ➤ PT「今の身体の調子はいかがですか？」
患者「つらいです」
PT「どんなことがつらいですか？」
患者「起き上がれない」「手足が動かせない」「どうしたらいいのかわからない」
■**その他に得た情報**：既往歴に高血圧（降圧薬内服）．夫（80歳）と2人暮らし．息子が近くに住んでいる．

動作観察 ➤ ベッド上での頭部の向きや四肢の動きを観察した．頭部は右を向き，非麻痺側上肢はベッド

柵をつかみ，麻痺側上肢は伸展位のまま動きはなく，両下肢は伸展位で，麻痺側下肢の動きはみられなかった．次に頸部の動きを観察した．左を向いてもらったところ，左を向くことは可能であった．非麻痺側の動作に異常は観察されなかった．ベッド上では麻痺側肩甲帯，膝窩部にクッションが入れてあり，起き上がりを誘導したが「できません」との返答のみで，運動は行えなかった．

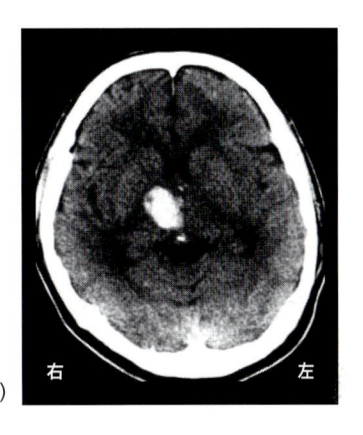

図1 右視床出血 CT 画像（画像は別症例）

下に示すクリニカル・ルールを用いて，次の問いに答えましょう

1-1 本症例の参加制約とその原因は？　　1-2 本症例の活動制限とその原因は？

1-3 本症例の仮説的問題構造の全体像は？　　1-4 仮説証明に必要な情報や検査は何か？

■ クリニカル・ルール

CR1 視床出血後に起こる機能障害は感覚障害，運動麻痺，廃用症候群である（図2）

　脳血管障害の急性期においては，原疾患の管理，全身の管理，廃用症候群の予防がなされなければならない．一般的に視床出血は視床膝状体動脈の破裂が多く，感覚機能をつかさどる後外側腹側核を中心に血腫を形成し感覚障害を引き起こす．また視床は内包後脚と隣接しているため，血腫が進展して内包後脚に達すると運動麻痺を引き起こす．感覚障害と運動麻痺により麻痺肢の不使用につながり，身体活動量が低下する．さらに，脳出血の再発防止のための血圧コントロール（降圧治療）や脳浮腫に対する治療のための点滴など，ライン類が増えることで身体活動の制限が生じ活動量を低下させる．身体活動の低下により臥床状態が続くと，呼吸器合併症などの心肺機能の低下を引き起こす．Harris ら[1] は，非麻痺側下肢筋力の低下は脳卒中発症1週間で生じると報告している．

　つまり，視床出血は血腫による感覚障害や運動麻痺のみならず，廃用症候群による非麻痺側筋力にも影響を与える．これらの機能障害は ADL や IADL を制限する原因となる．

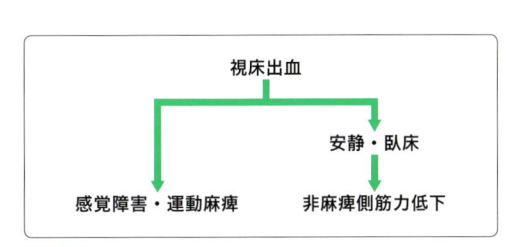

図2 視床出血で起こる機能障害

CR 2 視床出血ではベッドからの起き上がりなど両側活動が必要な基本動作が制限される

　視床出血による機能障害では，血腫の進展方向により一側の感覚障害と運動麻痺が出現しやすく，これにより麻痺側での動作が困難となる．感覚障害があると動きの知覚ができなくなり，知覚できないと動かすことができないため，麻痺側に対する認識が低下する．そのため，動作時に麻痺側に触れたり注意を向けたりするといったことが困難になる．よって発症直後は非麻痺側での代償動作も困難となる．これにより，起き上がり動作や立ち上がり動作，立位などの左右両側の活動が求められる基本動作が制限される．さらに立ち上がり動作や立位，歩行といった抗重力肢位をとらないことにより非麻痺側にも機能低下を生じさせ，動作能力の改善を阻害する．

CBL1 　仮説的問題構造と仮説証明のための追加情報項目について "臨床思考" する

臨床思考 1-1 　本症例の参加制約とその原因は？

結論　参加制約＝病棟内での活動範囲の狭小化.
　　　その原因＝起居動作が困難だから（図3）.

根拠　情報：患者は動けないことに困難さを訴えている.
　　　CR2：視床出血の急性期は起居動作を制限する.

思考　本症例は，右視床出血の発症を機に左上下肢を中心に急激な身体的変化を経験した．医療面接の際の，自身の身体に対して「どうしたらいいのかわからない」という訴えにあるように，麻痺側を使った動作に困難がある．特に起き上がり動作などの起居動作は，麻痺側と非麻痺側両方の動きが要求される動作であり，随意性が低下した麻痺側の動きを非麻痺側で代償できなければ動作が困難となる．さらに病態管理のための治療に伴う点滴など多数のライン類は動作を制限する.

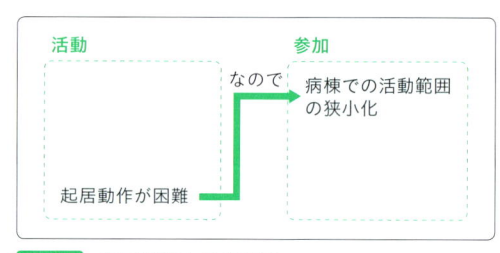

図3　参加制約とその原因

臨床思考 1-2 　本症例の活動制限とその原因は？

結論　活動制限＝起居動作困難.
　　　その原因＝感覚障害，運動麻痺，非麻痺側の筋力低下のため？（図4）

根拠　情報：手足が動かせないし，どうしていいのかわからないと訴える.
　　　CR1：視床出血後には感覚障害と運動麻痺，非麻痺側の筋力低下が生じる.

思考　起き上がり動作は両側性の活動が必要になる．①起き上がる方向への頭頸部の屈曲・回旋と肩甲帯のリーチ動作により，②上部体幹の回旋が起き，重心が起き上がる方向へと移動する．③体軸内回旋と頸部・体幹・股関節の抗重力屈曲運動により座位姿勢となる．座位姿勢の保持には体幹の支

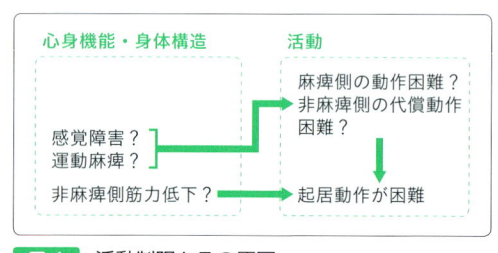

図4　活動制限とその原因

持性が必要である.

また，立ち上がり動作や立位姿勢では，①下肢と体幹の抗重力筋と，②立位バランスが要求される．CR1にあるように，視床出血では感覚障害と運動麻痺により麻痺側の動作が困難となる．さらに，非麻痺側の筋力が低下することにより起居動作が困難になっていると考える．

臨床思考 1-3 本症例の仮説的問題構造の全体像は？

結論 臨床思考1-1〜2を統合して以下のように考える（**図5**）.
「病棟内での活動範囲の狭小化」は「起居動作が困難」だからで，それは「麻痺側の動作困難（?）」と「非麻痺側での代償動作困難（?）」があるからで，これらは「感覚障害と運動麻痺，非麻痺側の筋力低下（?）」によるものである．また個人因子として高血圧があり，再発防止には血圧のコントロールが必要であるため問題となる．環境因子としては，脳血管障害の急性期治療のための多数のライン類が動作の制限となる．以上のように仮説的に問題構造をまとめる．

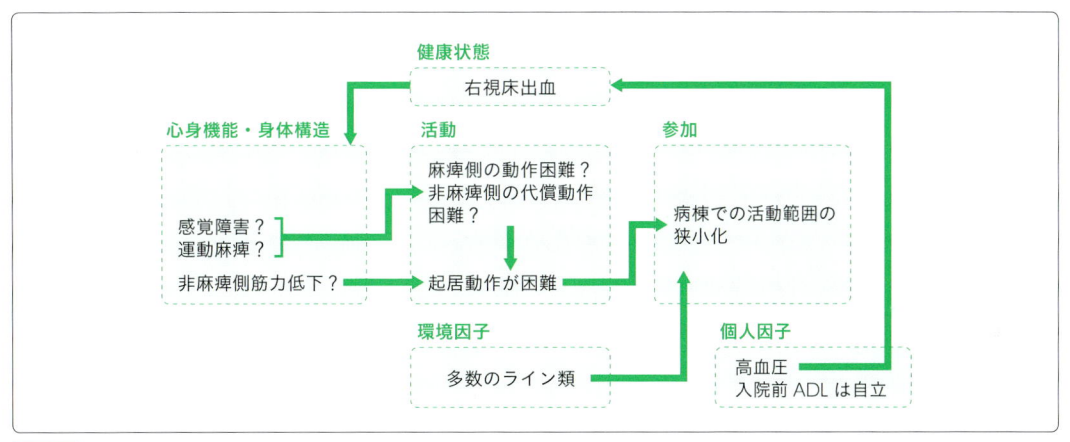

図5 仮説的問題構造の全体像

臨床思考 1-4 仮説検証に必要な情報や検査は何か？

結論 ICF概念地図で「?」がついている項目を確認すれば問題構造が明らかとなる.

1) 起き上がり動作や座位姿勢，立ち上がり動作，立位姿勢における四肢・体幹の基本動作の観察と分析
2) 感覚検査
3) 運動麻痺の検査
4) 非麻痺側粗大筋力の検査

根拠 CR1：視床出血後のADL制限は感覚障害と運動麻痺，非麻痺側の筋力低下，急性期治療に伴う安静に由来する．

思考 起居動作を制限する因子を明確にするため，感覚障害と運動麻痺を確認する必要がある．また麻痺側を補うために非麻痺側の筋力が必要になり，廃用により低下することも考えられるため筋力テストも実施する．

CBL2 追加情報から本症例の問題構造を明らかにし，解決策を講じる

追加情報

バイタルサイン ❯	血圧 135/77 mmHg.
頭部CT画像 ❯	発症 3 日目：右視床に高吸収域を認めたが，出血の拡大はなし.
動作観察 ❯	まず起き上がり動作を観察した．背臥位の姿勢から非麻痺側を下にした側臥位を経由して起き上がろうとしているが，麻痺側上肢は後方へ残ったままとなり動作が困難となっていた．非麻痺側は動作遂行のみに活用され，麻痺側を体側に引き寄せるなどの管理が行えていなかった． 次に座位姿勢を観察した．骨盤は後傾し頭部・体幹は屈曲位で，視線は下を向いていた．麻痺側上下肢は脱力しており，姿勢保持には使用されず座位保持は困難であった．他動的に座位を誘導すると，非麻痺側上下肢の過剰努力が認められた． 続いて立ち上がり動作を介助下で観察した．非麻痺側上肢で前方介助者の腕をつかみ，介助者は腋窩より体幹を保持し，前方への重心移動を促すために前傾をさせながら立位へと誘導した． 続いて立位姿勢を介助下で観察した．非麻痺側下肢で支持しているため，重心は非麻痺側に寄っていた．このとき麻痺側下肢の支持性は乏しかったが筋収縮は得られており，荷重位での筋活動を促すことが可能であることが判明した.
感覚機能 ❯	触覚重度鈍麻（Rt. 1 ～ 2，Lt. 10），位置覚消失（Rt. 0，Lt. 5）.
運動麻痺 ❯	Brunnstrom recovery stage 上肢Ⅰ（随意性なし）手指Ⅱ（わずかに屈曲可）下肢Ⅰ～Ⅱ（荷重位で下肢筋収縮あり）.
非麻痺側粗大筋力 ❯	握力（Rt. 7 kg）.
ベッド周辺環境 ❯	心電図モニターを装着し，非麻痺側上肢には輸液による点滴，経鼻経管栄養，尿道カテーテルがある.
入院前ADL ❯	自立.

下に示すクリニカル・ルールを用いて，次の問いに答えましょう

2-1　起居動作が困難な理由は？

2-2　麻痺側の動作困難と非麻痺側での代償動作困難となった原因は？

2-3　本症例の問題構造の全体像は？

2-4　本症例の問題の解決策は？

■ クリニカル・ルール

CR 3　脳出血急性期の血圧管理は神経症候増悪と血腫増大の予防，機能転帰を低下させないためにも重要である

　脳卒中治療ガイドライン 2015 では「脳出血急性期の血圧は，できるだけ早期に収縮期血圧

140 mmHg 未満に降下させ，7 日間維持することを考慮してもよい（グレード C1）」[2] とあり，降圧管理が行えている症例では神経症候の増悪や血腫の増大が少なく，機能転帰不良も少ないことが報告されている[3]．よって理学療法前の血圧が管理された状態であるかを確認し，医師との連絡を確保した状態で介入する．

CR 4 脳血管障害における肩関節亜脱臼に注意が必要である

肩関節亜脱臼とは，座位で上腕骨頭が一横指以上下制した状態である．麻痺側上肢の運動麻痺が重度で筋緊張が低下している場合，上腕骨頭を肩甲骨関節窩に押しつける作用のある棘上筋と三角筋に機能障害を引き起こし，肩関節亜脱臼を生じる可能性が高い．亜脱臼になると肩関節の疼痛，姿勢アライメント不良を引き起こす．また肩関節亜脱臼を認める患者への不適切な ROM 練習やハンドリングは疼痛を増強させるので注意を要する．そのため，まずは正しいポジショニングが重要である．アームスリングを適正に用いることで亜脱臼の予防・改善，痙縮管理，浮腫の予防に効果がある．

CR 5 脳血管障害における臥床や運動麻痺は深部静脈血栓症を引き起こす

深部静脈血栓症（DVT）は，長期の臥床や重度の麻痺による筋活動の低下が静脈還流量の低下を引き起こし血栓が生じる．DVT は肺塞栓症の原因となり，脳血管障害での早期死亡とも関係がある[4]．DVT の予防のために積極的な運動や早期歩行が必要である．下肢の疼痛と腫脹，D-ダイマー値（基準値 150 ng/mL 以下）の上昇があれば DVT が疑われる．

CBL2 追加情報から問題構造と解決策について "臨床思考" する

臨床思考 2-1 起居動作が困難な原因は？

結論 起居動作が困難なのは，麻痺側の動作困難と非麻痺側の代償動作困難，非麻痺側の筋力低下があるためである（図 6）．

根拠 情報：動作観察で上記の動作が観察された．非麻痺側粗大筋力テストにおいて握力の低下がみられた．

思考 一連の起居動作を観察した結果，動作を阻害している原因が麻痺側の動作困難と非麻痺側での代償動作困難であったため，そう判断をした．さらに，非麻痺側の筋力低下も起居動作を困難とする．

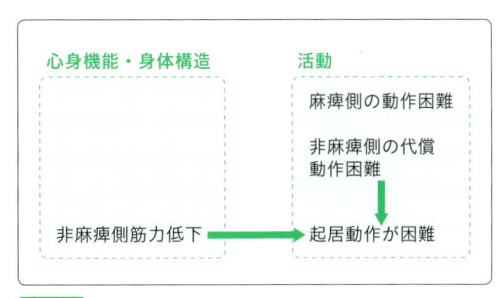

図 6 起居動作が困難な原因

臨床思考 2-2 麻痺側の動作困難と非麻痺側での代償動作困難となった原因は？

結論 麻痺側の動作困難と非麻痺側での代償動作困難なのは，感覚障害と運動麻痺があるためである．

根拠 情報：動作観察で上記の動作が観察された．

感覚テストにおいて重度鈍麻がみられた.

Brunnstrom recovery stage テストにおいて重度麻痺がみられた.

CR4：肩関節亜脱臼に注意が必要である.

CR5：臥床や運動麻痺は DVT を引き起こす.

思考 起居動作には麻痺側の動作や非麻痺側による代償動作が必要となる. したがって, 重度の感覚障害と運動麻痺は, 麻痺側の動作困難と非麻痺側での代償動作を困難とする（**図7**）. また, 重度の運動麻痺は肩関節亜脱臼の可能性や DVT を引き起こし, ADL 低下の原因となるため注意が必要である.

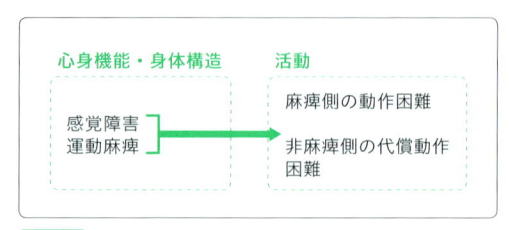

図7 麻痺側の動作困難と非麻痺側での代償動作困難の原因

臨床思考 2-3 本症例の問題構造の全体像は？

結論 臨床思考 2-1 ～ 2 より以下のように考える（**図8**）.

本症例が病棟で活動範囲を拡大できないのは, 起居動作が困難だからである. 起居動作が困難なのは, 麻痺側の動作困難と非麻痺側での代償動作困難, 非麻痺側の筋力低下のためである. 麻痺側の動作困難は, 視床出血による血腫が重度の感覚障害と運動麻痺を起こしたことにより生じる. これらにより麻痺側に対する認識が低下し, 動作時に麻痺側に触れたり注意を向けたりするといったことが困難になる. よって発症直後は非麻痺側での代償動作も困難となる. 重度運動麻痺に加え重度の感覚障害は麻痺側の管理不十分になりやすく, 肩関節亜脱臼が生じやすくなる. また, 重度の麻痺と活動制限は DVT を引き起こし, 重篤な合併症を引き起こす.

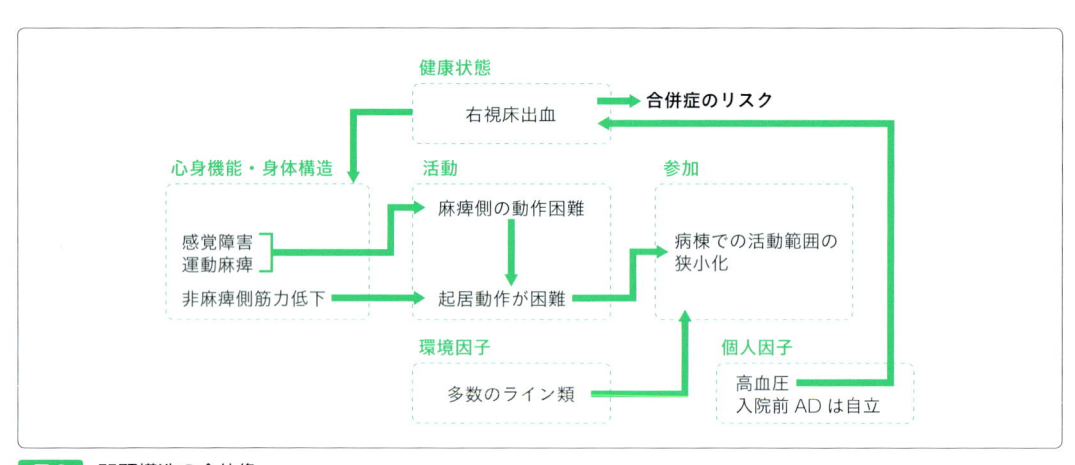

図8 問題構造の全体像

結論 ICF 概念地図で主要な問題点を解決する理学療法の介入プランを以下のように意思決定した（**表1**，**図9**）．

急性期における回復メカニズム[5] は皮質脊髄路を刺激しその興奮性を高めることで麻痺の回復が促進される．そのため麻痺肢を積極的に使用させることで運動麻痺の回復を図る．しかし，本症例は重度の感覚障害を呈しているため，視覚など利用できるモダリティを活用し運動機能の改善を図る必要がある．活動においても麻痺肢を積極的に活用させ，長下肢装具を使用し麻痺肢の支持性を高めた状態で立位・歩行練習を積極的に行う．上肢に重度麻痺を生じると肩関節亜脱臼や姿勢におけるマルアライメントにつながるため，アームスリングを使用し適切なポジショニングへの修正を図る．ただし，長期間の使用は拘縮や屈筋痙性パターンを助長する可能性があるため，生じないよう注意が必要である．また下肢の重度運動麻痺と活動性の低下が DVT につながるため，積極的な ROM 運動と長下肢装具を使用した歩行練習を転倒に注意しながら行っていくことで発症を予防する．

表1 本症例に対する理学療法の介入プラン

目的	方法	注意点・禁忌
随意性の向上と動作獲得	麻痺肢の積極的使用 感覚の代償 長下肢装具を使用した立位・歩行練習 起居動作練習	転倒予防
肩関節亜脱臼の防止	アームスリングの装着と正しいポジショニング	拘縮や屈筋痙縮の出現に注意
DVT の防止	積極的な ROM 運動と長下肢装具を使用した歩行練習	転倒予防

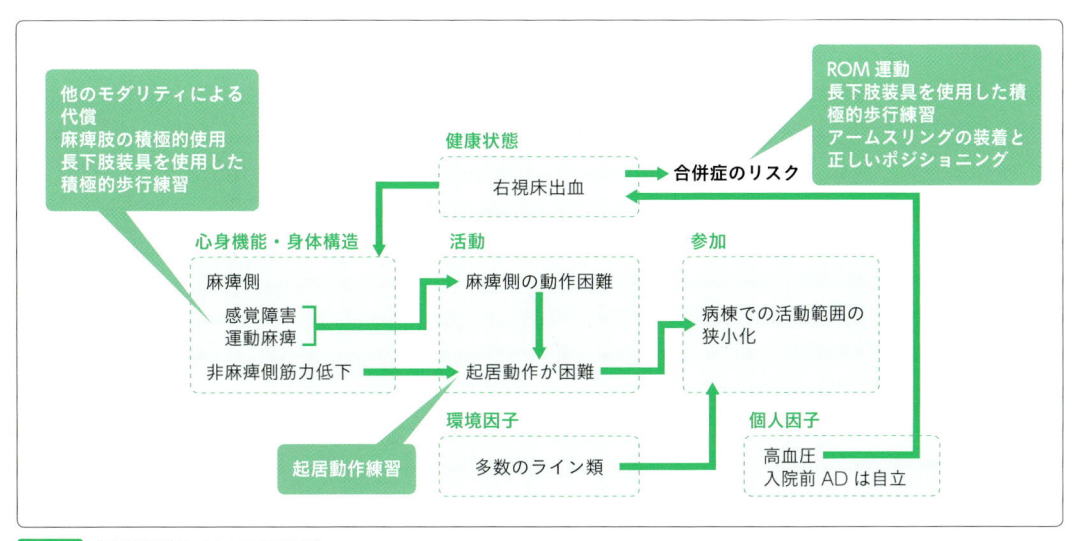

図9 問題構造に対する解決策

■ 本症例からの学びと追加事項

クリニカル・ルール

1 視床出血後に起こる機能障害は感覚麻痺, 運動障害, 廃用症候群である.

2 視床出血ではベッドからの起き上がりなど両側活動が必要な基本動作が制限される.

3 脳出血急性期の血圧管理は神経症候増悪と血腫増大の予防, 機能転帰を低下させないためにも重要である.

4 脳血管障害における肩関節亜脱臼に注意が必要である.

5 脳血管障害における臥床や運動麻痺は DVT を引き起こす.

知っておきたい関連事項

1 **CT による重症度分類**[6]

重症度Ⅰ：視床に限局, 重症度Ⅱ：内包へ進展, 重症度Ⅲ：視床下部・中脳へ進展.
脳室内出血 なし：a, あり：b.

2 **脳血管障害急性期での理学療法の意義**

リハビリテーションは発症からの時期に応じて急性期, 回復期, 生活期に分類される. 急性期に関する具体的な定義はないが, 発症から2週間程度を対象としていることが多い. 発症早期からの理学療法を含めた患者の全身的な管理が患者の予後を良好にする. しかし急性期のいつから, どのような介入をどの程度の頻度や強度で行うかについては確立されていない. そのため, 意識レベルや神経症候の増悪に注意して進めていく.

3 **視床痛**

脳卒中などにより視床が障害されたときに, 麻痺側に耐えがたい疼痛が生じることがあり, 視床痛と呼ばれる. 脳卒中発症後, 数日〜数ヵ月してから出現する. 疼痛により意欲の低下や睡眠が十分にとれなくなるなど, リハビリテーションの阻害因子となる. 発生機序は明らかになっていない. 視床痛を含め中枢神経系の感覚路の障害で起こる疼痛を中枢性疼痛というが, これによる疼痛は自然治癒することはほとんどない. 治療法としては抗うつ薬や抗痙攣薬が有効とされており, 外科的処置として視床破壊術や脳の電気刺激療法などがある.

4 **視床性運動障害**

視床病変による運動障害の一つとして motor neglect（運動無視, 運動減少, 無動）がある. 運動麻痺や運動失行, 身体失認, 感覚障害などがないにもかかわらず, 片麻痺があるかのように半側身体を使おうとせず, また動作指示に対しても十分に行えない. 右視床病変で多い.

書籍紹介

歩行再建―歩行の理解とトレーニング, 大畑光司著, 三輪書店, 2017

歩行についての基本的な理解や歩行障害に対する評価, 歩行再建のための理論を体系的に学べる. さらにリハビリテーションロボットなど最新の技術が紹介されている.

●文献

1）Harris ML, et al：Quadriceps muscle weakness following acute hemiplegic stroke. Clin Rehabil 15：274-281, 2001
2）宮本　亨ほか：Ⅲ 脳出血　2-2 血圧の管理. 脳卒中治療ガイドライン2015（追補2017），日本脳卒中学会 脳卒中ガイドライン委員会編，協和企画，東京，143-144，2017
3）Sakamoto Y, et al：Systolic blood pressure after intravenous antihypertensive treatment and clinical outcomes in hyperacute intracerebral hemorrhage：the stroke acute management with urgent risk-factor assessment and improvement-intracerebral hemorrhage study. Stroke 44：1846-1851, 2013
4）Bembenek J, et al：Early stroke-related deep venous thrombosis：risk factors and influence on outcome. J Thromb Thrombolysis 32：96-102, 2011
5）Swayne OB, et al：Stages of motor output reorganization after hemispheric stroke suggested by longitudinal studies of cortical physiology. Cereb Cortex 18：1909-1922, 2008
6）佐々木真理：脳内出血のCT画像. 日本臨牀 64（suppl 8）：325-328, 2006

（吉田真一）

23

脳血管障害—回復期・右視床出血

■ 導入のためのエッセンス

◆頭蓋内出血には脳出血とクモ膜下出血があります.

◆頭蓋内出血は脳卒中の 20 〜 30％を占め，その 80％が高血圧といわれています．高血圧性脳出血は被殻，視床，小脳，脳幹（橋），皮質下，尾状核頭部を好発部位とし，被殻出血が最も多く，次いで視床出血が多いです.

◆脳出血の症状としては頭痛，意識障害，運動麻痺，感覚障害，失語症（優位半球）などがみられます.

◆典型的に予後が悪いのは脳幹出血（多くが橋出血）と視床出血です.

◆脳出血後，感覚障害や筋緊張異常を呈し，代償的な戦略をとり，定型的なパターンをつくることで日常生活の遂行を妨げることが多いです．そのため早期から代償戦略の減弱を図りながら，潜在能力を発揮できるよう治療介入しなければなりません.

◆医師から処方を受けた理学療法士は，対象患者の身体状態や社会的背景を問診したり検査したりして，予後予測を踏まえて，今後の生活をイメージし理学療法の介入をしていきます.

◆脳出血により運動麻痺や感覚障害などを呈した患者の治療において理学療法士は患者の姿勢や運動のコントロールを高めながら，非麻痺側での代償固定に偏らない適切な身体図式を更新していくことが重要なカギとなります.

症例 視床出血後歩行障害を呈した 54 歳の女性.

CBL1 初期情報から仮説を立て，仮説証明のための新たな情報を選択する

初期情報

処 方 箋 ▶ **診断名**：右視床出血（障害名：左片麻痺，構音障害，高次脳機能障害）．54 歳の女性，某年 6 月 5 日発症，急性期病院へ搬送される．翌日脳室穿破・急性水頭症の診断にて両側脳室外誘導を施行．約 1 ヵ月半のリハビリテーションを行い，起居動作は軽介助レベルで可能，歩行は長下肢装具を使用し訓練レベルで行っています．さらなる基本動作，ADL 動作能力向上を目的に当院回復期病棟へと転院となりました．理学療法を開始してください.

現 病 歴 ▶ 某年 6 月 5 日，ジョギング中に左上・下肢の脱力と頭痛が出現し転倒．通行人より救急要請され急性期病院へ搬送される．左上・下肢の麻痺，嘔吐，構音障害を認める．CT 検査の結果から右視床出血と診断され，また脳室穿破・急性水頭症の診断により，同日両側脳室外誘導（右直接脳室外誘導，左オンマヤ槽留置術)を行った．即日入院となり 3 病日よりリハビリテーション開始となる．経過良好にて 7 月 18 日当院入院．発症から約 1 ヵ月半経過しており，現在は車椅子レベルで ADL はいまだ介助を必要としている.

医療面接 ▶ **PT**「入院生活で何が困りますか？」
患者「左手足が重くて，思うように動かない」「歩くことができない」

PT「立ったり歩いたりする際に何ができないと思いますか？」

患者「特に左足が支えられない」「足がついている感じがわからない」

■**その他に得た情報**：夫（53歳）と2人暮らし．夫は協力的だがパニック障害もある．認知機能・高次脳機能に問題はない．

■**本人の希望**：「歩けるようになりたい」「近くのお店に買い物に行きたい」在宅復帰を強く希望．

動作観察 ❯ 入院時，コミュニケーション能力に関しては特に問題ないが，精神的に不安定になることがあり，今後のことについて考えると涙を流す場面がしばしば見受けられた．起居動作やベッド－車椅子間の移乗など何とか可能であるが，柵や支持物を引っ張るなど非麻痺側上下肢優位での動作となりやすい状態である．その影響からか，立ち上がりの際に麻痺側上下肢の連合反応が出現．上肢・手指は屈曲し，下肢は足底が床から離れてしまう程，股関節や膝関節が屈曲している．足部は底屈・内反し，支持として機能していないが，本人はその現象に気づくことなく動作を遂行しようとする．口頭指示にて誘導することで修正は可能であるが，不安定のため恐怖心が強くなり，より非麻痺側での過剰努力を認めた．本人のホープは「歩けるようになりたい」「近くのお店に買い物に行きたい」ということで，自宅復帰を強く望んでいる．歩行は初期接地時，麻痺側足関節は内反し，膝関節は伸展，骨盤・肩甲帯は後退する．非麻痺側では杖を使用しているが努力的で，股関節は屈曲，体幹は右側屈し前傾している．そこから立脚中期にかけて麻痺側足部へと荷重していくが，さらに体幹前傾，股関節屈曲を強め，膝関節は過伸展（ロッキング）となり足関節の内反を強める．立脚後期では麻痺側股関節の伸展と下腿前傾に伴う足関節の背屈はなく，より非対称性が強まる．麻痺側骨盤と肩甲帯の後退も増強し，連合反応により上肢の屈曲角度も大きくなる．前方への重心移動が難しく，非麻痺側下肢を振り出す際に後方へバランスを崩しやすい．そのため非麻痺側下肢が麻痺側下肢を追い越して振り出すことは困難なため，三動作そろえ型となる．麻痺側下肢の振り出しは自力では困難なため介助を必要とするが，その際に伸展共同パターンとなりやすく，下肢が内転方向に入りやすい．また足関節は底屈，内反位のため床を引きずった振り出しとなる．

下に示すクリニカル・ルールを用いて，次の問いに答えましょう

1-1　本症例の参加制約とその原因は？　　　　1-2　本症例の活動制限とその原因は？

1-3　本症例の仮説的問題構造の全体像は？　　1-4　仮説証明に必要な情報や検査は何か？

■ クリニカル・ルール

CR 1　歩行能力（身体能力）の予後予測を考える

　脳血管障害後，半身麻痺を生じた場合，ADLに最大の影響を与えるものは移動動作能力であると考える．回復期病棟に入院する患者のほとんどが自宅退院を目的とし，また患者が歩行を獲得できるか否かで自宅退院を考えるケースも多い．そのため歩行能力の獲得は重要な因子となり，将来の歩行能力を早期から予測することは重要である．

　脳出血の回復は障害の重症度によっても異なるが一般的には発症後3ヵ月までに90%が回復し，6ヵ月後で95%が回復するといわれている[1]．ただし，その後の回復はそれほど期待ができないため，プラトーに達するとされている（**図1**）．しかし臨床では6ヵ月を超えても回復するケースを経験するため，一概にはいえない．

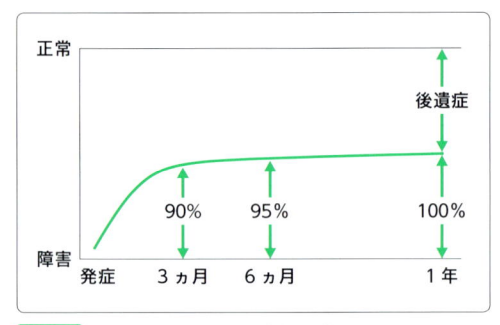

図1 典型的な障害の経時的変化

一般的に発症 3 ヵ月で 90% 程度回復し，発症 6 ヵ月で 95% 以上の回復が終了することがわかる．また，発症 1 年後ですべての回復が終了するといわれている．

表1 座位保持能力，立位保持能力，下肢機能からの歩行能力予測

座位が安定したとき（初日〜3日）	
・背もたれがなければ座れない	・車椅子レベル
・背もたれなしで座れる	・立位，つかまり歩行（装具＋杖）以上可能
・手すりを持って立てる	・装具＋杖歩行可能
・手すりを持たないで立てる	・杖歩行あるいは杖なし歩行

発症 7 日後で下肢の Brunnstrom stage を指標
stage1：車椅子レベル
stage2：立位，つかまり歩行（装具＋杖）以上可能
stage3：装具＋杖歩行可能
stage4：杖歩行あるいは杖なし歩行

また前田[2] は座位保持能力・立位保持能力，下肢機能から歩行能力を予測する方法を提唱している（**表1**）．そのため病前の情報や回復期病棟へ至るまでの経過を把握することは重要である．

CR 2　脳卒中後の半球間抑制

通常，両側の大脳半球は脳梁を介して相互に抑制し合い，均等に働けるように調整し合っている．脳卒中などにより大脳半球にダメージを受けると，受けていない大脳半球からの抑制が強まりダメージを受けた大脳半球の活動は低下する．さらに，動かない麻痺側を代償するように非麻痺側のみで動こうとすると，ダメージを受けた大脳半球への抑制は強くなり，活動性はさらに低下する．これにより一次運動野の活動性も低下するため，皮質脊髄路の興奮性が阻害される．また運動による抑制だけではなく，感覚入力によっても半球間抑制は起こるとされている．

CR 3　代償戦略の構築が誤った身体図式を形成し，日常生活の遂行を妨げる

身体図式（body schema）とは，個々がもつ自分自身の姿勢モデルであり，自らの身体の位置や身体部位の関連性がどのようになっているかを知覚することである．身体図式とはすべての動きの基盤であり，何が，どこに，どのように動くかを知るための自身の身体部位やそれらの関連性の認識である．そのため，身体図式は環境を探索するための知覚処理や運動遂行の基盤になる．効率的な姿勢コントロールには視覚，前庭覚，体性感覚の情報が重要で，健常人では視覚や前庭覚からの入力よりも，体性感覚入力に重きを置いている[3,4]．しかし脳卒中後遺症者では視覚情報に依存した状態が継続してしまい，それが体性感覚情報の統合を制限することになる．その影響により非麻痺側での代償固定を強め，より非対称性な姿勢や動作パターンとなる．その結果，日常生活の妨げとなるケースが多い．

臨床思考 1-1 本症例の参加制約とその原因は？

結論 参加制約＝外へ買い物に行けない．

その原因＝歩行困難であるため．

根拠 情報：患者は動作時に麻痺側の下肢で支持することが難しく，また，感覚障害から足がついている感覚や足がどうなっているかなどわからず，支持する能力があっても生かせず，恐怖心を抱くことが多い．このような場合，非麻痺側の能力に頼って問題を解決しようとするため，非麻痺側での代償戦略を強める．歩行の介助量が多くいまだ練習レベルでしか行えていない．

CR1：歩行の獲得は重要な因子となるため，早期から予後予測を考える必要がある．

思考 本症例は，神経質で今後の生活に不安を抱いている．ホープとしては歩行の獲得で，できれば近くのスーパーに買い物に行きたいと訴える．発症より1ヵ月半とまだまだ回復段階の過程であるため，患者の状態を把握し，適切な理学療法を提供することで患者のホープを叶えることができると考えられる．これは筆者が臨床経験から得たクリニカル・ルールと一致するため，上のように意思決定した．

臨床思考 1-2 本症例の活動制限とその原因は？

結論 活動制限＝歩行困難．

その原因＝麻痺側下肢・体幹の支持性低下，感覚障害，非麻痺側の過剰努力？

根拠 情報：意識下でなければ麻痺側下肢の位置や接地面を修正することができない．また本人も麻痺側下肢で支えるのに不安がある．

CR2，3：脳血管障害後の麻痺や感覚障害の影響により非麻痺側の代償戦略を強め，麻痺側の活動を抑制する可能性と誤った身体図式を形成し，日常生活を制限する可能性がある．

思考 歩行の獲得には麻痺側下肢の支持性を高める必要があるが，CR1のような予後予測を踏まえて装具や治療介入を検討しなければならない．また生活するうえで歩くことだけに意識することで，より努力的となりやすく非効率である．また歩きながら何かをするなどの二重課題（dual task）が困難となるため，日常生活に支障をきたす可能性がある．

臨床思考 1-3 本症例の仮説的問題構造の全体像は？

結論 臨床思考1-1～3を統合して以下のように考える（図2）．

「外へ買い物に行くのが困難」なのは「歩行ができない」からで，その理由としては「下肢の支持性低下（?）」があるからで，下肢が支持できないのは「筋緊張異常，ROM制限，非麻痺側の過剰努力，感覚障害（?）」によるものである．また個人因子として，主婦としての役割を担っていることにより買い物に行けないことが問題となる．以上のように仮説的に問題構造をまとめる．

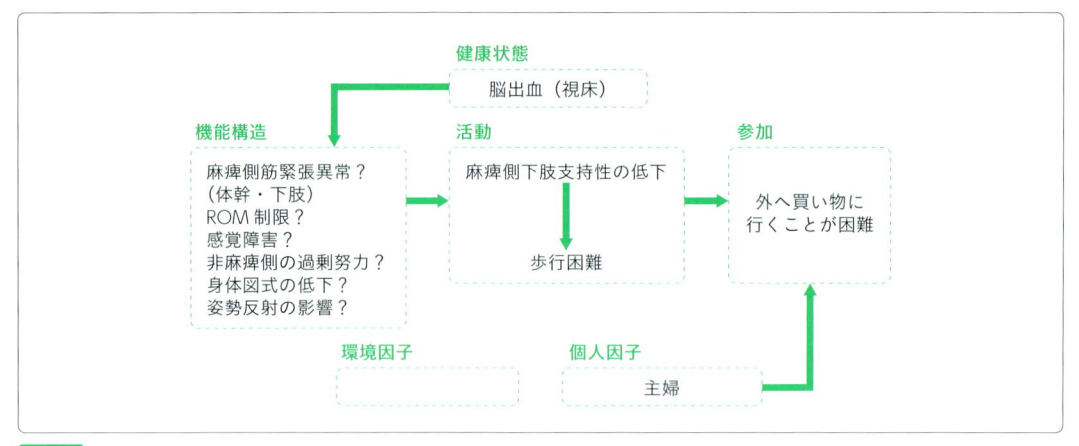

図2 本症例の仮説的問題構造

臨床思考 1-4 仮説証明に必要な情報や検査は何か？

結論 ICF 概念地図で「?」がついている項目を確認すれば問題構造が明らかとなる.

1) 徒手誘導での姿勢・動作評価
2) 麻痺側の随意性
3) ROM 検査
4) 筋緊張検査
5) バランス検査
6) 感覚検査
7) ADL

根拠 脳血管障害後は麻痺側の影響だけでなく，非麻痺側の同側性の問題も考慮し，評価・治療を行う必要がある.

思考 臨床場面では麻痺の程度や感覚検査，動作観察・分析などの客観的な評価も重要だが，徒手的誘導（または触診）による評価にて皮膚や筋の柔軟性や形状，姿勢筋緊張，筋活動のタイミングなどの評価が大切である.

CBL2 追加情報から本症例の問題構造を明らかにし，解決策を講じる

追加情報

徒手的誘導での姿勢・動作評価 ▶ 立位では，腰椎の過前弯に伴い，骨盤前傾・後退，股関節屈曲，膝関節はロッキングし骨支持優位な姿勢保持をとっている. そのため足関節は底屈し，後方へ荷重が変位するのを非麻痺側の体幹の側屈と前傾にて均衡を保っているように見える. また動作時に先行して非麻痺側の体幹側屈・前傾，肩関節を挙上・内旋させ上肢を支持し，非麻痺側に頼った動作戦略*を選択する. 姿勢調節に必要な感覚情報が入力されづらい，また，視床病変であるため，感覚情報を基に運動していく過程の中でどこにエラーが生じているか探るため，徒手誘導にて必要な感覚情報を与え，それに対する反応を評価した.

立ち座りの際に全体的に屈曲が強いことが観察できる. 非麻痺側の求心的な屈曲か，あるいは麻痺側の低緊張による崩れを非麻痺側で代償しているのかを確認するために，まず麻痺側

の体幹を触診すると下部体幹の低緊張がみられた．このとき非麻痺側の体幹は伸展の刺激を入れても反応は乏しかった．そのため，麻痺側の腹斜筋・腹横筋を触りコアコントロールを意識することで，非麻痺側の体幹の伸展の反応が向上し，抗重力伸展活動の高まりを認識できた．それにより，非麻痺側股関節・上肢屈曲での代償が減った．ということは，非麻痺側上肢と股関節の代償固定は体幹の抗重力伸展活動が不十分であり，不安定性を代償しているものであると推察された．しかし，麻痺側下肢の筋活動（特に股関節周囲筋）は非常に乏しく，現象として非麻痺側の股関節の屈曲と麻痺側股関節の後退・膝のロッキングが観察できる．腰椎の過前弯も残存しており，骨盤の選択性は不十分となり着座の際に屈曲と伸展の切り替えは困難であった．また，立ち上がる際に麻痺側の下腿が前傾しないことから足関節の可動性の低下も認められた．結果，麻痺側骨盤帯は後退し下肢への荷重が失われることで足関節の内反を強めていた．

＊戦略：行動（運動）に向けた計画．通常，さまざまな戦略を状況・環境に応じて使い分けたり，別の戦略へ切り替えたりできるが，片麻痺者などの患者は戦略のバリエーションが減ったり，切り替えることが困難なことを多く目にする．

Brunnstrom recovery stage ❯	左 II – II – III〜IV． ※下肢は底背屈の随意的な動きはないが，膝伸展の動きはみられる．
Ｒ Ｏ Ｍ ❯ ※単位＝度	◆股伸展（Rt. 0, Lt. 0），◆足背屈（Rt.10, Lt. －5），◆体幹側屈（Rt. 20, Lt. 15）回旋（Rt. 20, Lt. 20）．
筋緊張検査 ❯	◆下部体幹低下，左殿筋群低下，左大腿四頭筋低下，左肩甲帯周囲低下，◆左下腿三頭筋亢進，左上腕二頭筋亢進，右腸腰筋亢進，右僧帽筋上部亢進．
バランス検査 ❯	Berg Balance Scale　42/56 点（カットオフ値は 45 点）．
感　　覚 ❯	表在感覚・深部感覚ともに重度鈍麻で特に末梢部（手部・足部）はほとんど脱失レベル．
Ｆ Ｉ Ｍ ❯	79/126（運動項目：50 点　認知項目：29 点）．
家庭状況 ❯	夫と 2 人暮らし．夫は協力的であるがパニック障害がある．
家屋状況 ❯	賃貸マンション 7 階（エレベーターあり），玄関外に段差が 2 段，玄関上がり框は 5 cm，風呂・トイレの入り口に 7 cm の段差があり手すりはついていない．

下に示すクリニカル・ルールを用いて，次の問いに答えましょう

2-1　歩行が困難な原因は？　　　　　　　2-2　対称的な立位保持が困難な原因は？

2-3　麻痺側下肢での支持が困難な原因は？　2-4　本症例の問題構造の全体像は？

2-5　本症例の問題の解決策は？

■ クリニカル・ルール

CR 4　運動の基盤は姿勢制御である

　姿勢制御とは，随意運動の前に働き（随意運動の背景），無意識に制御されるものである．例えば立位時から右下肢を一歩前に振り出す際に，わずかに左下肢へと重心移動し，左下肢の支持と

体幹を安定させることが必要である．これは右下肢を振り出すのに先行する姿勢調節である．そしてさらに，右下肢が支持面から離れて運動を遂行する際にも，頭頸部，体幹，骨盤帯，股関節の安定性と左下肢の支持は継続している．これらは運動の遂行に伴う姿勢調節であり，予測的姿勢調節（APAs）といわれる．随意運動が実行される前に働く姿勢調節と随意運動が遂行中に働く姿勢調節の仕組みがある．前者は先行性姿勢調節（pAPAs）であり，後者は随伴性姿勢調節（aAPAs）である[4]（図3）．

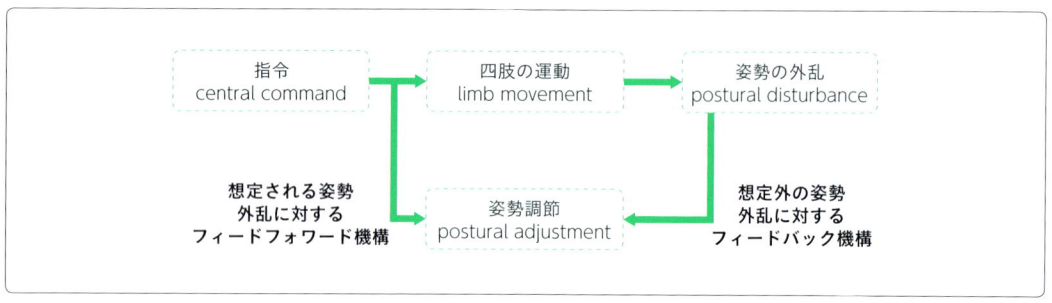

図3 姿勢調節

CR 5 意識に上らない感覚情報が重要である

　意識に上らない感覚情報は同側性に外側脊髄小脳路を上行するため「探索を伴う荷重」が重要となる．しかし多くの脳卒中患者は早期から立位での下肢の支持性不足を経験しているため，不安定さを感じたり，接地面を目で確認したり，意識的に非麻痺側股関節を屈曲させ，固定的な姿勢となりやすい．固定的な姿勢では麻痺側足底からの床反力を検知しづらくなるため，「探索を伴う荷重」が不十分となる．そのため結果的に足底や足部からの感覚情報を基に運動連鎖を波及させ姿勢を調整することができず，CR4で説明したような姿勢制御が困難となる．そうすると下肢の支持性不足の問題が解決せず，悪循環に陥ることになる．こうした悪循環を断ち切るために，意識に上らない感覚情報の中でも固有感覚情報（体性感覚の一つ）が最も重要であり，ヒトの身体図式の形成には欠かせないものである[5]．

CR 6 歩行は自動的な運動である

　歩行にはリズミカルな下肢運動とともに，頭頸部，体幹，上・下肢のアライメントや筋緊張の制御が必要である．これらは脳幹と脊髄に存在する「歩行リズム生成系」と「筋緊張制御系」の協調的作用により実現されるといわれている[6]．歩行は重心を前方に移動させながら，一方の下肢は支持として作用し，もう一方の下肢が遊脚に移ることで歩行が開始される．その後は脊髄のリズム発生器（CPG）により，立脚下肢の伸筋活動と遊脚下肢の屈筋活動がリズムよく交互に切り替わることで自動的な歩行が生じる．ヒトを対象にした研究では，脊髄損傷者から得られた知見から，CPGの存在を示唆している[7〜11]．

臨床思考 2-1 歩行が困難な原因は？

結論 歩行が困難なのは，対称的な立位姿勢をとることが困難であるため（**図4**）．

根拠 情報：動作観察で上記の動作が観察された．
CR3：歩行時，一歩振り出す前の先行した姿勢調節ができていない．

思考 歩行を開始する前の姿勢を観察したときに，手すりなどの支持物を使用すれば保持することは可能であるが，支持物なしではより非対称性が強くなり，動作遂行前の準備ができていないため，そう判断した．

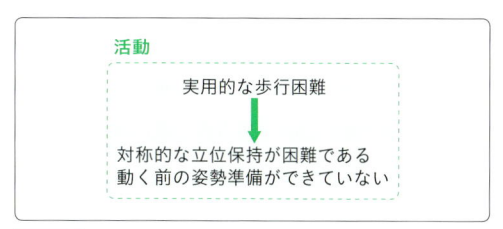

図4 歩行が困難な原因

臨床思考 2-2 対称的な立位保持が困難な原因は？

結論 対称的な立位保持が困難なのは，麻痺側下肢，下部体幹の低緊張と感覚障害を呈しているからである（**図5**）．

根拠 情報：筋緊張検査より股関節周囲筋群，下部体幹に低緊張を認めた．観察では麻痺側骨盤は後退し股関節は屈曲，それに伴い足関節は底屈・内反し，膝関節はロッキングしていた．また足関節の可動性低下を認めた．
CR4：視覚的な代償により，意識に上らない感覚情報が入力されにくい．

思考 検査と観察の結果から対称的な立位姿勢が困難であると考えた．また，股関節屈曲・足関節底屈の姿勢は足関節戦略が働きづらく，股関節戦略となりやすい．足底や足部からの感覚情報が乏しいと，自己身体のモニタリングが難しく視覚情報に頼った姿勢調整や身体位置の確認を行うため，屈曲傾向となりやすく，体幹や下肢の抗重力伸展反応は得られにくい．

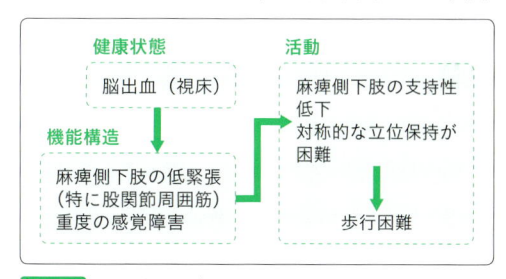

図5 立位保持が困難な原因

臨床思考 2-3 麻痺側下肢での支持が困難な原因は？

結論 麻痺側下肢での支持が困難なのは，麻痺側の低緊張の影響もあるが，非麻痺側での過剰努力が麻痺側筋出力の発揮を阻害している（**図6**）．それにより麻痺側の連合反応を助長している．

根拠 情報：徒手誘導での評価から麻痺側の活動を援助し，姿勢をできるだけ対称的にすることで「床に足が着いている

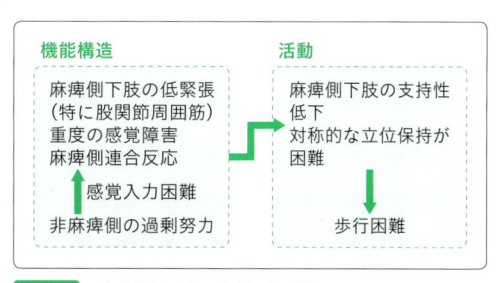

図6 麻痺側下肢の支持が困難な原因

感じがわかる」などの発言が聞かれた．しかし動作において非麻痺側の先行した屈曲
　　　での代償戦略がみられる．またROM検査から非麻痺側の可動性も低下している．

思考　麻痺側の活動を高めるには，非麻痺側の過剰努力の減弱を図らなければならない．構築され
た代償パターンは誤った身体図式を形成する可能性があり，改善するのに時間を有するため，
早期から考えて介入する必要がある．臨床的には姿勢や動作における客観的な評価と患者自
身が身体に対する発言や感覚などの主観的な評価がどれほどマッチングしているかが重要で
ある．

臨床思考 2-4　本症例の問題構造の全体像は？

結論　臨床思考 2-1〜3を統合して以下のように考える（**図7**）．
本症例が主婦であり，その中でも一つの役割として遂行できないのは，外に買い物に行くこ
とが困難だからである．外に買い物に行くことが困難で，その原因は実用的な歩行が困難だ
からである．実用的な歩行が困難なのは，股関節周囲筋の低緊張や感覚障害による麻痺側下
肢の支持性低下が原因で，麻痺側下肢の支持性低下を阻害しているのは非麻痺側上・下肢の
過剰努力が原因である．

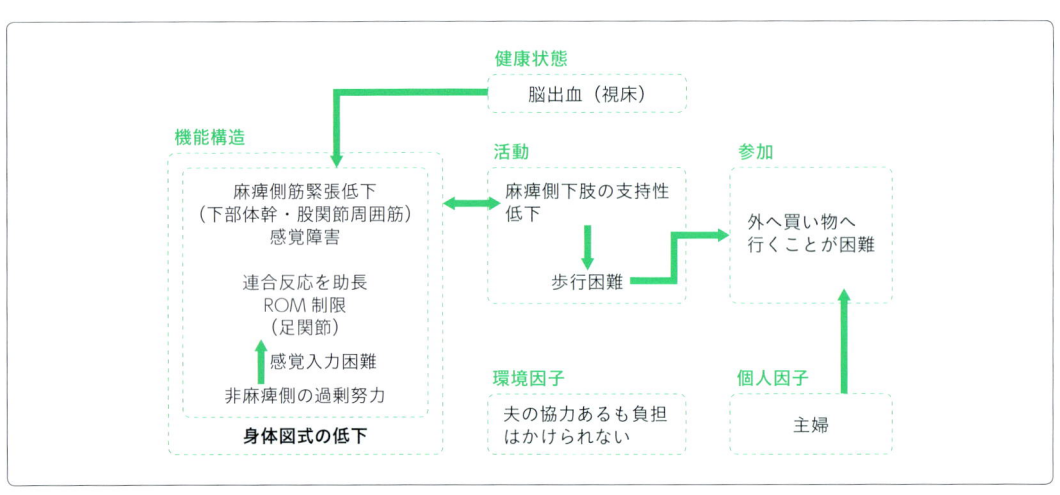

図7　本症例の問題構造

臨床思考 2-5　本症例の問題の解決策は？

結論　ICF概念地図で主要な問題点を解決する理学療法の介入プランを以下のように意思決定した
（**図8**，**表2**）．
適切な感覚情報が入る準備として，歩行での支持面となる足部の柔軟性，筋の粘弾性の適正
化を図る．また，本症例では非麻痺側の過剰努力により，麻痺側の筋緊張亢進，連合反応を
誘発していることから，治療の際には安定した環境の設定や過剰努力が極力起きないように
配慮する必要がある．
一番の問題としては麻痺側股関節周囲筋の弱化が挙げられ，このことにより支持性が低下し，
姿勢・動作を不安定なものとしている．この部分の治療・介入には時間が必要である．しかし，

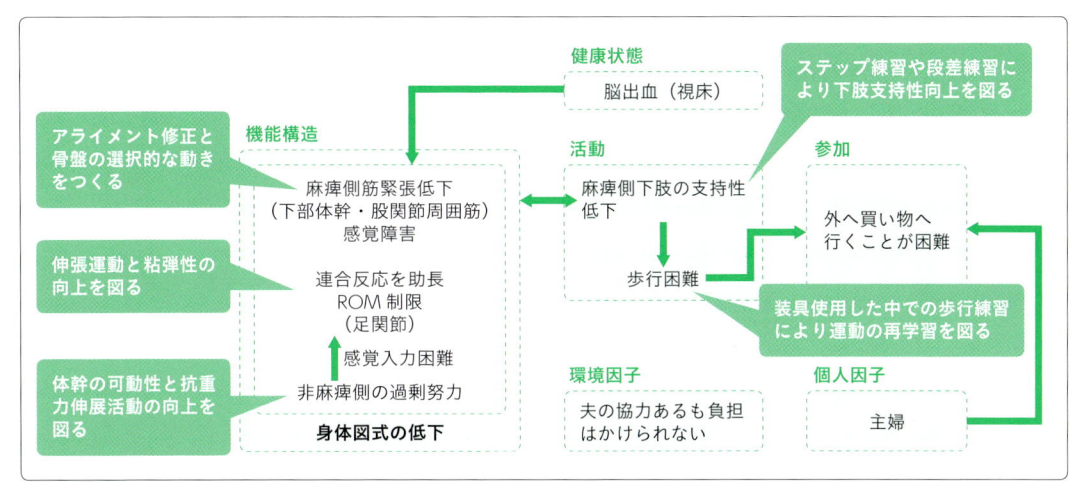

図8 問題構造に対する解決策

表2 本症例に対する理学療法の介入プラン

目的	方法	傾向と注意点
非麻痺側上肢―体幹の可動性向上（広背筋や腰方形筋）と股関節屈筋の伸張に伴い，骨盤の選択的な動きを促す	座位から臥位になる過程の中で，体幹の伸展を保持したまま骨盤の選択的な動き（前・後傾や側方傾斜）を引き出していく	非麻痺側は代償戦略として使用しやすいため，可動性は引き出しやすい
	臥位でのブリッジ運動にて股関節伸展活動に伴い，股関節屈筋群の伸張を図る（股関節屈筋の短縮により骨盤帯は前傾し，相対的に腰椎は前弯となる）	ブリッジ運動の際に，骨盤前傾と腰背部過伸展にて持ち上げることが多いため，骨盤が後傾し下部体幹や殿筋群が働くように徒手誘導していく
	下部体幹筋（腹筋群や胸腰筋膜）の伸張とアライメント修正によりコア・スタビリティーを高めていく	股関節戦略をとり，重心を低く保つため，体幹は屈曲傾向となり，体幹前面筋の伸張性は乏しくなる
麻痺側下肢の粘弾性向上と足部の可動性向上により，感覚情報を受け取りやすい環境をつくる	麻痺側下肢（特に股関節周囲）のアライメント修正	麻痺側は低緊張となり重力の影響でアライメント不良を起こす．また筋の不活性化により短縮傾向となりやすい
	下腿三頭筋の伸張と足部の可動性向上を図る	足部の可動性低下が脊髄小脳路（無意識の感覚情報）の働きを減弱させる可能性がある
体幹と股関節の抗重力伸展活動を促す	非麻痺側の代償戦略の減弱と麻痺側の筋アライメント修正・伸張性を改善後，立位や立ち座りの中で下部体幹・麻痺側下肢の筋活動向上を図る	台などを使用し，より抗重力伸展活動を引き出してもよい．しかしその際は，非麻痺側の代償に気を付けながら行う．理学療法士の介助や立ち位置，また環境も重要である
バックステップ練習により歩行に必要な伸展相の獲得を図る	立位にて前方の台に上肢を置き，体幹の伸展をキープした中で，バックステップにより股関節伸展をつくる	視覚での代償を取り除いた中で練習することで，より体性感覚情報の入力を促す
短下肢装具を装着し，適切なアライメントでの歩行練習により，筋活動や重心移動の再学習を図る	短下肢装具を装着し，足関節のアライメントを保障した中で，理学療法士が後方より体幹と股関節の伸展を介助し，歩行を誘導する	装具を装着してただ歩くのではなく，理学療法士の介助により適切な姿勢，アライメントをつくる必要がある

支えられないからという理由で安易に装具を使用することは下肢の学習性不使用を招く恐れがあるため，注意が必要である．ある一定期間は機能の潜在性を引き出すアプローチが重要であり，装具も潜在性を引き出すために使用されるべきであると考える．麻痺側下肢，特に足部の問題を解決しようと足を大きく持ち上げたり，ぶん回し歩行がみられたりする場合には装具を使用し，できる限り意識的な歩行とならないよう注意する必要がある．

■ 本症例からの学びと追加事項

クリニカル・ルール

1　歩行能力（身体能力）の予後予測を考える．
2　脳卒中後の半球間抑制．
3　代償戦略の構築が誤った身体図式を形成し，日常生活の遂行を妨げる．
4　運動の基盤は姿勢制御である．
5　意識に上らない感覚情報が重要である．
6　歩行は自動的な運動である．

知っておきたい関連事項

1　運動学習について

　　理学療法は，一度失った滑らかな行為や基本動作を再学習することを主たる目標としている．そのため，理学療法士は対象者に見合った治療戦略をプログラムし，目的の動作の習得に向けて，運動の再教育を図っていく．また，課題の難易度の調整が重要であり，課題の難易度が学習効果に大いに影響する．

2　学習性不使用について

　　脳損傷などによって中枢神経系の機能不全に陥り，運動が抑制されると運動量が減少し，大脳皮質の体部位再現領域が縮小していく．同時に，運動を起こそうとしても失敗が続くことで，それによって負の情動が強化され，結果として行動を抑制していく．さらには，患肢の運動失敗が連続し，健肢による代償パターンが強化されることによっても患部学習性不使用が促進されてしまう[12, 13]．

書籍紹介

1　モーターコントロール，原著第3版，Shumway-Cook A, et al 著，田中　繁ほか監訳，医歯薬出版，2009

　　神経科学と運動制御の理論を臨床の実践でどのように活かすかということを考える一冊である．

2　Clinical Neuroscience 29（8）Body image，青木　滋編，中外医学社，2011

　　Body image にかかわる幅広い領域（哲学，心理学，生理学，臨床医学など）の視点からまとめられ，身体図式との違いなど，臨床で特に脳卒中患者に携わる理学療法士としては考えさせられる一冊である．

●文 献

1) 鈴木俊明：脳梗塞. 脳血管障害片麻痺に対する理学療法評価, 鈴木俊明監, 神陵文庫, 兵庫, 53, 2009
2) 前田真治：我々が用いている脳卒中の予後予測Ⅳ. 臨床リハ 10：320-325, 2001
3) Head H, et al：Sensory disturbances from cerebral lesions. Brain 34：102-254, 1911
4) 真鍋清則：姿勢制御と運動制御. 脳卒中の治療・実践神経リハビリテーション, 梶浦一郎ほか編, 市村出版, 東京, 68-76, 2010
5) 伊藤克浩：姿勢制御と ADL. 極める！ 脳卒中リハビリテーション必須スキル, 吉尾雅春総監, gene, 愛知, 202-205, 2016
6) 高草木薫：歩行の神経機構 Review. Brain Med 19：307-315, 2007
7) Dietz V, et al：Locomotor activity in spinal man. Lancet 344：1260-1263, 1994
8) Dietz V, et al：Locomotor activity in spinal man：significance of afferent input from joint and load receptors. Brain 125：2626-2634, 2002
9) Dietz V, et al：Locomotor capacity of spinal cord in paraplegic patients. Ann Neurol 37：574-582,1995
10) Dimitrijevic MR, et al：Evidence for a spinal central pattern generator in humans. Ann N Y Acad Sci 860：360-376, 1998
11) Sasada S, et al：Volitional walking via upper limb muscle-controlled stimulation of the lumbar locomotor centor in man. J Neurosci 34：11131-11142, 2014
12) 森岡　周：理学療法における脳科学と運動学習理論の応用. 理学療法 34：388-395, 2017
13) Taub E, et al：New treatments in neurorehabilitation founded on basic research. Nat Rev Neurosci 3：228-236, 2002

（遠藤　敦・佐藤　祐・石田茂靖）

24 脳血管障害—回復期・被殻出血

■ 導入のためのエッセンス

◆ 被殻出血は，脳出血の中でも視床出血と並んで頻度が高い疾患です．被殻の栄養血管であるレンズ核線条体動脈は「脳出血動脈（Charcot 動脈）」とも呼ばれ,脳出血の好発部位とされています.典型的症状は，①突然発症する弛緩性片麻痺，②半身の感覚障害，③同名半盲，④対側への共同偏視，⑤軽度～中等度の意識障害の5つ[1]です．その他にも，筆者が担当した被殻出血の患者では，注意障害，失語症などの高次脳機能障害の症状を呈していた経験があります．しかし，被殻の機能は筋緊張の調整などの錐体外路系であり，被殻出血の典型的症状は周辺組織の圧迫・破壊に由来していると考えられます．

◆ 上記の症状に代表される機能障害により，患者は ADL，IADL 全般に制限をきたします．機能回復の程度によって予後は異なりますが，上肢に関しては両手動作が困難となります．また，麻痺側が利き手の場合は書字などが困難となり，利き手交換が必要となります．下肢に関しては，歩行が困難となり，低下した機能を補ったり，矯正したりする目的で装具や歩行補助具を用いた理学療法を提供します．

◆ 脳血管障害のリハビリテーションは，急性期，回復期，生活期に分けられ，各期で解決すべき課題が異なります．回復期は機能回復が最も期待できる時期ですが，リハビリテーションとして介入できる期間には制度上の限りがあります．その期間で最大限の効果を引き出すには，退院後の生活を具体的にイメージして介入することが大切であり,多職種でのチームアプローチが不可欠です．

◆ 理学療法士は身体機能の回復，基本動作の獲得や移動手段の獲得が主な役割となります．理学療法の成果が ADL やその後の生活期に大きく影響を及ぼすので，患者の回復の程度に合わせたきめ細かい理学療法プログラムの立案が必要になります．ケースカンファレンスなどを利用して，具体的な目標の設定とそれを達成するための多職種の役割分担を行い，個別性の高い理学療法プログラムを作成します．

症例 被殻出血発症後，歩けなくなった 65 歳の男性.

CBL1 初期情報から仮説を立て，仮説証明のための新たな情報を選択する

初期情報

処 方 箋 ❯ **診断名:**右被殻出血．65 歳の男性，自営業．本日急性期病院から当院回復期リハビリテーション病棟へ転院．自宅退院を目標に理学療法を開始してください．血圧上昇と転倒に注意してください．

現 病 歴 ❯ 某年 X 月 X 日職場で倒れているところを発見された．急性期病院へ救急搬入，意識障害，左片麻痺があった．CT が撮影され右被殻出血の診断で入院となった．血腫の増大と神経症状の

増悪はなかったので，第2病日から理学療法開始．意識レベルは清明．Brunnstrom recovery stage（Br. stage）上肢Ⅱ手指Ⅱ下肢Ⅲ．感覚は鈍麻．ADLは一部介助レベル，Barthel Index 55点．長下肢装具（KAFO）を装着して歩行練習を行っていた．第14病日に当院転院．

医療面接 ❯ PT「困っていることは何ですか？」
患者「仕事に早く戻りたいが，左の手足が思うように力が入らない」
PT「仕事内容は？」
患者「自営で自動車整備工場をしています」「左の手足が使えないので作業はできないが，従業員に指示を出すことはできる」「工場は自宅の隣にあるので，歩いて行けるようになりたい」
■その他に得た情報：職場の工場は，段差があり，機械や部品が至るところに置いてある環境なので車椅子の使用は困難．

動作観察 ❯ 車椅子に乗って来室．座位姿勢は左肩が下がり体幹左側屈している．肩甲骨は下制，外転し，内側が浮いている．肩甲上腕関節には1横指程度の亜脱臼があった．左股関節は外旋し左大腿が外に開いている．上肢は随意運動が困難で，手指，手，肘関節は筋緊張が亢進し，肩関節は低緊張であった．下肢は足関節の随意運動が困難で，膝・股関節は共同運動が可能であった．起立動作は可能だが，重心は右に偏位し左下肢への荷重が不十分であり，左踵が浮いていた．立位保持は上肢の支持なしで可能．重心は右下肢の上に偏位している．重心を中央へ戻し左踵を接地させると，踵接地と同時に体幹が前傾，骨盤は後方回旋し左膝が過伸展した．

下に示すクリニカル・ルールを用いて，次の問いに答えましょう

1-1 本症例の参加制約とその原因は？　　　　1-2 本症例の活動制限とその原因は？
1-3 本症例の仮説的問題構造の全体像は？　　1-4 仮説証明に必要な情報や検査は何か？

■ クリニカル・ルール

CR 1 被殻出血後に起こる機能障害は，運動麻痺，感覚障害，高次脳機能障害などがある

被殻出血に限らず，脳血管障害は中枢神経の機能が障害される疾患である．同一病名であっても，損傷した部位，損傷の範囲で機能障害の種類や程度が異なる．さらには，脳浮腫や脳圧亢進，周辺組織の圧迫，脳室穿破の有無などによっても障害が異なってくる．被殻出血後に起こる機能障害には，運動麻痺，感覚障害，筋緊張の異常などがある．しかし，被殻の機能は筋緊張の調整などの錐体外路系であり，被殻出血の典型的症状は周辺組織の障害に由来していると考えられる．

CR 2 被殻出血後には，両手動作の活動（ADL，IADL）や歩行が制限される

被殻出血によって隣接組織である内包後脚や放線冠が圧迫・破壊された場合は，半身の運動麻痺や感覚障害などが出現し，両手動作の活動（ADL，IADL）や歩行が制限される．利き手に運動麻痺が出現した場合は，書字や箸操作などの片手動作も困難になる場合がある．

CR 3 発症からの時期と脳画像，理学療法評価を組み合わせて予後予測，介入プランを決定する

脳の状態を把握し，障害像を的確に評価するためには脳画像が有用である．脳画像による脳損傷部位からの障害像の予測と理学療法評価を組み合わせることで，患者像を把握し，精度の高い予後

予測を行うことができる．発症からの時期に関して，急性期は疾患の治療が優先され，廃用予防のための早期離床を行う．回復期は機能障害の回復が最も期待できる時期であり，この時期のリハビリテーションの成果が退院後の生活，QOL に大きく影響を及ぼす．自宅退院後の生活をイメージするためには，時間・空間・人のそれぞれの視点で考えるとよい．生活期は患者・家族・理学療法士がそれぞれ退院後の生活を同じようにイメージできることが重要である[2]．

CBL1　仮説的問題構造と仮説証明のための追加情報項目について "臨床思考" する

臨床思考 1-1　本症例の参加制約とその原因は？

結論　参加制約＝職場復帰が困難．

　　　　その原因＝不整地歩行が困難で職場に歩いていけないから（図1）．

根拠　情報：患者は工場に行けないことを訴えている．工場は段差や機械などがあり車椅子の使用は困難である．

　　　　CR2：被殻出血後には歩行が制限される．

思考　本症例は，医療面接の際，自分の身体のことよりも職場のことを心配している．また，上肢の運動麻痺があるので作業ができないことは理解しており，現場で従業員へ指示やアドバイスをできることが復職になる．しかし，職場への移動は，環境的に車椅子では困難であり，不整地歩行ができる能力が要求される．これは筆者が臨床経験から得たクリニカル・ルールと一致するため，上のように意思決定した．

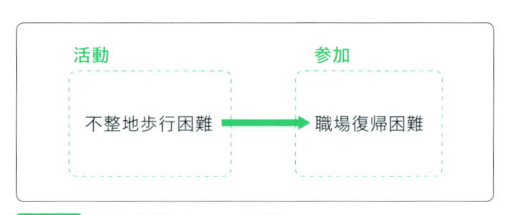

図1　参加制約とその原因

臨床思考 1-2　本症例の活動制限とその原因は？

結論　活動制限＝歩行障害による，不整地歩行困難．

　　　　その原因＝体幹・左下肢の ROM 制限，運動麻痺，感覚障害，筋緊張異常のため？（図2）

根拠　情報：左の手足に力が入らないと訴える．

　　　　CR1：被殻出血後には，運動麻痺，感覚障害，高次脳機能障害などが出現する．

思考　歩行は体幹・下肢の抗重力活動であり，股・膝・足関節の協調的な制御も必要である．また，左右の脚の立脚期と遊脚期がリズミカルに切り替わる運動である．すなわち，重力に抗するだけの力や滑らかに振り出すための関節運動が必要となる．CR1 にあるように被殻出血後はさまざまな機能障害が出現するため，それにより歩行が困難になっていると考えられる．

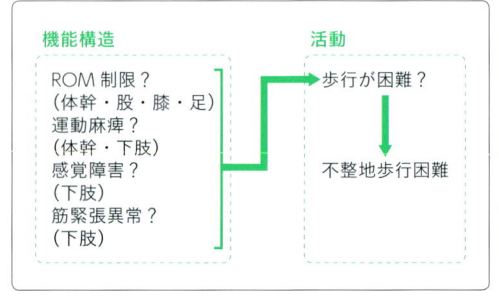

図2　活動制限とその原因

結論　臨床思考 1-1 ～ 2 を統合して以下のように考える（**図 3**）.

「職場復帰困難」なのは「不整地歩行が困難」だからで，そうなのは「歩行が困難（？）」であるからで，歩行が困難なのは「体幹，麻痺側下肢の ROM 制限，運動麻痺，感覚障害，筋緊張異常（？）」によるものである．また，個人因子として，自営業であることから，職場復帰困難が問題となる．以上のように仮説的に問題構造をまとめる．

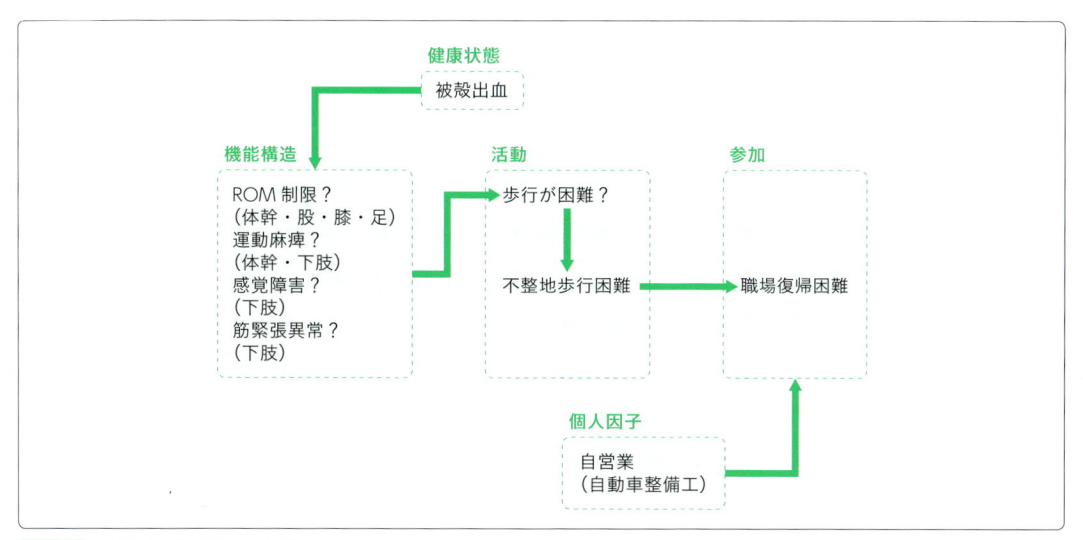

図 3　仮説的問題構造の全体像

臨床思考 1-4 　仮説証明に必要な情報や検査は何か？

結論　ICF 概念地図で「？」がついている項目を確認すれば問題構造が明らかとなる．

1) 歩行能力の確認と歩行分析
2) 体幹・下肢の ROM テスト
3) 下肢の運動麻痺テスト
4) 下肢の感覚テスト
5) 下肢の筋緊張テスト

根拠　CR2：被殻出血によって隣接組織が圧迫・破壊された場合は，半身の運動麻痺や感覚障害などが出現し，歩行が制限される．

思考　不整地歩行が困難な因子を明確にするために，体幹と下肢の ROM や運動麻痺，感覚障害，筋緊張を確認する必要がある．

CBL2 　追加情報から本症例の問題構造を明らかにし，解決策を講じる

追加情報

CT 画 像 ▶ 発症当日の画像では，頭尾側方向は放線冠レベル～中脳レベルまで高吸収域がみられた．左

右方向よりも前後方向へ高吸収域が進展していた．正中偏位（ミッドラインシフト）がみられた．内包に高吸収域はなく圧迫されていた（**図4**）．

歩行観察 ❯ 平行棒内を裸足歩行したときの麻痺側下肢について記載する．
初期接地：内反尖足位で前足部の外側から接地した．
荷重応答期：前足部が接地した後に踵が接地するため下腿は後傾位のまま停滞し，膝が過伸展位になる．
立脚中期：下腿が停滞したまま股関節が屈曲し上半身が前方へ移動する，非麻痺側上肢は平行棒を引っ張っている．
立脚終期：股関節はさらに屈曲し，骨盤が後方回旋し，非麻痺側下肢が接地する．
遊脚期：膝が伸展位のまま，左骨盤を挙上，前方回旋しぶん回しで下肢を振り出す．

運動麻痺 ❯ 下肢 Br. stage Ⅳ，股・膝関節の分離運動は可能，足関節の分離運動は不十分（立位での背屈が困難）であった．
Fugl-Meyer assessment score（FMA）は 102 点（226 点満点）であった．

感覚障害 ❯ 表在覚は重度鈍麻（Rt. 3，Lt. 10），深部覚も重度鈍麻（Rt. 1，Lt. 5）であった．

筋 緊 張 ❯ modified Ashworth scale（MAS）膝 1，足 1＋．

腱 反 射 ❯ 膝蓋腱反射（＋＋），アキレス腱反射（＋＋）．

クローヌス ❯ 膝（－），足（＋）．

高 次 脳 機 能 障 害 ❯ 検査では明らかな障害なし．

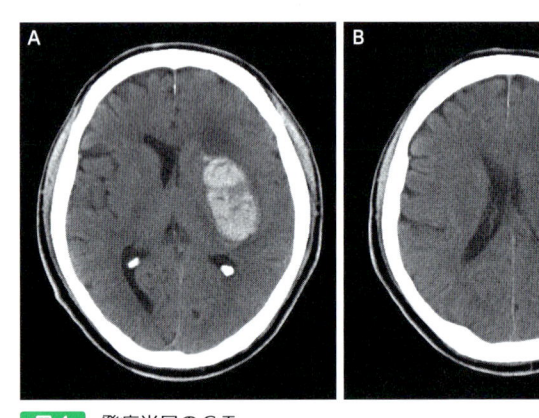

図4 発症当日のＣＴ
Ａ：基底核レベル，Ｂ：放線冠レベル．

下に示すクリニカル・ルールを用いて，次の問いに答えましょう

2-1　歩行が困難な原因は？　　　　　　2-2　初期接地で踵接地が困難な原因は？

2-3　荷重応答期の膝過伸展の原因は？　　2-4　本症例の問題構造の全体像は？

2-5　本症例の問題の解決策は？

■ クリニカル・ルール

CR 4 歩行時の推進力は倒立振子運動とロッカーファンクションがつくり出す

　歩行時の前方への動きには，身体重量が落下する力が駆動力として利用される．下へ向かう身体重量は，ロッカーファンクションによって前方への動きに変換される．初期接地時，ターミナルスイングの終わりで1cmの高さから自由落下し，床へ向かう力の大部分がヒールロッカーの機能によって前方への勢いに変換される．足関節底屈位での踵接地や足底接地，前足部接地のように初期接地時の回転中心が床と踵の接点になく，ヒールロッカー機能が消失している場合，前方への動きを制限する．

CR 5 内反尖足，槌趾は裸足歩行を確認しないと見逃す場合がある

　臥位や座位では下肢の筋緊張亢進がみられず問題ないと思っていても，立位や歩行時に筋緊張が亢進し，内反尖足や槌趾を呈している場合がある．特に，槌趾は靴を履いていると隠れてしまい，内反尖足は装具を装着していると矯正され隠れてしまう．主問題点を見誤り，歩行能力改善目的で股・膝関節の機能にアプローチをしても練習の効果は得られにくい．そして，経過の中で患者からの歩きにくさや痛みなどの訴えで気づかされることがあるので，そうなる前に気づいて対応すべきである．初期評価時に，アキレス腱反射亢進，筋緊張亢進，病的反射陽性など痙縮が疑われたときは，定期的に裸足での歩行観察を行い足部と足趾の状態を確認する．

CR 6 歩行の逸脱運動には複数の原因があり，その中から原因を見抜くことで治療戦略が決まる

　例えば，荷重応答期の膝過伸展の原因は，大腿四頭筋の筋力不足，固有受容器の障害，大腿四頭筋の過緊張，脚の安定性を高めるための意図的運動，底屈拘縮やヒラメ筋の痙縮もしくは底屈筋群の過緊張により引き起こされる前足部の初期接地に伴う二次的現象の5つが考えられる[3]．患者によって原因は異なり，その原因も1つだけの場合や複数の場合もある．歩行観察と理学療法評価を行い，原因を明らかにして介入プランを決定する．

CBL2 追加情報から問題構造と解決策について "臨床思考" する

臨床思考 2-1 歩行が困難な原因は？

結論　歩行が困難なのは，麻痺側下肢のロッカーファンクションが破綻しており，非麻痺側上肢平行棒を引っ張ることで推進力を得ているからである（**図5**）．

根拠　情報：歩行観察で上記の動作が観察された．
　　　　CR4：歩行の推進力は，倒立振子運動と，
　　　　　　　ロッカーファンクションがつくり出
　　　　　　　す．

思考　歩行動作を観察した結果，麻痺側下肢の初
　　　　期接地の内反尖足，荷重応答期の膝過伸展
　　　　がみられ，ヒールロッカーと倒立振子運動

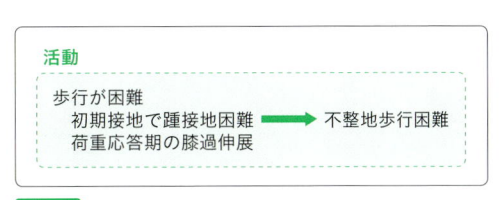

活動

歩行が困難
　初期接地で踵接地困難　━━▶　不整地歩行困難
　荷重応答期の膝過伸展

図5　歩行が困難な原因

が欠如し，推進力を非麻痺側上肢による平行棒の引っ張り動作で代償していると考え，そう判断した．

臨床思考 2-2 初期接地で踵接地が困難な原因は？

結論 初期接地で踵接地が困難なのは，運動麻痺による足関節の背屈困難と下腿三頭筋の筋緊張亢進による内反尖足が原因である（**図6**）．

根拠 情報：運動麻痺（Br. stage Ⅳ）があり，立位での足関節背屈が困難である．そして，下肢の筋緊張が亢進しており，抗重力位では伸展パターンが増強し内反尖足が出現する．

CR5：座位・立位では内反尖足がみられなくても，歩行時に内反尖足が出現する場合がある．

思考 追加情報と歩行観察，CRから運動麻痺による背屈困難と抗重力活動時の筋緊張亢進から初期接地で踵接地できず内反尖足位での前外側接地になったと推論できる．

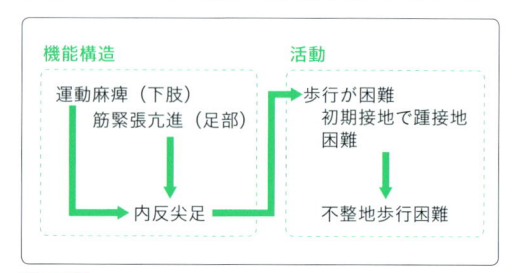

図6 初期接地で踵接地できない原因

臨床思考 2-3 荷重応答期の膝過伸展の原因は？

結論 荷重応答期に膝が過伸展になるのは，四頭筋の筋力不足，深部覚の問題，四頭筋の過緊張，前足部からの初期接地に伴う二次的現象などが原因である（**図7**）．

根拠 情報：運動麻痺があり，深部覚が鈍麻，筋緊張亢進がある．

CR6：荷重応答期の膝過伸展には5つの原因が考えられる．

思考 追加情報とCRより，主たる原因は前足部からの初期接地であり，荷重応答期において前足部接地の直後に踵が床に押され膝関節が急激に伸展する．二次的要因として，運動麻痺による四頭筋の筋力不足，深部覚鈍麻なども考えられる．

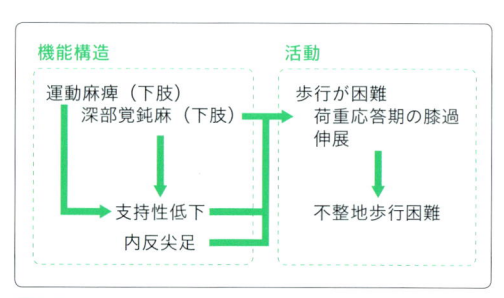

図7 荷重応答期に膝過伸展になる原因

臨床思考 2-4 本症例の問題構造の全体像は？

結論 臨床思考2-1～3を統合して以下のように考える（**図8**）．

本症例が職場復帰できないのは，不整地歩行が困難だからである．歩行が困難である原因は，初期接地での踵接地困難と荷重応答期の膝の過伸展である．初期接地で踵接地が困難なのは，運動麻痺と筋緊張亢進による内反尖足が原因で，荷重応答期の膝過伸展は，前足部からの初期接地に伴う二次的現象が主たる原因で，四頭筋の筋力不足，位置覚の鈍麻が二次的原因である．

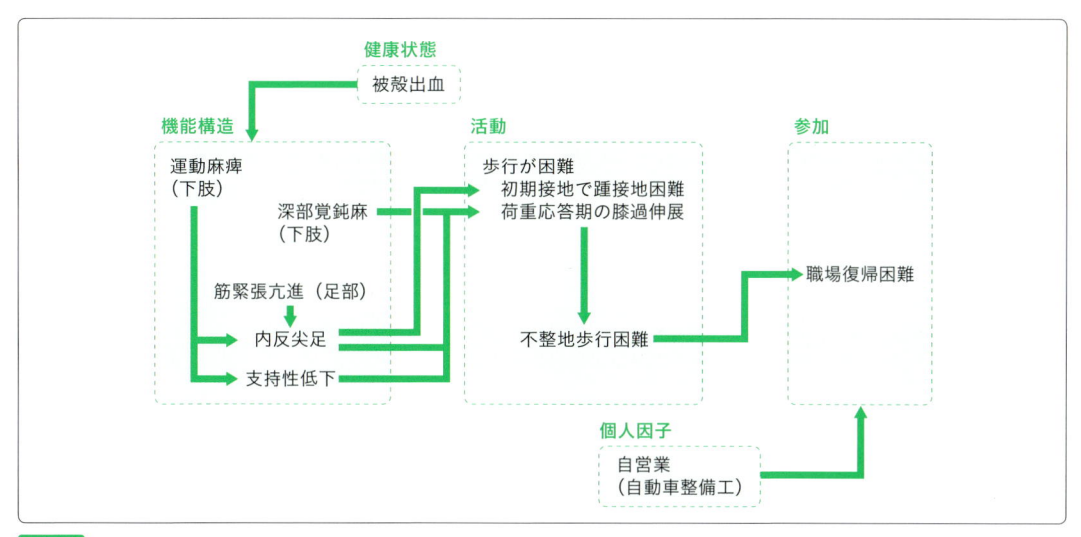

図8 問題構造の全体像

結論 ICF 概念地図で主要な問題点を解決する理学療法の介入プランを以下のように意思決定した（**図9**，**表1**）.

跛行が出現しないように注意しながら歩行獲得を目指す．麻痺側下肢の残存機能に合わせた装具を選択し正常な歩行パターンでの運動学習ができるようにする．まずは整地での歩行練習を行い，平行棒→多脚杖→一本杖→杖なし独歩と段階的にレベルアップしていく．装具も同様に，KAFO →金属支柱付き AFO →プラスチック AFO →装具なし，と段階的に変更していく．屋内歩行が近接監視レベルに到達したら，屋外の不整地歩行練習を開始する．

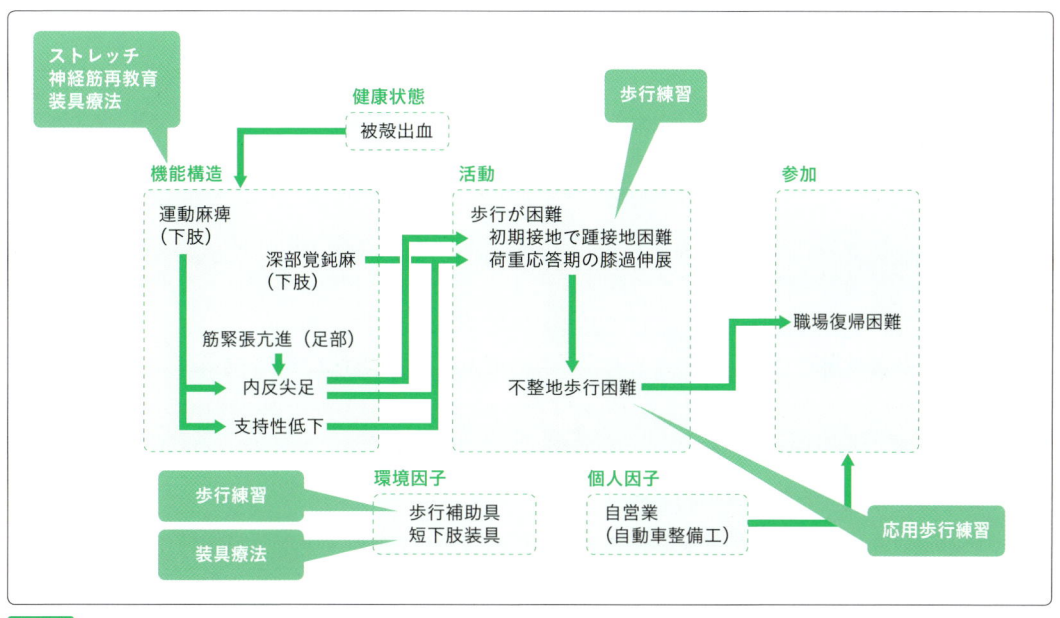

図9 問題構造に対する解決策

表1 本症例に対する理学療法の介入プラン

目的	方法	注意点・禁忌
歩行獲得	歩行練習：平行棒→サイドケイン→多脚杖→一本杖→杖なし独歩と歩容を確認して難易度を変える 応用歩行練習：職場の路面状況，通路の幅や段差の高さ・数・手すりの有無などを確認して職場での歩行を想定した応用歩行練習をする 装具療法：四頭筋の筋力不足に対してKAFOを使用し，荷重応答期の膝関節伸展が改善したらAFOに変更する．初期接地で踵接地に矯正できる足継手を選択する．足関節の痙縮が軽減したら矯正力の低い装具に変更する	①誤った運動学習をさせない ②段階的に進める
随意運動・分離運動の獲得	神経筋再教育：立脚初期を再現するステップ位で左右の脚の重心移動を行い初期接地と荷重応答期の課題特異的な反復運動を行う	
麻痺筋の短縮の予防	ストレッチ：膝伸展位での背屈可動域を確保するために徒手以外に起立矯正台を使用したり，立脚終期を再現するステップ位で背屈位での荷重を行ったりする 装具療法：歩行時の足部の筋緊張を矯正できる装具を選択する	学習性不使用にならない指導も必要

CT画像から下肢の錐体路が通る神経線維の損傷は重度ではないと予測した．また，発症日からは2週間しか経過しておらず，発症後3ヵ月（転院後2ヵ月半）は運動麻痺の改善が見込めると考え，分離運動の獲得を目標に神経筋再教育を選択した．具体的には立ち上がり動作，ステップ動作などの課題特異的な反復運動を行う．その際には麻痺側への重心移動や麻痺側下肢への適切な荷重を意識して行う．

筋緊張亢進に対しては，短縮位での不動による軟部組織の変性，関節拘縮を予防する．したがって，理学療法のときだけでなく病棟生活時も，起立，移乗や歩行を行うときは，麻痺側下肢の使用を促し，荷重と足関節底背屈運動を行うように多職種でのかかわりを意識する．筆者が勤務する病院では，KAFOを作製する患者でも病棟生活では大腿カフを外して金属支柱付きAFOの状態で使用している．

■ 本症例からの学びと追加事項

クリニカル・ルール

1 被殻出血後に起こる機能障害は，運動麻痺，感覚障害，高次脳機能障害などがある．
2 被殻出血後には，両手動作の活動（ADL，IADL）や歩行が制限される．
3 発症からの時期と脳画像，理学療法評価を組み合わせて予後予測，介入プランを決定する．
4 歩行時の推進力は倒立振子運動とロッカーファンクションがつくり出す．
5 内反尖足，槌趾は裸足歩行を確認しないと見逃す場合がある．
6 歩行の逸脱運動には複数の原因があり，その中から原因を見抜くことで治療戦略が決まる．

知っておきたい関連事項

1 足部変形に対する整形外科的治療

経過とともに痙縮が増強する患者がいる．回復期リハビリテーション病棟に入院中の比較的発症からの期間が短い患者でも痙縮が歩行獲得の阻害因子になる場合がある．例えば，装具では矯正できない程度の内反尖足や歩行中に指先に痛みを生じる槌趾である．筆者が勤務

する病院では矯正困難な内反尖足，槌趾に対しては，整形外科的治療を行っている．内反尖足に対しては，Vulpius 変法，後脛骨筋延長術を行う．槌趾に対しては，長母趾屈筋，長趾屈筋の切腱術あるいは延長術を行う[2]．「脳卒中治療ガイドライン」ではボツリヌス療法が推奨されている．内反尖足や槌趾などの阻害因子は，できる限り早い時期に解消することで回復を阻害せずに正常パターンに近い運動学習ができ実用歩行獲得が可能になると考える．

2 脳血管障害に対する装具療法

以前は，脳血管障害患者が日常生活で自立するため，失われた機能を補う目的の更生用装具として装具を作製することが多かった．しかし，近年は機能回復の過程で治療手段として下肢装具を作製するという考え方が広まりつつある．それに伴い，治療用装具としての KAFO の存在も注目を集めている[4]．治療用装具として使用する装具は，運動療法をより効果的に行うための道具と考え，患者とのフィッティング，装具自体あるいは各継手に求める機能の選択など医師と理学療法士，義肢装具士が協働で決定する．そして，患者の機能改善，能力向上に応じて調整可能な部分は随時調整する．筆者が勤務する病院では，KAFO を作製した場合，理学療法のとき以外は大腿カフを外して AFO として使用している．また，歩行能力の改善に合わせてフォアフットロッカーの踏み返しを装具が阻害しないように中足指節間関節付近の足底部に切れ込みを入れ柔かくしたり，AFO の自己装着が片手でもできるよう工夫するなど，自立できる項目が1つでも増やせる取り組みをしている．

書籍紹介

1 脳卒中理学療法の理論と技術，改訂第3版，原　寛美ほか編，メジカルビュー社，2019

脳卒中リハビリテーションに必要な解剖生理学，病態と治療，評価，理学療法など多岐にわたって学ぶことができる．急性期から生活期のあらゆるステージで脳卒中患者にかかわる理学療法士に役立つ書籍である．

2 観察による歩行分析，Götz-Neumann K 著，月城慶一ほか訳，医学書院，2005

歩行分析をするためには，正常歩行を把握しておく必要がある．そして，患者ごとに異なる病的歩行を正常歩行と比較することで分析ができる．また，一つの異常パターンでも複数の原因が考えられる場合もある．この書籍は，正常歩行と病的歩行をイラストと詳しい説明で解説してある．

●文献

1) 山本晴子ほか：被殻出血．脳卒中症候学，田川皓一編，西村書店，新潟，271-274，2010
2) 高橋修一朗ほか：痙性麻痺足に対する手術症例の検討．整外と災外 38：848-850，1989
3) Götz-Neumann K：膝関節の7つの逸脱運動．観察による歩行分析，月城慶一ほか訳，医学書院，東京，127-137，2005
4) 増田知子：脳卒中リハビリテーションに下肢装具を用いる根拠．極める！脳卒中リハビリテーション必須スキル，吉尾雅春総監，gene，愛知，48-54，2016

（濱崎寛臣）

脳血管障害—回復期・歩行再建

■ 導入のためのエッセンス

◆理学療法の主たる目的として脳卒中片麻痺者の歩行再建があります。歩行の評価には 10 m 歩行テスト（10MWT）や 6 分間歩行テスト（6MWT）などの歩行パフォーマンスの評価と，「歩き方」を対象とした歩行パターンの評価があります。歩行パターンの評価は，三次元歩行解析（3DGA），床反力計測，筋電図解析などの機器を用いることで定量的に評価することができますが，臨床に用いるには準備や設定に時間がかかるため使用が制約されます。そのため，臨床現場では理学療法士の観察による分析がほとんどです。しかし，観察による動作分析のみでは客観性に乏しいため，評価の妥当性や信頼性は理学療法士の知識や経験に依存します。

◆近年は研究施設だけでなく臨床現場でも使用可能な簡易的な歩行分析機器の開発が進んでおり，臨床現場でも定量的な歩行パターンの評価が可能となってきています。しかし，定量的な運動学的情報を得ることができても，因果関係の適切な分析を伴わなければ，適切な治療戦略を立案することができません。

◆本項では，被殻出血により歩行障害を生じた事例に対して，簡易歩行評価機器を用いた評価を実施し，歩行再建に向けた治療戦略を立案した例を示します。

症例 被殻出血発症後，歩行困難となった 56 歳の男性。

CBL1 初期情報から仮説を立て，仮説証明のための新たな情報を選択する

初期情報

処方箋 ▶ **診断名**：右被殻出血。56 歳の男性，会社員。本日，急性期病院から当院へ転院され，発症後 14 日経過しています。自宅退院，職場復帰を目標に理学療法を開始してください。血圧の上昇と転倒に注意してください。

現病歴 ▶ 某年 12 月 2 日に自宅で倒れているところを家族が発見した。急性期病院へ救急搬送され，搬入時は，左片麻痺，左半身の重度感覚障害，構音障害を認めた。CT 撮影され右被殻出血の診断で入院となった。血腫増大と神経症状の増悪はなかったため，保存的に加療し，第 2 病日から理学療法開始。意識レベルは清明で Brunnstrom recovery stage（Br. stage）上肢III手指III下肢IV。感覚は重度鈍麻。ADL は一部介助レベル，Barthel Index 65 点。短下肢装具（AFO）を装着して歩行練習を行っていた。第 14 病日に当院転院。

医療面接 ▶ **PT**「今，困っていることは何ですか？」
患者「うまく歩くことができません。左足がこわばってつまずきます」
PT「家や職場は車椅子が使用できますか？」
患者「自宅はアパートの 1 階ですが，狭くて車椅子は入りません。職場までは電車を利用しており，2 km 程度は歩かなければなりません」

動作観察 ▶ 立位保持は手すりを把持しながら可能だが，左膝は軽度屈曲位で左下肢へ荷重することができていない．理学療法士が左下肢を前方にステップするように口頭で指示すると，左下肢接地は底屈内反して前足部外側から接地し，左下肢での立脚が困難であった．左下肢に底屈制動機能のある AFO を着用して歩行すると，全足底で接地可能となり，左下肢での立脚支持が可能となった．装具を装着して杖を使用すると何とか歩行することは可能であったが，歩幅は狭く，10 m 歩行時間は 30 秒（0.3 m/ 秒）と遅かった．また，麻痺側立脚時には足部背屈運動は生じておらず，常に麻痺側の膝は屈曲位でこわばり，右下肢の遊脚時には膝が曲がらずつま先がつまずいていた．

下に示すクリニカル・ルールを用いて，次の問いに答えましょう

1-1　本症例の参加制約とその原因は？　　1-2　本症例の活動制限とその原因は？

1-3　本症例の仮説的問題構造の全体像は？　　1-4　仮説証明に必要な情報や検査は何か？

■ クリニカル・ルール

CR 1 　**被殻出血は錐体路障害を伴うことが多く，対側の運動麻痺，異常筋緊張亢進を生じるが，歩行再建に必要な脳幹以下の神経回路は保たれている**

　大脳皮質運動野からの脊髄へ下行性運動指令の伝導路である錐体路（皮質脊髄路）が障害されると運動麻痺が発現するため，大脳皮質を起点とした随意指令に遮断・停滞が生じる結果，歩行運動の円滑な発現を著しく阻害する．しかし，脳卒中者の場合，運動の基本的リズムの発現にかかわる脊髄神経回路は直接的なダメージを受けていないことから，片側性の運動感覚麻痺がある場合でも，左右下肢の逆位相でのステッピング動作と周期的な荷重印加などで抗重力刺激を入力することで，脊髄レベルでの歩行運動出力の適切な発現を促すことが可能となる[1]．

CR 2 　**脳卒中片麻痺者における歩行速度は日常生活の活動範囲を決定づける**

　Perry らは日常生活における歩行状況の関連性を分類し，0.4 m/ 秒でしか歩けない場合，屋内で歩行できたとしても屋外での移動手段として歩行することはできないとしており，屋外で問題なく歩行するためには 0.8 m/ 秒以上の速度が必要であると述べている（**表 1**）[2]．

表 1　脳卒中片麻痺者の歩行速度と生活空間

屋内移動のみ	0.4 m/ 秒以下（10 m 歩行速度 25 秒以上）
限られた地域での屋外移動可能	0.4 〜 0.8 m/ 秒以下（10 m 歩行速度 12.5 〜 25 秒）
制限なく地域での屋外移動可能	0.8 m/ 秒以上（10 m 歩行速度 12.5 秒以下）

（文献 2 より引用，筆者訳）

歩行運動のバイオメカニクスは歩行相とそのときに生じる力学を理解する必要がある

　歩行相とは，1回の歩行周期をその歩行の特性に応じて区分したものである（図1）[3]．

　歩行運動における基本的な力学的要点は倒立振子というエネルギー変化様式にあり，Perry が提唱したロッカー機能を理解することが重要である．正常歩行の特徴であるロッカー機能を脳卒中者の歩行に応用して考えることは，効率の良い歩行再建を目指すうえで有効な手段である[4]．特にヒールロッカー時に生じる下腿前傾運動は倒立振子の初速を生み出し，その後の重心の上昇と前方推進力に大きく影響する．また，前遊脚期には立脚側股関節の屈曲運動が開始されており，遊脚初期での二重振り子による膝の受動屈曲を生じさせることで遊脚中期の足部クリアランスを確保している．さらに，遊脚終期には股関節伸筋活動により大腿骨が減速して，下腿運動との速度差が生じることで受動的な膝伸展が生じる．

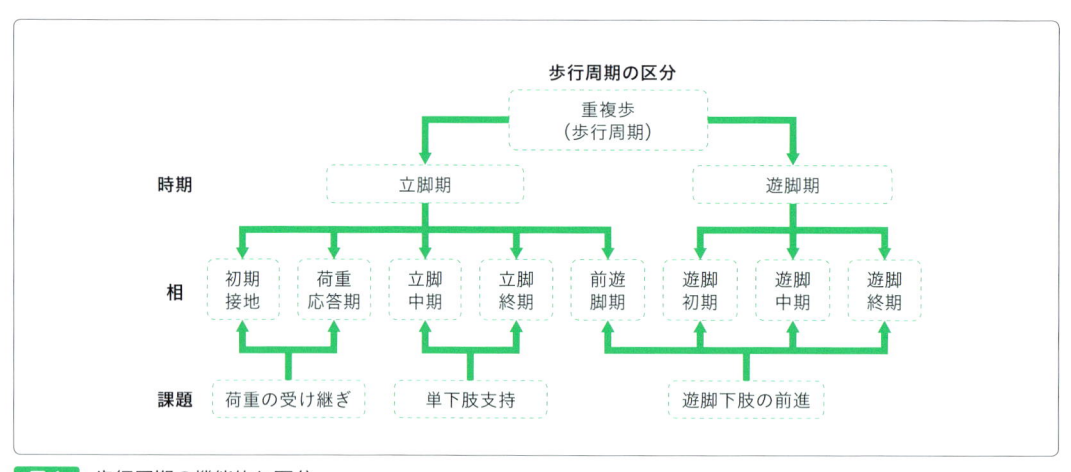

図1　歩行周期の機能的な区分
（文献3より引用）

簡易歩行分析器（ゲイトジャッジシステム）などで客観的なデータを用いた評価を行う

　ゲイトジャッジシステム（川村義肢株式会社製）（図2）は，AFO の足継手に取り付け可能なセンサーから歩行中の足関節に生じる底屈方向の回転トルク（足関節底屈モーメント）と足関節運動をリアルタイムに計測可能な歩行解析器である．健常者の歩行で生じる底屈モーメントは歩行相の

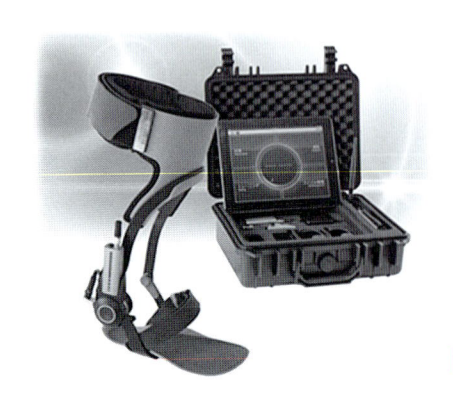

図2　簡易歩行分析器〔ゲイトジャッジシステム（川村義肢株式会社）〕

初期接地から荷重応答期に欠けて生じる 1st ピークと前遊脚期で生じる 2nd ピークの二峰性を示す．1st ピークはヒールロッカー機能，2nd ピークはフォアフットロッカー機能を反映する．

CBL1 仮説的問題構造と仮説証明のための追加情報項目について "臨床思考" する

臨床思考 1-1 本症例の参加制約とその原因は？

結論 参加制約＝在宅復帰困難（1 人暮らし），職場復帰困難．
その原因＝歩行速度が遅く，歩行時につまずくときがあり，屋外の不整地，2 km 程度の長距離を歩くことができない（図 3）．

根拠 情報：自宅は車椅子が使用できず，歩行獲得しなければ自宅での移動は困難である．また，通勤は電車を利用し，徒歩で長距離を移動する必要がある．しかし，現状は歩行中につまずくことがあり，不整地歩行は困難と考えられ，歩行速度も 0.3 m/ 秒と遅い．
CR2：脳卒中片麻痺者における歩行速度は日常生活の活動範囲を決定づける．

思考 本症例は，医療面接から，在宅復帰だけでなく職場復帰においても，歩行獲得が必須であることがわかる．しかし，実際の歩行スピードは 0.3 m/ 秒と屋内歩行レベルの 0.4 m/ 秒以下である．職場復帰のためには屋外歩行自立レベルの 0.8 m/ 秒以上の歩行速度と，2 km 以上歩行距離を歩ける耐久性が必要である．これは筆者が臨床経験から得たクリニカル・ルールと一致するため，上のように意思決定した．

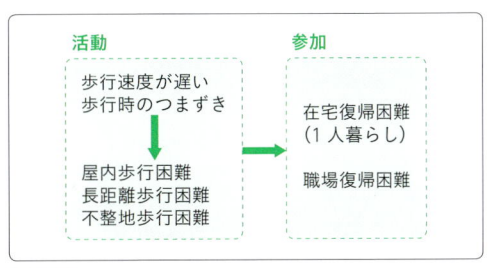

図3 参加制約とその原因

臨床思考 1-2 本症例の活動制限とその原因は？

結論 活動制限＝歩行速度が遅い，歩行時のつまずき．
その原因＝左下肢運動麻痺，左下肢筋力低下，左下肢 ROM 制限，異常筋緊張亢進，左下肢感覚障害，歩行時の下肢運動パターンの破綻？（図 4）

根拠 情報：左下肢のこわばり，うまく歩けないとの訴えあり．
CR1：被殻出血は錐体路障害を伴うことが多く，対側の運動麻痺，異常筋緊張亢進を生じるが，歩行再建に必要な脳幹以下の神経回路は保たれている．
CR3：歩行運動のバイオメカニクスは歩行相とそのときに生じる力学を理解する必要がある．

思考 本症例は左上・下肢の運動麻痺の影響で下肢の支持性が低下し，立脚時に十分な支持

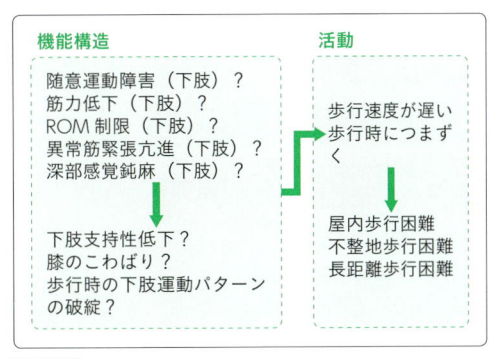

図4 活動制限とその原因

ができていない．異常筋緊張亢進により立脚時に足部が底屈内反し，踵からの接地が困難となっていることが，左下肢での立脚支持困難を生じていると考える．さらに筋緊張異常の影響で遊脚時に膝がこわばり，クリアランスに必要な膝関節の屈曲が制限されて，つまずきの原因となっている可能性がある．このように麻痺側に機能障害が生じると，麻痺側下肢の支持性低下やアライメント不良により歩行困難となるが，CR1にあるように脳幹以下の神経回路は保たれているため，適切な装具装着と運動療法により歩行再建が可能となることが多い．さらに詳細に歩行分析して歩行相とそのときに生じる力学的問題を明らかにし，歩行障害に対する介入戦略を考える必要がある．

臨床思考 1-3 **本症例の仮説的問題構造の全体像は？**

結論 臨床思考 1-1 ～ 2 を統合して以下のように考える（図5）．

「在宅復帰困難（1人暮らし），職場復帰困難」なのは，歩行時につまずきが生じるため歩行が安定せず，歩行速度が遅いからである．歩行が安定せず，歩行速度が遅いのは，「麻痺側下肢の随意運動障害，筋力低下，ROM制限，異常筋緊張亢進から生じる支持性低下と足部アライメント不良，膝のこわばりなどによる歩行時の下肢運動パターンの破綻」によるものと考える．以上のように仮説的に問題構造をまとめる．

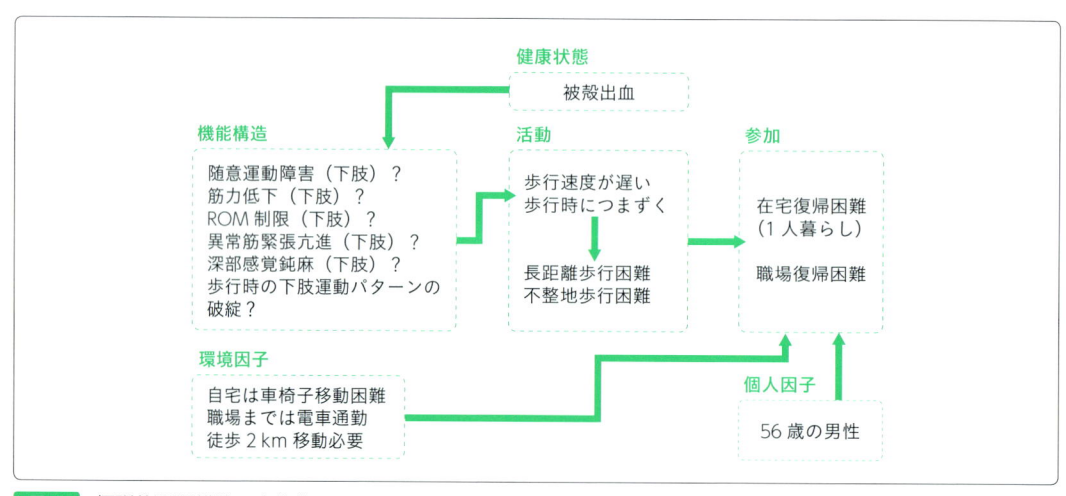

図5 仮説的問題構造の全体像

臨床思考 1-4 **仮説証明に必要な情報や検査は何か？**

結論 ICF概念地図で「？」がついている項目を確認すれば問題構造が明らかとなる．

1）下肢の運動麻痺テスト
2）下肢の筋力テスト
3）下肢 ROM テスト
4）下肢の筋緊張テスト
5）下肢の感覚テスト
6）ゲイトジャッジシステムを用いた歩行分析

根拠　CR1：被殻出血は錐体路障害を伴うことが多く，対側の運動麻痺，異常筋緊張亢進を生じるが，歩行再建に必要な脳幹以下の神経回路は保たれている．

　　　CR4：歩行運動のバイオメカニクスは歩行相とそのときに生じる力学を理解する必要がある．

思考　歩行が困難な因子を明確にするために，下肢の ROM や運動麻痺，筋力低下，感覚障害，筋緊張の程度，歩行分析により歩行時に生じる運動学的知見を確認する必要がある．

CBL2　追加情報から本症例の問題構造を明らかにし，解決策を講じる

追加情報

CT 画像 ▶ 発症当日の画像では，側脳室天井レベルでは高吸収域はみられず，右脳の中心よりやや下方に淡い低吸収像が観察された．モンロー孔レベルでは右被殻を中心に前後方向に高吸収域が広がっているが，内包には浮腫による淡い低吸収域が観察される程度であった（図6）．

運動麻痺 ▶ 下肢 Br. stage Ⅳ，座位での足関節背屈や膝関節屈伸運動の分離運動は可能，立位での膝関節屈曲と足関節の分離運動（足関節背屈）は不十分であった．

筋　力 ▶
※ MMT
◆股屈曲（Rt. 5, Lt. 4）伸展（Rt. 4, Lt. 3），◆膝伸展（Rt. 5, Lt. 4）屈曲（Rt. 4, Lt. 2），◆足背屈（Rt. 5, Lt. 3）底屈（Rt. 4, Lt. 2），◆片脚立位時間（手すり支持あり）左支持 5 秒可能．

R O M ▶（他動）
※単位＝度
◆膝伸展（Rt. 0, Lt. 0）屈曲（Rt. 145, Lt. 145），◆足背屈（Rt. 15, Lt. 10）底屈（Rt. 45, Lt. 45）．

腱 反 射 ▶ 膝蓋腱反射＋＋，アキレス腱反射＋＋．

クローヌス ▶ 膝－，足－．

感覚障害 ▶ 表在覚は重度鈍麻（3/10），深部覚も重度鈍麻（2/5）であった．

筋 緊 張 ▶ modified Ashworth scale（MAS）膝 1，足 1 ＋．

歩行観察による分析 ▶ 底屈制動付き AFO 装着下（図7）．
初期接地：膝屈曲位で足底全面接地となっている．
立脚中期：体幹軽度前傾，股関節軽度屈曲・膝関節軽度屈曲位で関節運動は全般的に乏しかった．
立脚終期：体幹軽度前傾，股関節屈伸中間位と十分な伸展はみられず，骨盤が軽度後退していた．下腿前傾も乏しく，踵が接地したままとなっている．
前遊脚期：股関節屈曲運動が停滞しており，膝関節の屈曲が不十分である．
遊脚中期：膝関節は伸展運動を開始しており，下肢が床を通過する際に膝伸展位で床とのクリアランスを十分保てていないため，つまずきが生じている．
遊脚終期：股関節伸展運動による減速が乏しく，振り出し幅が大きくなり，膝は軽度屈曲位である．

歩行解析器（ゲイトジャッジシステム）による評価 ▶ 足関節底屈モーメント：1st ピーク，2nd ピークともにわずかに認める程度であった（図8）．
足関節角度変化：初期接地時でわずかに底屈するが直後に背屈し，その後の足関節背屈運動は乏しい．健常者データと比べると歩行周期全般で足関節底背屈運動が不足している（図9）．

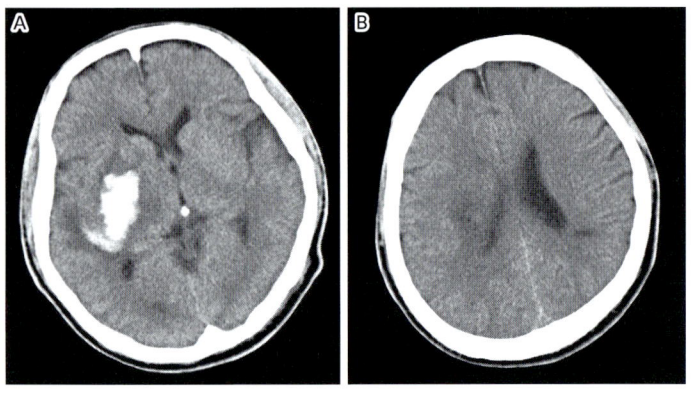

図6 発症当日のＣＴ
A：基底核レベル，B：放線冠レベル．

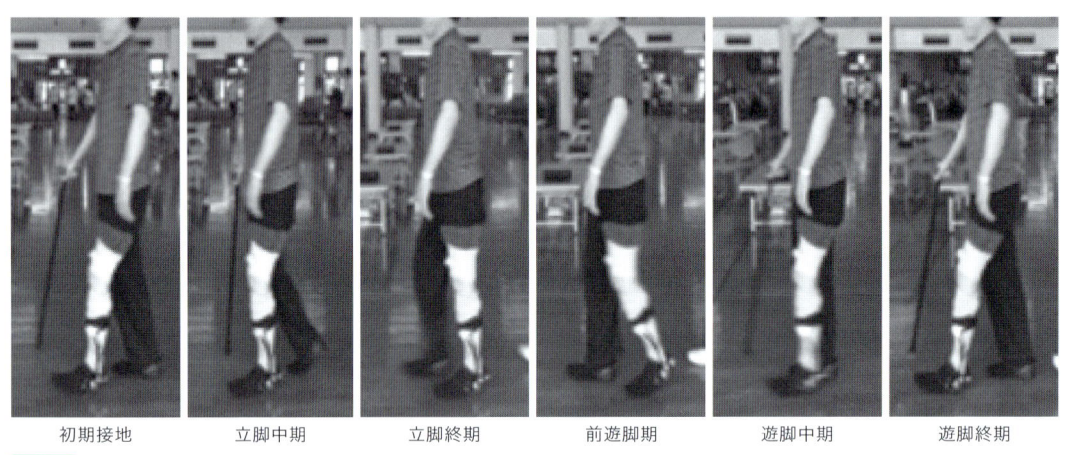

初期接地 　　立脚中期 　　立脚終期 　　前遊脚期 　　遊脚中期 　　遊脚終期

図7 1 歩行周期の歩行観察（装具装着下）

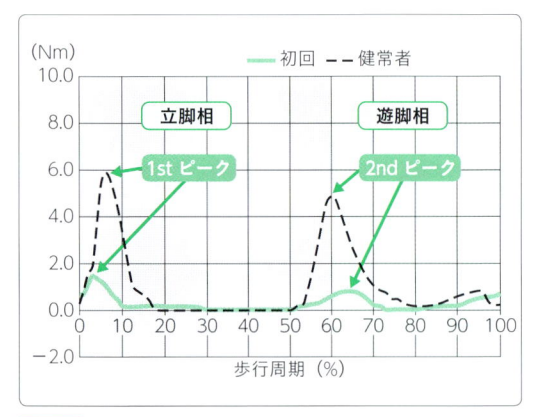

図8 1 歩行周期の足関節底屈モーメントの推移
1st ピーク，2nd ピークの値が小さい．

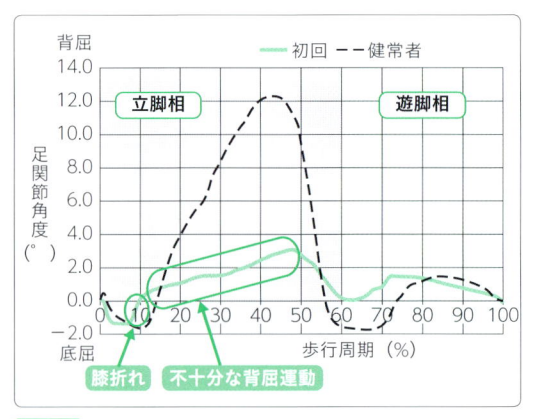

図9 1 歩行周期の足関節角度の推移

下に示すクリニカル・ルールを用いて，次の問いに答えましょう

2-1　歩行速度が遅い原因は？

2-2　左下肢遊脚時のつまずきの原因は？

2-3　本症例の問題構造の全体像は？

2-4　本症例の問題の解決策は？

■ クリニカル・ルール

CR 5　適切なロッカー機能が歩行時の前方推進力を生み出す

　ロッカー機能とは，立脚時の身体がロッキングチェアのように回転しながら前方に移動していく動きである（図 10）[4]．健常者の歩行時では回転の中心は踵，足関節，前足部に移動して倒立振子運動が生じ，重心は両脚支持期（同側下肢の初期接地と対側下肢の前遊脚期）で最も低く，下腿・大腿・体幹が直立となる立脚中期に最も高くなる．この重心の上下運動と倒立振子運動に自由落下による速度変化が生じて，スムーズな前方推進が可能となっている（図 11）．この倒立振子を大きく振ることができれば十分な前方推進速度を得ることが可能となり，速度に応じて歩幅も増大する．また，初期接地時には衝撃吸収だけでなく倒立振子を振るために十分な初速を維持しなければならない役割があり，下腿の前方回転に必要な前脛骨筋の遠心性収縮，大腿の前方回転に必要な大腿四頭筋の遠心性収縮と股関節伸筋の求心性収縮が必要である．脳卒中片麻痺者は下肢の支持性低下や異常筋緊張によりロッカー機能が破綻していることが多く，二次的に生じる足関節 ROM 制限は下腿前傾運動を阻害して前方推進を著しく制限する．

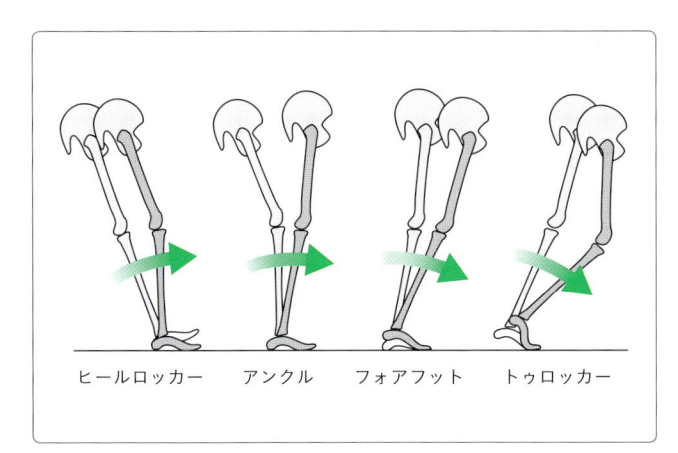

図 10　Perry のロッカー理論

（文献 4 より引用）

ヒールロッカー　　アンクル　　フォアフット　　トゥロッカー

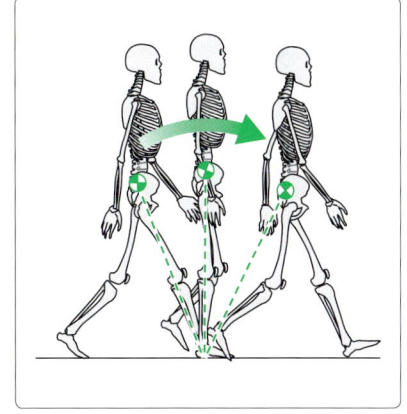

図 11　倒立振子運動による重心移動

歩行は倒立振子運動で生じる重心の上下動によって生じる位置エネルギーと運動エネルギーを効率よく変換して前方推進している．

CR 6　遊脚期の膝の屈伸運動は大腿と下腿の速度差による二重振り子運動によって生じる

　健常者では前遊脚期から関節が屈曲開始し，遊脚中期で床面とのクリアランスを確保した後に膝関節は伸展し遊脚終期で完全伸展位となる．遊脚初期に膝関節屈曲させる力は立脚終期で伸張された股関節屈筋が生み出す股関節の屈曲運動の結果，大腿部が強く振り出され，残された下腿部との

速度差による慣性により生じている．また，遊脚終期には股関節伸展筋が収縮し大腿の速度を減速させるため，その際に生じる下腿部との速度差により膝関節が受動的に伸展する．脳卒中片麻痺者は股関節屈曲運動が不十分であるため大腿部の振り出し速度が遅く，さらに努力性に振り出そうとするため同時収縮が生じて膝関節屈曲が制限され，麻痺側足部のクリアランスが低下する（図12）．麻痺側足部のクリアランスが低下した状態が続くと，過度の体幹・骨盤傾斜，麻痺側下肢のぶん回し運動，非麻痺側下肢の伸び上がり動作など，不必要な代償運動が生じる．不必要な代償は，将来，歩行バランスの低下による転倒や異常姿勢や関節変形などの二次的障害を引き起こす可能性がある．

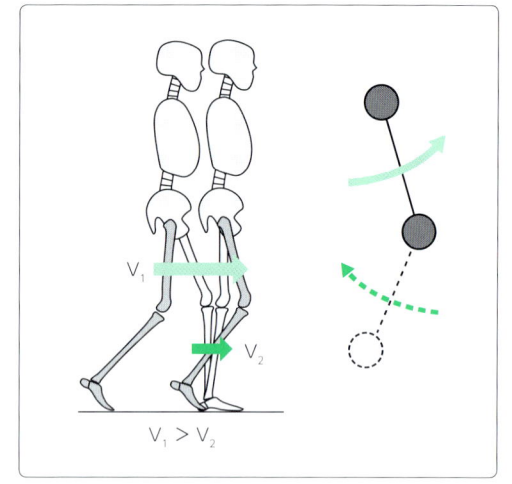

図12 遊脚振子運動（二重振り子の原理）

前遊脚期に大腿部が強く押し出されて大腿部の回転速度 V_1 と，残された下腿部の回転速度 V_2 との速度差が生じることで，受動的に膝が屈曲する．

CBL2 追加情報から問題構造と解決策について"臨床思考"する

臨床思考 2-1 歩行速度が遅い原因は？

結論 歩行速度が遅いのは，麻痺側下肢のロッカー機能の破綻により，立脚初期からの倒立振子の初速を作ることができず，前方推進力を生み出すことができていないためである（図13）．

根拠 情報：歩行観察による分析，歩行解析器データ，下肢筋力低下，下肢筋緊張軽度亢進．
CR5：適切なロッカー機能が歩行時の前方推進力を生み出す．

思考 Br. stage Ⅳで初期接地での背屈運動が困難なことは裸足で確認しているため，装具を着用している．しかし，装具着用して足関節背屈が補助され，踵接地が保証されているにもかかわらず，歩行解析器で1stピークが生じていなかった．つまりCR5で述べている倒立振子の初速を生み出すことができていないことがわかる．また，歩行観察では初期接地直後から膝が屈曲して立脚中期も股関節，膝関節が軽度屈曲位となっているため重心が上昇していない．2ndピークもわずかであり，麻痺側底屈筋の筋力が2と弱いことからも股関節伸展位での前足部荷重支持が困難であることが推測される．足関節の他動ROMは背屈10°，底屈45°と著明な制限はないが，歩行解析器のデータからも歩行中の足関節運動は乏しいことが

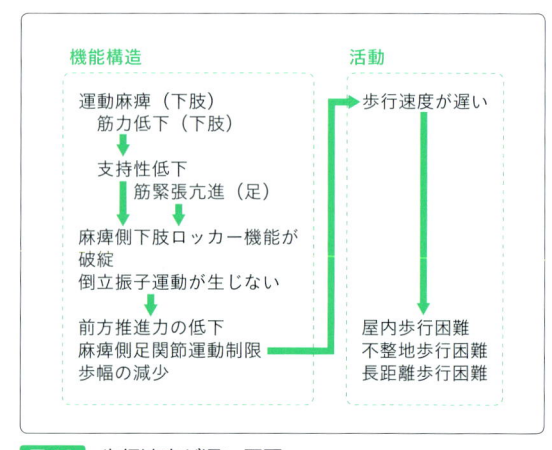

図13 歩行速度が遅い原因

確認できた．つまり，立脚初期からの倒立振子の初速を作ることができないため，立脚時に足関節運動制限と歩幅の減少が生じていると考えた．

臨床思考 2-2 左下肢遊脚時のつまずきの原因は？

結論 左下肢遊脚時のつまずきは前遊脚期からの股関節屈曲運動が不足し，遊脚期の膝関節屈曲が不足しているためである（図14）．

根拠 情報：歩行観察による分析，下肢筋力低下，感覚重度鈍麻，筋緊張軽度亢進．
CR6：遊脚期の膝の屈伸運動は大腿と下腿の速度差による二重振り子運動によって生じる．

思考 本症例は立脚終期に十分な股関節伸展生じることなく，股関節屈筋が伸張されていない．そのため，その後前遊脚期，遊脚期にかけて股関節屈筋による股関節屈曲させる力を発揮できず，大腿部と下腿部の速度差を十分生み出すことができなかったため，遊脚時の膝屈曲が不足していると考える．また，麻痺性筋力低下，重度の感覚障害があり，筋緊張軽度亢進していたことから，股関節屈曲運動を代償して膝伸展筋が働きやすい状態になっていたことも膝屈曲不足に影響している可能性があると考えた．

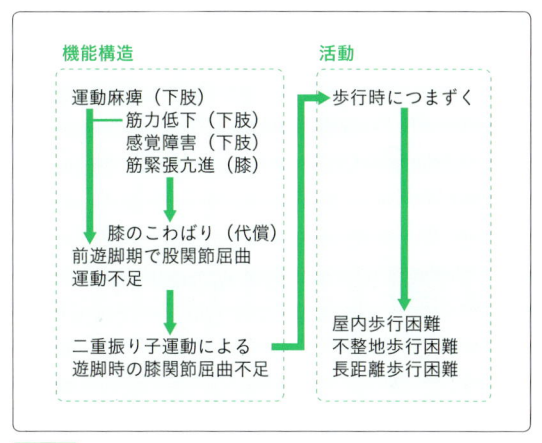

図14 歩行時につまずく原因

臨床思考 2-3 本症例の問題構造の全体像は？

結論 臨床思考 2-1〜2 を統合して以下のように考える（図15）．
本症例が自宅復帰，職場復帰できないのは，屋内歩行，長距離歩行，不整地歩行が困難だからである．歩行速度が遅いのは，麻痺側下肢のロッカー機能の破綻により，立脚初期からの倒立振子の初速を作ることができず，前方推進力を生み出すことができていないためである．また，左下肢遊脚時のつまずきは前遊脚期からの股関節屈曲運動が不十分なことで二重振り子運動を生じることができず，遊脚期の膝関節屈曲が不足したためである．CR6 で示したように膝屈曲不足による足部クリアランスの低下した状態が続くと，体幹・骨盤の傾斜や下肢のぶん回し運動など不必要な代償運動を学習してしまうため，理学療法では不必要な代償運動を獲得しないように注意する必要がある．

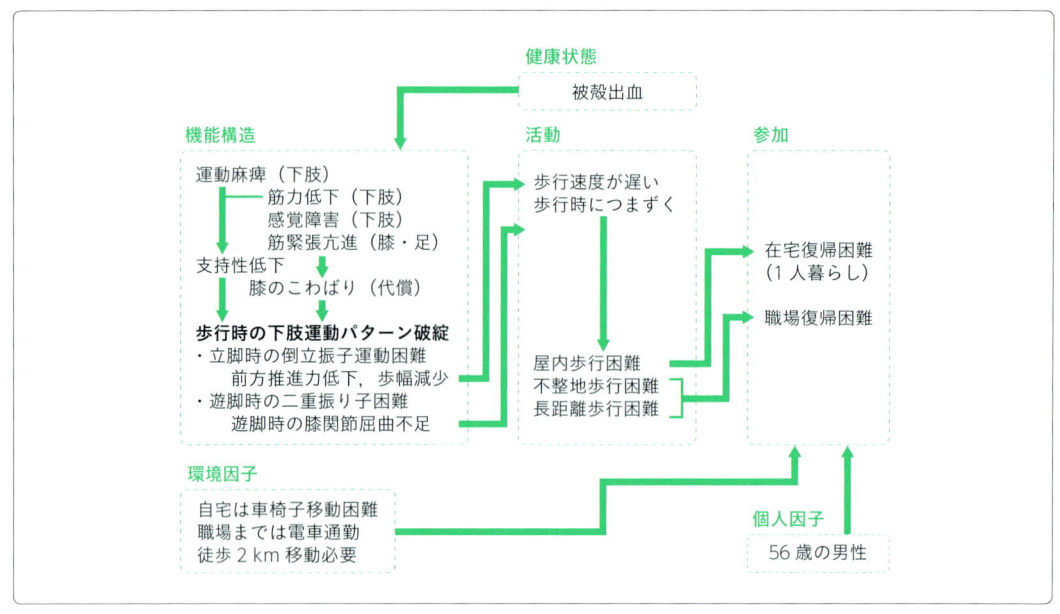

図15 問題構造の全体像

結論 ICF 概念地図で主要な問題点を解決する理学療法の介入プランを以下のように意思決定した（**図16**）.

CT 画像では運動麻痺の直接の原因となる皮質脊髄路は，血腫による直接的な損傷は受けておらず，今後運動麻痺は改善していく可能性がある．しかし，現段階では運動麻痺，筋力低下による支持性低下を認めており，筋緊張亢進と感覚障害があるため，不必要な代償運動が生じないように難易度を調整しながら理学療法を進めていく．まずは，適切な装具を選定し，ロッカー機能を保障する．また，連続歩行は難易度が高く，各歩行相で必要な機能の再学習が困難であるため，歩行パターンの学習はステップ練習などを用いて歩行相別に分けて実施し，筋活動のタイミングや運動の方向を再学習させる．立脚初期の麻痺側下肢伸展による床の踏み込みは倒立振子の初速を生み出す練習としては有効である．また，膝関節が屈曲しないようにコントロールして非麻痺側下肢を大きく前方にステップさせて股関節伸展位まで下腿を前傾させて十分に倒立振子を振らせることが重要である．また，麻痺側立脚後期での股関節屈筋の伸張とそこからの非麻痺側立脚期への急速な荷重移動を学習させ，遊脚振子に必要な麻痺側股関節屈曲運動を学習させる．ステップ練習，歩行練習に使用する支持物は平行棒→多脚杖→1本杖→杖なし歩行と麻痺側下肢の支持力に応じて変更し，不必要な代償運動が出現しないように注意しながら歩行獲得を目指す．歩行速度が向上し，屋内などの整地での歩行でつまずきがみられなくなったら，屋外などの不整地歩行練習を開始する．屋外歩行は急に難易度が上がるため，つまずきが生じることがある．一度つまずくと不必要な代償手段を使うことがあるため，必要に応じて右足底に補高を挿入して左下肢のクリアランスを確保する．

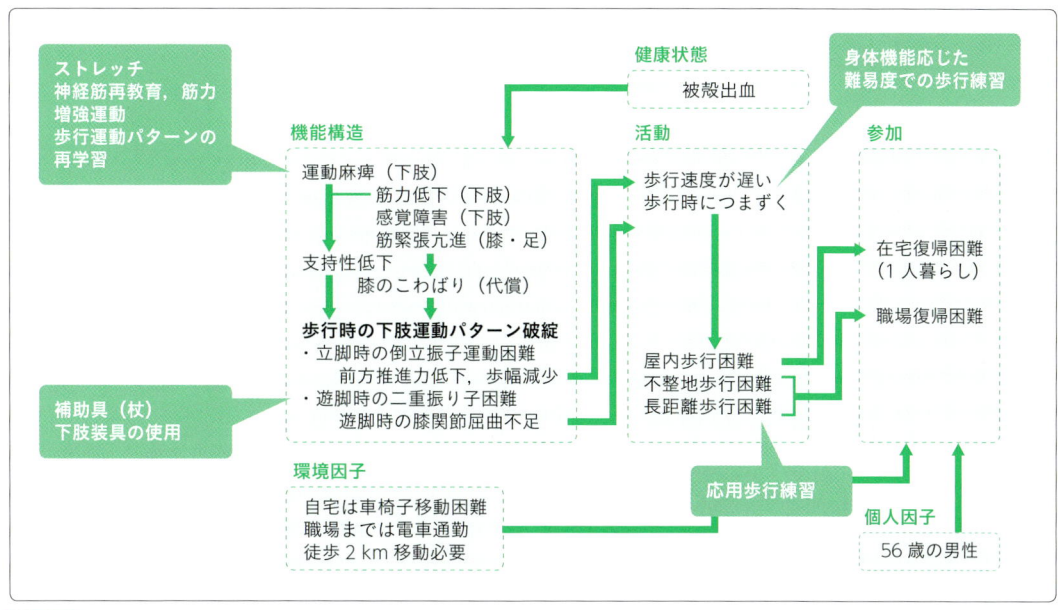

図16 問題構造に対する解決策

■ 本症例からの学びと追加事項

クリニカル・ルール

1　被殻出血は錐体路障害を伴うことが多く，対側の運動麻痺，異常筋緊張亢進を生じるが，歩行再建に必要な脳幹以下の神経回路は保たれている．

2　脳卒中片麻痺者における歩行速度は日常生活の活動範囲を決定づける．

3　歩行運動のバイオメカニクスは歩行相とそのときに生じる力学を理解する必要がある．

4　簡易歩行分析器（ゲイトジャッジシステム）などで客観的なデータを用いた評価を行う．

5　適切なロッカー機能が歩行時の前方推進力を生み出す．

6　遊脚期の膝の屈伸運動は大腿と下腿の速度差による二重振り子運動によって生じる．

知っておきたい関連事項

脳卒中片麻痺者の歩行再建

　　脳卒中由来の機能低下が完全に回復することはまれであり，歩行運動をより効率的に実現するためには，機能低下を補完する代償動作の獲得が必要である．しかし，非麻痺側による代償動作を駆使して非対称的な姿勢や歩行を継続すると，将来的にさまざまな二次障害（関節変形や疼痛など）を招く危険性がある．脳卒中片麻痺者の歩行対称性に関する先行研究では，時間経過とともに非対称性が増加することが報告されている[5]．歩行の非対称性は，歩行の効率性の低下や歩行コストの増大に直結する問題であり[6,7]，麻痺側の大腿骨頸部の骨密度を低下させる結果につながることも知られている[8]．そのため，脳卒中後片麻痺者の歩行再建は，姿勢アライメントの正常化と適切な麻痺側下肢機能の動員を促し，左右非対称を緩和するようなアプローチが重要である．

書籍紹介

歩行再建―歩行の理解とトレーニング，大畑光司，三輪書店，2017

　脳卒中片麻痺者の歩行再建に対する介入方法は，装具療法の普及やさまざまな研究の成果により20年前に比べて大きく変化してきた．著者である大畑光司先生は，脳卒中片麻痺者の歩行再建に対する介入方法とその効果を深く追求し，現在も脳卒中歩行研究のトップランナーとして活躍されている．著者の実績を基に歩行の基礎的な力学から，評価，臨床思考，介入の実際まで詳しく解説されており，歩行再建を担う理学療法士に役立つ書籍である．

● 文 献

1) 河島則天ほか：正常歩行の神経制御．脳卒中片麻痺者に対する歩行リハビリテーション，阿部浩明ほか編，メジカルビュー社，東京，2-11，2016
2) Perry J, et al：Classification of walking handicap in the stroke population. Stroke 26：982-989, 1995
3) Perry Jほか：歩行周期．ペリー歩行分析，原著第2版，武田 功ほか監訳，医歯薬出版，東京，2-4，2012
4) 山本澄子ほか：正常歩行と片麻痺歩行のバイオメカニクス．脳卒中片麻痺者に対する歩行リハビリテーション，阿部浩明ほか編，メジカルビュー社，東京，12-27，2016
5) Patterson KK, et al：Changes in gait symmetry and velocity after stroke：a cross-sectional study from weeks to years after stroke. Neurorehabil Neural Repair 24：783-790, 2010
6) Ellis RG, et al: The metabolic and mechanical costs of step time asymmetry in walking. Proc Biol Sci 280：20122784, 2013
7) Awad LN, et al: Walking speed and step length asymmetry modify the energy cost of walking after stroke. Neurorehabil Neural Repair 29：416-423, 2015
8) Jørgensen L, et al: Ambulatory level and asymmetrical weight bearing after stroke affects bone loss in the upper and lower part of the femoral neck differently：bone adaptation after decreased mechanical loading. Bone 27：701-707, 2000

（野口大助）

26 脳血管障害—生活期・生活適応

■ 導入のためのエッセンス

◆脳血管障害を発症すると片麻痺や感覚障害，高次脳機能障害など心身機能が障害を受け，活動制限・参加制約をきたします．

◆在宅復帰後の対象者の生活は入院・入所期間とは比べられないほど長いものになります．そのため，生活期にかかわる理学療法士は対象者の心身機能やセルフケアへの介入のみにとどまらず，人生レベルまで視野を広げ課題解決に踏み込むことが必要です．

◆そのためには以下の3点が重要です．①片麻痺に対する機能回復への介入を漫然と継続せず，環境因子や個人因子に目を向け課題を包括的に解決していくこと，②健康状態および心身機能を適切に評価し，活動・参加獲得の可能性を医師と連携して検討すること，③症例の生活を細やかに評価し，獲得する活動・参加が症例の活動性やQOL向上に与える影響を考慮すること．

◆本項では，理学療法士が上記①〜③を実践した結果，社会参加につなぐことで生活適応できた事例を提示します．

症例 **中大脳動脈梗塞後，社会参加に難渋した60歳代の男性.**

CBL1 **初期情報から仮説を立て，仮説証明のための新たな情報を選択する**

初期情報

処方箋 ▶ 診断名：左中大脳動脈（MCA）梗塞．60歳代男性，元専門学校講師．回復期病棟，介護老人保健施設入所後在宅復帰．麻痺側上肢・手指の機能予後：廃用手．移動の予後：車椅子．
訪問リハビリテーション指示内容：退所直後の生活支援および社会参加を目的とした訪問リハビリテーション．転倒に十分注意すること．

現病歴 ▶ 某年4月22日，非常勤講師を務めていた専門学校にて講義中，突然ふらついて転倒．意識レベルの低下があり救急車にて急性期病院へ搬送され，CTにて脳梗塞の診断を受ける．搬入時ジャパン・コーマ・スケール（JCS）I-1．構音障害あり，失語，右上下肢完全麻痺を認める．同年5月12日よりリハビリテーション目的にて回復期病院に転院し，移乗見守り，車椅子自操レベルまで改善．リハビリテーションの継続および自宅の環境整備を目的に介護老人保健施設を経て在宅復帰，訪問リハビリテーション開始の運びとなる．

医療面接 ▶ PT「退所後の生活はいかがですか？」
利用者家族「在宅での生活も安定し，1人で留守番できるようになりました．でも1日中ずっとテレビを見ているから身体がまた動かなくなるのではないかと心配です」「絵を再開して画材探しや絵の知り合いと個展を開くなどで社会復帰できないでしょうか」
PT「絵をもう一度描いてみませんか」
利用者「…（失語のため）」その後強く首を振って拒否．
　■**その他に得た情報**：妻（60歳代）と娘の3人暮らし．妻は協力的であるが生計を立てるた

動作観察 ➤ 右上下肢は片麻痺を呈しており，上肢・手指の随意性はなく努力動作により屈曲方向へ筋緊張が亢進した．下肢は立ち上がり時に内反尖足を呈するため，手すりがない場所では自力で立ち上がることは困難だった．立位で踵は床に着けることができなかった．言語は換語困難を有したが，簡単な言語理解は可能だった．車椅子の操作は特に問題なくブレーキやフットサポートの操作忘れなどはなかった．

下に示すクリニカル・ルールを用いて，次の問いに答えましょう

1-1　本症例の参加制約とその原因は？　　　　1-2　本症例の活動制限とその原因は？

1-3　本症例の仮説的問題構造の全体像は？　　1-4　仮説証明に必要な情報や検査は何か？

■ クリニカル・ルール

CR 1 皮質脊髄路を損傷すると上肢手指の随意性が低下し，立ち上がり・歩行時下肢の過緊張が生じる（図1）

①上下肢の随意性について

　皮質脊髄路のいずれかが損傷すると，多様な方向にかつ適度な張力を伴った上下肢筋の機能障害を呈し，片麻痺となる．皮質脊髄路に明らかな損傷を認めた場合，この片麻痺は長い期間機能回復

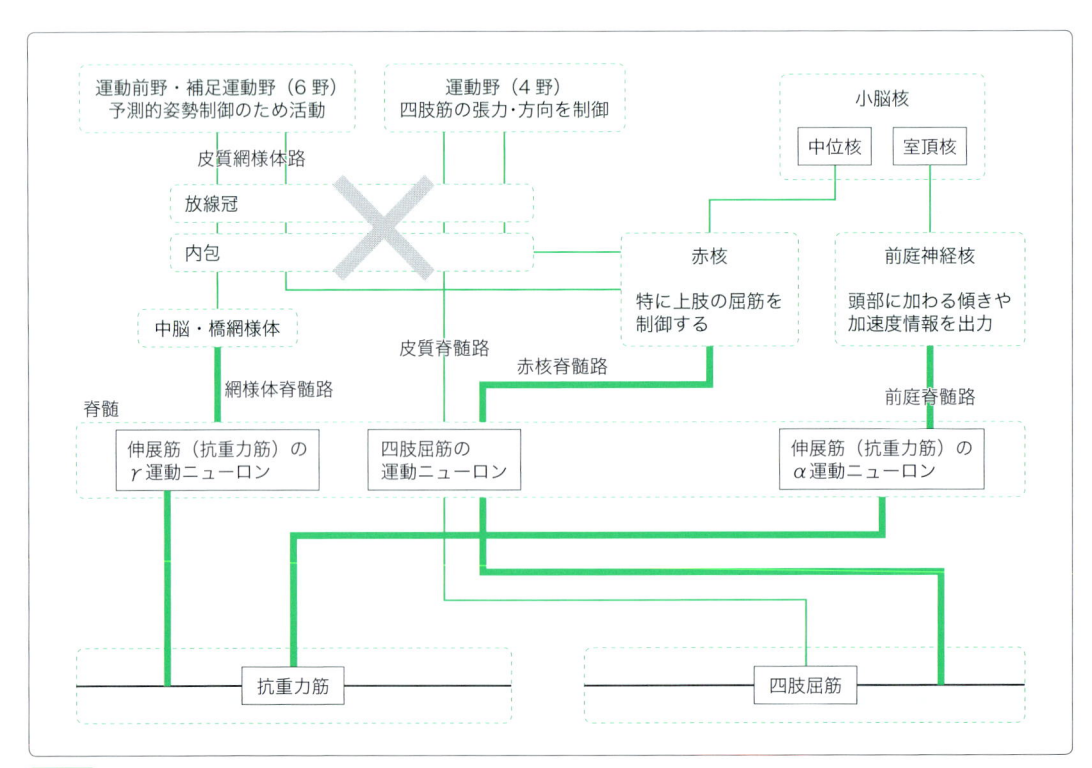

図1　片麻痺・下肢の過緊張のメカニズム

運動を実施しても回復しないことが多い．上肢・手指の機能予後，歩行の予後を検討する場合には医師の診断を第一とする．医師が廃用手・車椅子と予後を予測し，さらに画像所見において皮質脊髄路の損傷を確認できた場合は麻痺側手の機能回復運動や独歩の練習を漫然と繰り返さず，利き手交換や車椅子上での生活にシフトすることが必要である．

②下肢の過緊張のメカニズムと立ち上がりの指導について

脳卒中では放線冠・内包など運動を制御する神経が収束する場所が影響を受け，障害を受けていない網様体脊髄路や前庭脊髄路，赤核脊髄路が優位となる．そのため，立ち上がりの際は抗重力筋と四肢屈筋が協調できなくなる．立ち上がり・歩行の際の内反尖足による足関節背屈制限は抗重力筋である伸筋が優位となった結果生じる現象である．この状況を放置すると，麻痺側足関節は底屈・内反拘縮をきたす．

そのため，脳卒中者に立ち上がりを指導する際には，①十分に背屈位をとる（γ運動ニューロンの抑制），②足関節周囲筋に過度なモーメントを加えないために体幹・股関節を十分に屈曲する，③すべての立ち上がりのシークエンス（座位→体幹前傾→離殿→体幹伸展→立位までの動作の過程）において加速度をかけない（伸張反射の抑制と前庭からの出力の抑制），④恐怖感など精神状態が筋緊張を亢進させるため，安全で安定した環境で実施する．

CBL1　仮説的問題構造と仮説証明のための追加情報項目について "臨床思考" する

臨床思考 1-1　本症例の参加制約とその原因は？

結論　参加制約＝絵画を通じて社会参加することが困難．
　　　　その原因＝利き手での絵画動作，屋外活動
　　　　　　　　するための移動・移乗が困難だ
　　　　　　　　から（図2）．

根拠　絵画の再獲得を勧めるものの本人が拒否
　　　　している*から*．

思考　絵画を拒否する要因を明らかにしなくてはならない．

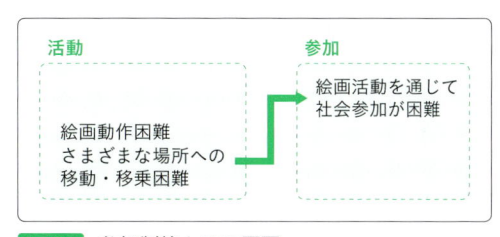

図2　参加制約とその原因

臨床思考 1-2　本症例の活動制限とその原因は？

結論　活動制限＝絵画動作困難，さまざまな場面での移動・移乗困難．
　　　　その原因＝右片麻痺，右下肢の過緊張のため（図3）．

根拠　医師より利き手の右手は廃用手と診断され，右手の操作によって絵画活動は困難と考えられるから．また，移動予後は車椅子であり，歩行・立ち上がり動作困難のため活動範囲は車椅子で行ける場所に限られると考えられるから．

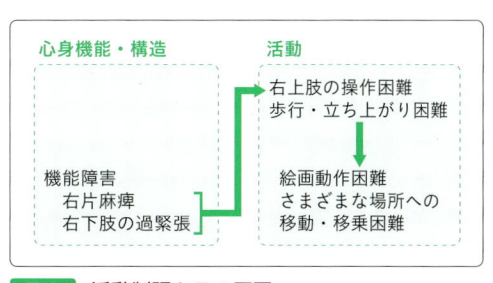

図3　活動制限とその原因

思考 絵画動作は利き手を交換し左上肢での獲得を目指すことも検討する．また，活動範囲を拡大する目的で移乗・移動を練習する際に，下肢の過緊張に対しての配慮が欠けると，内反尖足拘縮をきたしさらに活動制限を助長させることになる．そのため CR2 ②に基づいた指導を怠ってはならない．

臨床思考 1-3 **本症例の仮説的問題構造の全体像は？**

結論 臨床思考 1-1 〜 2 を統合して以下のように考える（**図 4**）．

「絵画活動を通じて社会参加が困難」なのは「絵画動作やさまざまな場所への移動・移乗が困難」だからで，そうなのは「右上肢の操作障害，歩行・立ち上がり困難」があるからで，これらの活動制限の要因は「右片麻痺・右下肢の過緊張」があるからである．そして個人因子として，本症例の性格が頑固で思い込みが強いため，絵画をすることをあきらめて拒否していることが問題となっている．以下のように仮説的に問題構造をまとめる．

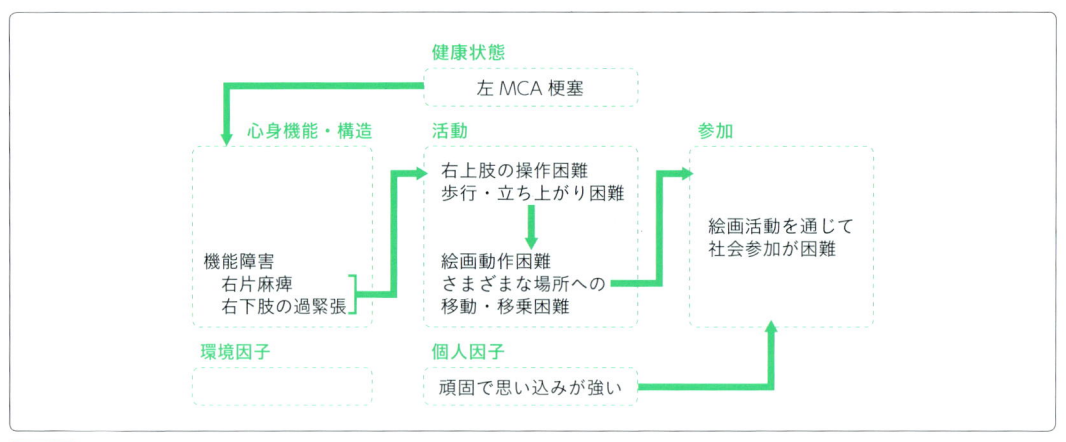

図 4 活動・参加制限とその原因の仮説

臨床思考 1-4 **仮説証明に必要な情報や検査は何か？**

結論 この仮説では右片麻痺の改善が見込めない利用者にとっては解決の糸口が見えない．絵画活動を通じて社会復帰することで生活適応を目指すためには，心身機能の「機能障害」の分析だけではなく「肯定的側面」を見出し，環境因子を含めたより包括的な情報が必要である．そして，頑固で思い込みが強い対象者の個人因子へ介入するために，①なぜ絵画が必要か，②なぜ絵画獲得が難しいのかを対象者・家族に示すことが必要である．

1) 脳 MRI 画像の損傷部位と残存部位の確認
2) 画像所見と心身機能の整合性の確認
   ①高次脳機能検査（日常生活での評価）
   ②失語の評価
3) 生活評価
4) リスクの把握
5) 環境因子の評価

追加情報

脳 MRI ▶ 左放線冠・下前頭回（弁蓋部，三角部）・中心前回・中心後回に高信号を認めた．上前頭回，中前頭回，縁上回・角回，上頭頂葉小葉，頭頂間溝は病変を認めなかった（図5）．大脳皮質・海馬に萎縮は認めなかった．主治医は「芸術脳と呼ばれる右脳の機能が残存しているので絵画は可能」とコメントした．

高次脳機能検査 ▶ 車椅子駆動は壁や人にぶつかることはほとんどなかった．ブレーキのかけ忘れ，フットサポートの処理の忘れもなかった．立ち上がりの際は麻痺側下肢の位置を常に確認していた．使い慣れていないトイレなどで排泄する際には，あらかじめ自分で手順を確認してから実施し，混乱することはほとんどなかった．担当療法士の顔はすぐに覚えることができ，訪問リハビリテーションの時刻も常に把握していた．

失語の評価 ▶ 換語困難・失構音を認めた．理解は良好だった．「はい」「いいえ」で答えられる質問に対し，頷く，首を振ることですべて返答可能だった．換語困難のため言いたいことが伝わらず立腹する場面が多かった．

生活評価 ▶ ①１日の生活スケジュール（通所リハビリテーション利用日）
朝6～8時，22～24時までに生活行為に妻・娘の介助を必要とした．妻はパートから帰宅するのが22時で夕食の時間が遅かった．通所リハビリテーション利用時は車椅子に座って何もしていない時間が多く，リハビリテーションの意欲が低かった（図6）．
②１日の生活スケジュール（通所リハビリテーション非利用日）
朝起きる時刻が少し遅く，朝食・整容の時間はゆっくり過ごすため長くなる．10～16時前まで月1回妻の運転で外出する．失語のため本人が希望する外出先を推測するのに苦労し，希望する場所も手すりのない場所が多かった．外出先では移乗・段差昇降がうまくいかず立腹し喧嘩することもしばしばあった．妻は「本人の絵画復帰への意欲向上のため」と頑張って外出を継続していた．外出しない日の10～16時までは車椅子に座りテレビを見ている（図7）．

◆ 生活行為にかかる時間（図8）：

食事：1日3回，約20分．	調理・洗濯・買い物・掃除：実施していない．
排泄：1日5回，約5分．	余暇活動：1ヵ月に1回の外出，約360分．
入浴：1週間に3回，約20分．	通所リハビリテーション：個別リハビリテーション1週間に3回，約20分．
更衣：1日2回，約15分．	
洗面：1日2回，約10分．	

③家屋環境・生活行為の分析

◆ 家屋環境：店舗・事務室兼自宅である．自宅は店舗勝手口から入り事務室を通って3段の階段を上がったところに位置する．自宅内は介護保険制度を利用した住宅改修により段差を解消，ドアの変更などを実施し車椅子自操できる空間になっている（図9）．

◆ 生活行為：
移動：日中は車椅子に座り洋室でテレビを見ている．排泄の際は寝室に移動する．そのため日中自宅での移動は洋室～寝室の往復のみ（図9太線）．外出の際は妻の介助で階段を下り，外出用車椅子に移乗して外に出る（図9点線）．
移乗：①車椅子～ベッド間，②車椅子～ポータブルトイレ間，③段差を下って外出用車椅子への移乗，④外出用車椅子～車間，⑤車椅子～外出先トイレ，⑥車椅子～外出先の椅子間．すべてにおいて手すりを必要とする．手すりがない場合は妻の介助が必要になる．車椅子からの立ち上がりや段差昇降が困難で「妻の介助が悪い」と妻に立腹することが多い．常に短下肢装具（metal AFO）を必要とし，慣れない場所では麻痺側上下肢の過緊張が強くなりさらに介助量が多くなる．

排泄：ベッドに移乗し安楽尿器使用にて自力排尿．排便の際はポータブルトイレに移乗して自力排便．

リスクの評価 ▶ 心房細動のためワーファリン®服用中であったが，本人は外食を好みワーファリン®服用に際しての食事制限が守れない傾向にあった．妻が夜遅くまで仕事で帰りを待っており，夕食は22時を過ぎることがあった．また，1日中車椅子に座っているため，下肢の浮腫を認めた．また，転倒歴が1回あり，床から立ち上がれずケアマネジャー，訪問リハビリテーションスタッフが臨時で訪問し立ち上がりを介助した経緯がある．

環境因子 ▶ ◆ 支援と関係：
家族関係：妻・三女と3人暮らし．妻・娘との関係良好．妻パート週5回(16〜22時)で多忙．
友人関係：（絵画で知り合った友人）多数．
◆ 生産品と用具：
介護保険制度利用での住宅改修：廊下段差解消，寝室のドアの変更，洋室のドアの変更，手すり付き階段設置（事務室入口），スロープ工事．
利用福祉用具：車椅子，短下肢装具，ポータブルトイレ，電動ベッド・移動用バー，絵画に必要な道具はほぼそろっている．
◆ サービス・制度・政策：
利用サービス：通所リハビリテーション週3回，訪問リハビリテーション週1回．

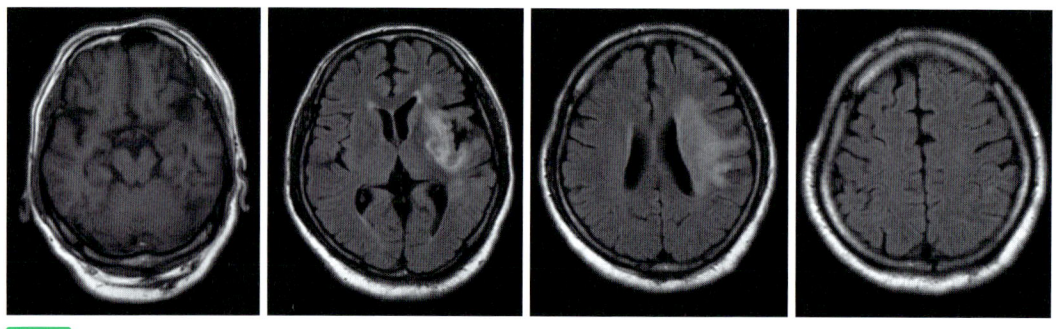

図5 脳 MRI

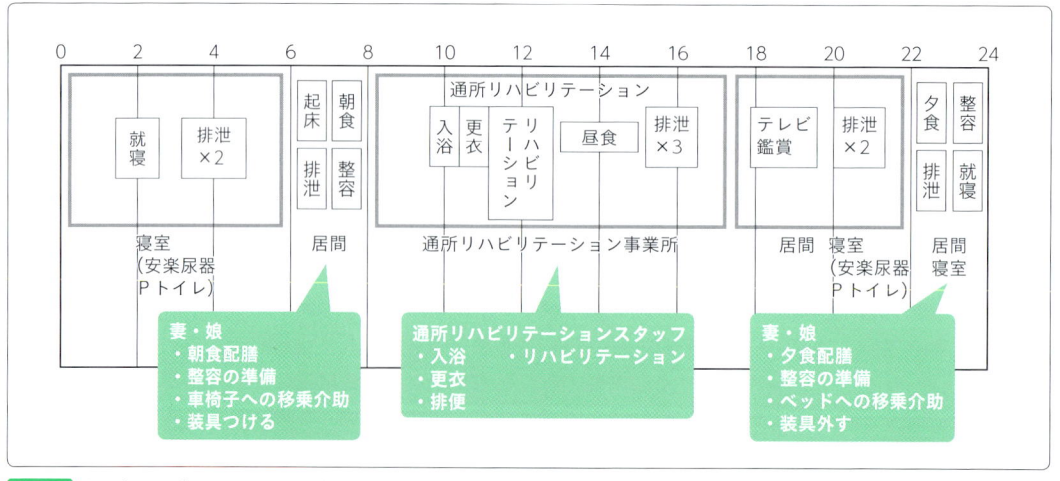

図6 通所リハビリテーション利用日の生活内容（週3回）

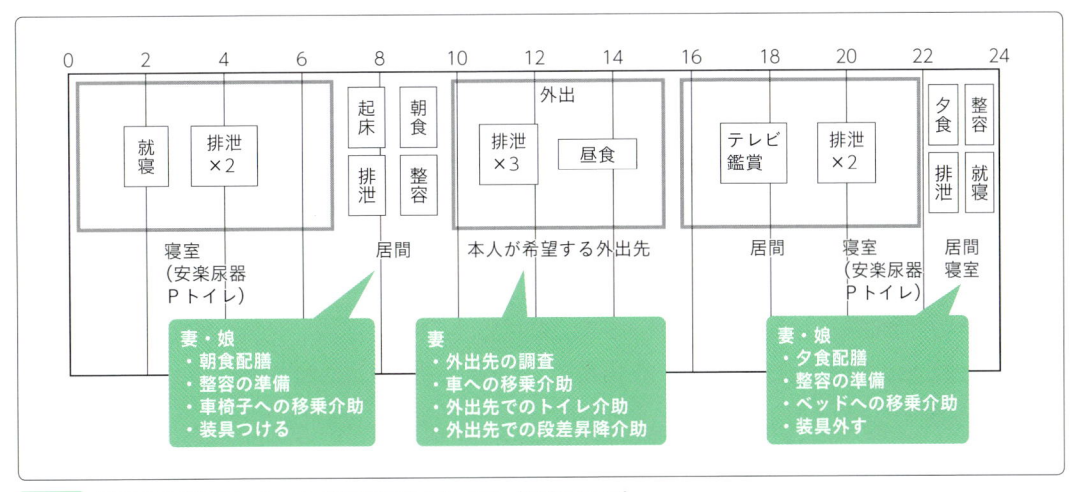

図7 通所リハビリテーション非利用日の生活内容（外出月1回）

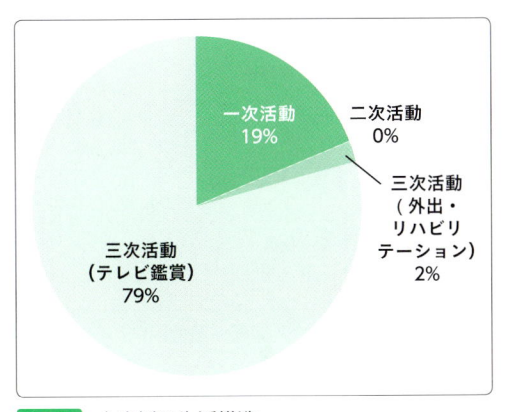

図8 本症例の生活構造

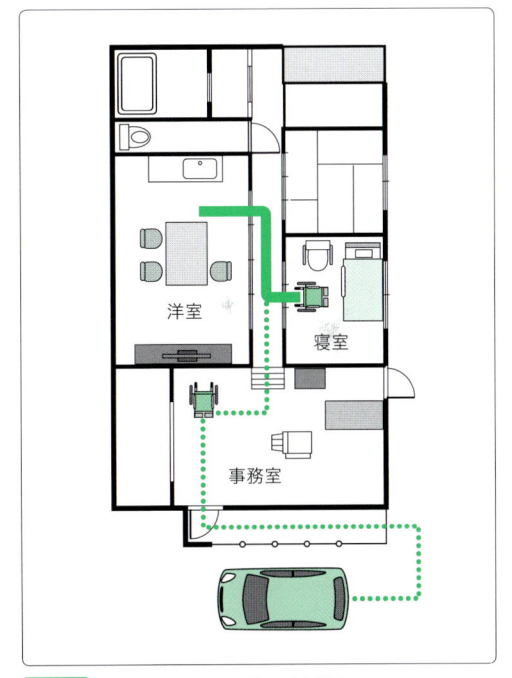

図9 本症例の家屋環境と生活圏

2-1　絵画動作獲得がなぜ必要か？　　　　　　2-2　絵画動作獲得が難しい原因は？

2-3　絵画活動を通じた社会参加を阻害しているのは？

2-4　本症例の問題構造の全体像は？　　　　　2-5　本症例の問題の解決策は？

■ クリニカル・ルール

CR 2　人の活動は一次活動・二次活動・三次活動に分けられる

　総務省の社会生活基本調査（以下，基本調査）では，活動を一次活動（睡眠とセルフケア），二次活動（仕事・家事など），三次活動（余暇時間の自由な活動）に分類している．

　この調査では，一次活動（睡眠を除いたもの）・二次活動・三次活動にかかる時間を算出し，各活動の割合を算出している．一般国民の 60 ～ 70 歳代のセルフケアに費やす時間は約 20%，二次活動に費やす時間は約 40%，三次活動は約 40% といわれている．

　この調査を在宅利用者にも応用し，総務省のデータと比較して課題を見つけることができる．これを当事業所では「生活構造の評価」と呼んでいる．課題に対する介入には優先順位がある（図10）．一次活動における課題が解決していないと二次・三次活動の導入が難しいことがある．また，移動・移乗やコミュニケーションはすべての活動に絡むため，それぞれの課題に対し解決策を検討する．

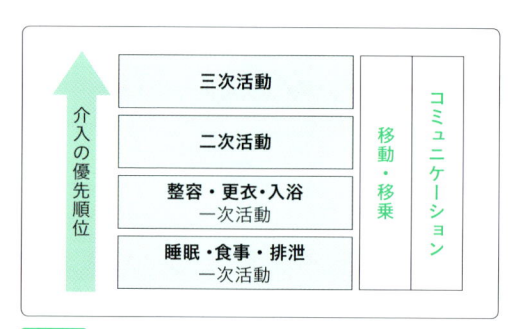

図10　生活構造と介入の優先順位

CR 3　CT・MRI 画像情報から，①運動機能予測，②認知，学習的側面の評価，③リスクの把握が可能である

　活動や参加を提案する際には主治医の診断と，MRI・MRA・CT などの情報を有効活用する．生活期で画像情報を用いる機会はリハビリテーション開始前，リハビリテーションを実施しているにもかかわらず生活機能が停滞している場合や，目標を再設定する際，リハビリテーションを終了する際である（図11）．生活期においては画像情報が得られにくい現状があるが，急性期・回復期医療施設に問い合わせるなど積極的に情報収集する．

①運動機能予測

　運動機能予測（図12）は主治医の診断に基づいて評価する．主に一次運動野・放線冠・内包後脚を確認して上肢手指機能と歩行予後を推測し，医師とディスカッションしておく．この評価ができていないと，心身機能への介入を漫然と継続してしまいがちになる．

②学習・認知的側面の評価

　活動・参加を獲得するための記憶・言語・注意・意欲・認知などの高次脳機能を評価する（図13）．また，右脳は感性・芸術，左脳は言語や計算などの論理的思考を得意とするといわれている．通常は右脳と左脳は脳梁で互いに抑制をかけているが，脳卒中になりどちらかの脳が損傷すると，

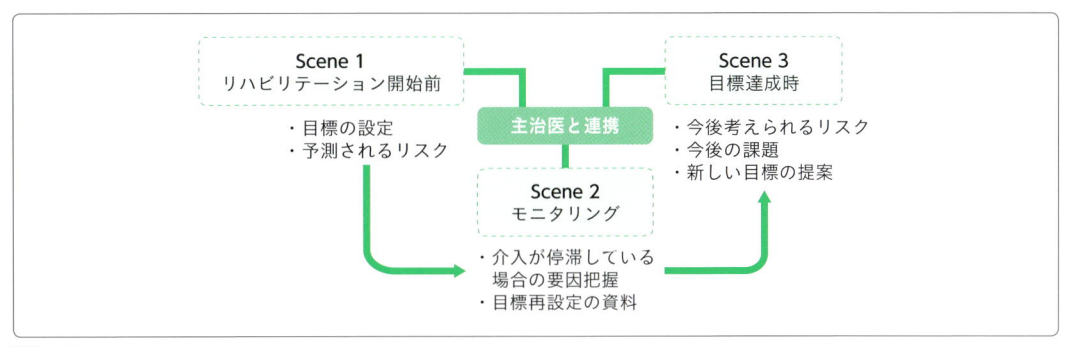

図11 活動・参加獲得の際に画像情報を使用する機会
画像評価についてはすべての機会において必ず医師と連携する.

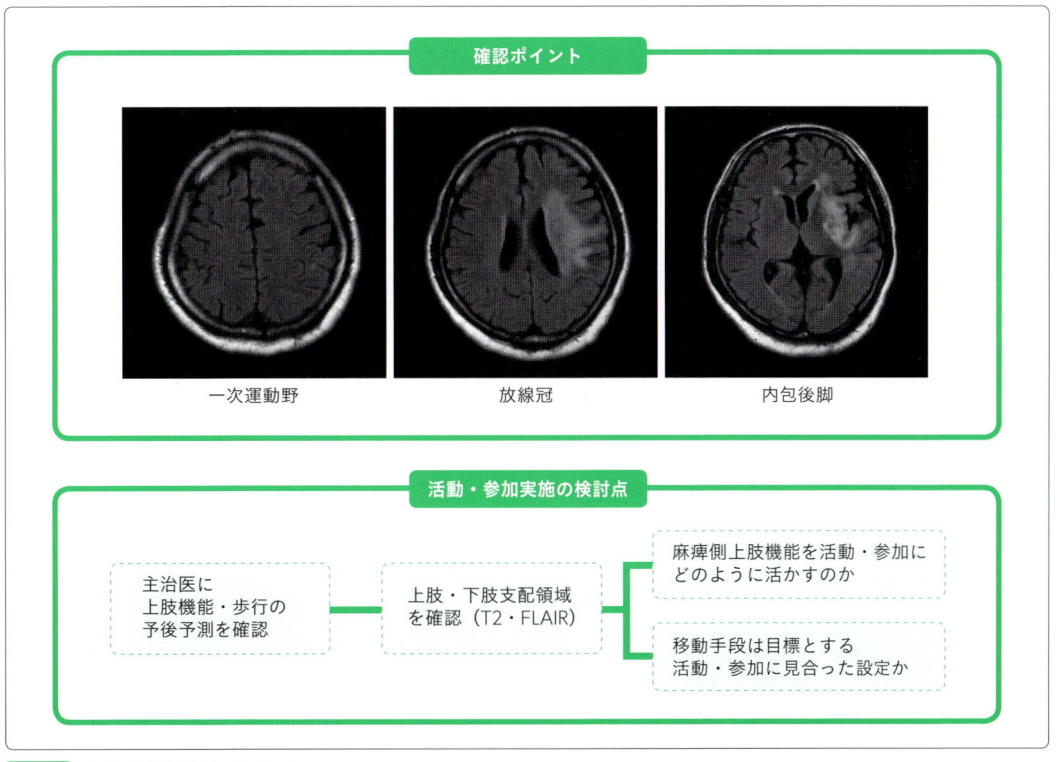

図12 運動機能予測のポイント

脱抑制によって左右脳の特徴が際立つことも知っておく.

③リスクの把握

動脈硬化・深部白質の状態や,脳室の大きさは再発・転倒・認知症状のリスクを把握するために役に立つ(**図14**).

(1) 動脈硬化の所見あり:夏場は脱水を起こし体内の水分量が低下すると脳血流量の低下により再梗塞を起こしやすい.冬場は放熱抑制のための血管収縮が加わるため拡張期血圧が上がり再梗塞を起こしやすい.

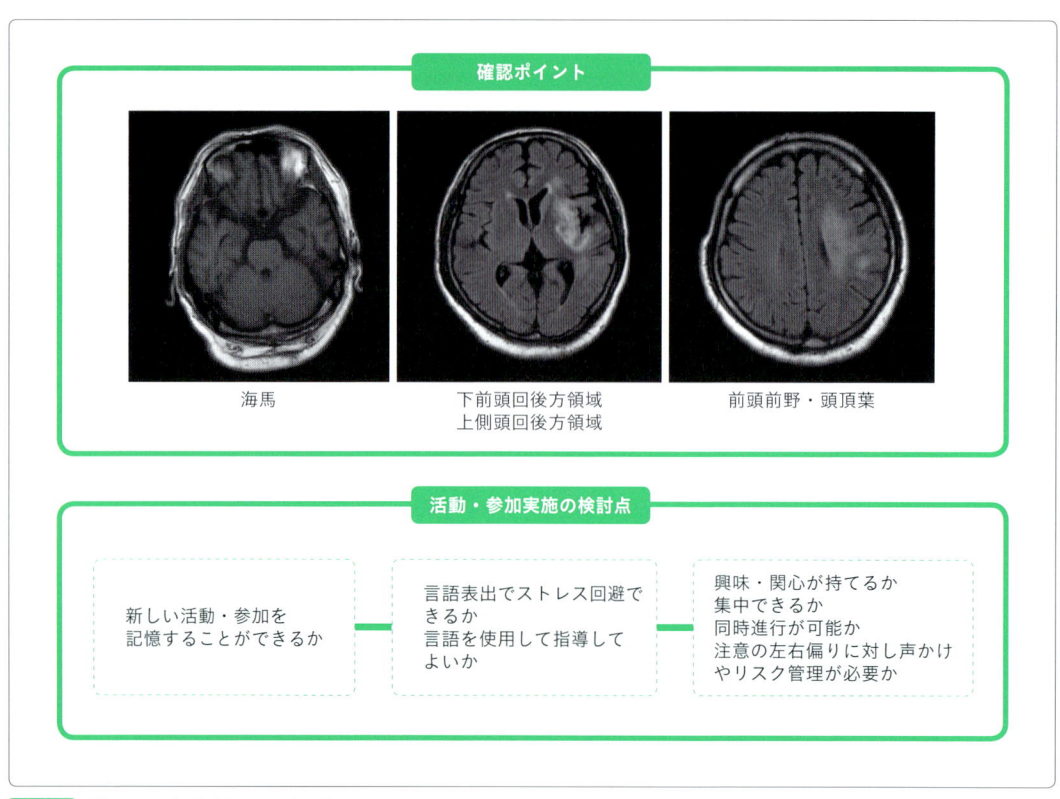

図 13 学習・認知的側面の評価ポイント

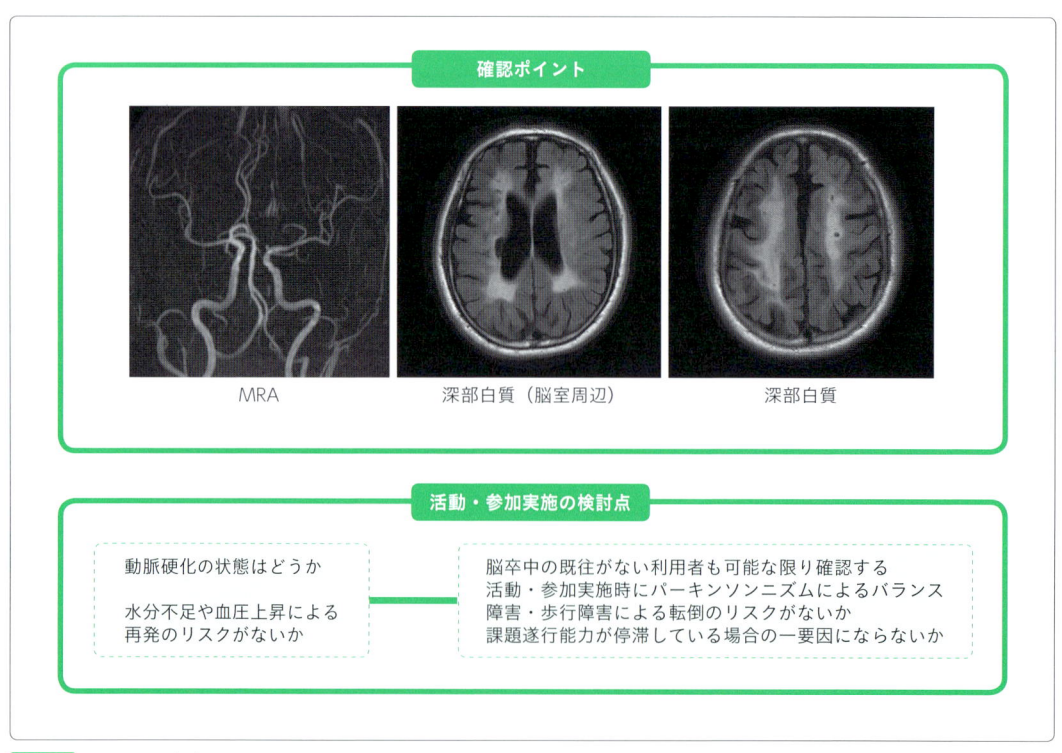

図 14 リスクの把握

（2）深部白質の高信号化：白質の損傷は髄鞘を介した皮質間連絡の途絶を示唆し，パーキンソニズムによる転倒のリスクが生じる．

（3）脳室の拡大：特に高齢者では脳脊髄液循環に支障が生じて脳室が拡大する．脳室が拡大すると，大脳皮質は頭蓋骨から圧迫を受けることになる．これにより認知症状の問題が生じやすい．

CBL2　追加情報から問題構造と解決策について "臨床思考" する

臨床思考 2-1　絵画動作獲得がなぜ必要か？

結論　二次活動・三次活動の割合が低く，全体として活動性が低い生活を送っているから．

根拠　（1）生活評価①②において事例の一次活動は19%，二次活動は0%，三次活動（外出・リハビリテーション）2%，残りはテレビ鑑賞のような不活発に過ごす生活構造となっており，CR2で提示した一般国民のデータとは明らかに異なるから．
（2）生活評価③家屋環境・生活行為の分析より，本症例の移動範囲は居室～寝室のみで1日中車椅子に座って過ごし，活動性が低い生活を呈していた．このままでは非麻痺側筋力の低下や関節拘縮などの心身機能の低下を招く恐れがあるから．また，1日中座っていることで下肢の浮腫の助長，夜遅い食事は動脈硬化による再発などのリスクにつながるから．

思考　絵画動作を獲得させ，社会参加をすることで活動性を高め，規則正しい生活の獲得が期待できる．

臨床思考 2-2　絵画動作獲得が難しい原因は？

結論　絵画に対する動機づけが不十分だから．

根拠　事例の画像をCR3に従って観察すると，①運動機能予測では皮質脊髄路の障害を認めた．これは医師の予後予測と同様に右上肢は絵画活動には使用できないと考えられた．②学習・認知的側面では記憶・言語・注意・意欲・認知などの個別的精神機能をつかさどる部位が残存し，日常生活での高次脳機能とほぼ一致した．海馬の萎縮もなかった．言語についてはコミュニケーションの理解をつかさどる部位が残存し，実際に言語理解は良好であった．このようなプラス面を有するにもかかわらず，本症例の頑固で思い込みが強い性格により，利き手を交換して再度絵を描くことを頑なにあきらめてしまっているから．

思考　本症例や家族にまだ絵を描く能力が残されていることを伝え続けなければならない．

臨床思考 2-3　絵画活動を通じた社会参加を阻害しているのは？

結論　画材探しや社会的交流のための外出が困難だから．

根拠　初期情報での立ち上がり動作観察より，本症例は手すりがない場所では立ち上がり困難であるにもかかわらず，外出先は手すりのない段差やトイレがある場所が多かった．外出するたびに妻の介助を必要とし，本症例は外出先で妻に介助方法の不手際に対して立腹する態度を示していた．また，コミュニケーション表出制限のため妻は本人の希望する外出先を時間をかけて推測していた．これらが妻の外出に対する介護負担感につながり，外出を困難にしていると考えたから．

移乗・移動の介助量軽減のための対策を考えなければならない．また，本症例の行きたい場所の聴取については訪問リハビリテーションの際にも妻と一緒に実施し，外出の方法を検討しなくてはならない．

臨床思考 2-4 本症例の問題構造の全体像は？

結論 臨床思考 2-1 〜 3 を統合して以下のように考える（図 15）．

本症例が「絵画活動を通じて社会参加が困難」なのは，絵画活動が困難な点と，画材探し・社会的交流のため外出困難な点である．本人は外出を好むものの，手すりのない場所に行くことが困難なため，画材探しに適した場所や友人に会う機会が限られ，絵画への意欲も上がりづらくなり，絵画に対する動機づけが不十分な状況にあるからである．

このため，高次認知機能，注意機能，視空間・視知覚認知などの絵画に必要な個別的精神機能が残存しているにもかかわらず，非利き手での絵画の再学習に挑戦しようとしていないと考えられる．

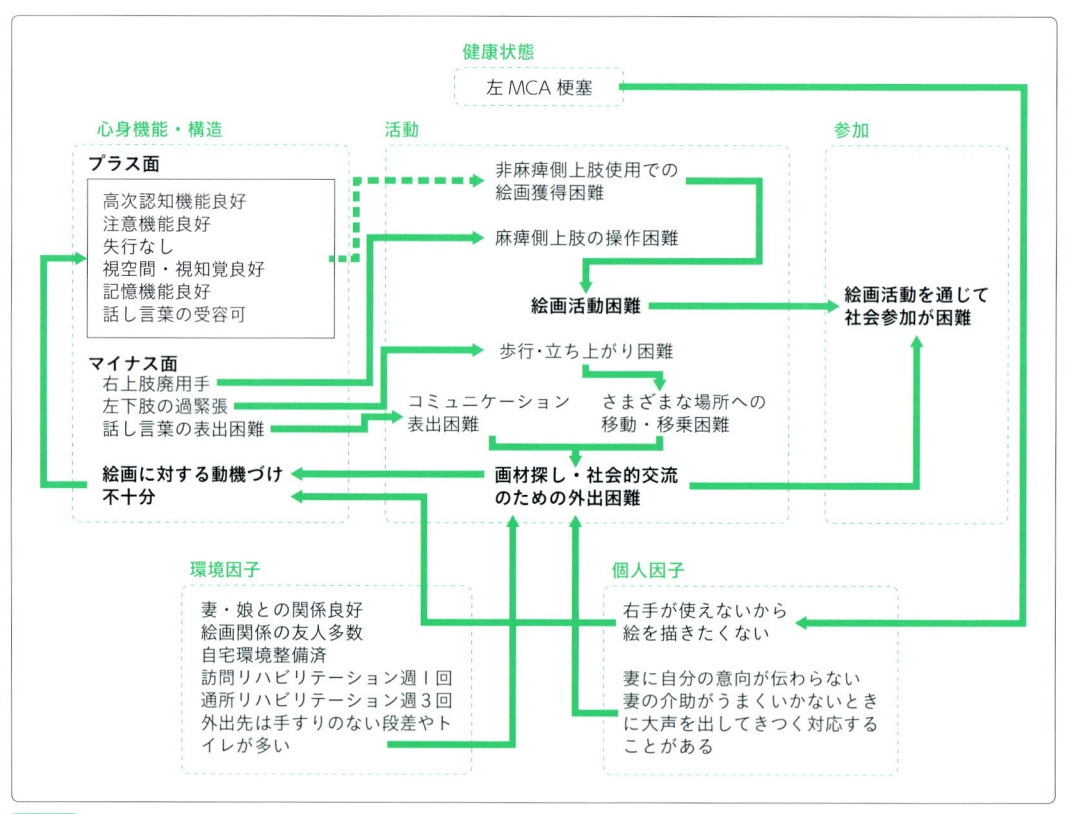

図 15 本症例の問題構造の全体像

結論　ICF 概念地図で主要な問題点を解決する理学療法の介入プランを以下のように意思決定した（図 16，表 1）．

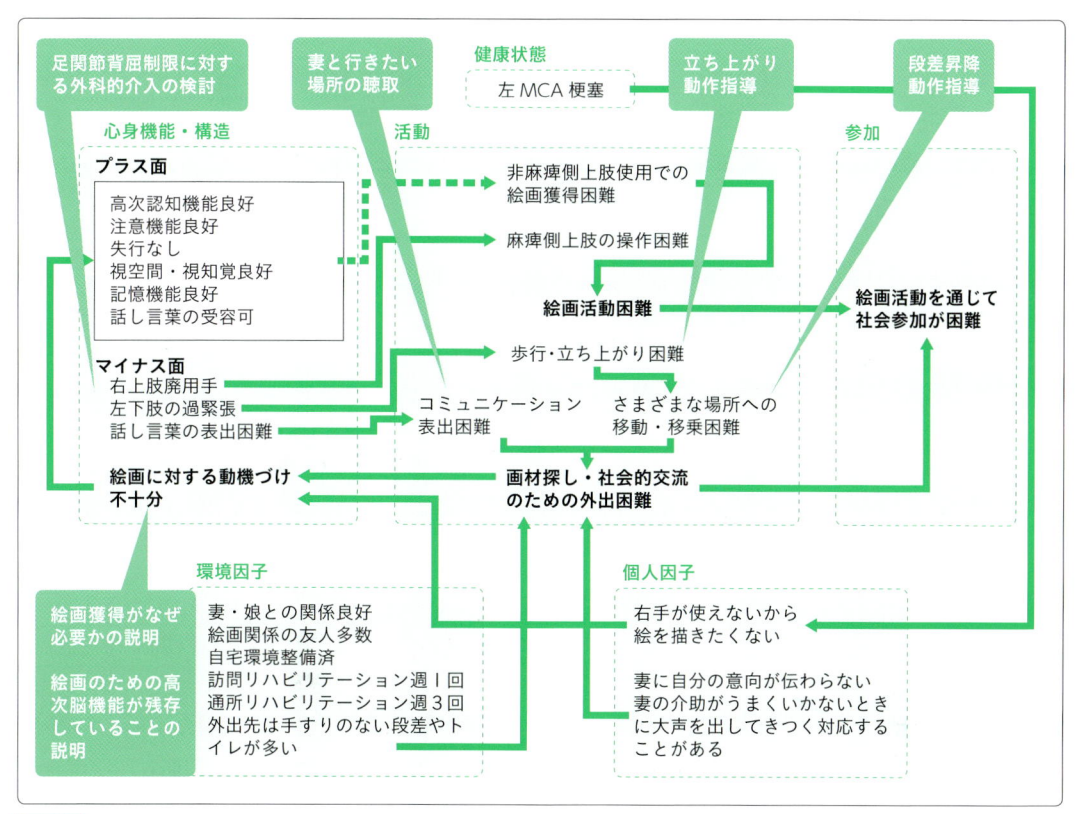

図 16　問題構造に対する解決策

表 1　本症例に対する理学療法の介入プラン

目的	方法	注意点・禁忌
絵画に対する動機づけ①	生活評価から生活構造の問題や生活圏の問題について説明．絵画の獲得でこの 2 つの課題が解決することを理解してもらう	動機づけを妻にも協力してもらうため，妻に対しても実施する
絵画に対する動機づけ②	画像情報や臨床上での高次脳機能検査の結果を提示し，芸術脳である右脳が残存していることや本症例に絵を描く能力が残存していることを説明する	画像情報は過大評価や不足が生じるため，説明の際は医師に相談し医師の意見を必ず反映させる
立ち上がり・段差昇降の介助量軽減①	主治医に相談し足関節に対する外科的治療（Vulpius 変法，tenotomy）を相談する	下肢の浮腫や糖尿病などの合併症を有する場合は創部の治癒が遅延するため実施できない
立ち上がり・段差昇降の介助量軽減②	CR1 の方法に基づいて足関節周囲筋の過緊張をできるだけ防ぎながら反復練習し，動作を獲得させる．具体的にはアームサポートや椅子の座面を押して立つ，手すりを引っ張らずに押して段差昇降する練習を実施する	理学療法士が実施する方法は，介助者である家族は容易に獲得できない現実を知っておく．家族が実施した際の課題や困ったこと対して一つ一つフィードバックしながらクリアする意識が必要である

本症例が絵画活動に再挑戦するためには，本症例・家族への動機づけが必要である．具体的には，このまま絵画活動を獲得できなければ活動性が低い生活になってしまうこと，絵画活動を実施するための高次脳機能が残存し，再獲得が可能であることの説明を根気強く説明する必要がある．

また，本症例が画材探しに行きたい場所を聴取し，それを妻と共有する．その場所へ妻の介助で行くことができるように動作指導する．具体的には手すりがない場所で立ち上がりや段差昇降，短距離の歩行を指導し，さまざまな場所への移乗・移動を獲得しておく．その際の指導は下肢の過緊張に配慮する必要があるが，時間経過に伴って立位時の背屈制限が生じた際は医師に相談して外科的介入を検討し，本症例が行きたい場所が制限されないように介入を続ける必要がある．

■ 本症例からの学びと追加事項

クリニカル・ルール

1 皮質脊髄路を損傷すると上肢手指の随意性が低下し，立ち上がり・歩行時下肢の過緊張が生じる．

2 人の活動は一次活動・二次活動・三次活動に分けられる．

3 CT・MRI 画像情報から①運動機能予測，②認知，学習的側面の評価，③リスクの把握が可能である．

知っておきたい関連事項

1 **足関節に対する外科的治療（Vulpius 変法，tenotomy）**

　脳血管障害者が立位・歩行の際，下肢の過緊張を制御できず随意的な足関節背屈が困難な場合に実施する外科的治療．Vulpius 変法では，腓腹筋中央部に縦皮切を加え腓腹筋腱膜の切離を実施する．tenotomy は脛骨内果と脛骨の間に皮切を加え，屈筋支帯を切離し，長指屈筋腱，長母趾屈筋腱を切離する．槌趾の改善に有効である[1]．

2 **脳血管障害における回復期理学療法とその後の生活期理学療法**

　脳血管障害における回復期理学療法は，機能回復が主目的でありつつも在宅生活のイメージを持つことが必要である．在宅のイメージを持つためには，①ICF の視点（在宅復帰という課題に対し ICF のすべての要素に思いを巡らせ情報収集すること），②時間・空間・人の視点（在宅復帰したら，対象者の生活行為がいつ，どこで，誰の関与によって行われるかを 1 日・1 週間・1 ヵ月の軸で分析しておくこと），③生活構造の視点（在宅復帰後に期待する 1 週間における一次活動・二次活動・三次活動の割合はどのくらいか，二次活動・三次活動の内容について考えを巡らせておくこと）が必要である．この 3 つの視点で得られた情報を生活期で担当する理学療法士と共有して在宅復帰すると，その後の生活期理学療法はより円滑に介入することができる[2]．

書籍紹介

1　漫画でみる生活期リハビリテーション，野尻晋一作・画，三輪書店，2017

　　生活期のリハビリテーションを実施するうえでの必要なポイントが漫画でわかりやすく学べる貴重な著である．

2　カンデル神経科学，第5版，Kandel ER ほか原著, 金澤一郎ほか日本語版監, メディカル・サイエンス・インターナショナル，2014

　　標準的な神経科学の教科書．CR1の脳血管障害における片麻痺と下肢の過緊張について考察する際に参考にした．

3　高次脳機能障害の理解と診察，平山和美編著，中外医学社，2017

　　脳血管障害者の高次脳機能障害をCT・MRI所見から分析する方法が学べる書籍．本項ではCR3を作成する際に参考にした．

4　図説　訪問リハビリテーション—生活再建とQOL向上，訪問リハビリテーションセンター清雅苑編著，三輪書店，2013

　　在宅生活者の生活評価とその介入が事例を通して記載してある．本項ではCR2を作成する際に参考にした．

●文 献

1）野口大助ほか：回復期の運動療法．脳卒中理学療法の理論と技術，原　寛美ほか編，メジカルビュー社，東京，359-393，2013
2）江口　宏ほか：脳卒中回復期理学療法に期待すること—生活期理学療法の立場から．PTジャーナル 47：494-502，2013

（江口　宏・野尻晋一・山永裕明）

27 摂食・嚥下障害

■ 導入のためのエッセンス

◆ 摂食・嚥下の動態や摂食・嚥下障害の病態を説明するための臨床的な摂食・嚥下モデルが概念として形成されています．その中でも多く用いられるのが5期モデル[1]とプロセスモデル[2]です．なぜ多く用いられているかというと，液体を飲むときと固形物を咀嚼して食べるときには嚥下までのプロセスが異なるため，それぞれの事象をこの2つのモデルが説明してくれるからです．しかし，臨床的には「飲む」も「食べる」も一緒に扱うことが多いため，病態を説明しやすい5期モデルが用いられることが多いようです．

◆ 5期モデルは摂食・嚥下のステージを先行期，準備期，口腔期，咽頭期，食道期の5期に分け，これらのどこかが障害され，ものを食べることが障害されることを摂食・嚥下障害（dysphagia）といいます．しかし，狭義では先行期と準備期が「摂食」を指し，口腔期，咽頭期，食道期が「嚥下」を指します．つまり狭義の嚥下とは食塊を口腔から胃へと送り込む一連の輸送機構を指し，嚥下障害とは飲み込むことの障害（swallowing disorder，dysphagia）とされます（図1）．

◆ 対象患者のものを食べることの障害が，「摂食」の部分で障害されているのか，「嚥下」の部分で障害されているのかを評価して，これから行う理学療法の方向性を決定します．

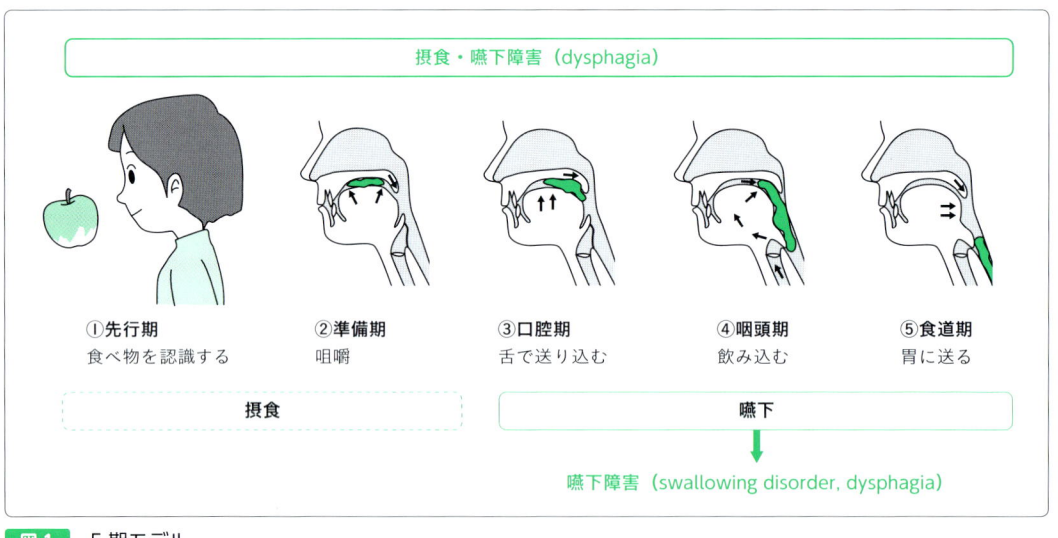

摂食・嚥下障害（dysphagia）

①先行期
食べ物を認識する

②準備期
咀嚼

③口腔期
舌で送り込む

④咽頭期
飲み込む

⑤食道期
胃に送る

摂食　　嚥下

嚥下障害（swallowing disorder, dysphagia）

図1　5期モデル

脳血管障害の発症後に飲み込むことに困っている 50 歳代の男性.

CBL1 初期情報から仮説を立て，仮説証明のための新たな情報を選択する

初期情報

処 方 箋 ▶ **診断名**：多発性脳梗塞. 50 歳代の男性.
MRI 所見（第 62 病日）：両側前頭葉，左側頭葉皮質および皮質下，左小脳半球，小脳虫部に高信号域を認め，延髄嚥下中枢周囲に明らかな高信号域は認められなかった（発症直後に撮像した拡散強調画像などの情報を収集することができず，どの領域が今回発症の新規病変であったのかは不明であるが，入院前は IADL 自立レベルで，むせなどは認められなかったことから推測すると，少なくとも小脳病変は新規病変である可能性が推測された）.
障害名：左上・下肢，体幹の失調症状，嚥下障害. 発症後約 4 ヵ月経過した現在は，経鼻チューブからの代替栄養で，今後も主に代替栄養による栄養摂取になるであろう. 胃瘻を造設予定ですが，本人および家族の希望もあり，少しでも経口摂取が可能になるように，言語聴覚士らと協力して摂食・嚥下能力の向上を目指してください. なお誤嚥には十分注意してください.

現 病 歴 ▶ 急性期病院に約 2 ヵ月間入院後，リハビリテーション目的にて当院回復期病棟に入院となった. 前院での食事は 3 食とも経鼻チューブによる代替栄養であった. 前院でのリハビリテーションは，理学療法士によるベッド上での良肢位保持練習，ROM 運動，座位保持練習などが実施されていた. 看護師による口腔ケアは実施されていたが，言語聴覚士による嚥下訓練は実施されていなかった. 当院入院後より，直ちに理学療法士，作業療法士，言語聴覚士による介入が開始された. 理学療法，作業療法では移乗動作時の介助量軽減が優先され，主に車椅子座位保持練習や立ち上がり動作練習を実施した. 言語聴覚療法では主に口腔ケアを実施した. 当院入院約 2 ヵ月後（発症より約 4 ヵ月後）より，言語聴覚士と協働しての摂食・嚥下能力向上練習を開始した.

医療面接 ▶ **PT**「唾液を連続して飲み込めますか？」
患者「1 回はできるけど連続して行うのが難しい. 一度入れた力を抜くことができない」
＊改訂長谷川式簡易知能評価スケール（HDS-R，長谷川式認知症スケール）は 30 点と認知面の問題を認めず，その他の高次脳機能障害はみられなかった.

動作観察 ▶ 反復唾液嚥下テストにて嚥下障害の病態を評価した. 唾液嚥下回数は，ギャッチアップ 30°の背臥位で 30 秒間に 1 回可能であり，反復しての嚥下は困難であった.

下に示すクリニカル・ルールを用いて，次の問いに答えましょう

1-1　本症例の活動制限とその原因は？　　　1-2　仮説証明に必要な情報や検査は何か？

■ クリニカル・ルール

CR 1 評価・介入する時期に気をつける

　脳血管障害発症後にものを食べることができなくなることは多く，急性期ではポピュラーな合併症である. 嚥下障害は脳血管障害発症直後の急性期で約半数にみられ，そのうちの約 1 割は発症後 1 ヵ月間以上継続するといわれている（**図 2**）. つまり，発症 1 ヵ月以内であれば自然回復の可能性が高いといえる. しかし，1 ヵ月以上続く摂食・嚥下障害は，元の原因に摂食・嚥下諸器官の廃

用の影響も加わるため，改善が困難となる場合をしばしば経験する．そのため，理学療法士のみならず作業療法士，言語聴覚士，医師，看護師などとの協働作業が非常に重要となり，リハビリテーションスタッフの腕の見せどころでもある．また，摂食・嚥下機能に関連する ADL の「食事動作」は生存に必要なばかりでなく，日常の大きな楽しみでもある．特に高齢障害者にとって「残された最後の楽しみ」と推測され，QOL を考えるうえでも重要なキーワードとなる．また，摂食・嚥下機能の低下は誤嚥が原因で起こる誤嚥性肺炎を

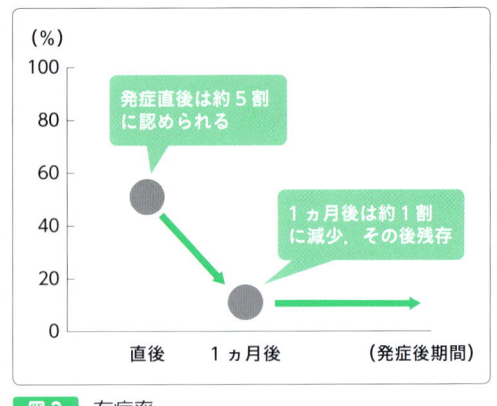

図2　有病率

引き起こし，生命に大きく影響する．以上のことからも摂食・嚥下機能に対する取り組みは，人の尊厳や生命を守るうえで大きな意味があるといえ，優先して改善すべき後遺症の一つと考えられる．

CR 2　ものを食べる（飲む）ことができない原因は，摂食障害か嚥下障害かを判別する

　ものを食べる（飲む）ことができなくなった詳細な原因を評価する前に，まず5期モデルの摂食の部分（先行期，準備期）で障害されているのか，嚥下の部分（口腔期，咽頭期，食道期）で障害されているのかを見極める．例えば，意識障害や高次脳機能障害によって食物が口腔内に入っても認知できずに飲み込むことができない場合や残存歯数や入れ歯の問題で咀嚼することができずお粥や刻み食にしている場合は，先行期・準備期の問題であり，摂食障害である可能性が高いことが推測される．一方で，意識状態や認知機能に問題がなく，咀嚼能力も問題ないが，何らかの原因で飲み込むことが困難な場合は嚥下障害である可能性が高いことが推測される．

CR 3　脳の損傷部位を確認する（図3）

　嚥下障害を引き起こす原疾患の約4割が脳血管障害であり，嚥下中枢の障害による球麻痺や両側の皮質延髄路の障害による偽性球麻痺，一側の大脳半球障害など脳の器質的病変によるものが代表的である．嚥下は反射運動のため，ひとたび誘発されると自動的に行われ，食塊がどのように流れ

ようが，喉頭がどこまで挙上しようが，嚥下中枢は末梢からの情報をほとんど無視して嚥下反射を実行する．この脳幹の延髄に存在する嚥下中枢が損傷された状態が球麻痺である．また，嚥下は自分の意思で誘発または中止することが可能である．これは，延髄の嚥下中枢は大脳皮質の関与を受けているためであり，この大脳皮質から延髄嚥下中枢に至る神経線維の皮質延髄路が両側性に損傷された状態が偽性球麻痺である．これらのような脳の器質的な病変によって生じる摂食・嚥下障害に加え，近年では脳の器質的病変以外の要因が嚥下障害を引き起こす関連要因として報告されている．嚥下中枢が損傷されている場合は嚥下反射が消失するなど，嚥下諸器官に直接的なダメージが与えられている可能性が高い．しかし，嚥下中枢

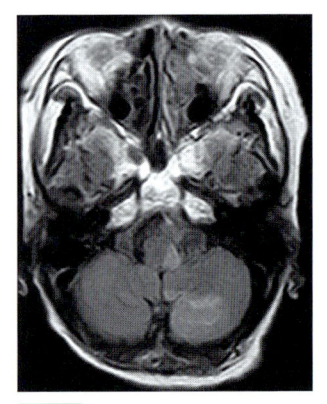

図3　延髄嚥下中枢の損傷例

が損傷されていない場合は，嚥下反射が残存し，嚥下諸器官が廃用や二次的な要因によって機能不全に陥っている可能性が推測される．そのため，脳画像にて延髄嚥下中枢の損傷の有無を確認することが重要である．

CR 4 嚥下中枢が損傷されていないのに嚥下障害がある場合は，関連要因を疑ってみる

　嚥下障害は嚥下反射の障害と捉えられ，嚥下反射の遅延や惹起不全などと表現されることがある．また，国際生活機能分類（ICF）では心身機能に分類され，身体の生理的機能の障害と捉えられている．しかし近年では，舌圧や舌骨上筋群，呼吸機能，頸部 ROM，姿勢，体幹機能などを改善させることで嚥下障害が改善したという報告がされ始めた．つまり，嚥下を反射ではなく「嚥下運動」という活動制限として捉えることが可能ではないかと推測される．特に脳血管障害者は身体半側の運動・感覚麻痺，筋緊張変化，姿勢調節障害，ROM 制限などの後遺症が生じやすく，嚥下運動が阻害されやすい病態と推測される．

CBL1 仮説的問題構造と仮説証明のための追加情報項目について"臨床思考"する

臨床思考 1-1 本症例の活動制限とその原因は？

結論 活動制限＝嚥下運動の障害．
　　　その原因＝関連要因のどれかが原因？（図 4）

根拠 情報：意識障害なし，認知機能の低下なし，唾液嚥下が 1 回可能（嚥下反射残存），嚥下中枢の損傷なし，発症より 4 ヵ月経過．
　　　CR4：関連要因による嚥下障害の可能性．

思考 意識障害がなく認知機能の低下もないことから摂食障害である可能性は低いと考えられた．

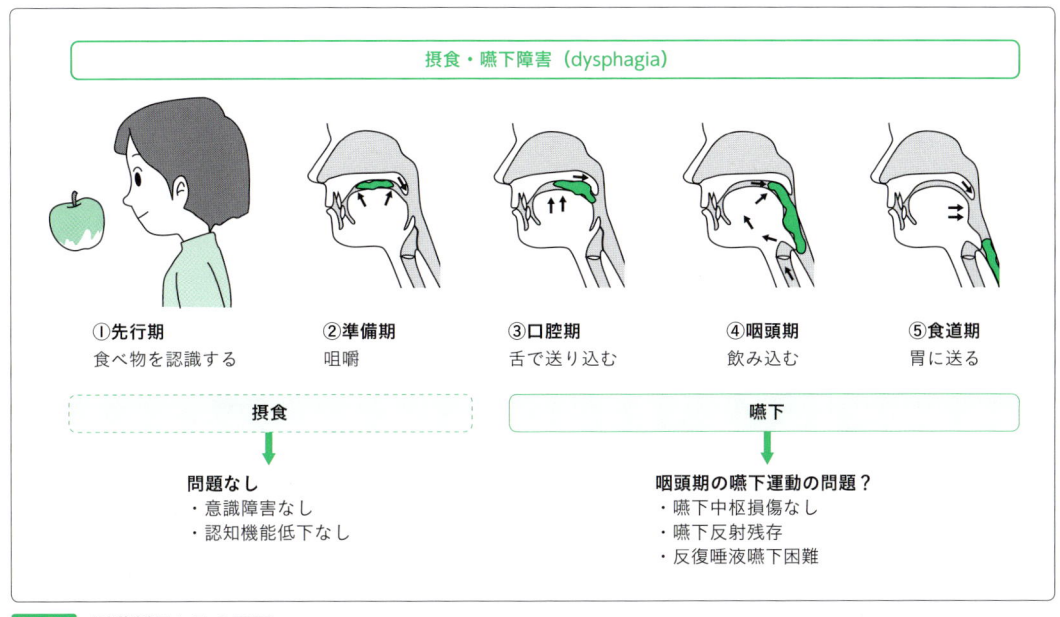

図 4 活動制限とその原因

そして，唾液嚥下が1回可能で嚥下反射は残存しており，脳画像所見からも延髄嚥下中枢の損傷は認められないことから，咽頭期の喉頭挙上不全である可能性が高いと推測した．喉頭挙上不全の原因の一つに，発症から4ヵ月という長期間の嚥下機会の喪失による嚥下諸器官の廃用が考えられた．

臨床思考 1-2　仮説証明に必要な情報や検査は何か？

結論　先行研究を参考に，咽頭期の嚥下運動に影響を及ぼす関連要因を評価する．

1）脳神経テスト
2）喉頭運動の評価（舌骨上筋群の筋力，喉頭位置）
3）喉頭運動に影響を与えると推測される項目
　・頸部ROM
　・頸部筋緊張
　・体幹機能
　・脊柱後弯度（円背指数）
4）その他の項目
　・呼吸機能
　・握力
　・舌圧

根拠　CR4：関連要因による嚥下障害の可能性．

思考　嚥下運動を阻害する要因を明確にするため，関連要因について確認する必要がある．ただし，臨床的には1つの要因ではなく，複数の要因が関係している場合がほとんどである．

CBL2　追加情報から本症例の問題構造を明らかにし，解決策を講じる

追加情報

動作観察 ▶ 唾液嚥下を指示すると，嚥下反射は起こるものの，嚥下時に後頭部を支点としたブリッジ活動（上位頸椎の伸展と下顎の挙上）が認められた．また，前上方に挙上した喉頭が唾液嚥下開始前の位置に戻らずに喉頭位置が高位のままであった．再度唾液嚥下を試みるも，連続しての唾液嚥下は困難であった．

脳 神 経 ▶ 左顔面，左口腔内，口峡左側の感覚鈍麻が認められ，咽頭反射は認められなかった．カーテン徴候は陰性であった．舌は左側の萎縮が認められた．

喉頭運動 ▶ ◆舌骨上筋群の筋力：GSグレード*にて1の完全落下と著明な筋力低下を認めた．
　　＊GSグレード：背臥位での頭頸部屈曲位保持動作にて舌骨上筋群の筋力を評価する方法[3]．
　　　判定基準を以下に示す．
　　　1．完全落下：途中で保持できず床上まで落下するもの．
　　　2．重度落下：頸部屈曲ROMの1/2以上落下するが止まるもの．
　　　3．軽度落下：ROMの1/2以内で落下が止まるもの．
　　　4．静止保持：最大屈曲位で落下せずに止まるもの．
　　◆喉頭位置：相対的喉頭位置[3]は0.36で，嚥下障害のない慢性期脳血管障害者の平均値0.43 ± 0.04と比較し，喉頭位置の高位が認められた．

ROM	頸部屈曲（15）伸展（0）側屈（Rt. 20, Lt. 10）回旋（Rt. 20, Lt. 10）.

ROM ▶ 頸部屈曲（15）伸展（0）側屈（Rt. 20, Lt. 10）回旋（Rt. 20, Lt. 10）.
※単位：度　＊特に屈伸の制限が認められた.

頸部筋緊張 ▶ modified Ashworth scale[4] にて評価.
頸部屈曲（3）伸展（3）側屈（Rt. 3, Lt. 3）回旋（Rt. 3, Lt. 3）.

体幹機能 ▶ Trunk impairment scale[5] にて 0 点. Static sitting balance Item1 が 0 点で端座位保持は困難であった.

脊柱後弯度 ▶ 自在定規を用いて寺垣らの方法[6] に準じて評価し，円背指数が 9.3 と軽度の円背であった.

呼吸機能 ▶ 嚥下機能と関連性のある咳嗽能力（cough peak flow）の指標として最大呼気流量（PEF）を代用し，スパイロメータにて評価した．結果，2.2 m/ 秒で，嚥下障害のない脳血管障害者の平均値 3.5 m/ 秒よりも低値であった[7].

握力 ▶ 右 10.2 kg，左 11.2 kg.

舌圧 ▶ JMS 舌圧測定器（ジーシー社製）を使用して計測し，17.8 KPa と 50 歳代男性の最大舌圧平均値 45 KPa[8] よりも低値であった.

下に示すクリニカル・ルールを用いて，次の問いに答えましょう

2-1　嚥下障害の原因は？　　　　　　　　　　2-2　喉頭挙上不全の原因は？
2-3　本症例の問題の解決策は？

■ クリニカル・ルール

CR 5　加齢に伴い喉頭位置は下がるが，脳血管障害者の喉頭位置は高くなることがある

　通常，加齢に伴い喉頭位置は低下して喉頭挙上運動が不十分になることが多い[9]．しかし，脳血管障害者では高位になる症例の存在も報告されており，その理由として舌骨上筋群の筋緊張が亢進することで舌骨が下顎骨側に引き寄せられ，喉頭は常に挙上位となっている状態であるためと推測されている[10]．喉頭位置が低下している場合は喉頭の下制に作用する舌骨下筋群の可動性を引き出してから，喉頭の挙上に作用する舌骨上筋群に介入する必要があるが，喉頭位置が高位の場合は，長さ張力曲線に従い，ストレッチなどで舌骨上筋群の長さを十分に引き出してから収縮させることが重要である.

CR 6　背臥位で頭部を挙上させると頸部屈曲で代償しやすい

　舌骨上筋群の促通法は，従来，Shaker exercise（シャキアエクササイズ）が用いられることが多い．これは，背臥位にて頭部挙上位を保持するものと，頭部の上げ下げを繰り返す反復挙上運動の 2 種類から構成される方法である．しかし，背臥位での頭部挙上運動を指示すると頸部の屈曲運動を行ってしまう場面をしばしば目にする．頸部を屈曲させてしまうと胸鎖乳突筋が主に働いてしまい，舌骨上筋群があまり活動しなくなってしまう．そこで，吉田の変法[11] などを参考に，背臥位にて頭部の重さを理学療法士が支え，頭部の屈曲を誘導しながらの頭部挙上運動を行うなどの工夫が必要である.

CR 7 頭頸部の肢位は，体幹機能や脊柱アライメントの影響を受ける

　頭頸部の肢位は，脊柱後弯の影響を受けることが報告されており[12]，臨床場面でも脊柱後弯を呈する患者は顎を突き出すように頭部を前方に突出させた姿勢となることをしばしば目にする．頭部が前方変位している場合は下位頸椎が後弯，上位頸椎は前弯位を呈すると報告されており[13]，脊柱後弯度と頸部伸展 ROM の間には何らかの関連が存在する可能性が示唆される．

CR 8 舌骨上筋群の筋力は呼吸機能や最大舌圧，握力と関係がある

　舌骨上筋群の筋力は呼吸機能や舌圧，握力と関係があるがあることが知られている[14-16]．発症からの日数が経てば経つほど，どちらが原因でどちらが結果かということはわかりにくくなってしまう．そのため，両者の相互作用を意識しながら介入した結果で判断するのが望ましいと考えられる．

CBL2 追加情報から問題構造と解決策について "臨床思考" する

臨床思考 2-1 嚥下障害の原因は？

結論 脳神経障害と嚥下機会の長期間にわたる喪失によって生じた嚥下関与筋群の廃用性筋力低下によって生じている可能性が推測された（図5）．

根拠 延髄嚥下中枢周囲に明らかな高信号域は認めないため．

思考 喉頭挙上不全の原因を探る．

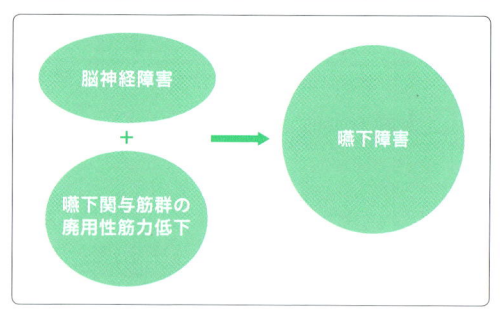

図5 嚥下障害の原因

臨床思考 2-2 喉頭挙上不全の原因は？

結論 小脳病変による喉頭周囲筋群の協調運動低下や舌骨上筋群の廃用性筋力低下，喉頭位置の変化によって喉頭挙上運動が障害されているためと推測された．そして，体幹機能低下・円背姿勢，頸部 ROM 低下，頸部周囲筋の筋緊張不均等，呼吸機能低下，握力低下，舌圧低下は，二次的に喉頭挙上不全にかかわっていると推測された（図6）．

根拠 延髄嚥下中枢周囲に明らかな高信号は認めないため．

思考 本症例の解決策を考える．

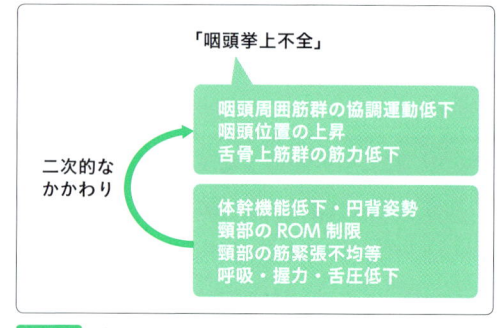

図6 喉頭挙上不全の原因

結論 喉頭挙上不全を解決する理学療法の介入プランを以下のように意思決定した（**表1**）.

喉頭挙上運動を促す前に，喉頭挙上運動に二次的にかかわっていると推測される体幹機能や円背姿勢および頸部周囲の筋緊張や ROM の改善を先行させる．体幹機能や円背姿勢の改善は，姿勢を安定させることができるため喉頭運動の基礎的条件と考えられる．また，将来の座位での食事動作につながる重要な機能である．頸部周囲筋の筋緊張および頸部 ROM の改善も同様に，喉頭挙上運動を行うための基礎的条件になると考えられる.

次の段階として頸部筋・喉頭周囲筋への介入を進める．舌骨の可動性を引き出して舌骨上筋群および舌骨下筋群の伸張性を改善させた後，舌骨上筋群の筋力強化運動へと移行する.

表1 本症例の理学療法の介入プラン①

大目的	中目的	方法	注意点・コツ
喉頭挙上運動を実施するための基礎的条件を改善させる	体幹機能の向上 円背姿勢の改善	①背臥位 1) 背臥位にて骨盤のみが選択的に動く可動性（前・後傾，挙上下制，前方後方回旋）を引き出す 2) 背臥位にてブリッジ運動を行い，骨盤後傾と股関節伸展筋群の筋収縮を促す ②端座位 1) 端座位にて理学療法士が症例の後方に位置し，理学療法士の胸腹部に症例の背部をもたれかからせた座位姿勢から，骨盤の前傾運動を自動介助運動にて実施する 2) 骨盤前傾運動が自力で可能となってきたら，徐々にもたれかからせることを止めて端座位姿勢での骨盤前傾運動へと移行する	①骨盤の可動性を引き出す際に，胸郭までも一緒に動いてしまうことが多いため，骨盤のみを動かすように注意する ②ブリッジ運動の際に骨盤を前傾させて，腰背部筋群を収縮させてしまうことが多いため，骨盤がしっかりと後傾するような徒手的誘導を行う ③端座位での骨盤前傾運動にて，矢状面での脊柱の分節性の向上を図り，喉頭運動を行うための基礎的条件を先行して改善させる ④骨盤を前傾したときに，骨盤から腰椎→胸椎の順に運動が広がり，頸椎まで伸展の反応が出現するのが好ましい反応である
	頸部周囲の筋緊張改善 頸部 ROM の改善	①背臥位にて頭の重さを理学療法士が支えて脱力させることで頸部周囲筋群のリラクゼーションを図る ②本症例の喉頭位置は高位であるため，徒手的に喉頭および舌骨を引き下げて固定することで舌骨下筋群を本来の位置に修正し，他方の手で頭部を屈曲させながら後頭下筋群の筋伸張性を向上させ，頭部屈曲の ROM を向上させる ③他動的に上位頸椎→下位頸椎と順に伸展させ，下位頸椎伸展の ROM を向上させる．これにより頭頸部の筋緊張の緩和，ROM の向上が図られることを期待する	①背臥位でも力を抜くことができない症例は少なくない．まずは頭をしっかりと支え，重さを取り除くことが重要である ②伸展の可動性を引き出したいときは，まずは屈曲の可動性を引き出してからの方がスムーズにいくことが多い．まずはしっかりと屈曲させることが重要である ③円背姿勢だと，上位頸椎は伸展，下位頸椎は屈曲していることが多い．そのため，まずは上位頸椎から伸展させ，上位頸椎から順番に下位頸椎伸展の可動性を引き出していく
喉頭挙上運動を改善させる	舌骨上筋群の伸張性改善	①舌骨上筋群の伸張性改善を図ることで舌骨の下制方向への可動性改善を試みる ②次に，固定部分を舌骨として頭頸部を動かす	①舌骨を動かすときは，顎舌骨筋の下顎骨付着部や顎二腹筋後腹の乳様突起付着部を徒手的に固定しながら，もう一方の手で舌骨を筋の走行に沿うように動かす ②固定側と移動側を変えて実施すると，伸張性が改善されることが多い
	舌骨上筋群の筋力向上	背臥位にて頭部の重さを理学療法士が支え，頭部の屈曲を誘導しながらの頭部挙上運動を行う	頸部屈曲の代償運動にて胸鎖乳突筋を働かせないように徒手的に誘導する

結論 喉頭挙上運動が改善した後，言語聴覚士と協働して間接嚥下訓練を実施する．嚥下障害を解決する言語聴覚士との介入プランを以下のように意思決定した（**表2**）．

根拠 言語聴覚士との協働作業が重要であるため．

思考 喉頭挙上運動の改善のみでは，嚥下障害は改善しない．歩行は歩行練習によって改善するのと同じように，嚥下は嚥下練習によって改善する．

表2 本症例の理学療法の介入プラン②

目的	方法	注意点・コツ
唾液嚥下の改善	口腔内アイスマッサージなどの間接訓練	理学療法士は言語聴覚士が口腔内へ介入する際の姿勢を整えたり，喉頭挙上が起こしやすいよう徒手的に介入したりする．例えば，嚥下時に頸部が伸展して喉頭が挙上しないよう頭部の屈曲を誘導し，喉頭挙上を起こしやすいよう喉頭位置を下方へと修正するなどである

■ 本症例からの学びと追加事項

クリニカル・ルール

1　評価・介入する時期に気をつける

2　ものを食べる（飲む）ことができない原因は，摂食障害か嚥下障害かを判別する

3　脳の損傷部位を確認する

4　嚥下中枢が損傷されていないのに嚥下障害がある場合は，関連要因を疑ってみる

5　加齢に伴い喉頭位置は下がるが，脳血管障害者の喉頭位置は高くなることがある

6　背臥位で頭部を挙上させると頸部屈曲で代償しやすい

7　頭頸部の肢位は，体幹機能や脊柱アライメントの影響を受ける

8　舌骨上筋群の筋力は呼吸機能や最大舌圧，握力と関係がある

知っておきたい関連事項

シャキア法（Schaker exercise，Head Raising exercise，Head Lift exercise）

　背臥位にて頭部挙上位を保持する運動と，頭部の上げ下げを繰り返す反復挙上運動の2種類の練習から構成されるものである．しかし，わが国では必ずしもベストの方法とはされておらず，負荷が強すぎる，円背の高齢者には適応困難であるなどの指摘があり，座位にて実施する嚥下おでこ体操など種々の変法が報告されている．また，頸部を屈曲してしまうと胸鎖乳突筋が働いてしまい喉頭挙上筋である舌骨上筋群の筋活動を効果的に導くことが困難となるという指摘から，背臥位で下顎を下制位として頭部の重さを理学療法士が支えながらオトガイ部に抵抗を加えて保持させる「頭部挙上位保持抵抗練習」も報告されている．また，摂食嚥下にかかわる治療者の間では「頭部挙上訓練」と表現されているが，理学療法において頭部挙上という用語は一般的ではなく，頭頸部の矢状面での運動は頭部屈曲・伸展，頸部屈曲・伸展，複合（頭部＋頸部）屈曲・伸展という3つの種類で表現される．この3つの中で舌骨上筋群が働くのは頭部屈曲であることに注意したい．

書籍紹介

1 摂食嚥下リハビリテーション，第 3 版，才藤栄一ほか監，出江紳一ほか編，医歯薬出版，2016

摂食・嚥下障害者の検査・測定方法や介入方法が図解で具体的に学べる．臨床で，また学内学習で役立つ書籍である．

2 写真でわかる！　1 冊で習得する！　嚥下障害エクササイズ＆ストレッチ　マスター BOOK，鈴木重行編・著，監修，gene，2017

頸部・喉頭周囲筋群の触診は難しく，習得に時間がかかる．この書籍は写真を多く用いて，解剖・触診，運動学についてわかりやすく解説している．

●文 献

1) Leopold NA, et al：Dysphagia—ingestion or deglutition ？：a proposed paradigm. Dysphagia. 12：202-206, 1997
2) Palmer JB, et al：Coordination of mastication and swallowing. Dysphagia 7：187-200, 1992
3) 吉田　剛ほか：喉頭位置と舌骨上筋群の筋力に関する臨床的評価指標の開発およびその信頼性と有用性. 日摂食嚥下リハ会誌 7：143-150, 2003
4) Bohannon RW, et al：Interrater reliability of a modified Ashworth scale of muscle spasticity. Phys Ther 67：206-207, 1985
5) Verheyden G, et al：The Trunk Impairment Scale：a new tool to measure motor impairment of the trunk after stroke. Clin Rehabil 18：326-334, 2004
6) 寺垣康裕ほか：脊柱後彎評価を目的とした座位円背指数計測の信頼性と妥当性. 理療科 19：137-140, 2004
7) 山下弘二ほか：脳卒中患者の咳嗽力と関連因子. 理療科 24：549-553, 2009
8) Utanohara Y, et al：Standard values of maximum tongue pressure taken using newly developed disposable tongue pressure measurement device. Dysphagia 23：286-290, 2008
9) Shaw DW, et al：Influence of normal aging on oral-pharyngeal and upper esophageal sphincter function during swallowing. Am J Physiol 268：G389-396, 1995
10) 荒川武士ほか：脳卒中後に嚥下障がいを呈した 2 症例に対する体幹および 頸部筋・喉頭周囲筋への運動療法の経験. 理学療法学 44：378-385, 2017
11) 吉田　剛：脳卒中片麻痺患者の嚥下障害に対する理学療法. 理学療法 23：1130-1136, 2006
12) 遠藤健司ほか：頸椎前弯と脊椎矢状面アライメントの関係. 東日本整災会誌 22：8-11, 2010
13) 太田　進ほか：高齢者における頭頸部を含めた姿勢と運動機能の関連. 臨バイオメカニクス 33：115-120, 2012
14) 福岡達之ほか：等尺性収縮による舌挙上運動と舌骨上筋群筋活動の関係—舌骨上筋群に対する筋力トレーニング方法への展望—. 耳鼻と臨 56：S207-S214, 2010
15) 福岡達之ほか：呼気抵抗負荷トレーニングによる舌骨上筋群の筋力強化に関する検討. 日摂食嚥下リハ会誌 15：174-182, 2011
16) 中東教江ほか：高齢者の舌圧が握力および食形態に及ぼす影響. 日栄養士会誌 58：43-47, 2015

（荒川武士）

28 パーキンソン病

■ 導入のためのエッセンス

◆ パーキンソン病（PD）は中脳黒質緻密部のドパミン神経細胞の変性を主体とする緩徐進行性の神経変性疾患です.

◆ PD の症状には，四大症状（安静時振戦，無動，筋強剛，姿勢反射障害）や，小刻み歩行やすくみ足に代表される歩行障害などの運動症状と，ワーキングメモリーや遂行機能の障害，注意機能障害，視空間認識障害などの認知機能障害や抑うつ，疲労，自律神経症状，睡眠障害などの非運動症状があります.

◆ PD は高齢者における発症が多い疾患であり，疾患の進行や併存疾患の影響などによって活動量が低下し，二次性機能障害も発生します．そのため，PD 患者の障害構造を捉える際には，PD 由来の一次性機能障害だけでなく，加齢や活動量低下，その他の併存疾患などによる二次性機能障害についても評価する必要があります.

◆ PD 患者が可能な限り長期にわたって自立した日常生活を送ることができるよう，医学的治療として薬物治療を行うとともに理学療法などのリハビリテーションを行う必要があります.

 症例 心疾患に対する治療を目的とした入院から在宅復帰後に転倒が頻発した PD を有する 75 歳の女性.

CBL1 初期情報から仮説を立て，仮説証明のための新たな情報を選択する

初期情報

処 方 箋 ▶	**診断名**：PD（modified Hoehn and Yahr stage IV）．75 歳の女性．短期集中的な理学療法の実施により身体機能および ADL 能力の改善が期待できるため，理学療法を開始してください．心房細動に対しアブレーション術を施行されていますので注意してください.
現 病 歴 ▶	13 年前に小刻み歩行が出現したため神経内科を受診し，PD の診断を受ける．同時期に薬物療法が開始される．3 年前に歩行障害の悪化を認める．某年 4 月に頻脈に気づき，6 月に非弁膜症性発作性心房細動と労作性狭心症の診断を受ける．7 月上旬に循環器内科に入院し，カテーテルアブレーション術を施行される．7 月下旬に自宅退院となるが頻回に転倒したため，リハビリテーション目的にて 8 月上旬に当院へ入院となる.
医療面接 ▶	**PT**「退院されてから自宅で何度も転倒されたそうですが，どこで転倒することが多かったですか？」 **患者**「自分の寝室で転倒することが多かったです」 **PT**「転倒しやすい時間帯はありましたか？」 **患者**「朝が多い気がします．ベッドに座って着替えるのですが，タンスから服を持ってきてベッドに座ろうとしたときによく転倒しました」

PT「転倒しやすい方向はありましたか？」

患者「前向きがほとんどでした」

PT「今回の手術をされる前から，ご自宅で転倒することはありましたか？」

患者「転倒することはありましたが，今よりは少なかったです」

動作観察 ▶ 椅子から 5 m 程度離れた位置から独歩で向かい，椅子に着座するまでの動作を観察した．歩容は小刻みかつすり足の歩行であり，歩行速度は低下しており，両脚支持期が延長している．歩幅は左右ともに低下しており，左の歩幅が右と比較してより低下している．歩行中常時，体幹がやや前傾し，股関節および膝関節は軽度屈曲している．両側ともに立脚中～後期にかけて下腿の前傾も乏しい．方向転換する際に，椅子から少し離れた位置から右手を椅子の手すりに伸ばし物的介助として使用して，右向きに身体を回転させながら着座動作を開始する．殿部を椅子座面に近づけながら左手も椅子の手すりを把持し，両手で椅子の手すりを把持しながら着座する．特にバランスを失う場面は観察されなかった．

下に示すクリニカル・ルールを用いて，次の問いに答えましょう

1-1　本症例の参加制約とその原因は？　　　　1-2　本症例の活動制限とその原因は？

1-3　本症例の仮説的問題構造の全体像は？　　1-4　仮説証明に必要な情報や検査は何か？

■ クリニカル・ルール

CR 1 PD 患者は転倒リスクが高く，多様な転倒危険因子が存在する

　PD 患者の転倒率は 40 ～ 70% と報告されている[1~3]．転倒に伴い，骨折などの外傷などが生じると，さらなる機能低下を招く．転倒による外傷がなくとも日常生活において転倒への恐怖心を生み出し，不活動や QOL の低下につながる可能性がある．

　PD 患者の転倒危険因子は多岐にわたり，特にすくみ足，バランス障害，認知機能障害は転倒との関連が強い[4]．また，前頭葉機能の低下[5]，高い疾患重症度や長期の罹病期間，ドパミンアゴニストの使用やレボドパ製剤投与量の増加，身体的活動の減少[6] なども転倒危険因子とされている．

　転倒リスクの程度と転倒危険因子について検証する際，PD 由来の一次的な症状，加齢や活動性低下などに伴う二次的な症状に加え，さらに現病歴や投薬治療内容などからも検討する必要がある．

CR 2 PD 患者の転倒の方向により，転倒のメカニズムが異なる[7]

　PD 患者の転倒メカニズムを検証するためには，転倒方向について情報収集することも有用となる．前方への転倒は方向転換時に多く，後方および側方への転倒は起立および着座動作や方向転換時に発生しやすい．前方への転倒についてはすくみ足が，また後方への転倒については姿勢反射障害が関与している可能性がある．

PD では，長期の薬物治療に伴い運動症状の日内・日外変動が生じやすくなるため，投薬内容を知っておく必要がある

PD に対する医学的治療は，薬物療法と運動療法の併用が一般的である．レボドパ製剤などの長期服用に伴いさまざまな副作用が生じ得る．代表的なものには，血中薬物濃度の変動とともに症状が変動する wearing off 現象や急激に症状が変動する on-off 現象，薬効状態がピーク時に発生することが多い不随意運動であるジスキネジアなどがある．疾患の経過が長くなるに従い PD 患者の運動症状は変動しやすくなるため，投薬内容の確認を行うとともに，症状日誌を用いて日内・日外変動を評価する必要がある．

CR 4 PD では筋力低下や ROM 制限などが二次的に生じやすい

PD では筋力低下や ROM 制限といった機能障害が，無動や固縮といった PD 症状や加齢などに伴う活動量低下に伴って二次的に生じやすい．二次的な筋力低下や ROM 制限は歩行障害やバランス障害にもつながる．二次性機能障害は理学療法の介入対象であるため，他の運動症状や活動量などと併せて評価を行うことが重要である．

CBL1 仮説的問題構造と仮説証明のための追加情報項目について "臨床思考" する

臨床思考 1-1 本症例の参加制約とその原因は？

結論 参加制約＝安全な在宅生活の遂行が困難．
その原因＝自宅寝室にて転倒が頻発したから（図1）．

根拠 情報：心疾患に対する入院治療を終え退院してから，寝室での転倒が頻発した．

思考 医療面接の情報より，心疾患に対する治療目的の入院から退院後に寝室での転倒が頻発していた．転倒が頻発する状況では安全な在宅生活遂行は困難であると判断し，上記の結論とした．

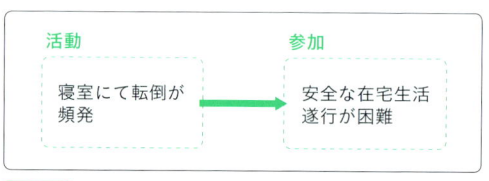

図1 参加制約とその原因

臨床思考 1-2 本症例の活動制限とその原因は？

結論 活動制限＝朝，寝室で衣類を持ちながらベッドへ着座しようと方向転換する際に頻回に転倒するため？
その原因＝すくみ足，姿勢反射障害，下肢筋力低下，下肢 ROM 制限，運動症状の日内差，認知機能障害，前頭葉機能障害のため？（図2）

根拠 情報：医療面接の情報より，ベッドに着座する前の方向転換にて転倒が頻発している．転倒頻度は心疾患に対す

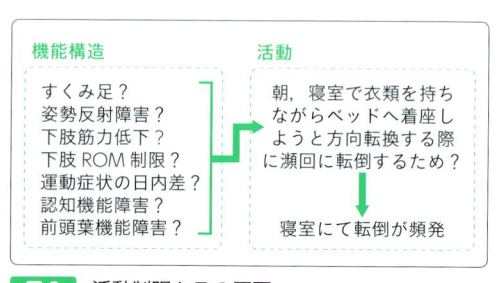

図2 活動制限とその原因

る治療目的による入院以前より増加している．転倒は朝の時間帯に集中しており，特に衣服を持ってベッドに着座しようとした際に頻発している．

CR1：PD 患者の転倒はすくみ足，バランス障害，認知機能障害の関連が強い．

CR2：PD 患者の前方転倒は方向転換時に多く，すくみ足が関連している可能性がある．

CR3：罹病期間が長期である PD 患者では，投薬の副作用として運動症状の日内・日外変動が存在し得る．

CR4：筋力低下や ROM 制限が二次的に生じやすい．

思考 本症例はベッド着座前の方向転換において前方への転倒を頻回に経験しており，その頻度は心疾患に対する治療目的での入院以前より増加している．小刻み歩行やすり足歩行などの歩行障害を認めるとともに，入院生活に伴う活動量の低下も認めている．CR1 より，本症例の転倒にすくみ足やバランス障害，認知機能障害が関与している可能性があり，CR4 より無動や固縮，入院中の活動量低下に伴う二次的な機能低下により重度になっている可能性がある．CR2 より，本症例の転倒メカニズムへのすくみ足の関与が疑われるが，動作観察時にすくみ足や転倒を認めなかったため，自宅寝室での転倒が発生した状況に近い形として二重課題を付加した方向転換を追加で評価する必要がある．さらに，朝に転倒の発生が集中していることより，CR3 に基づき症状日誌にて運動症状の変動を評価する．

臨床思考 1-3 本症例の仮説的問題構造の全体像は？

結論 臨床思考 1-1～2 を統合して以下のように考える（図3）．

「安全な在宅生活の遂行が困難」なのは，「朝，寝室で衣類を持ちながらベッドへ着座の際の方向転換時に転倒する（？）」ためである．その原因として，「すくみ足，姿勢反射障害，下肢筋力低下，下肢 ROM 制限，運動症状の日内差，認知機能障害，前頭葉機能障害のため（？）」が挙げられると考えた．以上のように仮説的に問題構造をまとめる．

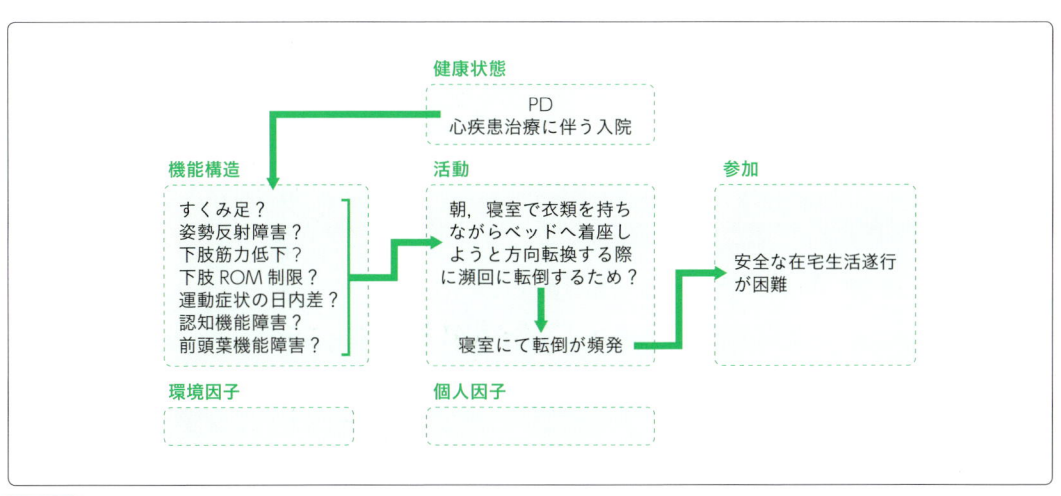

図3 仮説的問題構造

結論 ICF 概念地図で「？」がついている項目を確認すれば問題構造が明らかとなる.

> 1）PD の運動症状に関する検査
> 2）二重課題を付加した方向転換の観察と分析
> 3）バランス検査
> 4）すくみ足の検査
> 5）下肢 ROM・筋力検査
> 6）認知機能検査, 前頭葉機能検査
> 7）運動症状の日内・日外変動に関する検査
> 8）在宅生活における投薬状況および日内・日外変動に関する情報収集
> 9）自宅寝室の環境調査

思考 自宅寝室での方向転換時の転倒に影響を与える因子を明確にするため, PD の運動症状に関する評価を併せて実施する. 運動症状に日内差・日外差を認める場合, 原因究明のために自宅における投薬状況に関する情報収集を追加する. また, PD 患者は環境による動作パフォーマンスの差が出やすいことから, 自宅寝室の環境調査を追加する.

CBL2 追加情報から本症例の問題構造を明らかにし, 解決策を講じる

追加情報

PD運動症状 > ◆ Movement Disorder Society–Sponsored Revision of the Unified Parkinson's Disease Rating Scale（MDS–UPDRS）part III 65 点（固縮：右下肢 3 点, 左下肢 2 点. つま先タッピング：右 2 点, 左 2 点. 下肢敏捷性：右 3 点, 左 2 点）.

バランス > ◆ Timed Up and Go test（TUG）30.6 秒, TUG＋7 減算（100 から 7 ずつ減算）67.8 秒（**表1**）.
◆ Mini Balance Evaluation System Test（Mini–BESTest）10 点（予測的姿勢制御 3/6 点, 反応的姿勢制御 0/6 点, 感覚機能 3/6 点, 動的歩行 4/10 点）（検査の詳細は「知っておきたい関連事項」を参照のこと）.

すくみ足 > ◆ New Freezing of Gait Questionnaire（NFOGQ）23 点.
◆ 動作観察：TUG＋7 減算の際に, コーンおよび椅子への着座前の方向転換においてすくみ足が出現した. 物を運搬しながら椅子への着座を促した際も, 椅子への着座前にすくみ足を認めた. 両者ともに方向転換のみを実施したときよりも歩幅の狭小化および両脚支持期の延長を認めた.

R O M > ◆膝伸展（Rt.−5, Lt.−10）, ◆足背屈（Rt. 5, Lt. 5）.
※単位：度

下肢筋力 > ◆股伸展（Rt. 3, Lt. 3, R＜L）外転（Rt. 2, Lt. 2, R＜L）, ◆膝伸展（Rt. 4, Lt. 4, R＜L）,
※ MMT ◆足底屈（Rt. 2, Lt. 2, R＜L）.

認知機能 > ◆ Mini–Mental State Examination（MMSE）21 点.

前頭葉機能 > ◆ Frontal Assessment Battery（FAB）10 点.
◆ Trail Making Test（TMT）–A 53 秒, TMT–B 2 分 39 秒.

運動症状の 日内変動 ❯	◆当院入院中の症状日誌では，朝の時間帯の動きにくさを認めたが日外差はほぼ認めなかった．
情報収集 ❯	◆衣類をベッドまで持っていくのは，ベッドに座りながら更衣を行った後に，ベッドから見える壁掛けの鏡を利用して身だしなみを確認していたためであった． ◆在宅生活において朝の動きやすさは日によって差があり，非常に動きにくい日も多かったとのこと．入院してからは日による差はあまり感じていない． ◆（息子より）夕食後の服薬忘れがたびたびあった．
環境調査 ❯	寝室の間取りを調査した（図4）．
そ の 他 ❯	当院入院中，服薬管理は看護師が行っていた．

表1 TUG および TUG+7 減算の結果

評価項目	TUG	TUG+ 減算
秒数（秒）	30.6	67.8
車椅子での方向転換の歩数（歩）	10	13
コーンでの方向転換の歩数（歩）	4	8
コーンから車椅子までの歩数（歩）	10	14
すくみ足	（−）	方向転換（コーン，車椅子着座前）（＋）

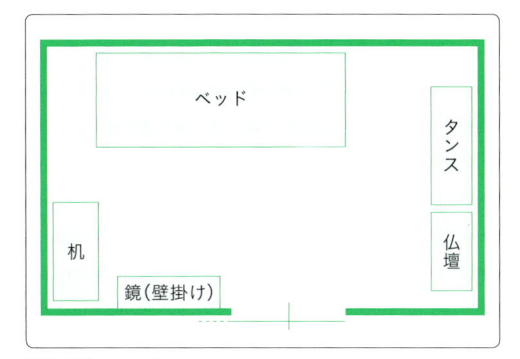

図4 自宅寝室の間取り

下に示すクリニカル・ルールを用いて，次の問いに答えましょう

2-1 自宅寝室においてベッドに着座する際に転倒する原因は？

2-2 二重課題を付加した方向転換においてすくみ足が出現する原因は？

2-3 前方への外乱負荷応答が障害される原因は？

2-4 朝の時間帯における動きやすさに日外変動がある原因は？

2-5 本症例の問題構造の全体像は？

2-6 本症例の問題の解決策は？

■ クリニカル・ルール

CR 5 すくみ足には，方向転換や歩行開始など発生しやすい状況がある

　すくみ足は PD で出現する歩行障害の一つであり，「歩こうとする意志があるにもかかわらず，短時間で時折生じる，下肢の前方への進行の欠如または著しい減少[8]」と定義される．すくみ足は疾患の進行に伴って増加し，進行期の PD 患者において高い割合で認められるとされる．すくみ足は，方向転換や歩行開始，狭い空間，目標物への接近時などに出現しやすく，ストレスや注意散漫，時間的圧迫などの要因によっても出現しやすくなる．患者によってすくみ足が出現しやすい条件が異なるため，問診などからすくみ足が出現しやすくなる条件を聴取し，そのような条件下における歩行の動作観察を行う必要がある．

　PD 患者は二重課題の遂行が困難となりやすい．PD 患者は歩行リズムの変動性が高いが，二重課題が付加されることにより，その変動性がさらに高くなることが報告されている[9]．通常，歩行動作は自動性の高い動作であるため，歩行に対してあまり注意を向けなくても実行可能であり，二重課題を付加された状態でも歩行動作への影響は少ない．しかし，PD では大脳基底核の障害に伴って歩行動作を自動的に行うことが困難となるため，歩行動作の制御に通常よりも多くの注意が必要となる．さらに，PD 患者は注意機能の障害も伴うため，二重課題が付加された際の歩行動作の遂行が困難となると考えられる．同様の機序が PD 患者におけるすくみ足に関与する可能性があることも報告されている（**図 5**）[10]．

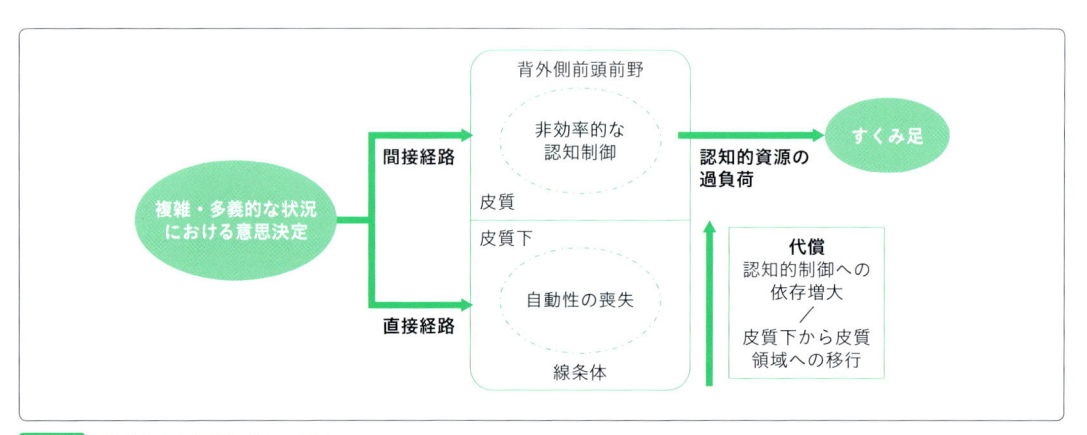

図 5　すくみ足の発生メカニズム
（文献 10 より筆者訳）

CR 7　日常生活においてすくみ足が生じやすい場所では視覚キューを利用する

　PD 患者は，日常生活場面での方向転換や歩行開始，狭い通過口の歩行などですくみ足が生じやすい．多くの場合 PD 患者のすくみ足は外部からの感覚刺激によるキューを用いることで即時的に改善する．したがって，すくみ足を軽減するための環境調整としてビニールテープを床に貼ったり，格子模様のタイルカーペットを敷いたりすることにより視覚キューを利用できるようにすることも検討する．外的キューを用いた環境調整は，すくみ足による転倒を経験している PD 患者の転倒予防策としても検討する価値がある．

CBL2　追加情報から問題構造と解決策について"臨床思考"する

臨床思考 2-1　自宅寝室においてベッドに着座する際に転倒する原因は？

結論　①「服を運搬する」と「方向転換」という二重課題遂行時にすくみ足が出現する．
　　　②姿勢反射障害を認め，転倒リスクが高い．前方への外乱に対する外乱負荷応答が不良である．
　　　③朝の時間帯に運動症状が悪化している．
　　　以上の3点が原因であると考える（**図 6**）．

根拠 情報：①二重課題を付加した TUG において，コーンと車椅子前の方向転換においてすくみ足が発生した．また，物を運搬しながら椅子への着座を行う際の方向転換でも，すくみ足が発生した．NFOGQ 23 点.

②Mini-BESTest 10 点．反応的姿勢制御の検査項目の一つである前方への Push and Release Test において，ステップ反応が欠如していた．

③問診：在宅生活における朝の時間帯には動きやすさに日外差があり，非常に動きにくい日もある．

CR5：本症例は方向転換時に二重課題を付加された際にすくみ足が出現しやすい．

思考 二重課題を付加した TUG における方向転換において，すくみ足が発生した．TUG 実施時は転倒には至らなかったが，すくみ足が発生した際に前方へのふらつきを認めていた．すくみ足の質問紙票である NFOGQ は 23 点と高値であり，在宅生活においてもすくみ足が出現していた可能性は高い．

前方への Push and Release Test において本症例はステップ反応が欠如しており，前方への外乱に対する転倒リスクは高いと判断される．

転倒時間帯は朝に集中していたが，問診において朝の運動症状に日外変動があった．

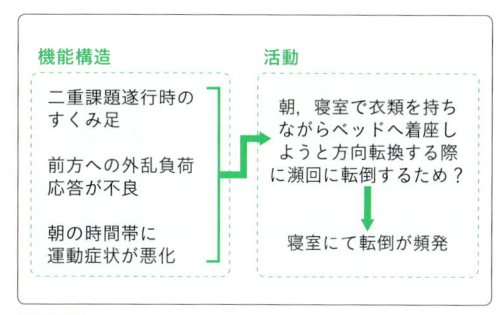

図 6 寝室にて転倒が頻発した原因

臨床思考 2-2 二重課題を付加した方向転換においてすくみ足が出現する原因は？

結論 歩行の自動性の低下，遂行機能の低下，動的バランスの低下により二重課題遂行時の方向転換においてすくみ足が出現している（**図7**）．

根拠 情報：① TUG 実施時に二重課題が付加されることにより，方向転換時にすくみ足が発生しているとともに，車椅子からコーンまでの歩数，コーンから車椅子までの歩数がそれぞれ増加している（**表1**）．二重課題が付加された方向転換時は方向転換のみを実施したときと比較して歩幅は低下し，両脚支持期の延長もした．

② TMT-A 53 秒，TMT-B 2 分 39 秒.

③ mini-BESTest 動的歩行項目 10 点満点中 4 点.

④ MMT 股伸展（Rt. 3，Lt. 3，R ＜ L），股外転（Rt. 2，Lt. 2，R ＜ L），膝伸展（Rt. 4，Lt. 4，R ＜ L），足底屈（Rt. 2，Lt. 2，R ＜ L）.

⑤ ROM 膝伸展（Rt. － 5°，Lt. － 10°），足背屈（Rt.5°，Lt.5°）.

CR6：PD 患者は二重課題遂行が困難となりやすく，すくみ足を誘発することもある．

思考 本症例は TMT-B が TMT-A と比較して顕著に時間が延長しており，分配性注意機能が低下していると考えられる．また，二重課題が付加されることにより TUG において椅子からコーンまでの歩数が増加したことから，歩幅の制御に通常より注意を向ける必要があるが，分配性注意機能が低下しているために二重課題が付加された状態で歩幅の制御に適切に注意を向けることができず，歩幅が低下したと考えられる．

本症例は mini-BESTest の結果からも動的バランスが低下していると考えられ，方向転換動作時すくみ足に動的バランスの低下も関与している可能性があると考えられる．

さらに心疾患に対する治療目的での入院生活に伴う活動量低下による二次的な股関節および足関節の筋力低下や ROM 制限が，これらの歩行およびバランス障害を増悪させていると考えられる．

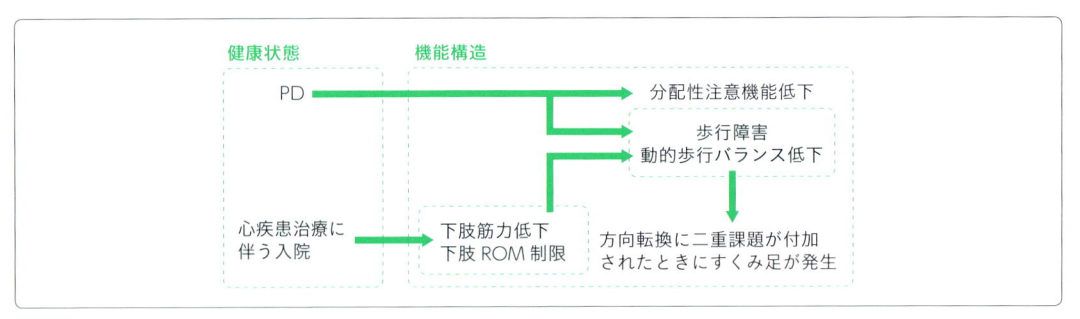

図7 方向転換に二重課題が付加されたときにすくみ足が出現する原因

臨床思考 2-3 前方への外乱負荷応答が障害される原因は？

結論 PD による姿勢反射障害と股関節伸展筋や足関節底屈筋の筋力低下が複合的に関与しているためである（**図8**）．

根拠 情報：① mini-BESTest の検査項目である前方への Push and Release Test においてステップ反応が欠如している

　　② MMT　股伸展（Rt. 3，Lt. 3，R ＜ L），足底屈（Rt. 2，Lt. 2，R ＜ L）．

思考 PD の姿勢反射障害により，前方への外乱負荷応答が障害されており，前方へのバランスを失うと対応困難である．さらに，PD の無動や固縮，また入院生活に伴う活動量低下などによる二次的な筋力低下が股関節伸展筋や足関節底屈筋群に生じていることにより，さらに前方への外乱に対するバランス応答を不良にしている．

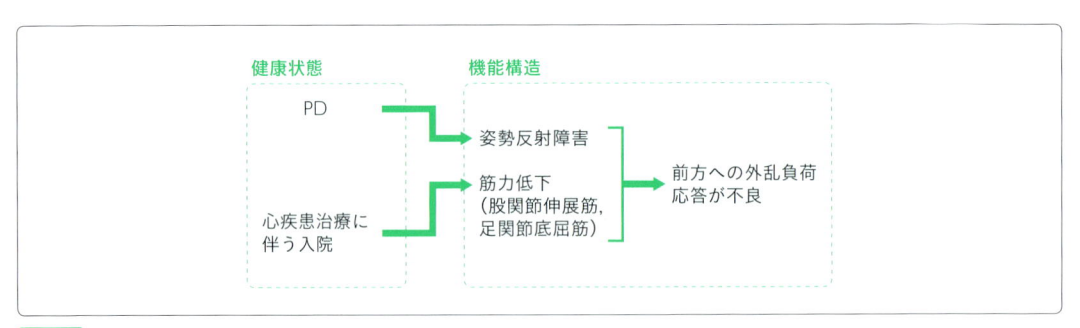

図8 前方への外乱負荷応答が不良である原因

臨床思考 2-4 朝の時間帯における動きやすさに日外変動がある原因は？

結論 朝の時間帯における動きにくさに日外変動があるのは，夕食後の服薬忘れがあるためであり，認知機能・前頭葉機能低下が原因である可能性がある（**図9**）．

根拠 情報：①息子への問診の情報より服薬忘れがたびたびあったとの情報がある．
②当院入院中，朝の動きにくさの日外変動は消失している．
③入院時の投薬管理は看護師が行っている．
④ MMSE 21 点，FAB 10 点．

思考 在宅生活において，朝の動きにくさに日外変動があった原因は自己での服薬管理が不十分であり，夕食後の服薬忘れがたびたびあったことが影響していた可能性が高い．当院入院中は看護師が服薬管理を行うことで朝の動きやすさに関する日外差は消失しており，服薬管理が正しく行われることで解決できる問題である．MMSE および FAB の点数から，認知機能および前頭葉機能の低下により投薬の自己管理が困難となっていた可能性がある．

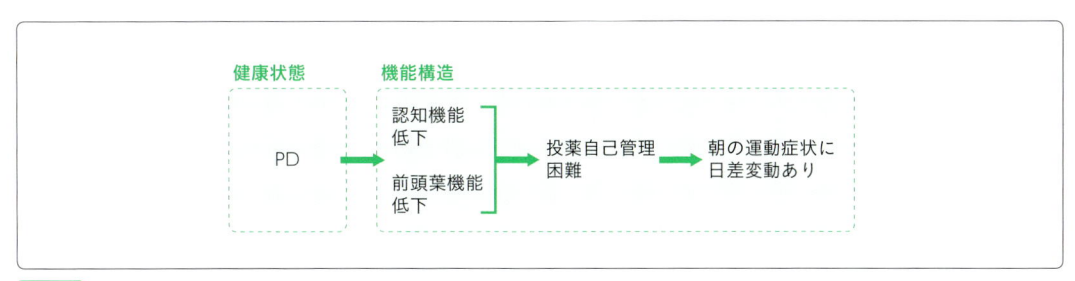

図 9 朝の運動症状に日外変動がある原因

臨床思考 2-5 本症例の問題構造の全体像は？

結論 臨床思考 2-1 ～ 4 を統合して以下のように考える（**図 10**）．
安全な在宅生活の遂行が困難になったのは，更衣するための衣類を運搬しながらベッドへ着座する際の方向転換時に転倒が頻発したためである．時間帯は朝に集中しており，転倒頻度は心疾患に対する治療目的の入院以降に増加していた．

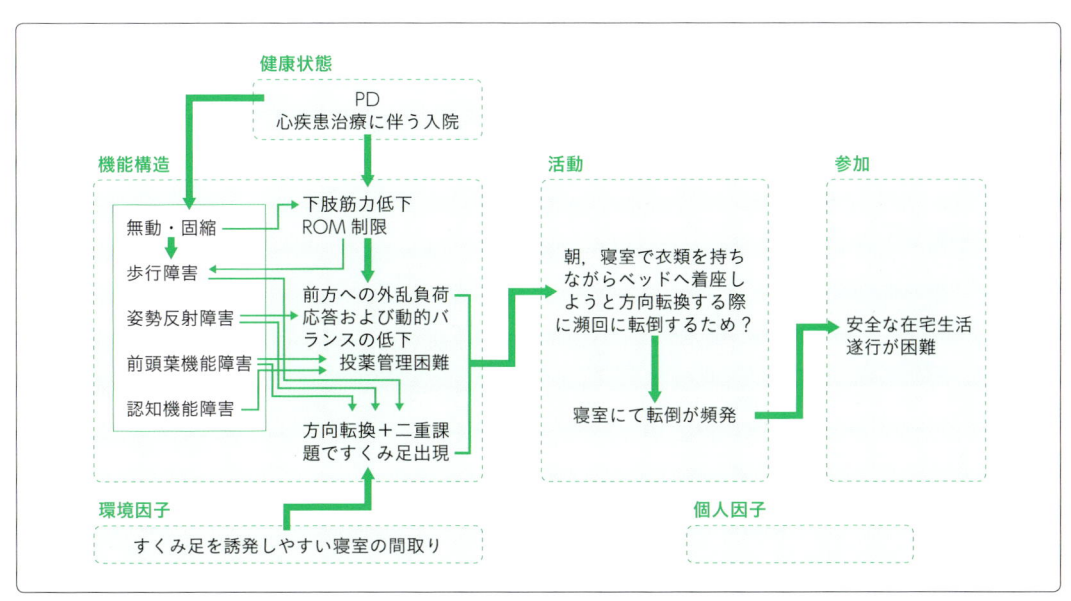

図 10 問題構造の全体像

方向転換時に転倒するのは，「衣類を持つ」と「方向転換」という二重課題遂行時において
すくみ足が出現すること，前方への外乱に対するステッピング反応が欠如していることに加
え，心疾患に対する治療目的での入院期間中の活動量低下に伴う下肢筋力低下が生じたこと
も大きく影響を与えている．また，認知機能低下によって服薬の自己管理が困難であったた
め夕食後の服薬忘れがあったことが，朝の時間帯の運動症状を悪化させていたことも影響を
与えていたと考える．

臨床思考 2-6 本症例の問題の解決策は？

結論 ICF 概念地図で主要な問題点を解決する理学療法の介入プランを以下のように意思決定した
（図11, 表2）．
　　二重課題を付加した歩行能力の改善のために，体重免荷式トレッドミル歩行練習により歩行
の自動性を改善するとともに，種々の認知課題を付加しながら二重課題歩行練習を実施した．
転倒予防として，前方の外乱負荷応答の障害に対しては，介助下でのタイミングを提示した

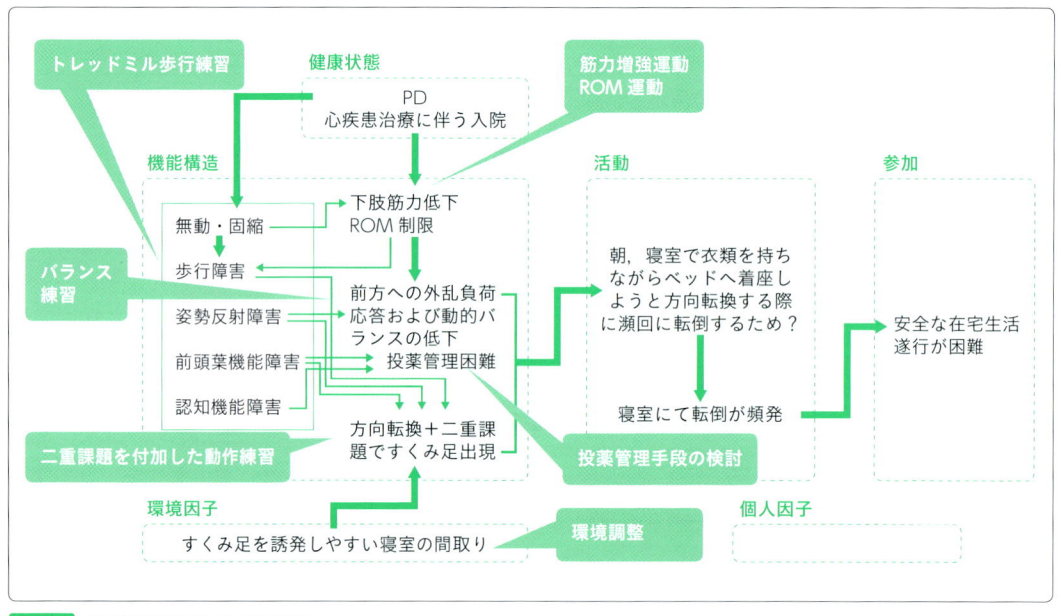

図11 問題構造に対する解決策

表2 本症例に対する理学療法プログラム

目的	方法	注意点・禁忌
二重課題遂行能力	体重免荷式トレッドミル歩行訓練 二重課題を付加した歩行練習	脈拍
転倒予防	前方外乱に対するステップ練習 視覚キューを用いた方向転換練習 環境調整（図11）	転倒
下肢筋力の改善	下肢全般の筋力増強運動	脈拍
投薬時間の厳守	携帯電話のアラームの使用	

前方への外乱に対するステップ練習から開始し，前方ステップを安全にできた段階で介助を外すとともに，タイミング呈示を行わずに前方への外乱を与えた．すくみ足については，方向転換動作を床に貼ったビニールテープを視覚キューとして用いながら動作練習を実施した．さらに，環境調整として，自宅寝室で衣類を持ちながら方向転換を行う頻度を減らすために，CR7を踏まえて図12のような間取りを提案した．

下肢筋力低下に対しては，筋力増強運動を漸増負荷で実施した．筋力低下はPD由来の無動の影響もあると考えられるため，視覚的キューを用いて大きく動かすことを意識しながら実施した．また，棒体操やエラスティックバンドを使用した筋力増強運動を併せて指導し，退院後も継続して実施できるようにした．

症状の日外変動を最小限にするために，当院入院中に病棟看護師と連携して携帯アラームを使用した服薬の促しにより自己管理が可能であるかを評価した．評価の結果，自己管理が可能であったため，退院後も継続して携帯アラームを使用して服薬管理を行うよう指導した．

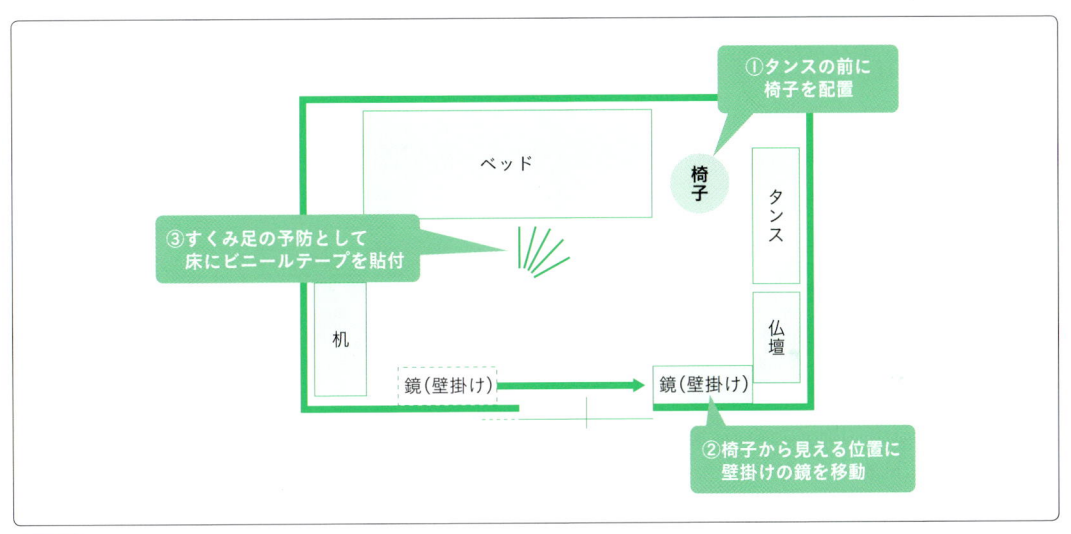

図12 自宅寝室の環境調整

■ 本症例からの学びと追加事項

クリニカル・ルール

1　PD患者は転倒リスクが高く，多様な転倒危険因子が存在する．

2　PD患者の転倒の方向により，転倒のメカニズムが異なる．

3　PDでは，長期の薬物治療に伴い運動症状の日内・日外変動が生じやすくなるため，投薬内容を知っておく必要がある．

4　PDでは筋力低下やROM制限などが二次的に生じやすい．

5　すくみ足には，方向転換や歩行開始など発生しやすい状況がある．

6　PD患者は二重課題遂行能力が低下しやすい．

7　日常生活においてすくみ足が生じやすい場所では視覚キューを利用する．

知っておきたい関連事項

1 カテーテルアブレーション術

不整脈を引き起こす異常な心臓の局所に対して，カテーテルを用いて焼灼を行う治療法である．不整脈に対する投薬治療があまり有効でない症例や，有効であっても副作用などの理由により継続困難な症例に用いられる．まれに脳梗塞などの合併症が発生することがある．

2 Mini-BESTest[11]

Mini-BESTest は，Horak ら[12] が考案した Balance Evaluation System Test（BESTest）を基に，動的バランス機能に特化した評価を行う目的で開発された評価尺度である．予測的姿勢制御，反応的姿勢制御，感覚機能，動的歩行の 4 つの要素について得点を算出し，バランス障害の問題点を各要素に分けて抽出することができる．PD 患者の転倒リスクに関する評価尺度としても有用である[13].

書籍紹介

パーキンソン病に対する標準的理学療法介入，松尾善美編，文光堂，2014

PD に対する理学療法介入について理論的背景や具体例を踏まえて詳細に説明されており，普段の臨床に活かすことのできる書籍である．

●文 献

1) Bloem BR, et al：Prospective assessment of falls in Parkinson's disease. J Neurol 248：950-958, 2001
2) Wood BH, et al：Incidence and prediction of falls in Parkinson's disease：a prospective multidisciplinary study. J Neurol Neurosurg Psychiatry 72：721-725, 2002
3) Lindholm B, et al：Prediction of falls and/or near falls in with mild Parkinson's disease. PLoS One 10：e0117018, 2015
4) Canning CG, et al：Prevention of falls in Parkinson's disease：a review of fall risk factors and the role of physical interventions. Neurodegener Dis Manag 4：203-221, 2014
5) Kataoka H, et al：Low FAB score as a predictor of future falling in patients with Parkinson's disease：a 2.5-year prospective study. J Neurol 262：2049-2055, 2015
6) Allen NE, et al：Recurrent falls in Parkinson's disease：a systematic review. Parkinsons Dis 2013：906274, 2013
7) Youn J, et al：Falling direction can predict the mechanism of recurrent falls in advanced Parkinson's disease. Sci Rep 7：3921, 2017
8) Nutt JG, et al：Freezing of gait：moving forward on a mysterious clinical phenomenon. Lencet Neurol 10：734-744, 2011
9) Yogev G, et al：Dual tasking, gait rhythmicity, and Parkinson's disease：which aspects of gait are attention demanding? Eur J Neurosci 22：1248-1256, 2005
10) Vandenbossche J, et al：Freezing of gait in Parkinson's disease：disturbances in automaticity and control. Front Hum Neurosci 6：356, 2013
11) Franchignoni F, et al：Using psychometric techniques to improve the Balance Evaluation Systems Test：the mini-BESTest. J Rehabil Med 42：323-331, 2010
12) Horak FB, et al：The balance evaluation system test（BESTest）to differentiate balance deficits. Phys Ther 89：484-498, 2009
13) Duncan RP, et al：Comparative utility of the BESTest, mini-BESTest, and brief-BESTest for predicting falls in individuals with Parkinson disease：a cohort study. Phys Ther 93：542-550, 2013

（岡本昌幸・岡田洋平）

29 脊髄小脳変性症

■ 導入のためのエッセンス

◆ 脊髄小脳変性症（SCD）とは，小脳性運動失調を主な症候とする進行性の神経変性疾患であり，いまだ原因や治療方針が明確ではありません．

◆ わが国における SCD 有病率は 10 万人に 18.5 人と推定され，約 1/3 が遺伝性[1]です．

◆ SCD には遺伝性と孤発性の 2 種類があり，それぞれに特徴的な症状を呈します（図1）．

◆ 孤発性の SCD は神経変性が脳幹や小脳に起こり，時間的経過とともに萎縮が顕著になることから，主たる機能障害は運動失調です．

◆ 遺伝性の SCD では，症状は運動失調に限らず眼振，痙性，膀胱・直腸障害，嚥下障害などタイプによって違いがあり，多くは 30 ～ 40 歳代に発症します．

◆ SCD 患者においては，理学療法と薬物療法が積極的に行われる治療手段です．理学療法では，運動失調などの機能障害に対する介入と能力低下に対する代償手段の導入，転倒予防を考慮した環境設定，症状進行に伴う活動性の低下によって起こる廃用症候群の予防が重要となります．

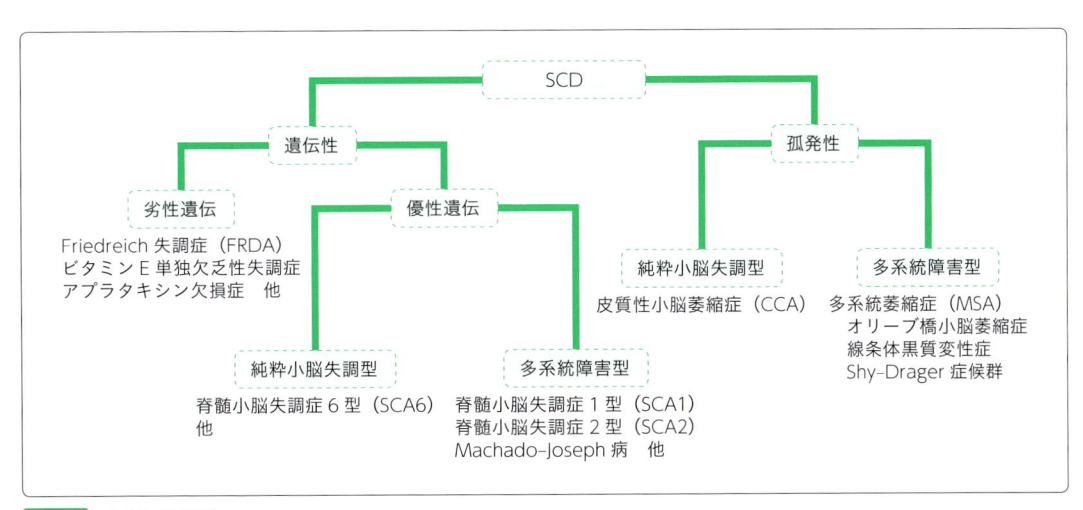

図1 SCD の病型

症例 歩行障害をきたしている，脊髄小脳変性症の 40 歳の女性.

CBL1 初期情報から仮説を立て，仮説証明のための新たな情報を選択する

初期情報

処方箋 ▶ **診断名**：遺伝性脊髄小脳変性症．40 歳の女性，会社員．上下肢左優位に協調運動障害（＋），眼球運動障害：上方運動制限・slow eye movement（＋），歩行：ワイドベース・失調性歩行.

歩行および ADL 改善を目標に理学療法を開始してください．なお，眼球運動障害，協調運動障害があるため，運動時に嘔気などがないかを確認しながら行ってください．

現 病 歴 ❯ 36 歳頃より歩行時のふらつきを感じるようになり，徐々に歩行障害が出現した．38 歳で脊髄小脳変性症と診断され，当院外来にて内服調整・経過観察を行ってきた．某年 5 月（40 歳），階段昇降時のふらつきが目立つようになり，自身で杖を購入．6 月に入り，歩行時に地面が揺れる感覚を受け歩行障害の増悪を自覚したため，当院外来を受診し入院の運びとなる．薬物療法〔プロチレリン（ヒルトニン®）静脈注射〕ならびに理学療法を開始する．

医療面接 ❯ PT「どのような歩行障害の症状がありますか？」
患者「立つとふらつきが強く，歩くと余計にふらつきます」「物を持って歩くことが難しいです」「100 m も歩くとすごく疲れて転びそうになるので，特に屋外を歩くのは怖いです」
PT「物を持って歩くことや，長い距離を歩く頻度は多いですか？」
患者「職場では資料などを抱えての移動が多いですし，毎日の通勤時の駅やバス停までの移動で長い距離を歩きます」「仕事に行けなくなるのは困ります」
■ **その他に得た情報**：叔母（60 歳）と 2 人暮らし．叔母は仕事をしている．両親は他界し，実妹（34 歳）が同市内に在住．実妹は妊娠・育児中であるため，家事などの生活上の協力を得ることは難しい．

動作観察 ❯ 基本動作のバランス能力を観察した．座位姿勢は安定しており，立ち上がり・着座は肘掛けなどを握っていれば可能．立位姿勢はワイドベースであり，体幹の前後動揺を認める．

下に示すクリニカル・ルールを用いて，次の問いに答えましょう

1-1　本症例の参加制約とその原因は？　　1-2　本症例の活動制限とその原因は？
1-3　本症例の仮説的問題構造の全体像は？　1-4　仮説証明に必要な情報や検査は何か？

■ クリニカル・ルール

CR 1　可能な限り移動（歩行）能力の安定化を目標に理学療法を実施する

　慢性進行性の病態を抱える SCD 患者は，時間の経過とともに運動機能の低下が進行していく．そのため運動機能に対する理学療法の実施は必須であり，理学療法実践における目標設定も重要となる．移動能力の自立が ADL や IADL の自立に直結するため，歩行障害への対策が必要である．

CR 2　SCD の理学療法では，運動失調の改善と廃用症候群の予防を重視する

　SCD の特徴的症状である運動失調に対しては，運動の再学習のため，「あらゆる固有受容感覚からのフィードバックを基に正しい運動方向や関節運動の組み合わせを構築することが主要な考え方」[2] であり，原則として反復運動が必要とされる（**図 2**）[2]．また，運動失調が ADL の妨げとなり活動性の低下につながることも考慮し，廃用症候群の予防を早期から行うことが重要である．

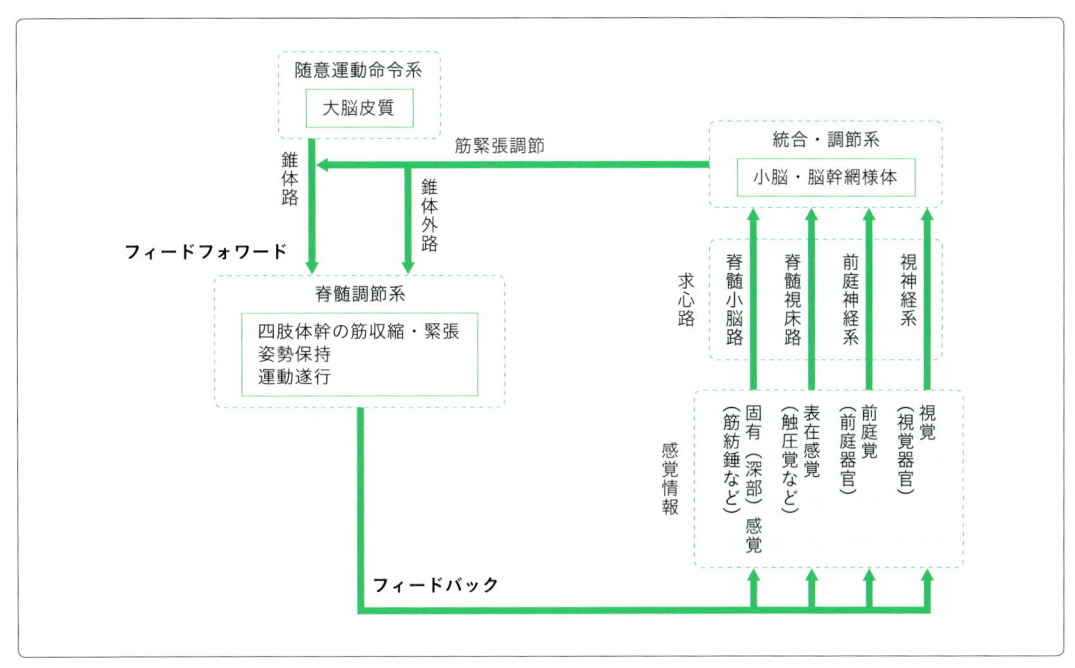

図2 固有受容器におけるフィードバック経路（文献2より引用）

臨床思考 1-1 本症例の参加制約とその原因は？

結論 参加制約＝就労困難（職場への通勤が困難）．

その原因＝長距離歩行で疲れやすく，転倒の危険性があるから（**図3**）．

根拠 情報：公共交通機関を乗り継ぐための移動距離が長い．

CR1：移動能力がIADLの自立に直結する．

思考 本症例の生活の中心は仕事であり，経済的にも仕事の継続が必要である．病状の進行に応じて歩行補助具なども使用しているが，歩行による疲労感や転倒への恐怖感などから徐々に通勤にも支障をきたしている．このことはクリニカル・ルールと一致するため，上記のように判断した．

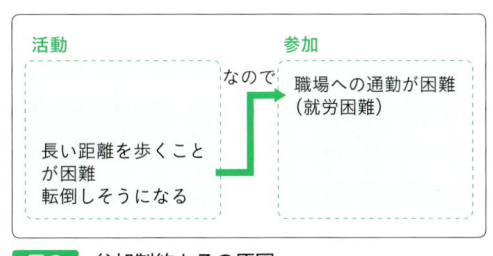

図3 参加制約とその原因

臨床思考 1-2 本症例の活動制限とその原因は？

結論 活動制限＝立位・歩行時のふらつき増悪，物を持っての移動が困難．

その原因＝病状の進行に伴う運動失調の悪化，耐久性の低下（**図4**）．

根拠 情報：「歩くと余計にふらつく，100m歩くとすごく疲れる」．

CR2：運動失調が活動の妨げとなり耐久性への影響を及ぼす．

思考 この症例において歩行能力の低下は，仕事のみならず日常生活全般に大きな影響を及ぼして

いる．移動の介助を担える人物がいないため，自力での移動能力を維持しなければならない．また，歩行不安定に対して努力性の歩行になることで疲労の増大も考えられる．他にも，運動失調の進行による活動制限から耐久性の低下を助長しており，転倒に対する恐怖感からさらに活動範囲を狭小化させてしまう危険性が考えられる．

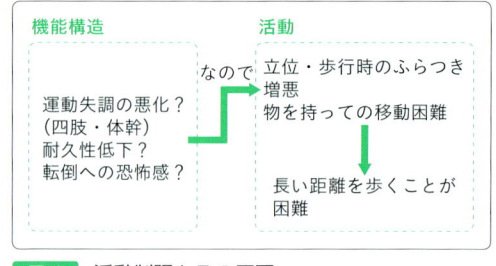

図4 活動制限とその原因

臨床思考 1-3 **本症例の仮説的問題構造の全体像は？**

結論 臨床思考 1-1 〜 2 を統合して以下のように考える（**図5**）．

個人因子として経済的自立が必要なため，本症例は就労継続を強く希望している．しかし通勤時のサポートを担える存在がいない状況であるため，公共交通機関を利用した通勤となる．公共交通機関での移動には一定距離歩ける能力と耐久性が必要だが，歩行時のふらつきの増悪や疲労によって困難となっている．原因として病状の進行による運動失調の悪化，活動範囲の狭小化に伴う耐久性の低下，また転倒への恐怖感が考えられ，**図5**に仮説的問題構造としてまとめた．

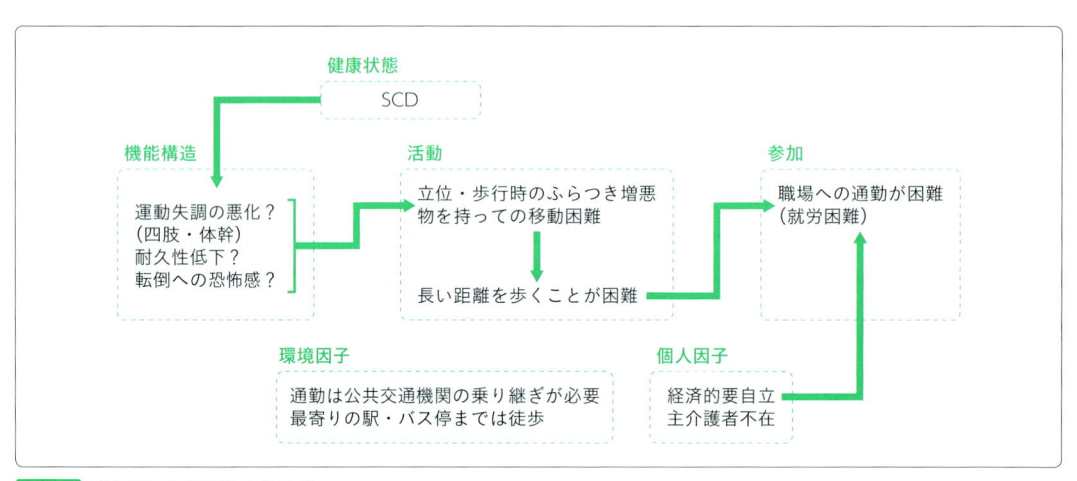

図5 仮説的問題構造の全体像

臨床思考 1-4 **仮説証明に必要な情報や検査は何か？**

結論 仮説的問題構造の全体像（**図5**）における機能構造に関する項目を明確にし，移動能力を踏まえた ADL 状況を把握することで，現状の問題構造が明らかとなる．

1) 屋外歩行や長距離歩行に関する歩行観察と分析
2) 歩行に関与する体幹・四肢の失調評価
3) 基本的動作に関与するバランス能力評価
4) 歩行耐久性（距離）ならびにバイタルサイン評価
5) 体幹・下肢筋力ならびに ROM 評価
6) ADL 評価（FIM）

根拠 CR1：移動能力の安定化を目指すためには，理学療法による運動機能の維持・向上が必須となり，必要な運動機能の把握が重要となる．

思考 慢性進行性の疾患であるため，移動能力の維持・向上はもちろんのこと，今後の生活も踏まえた理学療法が必要である．そのため，運動失調の程度やバランス能力，歩行などに関与する筋力ならびに耐久性の評価を行う．また ADL は評価スケール（FIM）を用いて評価し，その後の経時的変化も把握していく．

CBL2 追加情報から本症例の問題構造を明らかにし，解決策を講じる

追加情報

MR 画像 ▶ 脳幹部，小脳虫部，小脳半球の萎縮が著明にあり．

歩行観察 ▶ 屋内・屋外での歩行状態を観察した．
屋内：歩隔はワイドベースの状態で，下肢振り出しでは膝を完全伸展しており，踵を勢いよく打ちつけるような接地となる．肩・頸部が過緊張状態で，体幹の前後左右への動揺あり．両上肢を外転位で保持し，上肢の振りは少なくばらつきを認める．500 m 程度の連続歩行が可能．
屋外：歩容は屋内歩行時と大きく変わらないが，体幹動揺の増幅を認める．100 m 程度歩いたところで電信柱などを支えとして休息を要す．

失調症状 ▶ ◆ Romberg 徴候：失調陽性，◆ 継ぎ脚歩行テスト：失調陽性，◆ 指鼻指試験：企図振戦あり，◆ 踵膝試験：左右とも失調陽性．

バランス 能　力 ▶ ◆座位：安定，◆膝立ち位：安定，◆片膝立ち位：不安定，◆立位：不安定，◆片脚立位：不可

歩行耐久性 ▶（距離）屋内：約 500 m，屋外：約 100 m．

自律神経 症　状 ▶ 頻脈（＋）：安静時脈拍数 100 回 / 分，運動（歩行）時脈拍数 130 回 / 分．

筋　力 ▶ ◆下肢 GMT：両側 4 レベル．
◆体幹屈曲 MMT：（求心性収縮）3 レベル，（遠心性収縮）2 レベル．
◆体幹伸展 MMT：2 レベル．

ROM ▶ ◆足背屈（Rt. 5, Lt. 5），◆股伸展（Rt. 0, Lt. 0），◆股外転（Rt. 30）外旋（Rt. 25），◆ハムストリング・下腿三頭筋の伸張性低下（＋）（異常箇所のみ記載）．
※単位：度

ADL ▶ 118/126 点（完全自立〜修正自立，**表 1**）．
※ FIM

表1 機能的自立度評価表（FIM）

		評価項目	点数	コメント
運動項目	セルフケア	食事	7	
		整容	7	
		清拭	6	動作に手すりや椅子を要す
		更衣（上半身）	7	
		更衣（下半身）	7	
		トイレ動作	6	動作に手すりを要す
	排泄管理	排尿コントロール	7	
		排便コントロール	7	
	移乗	ベッド・椅子・車椅子	6	動作に手すりを要す
		トイレ	6	動作に手すりを要す
		浴槽・シャワー	6	動作に手すりを要す
	移動	歩行	6	歩行補助具を使用
		階段	6	常時手すりを要すが2階への昇降可能
認知項目	コミュニケーション	理解	7	
		表出	6	構音障害軽度（+）
	社会的認知	社会的交流	7	
		問題解決	7	
		記憶	7	
		合計点数	118点	

下に示すクリニカル・ルールを用いて，次の問いに答えましょう

2-1 立位保持が困難（不安定）な原因は？　　2-2 長距離歩行が困難な原因は？

2-3 本症例の問題構造の全体像は？　　2-4 本症例の問題の解決策は？

■ クリニカル・ルール

CR 3 小脳の変性により姿勢の一定保持や静止が困難となる

　小脳は動作の協調運動において抑制性の信号を出力することにより，他の神経経路の働きを抑制することができる[3]．また，日常生活における動作は複数の動きが複合して成り立っており，1つの動きを強調するためには，他の動きを抑制する必要がある[4]．SCDでは小脳の変性によりこの抑制性の出力が障害され，さまざまな動きに支障をきたす．本来静止すべき動作を静止させることができず，意図的に静止させようとするとその状態が増強してしまうこともある．

CR 4 立位姿勢や歩行において，四肢や体幹・頭部の抗重力筋の緊張が重要である

立位では，抗重力筋と呼ばれる重力に抗して立位の保持に働く四肢や体幹，頭部の伸筋群の緊張が高まることで姿勢の保持が可能となる．抗重力筋の緊張は，筋緊張反射機構によるものであり，脊髄後根や小脳前葉などの損傷によって障害される．歩行においてもこの抗重力機構が重要であり，適切な反射機能による適正な筋緊張が必要である[5]．SCD の場合，この筋緊張反射機構が正常に機能しなくなり筋緊張低下や測定障害などの症状を呈する．

CR 5 SCD の運動学習には，変性の少ない脳領域が代償的に動員される

小脳の変性が緩徐に進行する SCD 患者が運動を行う場合，脳において変性の少ない運動関連領野が代償的に動員される．また，外乱に対してバランスを維持する脳活動が補足運動野で増加していた[6]とも報告されている．

CBL2 追加情報から問題構造と解決策について "臨床思考" する

臨床思考 2-1 立位保持が困難（不安定）な原因は？（図6）

結論 小脳や脳幹部の変性・萎縮に伴い，動作の静止困難や失調症状が出現したことで立位バランス低下を引き起こしている．

根拠 情報：失調症状テスト陽性，体幹筋力2～3レベル．

CR3：小脳の変性から協調運動における抑制性の出力が障害されている．

思考 MR 画像から小脳半球ならびに虫部の萎縮を呈しており，上下肢・体幹の協調運動が障害されることが予測できる．併せて振戦や眼振など姿勢保持を行ううえで影響を及ぼす症状が出現している．

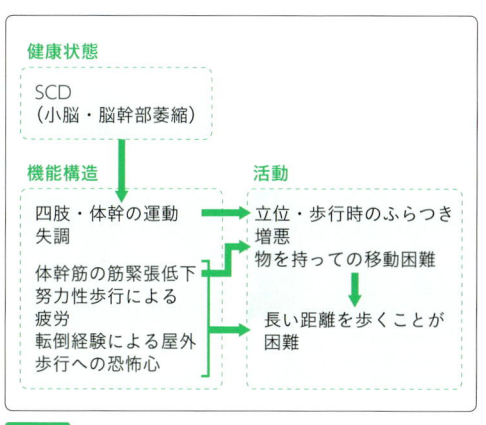

図6 立位保持・長距離歩行を困難とする原因

臨床思考 2-2 長距離歩行が困難な原因は？（図6）

結論 歩行時の姿勢保持などに努力を要することで，二次的な疲労の増悪も認め長距離歩行が困難となる．

根拠 情報：歩行では体幹の動揺を認め，肩・頭部が過緊張状態となる．疲労に伴い転倒への危険性を感じている．

CR4：立位や歩行において，抗重力筋が低緊張となっている．

思考 抗重力筋である体幹伸筋群の低下や失調性歩行によって歩行時に努力性の姿勢保持を要している．また本人の経験から，屋外歩行における転倒への恐怖心もあり，身体的・精神的な疲労につながることが考えられる．

結論　臨床思考 2-1 ～ 2 を統合して以下のように考える（**図7**）.

　本症例は，小脳および脳幹部の萎縮が著明であるため四肢・体幹に失調症状を呈し，立位保持の困難さと失調性歩行を認める．また立位・歩行時の抗重力筋として働く体幹伸筋群の筋緊張・筋出力の低下により歩行時の姿勢保持において不安定さを示している．歩行不安定から四肢や頸部は過緊張状態となり，過度な努力性歩行になっていると考えられる．本症例が長距離歩行を困難と感じる要因には，長い距離を努力性で歩くことによる身体的疲労と転倒に対する恐怖心による精神的疲労が挙げられる．運動（歩行）時の脈拍上昇からも歩行による身体的ストレスが推察できる．

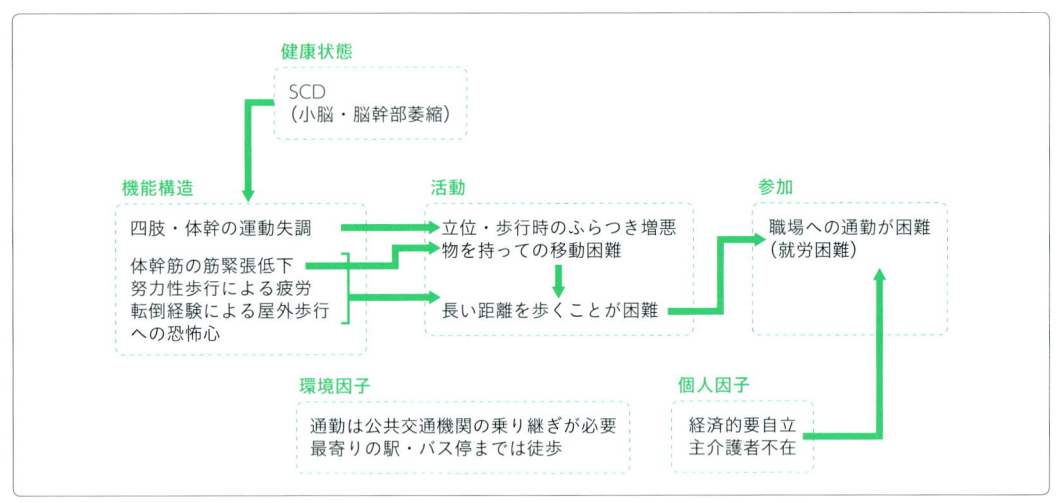

図7　本症例の問題構造

結論　ICF 概念地図で主要な問題点を解決する理学療法の介入プランを以下のように意思決定した（**図8**，**表2**）.

　CR5 から，小脳の変性が進行する SCD 患者において，小脳機能は徐々に低下しつつも，正しい運動方法を指導し反復することで変性の少ない補足運動野が代償的に働き，運動そのものの維持・改善が見込まれる．よって四肢・体幹の運動失調に対して，まずは本症例の失調がより軽減しやすい部位や強度を考慮し，四肢への重錘負荷や体幹への弾性包帯による圧迫などを加え運動を行う．

　運動内容は歩行の安定につながるよう，膝立ち・片膝立ち・立位と段階的に難易度を上げながら動的バランス練習を行う．またその際の姿勢保持において体幹筋の等尺性筋収縮を意識的に促しながら筋力増強運動も併せて行う．

　本症例の努力性歩行に対しては，「速い明確な区切りのある動作は小脳障害の影響を受けやすいのに対し，連続的な繰り返し運動は影響を受けにくい」との報告から，可能な限り肩や頸部の過緊張を軽減させた状況下で動作を繰り返し行うことで動きを理解し，できるだけ円滑な歩行動作へと移行させる目的で歩行練習やエアロバイクでの反復運動を行う．

また歩行練習の際，動きを観察しつつ理学療法士が介助することで歩行が安定する箇所があれば，その要因となる問題を把握し，介助が軽減できるよう治療することも必要である．

本症例にとって長距離歩行の能力を要する理由に通勤がある．就労を継続するためには安全に職場まで通えるよう通勤環境の確認を行い，可能な範囲での環境調整や社会資源の情報提供なども必要と考える．

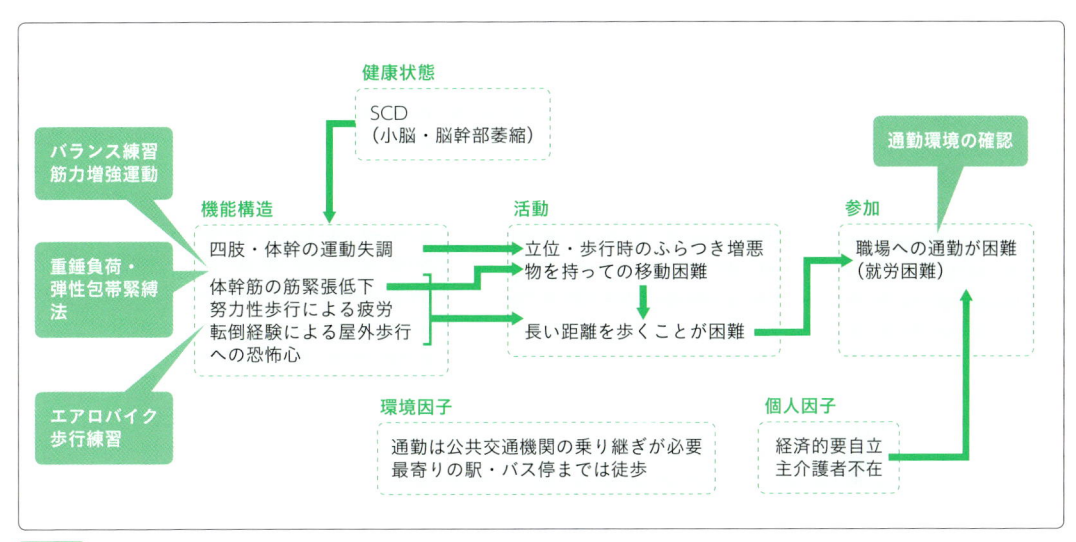

図8 問題構造に対する解決策

表2 本症例に対する理学療法の介入プラン

目的	方法	注意点
四肢・体幹の運動失調の軽減 体幹筋力の増強・賦活	四肢・体幹に重錘負荷や弾性包帯による圧迫を加えながら，立位などの動的バランス練習，体幹筋力増強運動	できるだけ正しい運動方法を指導する
歩行安定性および耐久性向上 転倒に対する恐怖心の軽減	連続した円滑な動きを考慮した歩行練習・エアロバイク	異常筋緊張などを修正した状態で行う
通勤の継続	通勤環境の確認・調整	

■ 本症例からの学びと追加事項

クリニカル・ルール

1 可能な限り移動（歩行）能力の安定化を目標に理学療法を実施する．

2 SCD の理学療法では，運動失調の改善と廃用症候群の予防を重視する．

3 小脳の変性により姿勢の一定保持や静止が困難となる．

4 立位姿勢や歩行において四肢や体幹・頭部の抗重力筋の緊張が重要である．

5 SCD の運動学習には，変性の少ない脳領域が代償的に動員される．

知っておきたい関連事項

1　International Cooperative Ataxia Rating Scale（ICARS）

　運動失調の国際評価尺度であり，SCD が適応となる．立位歩行などの平衡機能，四肢協調運動，構音，眼球運動についてそれぞれ評価し，0 〜 100 点で点数化することで失調症状を総合的に評価できる．神経学的症状を満遍なく評価でき，経時的変化を反映しやすい．

2　Scale for the Assessment and Rating of Ataxia（SARA）

　小脳性運動失調に特化した評価方法であり，ICARS の 1/3 の時間で測定でき，評価者間信頼性が高く，Barthel index や ICARS との有意な相関があることが確認されている．

書籍紹介

脊髄小脳変性症・多系統萎縮症診療ガイドライン 2018，日本神経学会監，「脊髄小脳変性症・多系統萎縮症診療ガイドライン」作成委員会編，南江堂，2018

　エビデンスに基づいた脊髄小脳変性症・多系統萎縮症診療ガイドライン．疫学，病態，検査，診断，治療，リハビリテーションなどの診療上問題となるクリニカルクエスチョン（CQ）に対して明確に回答し，治療においては一部の CQ では推奨グレードを明記し対応の指針を示している．

●文 献

1）Tsuji S, et al：Sporadic ataxias in Japan：a population-based epidemiological study. Cerebellum 7：189-197, 2008
2）内田　学：「SCD のリハビリテーション」発症初期．難病と在宅ケア 23：19-23，2017
3）Ito M：PART Ⅱ Corticonuclear Complex, PART Ⅲ The Cerebellar Control System. The Cerebellum and Neural Control, Raven Press, New York, 133-349, 1984
4）武市紀人：「難治性めまいへのアプローチ」脊髄小脳変性症．Equilibrium Res 73：47-54，2014
5）菊本東陽：脊髄小脳変性症の歩行障害に対するアプローチ．Med Rehabil 171：39-45，2014
6）宮井一郎：小脳性運動失調に対するリハビリテーションの戦略．J Clin Rehabil 23：523-530，2014

（大橋妙子）

多発性硬化症

■ 導入のためのエッセンス

◆ 多発性硬化症は，平均発症年齢が 30 歳前後で，女性に多い中枢神経系の炎症性脱髄疾患です．

◆ 空間的多発により多様な症状を示し，時間的多発により再発と寛解を繰り返します．それにより徐々に症状が重度化します．

◆ 治療には，急性増悪期のステロイドパルス療法，再発予防・進行抑制のための疾患修飾薬，対症療法があります．

◆ 医師から処方を受けた理学療法士は，対象患者の身体状態や社会的背景について問診や検査を実施して，実施していく理学療法の方向性を決定し，治療へ進みます．

◆ 多発性硬化症の場合，発症年齢が若く復職や家事などの活動・参加レベルの制限が生じます．また，大脳や小脳，脊髄などの中枢神経系に多様な障害を示すため，神経学的検査や画像所見を組み合わせ，問題となる機能構造障害を明らかにすることが必要となります．

◆ 理学療法では，病期や重度化の状況を考慮し，運動麻痺や失調に対する運動療法，環境調整などを実施します．理学療法実施時には，Uhthoff 現象や有痛性強直性攣縮など特有の症状にも配慮が必要となります．

症例 **再発後，家事動作の再獲得を希望する 43 歳の女性.**

CBL1 **初期情報から仮説を立て，仮説証明のための新たな情報を選択する**

初期情報

処 方 箋 ▶ **診断名**：多発性硬化症．43 歳の女性，主婦．現在，ステロイドパルス療法を実施中．家事動作の再獲得を目標に理学療法を開始してください．なお，疲労には十分に注意をしてください．

現 病 歴 ▶ 5 年前に発症し，今回は 2 回目の発症（再発）．以前よりみられた立位時のふらつきが強くなったため受診．T2 強調像で橋被蓋部に高信号を認めたため，ステロイドパルス療法を目的に入院となった．

医療面接 ▶ **PT**「疲労の具合はいかがですか？」
患者「まだ疲れやすく感じます」
PT「では，疲労に合わせて進めていきましょう．入院前も疲れやすかったですか？」
患者「今ほどではなかったですが，疲れやすかったです」
PT「特にどんなことで疲れやすかったですか？」
患者「家事です」
PT「すべての家事を行っていたのですか？」
患者「いや，調理や洗濯など部分的にできることを実施していました．日中は家族が仕事や学校なので，できる限りのことはしたいんです」

PT「疲労以外に家事をするにあたって大変なことはありましたか？」

患者「歩いていてまれにふらつくことと数年前より立ち上がりが大変になったことです」

■その他に得た情報：夫（48歳）と娘（20歳）と息子（17歳）の4人暮らし．家族も協力的だが不在になることも多い．

動作観察 ➤ ベッドサイドにて立ち上がり動作と立位姿勢を観察した．ベッド柵を把持し体幹の前屈が不十分なまま起立を実施し離殿困難（図1）．理学療法士が前方へ重心を誘導することで離殿は可能であったが，伸展相でもわずかに上方へ引き上げる介助が必要であった．立位保持はベッド柵把持では可能だが，支持物なしでは動揺が強く30秒程度で介助を要した．歩行を促すも支持物なしでは実施できなかった．

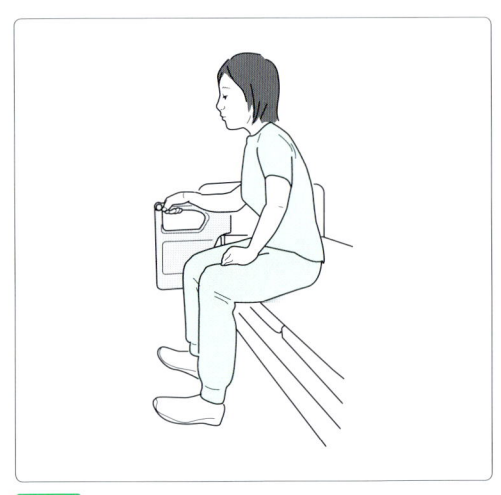

図1 離殿時の様子

下に示すクリニカル・ルールを用いて，次の問いに答えましょう

1-1 本症例の参加制約とその原因は？ 　　1-2 本症例の活動制限とその原因は？

1-3 本症例の仮説的問題構造の全体像は？ 　1-4 仮説証明に必要な情報や検査は何か？

■ クリニカル・ルール

CR 1 起立動作における重心の前方移動は股関節屈曲と足関節背屈が関与する

起立動作は殿部にある重心を足部へ移動し，上方へ持ち上げる動作である．足部へ重心が入る前に殿部を離床すると後方へ倒れる[1]．したがって，後方への傾倒がみられる場合は重心の前方移動が不十分なことが考えられる．この前方への重心移動に対応するのが股関節屈曲と足関節背屈であり[2]，殿部離床が困難な場合に着目する必要がある．

CR 2 バランス能力低下には神経機構，筋機能，骨・関節機能，感覚機能，認知機能などが関与する

バランス能力は単独の機能で成り立つものではなく，姿勢調節にかかわる神経機構，筋機能，骨・

関節機能（アライメントやROM），感覚機能，認知機能などが関連する[3].したがって，バランス能力の低下を指摘する際にはバランス能力低下の原因を明らかにする必要があり，バランス能力に関連する機能の評価を実施する.

CR 3 再発による症状を明らかにするために発症前の情報と画像所見を活用する

　多発性硬化症の特徴の一つに「時間的多発」があり，再発時の評価結果は再発前の症状と再発後の症状が混在している.再発前から生じていた症状は機能改善が困難なことが多い.一方，再発により生じた症状はステロイドパルス療法により改善する可能性がある.したがって，機能障害の予後が異なり，機能改善を中心とするのか，道具の利用や代償動作を中心とするのか判断が変わる.そのため，再発による症状を鑑別するために発症前の情報や画像所見を収集することが必要となる.

CBL1 仮説的問題構造と仮説証明のための追加情報項目について"臨床思考"する

臨床思考 1-1 本症例の参加制約とその原因は？

結論　参加制約＝入院前と同等の家庭内役割遂行困難.
　　　　その原因＝家事が困難だから（図2）.

根拠　医療面接でできる限り家事を実施したいと訴えている.

思考　医療面接より，入院前は家事を部分的に実施し，家族の家事の負担を減らしていた.また，本症例もできる限り実施したいという意向がある.以上より，家庭内の役割として本人・家族にとって家事動作が重要と考えた.

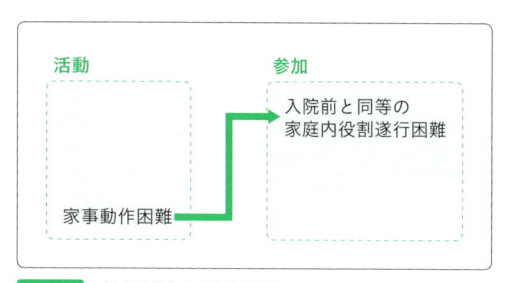

図2　参加制約とその原因

臨床思考 1-2 本症例の活動制限とその原因は？

結論　活動制限＝起立・歩行困難による家事動作困難.
　　　　その原因＝起立困難は，異常筋緊張による股関節屈曲・足関節背屈ROM制限，下肢筋力低下，感覚障害による不適切な動作方略（？）があるからである.歩行困難は，下肢筋力低下・感覚障害・ROM制限・運動失調症によるバランス能力低下（？）による（図3）.

根拠　情報：医療面接で入院前より，家事動作時の歩行のふらつきと立ち上がりの努力性の訴えがある.
　　　　動作観察で起立動作が制限されて

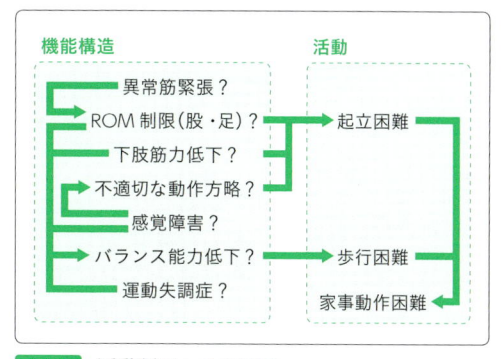

図3　活動制限とその原因

いることがわかる．また，歩行が困難である．

CR1：起立動作における重心の前方移動は股関節屈曲と足関節背屈が関与する．

CR2：バランス能力低下には神経機構，筋機能，骨・関節機能，感覚機能，認知機能などが関与する．

思考 医療面接より，再発前に家事を制限していた動作が歩行と起立であったため，動作分析を実施した．その結果，起立動作では前方への重心移動を誘導することが必要であった．したがって，起立困難の原因として前方への重心移動困難を考え，CR1に則って股関節屈曲・足関節背屈のROMを原因と考えた．また，多発性硬化症では錐体路障害が生じることもあり，ROM制限の原因として，異常筋緊張が関与している可能性も考えた．その他，感覚障害による不適切なタイミングでの動作方略も仮説とした．さらに，起立時の伸展相でも介助を要しているため，下肢伸筋群の筋力低下も疑われる．歩行については，立位保持が困難であることからバランス能力低下により歩行が困難であると考え，バランス能力低下の原因としてCR2に基づき運動失調症と筋力低下，ROM制限，感覚障害を考えた．なお，認知機能はコミュニケーションから大きな問題はないと考えた．

臨床思考 1-3 本症例の仮説的問題構造の全体像は？

結論 臨床思考を1-1〜2を統合して以下のようにまとめる（**図4**）.

「入院前と同等の家庭内役割遂行困難」なのは「家事動作が困難」だからであり，家事動作が困難なのは「起立困難」と「歩行困難」があるからである．起立困難は，「異常筋緊張による股関節屈曲・足関節背屈ROM制限，下肢筋力低下，感覚障害による不適切な動作方略（？）」，歩行困難は，「下肢筋力低下・感覚障害・ROM制限・運動失調症によるバランス能力低下（？）」によるものと考えた．また，主婦であることから家庭内役割の遂行困難は優先順位の高い問題になると考える．

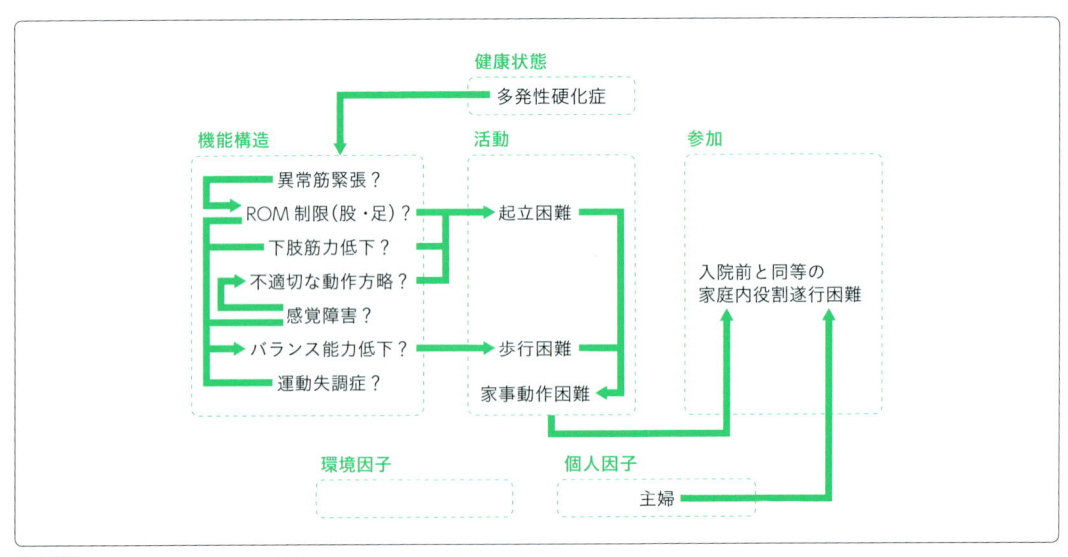

図4 仮説的問題構造の全体像

結論 ICF 概念地図で「？」がついている項目を確認にすれば問題構造が明らかとなる.

1) 股関節・足関節の ROM 測定
2) 足関節の筋緊張検査
3) 反射検査
4) 下肢筋力検査
5) 感覚検査
6) バランステスト
7) 協調性検査
8) ADL 評価
9) 過去の画像所見
10) 入院前の症状についての医療面接

根拠 CR3：再発による症状を明らかにするために発症前の情報と画像所見を活用する.

思考 本症例では，家事動作を困難にしている起立困難・歩行困難の原因を明らかにすることが必要となる. 起立困難は,異常筋緊張による股関節屈曲・足関節背屈 ROM 制限,下肢筋力低下,感覚障害による不適切な動作方略が原因と考えられるため，筋緊張検査・反射検査・ROM 測定・筋力検査・感覚検査を実施する必要がある. 歩行困難は,下肢筋力低下・感覚障害・ROM 制限・運動失調症によるバランス能力低下が原因と考えられるため，筋力検査・感覚検査・ROM 測定・協調性検査・バランステストを実施する必要がある. 加えて，多発性硬化症には，時間的多発という特徴もあり，現在観察される症状がすべて今回生じたとは限らない. CR 3 に従い，過去の画像所見や再発前の症状について情報収集を行う. 加えて，目標は家事動作であるが現在の ADL の状況も把握する必要がある.

CBL2 追加情報から本症例の問題構造を明らかにし，解決策を講じる

追加情報

過 去 の 画像所見 ▶ 過去の MRI にて高信号を示していた主な部位は右延髄外側と小脳（虫部・右小脳半球）.

医療面接 ▶ 発症前の ADL は以下のとおりであった. 身の回り動作は自立していた. 屋内はつたい歩きで自立であり，支持物なしでの歩行も可能であったが，ワイドベースでの歩行であった. 家事について，買い物は家族の同行や配達サービスを利用していた. 調理については，細かい動作が必要にならない範囲で実施をしていた. 洗濯は，洗濯乾燥機で乾燥まで実施し，畳むことは家族が実施していた. 家屋は 2 階建てだが 1 階での生活を中心としている.

Ｒ Ｏ Ｍ ▶ ◆股屈曲（Rt. 130, Lt. 130），◆足背屈（Rt. 15, Lt. 20），◆その他，著明な制限なし.
※単位＝度

筋緊張検査 ▶ modified Ashworth scale（右足関節背屈 0，左足関節背屈 0）.

反射検査 ▶ ◆上腕二頭筋反射（Rt. +, Lt. +），◆膝蓋腱反射（Rt. +, Lt. +），◆アキレス腱反射（Rt. +, Lt. ±）.

筋　　力 ❯ ※ MMT	◆ 股外転（Rt. 3, Lt. 3）伸展（Rt. 3, Lt. 3），◆ 膝伸展（Rt. 3, Lt. 3），◆ 足底屈（Rt. 2+, Lt. 2+）.
感覚検査 ❯	◆ 位置覚検査（Rt. 3/5, Lt. 3/5），◆ 触覚検査（Rt. 6/10, Lt. 6/10）.
バランス検査❯	◆ Berg balance scale18 点，◆ 立位保持 40 秒（支持物・介助なし）.
Ａ Ｄ Ｌ ❯	◆ Berthel index 75 点（減点項目入浴 0 点，平地歩行 5 点，階段 0 点）. ◆ トイレ動作は，walker を使用して自室内のトイレであれば自立. ◆ 歩行は，walker があれば可能であったが疲労のため連続では 20 m 程度.
協調性検査❯	◆ 鼻指鼻試験（Rt. 軽度陽性，Lt. 陰性），◆ 踵膝試験（Rt. 陽性，Lt. 陰性）.

下に示すクリニカル・ルールを用いて，次の問いに答えましょう

2-1　起立動作困難の原因は？　　　　　　2-2　歩行動作困難の原因は？

2-3　本症例の問題構造の全体像は？　　　　2-4　今回の再発で生じた症状は？

2-5　本症例の問題の解決策は？

■ クリニカル・ルール

CR 4 　延髄外側の障害では同側の運動失調症が生じ深部感覚障害は生じない

　後下小脳動脈の閉塞により Wallenberg 症候群という延髄外側の脳梗塞が生じる．その際の障害部位と症状を**図 5**[4] に示す．延髄外側の障害では下小脳脚の障害により同側の運動失調が生じ，外側脊髄視床路の障害により反対側の温痛覚の障害を生じる．一方，内側毛帯の障害はみられないため深部感覚の障害は生じない．今回の症例は梗塞ではないが，同部位の障害であり，同様の症状が予測される．

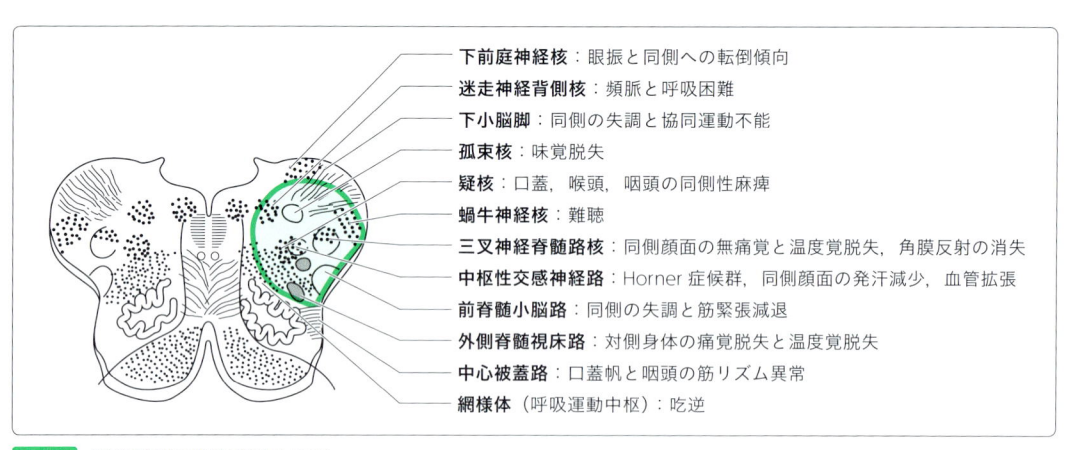

下前庭神経核：眼振と同側への転倒傾向
迷走神経背側核：頻脈と呼吸困難
下小脳脚：同側の失調と協同運動不能
孤束核：味覚脱失
疑核：口蓋，喉頭，咽頭の同側性麻痺
蝸牛神経核：難聴
三叉神経脊髄路核：同側顔面の無痛覚と温度覚脱失，角膜反射の消失
中枢性交感神経路：Horner 症候群，同側顔面の発汗減少，血管拡張
前脊髄小脳路：同側の失調と筋緊張減退
外側脊髄視床路：対側身体の痛覚脱失と温度覚脱失
中心被蓋路：口蓋帆と咽頭の筋リズム異常
網様体（呼吸運動中枢）：吃逆

図 5　延髄外側の障害部位と症状
（文献 4 より引用）

CR 5 　再発による症状は再発時期と機能低下の時期と画像所見が一致する

　再発により機能低下が生じた場合は，機能低下が生じた時期と再発時期が一致する．また，再発時の画像所見が機能障害の局在と一致する．今回であれば，**図 6** のように機能低下が生じた時期と

再発時期，また再発前と再発後の画像所見を確認することで再発に起因する機能障害の鑑別が可能となる．

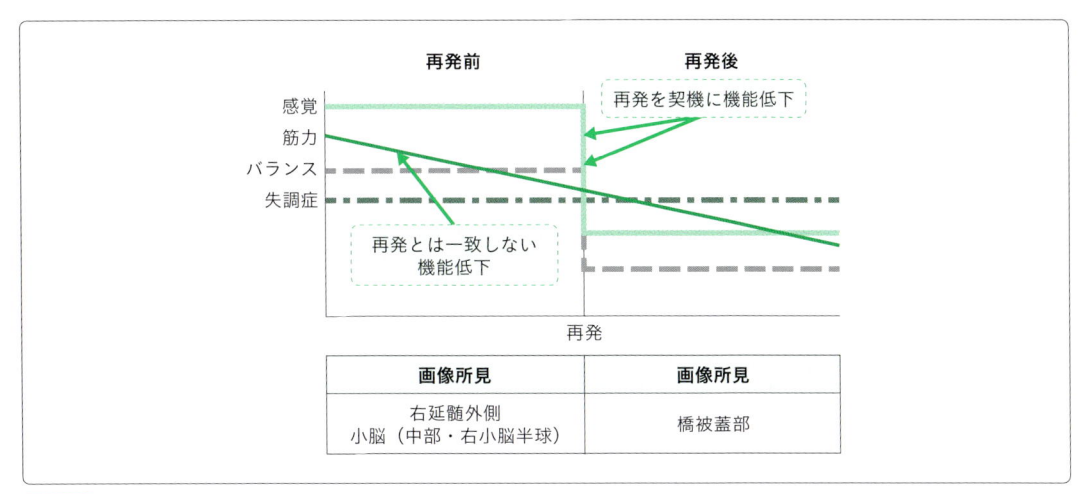

図6 再発前後の画像所見と機能の推移

CR 6 病期と疾患特性に応じたプログラムを実施する

急性期の治療中は炎症症状の改善を優先するため，軽めの負荷で廃用症候群の予防と ADL レベルの運動を実施する．その中で，環境設定や歩行補助具を利用し ADL を拡大していく．また，疲労が強いこともあるため，疲労の確認は必ず実施する．急性期の治療後は易疲労性や機能障害の改善がみられる時期であるが，疲労には引き続き留意して負荷量を決定する．加えて，多発性硬化症に特徴的な Uhthoff 現象があるので体温上昇には病期を問わず留意する．

CBL2 追加情報から問題構造と解決策について "臨床思考" する

臨床思考 2-1 起立動作困難の原因は？

結論 起立動作困難の原因は，筋力低下と感覚障害による不適切な動作方略である（**図7**）．

根拠 情報：MMT で下肢の筋力低下が確認された．

ROM で足関節背屈・股関節屈曲制限は確認できなかった．

筋緊張検査で異常筋緊張は確認できなかった．

反射検査で深部腱反射の亢進はみられなかった．

感覚検査で位置覚・触覚の鈍麻がみられる．

思考 前方への重心移動を困難にしている原因を異常筋緊張による ROM 制限，感覚障害による不適切な動作方略と考えたが，深部腱反射の亢進や筋緊張検査での問題はみられず，ROM にも制限はなかった．一方，感覚検査では位置覚と触覚に鈍麻を認め

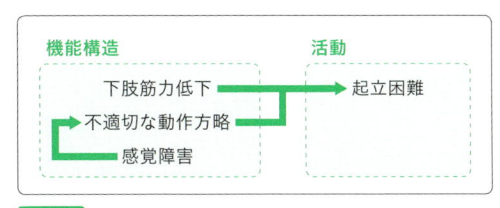

図7 起立動作困難の原因

た．それにより，再発前と同様のタイミングで離殿することが困難となり，前方への重心移動が十分に生じる前に下肢の伸展が生じ離殿を困難にしていると考えた．また，下肢伸展相で介助を要している原因は，MMT が 3 レベルであることから筋力低下であると考えた．

臨床思考 2-2 歩行動作困難の原因は？

結論 運動失調症・筋力低下・感覚障害によるバランス能力低下（**図 8**）．

根拠 情報：バランス検査 Berg balance scale 18 点．

　　　　MMT で下肢の筋力低下が確認された．

　　　　ROM は著明な制限なし．

　　　　感覚検査で深部感覚，触覚の中等度の低下が確認された．

　　　　協調性検査で踵膝試験が右で陽性であった．

思考 Berg blance scale が転倒カットオフを大幅に下回っているので，バランス能力の低下が歩行困難の原因になっていると考えた．バランス能力低下の原因について，ROM では制限はなかったが，筋力は MMT で 3 レベル，感覚は位置覚と触覚が鈍麻，協調性検査では右で陽性であった．したがって，協調性の低下と筋力低下，感覚障害がバランス能力低下の原因と考えた．

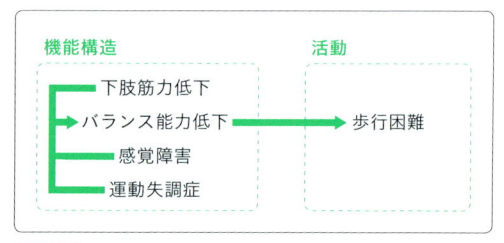

図 8 歩行動作困難の原因

臨床思考 2-3 本症例の問題構造の全体像は？

結論 臨床思考 2-1 〜 2 を統合して**図 9**のように考える．

　　　　本症例が入院前と同等の家庭内役割を遂行できないのは，家事動作が困難だからと考える．

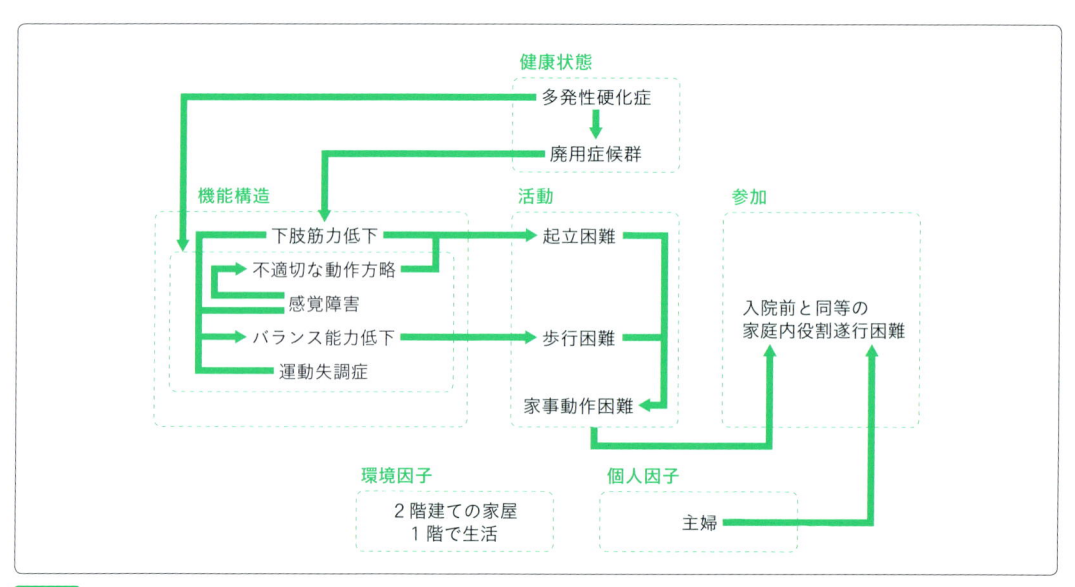

図 9 問題構造の全体像

その家事動作が困難な原因は，起立困難と歩行困難であり，起立動作が困難な原因は下肢筋力低下と感覚障害による不適切な動作方略であり，歩行困難の原因はバランス能力低下が考えられる．バランス能力低下の原因は，運動失調症と筋力低下，感覚障害が考えられる．

臨床思考 2-4　今回の再発で生じた症状は？

結論　感覚障害によるバランス能力低下の増悪と感覚障害による不適切な運動方略．

根拠　情報：医療面接で数年前より起立動作が徐々に大変になっていたと訴えていた．また，屋内はつたい歩きで自立．入院前もワイドベースの歩行であった．

画像所見で過去の MRI にて右延髄外側と小脳（虫部・右小脳半球）に高信号．今回の MRI で橋被蓋部に高信号．

反射検査で亢進も低下もみられない．

感覚検査で深部感覚と触覚の低下がみられる．

CR4：延髄外側の障害では同側の運動失調症が生じ深部感覚障害は生じない．

CR5：再発による症状は再発時期と機能低下の時期と画像所見が一致する．

思考　初期情報の医療面接から筋力低下は数年前から徐々に生じていた可能性がある．加えて，今回の MRI の結果から錐体路障害を疑わせる所見がなく，反射検査でも著しい亢進も低下もみられない．よって，筋力低下は中枢性・末梢性の麻痺ではないと考える．したがって，廃用症候群の可能性が高く，今回の発症で生じたものではないと考える．

バランス能力低下は，入院前よりも悪化していることが追加情報の医療面接の結果と動作観察の結果からわかる．バランス能力低下の増悪の原因について，筋力低下は前述のとおり再発前より生じていたと考える．運動失調症は医療面接から再発前もワイドベースであったことがわかり，過去の画像所見からも延髄外側や小脳の障害が確認でき，再発前から生じていたと考える（CR4）．一方，今回の MRI の結果では協調性に関連する部位の障害はなかった．よって，運動失調症は発症前からの症状であると考える．深部感覚障害は過去の画像所見からは生じにくいと考える（CR4）．一方，再発時の画像所見では，橋被蓋の障害であり，深部感覚の経路である内側毛帯を障害している可能性がある（**図 10**）[5]．以上より，今回の再発

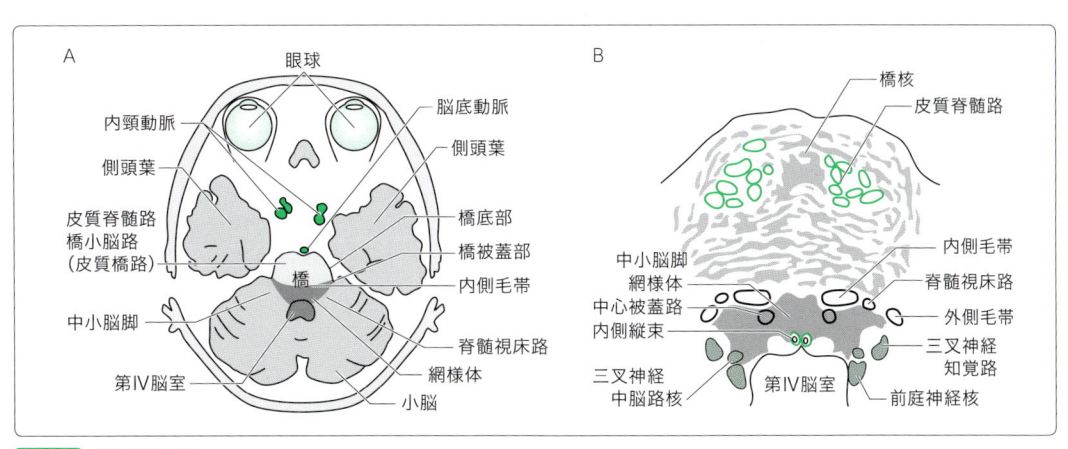

図 10　橋の横断図

（文献 5 より引用）

で感覚障害が新たに生じ，バランス能力低下の増悪と不適切な動作方略が生じたと考える．

臨床思考 2-5 本症例の問題の解決策は？

結論 家事動作を実施するために起立動作と歩行動作の獲得が必要となる．各動作の主要な問題点を解決する理学療法の介入プランを以下に記す（**表1**）．

起立動作を困難にしているものは下肢筋力低下と不適切な動作方略である．筋力低下は廃用によるものと判断したため，疲労に合わせて筋力強化を実施する．具体的には，臥位や座位などの負荷の軽いものから実施する．動作方略への介入は重心の前方移動改善を目的に座位での下方リーチなどの軽い負荷のものから始め，前方に支持物をおいた離殿の部分練習や起立動作へと段階的に進めていく．この際に感覚障害に起因していると考えられるため足圧の位置や下肢に力が入るタイミングの内観を確認し，再学習へつなげる．

歩行動作を困難にしているものはバランス能力低下であり，その原因は筋力低下と感覚障害，運動失調症であった．運動失調症は再発前から生じていたものと考えられたため，筋力強化や感覚障害へのアプローチを中心に実施する．筋力低下に対しては前述のとおり進める．感覚障害は脱失はしていないため弱化した感覚への順応を図る．具体的には足圧や深部感覚の内観を確認しながら安定性限界の再学習などを実施する．バランス練習は，立位保持からリーチ動作，ステップ動作へと徐々に難易度を上げていく．また，再発前の歩行能力に到達しない場合も考慮し，ワゴンの活用などの道具の使用や代償的な方法もプランとして考えておく．家庭内の役割のみで活動量を確保したいが，今回の入院で下肢筋力の低下が確認された．そのため，廃用症候群の予防を目的に自主トレーニングも指導する．

根拠 CR6：病期と疾患特性に応じたプログラムを実施する．

表1 本症例に対する理学療法プラン

目的	プログラム	方法	注意点
起立動作獲得 バランス能力向上	筋力強化	以下の軽負荷のものから実施 　自動介助運動 　自重を用いた練習など	疲労
動作方略の再学習	前方への重心移動練習	下方へのリーチ動作 前方に支持物を置いた離殿練習 前方に支持物を置いた着座練習 前方に支持物を置いた起立練習	①疲労　②転倒
起立動作獲得 バランス能力向上	感覚再教育	動作時の内観の確認とフィードバック	①疲労　②転倒
バランス能力向上	バランス練習	立位保持 リーチ動作 ステップ動作　など	①疲労　②転倒

■ 本症例からの学びと追加事項

クリニカル・ルール

1　起立動作における重心の前方移動は股関節屈曲と足関節背屈が関与する．

2　バランス能力低下には神経機構，筋機能，骨・関節機能，感覚機能，認知機能などが関与する．

3 　再発による症状を明らかにするために発症前の情報と画像所見を活用する．

4 　延髄外側の障害では同側の運動失調症が生じ深部感覚障害は生じない．

5 　再発による症状は再発時期と機能低下の時期と画像所見が一致する．

6 　病期と疾患特性に応じたプログラムを実施する．

知っておきたい関連事項

1 　Uhthoff 現象

　　体温の上昇により伝導障害が増悪し発作的に神経症状が増悪するが，体温の低下により改善する現象をいう[6]．体温が上昇しやすい環境を避けるなどの対応が必要となる．

2 　多発性硬化症に対する治療とその後の理学療法

　　多発性硬化症に対する治療は，急性増悪期の治療，再発予防（進行抑制）の治療，対症療法の大きく 3 つに分かれる[7]．具体的にはステロイドパルス療法により急性増悪期の治療を行い，その後インターフェロン β などの疾患修飾薬による再発予防・進行抑制の治療を行い，痙縮などの各種症状に対しては対症療法を実施していく．理学療法については CR6 で述べたとおり，急性増悪期の治療中と治療後に分けて考えていく．

書籍紹介

1 　神経局在診断，改訂第 6 版，Bähr M ほか原著，花北順哉訳，文光堂，2016

　　本書では，神経系の構造と機能，病変についてイラストで解説がされている．さらに症状が生じるメカニズムについても記載されており，神経局在診断について学ぶことができる．

2 　機能解剖で斬る　神経系疾患，第 2 版，中野　隆編著，メディカルプレス，2018

　　神経系の機能解剖が記載されているだけでなく，神経系疾患のメカニズムが記載されている．神経系の臨床推論を進めるうえで必要となる内容が充実した書籍である．

3 　CD-ROM でレッスン　脳画像の読み方，第 2 版，石原健司，医歯薬出版，2017

　　脳画像における各部位の同定方法がわかりやすく記載されており，画像上の障害部位を同定することに役立つ内容である．

●文 献
1)　山本澄子ほか：立ち上がりのバイオメカニクス．基礎バイオメカニクス，第 2 版，医歯薬出版，東京，102，2015
2)　長部太勇ほか：立ち上がり動作の生体力学的特性と臨床への応用．理学療法 27：312-320，2010
3)　望月　久：バランス障害の評価．理学療法 29：378-388，2012
4)　Bähr M ほか：第 4 章　脳幹．神経局在診断，改訂第 6 版，花北順哉訳，文光堂，東京，212，2016
5)　阿部浩明：脳の解剖と脳画像のみかた．高次脳機能障害に対する理学療法，阿部浩明編，文光堂，東京，7，2016
6)　小林麻衣：多発性硬化症．神経障害理学療法学，潮見泰藏編，羊土社，東京，209，2018
7)　松井　真ほか：中枢神経系炎症性脱髄疾患概念．多発性硬化症・視神経脊髄炎診療ガイドライン 2017，日本神経学会監，「多発性硬化症・視神経脊髄炎診療ガイドライン」作成委員会編，医学書院，東京，5，2017

（宮原拓也）

31 ギランバレー症候群

■ 導入のためのエッセンス

◆ギランバレー症候群（GBS）は，急性発症の多発根神経炎による末梢神経障害を呈する疾患です．両側性の弛緩性運動麻痺による筋力低下を主症状とし，比較的軽度で四肢末端優位（手袋・靴下型）の感覚障害，脳神経麻痺，自律神経障害，腱反射の減弱・消失などがみられます．

◆わが国における疫学調査によると，人口 10 万人に対して GBS の年間発症率は 1.15 人と推定され，男女比は 3：2，平均年齢は 39.1 ± 20.0 歳です[1]．

◆約 70%の症例で，発症前 4 週間以内に上気道感染，消化器感染などの先行感染が認められます．発症原因の多くは，この先行感染時に生産された抗体による，自己免疫反応によるものと考えられています．

◆臨床経過は，再発は少なく単相性であり，発症後 4 週間以内に極期を迎え，その後に軽快します．GBS の多くは 6 ヵ月以内に自然寛解すること，数ヵ月〜1 年でほぼ完全に機能回復することから，一般的に予後良好とされていますが，回復までにかなりの期間を要する場合もあり，長期的なリハビリテーション介入が必要となる症例も少なくありません．また，約 20%の症例において機能障害が残り，生活に支障をきたすとされています．さらに重症例になると，自律神経障害による血圧異常や不整脈などにより，死亡する場合もあます．

◆GBS に対する免疫調整療法は，血漿交換療法や免疫グロブリン静注療法が行われます．

◆医師から処方箋を受けた理学療法士は，GBS の病態を十分に理解し，情報収集にて病型や予後などを確認したうえで，理学療法評価にて症例の問題点を適切に抽出し，ゴール設定，治療プランを立案します．そして，説明と同意を得て治療を実施し，適宜，効果判定を行いながら，最適な理学療法を展開していきます．

 GBS 発症後，起立，歩行動作の獲得と復職を目指している 42 歳の男性．

CBL1 初期情報から仮説を立て，仮説証明のための新たな情報を選択する

初期情報

処　方　箋 ▶ **診断名**：GBS．筋力の改善と動作獲得を目標に理学療法を開始してください．

現　病　歴 ▶ 某年 1 月上旬に先行感染の上気道感染があり，その後，手足のしびれ，両下肢の脱力を認めた．徐々に筋力低下が進行し，発症後 5 日目には，支持なしでの歩行が困難となり（重症度 grade 3），A 病院を受診．両下肢の弛緩性運動麻痺による筋力低下，深部腱反射の減弱，また，神経伝導検査にて複合筋活動電位の低下を認め，急性運動性軸索型ニューロパチー（AMAN）に分類される GBS と診断され入院となる．発症後 6 日目より，免疫グロブリン静注療法が

実施された．発症後8日目には，支持ありでの歩行も困難となり，主な生活範囲はベッド上，移動は車椅子利用となる（重症度 grade 4）．発症後11日目（入院7日目）の modified Erasmus GBS Outcome Score（mEGOS）は7点であった．また，発症後20日目における複合筋活動電位は回復傾向にあった．A病院における急性期の理学療法は，発症後6〜24日目までの期間で実施された．GBS の症状の進行がおさまったことから，発症後25日目にリハビリテーション目的にて当院の回復期病棟へ転院となり，本日（2月8日），より理学療法開始となる．

既往歴 ❯ 特になし．

医療面接 ❯ **PT**「今後について何か心配なことはありますか？」
患者「足に力が入りづらい．疲れやすい」「1人で立って歩けるようになるのか，仕事に復帰したいができるのか不安」
PT「仕事は何をされていますか？」
患者「家から近くの図書館で働いている．主に貸出・返却業務，配架作業をしていた」「手の脱力感もあるので本が持てるか不安」
■**その他に得た情報**：妻（43歳）と娘（14歳）と3人暮らし．妻は常勤で働いている．協力的である．

動作観察 ❯ **起立動作**：平行棒を使用し，両手支持にて起立動作を行った．座面の高さは420 mm．座位から殿部離床までの屈曲相においては，足関節背屈および下腿の前傾が低下，骨盤後傾位にて股関節屈曲が低下し，重心のスムーズな前方移動が困難であった．代償として，平行棒を両手で把持し，肘関節屈曲，肩関節伸展で引きながら，体幹の屈曲を強める動作が観察されたが，体幹前傾は不足しており，やや後方に重心が残ったまま殿部離床をむかえていた．殿部離床から立位までの伸展相においては，平行棒を両手にて支持するも，離殿に介助を要した．
歩行動作：サークル歩行器にて両前腕支持，両腋下介助にて歩行を行った．立脚期において，初期接地では，踵接地がみられず足底接地であった．荷重応答期では，膝関節屈曲がみられず，膝関節伸展位となり，また，荷重応答期から立脚中期において時折膝折れがみられたため中等度介助を要した．立脚終期では，足関節背屈が低下し，代償として骨盤の同側回旋が観察された．前遊脚期では，足関節底屈の低下，中足趾節間関節伸展の低下がみられた．遊脚期においては，股関節および膝関節屈曲が低下，足関節軽度底屈位でクリアランスが低下し，骨盤の同側挙上がみられた．また，20 mの歩行にて，下肢筋疲労の訴えとともに軽度息切れが認められた．

下に示すクリニカル・ルールを用いて，次の問いに答えましょう

1-1　本症例の参加制約とその原因は？　　1-2　本症例の活動制限とその原因は？
1-3　本症例の仮説的問題構造の全体像は？　1-4　仮説証明に必要な情報や検査は何か？

■ クリニカル・ルール

CR 1　GBS で起こる主な機能障害は，筋力低下，ROM 制限，易疲労，感覚障害である

　GBS は，多発根神経炎による末梢神経障害を呈する疾患であり，主症状は，両側性の弛緩性運動麻痺による筋力低下である．また，筋力低下による二次的な廃用症候群として，ROM 制限や易疲労が起こる．感覚障害は比較的軽度で，しびれを中心とした異常感覚のみの場合が多いが，まれに感覚脱失となる場合もある．また，疼痛を伴うこともある．その他，起立性低血圧・高血圧・不

整脈などの自律神経障害，顔面神経麻痺・球麻痺・外眼筋麻痺などの脳神経麻痺を呈することがある．これら機能障害は，基本動作，ADL，IADL などを制限する原因となる．

CR 2　GBS では，起居・移動動作が制限される．ADL，IADL，就労などにおいては，手指を用いる活動が制限されやすい

　GBS で起こる筋力低下は両側性であり，四肢の遠位筋とともに近位筋（体幹筋，呼吸筋含む）も筋力低下を起こすことが特徴である．また，近位筋と比較し遠位筋の回復に期間を要するため，特に手指，手関節，足関節の ROM 制限，関節拘縮が生じやすい．この筋力低下，ROM 制限により，起き上がり，起立，歩行，階段昇降などの起居・移動動作が制限される．また，ADL，IADL，就労などにおいては，手指の筋力や巧緻性が求められる動作など，上肢のうち特に手指を用いる活動が制限されやすい．

CR 3　GBS の病型分類，重症度，予後不良の予測因子を確認することが重要である

　GBS の病型分類は，神経伝導検査によって得られる電気生理学的所見によってなされ，主に脱髄型と軸索型に分類される．脱髄型は，末梢神経の髄鞘の脱髄によって生じ，急性炎症性脱髄性多発性ニューロパチー（AIDP）と呼ばれる．軸索型は，運動神経が選択的に障害される AMAN と運動神経とともに感覚神経も障害される急性運動感覚性軸索型ニューロパチー（AMSAN）がある（表1）．重症度の指標としては，Hughes[2]の機能的尺度（functional grade）が使用されている（表2）．GBS の予後は一般的に良好とされているが，症例によっては機能障害が残り生活に支障をきたすことや，回復までにかなりの期間を要することがある．予後不良の予測因子としては，極期での重症度，高齢発症（多くの研究で 50 歳以上などとされている），下痢の先行感染ないし *Campylobacter jejuni* 感染などが挙げられている[3]．また，脱髄型および軸索型には，全体としての長期予後に差がないが，AMAN は急速改善例と予後不良例に二分されるとされている[4]．歩行能力の予後予測としては，mEGOS があり，入院時ならびに入院 7 日目のスコア（表3）にて，4 週後，3 ヵ月後，6 ヵ月後における自立歩行困難となる確率を予測することができるとされている（図1）[5]．これらの情報を確認したうえで，臨床思考を進めることが重要である．

表1　GBS の病型分類と症状

	病型	症状
脱髄型	AIDP	運動麻痺，感覚障害
軸索型	AMAN	運動麻痺
	AMSAN	運動麻痺，感覚障害

表2　Hughes の機能的尺度（重症度）

grade 0	正常
grade 1	軽微な神経損傷を認める
grade 2	歩行器，またはそれに相当する支持なしで 5 m の歩行が可能
grade 3	歩行器，または支持があれば 5 m の歩行が可能
grade 4	ベッド上あるいは車椅子に限定（支持があっても 5 m の歩行が不可能）
grade 5	補助換気を要する
grade 6	死亡

表3　mEGOS

		A：入院時　予後因子点数	B：入院7日目　予後因子点数
発症年齢（歳）	≦ 40	0	0
	41 ～ 60	1	1
	＞ 60	2	2
発症前4週間での先行する下痢	なし	0	0
	あり	1	1
MRC sum score（筋力検査）	51 ～ 60	0	0
	41 ～ 50	2	3
	31 ～ 40	4	6
	0 ～ 30	6	9
mEGOS		0 ～ 9	0 ～ 12

MRC：Medical Research Council.

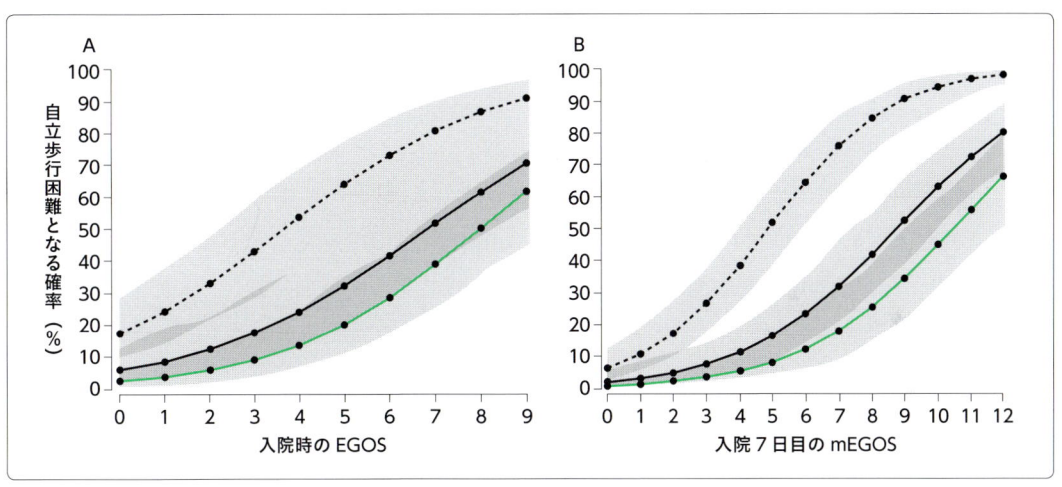

図1　mEGOS に基づく自立歩行困難となる確率

入院時（A）および入院7日目（B）の mEGOS に基づいて，4週後（点線），3ヵ月後（黒線），6ヵ月後（色線）における，自立歩行困難となる確率を示している．線の周りの灰色の領域は，90％の信頼区間を表す．

（文献5より引用）

CBL1　仮説的問題構造と仮説証明のための追加情報項目について "臨床思考" する

臨床思考 1-1　本症例の参加制約とその原因は？

結論　参加制約＝図書館での仕事復帰困難，生活範囲の狭小化．

その原因＝起立・歩行動作が困難だから（**図2**）．

上肢・手指を用いた活動が困難だから？

根拠　情報：動作観察にて，起立・歩行に介助を要しており，重症度は grade 4 である．医療面接にて患者は，起立・歩行動作ができないことと仕事復帰に不安を感じている．

CR2：GBS では，起居・移動動作が制限される．

ADL・IADL・就労などにおいては，手指を用いる活動が制限されやすい．

思考 本症例は，図書館での仕事復帰を望んでいるが，起立・歩行動作に介助を要しているとともに，手の脱力感から上肢・手指を用いる活動に対して不安を感じている．これら活動制限が，図書館での仕事復帰を困難にしている原因と考えられる．今後，仕事復帰に向けて，通勤手段，業務内容の詳細，配置転換は可能かなどの情報収集をしていくことが必要となる．

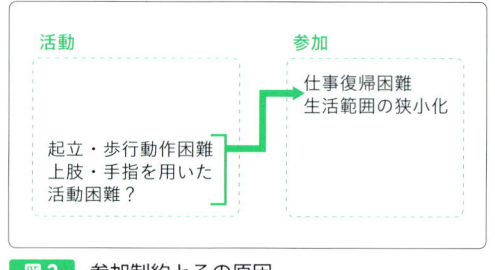

図2 参加制約とその原因

臨床思考 1-2 本症例の活動制限とその原因は？

結論 活動制限＝起立・歩行動作困難，上肢・手指を用いた活動困難（？），活動量の低下．
　　　その原因＝上下肢，体幹の筋力低下，上下肢の ROM 制限，易疲労，全身持久力低下のため（？）（図3）．

根拠 情報：患者は，手足の脱力感，疲れやすさとともに，起立・歩行動作ができないことや上肢・手指を用いる活動に不安を感じている．20 m の歩行にて，下肢筋疲労の訴えともに軽度息切れが認められる．
　　　CR1：GBS で起こる主な機能障害は，筋力低下・ROM 制限・易疲労・感覚障害である．
　　　CR3：GBS の病型分類，重症度，予後不良の予測因子を確認することが重要である．

思考 起立・歩行動作困難は，主に下肢の筋力低下，ROM 制限が原因であり，上肢・手指を用いた活動困難は，主に上肢・手指の筋力低下，ROM 制限が原因と考えられる．また，歩行において下肢筋疲労の訴えや軽度息切れが認められることから，主に筋力低下を起因とする易疲労，全身持久力低下も活動制限の原因と考えられる．さらに，これら活動制限による活動量低下は，さらなる廃用，機能低下を引き起こす原因となる．感覚障害については，比較的軽度でしびれを中心とした異常感覚のみの場合が多い．さらに，CR3 の視点から考えると，本症例は病型分類が AMAN に分類される GBS と診断されていることから，感覚障害を呈している可能性は低いことが推察される．予後不良の予測因子を確認すると，本症例の極期の重症度は grade 4 であり人工呼吸器管理を必要としなかったこと，年齢は 42 歳であり高齢発症でないこと，先行感染が下痢ではなく上気道感染であったこと，加えて発症後 20 日目における複合筋活動電位が回復傾向にあったことから，予後は比較的良好であると予測される．また，歩行能力の予後予測を確認すると，入院 7 日目の mEGOS は 7 点であり，自立歩行困難となる確率（図1 参照）は低いことが予測される．

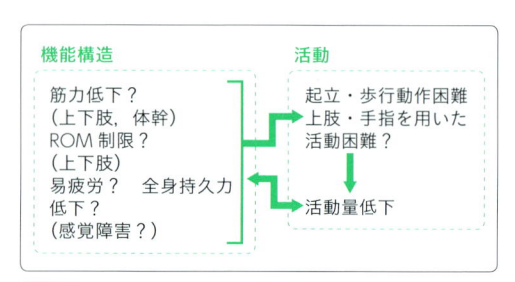

図3 活動制限とその原因

臨床思考 1-3　本症例の仮説的問題構造の全体像は？

結論　臨床思考 1-1 〜 2 を統合して以下のように考える（**図 4**）.

　　本症例における参加制約は，「図書館での仕事復帰困難」である．この参加制約の原因となる活動制限は，「起立・歩行動作困難」「上肢・手指を用いた活動困難（？）」であり，この活動制限の原因となる機能障害は，「上下肢，体幹の筋力低下（？），上下肢の ROM 制限（？），易疲労（？），全身持久力低下（？）」である．以上のように仮説的に問題構造をまとめる.

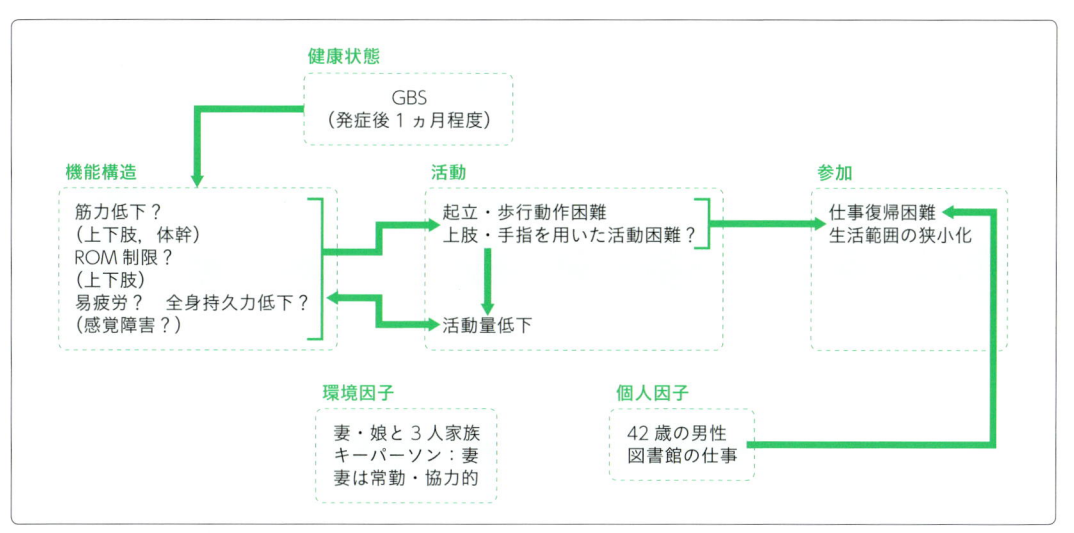

図 4　仮説的問題構造の全体像

臨床思考 1-4　仮説証明に必要な情報や検査は何か？

結論　ICF 概念地図で「？」がついている項目を確認すれば問題構造が明らかとなる.

　　さらに，GBS の病態から，疼痛，自律神経障害，脳神経麻痺を呈している可能性があり，これら機能障害についても確認することが必要となる.

＜必要な情報収集＞
1) 図書館の仕事の詳細（通勤手段，業務内容など）
2) 血液検査の確認〔クレアチンキナーゼ（CK）〕
＜必要な理学療法検査測定＞
1) ADL 評価〔機能的自立度評価法（FIM）〕
2) 起立・歩行動作（環境設定・装具使用などを含む）の観察と分析
3) 上肢・手指を用いた活動（仕事に関連する動作）の観察と分析
4) バイタルサイン検査（起立性低血圧・高血圧・不整脈などの自律神経障害および全身持久力の確認）
5) 筋力検査（問題となる活動に関連する上下肢，体幹の筋）
6) ROM 検査（問題となる活動に関連する上下肢の関節）
7) 疲労の検査（筋疲労・全身の疲労）
8) 疼痛検査（安静時・動作時）
9) 感覚検査（しびれなど異常感覚の有無）
10) 深部腱反射
11) 脳神経検査（顔面神経麻痺・球麻痺・外眼筋麻痺など）

根拠 CR1：GBS で起こる主な機能障害は，筋力低下，ROM 制限，易疲労，感覚障害である．

CR2：GBS では，起居・移動動作が制限される．ADL，IADL，就労などにおいては，手指を用いる活動が制限されやすい．

思考 活動で問題となっている，起立・歩行動作ならびに上肢・手指を用いた活動を制限する因子を明確にするために必要な情報収集，理学療法検査測定を実施する．本症例の起立・歩行動作において観察された機能的制限から機能障害を演繹的に推論すると，前脛骨筋・下腿三頭筋・大腿四頭筋・大殿筋・体幹筋の筋力低下，また，足関節背屈・中足趾節間関節伸展の ROM 低下を起こしていることが推論され，これら機能障害を検査測定にて明らかにしていく．

CBL2 追加情報から本症例の問題構造を明らかにし，解決策を講じる

追加情報

基本情報 ❯ 年齢：42 歳，性別：男性，身長 172.0 cm，体重 64.0 kg，BMI 21.6．

血液検査 ❯ クレアチンキナーゼ（CK）562 U/L．

ADL 評価 ❯ 合計点 87 点（運動項目 52 点，認知項目 35 点）．
※FIM 　移乗（ベッド・車椅子間，トイレ）：3 点，移乗（浴槽）：2 点，歩行：2 点，階段：1 点．
＊寝返り・起き上がり・座位は自立．

動作観察 ❯ ＊起立・歩行動作観察の詳細は初期情報参照．
※環境設定・装具装着などにて実施
起立動作：座面の高さを補高にて 500 mm に設定．座位から殿部離床までの屈曲相において，理学療法士が重心の前方移動を誘導することで，両手支持にて離殿・起立が介助なしで可能．
歩行動作：プラスチック製短下肢装具装着，サークル歩行器にて両前腕支持で歩行を行った．初期接地では，踵接地可能となり，荷重応答期においては，膝関節軽度屈曲位で，膝折れはほとんどみられず軽介助での歩行が可能となった．遊脚期においては，足部のクリアランスが改善された．また，40 m の連続歩行が可能となるが，下肢筋疲労，全身の疲労の訴えとともに軽度息切れが認められ，それ以上の歩行は困難であった．
上肢・手指を用いた活動（仕事に関連する動作）：座位にて動作を実施．両手で 500 g の本を 2 冊まで持ち上げることは可能．本のページをめくる作業，パソコンのタイピングはかなりの時間を要する．マウスやタッチパネルでのパソコン操作は比較的良好．

バイタルサイン ❯ 安静時：血圧 126/78 mmHg，脈拍 78 回 / 分（不整脈なし），呼吸数 18 回 / 分．
歩行後（40 m）：血圧 142/82 mmHg，脈拍 104 回 / 分（不整脈なし）呼吸数 26 回 / 分．
＊臥位から座位・立位への体位変換にて起立性低血圧の所見なし．

筋力 ❯ ◆股屈曲（Rt. 3，Lt. 3）伸展（Rt. 3，Lt. 3）外転（Rt. 3，Lt. 3），◆膝伸展（Rt. 3，Lt. 3）屈
※MMT 曲（Rt. 3, Lt. 3），◆足底屈（Rt. 3，Lt. 3）背屈（Rt. 3, Lt. 3），◆肩屈曲（Rt. 4, Lt. 4）伸展（Rt. 4, Lt. 4），◆肘屈曲（Rt. 4，Lt. 4）伸展（Rt. 4，Lt. 4），◆前腕回外（Rt. 3，Lt. 3）回内（Rt. 3，Lt. 3），◆手掌屈（Rt. 3，Lt. 3）背屈（Rt. 3，Lt. 3），◆手指（Rt. 2 〜 3，Lt. 2 〜 3），◆体幹屈曲・伸展ともに 3．
◆等尺性膝伸展筋力〔ハンドヘルドダイナモメーター（HHD）〕：Rt. 0.54 Nm/kg，Lt. 0.53 Nm/kg．
◆握力：Rt. 4.6 kg，Lt. 4.2 kg

ROM ❯ ◆股屈曲（Rt. 110, Lt. 110）伸展（Rt.10, Lt. 10），◆膝伸展（Rt. 0, Lt. 0）屈曲（Rt. 120,
※単位：度　　Lt. 120），◆足底屈（Rt. 35, Lt. 35）背屈（Rt. 5, Lt. 5），◆中足指節関節伸展（Rt. 40,
　　Lt. 40），◆肩屈曲（Rt. 170, Lt. 165），◆肘屈曲（Rt. 140, Lt. 140）伸展（Rt. 0, Lt. 0），
　　◆前腕回外（Rt. 80, Lt. 80）回内（Rt. 75, Lt. 75），◆手掌屈（Rt. 70, Lt. 75）背屈（Rt. 60,
　　Lt. 60），◆中手指節（MCP）関節屈曲・指節間（IP）関節伸展の ROM 低下．
　　＊手指に明らかな変形は認められないが，MCP 関節伸展位，IP 関節屈曲位となりやすい．
　　＊各 ROM のエンドフィールは主に筋・関節包の伸張．

疲　　　労 ❯ 自覚的運動強度（修正 Borg スケール）：歩行後（40 m）下肢筋疲労 6，歩行後（40 m）全身
　　の疲労（呼吸困難感など含む）5，翌日の下肢筋疲労 4（軽度の筋力低下が認められる）．

疼　　　痛 ❯ 安静時・動作時ともに疼痛の訴えはなし．

感　　　覚 ❯ 手・足部の軽いしびれのみで，表在・深部感覚ともに感覚鈍麻はなし．

深部腱反射 ❯ 四肢末端で減弱．

脳神経検査 ❯ 顔面神経麻痺・球麻痺・外眼筋麻痺の所見なし．

バランス ❯ 片脚立位保持困難，functional reach test（FR）7.4 cm．

仕事に関す ❯ 自宅から職場（図書館）までの距離は約 300 m であり，通勤手段は徒歩であった．
る 情 報 ❯ 発症前における業務内容は，主に貸出・返却業務，配架作業，棚整理．その他の図書館業務
　　としては，受付・登録業務，新聞整理，選書，図書検索，本の修理，小学校などへの配本，
　　イベントの開催などがある．パソコンを必要とする業務のうち，マウスやタッチパネル操作
　　のみで可能な業務もあることが確認された．職場の理解は良好であり，必要に応じて業務内
　　容の変更や車椅子使用も可能．

下に示すクリニカル・ルールを用いて，次の問いに答えましょう

2-1　起立動作が困難な原因は？　　　　　　2-2　歩行が困難な原因は？

2-3　上肢・手指を用いた活動が困難な原因は？　2-4　本症例の問題構造の全体像は？

2-5　本症例の問題の解決策は？

■ クリニカル・ルール

CR 4 **起立動作は，屈曲相で COG の前方移動，**
伸展相で COG の上方移動が必要となる

　起立動作を，座位から殿部離床までの屈曲相と
殿部離床から立位までの伸展相の 2 相に分けて捉
えた場合，屈曲相で身体重心（COG）は前方へ
移動し，伸展相で COG は上方へ移動する（**図5**）[6]．
屈曲相における COG 前方移動にかかわる関節運
動は，足関節背屈，股関節屈曲，体幹前傾であ
る（**図6**）[6]．伸展相における COG 上方移動にか
かわる関節運動は，膝関節伸展，股関節伸展であ
り（**図6**）[6]，主に股関節伸展筋，膝関節伸展筋

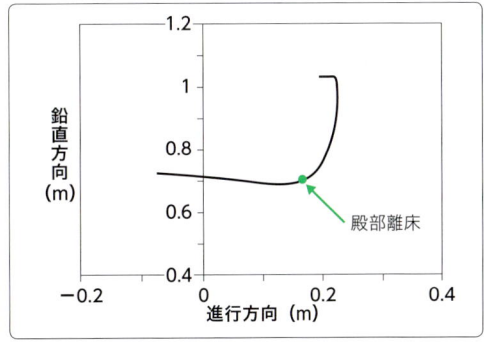

図5　**立ち上がり動作中の身体重心軌跡**
縦軸：＋が上方．横軸：＋が前方．
矢状面上の COM 軌跡を示す．
（文献 6 より引用）

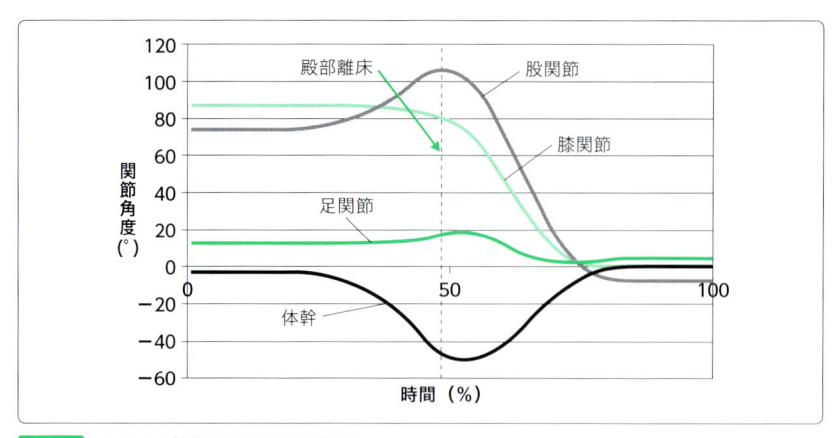

図6 立ち上がり動作時の関節角度

体幹後傾＋，股関節屈曲＋，膝関節屈曲と足関節背屈＋．

（文献6より引用）

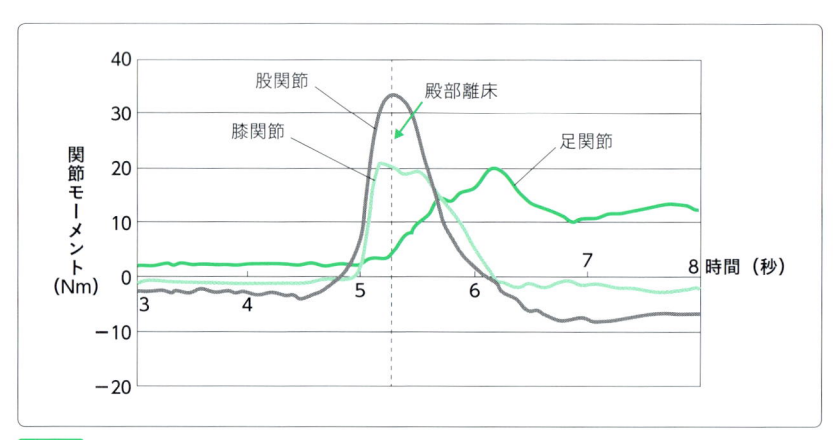

図7 体幹前傾の立ち上がり時の関節モーメント

股関節伸展＋，膝関節伸展＋，足関節底屈＋．

（文献7より引用）

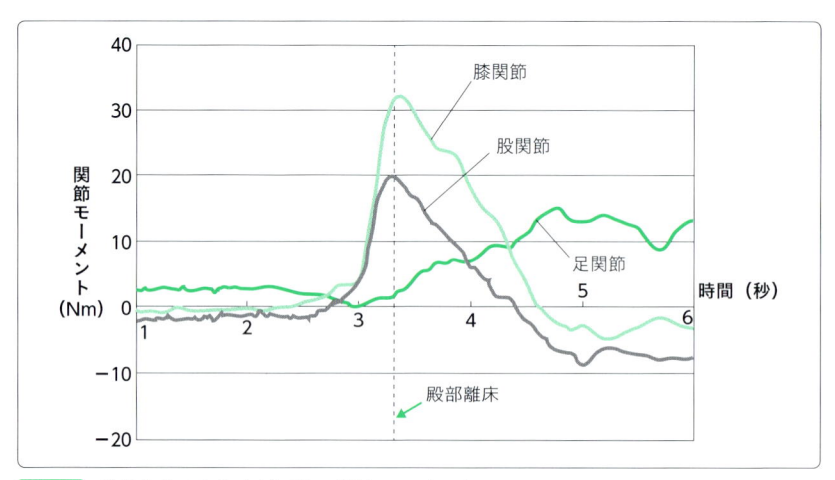

図8 体幹直立の立ち上がり時の関節モーメント

股関節伸展＋，膝関節伸展＋，足関節底屈＋．

（文献7より引用）

の筋活動（求心性収縮）が求められる．次に，関節モーメントの視点から起立動作を考える．モーメントとは，力が支点を中心に物体を回転させる作用であり，力の大きさとモーメントアームの積で求められる．起立動作において，足圧中心からほぼCOGに向かう外力である床反力ベクトルは，常に股関節の前方，膝関節の後方を通るため，外的モーメントは股関節および膝関節を屈曲させる方向に作用する．この外的モーメントに対し，伸展方向の関節モーメント（内的モーメント）を作り出す内力として，股関節伸展筋，膝関節伸展筋が活動する．屈曲相でCOGを前方に移動させる通常の体幹前傾の立ち上がりの場合，離殿時に股関節の伸展モーメントが大きい値となるため（**図7**）[7]，股関節伸展筋を発揮しやすい状態での立ち上がりを可能にする．一方，屈曲相でCOGの前方移動が不十分となる体幹直立の立ち上がりの場合は，床反力ベクトルが膝関節のより後方を通るため，膝関節に対する外的モーメントアームが長くなり，膝関節を屈曲させる外的モーメントを増大させる．このことで，離殿時により大きな膝関節の伸展モーメントを膝関節伸展筋にて作り出すことが要求されるため（**図8**）[7]，筋力低下がある場合は起立が困難となる．

CR 5　歩行における膝折れの原因を捉える

　膝関節は1歩行周期のうち，荷重応答期（LR）に15°，遊脚初期に60°，計2回屈曲する．このうち，LRにおいて膝関節の伸展モーメントが最大となり，膝関節伸展筋（大腿四頭筋）の筋活動が最大となる．LRでの膝関節伸展筋は，遠心性収縮にて膝関節屈曲を制御し，衝撃吸収および過度の膝屈曲を防ぐ役割を果たす（**図9**）[8]．歩行における膝折れは，このLRから単脚支持で膝関節を伸展していく立脚中期（MSt）に起こることが多い．よって，膝折れの原因として膝関節伸展筋の筋力低下が挙げられ，立脚期に常に膝関節伸展位にて骨性の支持を得る代償動作が観察される場合も多い．次に，足関節機能から膝折れの原因を考える．LRから立脚終期にかけて，足関節底屈筋が遠心性収縮にて下腿前傾（足関節背屈）を制御している（**図10**）[8]．この制御がなされない場合，早期に過度な足関節背屈を伴う下腿前傾が起こり，膝折れとなる場合がある．プラスチック短下肢装具の使用は，遊脚期のクリアランス確保とともに，背屈制動により立脚期における足関節底屈筋の遠心性収縮の補助および過度な足関節背屈を防ぐ役割を果たし，膝折れをある程度防ぐことができる．

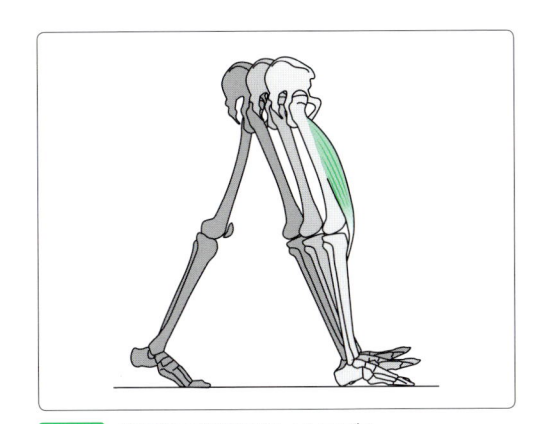

図9　膝関節の衝撃吸収メカニズム
大腿四頭筋の遠心性収縮によって制御される膝関節屈曲．
（文献8より引用）

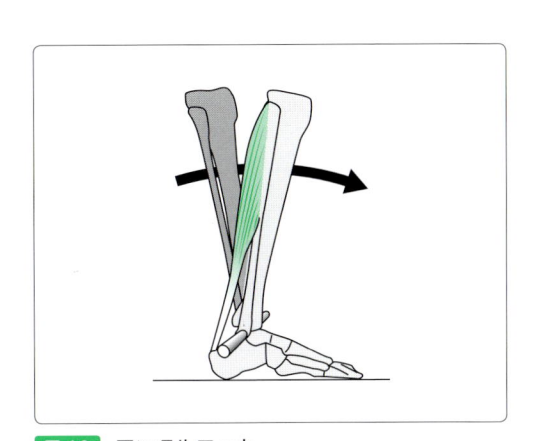

図10　アンクルロッカー
ヒラメ筋の遠心性収縮によって制御される足関節背屈．
（文献8より引用）

CR 6 疲労を適切に評価することが重要である

　GBS における，主に筋力低下を起因とする易疲労，全身持久力低下は，活動・参加の制限因子となる．また，理学療法および生活場面における過負荷は，さらなる筋力低下をきたす原因となる．そのため，疲労の程度を適切に評価することが重要となる．筋疲労の評価は，運動負荷後や翌日における筋疲労の程度について，修正 Borg スケールなどを用い自覚的運動強度を確認する．また，運動負荷にてさらなる筋力低下を起こしていないかを確認するとともに，骨格筋や心筋が損傷を受けた際に上昇する血中の CK 値にて筋の過用，過負荷がないか確認する．全身持久力の評価は，自覚的運動強度の確認とともに，全身持久力の指標となる心拍数を運動前後に確認する．その他，疲労の評価として Fatigue Severity Score（FSS）[9] があり，過去 1 週間の疲労に関する 9 項目の質問に 7 段階の尺度で答えることで疲労を点数化することができる．

CBL2 追加情報から問題構造と解決策について "臨床思考" する

臨床思考 2-1 起立動作が困難な原因は？

結論　起立動作が困難な原因は，屈曲相での COG 前方移動の制限因子となる足関節背屈制限，骨盤後傾位の座位姿勢（体幹機能低下）による股関節屈曲および体幹前傾低下，伸展相での COG 上方移動の制限因子となる股関節伸展筋・膝関節伸展筋の筋力低下である（図11）．

根拠　情報：動作観察（初期情報）にてみられた現象と ROM 検査・筋力検査の結果から．
　　　　CR4：起立動作は，屈曲相で COG の前方移動，伸展相で COG の上方移動が必要となる．

思考　追加情報の動作観察から，屈曲相において理学療法士が COG の前方移動を誘導，また，座面を高く設定し，伸展相おける股関節・膝関節の関節モーメントを小さくすることで，両手支持にて離殿・起立が介助なしで可能となっている．この介入結果も上記結論を支持しているといえる．

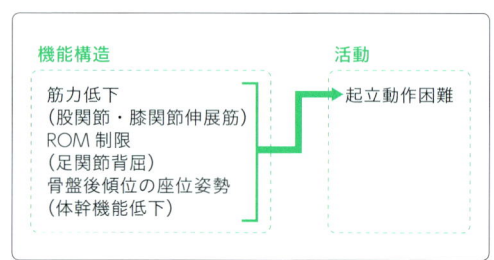

図11 起立動作を困難とする原因

臨床思考 2-2 歩行が困難な原因は？（膝折れの原因は？）

結論　本症例の歩行における主要な機能的制限は，介助量が増大する LR 〜 MSt に起こる膝折れである．この膝折れの原因は，膝関節伸展筋力・足関節底屈筋の筋力低下である（図12）．

根拠　情報：動作観察（初期情報）にてみられた現象と筋力検査の結果から．
　　　　CR5：歩行における膝折れの原因を捉える．

思考　CR5 と筋力検査の結果から上記のように判断した．また，遊脚期における足部のクリアランス低下は足関節背屈筋の筋力低下が原因である．追加情報の動作観察から，プラスチック短下肢装具を使用することで，遊脚期における足部のクリアラ

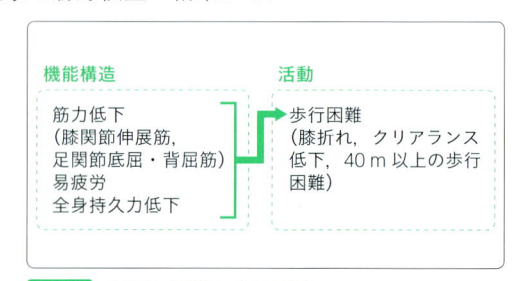

図12 歩行を困難とする原因

ンスが改善しているとともに，LR にて膝関節軽度屈曲位での衝撃吸収を可能にし，LR 〜 MSt における膝折れの頻度を減少させ，軽介助での歩行を可能にしている．しかしながら，40 m 以上の連続歩行は困難である．これは，歩行後の自覚的運動強度，脈拍などのバイタルサインの確認から，易疲労，全身持久力の低下が原因であると考えられる．さらに，CK 値が高値であること，翌日に下肢筋疲労，軽度の筋力低下が認められることから，理学療法および生活場面において運動強度が高く，過負荷となっている可能性が考えられる．

臨床思考 2-3　上肢・手指を用いた活動（仕事にかかわる動作）が困難な原因は？

結論　本症例における上肢・手指を用いた活動（仕事にかかわる動作）として，貸出・返却業務，配架作業，棚整理で必要となる，本を持つ動作，パソコンの操作などが挙げられる．この活動が困難な原因は，主に手指の筋力低下・ROM 制限・巧緻性低下である（**図 13**）.

根拠　情報：動作観察（追加情報）にてみられた現象と筋力検査，ROM 測定の結果から．

思考　本症例の予後は比較的良好であると予測されるが，今後の機能回復によっては，業務内容の変更などが必要となる．

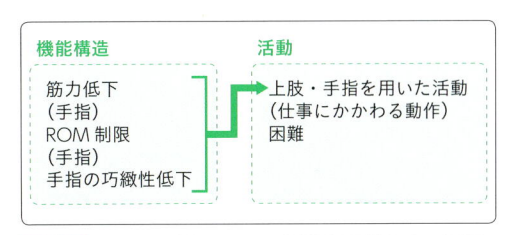

図 13　上肢・手指を用いた活動を困難とする原因

臨床思考 2-4　本症例の問題構造の全体像は？

結論　臨床思考 2-1 〜 3 を統合して以下のように考える（**図 14**）.

仕事復帰困難なのは，起立・歩行動作困難，上肢・手指を用いた活動（仕事にかかわる動作）が困難だからである．起立が困難なのは，足関節背屈制限，骨盤後傾位の座位姿勢（体幹機

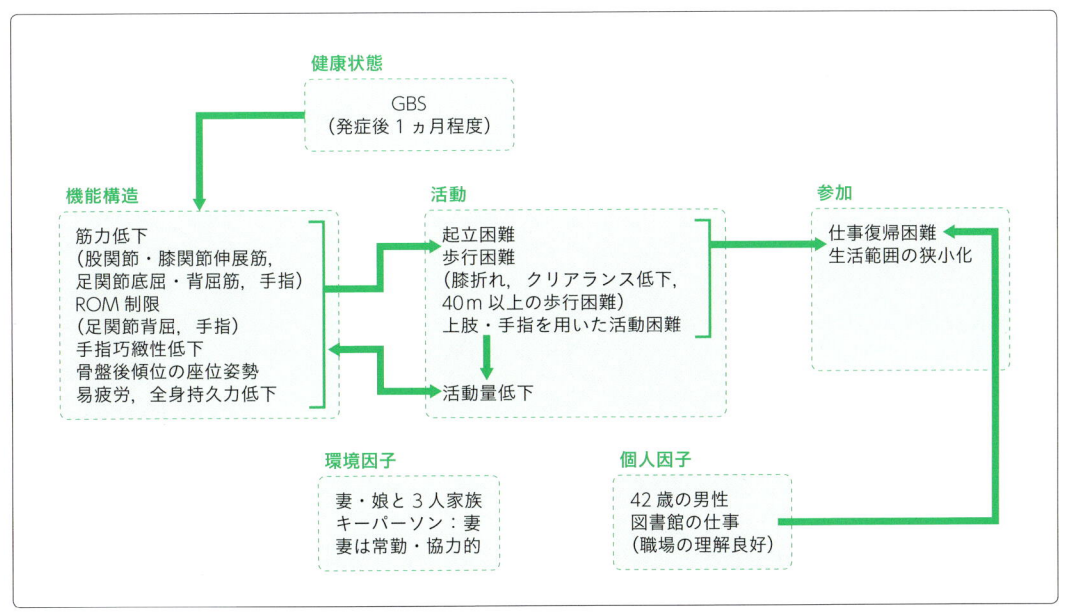

図 14　仮説的問題構造の全体像

能低下）による股関節屈曲および体幹前傾低下，股関節伸展筋・膝関節伸展筋の筋力低下が原因である．歩行が困難なのは，主に立脚期における膝折れであり，その原因は膝関節伸展筋力・足関節底屈筋の筋力低下である．また，40 m 以上の歩行が困難なのは，易疲労，全身持久力の低下が原因である．上肢・手指を用いた活動（仕事にかかわる動作）が困難なのは，主に手指の筋力低下・ROM 制限・巧緻性低下である．

臨床思考 2-5 本症例の問題の解決策は？

結論 ICF 概念地図で主要な問題点を解決する理学療法の介入プランを以下のように意思決定した（**図 15**，**表 4**）．動作練習，筋力増強運動，有酸素運動については，過負荷とならないよう，適切な運動強度を設定し実施する．動作練習・運動学習は，環境設定をしたうえで，必要に応じて歩行補助具・装具・自助具などを使用する．筋力増強運動は，個々の筋に対して実施するとともに，動作の反復にて筋力および協調性を高める．ROM 運動は，エンドフィール

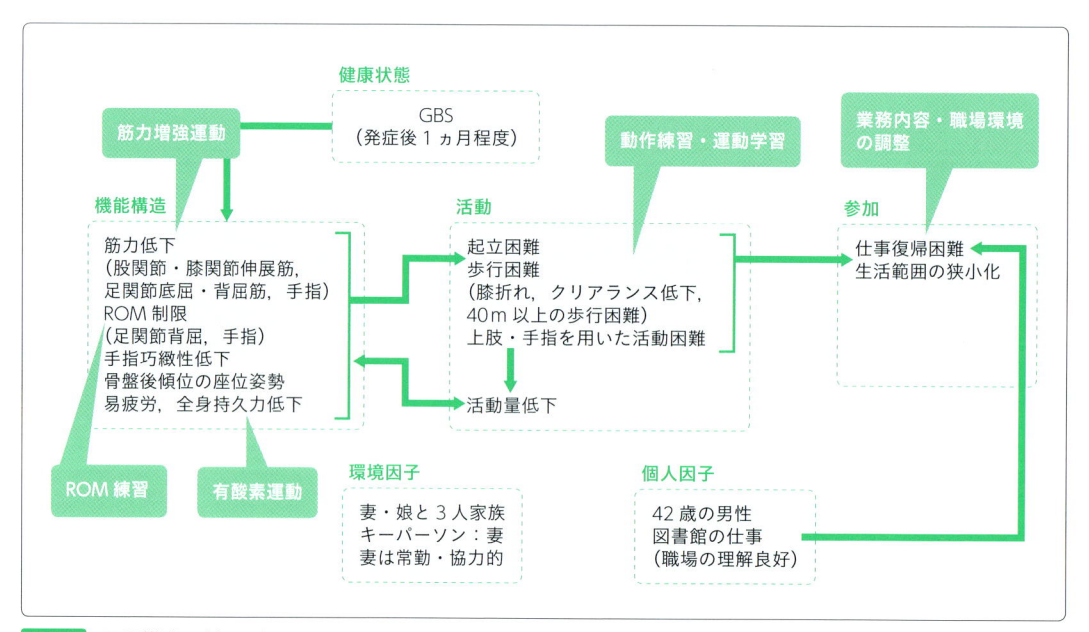

図 15 問題構造に対する解決策

表 4 本症例に対する理学療法の介入プラン

目的	方法	注意点・禁忌
動作獲得（起立・歩行・仕事にかかわる動作）	動作練習・運動学習（環境設定，歩行補助具・装具・自助具などを使用）	①過負荷　②転倒
ROM の拡大	足関節，手指の ROM 運動（関節モビライゼーション，伸張運動）	①オーバーストレッチ　②疼痛
筋力の向上	個々の筋に対する筋力増強運動 動作による筋力増強・協調性向上	過負荷
全身持久力の改善	有酸素運動	過負荷
仕事復帰のための業務内容・職場環境の調整	必要に応じて業務内容の変更や職場環境の整備などの調整を実施	職場との連携が必要

が主に筋・関節包であるため，関節モビライゼーションと伸張運動を実施する．また，オーバーストレッチや疼痛に注意する．仕事復帰においては，必要に応じて業務内容の変更や職場環境の整備などの調整を実施する．

■ 本症例からの学びと追加事項

クリニカル・ルール

1 GBSで起こる主な機能障害は，筋力低下，ROM制限，易疲労，感覚障害である．
2 GBSでは，起居・移動動作が制限される．ADL，IADL，就労などにおいては，手指を用いる活動が制限されやすい．
3 GBSの病型分類，重症度，予後不良の予測因子を確認することが重要である．
4 起立動作は，屈曲相でCOGの前方移動，伸展相でCOGの上方移動が必要となる．
5 歩行における膝折れの原因を捉える．
6 疲労を適切に評価することが重要である．

知っておきたい関連事項

1　MRC sum score

　　急性期のベットサイドにおいては，MMTでの筋力検査は困難であり，ベッド上背臥位の姿勢で実施できるMRC sum scoreによる筋力検査が有用となる．MRC sum scoreにおいて検査対象となる筋は，左右の肩関節外転筋・肘関節屈曲筋・手関節背屈筋・股関節屈曲筋・膝関節伸展筋・足関節背屈筋である．評価基準はMMTと同様で0～5の6段階で点数化され，合計スコアは0～60点（0～5点×12ヵ所）となる[10]．

2　GBSに対する免疫調整療法とその後の理学療法

　　GBSに対する免疫調整療法は，血漿交換療法や免疫グロブリン静注療法が行われる．GBSの一般的な理学療法は，急性期と回復期の病期別に捉えるとよい．急性期においては，筋力低下を中心とした症状が急速に進行することによって引き起こされる二次的な廃用症候群，合併症の予防が重要となる．近位筋と比較し遠位筋の回復に期間を要するため，特に手指，手関節，足関節のROM制限，関節拘縮が生じやすく，回復期における基本動作，ADL・IADLの獲得の阻害因子となる．筋緊張低下によるオーバーストレッチに注意しながらROM運動を実施し，拘縮予防を図ることが重要となる．その他，体位変換による褥瘡予防，弾性ストッキングや観血的空気圧迫法による深部静脈血栓症予防を行う．また，重症例では呼吸筋麻痺による人工呼吸器管理となる場合があり，呼吸理学療法による介入も必要となる．さらに，症例によっては自律神経障害として起立性低血圧を呈することがあり，下肢弾性包帯や腹帯の使用，ベッドアップや傾斜台による段階的な離床が必要となる．また，症状が進行している急性期においては，筋力増強運動の実施は控える．症状の進行は，通常4週間で極期を迎え，その後に回復が始まる．この回復期においては，過負荷，疲労に注意しながら，筋力増強運動，基本動作，ADL・IADLなどの練習を実施する．筋力増強運動では，筋力に応じて電気療法などの物理療法を併用して行う．起立・歩行練習などの動作練習では，

下肢の脱力が強い場合，下肢装具やサークル歩行器，ロフストランド杖などの使用を検討する．また，上肢機能，手指の巧緻性が求められる動作においては，上肢，手指機能を評価したうえで，上肢装具，自助具などの使用を検討する．さらに，GBS の好発年齢を考えると，就労，就学を視野に入れた社会復帰に対する介入が必要となる．理学療法介入は画一的なものではなく，個々の症例の状態に応じた介入が求められる．また，回復が遅延する症例も少なくないことから，長期的な介入や心理的ケアの視点を持って介入することが必要である．

書籍紹介

1 ギラン・バレー症候群，フィッシャー症候群診療ガイドライン 2013，日本神経学会監，南江堂，2013

GBS の疾患概念から，臨床症状，診断，治療までを網羅している．臨床上重要となるクリニカルクエスチョン（CQ）について，その回答・推奨グレード，背景・目的，解説をエビデンスに基づいて詳述している．

2 観察による歩行分析，Götz-Neumann K 著，月城慶一ほか訳，医学書院，2005

歩行について，運動学・運動力学的視点からわかりやすくまとめられている．各相における関節・筋の機能や逸脱運動の原因と影響などについて学ぶことができ，歩行観察・分析に活かすことができる．

●文 献

1）芳川浩男：ギラン・バレー症候群の疫学 . Brain Nerve 67：1305-1311, 2015
2）Hughes RA, et al：Controlled trial prednisolone in acute polyneuropathy. Lancet 2：750-753, 1978
3）「ギラン・バレー症候群，フィッシャー症候群診療ガイドライン」作成委員会編：CQ7-6 ギラン・バレー症候群の予後予測因子は何か．ギラン・バレー症候群，フィッシャー症候群診療ガイドライン 2013，日本神経学会監，南江堂，東京，45-48，2013
4）「ギラン・バレー症候群，フィッシャー症候群診療ガイドライン」作成委員会編：CQ8-4 脱髄型ギラン・バレー症候群および軸索型ギラン・バレー症候群の病型を決定する意義は何か．ギラン・バレー症候群，フィッシャー症候群診療ガイドライン 2013，日本神経学会監，南江堂，東京，57-59, 2013
5）Walgaard C, et al：Early recognition of poor prognosis in Guillain-Barré syndrome. Neurology 76：968-975, 2011
6）長部太勇ほか：立ち上がり動作の生体力学的特性と臨床への応用．理学療法 27：312-320，2010
7）江原義弘ほか：立ち上がり時の関節モーメント．ボディダイナミクス入門 立ち上がり動作の分析，医歯薬出版，東京，52-55，2001
8）Götz-Neumann K："パッセンジャー"と"ロコモーター"―歩行する身体の基本的な見方．観察による歩行分析，月城慶一ほか訳，医学書院，東京，22-39, 2005
9）Krupp LB, et al：The fatigue severity scale. Application to patients with multiple sclerosis and systemic lupus erythematosus. Arch Neurol 46：1121-1123, 1989
10）Kleyweg RP, et al：Interobserver agreement in the assessment of muscle strength and functional abilities in Guillain-Barré syndrome. Muscle Nerve 14：1103-1109, 1991

（白石和也）

32 脳性麻痺─痙直型両麻痺

■ 導入のためのエッセンス

◆脳性麻痺の発生要因は多数ありますが，早産・低出生体重に伴う脳室周囲白質軟化症を認める痙直型両麻痺が増加傾向にあります.

◆痙性麻痺による骨盤帯，両下肢の動かしづらさが認められ，比較的麻痺の影響の少ない上肢，体幹を使用して動作を行うことが特徴的です.

◆医師から処方を受けた理学療法士は，対象患者の社会的背景，本人・家族のニーズなどを問診し，身体状況などを評価し理学療法の方向性を決定し治療へと進みます.

◆痙直型両麻痺では，一般に独歩，杖歩行が可能となります. また幼少期では運動発達の遅滞，成長期では身長や体重の増加に伴う筋の短縮，関節の変形，腰痛などの二次的な障害も考慮しながら対応する必要があります.

◆一般的な理学療法では，運動発達の促進, ROM 運動, 基本動作練習, ADL 練習が中心となります. また近年はボツリヌス治療と平行しながら関節の拘縮予防を行う場合も増えてきています.

症例 腰背部筋に痛みを抱える 24 歳の男性.

CBL1 初期情報から仮説を立て，仮説証明のための新たな情報を選択する

初期情報

処方箋 ▶ 診断名：脳性麻痺（痙直型両麻痺）. 24 歳の男性. 痛みの軽減を目標に理学療法を進めてください. なお，転倒には十分注意してください.

現病歴 ▶ 某年 5 月 7 日当院受診. 以前より腰背部痛があり，転倒の回数も増えてきているため，現在入所中のグループホーム職員とともに来院. 当日より外来にて理学療法開始となる.

医療面接 ▶ PT「特に痛みが強い部分はどこですか？」
　　　　　患者「左側の腰と背中が痛いです」
　　　　　PT「どんなときに痛みが強くなりますか？」
　　　　　患者「長い距離を歩いたり清掃作業をしていると特に痛みが強くなります」
　　　　　PT「最近転倒したときはどのような場面ですか？」
　　　　　患者「急いで歩いたときや床が濡れていたときです」
　　　　　■その他に得た情報：グループホーム入所中. 移動は車椅子自走か両側短下肢装具装着，両側ロフストランド杖使用にて歩行している. 仕事は公園の清掃業務を行っており車椅子使用または立位で清掃作業を行っている.

動作観察 ▶ 四肢体幹の状態を確認した. 両上肢の麻痺は軽度でやや円滑さが欠けるものの ADL においては問題なく動作が可能. 両下肢については股関節屈曲・内転・内旋，膝関節屈曲，足関節底屈・内反位の傾向が強く，歩行時も同様の傾向がみられる. 骨盤帯の動きは乏しく歩行時は骨盤

が前傾，体幹は伸展位（腰椎前弯）をとりやすく，常に体幹伸展筋を過度に使用した歩行姿勢となり，体幹の側方移動が大きい歩容となる．立位保持，歩行には両側に短下肢装具を装着，両側にロフストランド杖を使用する．右肩甲骨は下方に位置し，右肩甲帯がわずかに後方へ引き込まれた状態にあり，体幹は軽度右回旋している．右側に比べ左側の腰背部の筋は膨隆している（図 1）．

下に示すクリニカル・ルールを用いて，次の問いに答えましょう

1-1 本症例の参加制約とその原因は？

1-2 本症例の活動制限とその原因は？

1-3 本症例の仮説的問題構造の全体像は？

1-4 仮説証明に必要な情報や検査は何か？

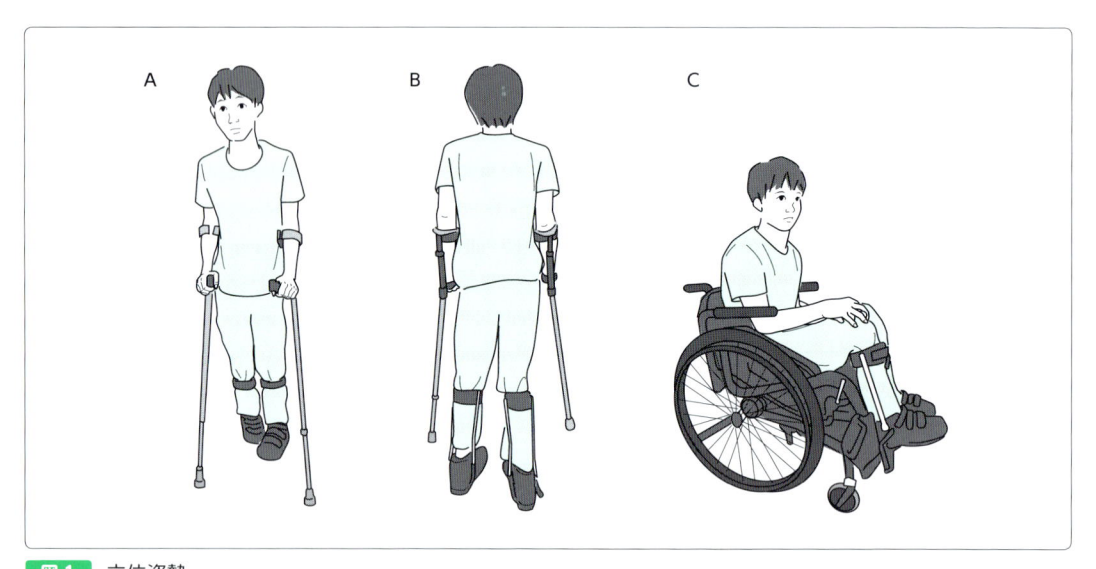

図1 立位姿勢
A：正面，B：後面，C：車椅子座位．

■ クリニカル・ルール

CR 1 脳性麻痺では粗大運動の獲得には個人差がある

　脳性麻痺では運動と姿勢の発達の異常が認められ，粗大運動の獲得には個人差がある．中でも痙直型両麻痺では上肢に比べ骨盤帯と下肢の痙性麻痺による運動障害が認められることが多い．そのため比較的麻痺の影響が少ない上肢と体幹を代償的に使用して動作を行う場合が多く，移動手段については杖，歩行器，装具などを使用した歩行や独歩を獲得する場合や歩行と車椅子を併用しながら日常生活を送る場合などがある．

　江口ら[1]は屋外歩行獲得の限界は 7 歳，屋内歩行獲得の限界は 9 歳，屋外杖歩行獲得の限界は10.5 歳，屋内杖歩行獲得の限界は 11 歳，四つ這い移動獲得の限界は6.7 歳と報告している．

CR 2 脳性麻痺では成長に伴う二次的障害についても考慮する

　脳性麻痺では成長に伴い，二次的障害についても考慮しアプローチしていく必要がある．

痙直型両麻痺の場合，杖，補装具を使用して屋内，屋外歩行を獲得する場合が多く，代償運動による部分的な筋の過度な使用や，筋力低下，不良姿勢を長時間とることなどにより筋骨格系の障害を生じる場合が多く，疼痛を誘発することも多い．

したがって，成長に伴い筋の不均衡改善，良姿位保持，関節変形・拘縮の予防，疼痛軽減などの観点からアプローチしていく．

CBL1 仮説的問題構造と仮説証明のための追加情報項目について "臨床思考" する

臨床思考 1-1　本症例の参加制約とその原因は？

結論　参加制約＝勤労者としての社会参加が困難．
　　　　その原因＝腰背部の痛みにより長時間の作業が困難だから（図2）．

根拠　情報：患者は長時間の歩行で痛みが強くなると訴えている．
　　　　CR1：脳性麻痺痙直型両麻痺では上肢と体幹を代償的に使用して動作を行う．

思考　本症例は，医療面接の際，長距離の歩行で腰背部痛が増強すると訴えている．公園清掃の業務では立位，歩行が要求される場面もあり，動的なバランス保持能力も必要とされる．これは上肢，体幹をさらに代償的にしようすることになるため，クリニカル・ルールと一致する．

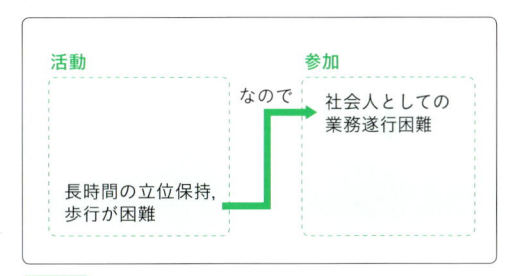

図2　参加制約とその原因

臨床思考 1-2　本症例の活動制限とその原因は？

結論　活動制限＝腰背部痛による清掃動作困難．
　　　　その原因＝骨盤帯，脊柱の ROM 制限，筋力低下，筋の不均衡などから起因する部分的な筋の過度な使用．

根拠　情報：左腰背部痛の訴えがある．
　　　　CR2：代償運動による部分的な筋の過度な使用や，筋力低下，不良姿勢を長時間とることなどにより筋骨格系の障害を生じる場合が多く，疼痛を誘発することも多い．

思考　立位での清掃動作は動的なバランス保持が要求されるため，脊柱，骨盤の安定性と運動性が必要となる．CR2 にあるように痙直型両麻痺の場合，代償運動による部分的な筋の過度な使用や，筋力低下，不良姿勢を長時間とることなどにより筋骨格系の障害を生じる場合が多く，疼痛を誘発することも多いことから良肢位での姿勢保持と清掃に必要な動作が困難となっていると考えられる（図3）．

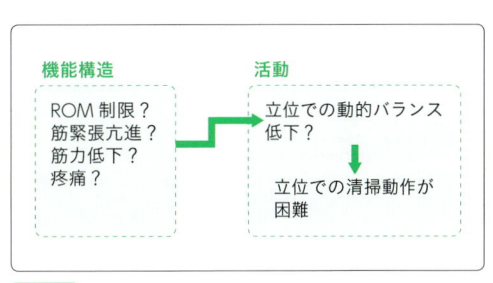

図3　活動制限とその原因

臨床思考 1-3 本症例の仮説的問題構造の全体像は？

結論 臨床思考 1-1 ～ 2 を統合して以下のように考える（**図4**）.

「社会人としての業務参加が困難」なのは「長時間の立位保持が困難」だからで，そうなのは「立位での動的バランスの低下（？）」があるからで，立位での動的バランスを保持できないのは「脊柱，骨盤の安定性と運動性の低下，筋緊張亢進，疼痛，筋力低下（？）」によるものである. 以上のように仮説的に問題構造をまとめる.

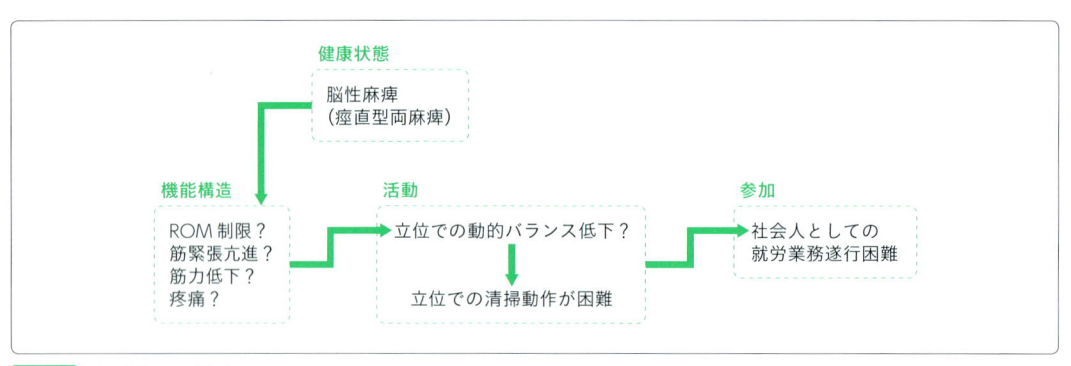

図4 仮説的問題構造

臨床思考 1-4 仮説証明に必要な情報や検査は何か？

結論 ICF 概念地図で「？」がついている項目を確認すれば問題構造が明らかとなる.

1) 立位姿勢，動的バランスの観察と分析
2) 立位保持，歩行時に関係する疼痛の評価
3) 脊柱，骨盤の ROM テスト
4) 腰背部の筋緊張検査
5) 筋力テスト

根拠 CR2：成長に伴い，代償運動による部分的な筋の過度な使用や，筋力低下，不良姿勢を長時間とることなどにより筋骨格系の障害を生じる場合が多く，疼痛を誘発することも多い.

思考 立位での清掃動作を制限する因子を明確にするため，立位姿勢の観察や分析，疼痛，筋緊張の評価などを行う必要がある.

CBL2 追加情報から本症例の問題構造を明らかにし，解決策を講じる

追加情報

姿勢観察 ▶ 立位姿勢における動的バランスの観察，分析を行った.
全体的にやや左側に重心があり，ロフストランド杖使用時は左上肢での支持が強い印象を受ける. 前後左右への重心移動に対しては抵抗感が感じられ，体幹伸展筋を過度に使用することで姿勢を保持しようとする傾向がみられる.

疼　痛 ▶ 長時間の立位保持，特に歩行距離が長い場合や清掃時に左側腰背部に疼痛が出現する（6/10）.

Ｒ　Ｏ　Ｍ 〉 ◆胸腰部回旋（Rt. 40, Lt. 25），◆股伸展（Rt. −5, Lt. −5）.
※単位：度

筋緊張検査 〉 筋緊張亢進：肩甲骨周囲筋群，左腰背部筋群.

筋　　　力 〉 ◆体幹屈曲（3）伸展（4），◆上肢（全方向：Rt. 4, Lt. 4），◆下肢（全方向：Rt. 3, Lt. 3）.
※ MMT

家庭環境 〉 グループホーム入所中.

下に示すクリニカル・ルールを用いて，次の問いに答えましょう

2-1　立位での清掃動作困難な原因は？

2-2　長時間の立位姿勢保持で腰背部痛が出現する原因は？

2-3　本症例の問題構造の全体像は？　　　　　　　　2-4　本症例の問題の解決策は？

■ クリニカル・ルール

CR 3 良好なバランスを保つためには主に ROM，姿勢保持に必要な筋力と筋緊張，感覚の要素
などが必要である

　バランスには，重心が支持基底面内にある静的バランスと，重心が支持基底面から外れたときに
姿勢を保つ動的バランスがある．いずれも身体各部の十分な ROM と姿勢保持に必要な筋力と筋緊
張，そして感覚の要素が必要となる．これらの要素が十分でないと特に動的バランスは不良となる.

CR 4 動作時には，胸椎の動的な支持性が求められる

　脊柱全体としての役割は，支持と衝撃の吸収であるといえる．特に胸椎は大きな ROM を有する
わけではないが動作時に動的な支持が求められる部分であるため，可動性と支持性が必要とされる.

　歩行では T7-8 の椎間板は不動であり，一方，最大回旋はそのすぐ上下の椎間板で起こるとされ
ることから，特に T7-8 周囲が動作時の安定点と考えられる.

CBL2 追加情報から問題構造と解決策について "臨床思考" する

臨床思考 2-1 立位での清掃動作困難な原因は？

結論　立位での清掃動作が困難なのは，長時間の立位姿勢で腰背部痛が出現するからである（**図 5**）.

根拠　情報：動作観察で上記の動作が観察された.

思考　本症例の場合の清掃動作は，ゴミの回収，
掃き掃除など車椅子から離れ，立位で行う
場合がある．一連の清掃動作を確認した結
果，立位姿勢の時間が長くなると腰背部痛
を認めたため，そう判断した.

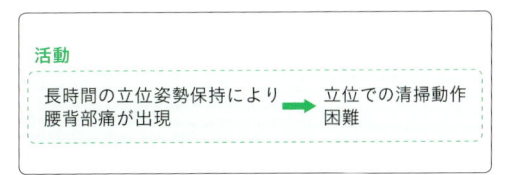

図 5　立位での清掃動作が困難な原因

臨床思考 2-2 長時間の立位姿勢保持で腰背部痛が出現する原因は？

結論 腰背部痛が出現する原因は，重心移動に対して過度に腰背部の筋群を使用して姿勢を保持するためである（図6）．

根拠 情報：腰背部の筋緊張亢進により骨盤，脊柱の可動性低下がある．

CR3，4：動的なバランス保持には胸椎をはじめ脊柱の安定性など，身体各部の十分な ROM と姿勢保持に必要な筋力や筋緊張の要素などが必要となる．

思考 動作観察と CR3，CR4 から，股関節屈曲位での立位により骨盤は前傾位となり過度に腰背部の筋群を使用した立位姿勢となり，長時間の立位姿勢保持の際に疼痛が出現すると推論できる．

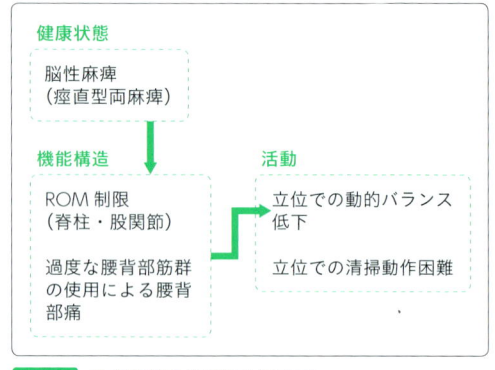

図6 腰背部痛が出現する原因

臨床思考 2-3 本症例の問題構造の全体像は？

結論 臨床思考 2-1 ～ 2 を統合して以下のように考える（図7）．

本症例が社会人としての就労業務を十分に行えないのは，立位での清掃動作が困難だからである．本症例は清掃動作時に車椅子からの立ち上がりや座り込み動作が頻回に必要となり，ロフストランド杖，短下肢装具を使用した不安定な立位バランスの中での作業となることを考慮する必要がある．

立位での清掃動作が困難なのは，長時間の立位姿勢保持にて腰背部痛が出現するためである．腰背部痛の出現は重心移動に対して過度に腰背部の筋群を使用して姿勢を保持することに由来する．

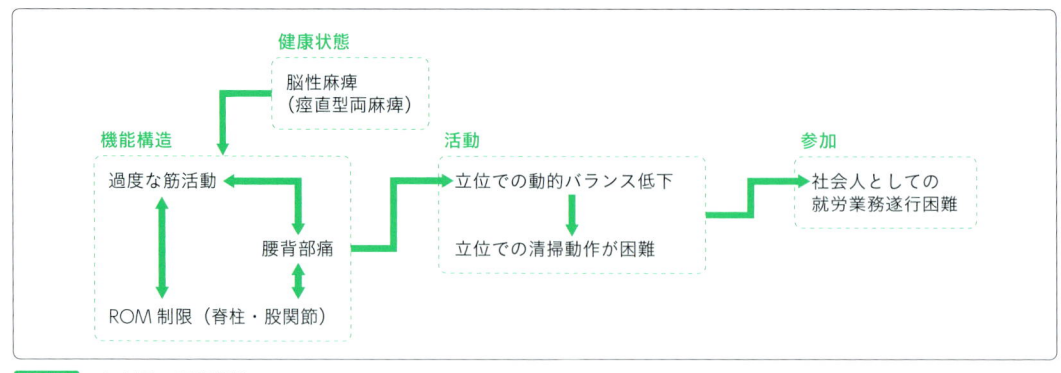

図7 本症例の問題構造

臨床思考 2-4 本症例の問題の解決策は？

結論 ICF 概念地図で主要な問題点を解決する理学療法の介入プランを以下のように意思決定した（**図 8**，**表 1**）.

腰背部，肩甲骨周囲，骨盤・股関節周囲筋群の筋緊張不均衡改善，疼痛の軽減を目的にストレッチ，機能的マッサージを行う.

ROM 制限に対しては関節周囲組織の短縮と考えられるので伸張運動を行う. 特に股関節周囲，脊柱の ROM が拡大することで脊柱と骨盤の運動性が高まり，立位での動的バランスの向上につながると考えられる. ROM 運動では代償運動に，立位での重心移動運動では転倒に注意して理学療法を進めていく.

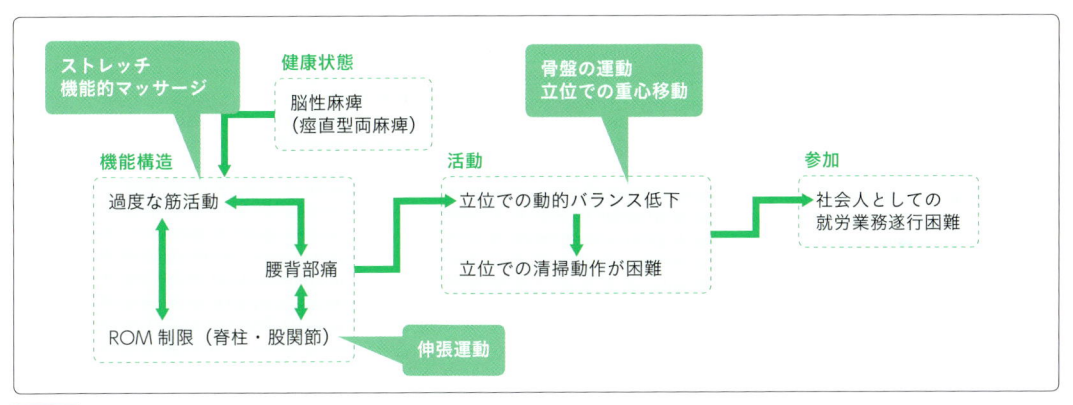

図 8 問題構造に対する解決策

表 1 本症例に対する理学療法の介入プラン

目的	方法	注意点・禁忌
疼痛の除去・軽減 筋緊張不均衡改善	機能的マッサージ，ストレッチ，物理療法	
ROM の拡大	脊柱，股関節の伸張運動	代償運動
動的バランスの安定性向上	骨盤の運動，立位での重心移動	転倒

■ 本症例からの学びと追加事項

クリニカル・ルール

1 脳性麻痺では粗大運動の獲得には個人差がある.

2 脳性麻痺では成長に伴う二次的障害についても考慮する.

3 良好なバランスを保つためには主に ROM，姿勢保持に必要な筋力と筋緊張，感覚の要素などが必要である.

4 動作時には，胸椎の動的な支持性が求められる.

知っておきたい関連事項

A 型ボツリヌス毒素（BoNT-A）療法

　上肢痙縮および下肢痙縮に対する BoNT-A の投与が 2010 年 10 月に承認されて以来，わが国では痙縮を有する多数の患者に同剤が投与されており，実施臨床における治療経験は着実に蓄積されつつある[2]．近年ではリハビリテーションと平行して関節拘縮予防などを行い，ADL の向上を図ることが増えてきている．

書籍紹介

1　イラストでわかる小児理学療法，上杉雅之監，成瀬　進ほか著，医歯薬出版，2013

　　小児の正常発達から脳性麻痺，小児整形疾患などの各病態が学べる．さらに具体的なアプローチや保護者への具体的な介入ができるようにホームプログラムを紹介している．基礎知識の整理から臨床ですぐに実践，活用できる書籍である．

2　クラインフォーゲルバッハのリハビリテーション　機能的運動療法：基礎編，Spirgi-Gantert I ほか編，野澤絵奈訳，丸善出版，2009

　　姿勢や動作観察を行う際の考え方やポイントを学ぶことができ，患者への運動指導を行う場合など臨床ですぐに実践，活用できる書籍である．

●文 献

1）江口壽榮夫ほか：脳性麻痺児の訓練頻度と移動能力獲得の限界—療育からみた治療訓練の効率—．リハ医 37：219-225，2000
2）木村彰男ほか：上下肢痙縮を有する脳卒中後の片麻痺患者を対象とした A 型ボツリヌス毒素製剤投与状況の調査．Jpn J Rehabil Med 52：421-430, 2015

（高見澤一樹）

33 脳性麻痺—アテトーゼ型

■ 導入のためのエッセンス

◆ 脳性麻痺のアテトーゼ型は痙直型に次いで多くみられる運動障害型ですが，脳性麻痺全体の1割程度とされています．

◆ 一般的には，痙直型脳性麻痺と同じように生後比較的早い段階から理学療法（リハビリテーション）を開始します．

◆ 医師から処方を受けた理学療法士は，対象患者の身体状態や社会的背景を問診したり検査したりして，まずはこれから行っていく理学療法の方向性を決定し，治療へと進みます．

◆ アテトーゼ型の場合，精神的・心理的な影響による筋緊張変化のために，①安定した姿勢保持困難，②上肢支持・操作困難，③ROM障害などの機能構造障害が起こります．これらの機能構造障害により，起居・移動動作，上肢を用いる活動（ADLやIADL）に制限をきたします．

◆ 年齢によって目標は変化しますが，一般的な理学療法では動作練習（姿勢変換・移動・ADL能力の改善・維持），ROM運動などを行います．

症例 大学進学を検討しているアテトーゼ型脳性麻痺の16歳の高校生．

CBL1 初期情報から仮説を立て，仮説証明のための新たな情報を選択する

初期情報

処 方 箋 ▶ 診断名：アテトーゼ型脳性麻痺，16歳の女性，高校1年生．ROM改善と筋力維持，ADL能力向上を目標に理学療法を開始してください．

現 病 歴 ▶ 在胎27週4日で普通分娩にて出生．体重872g，身長38cm．出生後，新生児集中治療室（NICU）に入室し，4ヵ月間保育器管理（最初の1ヵ月は呼吸器管理もされた）．NICU退室後も1ヵ月入院し，生後5ヵ月半で退院．8ヵ月より同病院で理学療法開始となる．2歳2ヵ月のときにアテトーゼ型脳性麻痺と診断された．5歳まではボイタ法の治療を受けていたが，その後転院．6歳で股関節周囲，7歳で両肩関節・肘関節周囲，10歳で両足関節周囲（右は＋アキレス腱延長術）と右母指・示指の筋解離術を受けた．高校入学を機に本院に転院．

発 達 歴 ▶ 定頸：8～9ヵ月，ハートウォーカー歩行：4歳，割座保持：6歳（股関節筋解離術後以降），寝返り：6～7歳（右への寝返りを先に獲得），バニーホッピング：7歳，喃語：18ヵ月（1歳半），発語：20ヵ月（1歳8ヵ月），2語文以上：24ヵ月（2歳）．

医療面接 ▶ PT「現在はどのような生活をされていますか？」
患者「通信制の高校にサポート校の援助を受けて通っています」
PT「日常動作はどのくらい自分でしていますか？」
患者「基本的には全介助（母）です．大学進学とそれに合わせて1人暮らしを希望しています」
PT「特に最近困っていることはありますか？」

患者「割座で座って前かがみになると膝が痛いです．あとは自分でお化粧してみたいです」
■その他に得た情報：両親と 3 人暮らし．普段は母親が主介護者．

動作観察 ▶ 車椅子介助で入室．車椅子座位は足ベルト，骨盤ベルト，体幹ベルトにて固定している．上肢も体幹ベルトで同時に固定している（**図 1**）．床への移乗は母の全介助．少しでも運動しようとすると主に四肢の不随意運動が突発的に出現する．また介助しようと身体に触ったときにも不随意運動が増強する．コミュニケーションは問題なく，受け答えは良好だが，笑ったり，驚いたり，会話に夢中になったりすると全身の筋緊張が亢進し，姿勢が崩れやすくなる．母親の話では，慣れない場所であるとこれらの特徴はより顕著に出やすいとのことである．学校の授業はタブレット型端末を口で咥えたタッチペンにて操作して受けている（**図 2**，**動画 1** p389）．

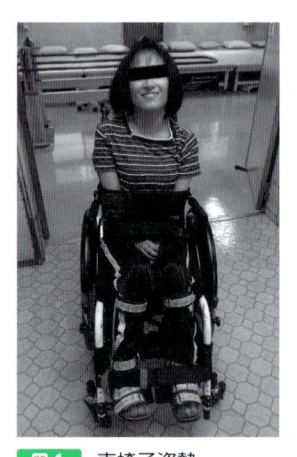
図 1 車椅子姿勢

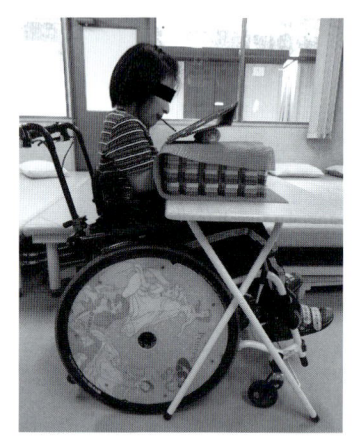
図 2 タッチペン操作

下に示すクリニカル・ルールを用いて，次の問いに答えましょう

1-1 本症例の参加制約とその原因は？   1-2 本症例の活動制限とその原因は？

1-3 本症例の仮説的問題構造の全体像は？   1-4 仮説証明に必要な情報や検査は何か？

■ クリニカル・ルール

CR 1 脳性麻痺のアテトーゼ型では不随意運動と姿勢反応の低下が特徴的である

"アテトーゼ"とはギリシャ語で「固定がないこと」という意味で，1971 年に Hammon が一定の肢位がとれないものという概念として提唱した．近年ではアテトーゼ型という分類はジスキネティック（diskinetic）型とされ，さらにジストニック（dystonic）型と舞踏様アテトーゼ（choreo-athetosis）型のいずれかに分類されることが多い[1]．ジストニック型は常に増大した筋緊張があり，動きが少なく活動の減少やこわばった運動を示し，舞踏様アテトーゼ型は常に低下した筋緊張があり，動きが過剰で，活動性の増大や激しい運動を示すとされている．主に大脳基底核病変によることが多く，てんかん発作や知的障害を合併することは痙直型よりも少ない．心理的・精神的な影響による筋緊張亢進のために常に変動する不随意運動がみられる．主動作筋収縮時に拮抗筋が急速に

弛緩するため，運動は突発的で過剰となり，中間位での段階的なコントロールが苦手である．また，重力に抗するための持続的な姿勢筋緊張がなく，姿勢を保持・安定させるのが難しい．障害部位は全身で四肢麻痺を呈し，上半身の方が下半身より障害が重いことが多い．障害の程度は軽度〜重度に及び，他のタイプに比べて予後が予測しにくい．

CR 2 アテトーゼ型は加齢によって二次的な骨関節障害を起こしやすい

アテトーゼ型では，頭頸部の不随意運動により若年から骨棘形成や頸椎すべり症，頸椎椎間板ヘルニアを生じ，神経根症状や頸椎症を高頻度で発症することが多い．特に過度な頸部伸展や回旋運動により，上部頸椎の変形を起こしやすいとされている．ADL 自立度の高い症例，一般就職者，普通校出身者など健常者に近い生活をしてきた症例ほど頸椎 MRI 所見の重度化がみられた[2] とされており，症状の徴候が現れた際の早期対応も重要だが，症状が現れる前から定期的に診察や理学療法の場面でチェックすることが重要である．

また幼児期に股関節の臼蓋形成不全を指摘されている患者は，加齢により変形性股関節症を生じることがある．

CBL1 仮説的問題構造と仮説証明のための追加情報項目について "臨床思考" する

臨床思考 1-1 本症例の参加制約とその原因は？

結論 参加制約＝介助なしでの ADL 参加制約．
その原因＝移乗・移動動作困難，上肢支持・操作困難，起居動作困難，セルフケア困難（図 3）．

根拠 情報：現在，本症例はコミュニケーション以外，基本的に全介助である．

思考 本症例は，医療面接の際，現在は通信制高校とサポート校の利用で学習していると答えている．これは入学可能であった特別支援学校では本人の希望する大学進学が難しいが，普通校への入学は困難であったためである．この主な原因は移乗・移動，起居動作困難であることと，上肢支持・操作困難により日常生活の大部分を介助してもらう必要があるためである．また大学進学を機に1人暮らしを希望する，化粧に興味がある，など女子高校生らしい希望を持っているが，セルフケアに関しても全介助となっている現時点では困難である．

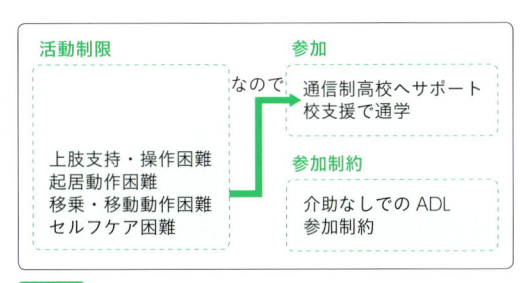

図3 参加制約とその原因

臨床思考 1-2 本症例の活動制限とその原因は？

結論 活動制限＝移乗・移動動作困難，上肢支持・操作困難，起居動作困難，セルフケア困難．
その原因＝不随意運動，姿勢反応の低下，ROM 障害，変形・拘縮？（図4）

根拠 情報：動作観察により，運動時に不随意運動が出現すること，姿勢保持もベルトなどが必要．また，面接では座位保持時に膝関節の痛みを訴えている．

CR1：アテトーゼ型では不随意運動と姿勢反応の低下が特徴的である．

CR2：アテトーゼ型は加齢により，二次的な骨関節障害を生じやすい．

思考 CR1 にあるように，アテトーゼ型の特徴は不随意運動と姿勢反応の低下であり，移乗・移動，起居動作，上肢操作を困難にしている主な原因であると考えられる．また，割座での体幹前傾時に膝関節の痛みがあるという点から ROM 障害や変形・拘縮を挙げた．これは CR2 にあるように加齢による二次的な骨関節障害を生じている可能性があるからである．

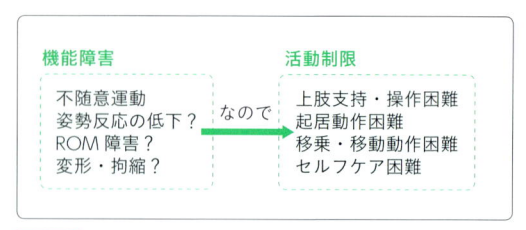

図4 活動制限とその原因

臨床思考 1-3 **本症例の仮説的問題構造の全体像は？**

結論 臨床思考 1-1 ～ 2 を統合して以下のように考える（**図5**）．

「介助なしで ADL への参加が制約」されるのは「起居・移乗・移動動作に加えて，上肢支持・操作が困難」だからで，そうなのは「不随運動，姿勢反応の低下（？），ROM 障害（？），変形・拘縮（？）」によるものである．一方で，普通校への進学は叶わなかったが，「通信制の高校への進学を可能にしている」能力として，「頸部コントロール良好」で，「PC（インターネット）使用が可能」であること，環境因子として「両親の理解が篤く，本人へのサポート体制が充実している」ことが挙げられる．個人因子として，高校生であることにより今後大学進学が問題となる．以上のように仮説的に問題構造をまとめる．

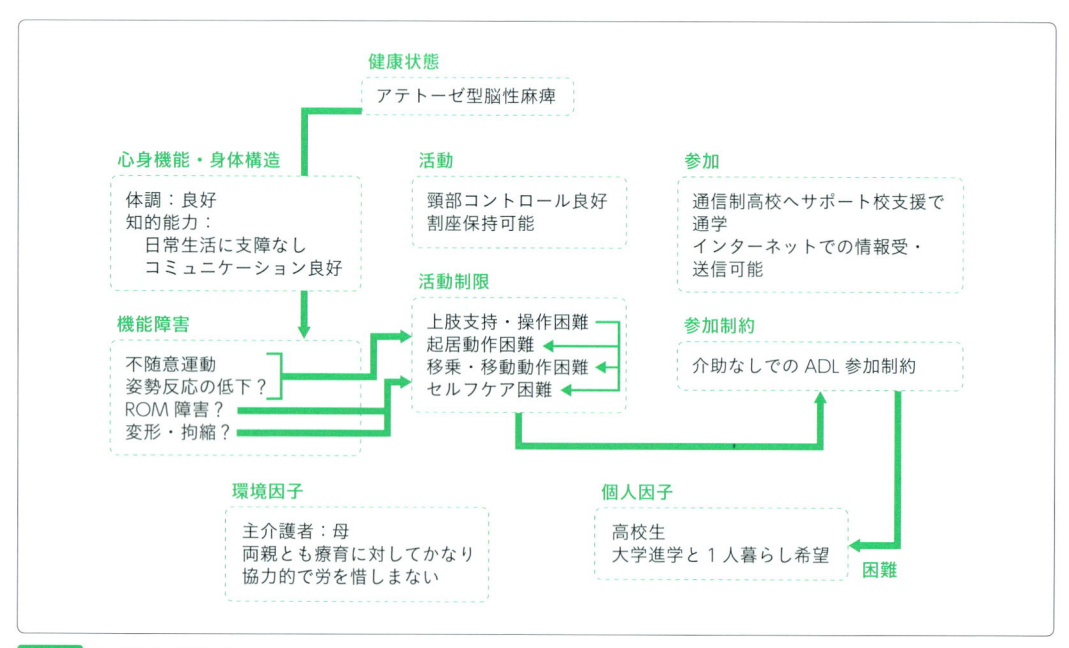

図5 仮説的問題構造

結論　ICF 概念地図で「?」がついている項目を確認すれば問題構造が明らかとなる.

> 1)　粗大運動能力の評価（GMFM）
> 2)　ADL の評価（PEDI）
> 3)　筋緊張評価
> 4)　姿勢反応評価
> 5)　ROM テスト＋ X 線評価

根拠　CR1：アテトーゼ型では不随意運動（異常筋緊張）と姿勢反応の低下が特徴的である.
　　　　CR2：アテトーゼ型は加齢により，二次的な骨関節障害を生じやすい.

思考　まずは聞き取りだけでなく，実際の粗大運動能力・できる ADL を知る必要がある. 脳性麻痺の粗大運動能力は粗大運動能力分類システム（GMFCS），粗大運動能力尺度（GMFM），ADL 能力評価はリハビリテーションのための子どもの能力低下評価法（PEDI）という評価表がある. また，CR1 や動作観察からもみることができる不随意運動をみるための筋緊張評価や，姿勢反応の評価，CR2 にあるように二次的な関節障害を知るためにも ROM や X 線画像のチェックは必要である.

CBL2　追加情報から本症例の問題構造を明らかにし，解決策を講じる

追加情報

GMFCS ❯ 12 ～ 18 歳の年齢帯の項目より判定. 本症例は現時点で電動車椅子を使用しておらず，ほとんどの生活環境を手動車椅子で移送されるものの，身体介助を受ければ屋内の短距離歩行が可能であり，電動車椅子を操作する能力もあると考えられるため，レベルⅣであると判断した.

GMFM ❯ A：臥位と寝返り 43 点（84%），B：座位 26 点（43%），C：四つ這いと膝立ち 0 点（0%），D：立位 0 点（0%），E：歩行 0 点（0%），走行とジャンプ 0 点（0%），総合点 69 点（24.6%）. A 領域では前腕支持の腹臥位，左右への pivot 移動で減点，B 領域では座位保持の項目で何点か加点があるも，座位への姿勢変換，横座りや端座位の項目で減点あり.

PEDI ❯ 機能的スキル（セルフケア：23/73 点，移動：14/59 点，社会的機能：63/65 点）. 介護者による援助（セルフケア：10/40 点，移動：3/35 点，社会的機能：25/25 点）. セルフケアでは摂食可能な食物形態に制限がない点，整容・更衣に協力しようとする点，排尿・排便の管理に加点があった. 移動は部分的な移動・座位保持などで加点，社会的機能は地域における活動のみ減点があるも，移動能力による制限であり，認知面は問題なし.

ROM ❯ ◆ 肩内旋（Rt. 70，Lt. 70），◆ 手指（自動・他動運動ともに完全伸展困難），◆ 股外転（Rt. 10，Lt. 10）外旋（Rt. 15，Lt. −10）内旋（Rt. 70，Lt. 70），◆ 足背屈（膝伸展）（Rt. −5，Lt. −10）背屈（膝屈曲）（Rt.5，Lt.0），◆ その他の ROM は正常.
※単位：度

動作観察 ❯ 床上の寝返り（**動画 2** p389），座り上がり（**動画 3** p389），座位での上肢操作，口でのタッチペン操作を観察. 寝返りは頭部と下肢の回旋により体幹・上肢を回旋している. 背臥位から一気に腹臥位になる. 左右差は特に感じられない. 座り上がり（腹臥位から割座）が軽介助（骨盤挙上など）で可能. 中学生までは自立していた. 座位保持（割座）可能だが，前述のように，高校生になってから膝の痛みがあり，あまり割座を行わなくなった. 四肢（特に上肢）のコントロールが難しく，どの動作にも時間がかかる. 歩行は短下肢装具着用＋後方

介助で可能. 上肢を押さえた方が下肢の振り出しがスムーズに行えるが, 上肢を押さえなくても短距離の移動ならば可能. タッチペンを口に咥えて, タブレット型端末を操作するが, セットさえすれば介助の必要なし. 全身はベルトで固定されている.

姿勢反応 ▶ ◆非対称性緊張性頸反射（−）. ◆保護伸展反応：座位で前方や側方に傾けると, 傾けた方向へ上肢を伸展させようとする運動はみられるのだが, 不随意運動も同時に増強するため, 手をつくことはまれ. 後方へは怖さがあり両肩・肘関節を屈曲してしまう.
◆傾斜反応：座位では四肢でバランスをとろうとする動きがみられるが, 持続的な姿勢保持が困難なため, 崩れてしまう. 左右差はない.

筋緊張 ▶ 評価のために触ろうとすると全身の筋緊張が亢進するため正確な計測が困難だが, 力が抜けるとどの関節も容易に屈曲・伸展可能（MAS で 0 〜 1）, 足関節背屈のみ MAS で 2 〜 3（左＞右）, 足関節クローヌス（−）, 不随意運動は上肢＞下肢でみられ, 動作時により著明になる.

疼　　痛 ▶ 割座位で前腕が床につくくらい, 体幹を前屈すると両側膝外側に痛みを訴える（左右差なし, 3/10）.

X 線 像 ▶ 股関節・膝関節ともに亜脱臼などの変形は特にみられない.

家庭状況 ▶ 両親と 3 人暮らし. 両親とも介護に協力的だが, 主介護者は母.

下に示すクリニカル・ルールを用いて, 次の問いに答えましょう

2-1　起居・移乗・移動動作が困難な原因は？　　2-2　上肢支持・操作, セルフケアが困難な原因は？
2-3　本症例の問題構造の全体像は？　　　　　　2-4　本症例の問題の解決策は？

■ クリニカル・ルール

CR 3 "できない"能力ではなく, "できる"能力に着目する

　アテトーゼ型の脳性麻痺に限らず, 先天性の小児疾患では, さまざまな動作に対して"元々行っていた方法"というものを持たないことが多々ある. 特にアテトーゼ型では不随意運動がさまざまな動作の阻害要因となるが, この不随意運動は生涯を通して完全に制御することはできない. そのため, より不随意運動が出にくい姿勢, 動作方法の獲得は必ずしも正常発達どおりになるとは限らない. 本症例も寝返りが自立になったのは割座保持の後であるし, 床上動作獲得の前からハートウォーカー歩行の練習を行っていた. 介助ありであったとしても, 自分で動けるという楽しさが他の動作の獲得に影響することがあるので, 多少発達順序が前後しても, 症例の"できる"能力に着目した課題選択が重要である.

CR 4 成人脳性麻痺者の目標は改善でなく, 現状維持である

　本症例は加齢に伴い, 以前に比べて姿勢変換が困難になっており, また膝関節の痛みなども訴えている. 脳性麻痺の子供の運動能力のピークは大体小学校低学年であるとされており, 以降は下降していく運動機能をどう維持するのかが問題となってくる. また当然ながら体重や身長は増加するが, 一方で主介護者である両親は年齢を重ねるため, 介護に苦労するようになる. そこで, 自分で

できることを増やすこともももちろん大事なのだが，今できていることをできるだけ長くできるようにすることが重要になってくる．

CR 5 使える福祉機器，社会支援は積極的に導入する

本症例は両親がとても工夫していて，高校の選択も本人の学習意欲を最大限発揮できるよう，通信制の高校を選択し，サポートしてくれる団体を探し，机やタブレット端末用の台，タッチペンなどの工夫，サポート校への送迎をしている．このように，本人の能力を ADL 動作に合わせて改善するのではなく，症例の能力に合うように ADL 動作がしやすい環境を用意することも大事である．今後の大学進学に向けて電動車椅子の導入，本人の希望する 1 人暮らしのためには社会支援の導入なども積極的に行う必要がある．

CBL2 追加情報から問題構造と解決策について "臨床思考" する

臨床思考 2-1 起居・移乗・移動動作が困難な原因は？

結論 動作時にみられる不随意運動，上肢支持困難，姿勢反応の低下，ROM 障害のためである．

根拠 情報：動作観察で上記特徴が観察された．また追加の評価で ROM にも制限を認めた．
CR3："できる能力" に着目する．
CR5：使える福祉機器は導入する．

思考 何よりも本症例の動作を阻害しているのは不随意運動である．また，加齢と膝の痛み，上肢の支持力低下に伴い，以前は可能であったバニーホッピングが高校入学の頃より行えなくなってしまっている．床上移動の能力も確かに大事だが，今後の目標である 1 人暮らしを考えると，床上移動は寝返りでかろうじて行えているので，電動車椅子の導入により移動の自立を目指したい．

臨床思考 2-2 上肢支持・操作，セルフケアが困難な原因は？

結論 動作時にみられる不随意運動のためである．

根拠 情報：動作観察で上記特徴が観察された．
CR1：アテトーゼ型では不随意運動（異常筋緊張）が特徴的である．
CR4：目標は動作改善よりも現状維持である．

思考 CR1 にあるように，アテトーゼ型の筋緊張は元々下肢に比べて上肢の方が強いことが多い．本症例は 7 歳のときに両肩関節周囲の筋解離術を行っており，一度はバニーホッピングを獲得するまでに至ったが，加齢とともにまた筋緊張が強くなってきていることが上肢の支持性・操作性の低下を引き起こしていると考えられる．また，体幹部の支持性も低いことが，より上肢の操作を困難にしている可能性がある．そしてこの上肢操作困難なためにセルフケアの困難を引き起こしている．

臨床思考 2-3 本症例の問題構造の全体像は？

結論 臨床思考 2-1 〜 2 を統合して以下のように考える（**図6**）.

本症例が介助なしでの ADL 参加を制約されているのは主に不随意運動や姿勢反応の低下に由来する上肢の支持・操作困難，起居・移乗・移動動作困難であり，上肢操作・支持困難はさらにセルフケア困難や起居・移乗・移動動作の困難に影響する．そしてこれらの活動制限が本症例の日常生活への参加を制約している．ROM 障害，関節の変形・拘縮に関しては，床上移動動作（バニーホッピング）を制限しているものの，いまはそこまで積極的に介入する程ではない．しかし CR2 にあるように，アテトーゼ型脳性麻痺患者にとって，今後変形が進行しないように，定期的なチェックが必要である．

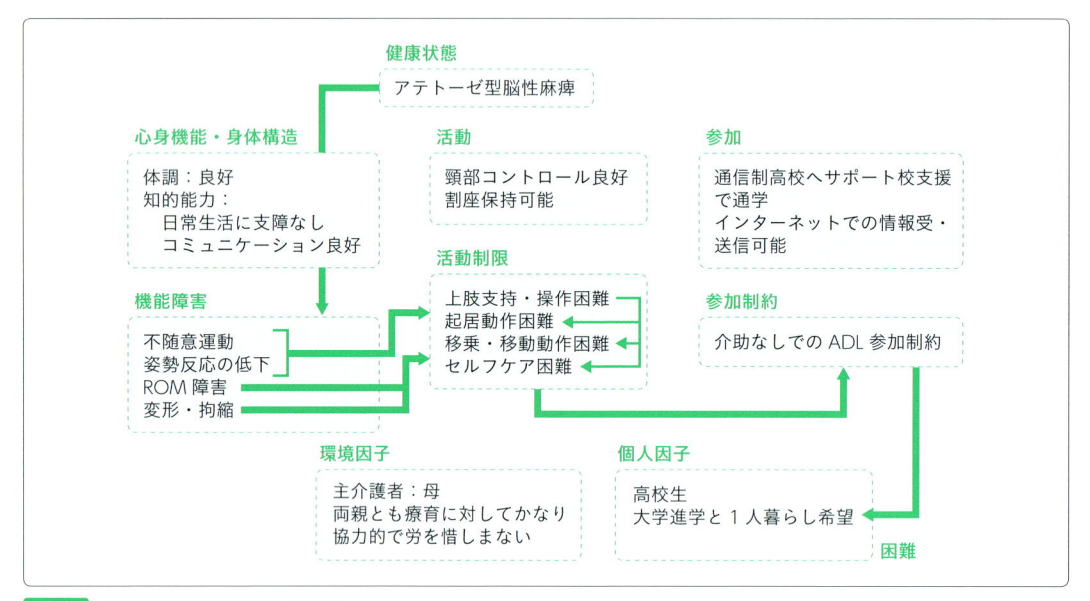

図6 本症例の問題構造の全体像

臨床思考 2-4 本症例の問題の解決策は？

結論 ICF 概念地図で主要な問題点を解決する理学療法の介入プランを以下のように意思決定した（**図7**，**表1**）.

本症例において，参加制約や活動制限に最も影響を与えているのは動作時の不随意運動であるが，不随意運動の完全な制御は困難である．しかし，体幹を固定しての上肢運動の練習や持続的な姿勢保持，介助歩行練習（**動画4** p389）を行うことで，今行えている随意運動を少しでも継続させることが重要である．また，今後の大学進学やそれを機に検討している1人暮らしに向けて電動車椅子の導入，ヘルパーの導入など，社会資源の活用も検討していく必要がある．ヘルパーは常に同じ人とは限らないので，誰にでも介助してもらいやすいように少しでも不随意運動を制御しようとすることが本症例に必要である．

ROM 障害に関しては ROM 運動と定期的な X 線チェックを行っていく必要がある．現在は特に痛みを訴えていない頸部に関しても，現在行っているタッチペン操作の影響で，将来的に頸椎症を発症する可能性は高いので，注意する必要がある．

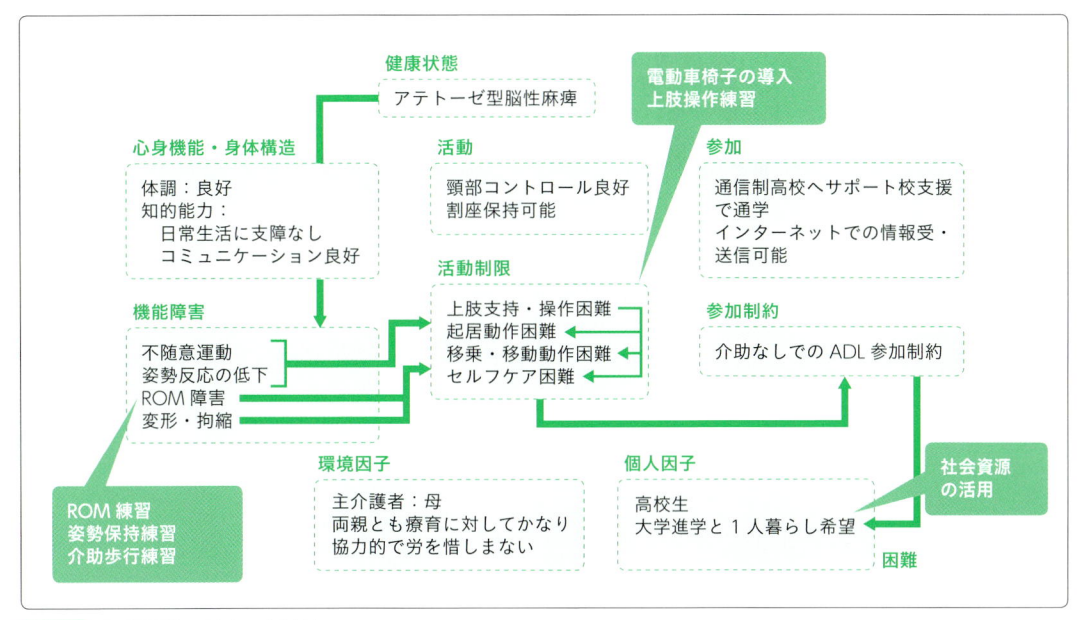

図7 問題構造に対する解決策

表1 本症例に対する理学療法の介入プラン

目的	方法	注意点・禁忌
動作能力維持	姿勢保持，介助歩行練習	急な不随意運動増強に伴う転倒に注意
ROM の拡大	全身の ROM 運動，定期的な X 線のチェック	二次的な骨関節障害に注意
移動動作獲得	電動車椅子の導入，上肢操作練習	

■ 本症例からの学びと追加事項

クリニカル・ルール

1　脳性麻痺のアテトーゼ型では不随意運動と姿勢反応の低下が特徴的である．

2　アテトーゼ型は加齢によって二次的な骨関節障害を起こしやすい．

3　"できない"能力ではなく，"できる"能力に着目する．

4　成人脳性麻痺者の目標は改善でなく，現状維持である．

5　使える福祉機器，社会支援は積極的に導入する．

知っておきたい関連事項

1　電動車椅子のコントローラー

　　一般に出回っている電動車椅子のコントローラーは，上肢操作で使うスティックタイプのものが多いが，それ以外にもさまざまなタイプがある．例えば本症例では上肢操作に比べて頸部のコントロールが良いことから，チンコントロール（顎操作）の車椅子操作を検討している（**動画5** p389）．その他にも，ボタン型やさまざまなグリップのコントローラーなどがある（**図8**）．

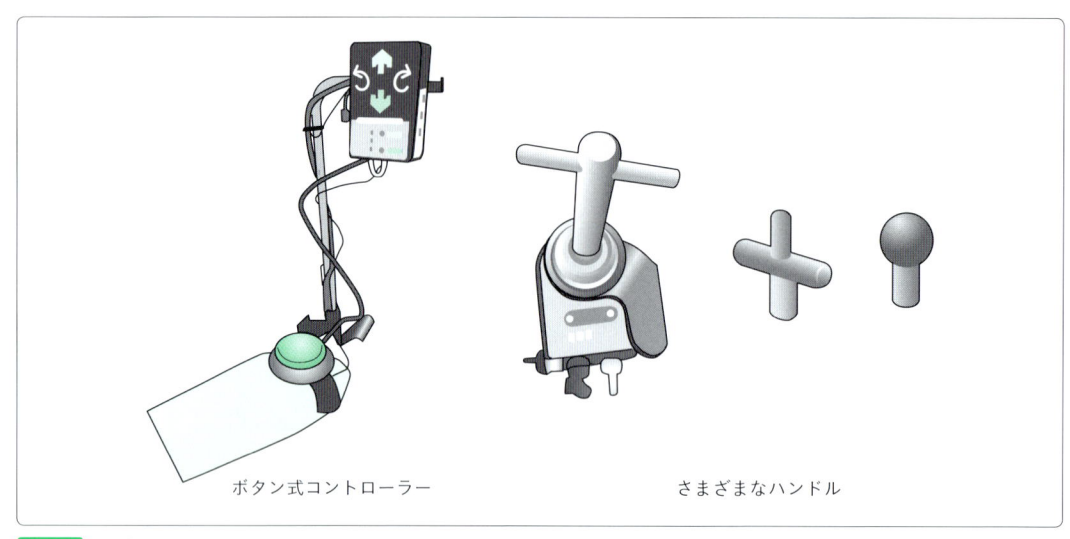

ボタン式コントローラー　　　　　　さまざまなハンドル

図8 電動車椅子のコントローラー

2　脳性麻痺児者の整形外科的治療

　脳性麻痺に対する機能や変形の治療の一つに整形外科的治療法があり，日本では「選択的筋解離術（松尾法）」が多く実施されている[3]．これは抗重力筋をできるだけ温存し，多関節筋を選択的に筋解離することで，運動能力を保ったまま，痙性をコントロールするという方法である[4,5]．本症例はこれまで選択的筋解離術（松尾法）を計4回受けており，その後座位保持能力や寝返り，バニーホッピングなどの動作能力を獲得している．他にも骨切り術，アキレス腱延長術など，脳性麻痺児者で整形外科治療を受けたことのある症例は多いので，理学療法士として担当した際に手術の内容がどのようなものなのかは押さえておきたい．

書籍紹介

1　脳性麻痺リハビリテーションガイドライン，第2版，日本リハビリテーション医学会監，金原出版，2014

　脳性麻痺の診断，評価法，治療，ライフサイクル全般にわたる問題などについてエビデンスがまとめられている．理学療法士に限らず脳性麻痺のリハビリテーションに関係する職種にとって役立つ書籍である．

2　小児リハビリテーション評価マニュアル，高橋秀寿監，問川博之編，診断と治療社，2015

　脳性麻痺に限らず，小児の発達診断，疾患別の評価方法などについてとてもわかりやすくまとめてある．特に小児はROMも成人と異なるが，その参考値も掲載されている．評価表の記入例も多数掲載されており，見方もわかりやすい．これが一冊あれば，他職種が実施した評価に関しても概要を知ることができる．

動画

1. https://www.bunkodo.co.jp/movie/case_pt/pr10.html
2. https://www.bunkodo.co.jp/movie/case_pt/pr11.html
3. https://www.bunkodo.co.jp/movie/case_pt/pr12.html
4. https://www.bunkodo.co.jp/movie/case_pt/pr13.html
5. https://www.bunkodo.co.jp/movie/case_pt/pr14.html

●文 献

1）日本理学療法士学会：9. 脳性麻痺　理学療法ガイドライン　第 3 章 理学療法評価（指標）の推奨グレード. 理学療法診療ガイドライン第 1 版，日本理学療法士協会，574，2011. http://jspt.japanpt.or.jp/guideline/1st/（2018 年 12 月 13 日閲覧）
2）多和田忍ほか：成人アテトーゼ型脳性麻痺の頸椎 MRI 所見と生活環境との検討. 総合リハ 23：31-35，1995
3）佐伯　満ほか：6-4　整形外科的治療. 脳性麻痺リハビリテーションガイドライン，第 2 版，日本リハビリテーション医学会監，金原出版，東京，171-192，2014
4）松尾　隆：Ⅴ　脳性麻痺筋緊張の特性. 脳性麻痺と機能訓練，改訂第 2 版，南江堂，東京，19-44，2002
5）池田啓一ほか：痙性に対する整形外科的アプローチ―整形外科的選択的痙性コントロール手術―. リハ医 46：176-185，2009

（古谷槙子）

34 筋ジストロフィー

■ 導入のためのエッセンス

◆ 筋ジストロフィーとは，進行性・遺伝性の多くの筋疾患の総称で，「筋線維の変性・壊死を主病変とし，臨床的には進行性の筋力低下をみる遺伝性疾患」と定義されています[1]．本項ではその中でも Duchenne 型筋ジストロフィー（DMD）について，症例を提示しながら説明します．

◆ DMD は，伴性劣性遺伝に起因するものに属し，筋ジストロフィーの中で最も頻度が高く，男子出生 3,000 人に対し 1 人の割合で発症します．

◆ 本症の自然経過は，一般的に 3〜5 歳頃に動揺性歩行，転倒，階段昇降困難などの症状を示すことで気づかれ，平均 9 歳に歩行不能となり，車椅子の生活に移行します．最終的には呼吸不全あるいは心不全により平均 20 歳で死亡する進行性の疾患です．近年は人工呼吸器の早期導入により，生命予後の改善がみられるようになってきています．

◆ 医師から処方を受けた理学療法士は，対象患者の身体状態や社会的背景を問診したり検査したりして，まずはこれから行っていく理学療法の方向性を決定し，治療へと進みます．

◆ DMD で生じる筋力低下によって，日々行う生活動作や代償的姿勢や運動などが相互に影響しながら変形・拘縮を増強させ，徐々に ADL を困難にしていきます．

◆ 理学療法は，一般的に病状の進行に応じて実施内容を変更していく必要があります．①独歩困難となる発症初期：ROM と筋力維持と変形拘縮の予防のための ROM 運動を中心に行います．②徐々に日常生活が困難になってくる時期：装具，自助具，車椅子などの補装具によって，基本動作と ADL 能力の維持を目指します．③生活動作が困難になってくる在宅生活時期：訪問リハビリテーションや在宅酸素療法などを駆使して，呼吸機能の低下と体幹の変形進行の予防を行っていきます．

症例 生活全般に介助を要するステージⅦの DMD の 14 歳の男児．

CBL1 初期情報から仮説を立て，仮説証明のための新たな情報を選択する

初期情報

処 方 箋 ▶ **診断名**：DMD．14 歳の男児．呼吸機能の維持，変形拘縮予防を目標に理学療法を開始してください．

現 病 歴 ▶ 1 歳 6 ヵ月で歩行未獲得だったため当初は自閉症が疑われたが，血液検査の結果クレアチンキナーゼ（CK）値が 3 万台であったため，筋生検の結果，DMD の診断を受けた．その後は，4〜6 ヵ月で定期診察にてフォローしていた．2 歳で独歩可能となり，有意味語を発するようになった．当院では，7 歳頃に「動揺性歩行，走れない，長く歩くと足がパンパンに腫れる，階段は手すりにつかまらないと登れない」などの訴えにより理学療法を開始．当初は，筋力維持，ROM 維持，立位歩行練習，ADL 維持を目的に行っていた．8 歳まで独歩可能であった

が，9歳時には独歩不能となり，14歳で座位保持が支持なしではほぼ不可能となった．現在，14歳で普通中学校に通学し，週に1回の理学療法を実施している．

医療面接 ▶ PT「今，生活の中で困っていることはありますか？」

患者「学校の給食が苦労します」「座った姿勢が崩れやすいです」

PT「学校給食はどんなところで苦労しますか？」

患者「座位姿勢が崩れてくる，スプーンで食べるときにすくいにくいです」

PT「理学療法にどんなことを望んでいらっしゃいますか？」

患者「今年地域にある一般の高校を受験します．関節の変形拘縮が進行しないように，肺活量が維持できるようにしてほしいです．できるだけ長く座れ，自立した書字，食事が維持できるようにしてほしいです」

■**その他に得た情報**：体重が徐々に減ってきているが，保護者の介護負担は大きい．保護者の要望として，電動車椅子による自立移動および座位保持能力の維持を望んでいる．

動作観察 ▶ 日中のほとんどの時間を電動車椅子上の座位で過ごし，移動も電動車椅子にて行う．座位姿勢は左方に崩れやすく，崩れすぎると右前方へ頭部および体幹を側屈する動きが頻繁にみられる．長時間の座位保持は困難で，時々背臥位となり休息が必要である．背臥位にすると，寝返り，起き上がりは困難で，独立した座位は，端座位で膝上に過度にもたれた姿勢で可能であるが介助を要することが多い．電動車椅子上での座位では，高さを調整した机で書字動作，パソコン操作は可能で，食事は努力を要するが可能である．コミュニケーションは言語にて可能で，口頭での理解も良好である（**動画1〜4** p403）．

個人因子 ▶ 身長155.5 cm，体重47.1 kg．本症例は現在中学3年生で，地域の高校に入学するために受験勉強に取り組んでいる．学習面に問題はない．家庭および学校では，電動車椅子での移動と前述の上肢操作以外は，全介助で過ごしている．

下に示すクリニカル・ルールを用いて，次の問いに答えましょう

1-1　本症例の参加制約とその原因は？　　　1-2　本症例の活動制限とその原因は？

1-3　本症例の仮説的問題構造の全体像は？　1-4　仮説証明に必要な情報は何か？

■ クリニカル・ルール

CR 1 **DMDによって生じる障害は，筋線維の変性・壊死に始まり，筋力低下とそれに伴う筋短縮によって生じる代償運動による動作の反復などにより，変形が進み徐々に生活動作遂行能力を低下させる．そして，四肢体幹の筋力低下は近位筋優位に進行する**

「筋ジストロフィーのリハビリテーション・マニュアル（平成23年）」によると，DMDでは総合的に筋の弱化・線維化と短縮・筋力減弱のインバランスを背景に，日々繰り返されるADL，代償的姿勢や運動，不動化などが相互に影響しながら変形を増強させ，機能遂行能力を低下させる（**図1**）．そして，筋力の減弱，拘縮，体重，モチベーションには個人差があり，年齢だけを指標にして病勢の進展を判断することはできないとしている[2]．

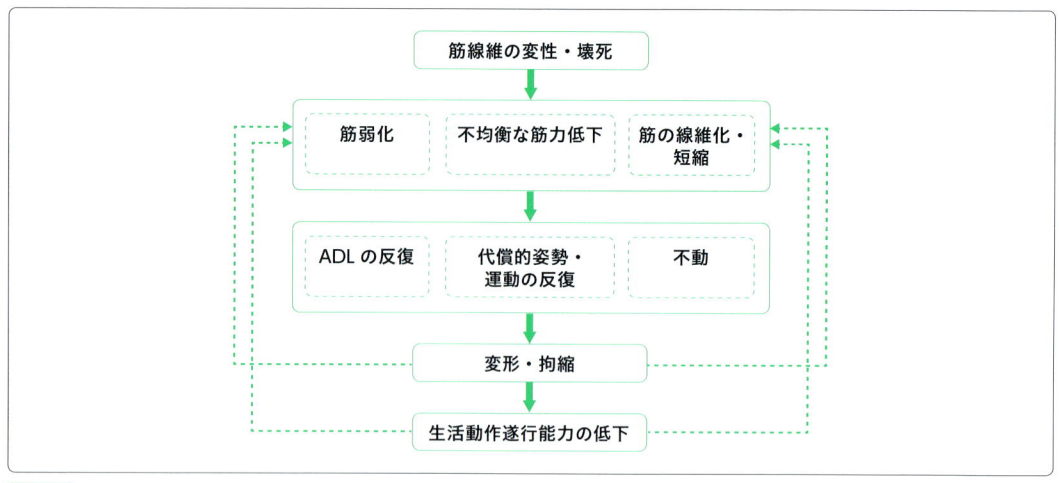

図1 DMD の障害の関連性

CR 2 DMD のリハビリテーションは，病状の進行度に合わせて今後起こり得る障害を予測しながら先行的な治療を行う必要がある

DMD の病状の進行度は，運動機能，動作能力が障害されていく過程を段階的に表した厚生省研究班の機能障害度（新分類，**表1**）が広く利用されている[1]．そして上肢機能については，松家が考案した上肢運動機能障害度分類（9 段階法，**図2**）が知られている[3]．

DMD のリハビリテーションは，障害の進行に伴うステージ（**表1**）によって異なる．「筋ジストロフィーのリハビリテーション・マニュアル（平成 23 年)」によれば，ステージを大きく次の 3 つの段階に分類し，各段階のリハビリテーションが示されている[4]．

①ステージ I 〜IV 歩行可能期（The ambulatory stage）：治療的アプローチとしては ROM 運動や伸張運動の徒手的理学療法，スプリント・装具を用いた起立補助具の使用，外科的アプローチがある．

②ステージV 〜VII 車椅子が必要になる時期（The wheelchair use stage）：徒手的理学療法，シーティングによる座位保持環境設定，体幹装具の使用などがある．歩行消失後は手動車椅子を使用する．

③ステージVIII 呼吸管理の適応になる時期（Stage of prolonged meaningful survival）：呼吸不全や心不全に対して全身的管理が必要になるが，近年，携帯型人工呼吸器を使った非侵襲的陽圧換気（NPPV）療法の進歩と普及により，呼吸器を使用しながら離床し，電動車椅子で自由に移動するなど，より活動性が維持される方法での延命が可能となった．

表1 筋ジストロフィー機能障害度の厚生省分類（新分類）

ステージ		
I	階段昇降可能	
	a－手の介助なし	
	b－手の膝押さえ	
II	階段昇降可能	
	a－片手手すり	
	b－片手手すり＋手の膝押さえ	
	c－両手手すり	
III	椅子から起立可能	
IV	歩行可能	
	a－独歩で 5 m 以上	
	b－一人では歩けないが，物につかまれば歩ける（5 m 以上）	
	1）歩行器　2）手すり　3）手びき	
V	起立歩行は不可能であるが，四つ這いは可能	
VI	四つ這いも不可能であるが，いざり這行は可能	
VII	いざり這行も不可能であるが，座位の保持は可能	
VIII	座位の保持も不能であり，常時臥床状態	

（文献 1 より引用）

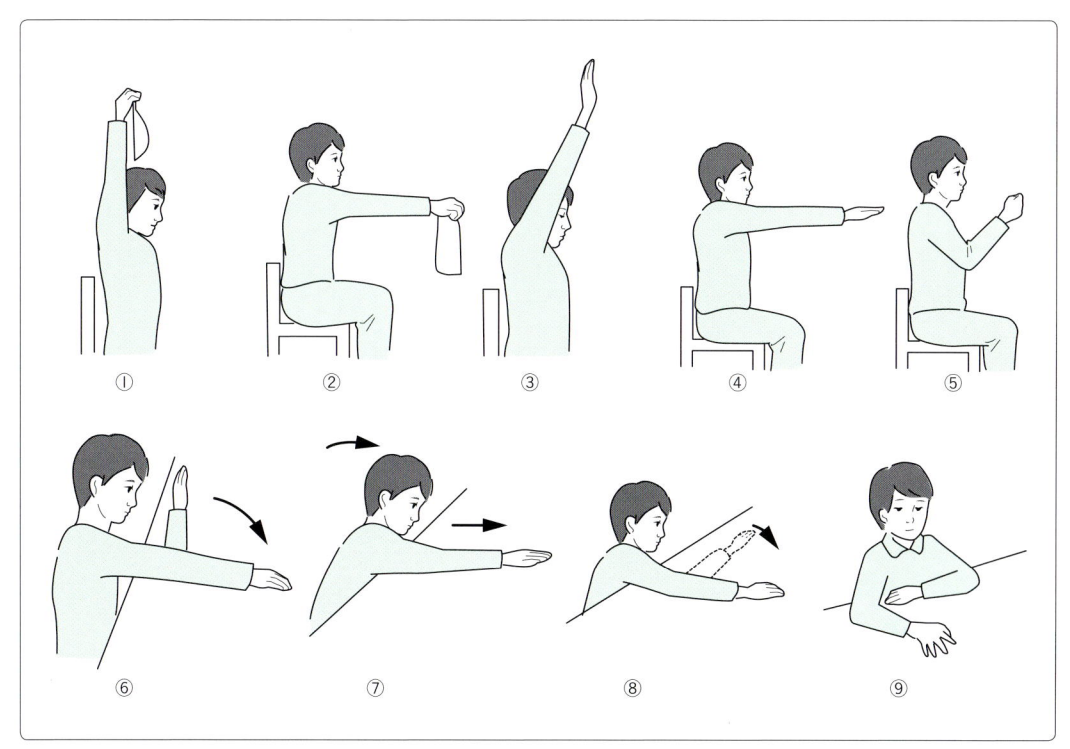

図2 上肢運動機能障害度分類（9段階法）

① 500 g 以上の重量を利き手に持って前方へ直上挙上する.
② 500 g 以上の重量を利き手に持って前方 90° まで挙上する.
③ 重量なしで利き手を前方へ直上挙上.
④ 重量なしで利き手を前方 90° まで挙上する.
⑤ 重量なしで利き手を肘関節 90° 以上屈曲する.
⑥ 机上で肘進展による手の水平前方への移動.
⑦ 机上で体幹の反動を利用し肘伸展による手の水平前方への移動.
⑧ 机上で体幹の反動を利用し肘進展を行ったのち手の運動で水平前方への移動.
⑨ 机上手の運動のみで水平前方への移動.

（文献3より引用）

CBL1 仮説的問題構造と仮説証明のための追加情報項目について "臨床思考" する

臨床思考 1-1 本症例の参加制約とその原因は？

結論　参加制約＝地域の学校への通学が徐々に困難となってくる.

その原因＝長時間の座位保持が困難，食事動作に努力を要する（**図3**）.

根拠　情報：本症例は，動作観察により座位姿勢の崩れがみられ，食事動作を努力性に行っている.

CR2：DMD は，病状の進行により座位保持および上肢操作が困難となる.

思考　本症例は，保護者を含めた面談で，普通の学校生活を過ごしたいという願望が強くある. しかし，座位姿勢が崩れやすくなっていること，食事動作に努力を要することを訴えている.

クリニカル・ルールのように，DMD は進行性疾患であり，徐々に病状が進んできており，今後もさらに現在自立している動作が困難になっていくことが予測されることから上記の結論とした.

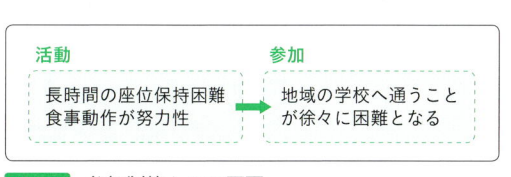

活動　長時間の座位保持困難 食事動作が努力性　→　参加　地域の学校へ通うことが徐々に困難となる

図3　参加制約とその原因

結論　参加制約＝長時間の座位保持困難，食事動作が努力性となっている．
　　　　その原因＝筋力低下，体幹および上肢の ROM の制限のため？（**図 4**）

根拠　情報：本症例は，座位姿勢が崩れやすく，崩れる姿勢を矯正する動作が頻繁にみられ，スプーンですくうことが難しいと訴える．また，持続的座位保持は困難で，時々臥位で休息する．

　　　　CR1：DMD は，病状の進行により筋力低下，関節拘縮・変形，疼痛，呼吸機能の低下がみられる．

思考　本症例は病状が進行してきており，自力での移動はできず，座位保持も徐々に困難となってきている．また座位のみの姿勢で長時間過ごすことによる疼痛も考えられる．これらの機能障害により，座位保持の困難さやスプーンですくうことの難しさにつながると考える．

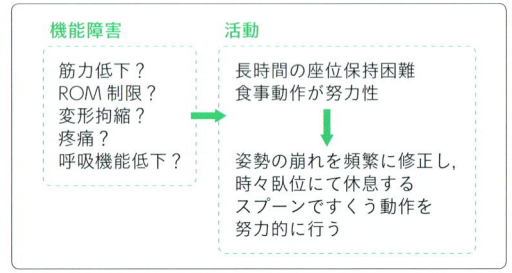

図 4　活動制限とその原因

結論　臨床思考 1-1 ～ 2 を統合して以下のように考える（**図 5**）．
　　　　「地域の学校に通うのが徐々に困難となってくる」のは「長時間の座位保持の困難さや，食事動作が努力性に行われていること」などから，病状が進んできていることが推察される．そして，筋力低下，関節拘縮，呼吸機能の低下も徐々に進んでおり，それに伴う疼痛の発生も予測される．また，家庭および学校での介護負担が大きいことも問題となっている．以上のように仮説的に問題構造をまとめる．

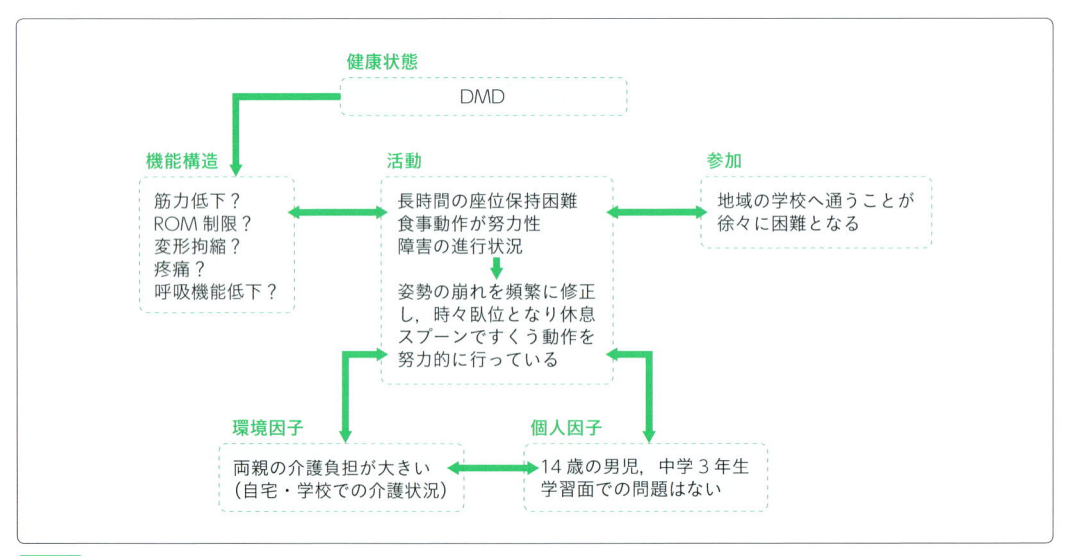

図 5　仮説的問題構造の全体像

結論　ICF 概念地図で「？」がついている項目を確認すれば問題構造が明らかとなる.

1）障害の進行状況
2）座位保持動作, スプーン操作の観察と分析
3）筋力検査
4）上肢, 下肢の ROM 検査
5）変形
6）疼痛
7）呼吸機能評価
8）その他（生活状況, 介護状況, 学校生活の確認）

根拠　CR1：DMD の病状の進行は, 筋線維の変性・壊死から始まり, 筋力低下, ROM 制限, 変形・拘縮が生じ徐々に生活動作が困難となっていくものである.

思考　長時間の座位保持の困難さ, 食事動作が努力性に行われていることの要因を明確にするために, 障害の進行度, 座位姿勢・食事動作観察, 筋力低下, ROM 制限, 変形, 疼痛, 呼吸機能, 自宅や学校での介護状況などを確認する必要がある.

CBL2　追加情報から本症例の問題構造を明らかにし, 解決策を講じる

追加情報

障害の進行状況 ❯
◆機能障害度分類（図1）：ステージⅦ（短時間であれば端座位で大腿部にもたれるような姿勢で座れる, 車椅子など支持があれば座れる）.
◆上肢運動機能障害度分類（9段階法）：7段階.

動作観察 ❯
◆車椅子座位では, 左側重心で骨盤を後傾し左側後退した状態で, 常に体幹の右側に前屈側屈させ, 頭頸部を垂直にした状態で姿勢を保持. この姿勢から骨盤が左方向へ崩れてくるため頻繁に右前方へ, 頭部体幹を側屈する動作がみられる（図6, 7）.
◆食事動作では, スプーンを持つ手を高く持ち上げなくてもよい縁の浅い皿では, 左手のみで可能であるが, 手部を持ち上げる必要のある縁の深い皿では, 操作している上肢とは反対の上肢や, 顔面による支持や固定を使って努力性に操作を行い可能にしている（動画5, 6 p403）.

筋　　力 ❯
握力：左右ともに1kg.
MMT：◆肘関節－右肘屈筋（3－）左肘屈筋（3）伸筋（3－）, ◆前腕－回内筋および回外筋（3－）, ◆手関節－背屈筋（3－）掌屈筋（3）, ◆手指関節：屈筋, 伸筋, 中手指節間（MP）関節屈曲筋, 外転筋, 内転筋（すべて3＋）, ◆母指－屈筋, 伸筋（すべて3＋）, 小指および母指対立筋（3＋）. ＊肘関節屈曲以外すべて左右の筋.

他動 ROM ❯
※単位：度
上肢：◆肘伸展（Rt. －20, Lt. －35）, ◆前腕：左回内（50）回外（Rt. 55, Lt. 40）, ◆手背屈（Rt. 50, Lt. 35）, ◆母指左橈側外転（40）（他関節は問題なし）.
下肢：◆股右屈曲（105）右外転（5）左内転（－10）右内旋（5）, ◆膝屈曲（Rt. 90, Lt. 90）伸展（Rt.－15, Lt.－15）外反膝（Rt.10, Lt.10）, ◆足背屈（Rt. －90, Lt. －110）, ◆左右内反尖足変形あり（左＞右, 図8）（他関節は問題なし）.

X 線像 ❯
変形：◆体幹の左凸側弯；臥位 Cobb 法 59°, 座位 Cobb 法 80°, ◆右股関節脱臼（図9）.

疼　　痛 ▶	右前方腸骨稜部に圧迫痛，腰背部に安静痛がみられる，右大腿部外側は軽度の痛みとしびれ感（長時間座位を保持していると痛くなってくる）．
呼吸機能評　価 ▶	％VC：29.6％，睡眠時 CO_2：PCO_2 平均 52.0％．NPPV 夜間入眠時のみ使用．

身辺動作および生活状況，介護状況，学校生活の確認（図10）▶

◆身辺動作（自宅）：介護者は，両親．
- 移動：電動車椅子．
- 移乗：1人もしくは2人による全介助．
- トイレ：移乗，服の上げ下ろし，排便の後しまつは全介助，他は自立．
- 入浴：全介助（訪問入浴サービス利用）．

＊自宅は，電動車椅子で移動できるように住宅改修を行い，玄関までのスロープ，屋内の段差解消，扉の変更などを行っている．

◆学校生活：介護は教師2人で行うことが多い．
- 身辺動作：自宅と同様．
- 学習：電動車椅子の姿勢で，本症例の肘が置けるくらいの高さの机をセットして書字動作，タブレット操作も行う．授業時間は，この環境設定にて自立して学習に取り組んでいる．休憩時間は，リクライニングを倒し休息する．

◆補装具，社会資源の活用．
- 補装具：短下肢装具，靴装具，体幹装具を作製しているが，現在は学校で短下肢型装具および靴装具を使用している．体幹装具は，座位保持時に生じる姿勢の崩れに対して，姿勢調整するために繰り返される頭部体幹の動きが制限されるため，装着していない（図11）．
- 電動車椅子．
- 放課後デイサービス（週1日程度）．
- 訪問入浴サービス（週5日程度）．

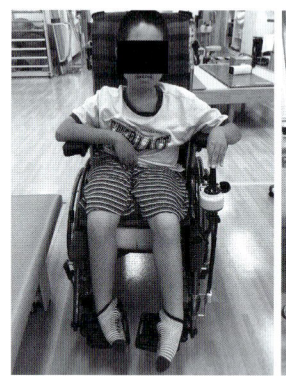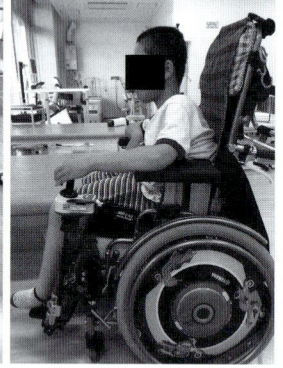

図6 車椅子座位

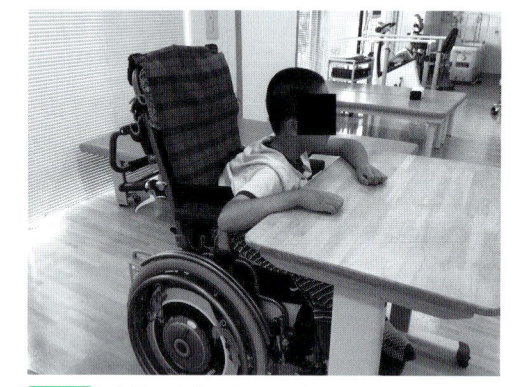

図7 車椅子座位と机の設定

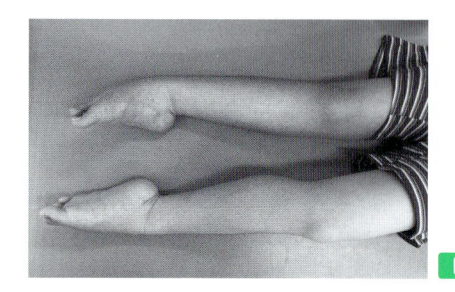

図8 内反足と外反膝

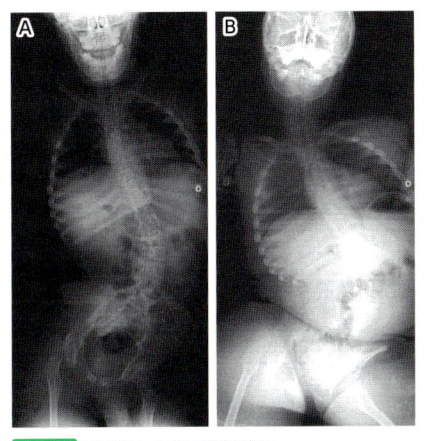

図9 側弯と右股関節脱臼

A：臥位，B：座位．

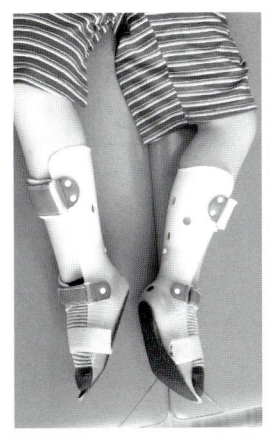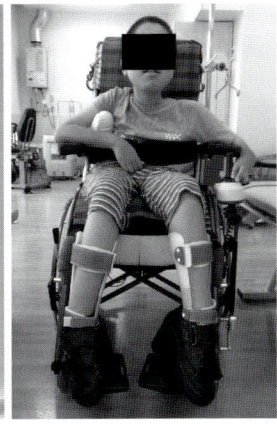

図11 短下肢装具と靴装具

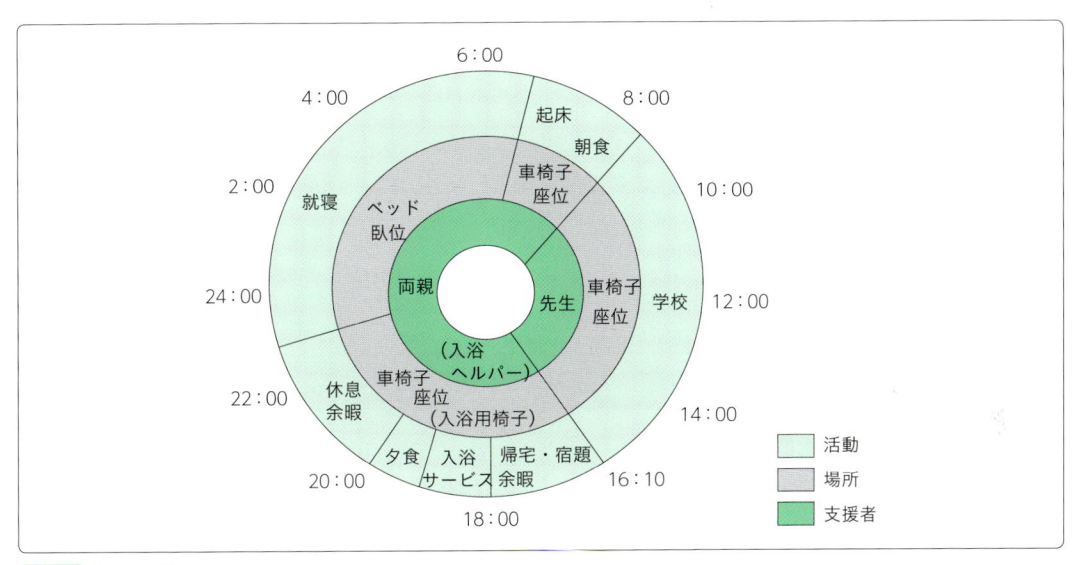

図10 生活活動

■ クリニカル・ルール

CR 3　脊柱変形の予防が必要である

　脊柱変形は，骨関節の構築学的問題だけでなく，以下のような問題を生じるため予防が必要である．①座位バランスの低下により座位保持が困難となる，②座位バランスが低下すると同時に生活動作が低下する，③疼痛が生じる，④呼吸機能の低下，⑤内科的合併症の発症，⑥身体的外観が悪

くなる，⑦介護者の負担が増える．そのため，シーティング，装具療法などを用いて脊柱変形の進行を予防していく必要がある[5]．

CR 4　DMD の上肢の筋萎縮は，一般的に肩甲帯から始まり，徐々に末梢側に広がる．ただし，手指機能はステージが進行しても維持されることが多い

　肩甲帯から始まる筋萎縮は，伸筋群が屈筋群より早く侵されるため，伸筋と屈筋の不均衡による筋の短縮が生じる．その状態で日々の動作が繰り返されることで，関節拘縮を発生させ徐々に生活動作を困難にしていく．しかし，ステージが進行しても手指機能は維持されることから，環境調整を行うことで，その機能を活かすことができる[6]．

CR 5　本症例の延命に欠かせない NPPV の導入は，ガイドラインを参考に障害の進行を予測しながら早期より実施する必要がある

　定期評価として，①肺活量，②咳の最大流量，③ SpO_2，④呼気終末 PCO_2，⑤睡眠時呼吸モニター（進行性疾患や肺活量低下例）などを行い，その結果を参考に NPPV の導入を念頭に検討する．肺活量が 2,000 mL 未満になったら最大強制吸気量の測定と肺・胸郭の可動性維持運動を開始する．咳の最大流量が，270 mL/分未満になったら，徒手的や器機的による咳介助を導入する．慢性肺胞低換気を認めるとき，定期的な経過観察で $PaCO_2$ が 45 mmHg 以上，あるいは SpO_2 が 90% 未満が 5 分以上継続するか全観察時間で 10% 以上のとき，夜間 NPPV もしくは必要に応じ昼間 NPPV を開始する[7,8]．

CBL2　追加情報から問題構造と解決策について "臨床思考" する

臨床思考 2-1　長時間の座位保持が困難な原因は？

結論　長時間の座位保持が困難なのは，筋力低下および右股関節の脱臼が生じており，骨盤が非対称に後傾することで左凸側弯が生じている．この姿勢を長時間保持しなければならないため，右前方腸骨稜部，腰背部に痛みが生じ，この姿勢保持を困難にしている（図 12）．

根拠　情報：障害段階はステージⅦで座位保持が困難な状態であること，X 線で臥位 Cobb 法 59°，座位 Cobb 法 80° の左凸側弯症がみられ，右股関節の脱臼がみられる．
　　　　また，右前部腸骨稜，腰背部に疼痛がみられる．
　　　　CR3：脊柱側弯症が進行すると，座位保持能力が低下してくる．

思考　動作観察，検査結果は，長時間の座位保持を困難にしている原因を示している．さらに，骨盤帯の左方向への崩れに対して，姿勢保持のための頭部，体幹の代償運動がみられ，この運動が繰り返されることで徐々に変形と疼痛を増悪させ，座位保持を困難としている（図 13）．また，側弯に伴う胸郭の変形は呼吸障害も引き起こすため，さらに座位保持を困難とすると考える．

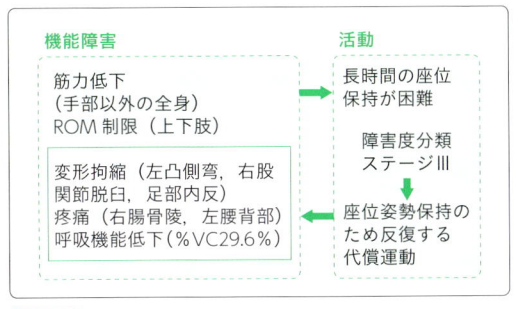

図12 長時間の座位保持困難の原因

機能障害
筋力低下
（手部以外の全身）
ROM 制限（上下肢）

変形拘縮（左凸側弯，右股
関節脱臼，足部内反）
疼痛（右腸骨陵，左腰背部）
呼吸機能低下（%VC29.6%）

活動
長時間の座位
保持が困難

障害度分類
ステージⅢ

座位姿勢保持の
ため反復する
代償運動

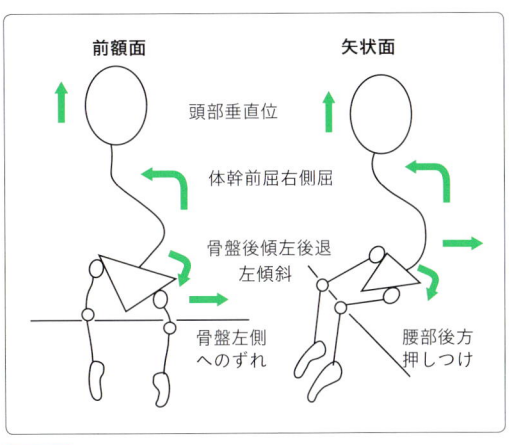

図13 代償運動による変形の増悪

前額面　矢状面
頭部垂直位
体幹前屈右側屈
骨盤後傾左後退
左傾斜
骨盤左側
へのずれ
腰部後方
押しつけ

臨床思考 2-2　**食事動作にて努力性となる原因は？**

結論　スプーン操作が努力性となる原因は，上肢を空間に保持する筋力および手関節背屈筋の筋力低下である（**図14**）．

根拠　情報：筋力検査において肘関節屈筋，手関節背屈筋の筋力低下がみられ，動作観察からもスプーンを操作し口へ運ぶために，多くの代償運動がみられる．皿の縁が高いほど，さまざまな代償運動を駆使している．

思考　上肢を空間に持ち上げる筋力が不十分となるため，残存する筋を利用してさまざまな代償運動がみられる．机上の水平移動は容易であるが，特に空間へ物を運ぶ動作が努力性となる．主な代償運動は，遠位前腕を机の端に押しつけ，手指のプッシュアップ，操作している手と反対側の手を土台にする，頭部の動きによる反動などである（**図15**）．したがって，

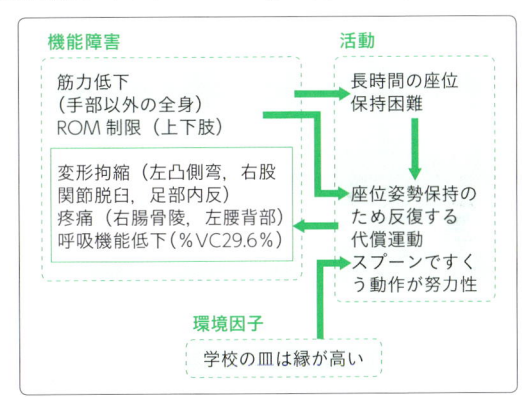

機能障害
筋力低下
（手部以外の全身）
ROM 制限（上下肢）

変形拘縮（左凸側弯，右股
関節脱臼，足部内反）
疼痛（右腸骨陵，左腰背部）
呼吸機能低下（%VC29.6%）

環境因子
学校の皿は縁が高い

活動
長時間の座位
保持困難

座位姿勢保持の
ため反復する
代償運動

スプーンですく
う動作が努力性

図14　食事動作が努力性となっている原因

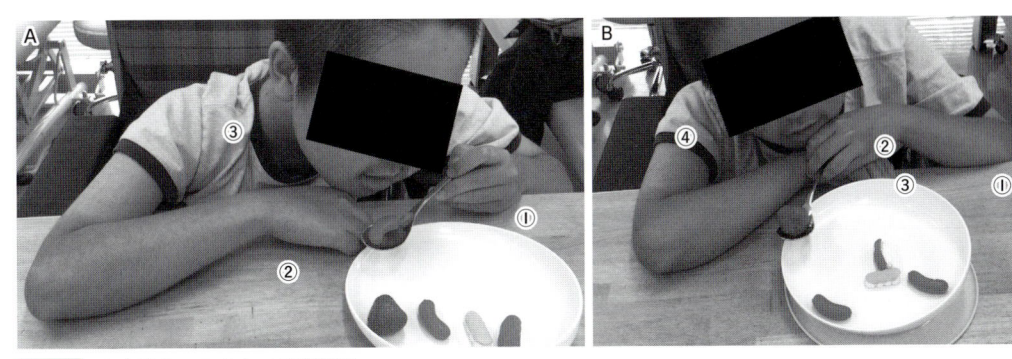

図15　**食事動作でみられる代償運動**
A：縁の浅い皿：①左手首の机への押しつけ，②頭部の土台としての右手，③頭部の前屈．
B：縁の深い皿：①左肘部の机への押しつけ，②右手指のプッシュアップ，③左手，頭部の土台としての右手，④頭部の側屈．

残存筋を有効に活用できるような環境調整によって自立できる活動へつながると思われる。また、わずかな力でも動けるような柔軟な関節運動が必要となる。

臨床思考 2-3 **本症例の問題構造の全体像は？**

結論 臨床思考 2-1 〜 2 を統合して以下のように考える（図16）。

本症例が地域の学校へ長く通学できるようにするためには、少しでも多くの自立活動が可能であることが望ましく、特に長時間の座位保持および上肢操作はその重要な要素の一つである。

本症例の場合、長時間の座位保持が困難な原因は、筋力低下、ROM 制限、変形拘縮、疼痛、呼吸機能低下である。また、座位が左側へ崩れやすく、その崩れを頭部体幹の右前方への代償運動で保持しようとすることで、さらに非対称な変形や疼痛の増悪と胸郭変形による呼吸機能の低下を生じさせ、より座位を困難にするという悪循環に陥っている。

一方、スプーン操作が困難なのは、座位保持の困難さ、手部を空間へ保持するための筋力が低下していることが挙げられる。そして、学校の給食時の皿の縁が高いことによって、さまざまな代償運動を駆使して食事を行っている。

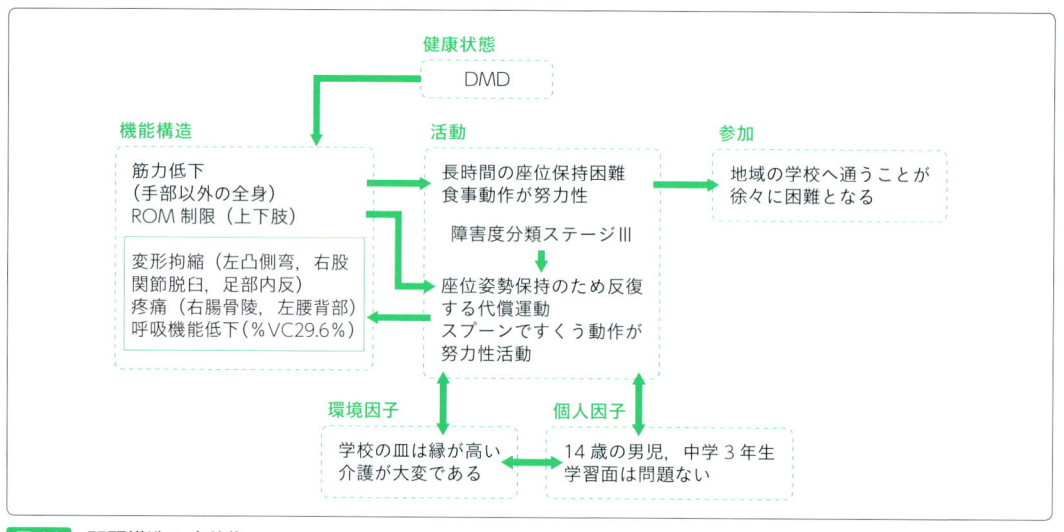

図16 問題構造の全体像

臨床思考 2-4 **本症例の問題の解決策は？**

結論 ICF 概念地図で主要な問題点を解決する理学療法の介入プランを以下のように意思決定した（図17、表2）。

長時間の座位保持を可能にするために、まず、座位保持を可能とするための ROM の維持、特に体幹の側弯の増悪と非対称な運動のきっかけとなる骨盤の傾きに関連する股関節、膝関節、体幹の可動性を保つことは重要である。そして、できるだけ代償運動の少ない安楽な座位保持を可能とすることで、疼痛の発生を軽減し、側弯の進行および障害の進行自体を予防するための車椅子座位のシーティングが必要である。さらに、徐々に低下してきている呼吸

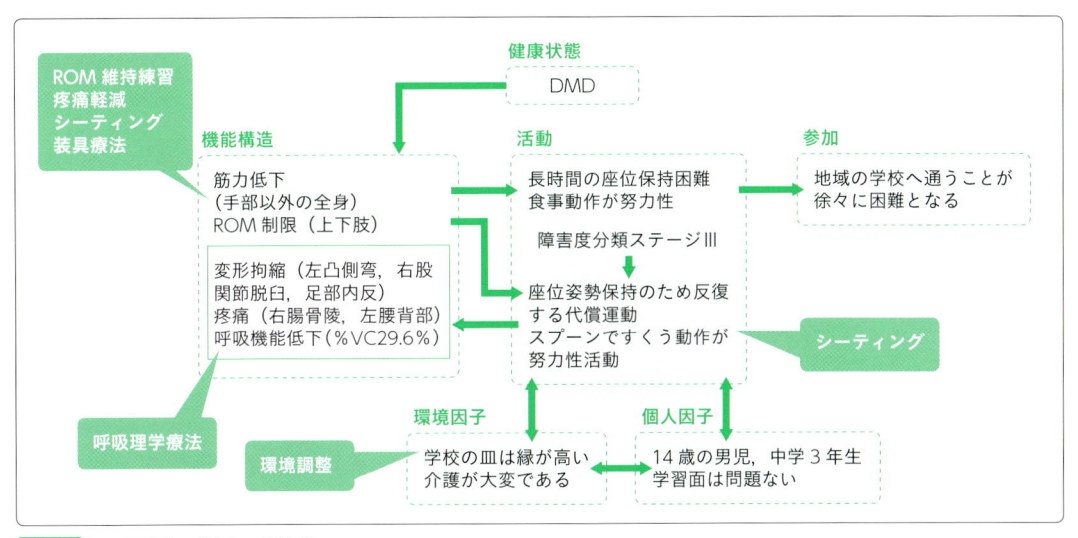

図17 問題構造に対する解決策

表2 本症例に対する理学療法の介入プラン

目的	方法	注意点・禁忌
座位保持を維持するための ROM の維持・拡大	股関節，膝関節，腰背部，胸郭部，足関節の伸張運動	筋を損傷する程度のストレッチに注意
上肢操作を維持するための ROM の維持・拡大	肩関節，肘関節，前腕，手関節，手指関節前腕・手関節の伸張運動	筋を損傷する程度のストレッチに注意
安楽な座位姿勢の保持 疼痛軽減	シーティング ①座面：やわらかすぎない除圧マット，殿部の形状に合いやすいもの ②バックシート：後弯部が圧迫されすぎない形状とやわらかさ，リクライニングは後方に傾斜しすぎずもたれられる角度 ③アームレスト：上肢がのせられる，幅広で支えやすく，体幹が前方に崩れすぎない高さ ④左骨盤・右体幹部側面のクッション	本症例の意見を聞きながら，微調整が必要
スプーン操作の自立	環境調整 ①机の高さを電動車椅子上座位で肘部が机の縁にもたれられる高さ ②食器の選択： 　スプーンの重さ；操作しやすい重さ 　スプーン形状；すくいやすく食べやすい形状 　皿の縁の高さ；手関節を背屈にしたり，手部全体を持ち上げなくてもスプーンで食べ物をすくえる高さ	介護者によって異ならないように，統一した支援を心がける
変形予防	①側弯：プレーリーを所有しているが，窮屈で使用感が悪く使用できていないため，リハビリテーションの中でまず装着 ②内反足：短下肢装具，靴装具（外出時は履く）	本症例への十分な説明と家族や学校の協力が必要
呼吸理学療法	肺胞や胸郭の柔軟性を出す練習 ＊夜間は入眠時に NPPV を使用	呼吸機能を維持するために先行的に行っていく

機能を維持するための胸郭の ROM 維持・改善練習，呼吸理学療法が必要となる．また，体幹の側弯や足部内反変形の進行を予防するための装具も必要となる．体幹装具は，代償運動を困難にするため，装着したがらない傾向にあるが，本人，家族への説明と協力により使用方法を検討する．

スプーン操作を効率よく行うために，本症例の残存能力を活かせるよう，関節の柔軟性を維持するために上肢帯全般の ROM 運動，そして本症例が机上活動が行いやすい机の高さ，食器，スプーンの選定など環境調整が必要と考える．

■ 本症例からの学びと追加事項

クリニカル・ルール

1 DMD によって生じる障害は，筋線維の変性・壊死に始まり，筋力低下とそれに伴う筋短縮によって生じる代償運動による動作の反復などにより，変形が進み徐々に生活動作遂行能力を低下させる．そして，四肢体幹の筋力低下は近位筋優位に進行する．
2 DMD のリハビリテーションは，病状の進行度に合わせて今後起こり得る障害を予測しながら先行的な治療を行う必要がある．
3 脊柱変形の予防が必要である．
4 DMD の上肢の筋萎縮は，一般的に肩甲帯から始まり，徐々に末梢側に広がる．ただし，手指機能はステージが進行しても維持されることが多い．
5 本症例の延命に欠かせない NPPV の導入は，ガイドラインを参考に障害の進行を予測しながら早期より実施する必要がある．

知っておきたい関連事項

1 NPPV 療法

上気道から陽圧を用いて換気を行う方法である[9]．気管挿管や気管切開をせず，鼻マスク，鼻プラグ，マウスピース，フェイスマスクなど，マスク装着だけで一定の圧力や決められた量の空気を肺に送る人工呼吸器を用いた換気療法である．

2 シーティング

日本シーティング・コンサルタント協会によると，シーティングとは，椅子・車椅子を利用して生活する人を対象に，座位に関する評価と対応（機器の選定，調整，マネジメントなどを含む）を行うことである．その目的は，対象者などと共有した目標を達成できる適切な座位姿勢を実現することにより，二次的障害の予防，活動と参加の促進，心身機能・構造の改善を促すこととなっている[10]．

書籍紹介

厚生労働省精神・神経疾患研究開発費　筋ジストロフィーの集学的治療と均てん化に関する研究，主任研究者 神野　進：筋ジストロフィーのリハビリテーション・マニュアル，2011

このマニュアルは，筋ジストロフィーの子供たちに対して長年にわたり，臨床で実践され，その有効性が確認されたリハビリテーションを多くの図表を用いてまとめられたもので，筋ジストロフィー症にかかわるすべての専門職にぜひ熟読してほしい文献である．

動画

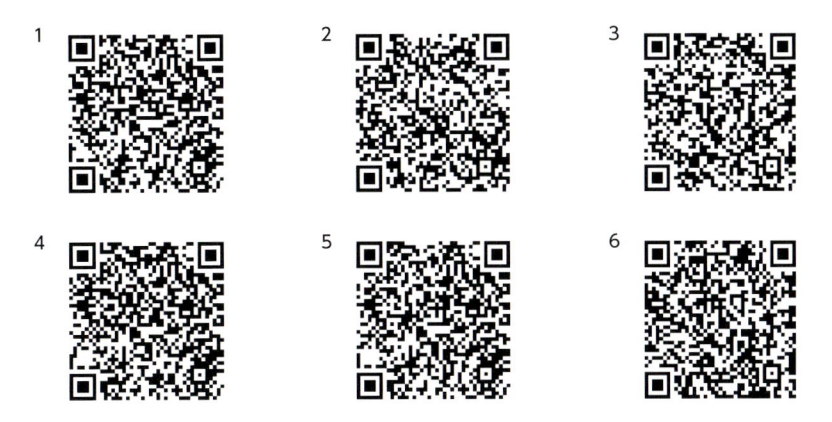

1. https://www.bunkodo.co.jp/movie/case_pt/pr15.html
2. https://www.bunkodo.co.jp/movie/case_pt/pr16.html
3. https://www.bunkodo.co.jp/movie/case_pt/pr17.html
4. https://www.bunkodo.co.jp/movie/case_pt/pr18.html
5. https://www.bunkodo.co.jp/movie/case_pt/pr19.html
6. https://www.bunkodo.co.jp/movie/case_pt/pr20.html

●文 献

1) 厚生労働省精神・神経疾患研究開発費　筋ジストロフィーの集学的治療と均てん化に関する研究，主任研究者 神野　進：神経筋疾患の患者に対するマネージメントのポイント．筋ジストロフィーのリハビリテーション・マニュアル，1-2，2011
2) 厚生労働省精神・神経疾患研究開発費　筋ジストロフィーの集学的治療と均てん化に関する研究，主任研究者 神野　進：変形と拘縮．筋ジストロフィーのリハビリテーション・マニュアル，3，2011
3) 松家　豊：Duchenne 型筋ジストロフィー症のリハビリテーション．総合リハ 15：783-789，1987
4) 厚生労働省精神・神経疾患研究開発費　筋ジストロフィーの集学的治療と均てん化に関する研究，主任研究者 神野　進：歩行可能期，車椅子が必要になる時期，呼吸管理の適応になる時期．筋ジストロフィーのリハビリテーション・マニュアル，5-10，2011
5) 大竹　進：第 1 部 筋ジストロフィーとは　第 1 章 疾患と治療の概要．筋ジストロフィーのリハビリテーション，大竹進監，石川　玲ほか編，医歯薬出版，東京，129-130，2002
6) 藤井信好ほか：第 3 部 作業療法　第 1 章 総論．筋ジストロフィーのリハビリテーション，大竹　進監，石川　玲ほか編，医歯薬出版，東京，179，2002
7) 厚生労働省精神・神経疾患研究委託費　筋ジストロフィーの療養と自立支援システム構築に関する研究，主任研究者 神野　進：神経筋疾患の NPPV ガイドライン．デュシェンヌ型筋ジストロフィーの呼吸リハビリテーション，9-11，2008
8) 日本呼吸器学会 NPPV ガイドライン作成委員会編：各論 B 慢性呼吸不全　（5）神経筋疾患　③呼吸機能低下の評価．NPPV（非侵襲的陽圧換気療法）ガイドライン，南江堂，東京，136-139，2006
9) 日本呼吸器学会 NPPV ガイドライン作成委員会編：総論（1）NPPV からみた急性呼吸不全　① NPPV の定義．NPPV（非侵襲的陽圧換気療法）ガイドライン，南江堂，東京，2，2006
10) 日本シーティング・コンサルタント協会．https://seating-consultants.org/（2018 年 12 月 26 日閲覧）

（浪本正晴）

35 筋萎縮性側索硬化症

■ 導入のためのエッセンス

◆ 筋萎縮性側索硬化症（ALS）とは，脊髄側索を下行する皮質脊髄路（上位運動ニューロン）と脳幹にある運動神経核および脊髄前角から骨格筋に向かう運動神経（下位運動ニューロン）が進行性に脱落する神経変性疾患です．一般に20歳以上で発症しますが，60〜70歳代で最も発症率が高く，男女比は1.3〜1.4：1です．

◆ 主治医から処方を受けた理学療法士は，対象患者の身体状態や社会的背景，家族の介護状況，物的環境の状況などを問診したり検査したりして，まずはこれから行っていく理学療法の方向性を決定します．

◆ ALSは進行により，四肢の筋力低下，球麻痺症状による嚥下障害・構音障害，呼吸筋麻痺などの機能構造障害が起こります．これらの機能構造障害により，歩行，嚥下，呼吸，コミュニケーションなどの活動（ADLやIADL）が多岐にわたり制限されます．

◆ 在宅での理学療法では，急速に進む機能低下の状況に合わせながら，制限された活動の維持を目的とした代替手段の導入と，安心・安全な療養生活が送れるためのROM運動，肺理学療法，環境整備，介護方法の指導などを行います．

◆ この疾患を抱えた患者や家族は，進行していく病状をどのようにして受け入れるのか，人間としての存在意義をどのようにして保つのかが問われます．かかわる理学療法士も当然，この難題に対して共感し，ともに考えていくことが求められ，患者や家族にとってよりよい意思決定ができるように援助します．

症例 人工呼吸器を装着している 68 歳の女性.

CBL1 初期情報から仮説を立て，仮説証明のための新たな情報を選択する

初期情報

処 方 箋 ▶ **診断名**：ALS．68歳の女性，専業主婦．発症から4年が経過しています．拘縮の予防，肺理学療法，環境整備を目標に理学療法を実施してください．

病歴と経過 ▶ 「足がもつれるようになった」との主訴により大学病院を受診し，ALSと診断された．その後，月に1回定期的に受診していた．発症から半年後，床からの起立ができなくなり昇降式座椅子を導入．発症から1年後，訪問看護を利用し，入浴介助を受けていた．発症から1年半後，トイレからの起立が困難となりトイレリフトを導入するも，徐々に伝い歩きができなくなった．この頃から呼吸苦が出現していた．現在は人工呼吸器を装着し，胃瘻造設での栄養摂取により，寝たきりの状態である．介護保険は申請しており，現在は要介護5の認定を受けている．

医療面接 ❯ PT「何か心配なことはありますか？」

患者「家族に何もしてあげられない」「家族に迷惑をかけている」「このまま家にいていいのか？」（透明文字盤＊を用いて時間がかかる）

PT「何か困っていることはありますか？」

夫「最近，妻の言いたいことがわからないことがある」

長男「お父さんは介護で大変そうだ」

■**その他に得た情報**：夫（71歳）と長男（40歳），次男（37歳）との4人暮らし．主たる介護者は夫で，家族は介護に協力的である．

＊透明文字盤：透明なボードに50音が書かれているもの．

動作観察 ❯ コミュニケーションでは，透明文字盤を用いてまばたきで意思を伝えている．

下に示すクリニカル・ルールを用いて，次の問いに答えましょう

1-1 本症例の参加制約とその原因は？ 　　1-2 本症例の活動制限とその原因は？

1-3 本症例の仮説的問題構造の全体像は？ 　　1-4 仮説証明に必要な情報や検査は何か？

■ クリニカル・ルール

CR 1 ALSの機能障害は筋力低下，呼吸機能障害，嚥下および構音障害，廃用症候群である（図1）

　ALSの機能構造障害の本態は，全身へと進行していく筋萎縮であり，四肢を動かす骨格筋の筋力低下だけでなく，舌や咽頭部の筋，呼吸筋までもが筋力低下を引き起こす．このような筋力低下によって，歩行，ADLが自立して行えなくなるだけでなく，嚥下，会話，呼吸も困難になる．病状の進行に伴ってADLの自立度が低下するにつれて，身体活動は少なくなり，介助される部分が多くなる．これにより廃用症候群である体力・筋力の低下，ROM制限が生じてくる．疾患が進行し，臥床状態が長くなる末期では，胸郭の可動性が低下することで，呼吸機能はさらに低下する．

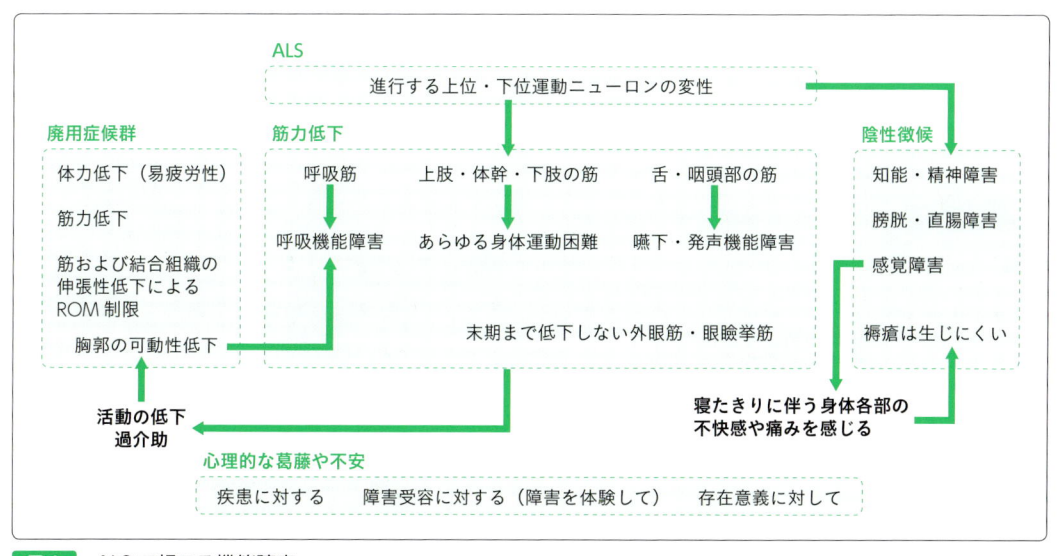

図1 ALSで起こる機能障害

CR 2 人工呼吸器装着 ALS 患者に対する理学療法はコミュニケーション手段の確保と呼吸機能の維持が主たる目的となる

　人工呼吸器を装着し，寝たきり状態となった ALS 患者では，コミュニケーション手段をいかに確保するかがとても重要な課題となる．また，呼吸筋の筋力低下によって人工呼吸器を装着した状態では，胸郭の柔軟性が低下することによる呼吸機能の低下を可能な限り予防し，現状を維持することが重要となる．

CBL1　仮説的問題構造と仮説証明のための追加情報項目について "臨床思考" する

臨床思考 1-1　本症例の参加制約とその原因は？

結論　参加制約＝在宅療養継続への不安がある．専業主婦としての役割が果たせない．
　　　その原因＝ ADL 全介助とコミュニケーション困難だから（図 2）．

根拠　情報：人工呼吸器を装着し，胃瘻造設での栄養摂取による寝たきりの状態である．介護保険では要介護 5 の認定を受けている（「病歴と経過」参照）．
　　　　　「家族に何もしてあげられない」「家族に迷惑をかけている」「このまま家にいていいのか？」と訴えている（「医療面接」参照）．
　　　CR1：ALS は進行する筋萎縮により歩行，嚥下，呼吸，コミュニケーションなどの活動（ADL や IADL）が多岐にわたり制限される．

思考　本症例は，人工呼吸器を装着し，胃瘻造設での栄養摂取による寝たきりの状態である．本人との面接において「家族に何もしてあげられない」「家族に迷惑をかけている」「このまま家にいていいのか？」との返答から推察すると，在宅療養継続への不安とこれまで行ってきた主婦としての役割を果たせず，家庭での存在意義もままならない状況であると考えられる．このような参加制約の原因は，知能・精神機能を保ったまま，本人がこれまでできていたことができなくなってきていることを，認識しながら生活を送っているからと考えられる．

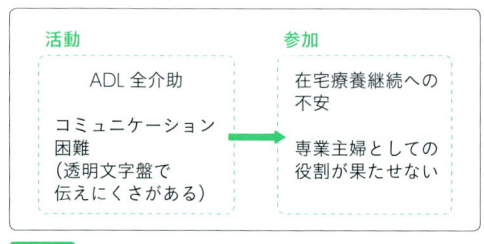

図 2　参加制約とその原因

臨床思考 1-2　本症例の活動制限とその原因は？

結論　活動制限＝ ADL 困難とコミュニケーション困難．
　　　その原因＝全身の筋力低下．発話が困難なため？　上肢を使った書字や指差しが困難なため？（図 3）

根拠　情報：寝たきりの状態で，要介護 5 であるから，透明文字盤を用いてまばたきで意思を伝えていたが，時間がかかった．夫も「最近，妻の言いたいことがわからないことがある」と訴えていた．
　　　CR1：ALS は進行する筋萎縮により歩行，嚥下，呼吸，コミュニケーションなどの活動（ADL や IADL）が多岐にわたり制限される．

思考 透明文字盤を用いてまばたきで意思を伝えていたことは確認できたが，時間がかかること，「妻の言いたいことがわからないことがある」との夫の訴えから，まばたきをさせる筋以外に残存している筋を使うことによって，意思を表出できないかと考える．例えば，上肢を使った書字や，透明文字盤への指差しを可能とする筋などがある．実行している状況からそれら上肢の残存筋の可能性は低いかもしれないが，確認をして現時点での実行状況が最良であるかについて検討する必要がある．

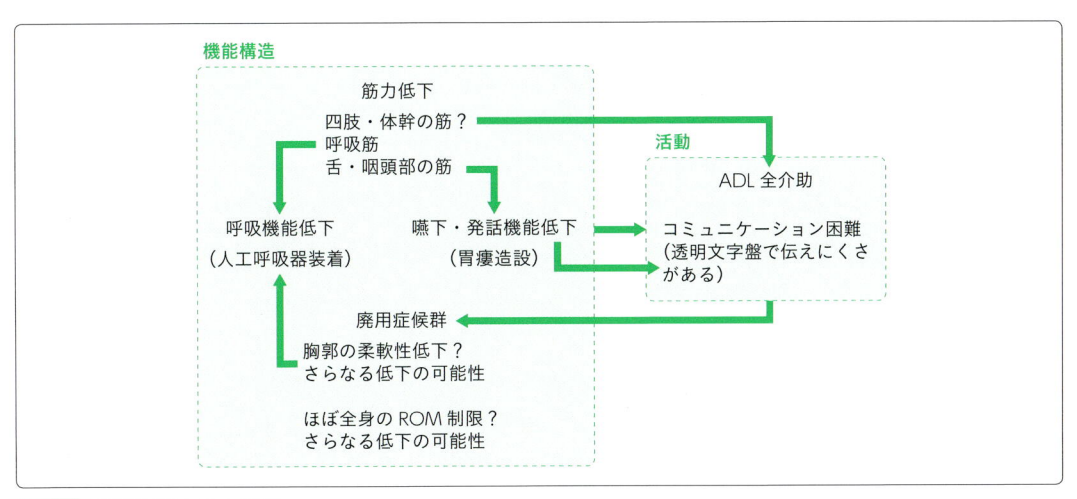

図3 活動制限とその原因

臨床思考 1-3 本症例の仮説的問題構造の全体像は？

結論 臨床思考 1-1 ～ 2 を統合して以下のように考える（**図4**）.

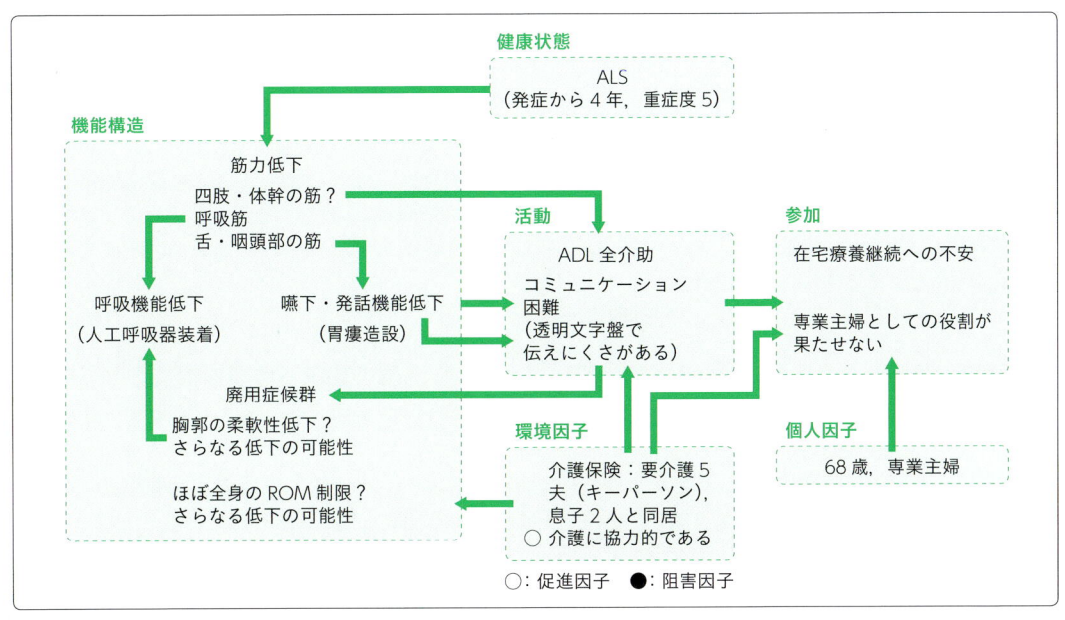

図4 仮説的問題構造

「在宅療養継続への不安がある」「専業主婦としての役割が果たせない」のは，「ADL 全介助」「コミュニケーション困難」だからである．そうなのは ALS による「筋力低下（上肢・体幹・下肢）」「舌・咽頭筋の筋力低下による発話機能低下」によるものである．以上のように仮説的に問題構造をまとめる．

臨床思考 1-4　仮説証明に必要な情報や検査は何か？

結論　ICF 概念図で「？」がついている項目を確認すれば問題構造が明らかになる．

> 1）コミュニケーションに利用できる残存筋
> 2）廃用症候群の有無，特に呼吸機能に影響する胸郭の柔軟性
> 3）介護力としての夫，長男，次男の現状と福祉用具

根拠　CR2：寝たきり状態となった ALS 患者では，コミュニケーション手段をいかに確保するかがとても重要な課題となる．また，胸郭の柔軟性が低下することによる呼吸機能の低下を可能な限り予防・維持することが重要となる．

思考　ALS の進行によって ADL が全介助となっている状況では，その原因である筋力低下を改善することは困難である．したがって，コミュニケーション手段を確保し，安心・安全な療養生活を継続していくために，呼吸機能に影響する胸郭の柔軟性を把握し，予防・維持にかかわること，家族の日常的な介護状況を把握し，療養上のケアについて訪問看護師と連携および情報交換が必要と考える．

CBL2　追加情報から本症例の問題構造を明らかにし，解決策を講じる

追加情報

体　　格 ▶ 身長 162 cm，体重 42 kg.

動 作 観 察 および触診 ▶ 上肢の運動では左母指のみ動かすことが可能で，その他は動かすことができなかったため，書字動作や透明文字盤への指差しによる意思の伝達は不可能と判断した．

他動運動による ROM と 筋 緊 張 ▶
※単位：度
ADL の介助を妨げる程の制限がないことを確認した．しかし，参考 ROM を保持できている関節は少なく，ほぼ全身の関節において ROM 制限が認められた．角度計を使って正確な角度は測定していないが，スクリーニングとして他動的 ROM 運動をベッド上背臥位で実施し，おおよその角度を下記に示す．
　◆肩屈曲 (Rt. 110, Lt. 120) 外転 (Rt. 110, Lt. 110)，◆肘屈曲 (Rt. 100, Lt. 100) 伸展 (Rt. 0, Lt. 0)，◆股屈曲 (Rt. 100, Lt. 100) 膝伸展での股屈曲 (Rt. 60, Lt. 60)，◆膝屈曲 (Rt. 110, Lt. 110) 伸展 (Rt. 0, Lt. 0)，◆足背屈 (Rt. 10, Lt. 10) 底屈 (Rt. 30, Lt. 30).
　他動運動により，筋短縮による抵抗感は認められたが，痙性を疑うような筋緊張亢進による抵抗感は認められなかった．
　胸郭の可動性は，本人の呼吸に合わせて介助するように，他動的に呼気時の肋骨の引き下げを行い，その際の抵抗感を感じた結果，正常の場合と比較し固さを感じた．

疼　　痛 ▶ 両側の肩関節屈曲の最終域で痛みがあった（表情から推察した）．
時々，腰背部に痛みを感じる（夫から情報を得た）．

筋　　力 ❯	◆上肢：左母指の動き3レベル，その他0〜1レベル，◆下肢：0〜1レベル，◆頸部および体幹：1〜2レベル． ◆その他：眼球運動はすべての方向で可能．前頭筋，眼輪筋，眼瞼挙筋は動きが可能．その他の表情筋もわずかに動かせる． ＊本人とのかかわりから表情を観察することで判断した．

ALSFRS-R ❯	◆発語：1点（声以外の伝達手段と会話を併用）． ◆唾液分泌：未確認（予測で3点：口腔内はわずかだが，明らかに過剰）． ◆嚥下：0点（全面的に非経口性または腸管栄養）． ◆書字：0点（ペンが握れない）． ◆摂食動作（2）指先の動作（胃瘻造設患者）：0点（まったく何もできない）． ◆着衣，身の回り動作：0点（全面的に他人に依存）． ◆寝床での動作：0点（自分ではどうにもできない）． ◆歩行：0点（脚を動かすことができない）． ◆階段：0点（登れない）． ◆呼吸（3）呼吸不全：0点（挿管または気管切開による人工呼吸器が必要）． 　合計：1点（10項目各4点，40点満点）

家族からの情報 ❯	**夫の希望**「妻に余計な心配をかけないようにしたい」 **長男の希望**「父も物忘れや状況をきちんと理解できていないように思うので，自分にできることがあれば，できる限りのことはやりたい」

訪問看護師から得た情報

訪問看護の内容 ❯	◆全身状態のチェック，服薬管理（睡眠薬），栄養管理． ◆呼吸機能および呼吸器の状況チェック，口腔および気管の吸引とケア． ◆状況に応じて主治医との連携． ◆状況に応じて家族への助言・指導．

家庭状況 ❯	夫，長男，次男の4人暮らし．家事全般は夫が行っている．長男は無職のため，夫に代わって介護することもある．訪問看護師は，次男とはほとんど会ったことがない． 夫は理解力や判断力が低下してきているように感じる．

福祉用具 ❯	介護保険でベッド，車椅子をレンタルしている．

個人因子 ❯	本症例は専業主婦で，以前は手芸や料理が好きだった．睡眠障害があり，睡眠薬を服用している．

下に示すクリニカル・ルールを用いて，次の問いに答えましょう

2-1　コミュニケーションが困難な原因は？　　2-2　安心・安全な療養生活を送るには？

2-3　本症例の問題構造の全体像は？　　　　2-4　本症例の問題の解決策は？

■ クリニカル・ルール

[CR 3] 残存機能とコミュニケーションツールの機能を知って，患者および家族に適したコミュニケーション手段を確保する

　ALS が進行し寝たきり状態になった段階において，コミュニケーション手段を確保することは，療養生活を安心・安全に送るためにも，患者本人の存在意義や役割を意識するためにも非常に重要な課題となる．コミュニケーション手段を確保するためには 2 つの視点が重要と考える．1 つは，残存筋を正確に把握し，今後の予測ができること，もう 1 つは，コミュニケーションツールに関する情報を持っていることである．前者は，理学療法士の役割が大きい．後者は，ALS 協会に関係している患者や家族，医療・リハビリテーション専門職や最近では，IT 関連の専門家などが多くのそして最新の情報を持っているので，そこからの情報収集と連携を図ることが求められる．

[CR 4] 患者とかかわる家族や医療チームなど，環境因子のあり方が在宅療養を継続可能にする

　ALS では，一般的に知能・精神機能や膀胱直腸の機能，感覚機能は障害されない（陰性徴候, 図 1）．知能精神機能が保たれることは，「疾患に対して」「障害受容に対して」「存在意義に対して」心理的な葛藤および不安を持つことになる．つまり，医学的にはプラスの面であるはずが，本人にとってはマイナスにもプラスにもなる．感覚障害が生じないというプラスの面は，臥床状態が長くなると，身体各部（背部，頸部，腰部，肩など）に不快感や痛みを感じるマイナス面が生じる．一方，不快感や痛みの訴えに対しての体位交換などの介助が加わり，褥瘡が生じにくいというプラスの面にもなる．在宅生活を継続させるためには，家族や医療チームが一体となって，陰性徴候をプラス面として活かすかかわりが重要であろう．

| CBL2 | 追加情報から問題構造と解決策について "臨床思考" する |

臨床思考 2-1　コミュニケーションが困難な原因は？（図 5）

結論　コミュニケーション困難が生じている原因は，発話が困難なことと，上肢を使った書字や透明文字盤を指差すことが困難なためである．

根拠　情報：筋力検査の結果で，左母指の動きが 3 レベル，その他は 0 〜 1 レベルである．

　　　　CR3：コミュニケーション手段の確保において，残存する筋は，眼瞼挙筋と眼輪筋によるまばたきと左母指の筋による動きがあり，透明文字盤をコミュニケーションツールとして使用するには，現状のまばたきで行うことが最良となる．

思考　現状の透明文字盤を用いて意思を伝達する方法では，まばたきで行うことが最良と判断した．

臨床思考 2-2　安心・安全な療養生活を送るには？

結論　夫の認知機能の低下は，本人や長男にとって少なからず不安要素の一つである．次男の協力は現時点では得られていないようである（図 6）．

根拠　情報：長男の「父は物忘れや状況をきちんと理解できていないように思うので，自分にできることがあれば，できる限りのことはやりたい」という意向．

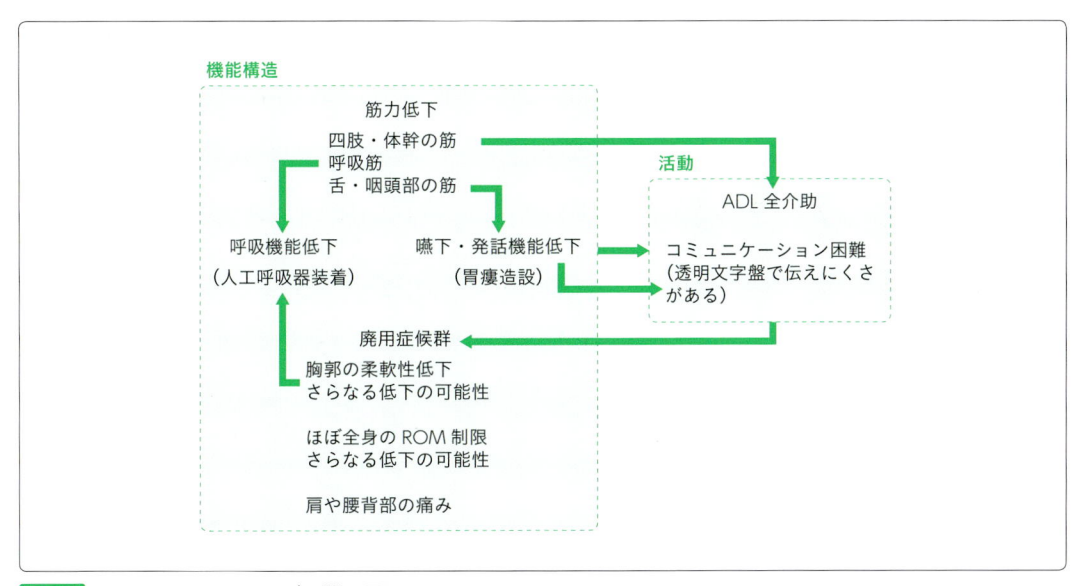

図5 コミュニケーションが困難な原因

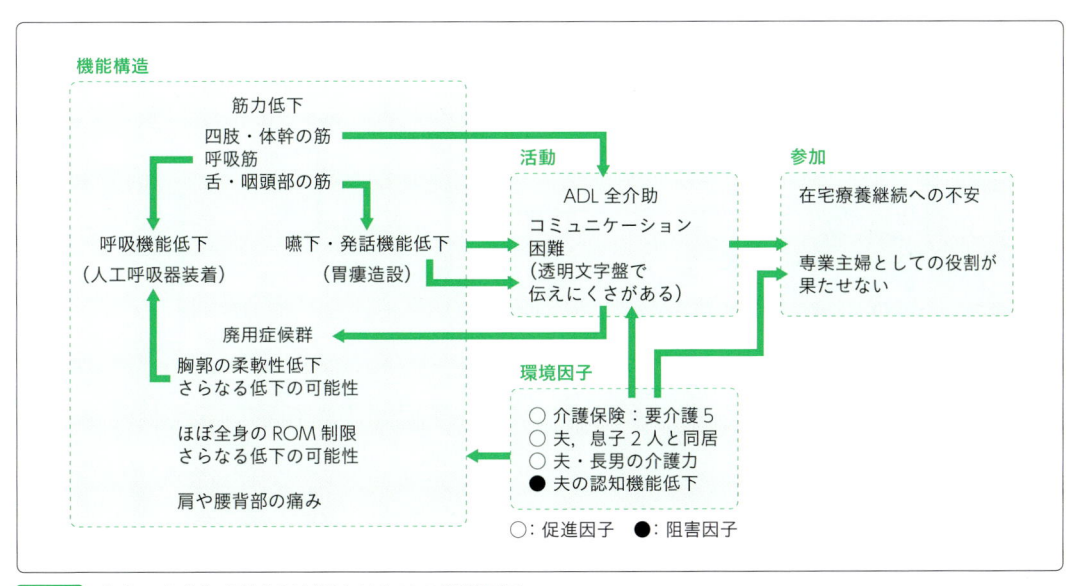

図6 安心・安全な療養生活が送れるための環境因子

　　　　訪問看護師から「夫は理解力や判断力が低下してきているように感じる」という情報
　　　と，「次男とはほとんど会ったことがない」という意向.
　　CR4：残存する機能としてのプラスの面をマイナスにさせず，よりプラスに転じさせるよう
　　　　にするためには，本人とかかわる家族や，医療チームなど環境因子のあり方が在宅療
　　　　養を継続可能にする.
思考　現状から，夫の認知機能低下による不安要素と次男のかかわりが見えていないことが確認で
　　　きた．今後は，長男の協力を期待するが，介護負担には十分配慮し，訪問看護師，介護支援

専門員との連携により介護サービスの補助や調整が安心・安全な在宅療養の継続には欠かせないと考える.

臨床思考 2-3 **本症例の問題構造の全体像は？**

結論 臨床思考 2-1 〜 2 を統合して以下のように考える（**図 7**）.

本症例が在宅療養継続への不安を抱えているのは，ADL 全介助であることと，コミュニケーション困難があり，それらの原因は ALS の進行による四肢・体幹および呼吸・嚥下・発話機能の低下によるものである．これらの状況を今後も継続し，安心・安全な療養生活を継続していくためには，環境因子である家族の協力はもちろん，本症例にかかわる医療・福祉のチームが連携して介入していくことが必要であることが確認できる.

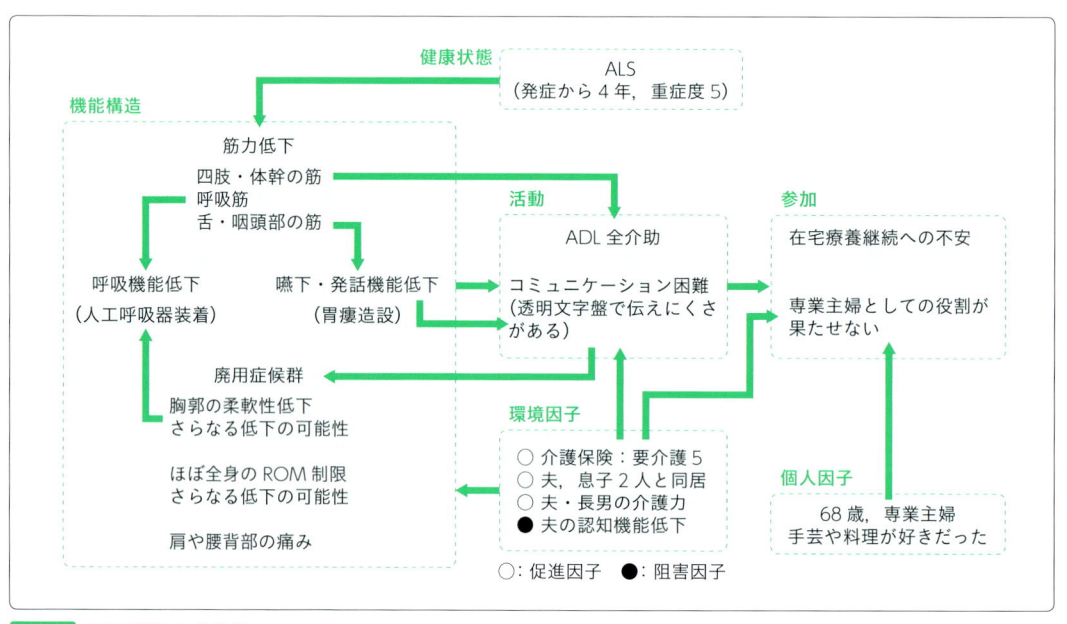

図7 問題構造の全体像

臨床思考 2-4 **本症例の問題の解決策は？**

結論 ICF 概念図で主要な問題点を解決する理学療法の介入プランを以下のように意思決定した（**図 8，表 1**）.

コミュニケーション手段と確保は，今後の ALS の進行も予測して，コミュニケーションツールの導入の提案および他職種・ALS 協会との連携，情報収集を行っていく．患者と家族が扱いやすく，負担にならないことに十分配慮した導入を検討する.

廃用症候群に対しては，胸郭の柔軟性低下をできる限り予防・維持することを目的に，呼吸と合わせた呼吸介助運動や蘇生バッグを用いて肺を膨張させ，肺胸郭の膨張性を高める air stacking[1]，吸気に合わせた上肢挙上運動による胸郭の拡張を図る Silvester 法などを試し，過用に注意しながら効果の期待できそうな運動を取り入れる．また，ADL の介助を妨げる程の制限が起こらないように経過評価および介入としての他動的 ROM 運動を行い，家族の

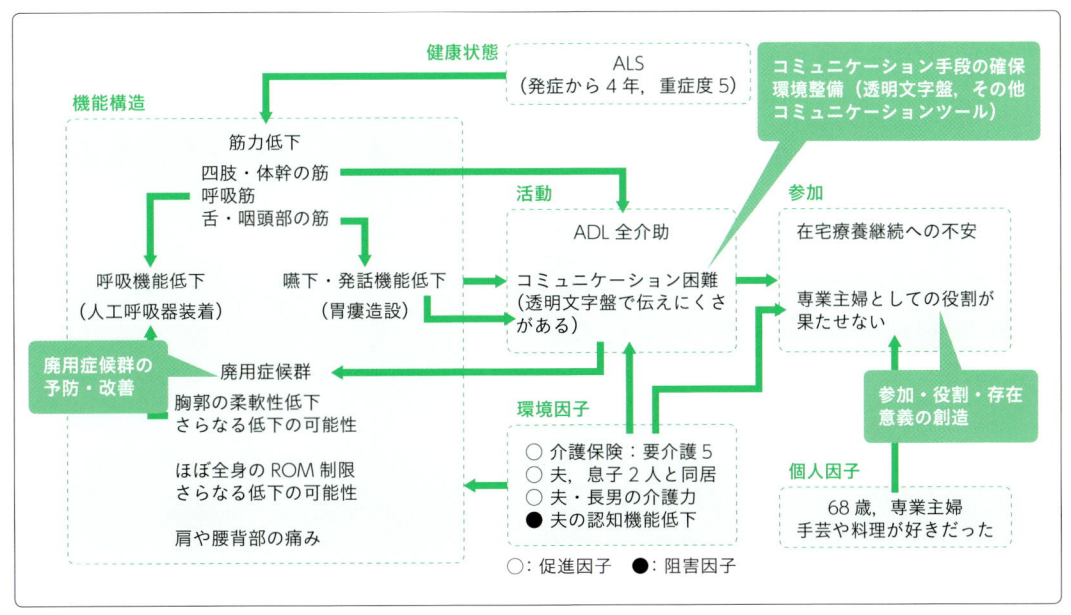

図8 問題構造に対する解決策

表1 本症例に対する理学療法介入プラン

目的		方法	注意点・禁忌
コミュニケーション手段の確保		・透明文字盤，その他コミュニケーションツールの提案と導入 ・他職種・ALS協会との連携，情報収集	押しつけにならないように患者・家族の選択を尊重
廃用症候群の予防・改善	①ROM制限の予防	・経過評価とROM運動 ・可能な範囲で離床，適宜ROM運動を家族にも指導と協力要請	過用・誤用による障害 家族の負担と過用・誤用に配慮
	②呼吸機能の予防・維持	・胸郭ROM運動（air stacking，Silvester法） ・姿勢変換および離床	翌日まで疲労を残さない
	③体力低下予防と維持	・姿勢変換および離床	翌日まで疲労を残さない
	④痛みの改善	・姿勢変換および離床，徒手療法	
参加・役割・存在意義の創造		・他職種・ALSの会との連携 ・ALSの会の紹介によるピアカウンセリングの機会を提案	障害の受容過程を見定めながら過度な心理的負担にならないように

かかわりも無理のない範囲で指導していく．適度な体位交換や車椅子座位で過ごす時間を確保することは，体力低下やROM制限の予防・維持にとっても，精神活動を促すことにおいても効果が期待でき，安心・安全な療養生活を送るためにも実施する．

今後のかかわりの中で，患者の心理面に気を配り，役割や存在意義を家族や関係する専門職とともに創造していけるように援助していきたい．

クリニカル・ルール

1　ALS の機能障害は筋力低下，呼吸機能障害，嚥下および構音障害，廃用症候群である．

2　人工呼吸器装着 ALS 患者に対する理学療法はコミュニケーション手段の確保と呼吸機能の維持が主たる目的となる．

3　残存機能とコミュニケーションツールの機能を知って，患者および家族に適したコミュニケーション手段を確保する．

4　患者とかかわる家族や医療チームなど，環境因子のあり方が在宅療養を継続可能にする．

知っておきたい関連事項

1　ALS と廃用症候群

　　ALS の筋力低下には，疾患そのものによる筋力低下と，廃用による筋力低下が含まれていることを常に意識して評価と治療に臨むとよい．ADL に必要な筋力は，その ADL 動作を行うことで保たれるということを第一に，患者や家族に理解してもらい，日常的に行う介助の中に取り入れてもらえるように指導すべきである[2]．

2　ALS に対する呼吸理学療法

　　ALS では呼吸，嚥下および発声に障害がみられるようになってきたら，肺合併症の予防に努める．進行して人工呼吸器管理下となれば，体位排痰，用手的呼吸介助が中心となる．各種アプローチとして，胸郭 ROM 運動，咳の介助，ポジショニング，離床の促進がある[1]．

書籍紹介

1　新 ALS ケアブック，第 2 版，日本 ALS 協会編，川島書店，2013

　　ALS という病気をわかりやすくまとめている．専門職だけでなく，患者や家族に対しても勧められる書籍である．治療研究の現状，嚥下障害と栄養障害，呼吸障害，コミュニケーションの問題，リハビリテーション，心理的ケアなどを解説している．

2　ALS マニュアル決定版！，中島 孝監，月刊「難病と在宅ケア」編集部編，日本プランニングセンター，2009

　　月刊誌「難病と在宅ケア」に掲載された ALS に関する記事を改訂して収監している．医師だけでなく，看護師，理学療法士，作業療法士からの具体的な在宅療養の経験やコツが医学的根拠を踏まえて解説してある．

●文 献

1）　石井光昭：筋萎縮性側索硬化症の理学療法．標準理学療法学（専門分野）神経理学療法学，吉尾雅春ほか編，医学書院，東京，361，2013

2）　三村　健ほか：症例 1-7 食事動作に介助を要する筋萎縮性側索硬化症（ALS）症例．生活機能障害別・ケースで学ぶ理学療法臨床思考，嶋田智明ほか編，文光堂，東京，123-138，2009

（小川美笛）

第 3 章

内部障害理学療法

36 慢性閉塞性肺疾患

■ 導入のためのエッセンス

◆慢性閉塞性肺疾患（COPD）は，代表的な慢性呼吸器疾患の一つで，肺胞の障害により肺弾性力が低下し閉塞性換気障害が起こり，緩徐進行性および不可逆的に息切れが生じる病気です．

◆ COPDの治療としての呼吸リハビリテーションは発症早期の軽症時から重症に移行するまで，非薬物療法の一つとして実施が必須と考えられています．

◆呼吸リハビリテーションの中核をなす下肢のトレーニングを中心とした運動療法には非常に強いエビデンスがありますが，呼吸困難感が重篤な患者はいきなり運動することは困難です．重症者では効果的な運動療法が実施できるように呼吸法指導，リラクゼーション，ストレッチなどのコンディショニングと呼ばれる身体づくりなどから始める必要があります．それに加え，患者教育によって，日常生活を適切に自己管理できるようにし，そして運動がライフスタイルに組み込まれていくことが重要です．

◆軽症者では筋力・持久力トレーニングを中心に行い，運動能力の向上，活動範囲の拡大を図ります．一方，重症者では ADL の維持・向上，および活動性の低下による合併症予防を中心としたメニューにするなど，個々の症例に応じたプログラムが行われます．

症例 **呼吸困難感により外出頻度が減少した 70 歳代の男性.**

CBL1 **初期情報から仮説を立て，仮説証明のための新たな情報を選択する**

初期情報

処 方 箋	診断名：COPD．70 歳代の男性．呼吸困難感軽減を目的に運動療法を行ってください．
現 病 歴	某年 7 月頃より咳が続いていたが病院受診せず，5 年ほど様子をみていた．最近，階段昇降など軽い運動後の息切れが強く，8 月 24 日当院受診し COPD と診断を受ける．8 月 29 日より外来リハビリテーション開始となる．
医療面接	PT「どのようなときに息切れを感じますか？」 患者「20 分以上歩いたり，長い階段を上がったり下りたりするとしんどいですね」 PT「それ以外のときには息切れは感じませんか？」 患者「その他の動作では特に苦しくはありません」
患者観察	呼吸数 18 回，やせ形，胸式呼吸，軽度の円背，安静時 SpO_2 97%，呼吸困難感なし，立ち上がり，歩行など動作の性急性あるが SpO_2 低下なし．

■ クリニカル・ルール

CR 1 　COPD では労作時呼吸困難感が生じる（図 1）

　COPD で起こる機能障害は，肺胞の障害により肺弾性力が低下することによる閉塞性換気障害である．運動により換気量，呼吸数が増加するに従い，十分な呼出ができなくなるため，吐き残した空気が肺に連続的に蓄積されることになる．この空気のとらえ込み（air trapping）によって動的過膨張が生じる．この動的過膨張が機能的残気量（FRC）を増加させ，最大吸気量（IC）を減少させるため1回換気量が減少する．また動的過膨張は横隔膜を押し下げ平坦化させ，横隔膜の運動を制限する．動きが制限された横隔膜は吸気筋として十分機能しないため，副呼吸筋群が動員され呼吸仕事量が増加する．本症例では階段昇降などの比較的強い運動負荷によって呼吸困難感が出現している．

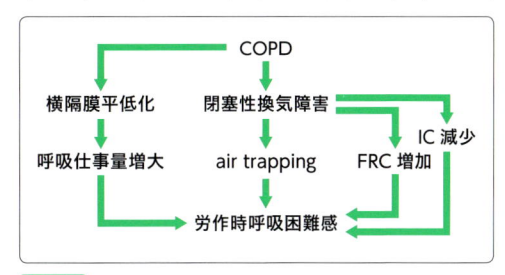

図1 　COPD で起こる機能障害

CR 2 　階段昇降や長距離歩行が困難な患者は外出を控えてしまう

　階段昇降，長時間の歩行が困難な患者は，買い物や旅行など普段の生活よりも運動負荷のかかる外出時には，同行者にスピードを合わせて歩行や段差昇降することが困難となる．したがって同行者への気遣い，遠慮が生じ外出を控えてしまう．

CBL1 　仮説的問題構造と仮説証明のための追加情報項目について "臨床思考" する

臨床思考 1-1 　本症例の参加制約とその原因は？

結論 　参加制約＝外出が困難.

　　　その原因＝長距離歩行，階段昇降時の息切れ（図 2）.

根拠 　情報：本症例は，長距離歩行や階段昇降時の息切れを訴え，外出を控える.

　　　CR2：階段昇降，長距離歩行が困難な患者は，外出を控えてしまう.

思考 　本症例は，普段の日常生活では困難を訴えることはないが，外出時に同行者との段差昇降時や歩行にスピードを合わせると息切れが強くなるため外出ができないことを訴えている．これはクリニカル・ルール

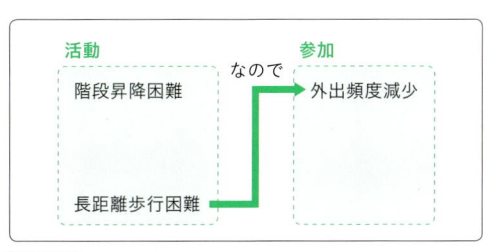

図2 　参加制約とその原因

と一致するため，上のように意思決定した.

臨床思考 1-2 **本症例の活動制限とその原因は？**

結論 活動制限＝長距離歩行，階段昇降時の息切れ.
その原因＝肺胞の障害により肺弾性力が低下することによる閉塞性換気障害（**図 3**）.

根拠 情報：長距離の歩行，階段昇降時に呼吸困難感が生じると訴える.
CR1：COPDは労作時呼吸困難感が生じる.

思考 長距離歩行，階段昇降は普段の日常生活よ
りも運動負荷の高い運動である. 日常生活
上では呼吸困難感が生じるほどの呼吸仕
事量ではないが，CR1 にあるように，1 回
換気量の減少，呼吸仕事量が増加している
ため運動負荷が上がると呼吸困難感が生
じてしまう.

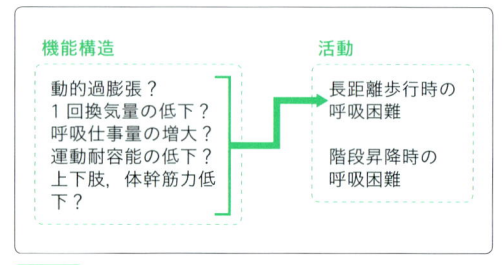

図 3 活動制限とその原因

臨床思考 1-3 **本症例の仮説的問題構造の全体像は？**

結論 臨床思考 1-1 〜 2 を統合して以下のように考える（**図 4**）.
「外出頻度が低下」しているのは「階段昇降，長距離歩行時に呼吸困難感が生じている」か
らである. 労作時呼吸困難感は「1 回換気量の減少，呼吸仕事量が増加している」ためで，
1 回換気量の減少，呼吸仕事量の増加は「閉塞性換気障害と十分な呼出ができないことによ
る肺への空気の連続的な蓄積，そしてそれらによる動的過膨張」によるものである. また労
作時呼吸困難感によって日常生活の運動頻度が減少し，上下肢，体幹の筋力，運動耐容能が
減少することで，さらに労作時の呼吸困難を助長している. 個人因子として高齢の男性であ
り，特別外出をしなくても生活は可能であることも起因となっている.

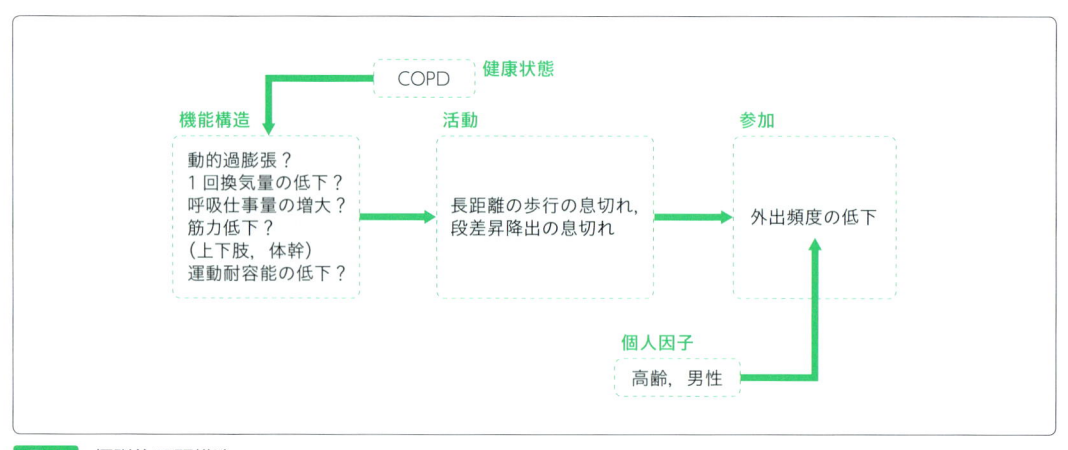

図 4 仮説的問題構造

結論 ICF 概念地図で「?」がついている項目を確認すれば問題構造が明らかとなる.

> 1) スパイロメーター，胸部 X 線
> 2) 副呼吸筋の評価
> 3) 筋力検査
> 4) 運動耐容能の評価

根拠 CR1：COPD は労作時呼吸困難感が生じる.

思考 労作時呼吸困難の因子を明確にするため，肺の画像所見，呼吸機能評価を確認する必要がある. また呼吸困難感が筋力，運動耐容能の低下に起因している可能性もあるため，筋力，運動耐容能の評価を行う必要がある.

CBL2 追加情報から本症例の問題構造を明らかにし，解決策を講じる

追加情報

X 線，胸部
CT 所見 > 軽度の横隔膜平低化，滴状心あり，肺の気腫性変化あり（図 5）.

動作観察 > 階段昇降は 10 段程度では特に問題なく昇降可能だが，20 段以降より息切れが出現する. 歩行は 6 分間歩行距離（6MD）にて 550 m. SpO_2 97％より歩行終了後一時的に 85％まで低下する. 歩行動作は異常動作なく可能.

聴　　診 > 全肺野呼吸音減弱.

喫 煙 歴 > 18 歳から約 30 年間 1 箱 / 日吸っていたが，10 年前から禁煙している.

筋　　力 > ◆ 上肢（4），◆ 下肢（4），◆ 体幹（4）.
※ MMT

握　　力 > Rt. 33 kg，Lt. 32 kg.

家庭状況 > 妻と 2 人暮らし. 妻は主婦として家事全般を行っているが，夫の疾病に対してそれほど重く感じていない様子.

肺機能検査 > 1 秒率（FEV1.0％）42％，％ 1 秒率（％ FEV1.0）40.8％，％肺活量（％ VC）78.5％.

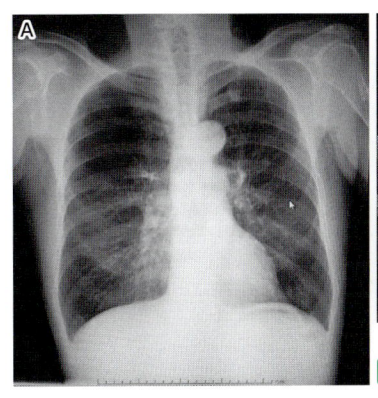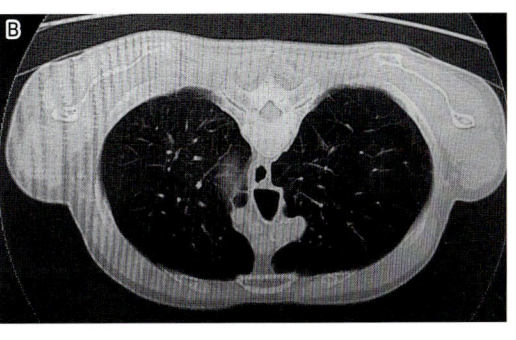

図 5 胸部 X 線（A）と CT（B）

2-1 長距離歩行，階段昇降を困難にしている原因は？

2-2 労作時呼吸困難感の原因は？ 　　　2-3 運動耐容能低下の原因は？

2-4 本症例の問題構造の全体像は？ 　　2-5 本症例の問題の解決策は？

■ クリニカル・ルール

[CR 3] COPD では動作を始めてから呼吸困難が生じるまでタイムラグがある

COPD では，動作のはじめには血中内の酸素を動作に使用する．しかし消費した分の酸素を取り込む能力が低下しているために，取り込む酸素よりも消費する酸素が多くなってしまい血中酸素濃度が減少してくる．このため動作初期には比較的激しい運動でも可能だが，運動を継続すると呼吸困難が起こる．

[CR 4] 副呼吸筋の過活動があると呼吸仕事量が増加する

通常，呼吸筋として働く横隔膜の機能が不十分であるときは副呼吸筋である胸鎖乳突筋，僧帽筋などの筋が働く．しかし副呼吸筋は赤筋線維の多い筋であるため筋持久力に劣る筋であり，呼吸に副呼吸筋を使用するとより呼吸仕事量が必要になる．

[CR 5] 筋持久力が低下していると長時間の動作が困難となる

筋持久力が低下することで長時間の歩行や階段昇降を行うと，徐々に動作が困難となってくる．

CBL2 追加情報から問題構造と解決策について"臨床思考"する

臨床思考 2-1 長距離歩行，階段昇降を困難にしている原因は？

結論 呼吸困難感が長距離歩行，階段昇降を困難にしている（図 6）.

根拠 情報：動作観察にて短距離歩行，数段の段差昇降は問題なく行えたが，徐々に呼吸困難感を訴え，動作が困難となっていった．

CR3：COPD では動作を始めてから呼吸困難が生じるまでタイムラグがある．

思考 歩行動作，階段昇降動作を観察した結果，動作自体に問題はないが，呼吸困難感を訴えたため．

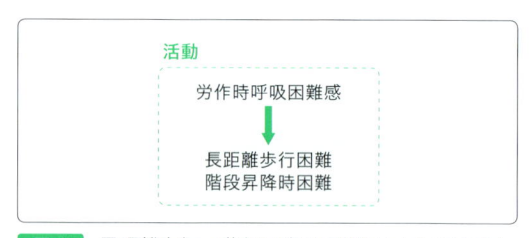

図6 長距離歩行，階段昇降を困難にしている原因

臨床思考 2-2 労作時呼吸困難感の原因は？

結論 労作時呼吸困難を起こすのは，閉塞性換気障害による air trapping，FRC の増加，IC の減少，また横隔膜平低化による呼吸仕事量の増加によるものである（図7）.

根拠 情報：胸部 X 線写真，スパイロメーターの所見．

CR4：副呼吸筋の過活動による．

思考　胸部X線写真より横隔膜の平低化が確認される．またスパイロメーターの所見より air trapping，FRC の増加，IC の減少が認められる．

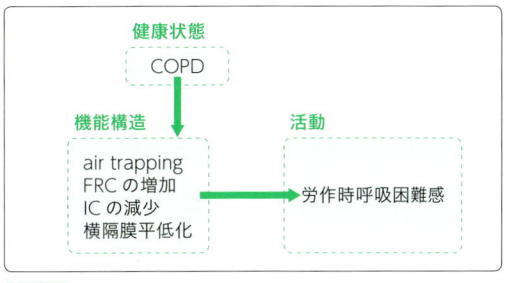

図7　労作時呼吸困難感の原因

臨床思考 2-3　運動耐容能低下の原因は？

結論　運動耐容能の低下の原因は，労作時呼吸困難感による運動の頻度，生活範囲の狭小化によって上下肢，体幹の筋力，筋持久力の低下によるものである（**図8**）．

根拠　情報：上下肢，体幹筋力テストにおいて筋力低下がみられる．
　　　CR5：筋持久力が低下していると長時間の動作が困難となる．

思考　歩行や階段昇降の際には，心肺機能とともに上下肢，体幹全身の筋力，筋持久力が必要である．上下肢，体幹に筋力低下があれば長距離の歩行，段差昇降は困難となる．また，短距離の歩行や段差昇降は問題なく行えるが，徐々に困難になっていくため筋持久力が低下していると考えられる．

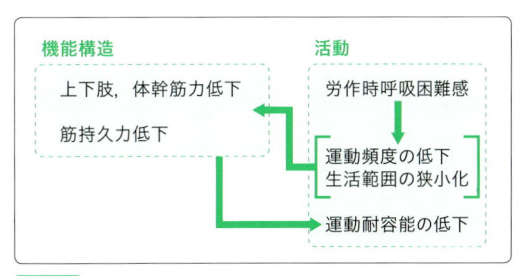

図8　運動耐容能低下の原因

臨床思考 2-4　本症例の問題構造の全体像は？

結論　臨床思考 2-1 ～ 3 を統合して以下のように考える（**図9**）．

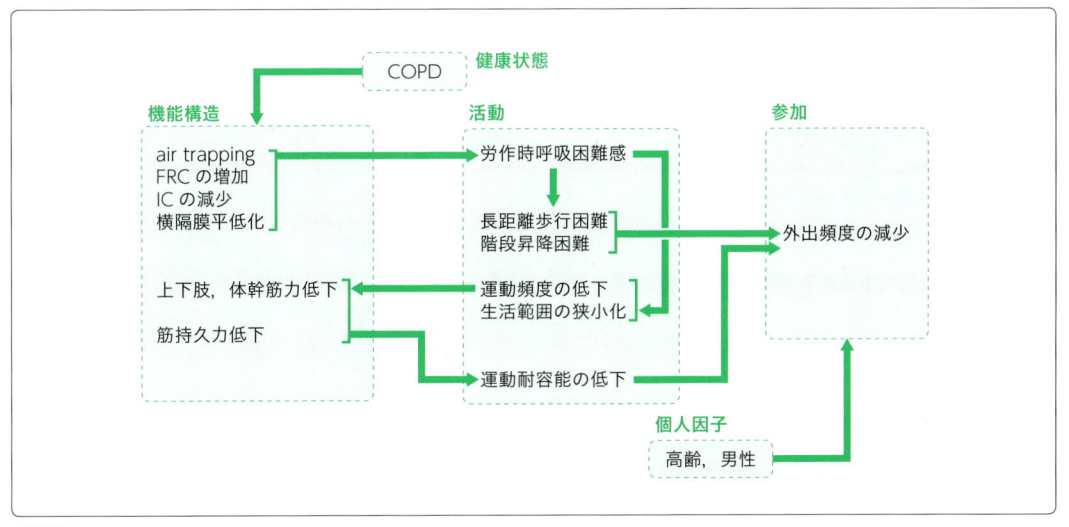

図9　本症例の問題構造

本症例の外出頻度を減少させているのは長時間の歩行や階段昇降の際の労作時呼吸困難感である．その原因は動的過膨張による1回換気量の低下，呼吸仕事量の増大，筋力低下，運動耐容能の低下が挙げられる．呼吸仕事量の増大は動的過膨張によって横隔膜が平低化した結果，副呼吸筋の過剰使用によるものである．一方，上下肢，体幹の筋力低下，運動耐容能の低下は呼吸困難感による運動頻度の減少によるものである．

臨床思考 2-5 本症例の問題の解決策は？

結論 ICF概念地図で主要な問題点を解決する理学療法の介入プランを以下のように意思決定した（**図10**，**表1**）．

外来受診時にはパルスオキシメータの測定は安静時，もしくは診察室までの歩行後の測定であり，数分の歩行後の低酸素血症を見落としてしまうケースがある．そのため医師への情報提供として6MDにてSpO_2 85%まで低下してしまうことを報告し，日常生活上でもSpO_2が90%を下回り，呼吸困難感が外出を制限している点を確認した．そこで医師からインフォームド・コンセントを行い労作時のみの在宅酸素療法の導入を行った．呼吸補助筋の動因による呼吸仕事量の増大に対して，横隔膜は胸部X線上やや平低化を認めたが，機能は残存していると判断できたため腹式呼吸の指導，副呼吸筋のリラクゼーション，ストレッチの

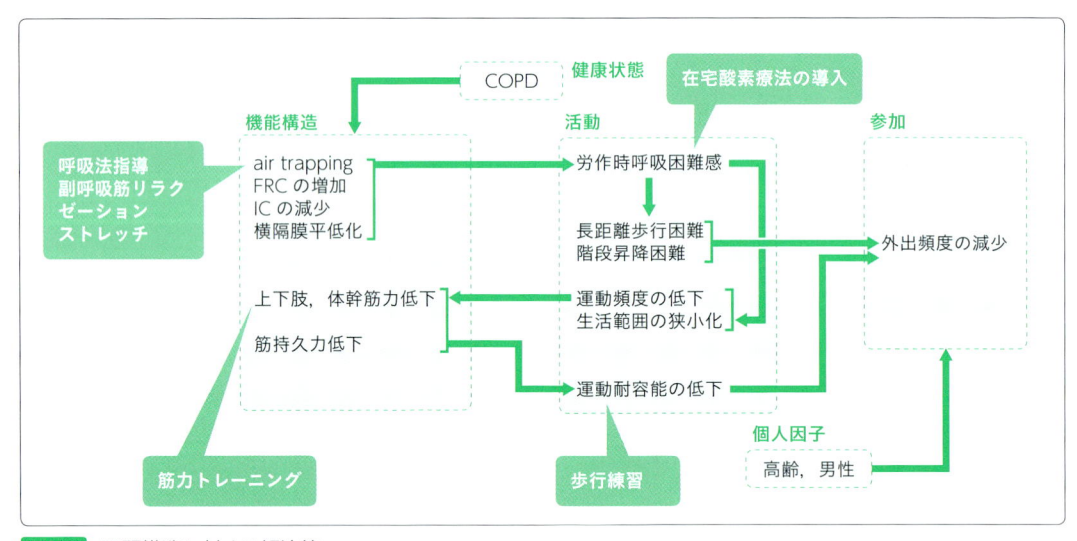

図10 問題構造に対する解決策

表1 本症例に対する理学療法の介入プラン

目的	方法	注意点・禁忌
労作時低酸素血症，呼吸困難感の軽減	在宅酸素療法の導入	酸素セーバー，酸素ボンベの取り扱い
呼吸仕事量の軽減	呼吸方法の指導 副呼吸筋ストレッチ，リラクゼーション	パニック時など苦しくなってしまう場合は無理に行わない
上下肢，体幹の筋力，筋持久力の向上	上下肢，体幹の筋力トレーニング	呼吸困難感
運動耐容能の向上	酸素吸入下での歩行練習	呼吸困難感，低酸素血症

指導を行った．上下肢，体幹の筋力低下に対して，可能な限り自宅でも行えるような方法を選択し筋力増強運動を行った．運動耐容能の低下に対しては酸素吸入をしながら無理のない範囲で歩行練習を行うよう指導した．この際，その日の体調によって歩行距離を調整すること，パルスオキシメータで SpO_2 を測定しながら 92% を下回らないよう指導した．

■ 本症例からの学びと追加事項

クリニカル・ルール

1　COPD では労作時呼吸困難感が生じる．
2　階段昇降や長距離歩行が困難な患者は外出を控えてしまう．
3　COPD では動作を始めてから呼吸困難が生じるまでタイムラグがある．
4　副呼吸筋の過活動があると呼吸仕事量が増加する．
5　筋持久力が低下していると長時間の動作が困難となる．

知っておきたい関連事項

呼吸困難の悪循環（dyspnea spiral）

　COPD 患者の呼吸困難は，①換気能力低下に伴う換気の物理的制限，②換気効率の低下や低酸素血症に伴う換気需要の異常亢進，③換気メカニクスの変化に伴う呼吸仕事量の増大の三者が相まって生じている．労作時呼吸困難により運動を避けるようになると運動不足状態（decinditioning）を引き起こす．それによって機能低下を起こした骨格筋は活動時に糖分解が亢進して乳酸産生が増大，代謝性アシドーシスにより呼吸中枢を刺激して換気の亢進を引き起こす．このようなメカニズムからさらに労作時呼吸困難が亢進し，ADL 量の低下，骨格筋の機能低下へと悪循環が成立する（dyspnea spiral）[1]．

書籍紹介

1　呼吸リハビリテーションマニュアル―運動療法―第 2 版，日本呼吸ケア・リハビリテーション学会ほか編，照林社，2012
　　呼吸リハビリテーションに必要な病態の理解から病気別の運動療法の実際まで，図やイラストを用いて具体的に解説されている．
2　動画でわかる呼吸リハビリテーション，第 3 版，高橋仁美ほか編，中山書店，2012
　　呼吸リハビリテーションにかかわる職種に必要な解剖生理，病態の知識，技術から実際のアプローチ方法まで DVD のみではなく写真，イラスト，表を多く用いてわかりやすく解説されている．

● 文 献
1）　神津　玲ほか：COPD における息切れの悪循環への対策―筋力強化と持久力トレーニングを中心に．Med Rehabil（108）: 38-44，2009

（井上克也）

気管支喘息

■ 導入のためのエッセンス

◆気管支喘息は，環境や個人因子より慢性的に気道にアレルギー性の炎症が生じ，気道が狭窄することで呼吸困難や咳，喘鳴を主症状とする疾患です．

◆一般的な治療は，重症度に応じてステロイド剤や β_2 刺激薬などの薬物療法が基本となります．

◆気管支喘息の治療は，症状の寛解と危険因子のコントロールに重きが置かれ，長期間にわたり健常人と同じように生活できることが目標となります．

◆医師から処方を受けた理学療法士は，対象患者の身体状況や社会的背景に対して問診や検査を行い，理学療法の方向性を決定します．そして治療へと進みます．

◆気管支喘息では，気道の慢性的な炎症が生じ，気道の浮腫や過敏性亢進により分泌物過多となります．長期化すれば気道リモデリング（平滑筋の肥厚や上皮の線維化）により気道が狭窄します．そのため，①気道狭窄による呼気気流制限，②咳・喘鳴，③呼吸苦といった機能構造障害による閉塞性換気障害を呈します．

◆これらの機能構造障害により，対象患者にとって必要な活動（ADL や IADL）に制限をきたします．一般的には，基本動作における移動（歩行）が持続的に行えない場合が多く，不活動から廃用的に活動が徐々に制限され，運動耐容能が低下します．

◆一般的な理学療法としては，呼吸苦を改善するための呼吸練習，運動耐容能を改善するための全身持久力運動，自己管理のための生活指導などを行います．

症例 **気管支喘息重積発作後，買い物が困難となった 60 歳の女性.**

CBL1 初期情報から仮説を立て，仮説証明のための新たな情報を選択する

初期情報

処方箋 ▶ 診断名：気管支喘息重積発作後．60 歳の女性，主婦．20 年来の気管支喘息，呼吸機能改善および運動耐容能の改善を目標に理学療法を開始してください．なお，運動中は発作に注意をしてください．

現病歴 ▶ 某年 10 月 16 日，自宅で家事を行っているときに呼吸苦を訴え，意識混濁，救急病院に搬送された．搬送先では，呼吸器管理，ステロイドおよび β_2 刺激薬による治療を行い，2 週間後コントロール良好となったため退院となった．その後，当クリニックに紹介され，外来フォローとなり，本日（11 月 2 日）より理学療法開始となる．気管支喘息以外に既往はない．

医療面接 ▶ PT「退院後，生活されていていかがですか？」
患者「呼吸は楽になったのですが，家事をしているととても疲れます」
PT「どのようなときに疲れやすいですか？」

患者「買い物に出かけたり，洗濯したりなど家の中でも移動が多いものは大変です」

PT「買い物に出かけるときは歩くのですか？」

患者「はい,近くのスーパーまでは500m程ですが,途中で休憩を挟まないと行けません」「主人の仕事も忙しそうだし，頼むことも気が引けます」

■**その他に得た情報**：夫（64歳）と2人暮らし．夫は協力的ではあるが平日は仕事をしている．買い物は夫の休日にまとめてすませている．

動作観察 ❯ 入室時バイタルサインは血圧124/86 mmHg，脈拍72 bpm，SpO_2 96%，呼吸数16回/分．入室時の様子から観察した．体形はやせ型で，歩行に異常はみられないが，ゆっくりとした歩き方であった．問診時に対面したときは，微かな喘鳴と頸部周囲の筋に緊張があるように見えた．次に起居動作を観察したが，動作は健常とほぼ同じスピードで自立していた．粗大運動として上肢・下肢の様子を確認したところ，上肢を動かした際に少し息苦しいとの訴えがあった．

下に示すクリニカル・ルールを用いて，次の問いに答えましょう

1-1　本症例の参加制約とその原因は？　　　　1-2　本症例の活動制限とその原因は？

1-3　本症例の仮説的問題構造の全体像は？　　1-4　仮説証明に必要な情報や検査は何か？

■ クリニカル・ルール

CR 1 　気管支喘息で起こる機能障害は，気道狭窄によって低酸素となる閉塞性換気障害である（図1）

　気管支喘息は，慢性的に気道の炎症が起こり，気道の過敏，浮腫，リモデリングにより気道が狭窄する．気道の狭窄は呼気の気流制限を生じさせ，閉塞性換気障害となる．それにより，肺内で酸素化が妨げられるため，低酸素となり呼吸苦を生じる．さらに，呼吸苦が不良呼吸パターンを惹起し，呼吸補助筋優位の呼吸となり過緊張となる．このような状態が続くと，さらに呼吸苦が悪化してしまう．つまり，気管支喘息では気道の狭窄による低酸素，不良呼吸パターンによる呼吸の非効率性がADLやIADLを制限する原因となる．

CR 2 　気管支喘息では呼吸苦により活動が長期に制限され，不活動によって運動耐容能が低下する（図1）

　気管支喘息はアレルギー性の慢性炎症であり，治療が長期にわたる．喘息の症状は，時

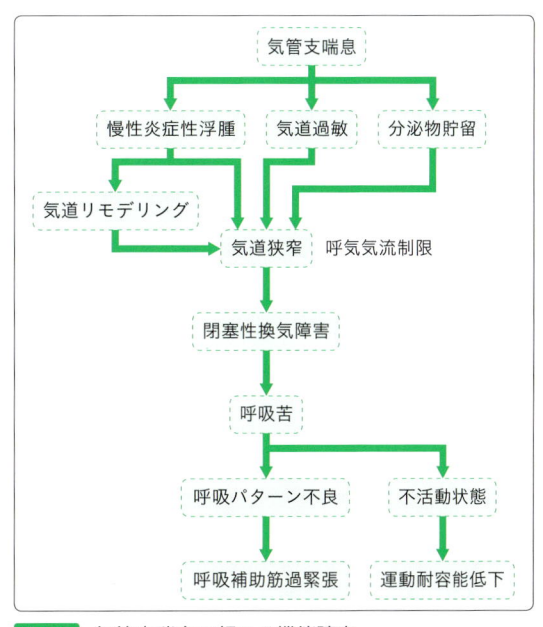

図1　気管支喘息で起こる機能障害

間や時期，環境など多要因で変化するため，活動が制限されやすい．短期的な視点であれば問題ない症状でも，気管支喘息のような経過が長期的な疾患の場合，活動の制限が繰り返されると必然的に運動耐容能の低下を生じる．

CR 3　気管支喘息では移動や持続的な活動が制限される

　気管支喘息は内部疾患であり，活動に伴う特定の運動機能に影響を及ぼすものではない．気管支喘息では，運動を持続するための呼吸機能が障害されるため，一定の時間運動を続ける活動が制限される．ADL や IADL では，身の回りのことを行い，仕事や買い物のために外出すること，入浴や更衣など持続して行うことが困難である．

CBL1　仮説的問題構造と仮説証明のための追加情報項目について "臨床思考" する

臨床思考 1-1　本症例の参加制約とその原因は？

結論　参加制約＝主婦としての役割を果たせず，社会参加が困難．
　　　　その原因＝買い物に行くことができないから（図 2）．

根拠　情報：患者は買い物に外出する際に大変だと訴えている．
　　　　CR3：気管支喘息では，移動や持続的な活動が制限される．

思考　本症例は医療面接の際，主婦として役割を果たせないことを気にしており，買い物など移動を伴う活動が困難と訴えている．外出などの移動は持続的な活動が必要となり，安定した呼吸機能が要求される．したがって，クリニカル・ルールと一致するため，これらのように意思決定した．

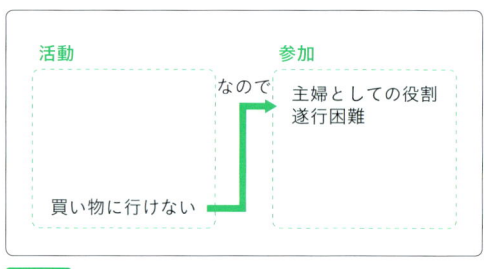

図2　参加制約とその原因

臨床思考 1-2　本症例の活動制限とその原因は？

結論　活動制限＝長距離歩行困難による外出困難．
　　　　その原因＝気道狭窄による閉塞性換気障害，下肢筋力低下，不良呼吸パターン，呼吸補助筋過緊張，運動耐容能の低下？（図 3）

根拠　情報：移動を伴う活動は困難との訴えがある．
　　　　CR1：気道狭窄により閉塞性換気障害となり，低酸素を生じる．
　　　　CR2：長期的な経過は，不活動を惹起し運動耐容能を低下させる．

思考　気道の狭窄により閉塞性換気障害や不良呼吸パターンによって酸素化が不良となり，買い物や家事など歩行を伴う活動をする際の運動器に対して安定した酸素供給

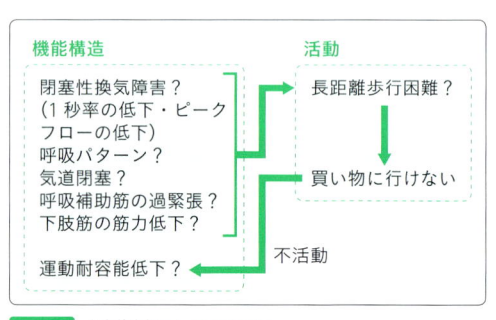

図3　活動制限とその原因

が行えていないと考えられる．また，治療経過が長く，直近の入院のため歩行に必要な下肢筋が二次的に筋力低下していることや，運動耐容能が低下している可能性がある．

臨床思考 1-3 **本症例の仮説的問題構造の全体像は？**

結論　臨床思考 1-1 ～ 2 を統合して以下のように考える（**図4**）．
「主婦としての役割が果たせず社会参加困難」なのは「洗濯や買い物に行く際の移動が困難」だからで，そのことは「長時間歩行・活動困難（？）」が生じているからで，継続した活動ができないのは「閉塞性換気障害，不良呼吸パターン，下肢筋力低下，運動耐容能低下（？）」によるものである．

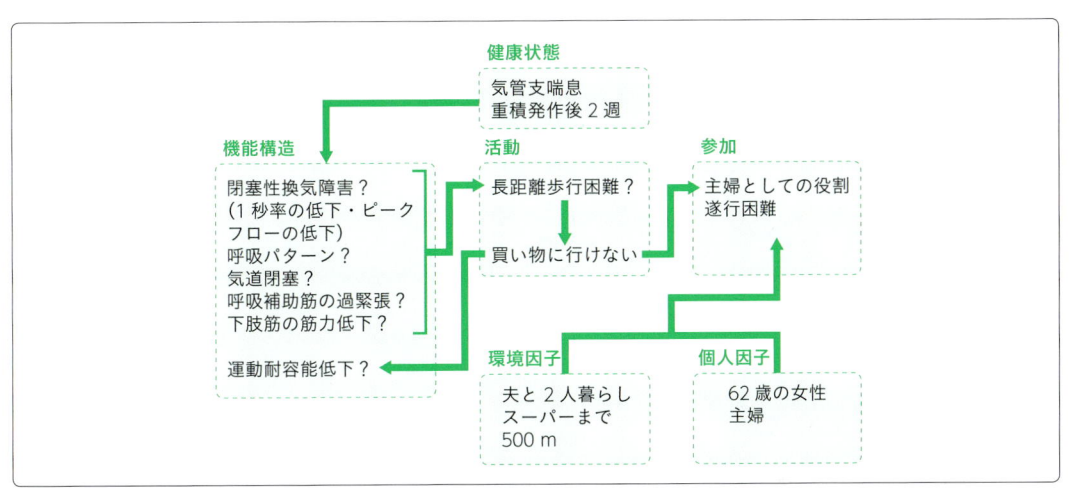

図4　仮説的問題構造

臨床思考 1-4 **仮説証明に必要な情報や検査は何か？**

結論　ICF 概念地図で「？」がついている項目を確認すれば問題構造が明らかとなる．

> 1）気管支喘息の程度に関する医学的情報
> 2）買い物に必要な歩行の観察と分析
> 3）気道狭窄，呼吸状態の評価
> 4）下肢筋力の検査
> 5）運動耐容能の検査

根拠　CR1：気管支喘息の ADL・IADL 制限は，閉塞性換気障害による酸素化の阻害，不良呼吸パターンに由来する．
　　　CR2：気管支喘息の ADL・IADL 制限は，長期的な治療経過と不活動により，運動耐容能の低下に由来する．

思考　買い物に行けない要因を明らかにするため，呼吸機能の状態と買い物に必要な歩行条件を確認する必要がある．また，不活動による運動耐容能と歩行に必要な下肢筋の検査も実施する．

CBL2 追加情報から本症例の問題構造を明らかにし，解決策を講じる

追加情報〔医学的情報（※紹介状より）〕

胸部X線 ➤ 肺過膨張，横隔膜平低化などの異常所見は認められない.

血液ガスデータ ➤ PaO_2 98 mmHg，$PaCO_2$ 44 mmHg，pH 7.36.

血液検査データ ➤ WBC 4,120/μL，RBC 425 万/μL，Ht 37 %，PLT 28 万/μL，TP 6.6 g/dL，Alb 4.2 g/dL，CRP 0.4 mg/dL.

呼吸機能検査 ➤ スパイロメトリー・PEF：FVC 2,567 mL，TV 288 mL，% VC 95 %，$FEV_{1.0}$ 1,745 mL，$FEV_{1.0}$% 68%，PEF 323 L/分（基準値 380 L/分），% PEF 85%（ミニ・ライト ATS目盛）.

追加情報〔理学療法評価〕

身体測定 ➤ 身長 155 cm，体重 44 kg，BMI 18.3.

呼吸数 ➤ 16 回/分.

呼吸パターン ➤ 浅い呼吸で胸式優位，かすかに喘鳴が聞こえる.

呼吸補助筋筋緊張 ➤ 胸鎖乳突筋，斜角筋の緊張が高い.

胸郭拡張差 ➤ 腋窩 2.0 cm，剣状突起 3.0 cm，第 10 肋骨 3.0 cm.

聴診 ➤ 両側にて呼気時に断続的な笛声音（高音連続性ラ音）が聴取された.

MRC息切れスケール ➤ grade 3.

歩行観察・分析 ➤ 跛行など異常は認められず．10 m 歩行は 11 秒であった．歩行時の呼吸方法については特に意識していないとの回答であった.

下肢筋力検査 ➤ 股屈曲（Rt. 5，Lt. 5）伸展（Rt. 4，Lt. 4）外転（Rt. 5，Lt. 5）.
膝屈曲（Rt. 4，Lt. 4）伸展（Rt. 4，Lt. 4）.
足背屈（Rt. 5，Lt. 5）底屈（Rt. 4，Lt. 4）.

6分間歩行 ➤ 歩行距離 288 m.

終了時バイタルサイン ➤ 血圧 130/82 mmHg，脈拍 133 bpm，呼吸数 26 回/分，SpO_2 91%，修正 Borg スケール 7.

下に示すクリニカル・ルールを用いて，次の問いに答えましょう

2-1 買い物に行けない原因は？　　2-2 長距離の歩行ができない原因は？

2-3 本症例の問題構造の全体像は？　　2-4 本症例の問題の解決策は？

■ クリニカル・ルール

CR 4 気管支喘息では動作時や力を入れる際は呼吸を止めやすく，低酸素になりやすい

　歩行など活動する際は，安静時よりも酸素消費量が増大し，低酸素となり呼吸苦を生じやすい．歩行では無意識に呼吸を行い，階段昇降や物を持ち上げる際など，大きな力を必要とする場面では，「いきみ」のように呼吸を止めてしまう場合もある．気管支喘息のような閉塞性換気障害があると，酸素需要が高まった状態では，より低酸素となりやすい．

CR 5 気管支喘息では，活動性が低下すると廃用症候群を引き起こし，さらに活動が制限されるという悪循環が生じる

　気管支喘息では気道の狭窄により閉塞性に低酸素が生じる．低酸素により呼吸苦を生じ，長時間の運動が困難となるため，日常生活における活動性を低下させる．活動性の低下は，廃用症候群を引き起こし，呼吸器のみならず運動器へも影響し，さらに活動性を低下させるという悪循環が生じやすい．

CBL2 追加情報から問題構造と解決策について "臨床思考" する

臨床思考2-1 買い物に行けない原因は？

結論　買物に行けないのは長距離歩行ができないからである（図5）．

根拠　情報：6分間歩行にて平均的な歩行距離より少なくスピードも遅い．自覚強度も高かった．
　　　　CR3：気管支喘息では移動や持続的な活動が制限される．

思考　歩行に関する観察と検査を行った結果，年齢レベルで平均的な歩行距離が不可能であったため，そのように判断した．

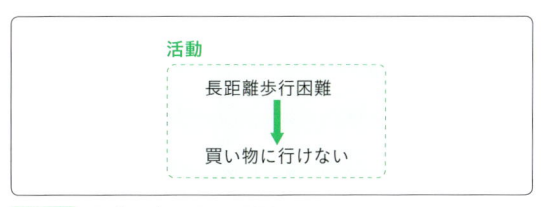

図5　買物に行けない原因

臨床思考2-2 長距離の歩行ができない原因は？（図6）

結論　①長距離歩行が困難なのは，気道狭窄による低酸素に対する機能的代償が困難であるため．
　　　　②長距離歩行が困難なのは，運動耐容能の低下，廃用症候群による下肢筋力低下が原因である．

根拠　①情報：呼吸パターンの検査および呼吸補助筋の検査，動作時の呼吸方法の観察で非効率な状態が確認された．機能的代償を困難にしているのは，胸式優位の呼吸，呼吸補助筋の過緊張，呼吸法未習得が原因である．
　　　　CR1：気管支喘息で起こる機能障害は，気道狭窄によって低酸素となる閉塞性換気障害である．
　　　　CR4：気管支喘息では動作時や力を入れる際に呼吸を止めやすく，低酸素になりやすい．
　　　　②情報：6分間歩行の結果，運動耐容能の低下が確認された．また，下肢筋力にも低下が認

められた.

CR2：気管支喘息では呼吸苦により活動を長期に制限され，不活動によって運動耐容能が低下する.

CR5：気管支喘息では活動性が低下すると廃用症候群を引き起こし，さらに活動が制限されるという悪循環が生じる.

思考 ①前病院からの呼吸機能検査情報，理学療法評価では一致した閉塞性換気障害を示している．さらにCRと歩行動作の観察から，閉塞性換気障害

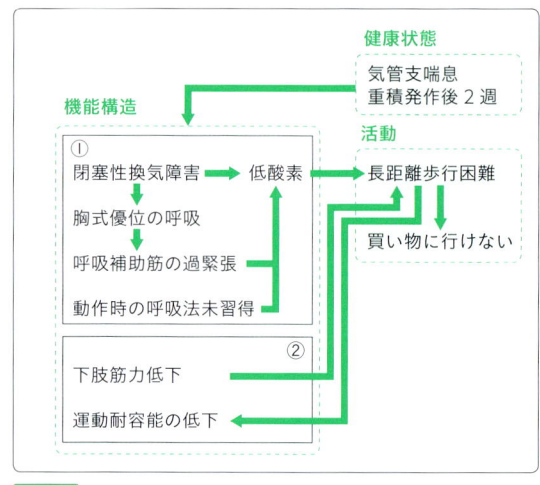

図6 長距離歩行ができない原因

の機能代償である呼吸法が未習得であると判断される．これらのことが，長距離歩行を困難にしている原因の一つであると推論された.

②6分間歩行検査および終了時のバイタルサインデータ，CRより運動耐容能の低下が生じていると判断される．このことによって活動性の低下や今回の入院を背景に廃用症候群となり，下肢の筋力低下をきたしたのであろう．これらのことが，長距離歩行を困難としている2つ目の原因であると推論された.

臨床思考 2-3 **本症例の問題構造の全体像は？**

結論 臨床思考 2-1 ～ 2 を統合して以下のように考える（**図7**）.

本症例が主婦として役割遂行できないのは，家事としての買い物が困難だからである．買い物ではスーパーまで500 m の歩行が困難である．その原因は，閉塞性換気障害により低酸

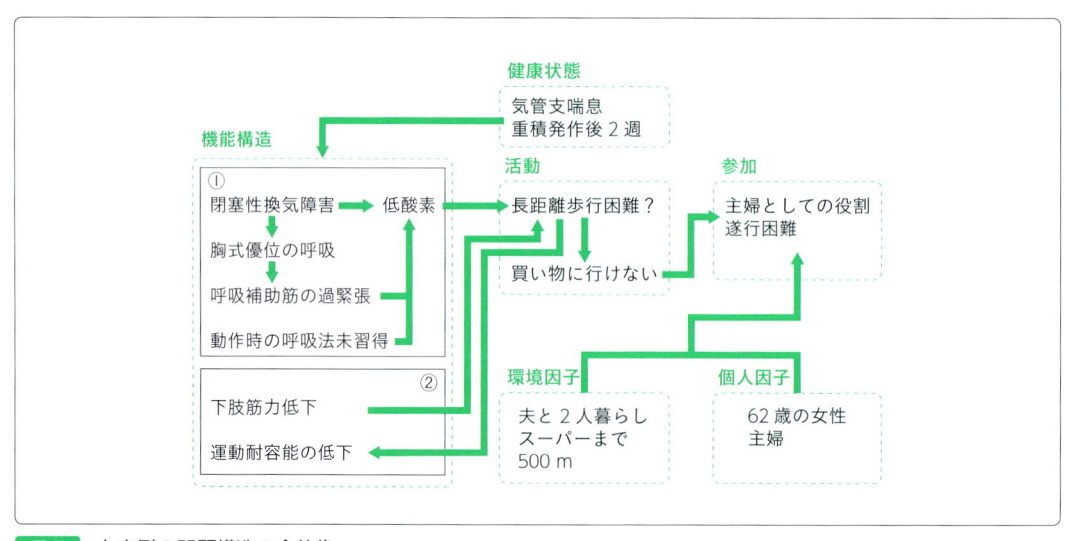

図7 本症例の問題構造の全体像

素になりやすいにもかかわらず，機能的代償である呼吸法が未習得で，胸式優位の呼吸様式で呼吸補助筋も過緊張であるため，さらに低酸素を惹起しやすいことである．

また，疾患の長期経過から徐々に活動性が低くなり運動耐容能が低下し，さらに発作による入院が廃用症候群を引き起こし，下肢筋力が低下したことで，より長距離歩行を困難にしている．

臨床思考 2-4 本症例の問題の解決策は？

結論 ICF 概念地図で主要な問題点を解決する理学療法の介入プランを以下のように意思決定した（**図 8**，**表 1**）．

買い物に必要な移動手段を獲得するために，歩行における換気機能および運動耐容能の改善を目指す．気管支喘息では，気道閉塞の器質的改善は望めない．しかし，口すぼめ呼吸などの呼吸パターン，動作時の呼吸方法習得による機能的代償が可能であるため，まずはここから始める．加えて呼吸の状態を確認しながら，廃用症候群により低下した下肢筋の筋力トレー

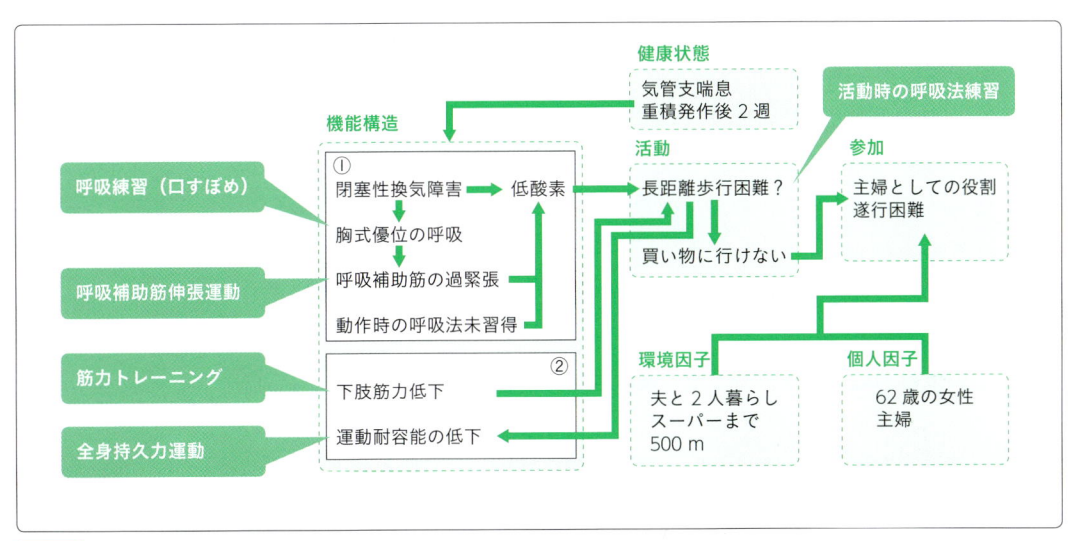

図 8 問題構造に対する解決策

表 1 本症例に対する理学療法の介入プラン

目的	方法	注意点・禁忌
換気（呼気）の改善	腹式呼吸・口すぼめ呼吸	低酸素（SpO_2 90% 以下）
呼吸パターンの改善	呼吸補助筋伸張運動 （胸鎖乳突筋・斜角筋）	呼吸苦
運動耐容能改善	歩行を用いた有酸素運動 （時速 2 km・5 分より開始）	①低酸素（SpO_2 90% 以下） ②呼吸数 30 回 / 分以下 ③予測最大心拍数 80% 以上 ④呼吸苦などの自覚症状
下肢の筋力改善	筋力トレーニング （股関節・膝関節・足関節）	等尺運動の際は呼吸苦に注意する
活動時の呼吸法改善	呼吸リズム（呼気 2：吸気 1）での歩行練習	呼吸苦

ニング，運動耐容能改善のため，歩行を用いた全身持久力運動を行う．理学療法の際には，ヘモグロビン酸素飽和度をモニターし低酸素に注意する．また，呼吸苦や喘鳴，バイタルサインなどの所見にも併せて留意し，全身状態を確認しなければならない．

■ 本症例からの学びと追加事項

クリニカル・ルール

1　気管支喘息で起こる機能障害は，気道狭窄によって低酸素となる閉塞性換気障害である．
2　気管支喘息では呼吸苦により活動が長期に制限され，不活動によって運動耐容能が低下する．
3　気管支喘息では移動や持続的な活動が制限される．
4　気管支喘息では動作時や力を入れる際に呼吸を止めやすく，低酸素になりやすい．
5　気管支喘息では活動性が低下すると廃用症候群を引き起こし，さらに活動が制限されるという悪循環が生じる．

知っておきたい関連事項

1　6分間歩行を用いた持久力運動の目安

　環境的な面で正確な運動負荷試験を行うことができないときに，あくまでも目安程度だが，6分間歩行の歩行距離から速度を求め，その速度を100%とし負荷量を決定する方法である[1]．本症例のように歩行を目標とした場合には，最大心拍数比や自覚運動強度と併せて持久力運動の指標となり得る．

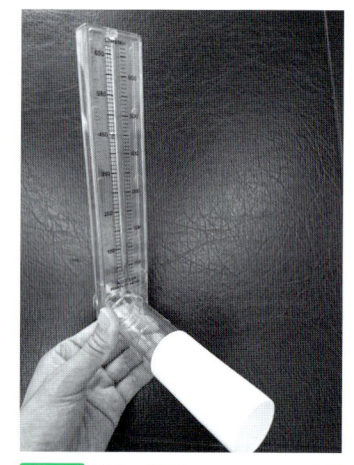

図9　ピークフローメーターの例
（五味キッズクリニック　五味崇行先生よりご提供）

2　気管支喘息に対する治療とその後の理学療法

　気管支喘息の治療目標は，健常人と同様の日常生活を送ることができ，将来にわたり呼吸機能を維持して増悪や喘息死を回避することである[2]．治療はステロイド薬やβ_2刺激薬を用いた薬物療法が中心で，長期的管理が必要となる．理学療法にかかわる障害とその介入については今まで述べたとおりだが，患者が自己管理として

ピークフローメーターを用いた記録をつけている場合も多い．そのデータは患者の喘息症状の変動を週・月で把握できるので，理学療法を行う際に有用となる[3]（図9）．また，発作時の対応や日常服用している薬物についても，その利用法や副作用などの知識を得ることも必要である（図10）．

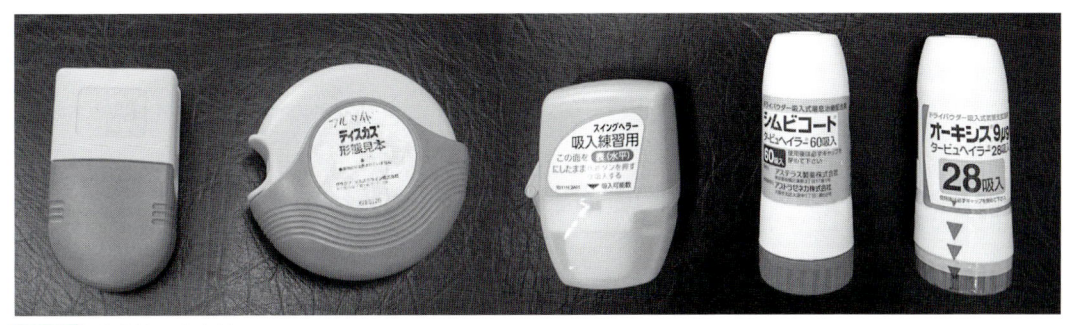

図10 代表的な治療薬
（五味キッズクリニック 五味崇行先生よりご提供）

書籍紹介

1 PT・OT ビジュアルテキスト　内部障害理学療法学，松尾善美編，羊土社，2016

　　　内部系理学療法において，解剖生理から病態，理学療法を系統的に解説されており，カラー版の動画や写真も多いので理解しやすい．気管支喘息に関しても網羅されており，臨床で役立つ書籍である．

2 図解 理学療法検査・測定ガイド，第2版，奈良　勲ほか編，文光堂，2009

　　　呼吸のみならず，関連して必ず検査を行う内部系の基本的な検査・測定が網羅されている．図に加え手順やシナリオ，検査結果の解釈が丁寧に解説されている．

●文 献

1) 田平一行：慢性閉塞性肺疾患の理学療法. 内部障害理学療法学テキスト，細田多穂監，山崎裕司ほか編，南江堂，東京，193-213，2008
2) 「喘息予防・管理ガイドライン2015」作成委員：第1章 喘息治療の目標と診断. 喘息予防・管理ガイドライン2015，日本アレルギー学会 喘息ガイドライン専門部会監，協和企画，東京，1-4，2015
3) 高増哲也ほか編著：8. ピークフローに関する様々な取り組み. ピークフローメーター活用ガイドブック，勝呂　宏監，環境再生保全機構，神奈川，27-31，2008

（平林弦大）

38 肺癌

■ 導入のためのエッセンス

◆肺癌は，日本のがん統計で比較的罹患率が高い癌です．治療には，外科療法，化学療法（抗癌剤治療），放射線治療などがあり，肺癌のステージ（TNM 分類），既往歴や併存疾患などによって治療が選択されます．肺癌の外科治療では，全身麻酔や高侵襲手術の影響により，術後肺合併症のリスクが高くなります．術後肺合併症を生じた場合，程度にもよりますが，呼吸不全に至ったり，入院期間が長期化したり，運動耐容能低下のリスクが高くなる可能性があります．そのため，周術期の呼吸リハビリテーションを実施し，できる限りそれらのリスクを回避させます．

◆理学療法士は，術前より情報収集と評価を行い，術後肺合併症のリスクの予測や術前の運動耐容能，ADL などを確認しておくことが重要です．術前は呼吸法や気道クリアランス法などを習得するための指導が主な内容となり，術後は術前に指導した呼吸法や気道クリアランス法を実践し，早期離床により術後肺合併症を予防します．術後肺合併症を併発した場合は，改善を目指して呼吸理学療法を追加実施します．また運動療法を継続し，術後運動耐容能および ADL を維持します．

症例 右上葉肺癌に対して，右肺上葉切除術後に無気肺を生じた 77 歳の女性．

CBL1 初期情報から仮説を立て，仮説証明のための新たな情報を選択する

初期情報

処 方 箋 ▶ 診断名：右上葉肺癌〔adenocarcinoma, T1aN0M0（Stage Ⅰ A）〕．77 歳の女性．手術目的の入院．周術期呼吸リハビリテーションを実施してください．

現 病 歴 ▶ 毎年健康診断を受けていたが，某年 9 月の健診受診にて，初めて胸部単純 X 線写真で異常を指摘され，精査を勧められた．某年 10 月他院を受診し，胸部 CT で右肺 S2 領域にスリガラス状結節を認め，11 月に気管支鏡検査で肺腺癌と診断され，12 月に当院を紹介受診（**図 1**）．翌年 1 月 29 日に手術目的に入院し，1 月 30 日より術前呼吸リハビリテーション開始．2 月 5 日に胸腔鏡補助下右後側方切開第 5 肋間開胸右肺上葉切除，右肺 S6 亜区域切除，リンパ郭清 ND2a-2，気管支断端肋間筋弁被覆術施行．術後 1 病日より術後呼吸リハビリテーションを開始．術後 1 病日より無気肺併発．

医療面接 ▶ **術前**
PT「手術前に手術後の呼吸のリハビリテーションを実際に練習していただき，それを覚えていただきます．それから，現在の体力などを調べさせてください」
患者「主治医の先生から手術前後のリハビリテーションを頑張ってくださいって言われました」
PT「では，まずは呼吸の状態や身体機能を評価させていただきます．そして術後に必要な呼吸法や運動などを覚えていただきます」

術後

PT「痛みはないですか？　息苦しさはないですか？」

患者「痛みは 10 点満点中 5 点くらいです．安静にしていれば息苦しさはないですが，動くと息が上がります．うまく深呼吸ができないし，痰が出せないです」

■**その他に得た情報**：現在 1 人暮らし．買い物のために 15 分ほど歩いて移動する必要がある．

観　　察 ❯ ◆術後の観察では，まだライン類やドレーン類が多く，臥床しているが，呼吸努力徴候などの異常な所見は観察できなかった．深呼吸させると，術前と比べ浅い呼吸となっている．

呼吸困難 ❯ 安静時の修正 Borg スケール 1．労作時の修正 Borg スケール 6．

そ の 他 ❯ ◆術前呼吸機能検査：VC（肺活量）2.07 L，％VC 101.5％，1 秒量（$FEV_{1.0}$）1.31 L，1 秒率（$FEV_{1.0}$％）63.3％，ガス拡散能力（DL_{CO}）14.99（99.6％）．

◆術後 2 病日目の運動時：酸素投与（3L/ 分 鼻カニュラ）にて，病棟での連続歩行距離 100 m の際の最低 SpO_2 91％．

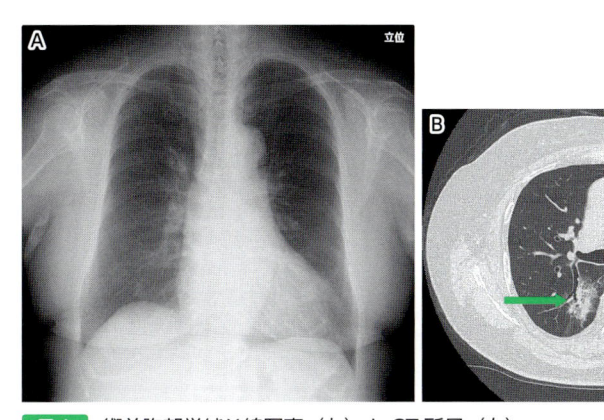

図1 術前胸部単純 X 線写真（左）と CT 所見（右）

右肺上葉 S2 領域に肺癌（スリガラス状結節）の所見がある（矢印）．

下に示すクリニカル・ルールを用いて，次の問いに答えましょう

1-1 本症例の参加制約とその原因は？　　1-2 本症例の活動制限とその原因は？

1-3 本症例の仮説的問題構造の全体像は？　1-4 仮説証明に必要な情報や検査は何か？

■ クリニカル・ルール

CR 1 肺癌手術療法では，全身麻酔，開胸操作，肺切除によって，換気障害や呼吸筋機能障害，気道線毛機能障害，疼痛などさまざまな機能障害が生じる（**図2**）

　肺癌の手術に限らず，全身麻酔の術後は術後肺合併症を生じやすい．全身麻酔により，気管支の線毛運動が低下し，呼吸筋の活動も低下する．また，術後の水分出納は排泄量を多めに管理するため，さらに気管支線毛運動を低下させてしまう．気管支線毛運動の低下は，気道内分泌物の移動を妨げ，術後肺合併症のリスクを高める．さらに手術を受ける年齢にもよるが，術後の安静臥位が機能的残気量を低下させ，より肺拡張を阻害するため無気肺を生じやすくさせてしまう．また術創部の痛み

により，深呼吸に制限が生じることがあり，それが気道内分泌物の移動を妨げる．開胸術は他の全身麻酔の手術より術後肺合併症リスクが高いとされており，予防が重要である[1]．術後に起こる術後肺合併症で理学療法士が予防すべき重要なものは，術後無気肺と肺炎である．

そのため，理学療法士は多職種と連携し，術前および術後早期から理学療法を実施し，術後肺合併症を予防していくことが重要である．しかし，術後は創部痛や，手術侵襲の回復過程での循環動態の変化の影響などによりリハビリテーション介入が遅延することもある．それらを確認しながら術後肺合併症を生じることなく，自宅や社会復帰することが通常の経過である．

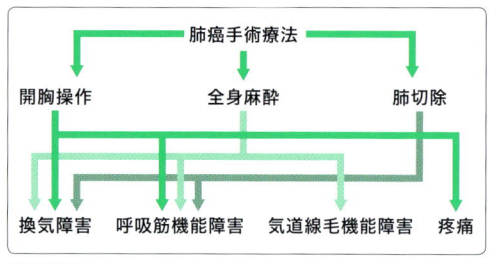

図2 機能構造の図

CR 2 術後肺合併症が生じると呼吸不全や労作時呼吸困難などが起こり，入院期間延長や ADL の低下が生じるだけでなく，死亡率も高くなる

　肺癌術後に肺炎もしくは無気肺などの術後肺合併症を生じると，呼吸不全をきたす．これにより労作時の呼吸困難などが出現しやすくなり，運動耐容能が低下し，ADL，IADL が制限を受ける場合もある．また治療のため入院期間も延長し，活動性や運動耐容能がさらに低下することもある．術後肺合併症の併発で，死亡率も高くなるとの報告もある[2]．

CBL1　仮説的問題構造と仮説証明のための追加情報項目について "臨床思考" する

臨床思考 1-1　本症例の参加制約とその原因は？

結論　参加制限＝退院後の生活で IADL 全般に参加困難が予測される．
　　　　その原因＝術後に酸素療法が必要な呼吸不全，労作時呼吸困難があるから．

根拠　情報：酸素療法(3 L/ 分 鼻カニュラ)を必要とする．労作時呼吸困難(修正 Borg スケール 6)を訴える．
　　　　CR2：術後肺合併症を生じると低酸素血症となり，労作時呼吸困難などが出現しやすくなり，運動耐容能が低下し，ADL，IADL が制限を受ける場合がある．

思考　術後に酸素療法が呼吸不全を理由に終了できず，労作時呼吸困難を訴えている．その原因は労作時の低酸素血症であると考えられ，それにより運動耐容能が低下し，活動量が減少して IADL の制限が生じると考えられる．

臨床思考 1-2　本症例の活動制限とその原因は？

結論　活動制限＝術後に労作時酸素不飽和，労作時呼吸困難による移動動作が制限．
　　　　その原因＝呼吸不全があるから？

根拠　情報：酸素療法の継続が必要．労作時 SpO_2 が 91％と低値．
　　　　CR2：術後肺合併症を生じると呼吸不全をきたし，労作時呼吸困難などが出現しやすくなり，運動耐容能は低下する．

思考 術後呼吸不全の原因は，情報と CR2 から低酸素血症を生じる病態であると考えられる.

臨床思考 1-3 本症例の仮説的問題構造の全体像は？

結論 臨床思考 1-1 〜 2 を統合して以下のように考える（**図 3**）.

本症例が「退院後の生活で IADL 全般に参加困難が予測される」のは，「術後に移動動作（歩行）が制限される」からと考えらえる. また「移動動作困難」は「術後に労作時酸素不飽和，呼吸困難」に由来すると思われる. そうなるのは，「術後呼吸不全を併発（？）」してしまったことが原因であり，それによる「術後労作時低酸素血症（？）」によるものと考えらえる. また環境因子として，術後胸腔ドレーンや酸素療法のデバイス，点滴などのライン類があること，入院という環境下により，「臥床傾向（？）」になることも問題となる. 以上のように仮説的に問題構造をまとめる.

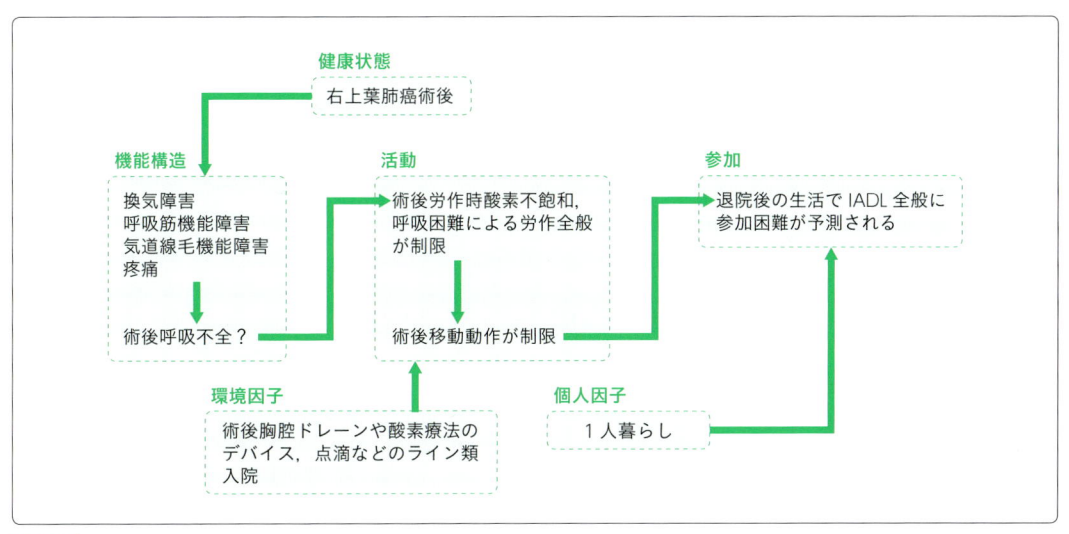

図 3 仮説的問題構造

臨床思考 1-4 仮説証明に必要な情報や検査は何か？

結論 現時点での不確定な項目に関して確認する作業が必要であり，そうすれば問題構造が明確化しやすい.

1）胸部単純 X 線による肺合併症の確認
2）呼吸に関係する身体評価（視診・聴診・触診を術前後で比較）
3）気道クリアランス法に関係する疼痛の評価
4）術前の身体機能評価，運動耐容能評価の再確認
5）術前呼吸機能検査の再確認
6）呼吸困難評価
7）リハビリテーション実施時間以外の病棟での活動量の確認
8）家屋評価

根拠 CR2：術後の IADL 制限を予測する因子は，術後肺合併症に由来する.

思考 術後肺合併症の原因を明確にするために，画像所見や身体所見，他職種からの術前・術後の

情報も確認する必要がある．また退院後の家屋環境によって運動負荷量に違いがあり，求められる運動耐容能に違いが生じるため，情報収集しておく必要がある.

CBL2 追加情報から本症例の問題構造を明らかにし，解決策を講じる

追加情報

胸部単純X線所見❯ 右中葉無気肺がある（図4）.

気管支内視鏡所見❯ 医師カルテから気管支内視鏡検査の結果を確認する．本症例は，術後1病日の気管支内視鏡検査で，中葉気管支が屈曲し，狭窄を認めている．また気道内分泌物の貯留も認められる.

動作観察❯ 看護師より病棟での活動量の情報を得た．病棟では，労作時呼吸困難を理由に臥床時間が長い．また喀痰喀出の際に，痛みを怖がり咳嗽が弱く，効果的には実施できていないとのことである.

身体所見❯ 右上肺野～中肺野にかけて呼吸音消失．右下肺野は呼気時に水泡音が聴取される．また右上部胸郭の拡張が左側に比べて低下.

疼痛❯ Numerical Rating Scale（NRS）にて評価．安静時は6/10，咳嗽時は8/10，労作時・深呼吸時は8/10であった．主治医より疼痛時の指示があり，適宜評価により持続硬膜外麻酔薬の増量，内服薬および点滴薬で対応している.

筋力❯ **術前**
- 握力：Rt. 19.3 kg，Lt. 18.7 kg.
- 等尺性膝伸展筋力（実測値/体重比）：Rt. 27.7 kg f/47.5％，Lt. 26.9 kg f/46.1％.

退院時
- 握力：Rt. 19.0 kg，Lt. 17.9 kg.
- 等尺性膝伸展筋力（実測値/体重比）：Rt. 24.9 kg f/42.7％，Lt. 23.9 kg f/41.0％.

運動耐容能❯
- 術前：6分間歩行距離450 m，最低SpO_2 98％，最高心拍数100 bpm，修正Borgスケール3.
- 退院前：6分間歩行距離390 m，最低SpO_2 95％，最高心拍数116 bpm，修正Borgスケール4.

術後動脈血液ガス分析❯ 酸素条件3L/分 鼻カニュラ：pH 7.385，$PaCO_2$ 43.2 mmHg，PaO_2 109.1 mmHg，HCO_3^- 25.3.

家屋環境❯ 一戸建て住宅．2階に寝室，1階がリビング，風呂．家事の関係上，階段昇降は必須.

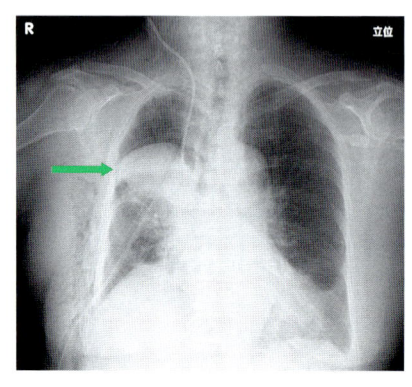

図4 術後胸部単純X線写真
右肺中葉無気肺像の所見がある（矢印）.

下に示すクリニカル・ルールを用いて，次の問いに答えましょう

2-1 術後移動動作が制限される原因は？
2-2 低酸素血症（酸素化不良），労作時呼吸困難の原因は？
2-3 術後無気肺の原因は？　　　　　　　2-4 本症例の問題構造の全体像は？
2-5 本症例の問題の解決策は？

■ クリニカル・ルール

CR 3 　低酸素血症となる病態は4つである

　低酸素血症は，PaO_2 60 mmHg 以下，SpO_2 90％未満の状態とされており，これは呼吸不全の定義である．低酸素血症となる病態は，①肺胞低換気，②換気血流比不均等，③拡散障害，④肺内シャントである．低酸素血症が持続的に生じると低酸素症となり，組織が低酸素状態に曝され，多臓器機能不全を生じる．動脈血液ガス分析にて正確な数値は測定できるが，臨床的には SpO_2 で酸素分圧も予測でき，日々の酸素化の評価はパルスオキシメーターで行う．

CR 4 　シャント率を計算することは困難でも，動脈血液ガス分析からおおよその P/F ratio，A-aDO_2 で酸素化の評価をする

　シャント率計算は，臨床的には困難な評価であり，代わりに肺胞気 – 動脈血酸素分圧較差（A-aDO_2）を計算し，酸素化の指標とする．A-aDO_2 の正常値は5 ～ 15 mmHg である．無気肺は肺内シャントを増加させ，酸素化不良となり低酸素血症となる．しかも，低酸素血症となる病態の中でも，肺内シャントは高度になると酸素療法の効果が期待できなくなる．そうなれば，簡便な酸素化の指標である P/F ratio も低値となる．P/F ratio の基準値は450 以上であり，それ以下は酸素化が不良な状態であると判断する．

CR 5 　術前の呼吸機能検査から，無気肺になりやすい病態はなかったかを再確認する

　閉塞性換気障害や拘束性換気障害など，換気障害の有無を確認する．もし，閉塞性換気障害があった場合は，気道クリアランスが不良となりやすいため，必要であれば気道クリアランスの補助器具使用を考慮する．拘束性換気障害がある場合も，気道クリアランスが不良となるが，肺癌肺切除術後は換気量が一時的にさらに低下するため[3]，深呼吸の術前指導が重要である．

CR 6 　右肺上葉切除後の右中葉無気肺は，気管支の構造が変化し，気道内分泌物の移動・喀出を困難にさせることがある

　肺癌肺葉切除後に，残存肺の位置は偏位する．特に，右肺上葉切除の場合に右肺中葉が上方へ偏位し，その影響で中葉気管支が屈曲してしまうことがある．屈曲した気管支は，内腔が狭窄し，換気不良や気道クリアランス低下につながる場合がある．

CR 7 無気肺の評価は胸部単純X線写真が主であるが，呼吸音聴診などの身体評価も併せて評価する

　胸部単純X線での所見と併せて呼吸音の聴診は実施する．胸部単純X線写真は，リハビリテーションの最中に何度も撮影することができないため，リハビリテーションの効果判定は呼吸音聴診にて評価をすることになる．無気肺部の聴診を実施し，肺拡張が得られてきているかどうかを確認しながらリハビリテーションを進めていく．ただし，内科疾患による無気肺と違い，胸腔ドレーン挿入の影響で判定の難しい呼吸音も存在する．肺癌術後急性期管理中の呼吸音聴診などの身体評価は，補助的な評価項目として臨床思考の参考とする．

CBL2 追加情報から問題構造と解決策について"臨床思考"する

臨床思考 2-1 術後移動動作が制限される原因は？

結論 術後に移動動作が制限されたのは，低酸素血症と呼吸困難が生じたからである．

根拠 情報：術後酸素療法（3L/分 鼻カニュラ）を使用し，動脈血液ガスデータ上では酸素化を維持している．酸素吸入下での歩行時のSpO_2 91％で酸素不飽和，および修正Borgスケール6で労作時呼吸困難がある．労作時呼吸困難を理由に臥床時間が長い．術前6分間歩行試験では労作時低酸素血症を疑う所見はなかった．

　　　CR2：術後に急性の呼吸不全をきたし，労作時呼吸困難などが出現しやすくなり，労作時酸素不飽和から運動耐容能は低下する．

思考 術後の動脈血液ガスデータから酸素療法が必要な状況が持続しており，労作時の酸素不飽和とそれに伴う呼吸困難，運動耐容能低下があるため，低酸素血症を生じる病態があると判断した．

臨床思考 2-2 低酸素血症（酸素化不良），労作時呼吸困難の原因は？

結論 低酸素血症（酸素化不良），労作時呼吸困難が生じているのは，術後無気肺を併発してしまったからである．

根拠 情報：胸部単純X線所見で右中葉無気肺像が確認できる（**図4**）．医師カルテの気管支内視鏡所見で，中葉気管支の狭窄と気道内分泌物を多量に認めている．呼吸に関する身体所見で右上中肺野の含気不良が疑える．

　　　CR3：低酸素血症となる病態である肺内シャントを生じている．

　　　CR4：P/F ratio 340，$A\text{-}aDO_2$ 65で酸素化不良を示唆する所見がある．

思考 根拠となった情報とCRは，右肺中葉の術後無気肺であることを示しており，それによる労作時酸素不飽和および労作時呼吸困難が出現していた．またそれが原因で，臥床時間が長くなり，さらに肺拡張が得られないといった悪循環となったと考える．

臨床思考 2-3 術後無気肺の原因は？

結論 術後無気肺を併発したのは，気道クリアランスの低下と離床時間が少ないことが原因である．

根拠 情報：医師カルテの気管支内視鏡所見で中葉気管支が屈曲し，気管支内腔狭窄を認めている．

看護師情報から創部痛があり，効果的な深呼吸練習および咳嗽ができていない．ほとんどの時間を臥床で過ごしている．

CR5：術前の呼吸機能検査から閉塞性換気障害があり，気道クリアランスが不良となる病態がある．それに加えて，一般的に肺癌肺切除術後は，換気量が一時的に低下する．

CR6：術後胸部単純X線所見で右中葉が上方へ偏位していることが確認できる．その影響で中葉気管支が屈曲し，換気不良や気道クリアランス低下が生じている．

思考　術後無気肺の原因は，もともと閉塞性換気障害があり気道クリアランスが低下しているところに，手術に伴う気管支内腔狭窄により気道クリアランスを促すほどの換気が不十分であったこと，さらに肺癌肺切除術後の換気量低下が原因である．また，創部痛への恐怖感から効果的な深呼吸や咳嗽ができないことも術後無気肺が生じてしまった要因と考える．

臨床思考 2-4 **本症例の問題構造の全体像は？**

結論　臨床思考 2-1～3 を統合して以下のように考える（**図5**）．

　　本症例が，退院後の生活で IADL 全般に参加困難が予測されるのは，術後に歩行（移動動作）が制限されるからである．その原因は，術後低酸素血症（酸素化不良）と術後労作時呼吸困難が生じたからである．

　　術後低酸素血症，術後労作時呼吸困難の原因は，術後無気肺を併発してしまったからである．もともとの閉塞性換気障害，術後に気管支の構造変化（気管支内腔狭窄），術後の換気量低下によって，気道クリアランスの低下が生じ，さらに痛みによる咳嗽力低下と離床時間が少ないことが術後無気肺を生じさせてしまった．

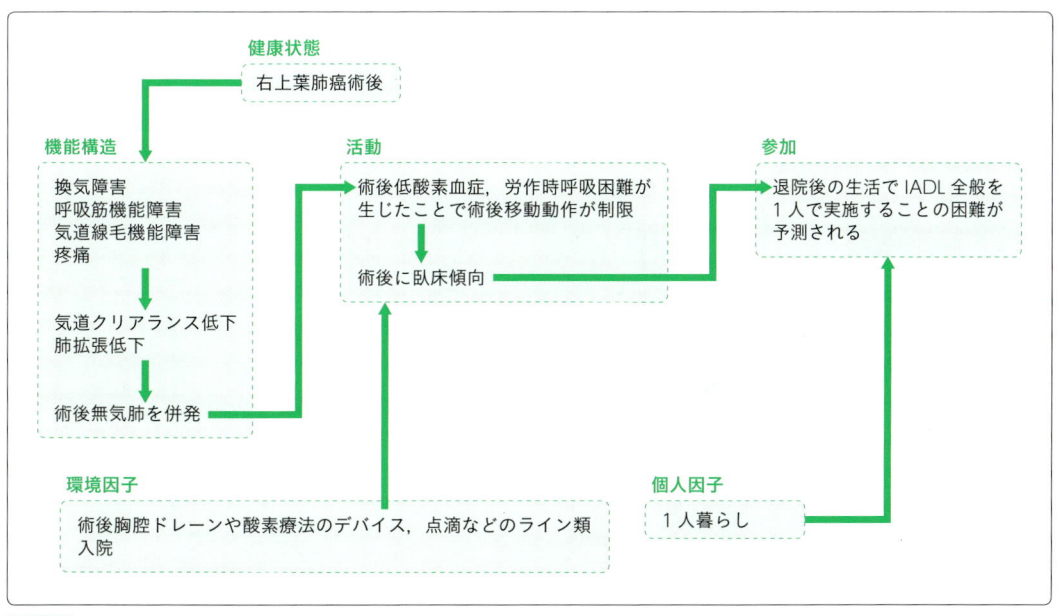

図5　本症例の問題構造

結論 ICF 概念地図で主要な問題点を解決する理学療法の介入プランを以下のように意思決定した（**図6**，**表1**）．

術後無気肺改善のために呼吸理学療法として，①呼吸練習（インセンティブスパイロメトリー）にて肺拡張を促進し，②体位ドレナージ，徒手的気道クリアランス手技（スクイージング），振動呼気陽圧療法で気道内分泌物の移動を促進し，③患者自身による創部保護下での強制呼出手技と咳嗽を選択し，気道クリアランスを改善させる．しかし，術後の気道クリアランスには，低酸素血症や痛みを伴うこともあり，十分なモニタリングと痛みのコントロールが必要である．モニタリングは，SpO_2，血圧などの確認が必要である．痛みのコントロールは，硬膜外麻酔薬の使用，また痛みの程度によっては点滴薬，内服薬を使用する．鎮痛薬の投与方法により，効果発現時間が変化するため，それも考慮して患者，看護師と相談することが必要である．

また，肺拡張を促すための積極的な離床に関しては，術後侵襲回復の過程を見極め，かつ水分出納も考慮して，循環動態の変化に十分注意することが必要である．また，本症例のように術後無気肺を併発している場合，酸素療法下でも労作時には低酸素血症となる可能性は高いため，離床中の SpO_2 測定で運動負荷に対しての酸素不飽和を評価することは必須である．本症例は術後の離床場面での呼吸循環反応が安定していることが確認できていることから，自主的に離床促進を選択し，患者および病棟看護師に説明し協力要請をした．その結果，術後8病日には術後無気肺の改善が得られ，その後は無気肺の再発はなく良好な肺拡張を得られている（**図7**，**8**）．

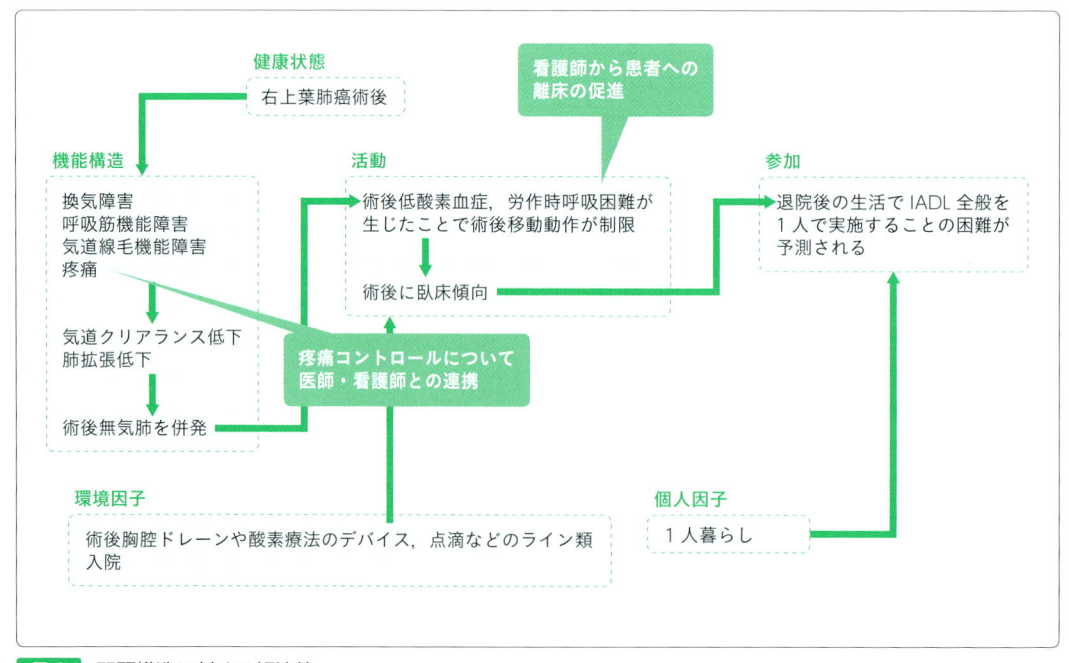

図6 問題構造に対する解決策

表1 本症例に対する理学療法の介入プラン

目的	方法	注意点・禁忌
肺拡張促進	呼吸練習（インセンティブスパイロメトリー）	注意点：過換気，疼痛，気管支攣縮，疲労など 禁忌：本療法に十分な協力や理解が得られない場合，肺活量が 10 mL/kg 以下または最大吸気量が予測値の 1/3 以下の場合
	積極的な離床	注意点：循環動態の変化，労作時低酸素血症，ライン類やドレーン類の事故抜去
気道内分泌物の移動	体位ドレナージ	注意点：低酸素血症，低血圧，肺出血，頭蓋内圧上昇，嘔吐，誤嚥，不整脈など
	徒手的気道クリアランス手技（スクイージング）	禁忌：頭蓋内圧 20 mmHg 以上，活動性の喀血，フレイルチェスト，肺塞栓，脊椎外科術直後など（徒手的手技の場合は，胸部の広範囲熱傷による植皮術後，循環動態が不安定な患者，骨粗鬆症，離開した術創部または胸骨切開を追加）
	振動呼気陽圧療法	禁忌：未治療の気胸やエアリークを伴う疾患，循環動態は不安定，重度の副鼻腔炎，呼吸筋仕事量増加に耐えられない場合
気道内分泌物の喀出	強制呼出手技（ハフィング）	注意点：創部痛の出現や増悪，協力の得られない患者は適応とならない
	咳嗽，咳嗽介助	注意点：頭蓋内圧上昇，胃食道逆流，腹部大動脈瘤，急性の腹部病変，分泌物の飛沫による病原菌の伝播，裂孔ヘルニア，未治療の気胸など

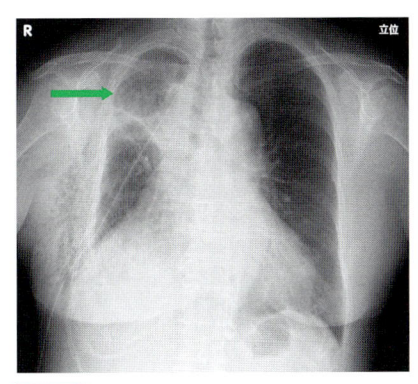

図7 術後胸部単純X線写真

右肺中葉無気肺像の改善がみられる（矢印）．

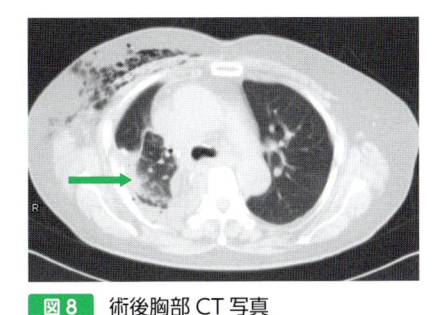

図8 術後胸部 CT 写真

右肺中葉無気肺像の改善がみられる（矢印）．
右肺上葉切除により本来あるべき右肺中葉と右肺下葉の位置関係が変化している．

■ 本症例からの学びと追加事項

クリニカル・ルール

1　肺癌手術療法では，全身麻酔，開胸操作，肺切除によって，換気障害や呼吸筋機能障害，気道線毛機能障害，疼痛などさまざまな機能障害が生じる．

2　術後肺合併症が生じると呼吸不全や労作時呼吸困難などが起こり，入院期間延長や ADL の低下が生じるだけでなく，死亡率も高くなる．

3　低酸素血症となる病態は 4 つである．

4　シャント率を計算することは困難でも，動脈血液ガス分析からおおよその P/F ratio, A-aDO$_2$ で酸素化の評価をする．

5　術前の呼吸機能検査から，無気肺になりやすい病態はなかったかを再確認する．

6　右肺上葉切除後の右中葉無気肺は，気管支の構造が変化し，気道内分泌物の移動・喀出を困

難にさせることがある.

7 無気肺の評価は胸部単純 X 線写真が主であるが，呼吸音聴診などの身体評価も併せて評価する.

知っておきたい関連事項

1 気道クリアランス法

排痰法ともいわれる．気道クリアランス法には，アクティブサイクル呼吸法や自原性ドレナージ，強制呼出手技といった患者自身のみで行う方法と，体位ドレナージ療法や咳嗽介助といった医療従事者が介入する方法と，振動呼気陽圧療法や持続気道陽圧，Mechanical In-Exsufflator，肺内パーカッション療法などの機器を用いた方法がある．それぞれ方法の特徴を理解し，患者個人の状況に合わせ選択，実施すれば効果は認められる.

2 シルエットサイン（silhouette sign）

胸部単純 X 線写真所見の成り立ちを考える際に，きわめて重要なもので，正常像での臓器辺縁の見え方の理解にも役立つ．通常濃度が同じもの（水濃度と水濃度，空気濃度と空気濃度）が接しているもしくは重なる場合，その辺縁は不鮮明か辺縁が生じない．このような現象をシルエットサインといい，本来辺縁が鮮明に認められるところが不鮮明もしくは消失していることをシルエットサイン陽性という.

書籍紹介

1 呼吸理学療法標準手技，千住秀明ほか監，石川　朗ほか編，医学書院，2008

呼吸理学療法についての評価，定義，目的や適応，方法論を図解で具体的に学べる．臨床での知識の整理にも役立つ.

2 ウエスト呼吸の生理と病態生理，West JB 著，堀江孝至訳，メディカル・サイエンス・インターナショナル，2002

呼吸リハビリテーションを実施するうえで，病態理解や安全性の判断など，呼吸生理の知識は重要である．呼吸生理を学ぶうえで基礎となることが学べる書籍である.

●文 献

1) Smetana GW, et al：Preoperative pulmonary risk stratification for noncardiothoracic surgery：systematic review for the American College of Physicians. Ann Intern Med 144：581-595, 2006
2) Canet J, et al：Prediction of Postoperative Pulmonary Complications in a Population-based Surgical Cohort. Anesthesiology 113：1338-1350, 2010
3) 玉木　彰ほか：胸部・腹部手術前後の呼吸理学療法―食道がん症例を中心に―，呼吸運動療法の理論と技術，本間生夫監，メジカルビュー社，東京，225-236, 2010

（秋保光利）

39 胃癌

■ 導入のためのエッセンス

◆ 胃癌とは,胃粘膜上皮から発生する悪性腫瘍です.胃癌では,「浸潤の深達度」と「リンパ節転移」と「その他の転移」によって,進行度(stage)が分類され,手術療法や内視鏡的切除,化学療法,術後補助化学療法などの治療方針が決定されます[1].

◆ 医師により決定された治療方針で提供する理学療法の内容は大きく変わります.

◆ 開腹による外科的根治術が選択された場合は,術後呼吸器合併症や廃用症候群の予防を目的とした術前からの呼吸リハビリテーションや早期離床,早期歩行練習などが行われます.

◆ 胃癌を含む上腹部外科における理学療法においては,発生した心身機能・構造の機能障害や活動制限・参加制約を対象とすることに加えて,早期に回復し,退院してもらうために,合併症の予防を目的としたアプローチが求められます.

症例 胃癌による幽門側胃切除術後の 75 歳の女性.

CBL1 初期情報から仮説を立て,仮説証明のための新たな情報を選択する

初期情報

処方箋	**診断名**:胃癌.開腹による幽門側胃切除術後.75 歳の女性.術後呼吸器合併症の予防を目的に理学療法を実施してください.
安静度	寝返り,起き上がり,座位,立ち上がりまで可能.
現病歴	糖尿病にて糖尿病内科を定期的に受診.某年 6 月 5 日に血液検査にてヘモグロビン量の急な低下あり.黒色便,便潜血なし.同日,糖尿病内科より消化器外科へコンサルテーション.消化器外科にて,腹部超音波検査を行い,胃排泄障害を認めた.同年 6 月 6 日に胃癌の疑いにて,精密検査を目的に入院となった.上部消化管内視鏡検査の結果,胃癌と診断され,同年 6 月 7 日に術後呼吸器合併症予防を目的に術前理学療法を開始.同年 6 月 15 日に開腹による幽門側胃切除術を施行され,6 月 16 日より術後理学療法を開始.
術前呼吸機能	呼吸機能検査(スパイロメトリー):%肺活量(%VC)87.23 %,1 秒率(FEV1.0 %)96.42 %.
手術概要	術式:幽門側胃切除術,麻酔:全身麻酔と硬膜外麻酔,上腹部正中切開(図 1)にて開腹,胃の 2/3 を切除,残胃と空腸を吻合.Winslow 孔と左横隔膜下にドレーンを留置し,閉腹.手術時間:3 時間 25 分,麻酔時間:4 時間 10 分.
医療面接	**PT**「痛みはどうですか?」 **患者**「動かなければ痛みはないです」 **PT**「息苦しさや痰がからむ感じはしませんか?」 **患者**「息苦しさはないですが,少し痰がからむ感じはありますね」

PT「ベッドの上での寝返りはできますか？」

患者「少し頭を持ち上げるだけで傷口にひびきますし，点滴などもついているのでまだやっていません」

■**その他に得た情報**：喫煙暦はなし．2階建ての一軒家にて独居生活．入院前の ADL および生活関連動作（APDL）は自立．趣味としてグランドゴルフを週2回．

動作観察 ❯ 呼吸状態を観察した．上部胸郭優位の浅く，早い呼吸となっている．寝返りをするように指示をすると，患者自身でカテーテル類をよけながら，ベッド柵とは対側の上肢をベッド柵に伸ばしてつかまり，体幹が回旋しないようにゆっくりと行っていた．

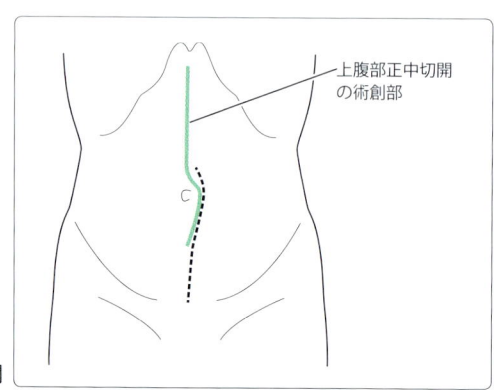

図1 上腹部正中切開

下に示すクリニカル・ルールを用いて，次の問いに答えましょう

1-1　本症例の参加制約とその原因は？

1-2　本症例の活動制限とその原因は？

1-3　本症例の仮説的問題構造の全体像は？

1-4　仮説証明に必要な情報や検査は何か？

■ クリニカル・ルール

CR1 上腹部外科の術後において最も注意すべきは，術後呼吸器合併症である

　上腹部外科においては，全身麻酔による呼吸抑制や術中の人工呼吸器管理に伴う気道内分泌物の増加により，無気肺や肺炎などの術後呼吸器合併症の可能性が高まる．さらに上腹部の手術においては，上腹部正中切開が選択されることが多く，呼吸筋の中で重要な役割を果たす横隔膜に近い部分が侵襲される．術創部の疼痛などの影響により横隔膜の活動が弱くなり，呼吸機能が低下することがしばしば確認される．術後呼吸器合併症が発生してしまうと，無気肺や肺炎への治療が必要となり，当該疾患による呼吸機能のさらなる低下のみならず，在院日数の長期化に伴い廃用症候群も発生させてしまう．

CR2 術後管理に伴う活動量の低下が廃用症候群を引き起こす

　外科術後は，低酸素血症を含む呼吸器合併症を予防するための酸素投与や，疼痛管理のための硬膜外鎮痛法，血液やリンパ液などの体液の貯留を予防するための排液法，点滴などが行われる．ど

れも術後管理として必須であるが，その一方で多くのチューブ，ドレーン，カテーテルが患者の寝返りや起き上がり，座位，立ち上がりといった動作を阻害し，活動が制限されてしまう．さらに，動作が創部の疼痛を誘発することもあり，患者自身も痛みが出ないように動かないでいようという心情になってしまうこともある．その結果，廃用症候群を引き起こす．

CBL1　仮説的問題構造と仮説証明のための追加情報項目について“臨床思考”する

臨床思考 1-1　本症例の参加制約とその原因は？

結論　参加制約＝家庭生活・友人関係への参加が困難．

その原因＝買い物および公共交通機関の利用が困難だから（図2）．

根拠　情報：2階建ての一軒家で独居生活である．趣味として友人とのグラウンドゴルフを行っている．現状は，ベッド上で安静にしており，寝返りも行えていない．

CR2：術後管理に伴う活動量の低下が廃用症候群を引き起こす．

思考　本症例は独居生活であり，家庭生活を継続していくためには，食材や生活必需品を調達するために買い物に行くことが必要である．また，趣味のグラウンドゴルフを通じての友人関係が他者とかかわる大切な機会である．

家庭生活を営むためには買い物が，趣味を通じての友人関係への参加には公共交通機関の利用が必要となる．さらに，買い物にも公共交通機関の利用にも共通して，一定の距離の移動が必要となる．

その一方で，現状においては術後管理に伴う Winslow 孔と左横隔膜下のドレーンや胃管チューブ，鼻カヌラによる酸素投与，硬膜外鎮痛法のための硬膜外カテーテル，内頸静脈から挿入された中心静脈カテーテル，手背末梢点滴ルート，膀胱留置カテーテル，フットポンプが使用されている．さらに術創部の痛みもあり，患者が1人で活動しやすい状況とはいえず，廃用症候群を引き起こす可能性がある．これはクリニカル・ルールと合致しているため，上記のように意思決定した．

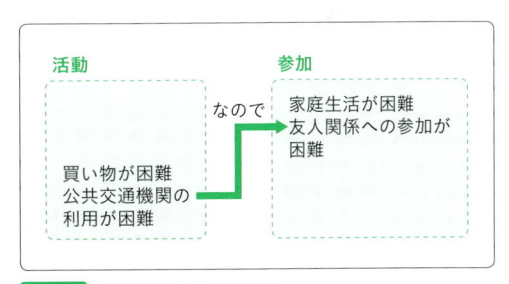

図2　参加制約とその原因

臨床思考 1-2　本症例の活動制限とその原因は？

結論　活動制限＝基本動作が制限され，買い物や公共交通機関の利用が困難．

その原因＝疼痛，筋力低下，呼吸機能低下，循環機能低下のため？（図3）

根拠　情報：寝返りは，痛みやカテーテル類があることを理由にまだやっていないと訴えている．理学療法士の指示により寝返りの動作観察を行うと，時間がかかり実用的ではない．また，安静度として，歩行は許可されていない．

息苦しさはないが，痰がからむ感じはしている．呼吸状態の観察より上部胸郭優位で浅く，速い呼吸となっている．

CR1：上腹部外科の術後において最も注意すべきは，術後呼吸器合併症である．

CR2：術後管理に伴う活動量の低下が廃用症候群を引き起こす．

思考 本症例は，術後管理が必要な時期であり，前述したとおりさまざまなカテーテルやドレーン，チューブが使用されている．また，上腹部正中切開により創部の痛みも残存している状態である．

ADL および APDL には，背臥位から寝返りや起き上がりを経て座位となり，さらに立ち上がって歩行する基本動作が必要である．現状においては寝返りも実用的な状態とはいえず，安静度としても歩行は許可されていないため，入院生活における活動量の低下は否めない．その結果，筋力低下や呼吸機能低下，循環機能低下といった廃用症候群の発生が考えられる．

また，現状においては痰がからむといった主観的な症状が確認されており，呼吸状態の観察より上位胸郭優位の浅く速い呼吸となっていることが確認されている．

創部の疼痛もあり，横隔膜の収縮が低下し，呼吸機能が低下していることも考えられる．まだ術翌日であり，今後，術後呼吸合併症が発生する可能性もある．

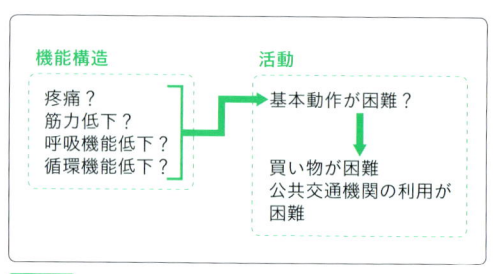

図3 活動制限とその原因

臨床思考 1-3 仮説的問題構造の全体像は何か？

結論 臨床思考 1-1 ～ 2 を統合して以下のように考える（**図4**）．

「家庭生活・友人関係への参加が困難」な理由は，「買い物および公共交通機関の利用が困難」だからで，それは「基本動作の制限（？）」があるからであると考えられる．

「基本動作の制限（？）」があるのは「疼痛，筋力低下，呼吸機能低下，循環機能低下（？）」によるものである．

また，「術後呼吸器合併症が発生する可能性」についても留意しなければならない．

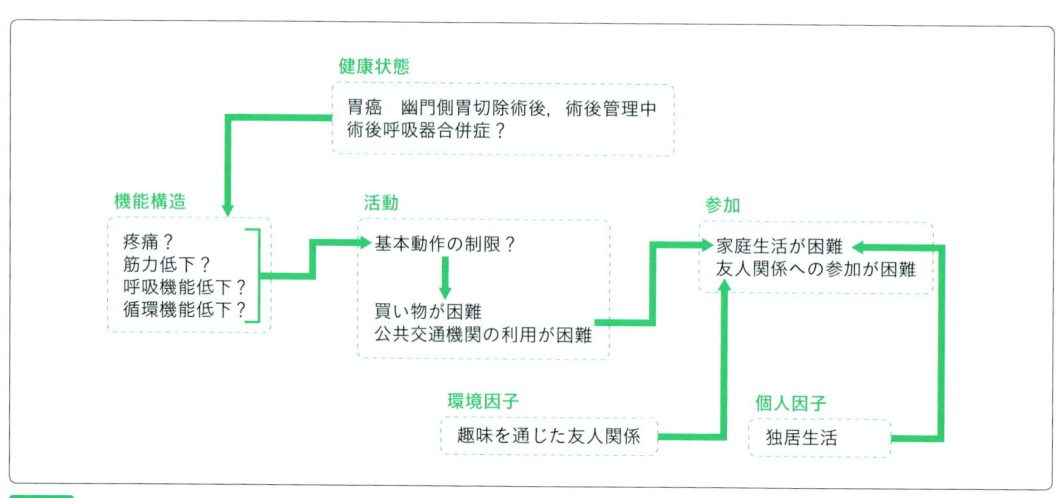

図4 活動制限とその原因

結論　ICF 概念地図で「？」がついている項目を確認すれば問題構造が明らかとなる.

> 1) 基本動作の観察と分析
> 2) 基本動作に伴う疼痛の評価
> 3) 下肢の筋力テスト
> 4) 呼吸機能の評価
> 5) 循環機能の評価
> 6) 術後呼吸器合併症の評価

根拠　CR1：上腹部外科の術後において最も注意すべきは, 術後呼吸器合併症である.

　　　　CR2：術後管理に伴う活動量の低下が廃用症候群を引き起こす.

思考　現状, 行えていない基本動作に含まれる寝返り, 起き上がり, 座位, 立ち上がり, 立位の観察と分析を行う. その中で基本動作を阻害している疼痛の評価を進める. さらに術後管理のために使用されているカテーテルやドレーン, チューブが基本動作をどの程度, 阻害しているかを確認する.

　　　　また, 姿勢変化や動作に順応できる呼吸機能や循環機能の評価も必要である.

　　　　呼吸機能に関しては, 前述したように運動耐容能としての視点だけではなく, 術後呼吸器合併症予防の視点からも評価の必要性がある.

　　　　基本動作の中でも立ち上がり, 立位, 歩行の阻害因子となりやすい下肢と手術により侵襲されている体幹屈曲の筋力テストを行う必要がある.

　　　　術後呼吸器合併症の評価として X 線画像の評価が必要である.

CBL2　追加情報から本症例の問題構造を明らかにし, 解決策を講じる

追加情報

基 本 動 作　観　察 ▶　寝返りは, 自身でカテーテルなどを管理しながら, ゆっくりではあるが自立で可能. 起き上がりは側臥位から両足をベッドから降ろし, ベッド柵とベッドを上肢で支持しながら行うが, 身体を起こす際に介助を要し, 軽介助. 座位は, 両足部が接地していれば自立. 立ち上がりは片手でベッド柵を把持することにより可能であるが, 十分に前方に重心を移動することができずに見守り. 立位はベッド柵を把持していれば自立. 起き上がり, 座位, 立ち上がり, 立位に関しては, カテーテルなどの逸脱・埋没を予防するために介助を要し, 動作を阻害している.

疼　　痛 ▶　安静時痛はなし. 動作時には腹筋群の収縮が必要となる際に疼痛が発生する. 動作時痛の程度としては, Numerical Rating Scale（NRS）で 3 である. ただし, 硬膜外鎮痛法実施中.

筋　　力 ▶　◆股伸展（Rt. 4, Lt. 4）伸展（Rt.4, Lt.4）, ◆体幹屈曲（3）.
※ MMT

呼吸機能 ▶　酸素療法：鼻カニュラにて流量 1 L/ 分, SpO_2：99 ％（安静時）. 主観的な呼吸困難感や痰が絡む感じはなし. 呼吸数は 18 回 / 分, 上部胸郭優位の呼吸様式であった. 触診にて呼吸運動に必要な胸郭の ROM は確保されており, ラトリングはなし. 聴診にて副雑音は確認されないが, 両側ともに下葉の呼吸音は減弱しており, 呼気時間が短縮している.

循環機能 ❯ 安静背臥位にて血圧 97/52 mmHg，脈拍 69 回 / 分であり，座位でも変化なし．

X 線 像 ❯ 異常な所見は確認されなかった．

生活環境 ❯ 買い物は自宅から 10 分程度歩いたところにスーパーがあり，週に 2 ～ 3 回くらいは行っていた．グラウンドゴルフは路線バスに乗車して，会場まで移動していた．バス停は徒歩 5 分程のところにある．

安静度と術後
管理の予定 ❯ 術後 2 日目：歩行可能，胃管チューブ，手背末梢点滴ルート抜去．酸素療法，硬膜外鎮痛法終了．
術後 3 日目：離床，歩行可能となれば膀胱留置カテーテル，フットポンプ終了．流動食開始．
術後 5 日目：ドレーン抜去予定．食事の状況にて中心静脈カテーテル抜去．

下に示すクリニカル・ルールを用いて，次の問いに答えましょう

2-1　買い物や公共交通機関の利用が困難な原因は？

2-2　寝返り以外の基本動作が困難な原因は？

2-3　現状における術後呼吸器合併症の有無と今後の可能性は？

2-4　本症例の問題構造の全体像は？

2-5　本症例の問題の解決策は？

■ クリニカル・ルール

CR 3　術後管理のカテーテルなどが動作を制限する

　術後管理として使用されるカテーテルやドレーン，チューブは，動作の際に逸脱・埋没する可能性がある．逸脱・埋没した際には，さまざまな合併症が予測されるだけではなく，体内の状況を知るにあたっての重要な情報を得ることができなくなるため[2]，絶対に避けなければならない．よって，患者自身では付属しているすべてのカテーテルなどを管理することは困難かつリスクが高く，動作を制限する．

CR 4　上腹部正中切開による術創部の疼痛は起き上がり時に発生する

　上腹部正中切開に伴う疼痛は腹筋群の収縮により誘発されることが多い．基本動作においては，特に起き上がりの際に強く腹筋群の収縮が必要となり，疼痛が発生する．起き上がって座位をとることは，呼吸機能・循環機能の廃用を予防するために重要であり，痛みが発生しにくい動作方法を指導することが必要である．

CR 5　手術および術後管理の影響で術後は呼吸機能が低下する（図 5）

　手術による侵襲や術中の全身麻酔，人工呼吸器管理，術後の臥床，特に背臥位をとる時間の延長により呼吸機能が低下する．具体的には気道内分泌物の増加や横隔膜の収縮低下，背臥位による下葉の換気低下，気道内分泌物の貯留が発生することとなる．その結果として，術後呼吸器合併症のリスクは高まる．

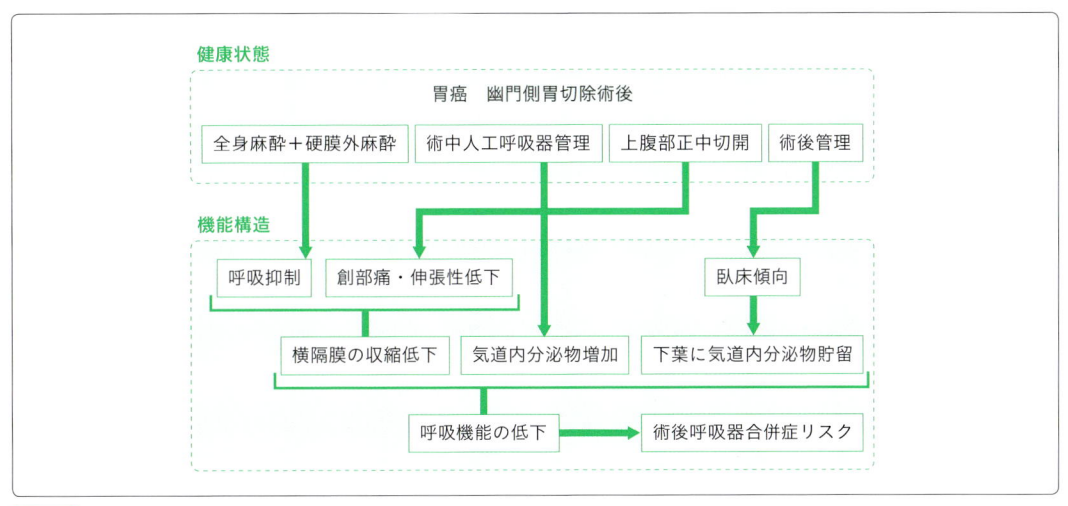

図5 呼吸機能と術後呼吸器合併症リスク

CBL2 追加情報から問題構造と解決策について "臨床思考" する

臨床思考 2-1 買い物や公共交通機関の利用が困難な原因は？

結論 寝返り以外の基本動作が阻害されているからである（**図6**）.

根拠 情報：基本動作の観察と分析において，寝返り以外の基本動作には介助を要する状態であった.

思考 買い物や公共交通機関の利用にあたっては基本動作が必須である．基本動作の観察を行った結果，寝返りは自立しているが，それ以外の起き上がり，座位，立ち上がり，立位は介助が必要な状態であった．歩行に関しては，医学的な安静度上許可されていないが，安静度が変更され，歩行が可能となった段階で円滑に歩行が自立できるようにすることが重要である.

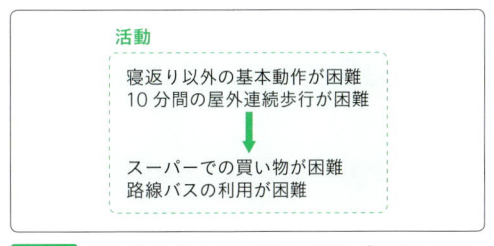

図6 買い物や公共交通機関の利用が困難な原因

臨床思考 2-2 寝返り以外の基本動作が困難な原因は？

結論 カテーテルなどの管理に介助が必要であり，さらに，体幹屈曲や下肢の筋力が低下しているからである（**図7**）.

根拠 情報：基本動作の観察を行った結果，カテーテルなどの介助が必要である．股関節伸展および体幹屈曲の筋力低下や腹筋群が収縮した際の疼痛もある.

CR3：術後管理のカテーテルなどが動作を制限する.

CR4：上腹部正中切開による術創部の疼痛は起き上がり時に発生する.

思考 基本動作全般においてカテーテルなどが逸脱・埋没しないように介助が必要である.
さらに起き上がりにおいては，重力に抗して体幹を屈曲していくこととなるが，体幹屈曲の筋力低下により，介助が必要な状態になっている.

体幹屈曲時には術創部の疼痛が発生しており，十分な筋力を発揮できない原因となっている．

また，立ち上がりにおいては下肢筋力の低下により，見守りが必要である．

下肢の筋力低下は，入院から術後理学療法までの 10 日間で発生した廃用症候群によるものである．術前より理学療法を実施していたものの，入院前の生活は活動量が多く，入院生活と対比すると活動量の低下は否めない．

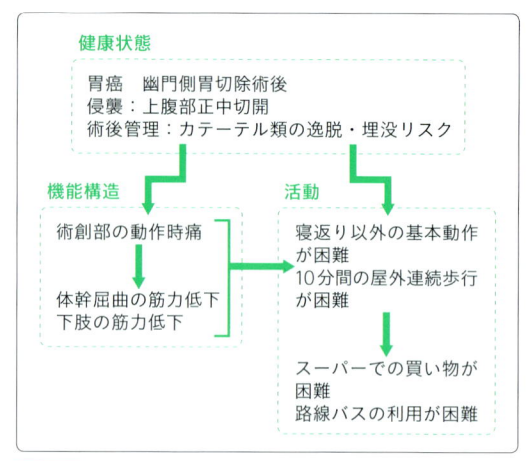

健康状態

胃癌　幽門側胃切除術後
侵襲：上腹部正中切開
術後管理：カテーテル類の逸脱・埋没リスク

機能構造

術創部の動作時痛

体幹屈曲の筋力低下
下肢の筋力低下

活動

寝返り以外の基本動作が困難
10分間の屋外連続歩行が困難

スーパーでの買い物が困難
路線バスの利用が困難

図7　寝返り以外の基本動作が困難な原因

臨床思考 2-3　現状における術後呼吸器合併症の有無と今後の可能性は？

結論　現状においては，術後呼吸器合併症は発生していないがリスクはある．

根拠　情報：呼吸機能の評価と X 線像より肺炎や無気肺といった術後呼吸器合併症の所見が確認されなかったが，聴診により下葉の呼吸音減弱と呼気時間の短縮が確認された．

CR5：手術および術後管理の影響で術後は呼吸機能が低下する．

思考　主観的な症状として痰がからむという訴えがあるが，現状において，術後呼吸器合併症は確認されなかった．

SpO_2 は正常値であり，聴診においても副雑音は確認されなかった．ただし，両側下葉に呼吸音の減弱と呼気時間の短縮が確認されている．これは，両側下葉で十分な換気がなされていないことを意味している．手術による侵襲に伴い，術創部の疼痛や伸張性低下が発生し，横隔膜の収縮が低下したことが原因である．現状，実施されている酸素療法や硬膜外鎮痛法が終了となった際には，SpO_2 の低下や疼痛の増強が予測され，今後，術後呼吸器合併症が発生する可能性は否定できない．

臨床思考 2-4　本症例の問題構造の全体像は？

結論　臨床思考 2-1 〜 3 を統合して以下のように考える（**図8**）．

本症例において家庭生活および友人関係への参加が制約されるのは，スーパーでの買い物と路線バスの利用が困難だからである．

買い物も路線バスの利用も困難なのは，10 分ないし 5 分間の連続屋外歩行が原因で，現状においては医学的な安静度として歩行が認められていないが，術後管理に必要なカテーテルなどの逸脱・埋没リスクと術創部痛に伴う体幹屈曲の筋力低下，廃用症候群による下肢の筋力低下があり，寝返り以外の基本動作も自立できていない．

一方で，術後呼吸器合併症に関しては発生していない状態ではあるが，全身麻酔や術中人工呼吸器管理，上腹部正中切開，術後管理に伴う臥床時間の延長による呼吸機能の低下は確認されており，今後，発症する可能性はある．

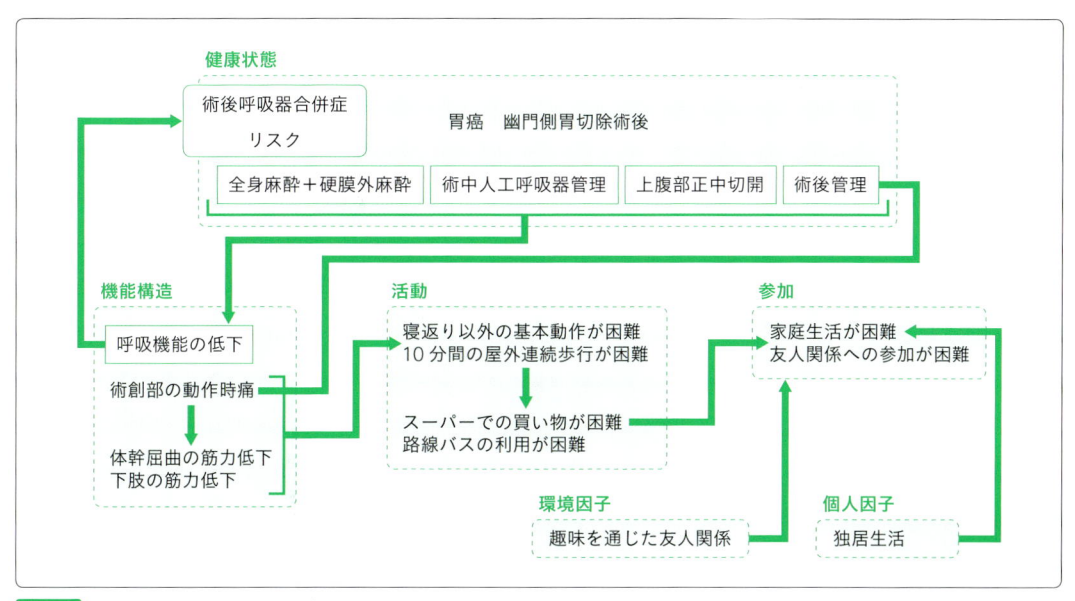

健康状態

胃癌　幽門側胃切除術後

術後呼吸器合併症
リスク

| 全身麻酔＋硬膜外麻酔 | 術中人工呼吸器管理 | 上腹部正中切開 | 術後管理 |

機能構造

呼吸機能の低下

術創部の動作時痛

体幹屈曲の筋力低下
下肢の筋力低下

活動

寝返り以外の基本動作が困難
10 分間の屋外連続歩行が困難

スーパーでの買い物が困難
路線バスの利用が困難

参加

家庭生活が困難
友人関係への参加が困難

環境因子

趣味を通じた友人関係

個人因子

独居生活

図8　寝返り以外の基本動作が困難となる原因と術後呼吸器合併症リスク

臨床思考 2-5　本症例の問題の解決策は？

結論　ICF 概念地図で主要な問題点を解決する理学療法の介入プランを以下のように意思決定した（**図 9**，**表 1**）．

まず，呼吸リハビリテーションにより術後呼吸器合併症を予防する．

本症例では，両側下葉の換気が低下しており，背臥位から側臥位への体位変換や呼吸介助を実施する．体位変換や呼吸介助の際には，術創部の疼痛が発生する可能性があるため，注意が必要である．

家庭生活や友人関係への参加を目指し，まずはカテーテル類の逸脱・埋没に注意し，カテーテル類介助下での動作練習で動作を獲得し，多職種と協働して，病棟 ADL を向上させることにより活動量を上げる．そのことにより，動作獲得と廃用症候群の予防を図る．

医学的な安静度と術後管理においては，術後 2 日目には歩行可能となり，術後 5 日目には，すべてのカテーテル類が抜去される予定となっている．動作獲得においては，安静度と術後管理の変化に合わせて，そのときに最大限の動作が可能となるように理学療法を進め，多職種と協働する必要がある．

歩行については，まだ安静度上許可されていないが，下肢の筋力低下が阻害因子となり得る．特に股関節伸展筋と膝関節伸展筋の筋力増強運動により，早期に歩行動作の獲得を目指す．

また，本症例は入院前の生活においては ADL および APDL が自立しており，友人とのグラウンドゴルフも行っていた．今後も，家庭生活や友人関係への参加を継続するためには，有酸素運動による運動耐容能の向上が必要である．本症例は，術直後であり，水分の IN-OUT バランスが不安定になりやすい．それに伴って，血圧や脈拍が変動する可能性があるため留意する．

なお，術創部の疼痛に伴う体幹屈曲の筋力低下に関しては，術創部の治癒が進むことにより疼痛は減少し，筋力も向上してくるため，理学療法の介入は不要である．

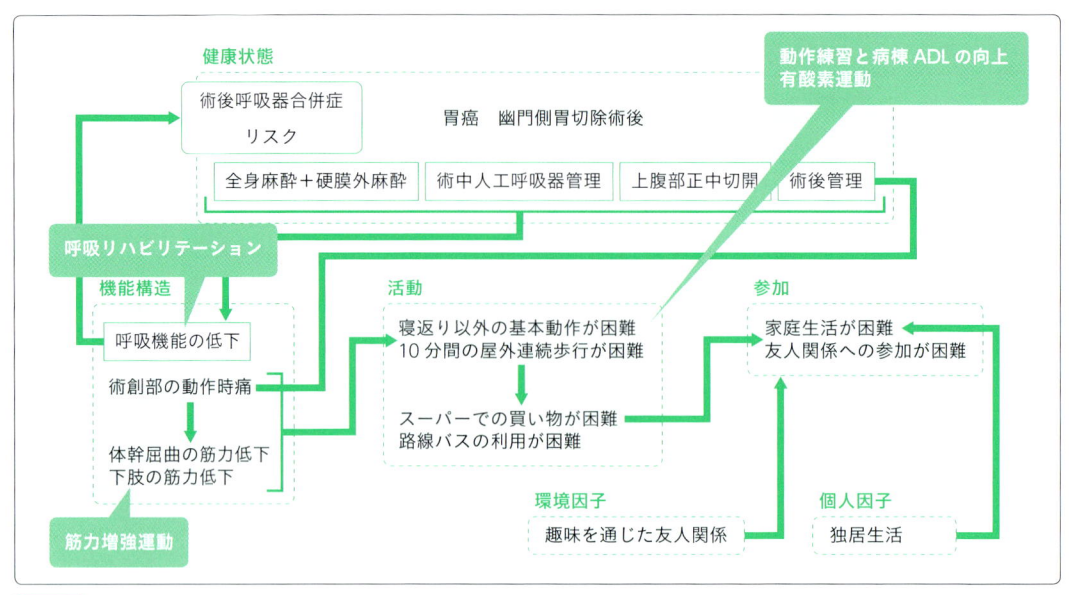

図9 問題構造に対する解決策

表1 本症例に対する理学療法の介入プラン

目的	方法	注意点・禁忌
術後呼吸器合併症予防	呼吸リハビリテーション	術創部の疼痛
動作獲得と廃用症候群予防	カテーテル類介助下での動作練習と病棟 ADL 向上	カテーテル類の逸脱・埋没
下肢筋力強化	股関節伸展筋，膝関節伸展の筋力増強運動	
運動耐容能の向上	有酸素運動	循環動態

■ 本症例からの学びと追加事項

クリニカル・ルール

1　上腹部外科の術後において最も注意すべきは，術後呼吸器合併症である．

2　術後管理に伴う活動量の低下が廃用症候群を引き起こす．

3　術後管理のカテーテルなどが動作を制限する．

4　上腹部正中切開による術創部の疼痛は起き上がり時に発生する．

5　手術および術後管理の影響で術後は呼吸機能が低下する．

知っておきたい関連事項

術前の呼吸リハビリテーション

　　癌のリハビリテーションガイドラインにおいて「開胸・開腹術を施行される予定の患者に対して，術前から呼吸リハビリテーションを行うと，術後の呼吸器合併症が減るので勧められる」[3]とされ，推奨グレードはBとなっている．術前の呼吸リハビリテーションは，術後に患者が適切に呼吸練習を自主的にできることが重要である．具体的には腹式呼吸や排痰法，痛みの少ない動作の仕方などを指導することとなる．

癌のリハビリテーション，辻　哲也ほか編，金原出版，2006

　　癌患者に対して理学療法を提供するにあたり，癌における基礎を学ぶことができる．また，臓器別の癌の特徴やリハビリテーションの要点が整理され，理学療法士の役割にまで言及されている．癌患者にかかわる理学療法士にとって，基盤となる知識や考えを学習するのに役立つ書籍である．

●文　献

1) 医療情報科学研究所編：胃癌. 病気がみえる vol.1　消化器，第3版，川田　浩監，メディックメディア，東京，64-73，2008
2) 山下暢子：第2章　胃切除術を受ける患者の看護. 講義から実習へ　周手術期看護3　開腹術/腹腔鏡下手術を受ける患者の看護，竹内登美子編，医歯薬出版，東京，6-61，2000
3) 日本リハビリテーション医学会／がんのリハビリテーションガイドライン策定委員会編：第2章　食道がん，胃癌，肝臓・胆嚢・膵臓がん，大腸がん，前立腺がんと診断され，治療が行われる予定の患者または行われた患者. がんのリハビリテーションガイドライン，金原出版，東京，18-24，2013

（髙橋一樹）

40 虚血性心疾患

■ 導入のためのエッセンス

◆ 虚血性心疾患とは，動脈硬化などにより心臓の冠動脈が狭くなり心筋への酸素供給量が少なくなることによって，心筋が酸素不足（虚血）となり障害されることをいいます．発症率は女性に比べて男性で高く，リスク因子として高血圧，糖尿病，脂質異常，喫煙などが挙げられています．虚血性心疾患は大きく2つに分別され，心筋の虚血が一過性であり，元に戻る場合を狭心症（AP）といい，虚血が長く続いて心筋が壊死し，元に戻らない場合を心筋梗塞（MI）といいます．虚血性心疾患の診断には心電図検査や画像診断（心エコー，心筋シンチグラフィー），血液検査，そして冠動脈病変の診断としてゴールドスタンダードなのが冠動脈カテーテル検査(CAG)です．カテーテル検査にて AP や MI の原因となる冠動脈の狭窄や閉塞（責任病変）が見つかったら経皮的冠動脈形成術（PCI）を行い，狭窄部を拡張して，ステントを留置することで同部位の再狭窄を防ぎます．

◆ MI には発症時期により急性心筋梗塞（AMI）と陳旧性心筋梗塞（OMI）があり，また MI が心筋の内側から外側まで達し心電図上 ST が上昇しているものを ST 上昇型心筋梗塞(STEMI)といい，MI が心筋の内側にとどまり，心電図上 ST 上昇を認めないものを非 ST 上昇型心筋梗塞（NSTEMI）といいます．

◆ かつて MI は致死的な疾患でしたが，近年の検査法や治療法の進歩により急性期での救命率は格段に上がっています．一方で急性期を脱した患者の ADL や QOL をいかに回復し，維持（再発予防も含む）するのかがリハビリテーションの大きな課題となってきています．

◆ 医師から処方を受けた理学療法士は，患者に会う前に現病歴や既往歴（特にリスク因子の有無），CAG や PCI の結果の確認，PCI 前後の心電図，心エコーなど諸検査を確認し，心臓のダメージや機能を把握し理学療法を実施するうえでのリスクを確認します．また，PCI 後のバイタルサイン，自覚症状の経過をカルテにて確認し，まずは理学療法を開始できる状態か否かの判断をする必要があります．

◆ MI では ROM や筋力，バランスなどに直接の影響を与えることは少なく問題にならない患者がほとんどですが，高齢者や臥床が続いた患者に対しては評価が必要です．また若年者においても開始時に簡単なスクリーニングを実施し，介入上や病棟での ADL で問題にならないかを確認するようにします．

◆ MI に対するリハビリテーションではガイドラインに準じたクリニカルパス（図1）を各施設で作成していることが多く，クリニカルパスに準拠した形で ADL の拡大を図ることとなります．さらに理学療法士としては，身体機能のほか，患者の社会的背景を考慮し，理学療法の方向性を決定します．また，退院後の再発予防という観点から今回の病気に至った原因やリスク因子を同定し教育に取り組んでいくことも必要です．

	1日目	2日目	3日目	4日目	5日目	6日目	7日目
病室	集中治療室		一般病棟				
リハビリテーション	椅子座位	50 m 歩行	100 m 歩行	300 m 歩行	シャワー浴	有酸素運動 階段昇降	退院
食事	止血操作終了後より食事開始						
排泄	ポータブルトイレ 尿道カテーテル	トイレ移動可 尿道カテーテル抜去					
洗面	ベッド上	洗面所					
清潔	ベッド上	ベッド上（看護師介助または自分で清拭）			シャワー浴可能		
安静度	車椅子 乗車	トイレ 歩行	病棟内自由		院内自由		
検査	血液データ 12 誘導心電図		胸部 X 線			12 誘導心電図	心臓 MRI または 心エコー
教育	医師より CAG，PCI 結果について説明 止血操作終了後，患者教育用 DVD を視聴 看護師が歩行開始時に自己管理手帳を渡し，内容について説明 看護師が必要性を評価し，栄養指導の予約を医師に依頼 薬剤師より新規服薬内容を説明					理学療法士より 退院後のリハビ リテーションに ついて説明	薬剤師より退院 時処方薬につい て説明

図1 AMI のクリニカルパス（聖路加国際病院）

症例 STEMI に対し PCI を施行した 68 歳の男性．

CBL1 初期情報から仮説を立て，仮説証明のための新たな情報を選択する

初期情報

処 方 箋 ▶ **診断名**：STEMI．自宅退院と再発予防を目標に理学療法を開始してください．

現 病 歴 ▶ 某年 3 月 3 日 19 時 40 分頃，自宅で座ってストレッチをしている最中に突然左胸部痛が出現．Numerical Rating Scale（NRS）8/10．胸痛は持続していたが改善すると思い入浴．それでも改善せず救急車を要請し，救急搬送となった．20 時 37 分に来院し救急部にて STEMI を疑われ循環器内科コンサルト．

既 往 歴 ▶ 脂質異常症，肥満（−），喫煙（禁煙 28 年），家族歴なし．

治療経過 ▶ STEMI（広範前壁）の疑いで緊急 CAG 実施．カテーテル室入室時より洞調律で心室性期外収縮（PVC）が頻発，胸痛も持続したためモルヒネ塩酸塩，リドカインおよびアミオダロンを点滴．左橈骨動脈アプローチにて CAG を施行し，左前下行枝 # 6 が 100％，右冠動脈 # 1 が 25％の狭窄あり，責任病変の # 6 に対して PCI 施行（血栓吸引＋薬剤溶出ステント留置）．

検査結果 ▶ 胸部単純 X 線写真：両側肺野異常陰影なし．胸水貯留なし．
心電図：洞調律，正軸，胸部誘導 V3−V6 で ST 上昇，四肢誘導Ⅲ，aVF で ST 低下．
血液データ：peakCK3339，peakCK−MB482．

医療面接 ▶ **PT**「胸の痛みはありませんか？」
患者「昨日の痛みが嘘のようです．今はなんともありません．本当に命を救われました」
PT「治療は成功したので，これから自宅退院に向けてリハビリテーションを進めていきます」

患者「よろしくお願いします．自宅では階段の昇降が必要なのですが，できますか？」「仕事は退職したので大丈夫ですが，ただ家で大人しくしているのも妻に迷惑かけますよね」「せっかく健康のためにウォーキングや少し筋力トレーニングも始めたところなのに，そういうのもできなくなるのでしょうか？」「心臓に負担がかかるんじゃないかと思うといろいろ不安です」

■**その他に得た情報**：妻(64歳)と2人暮らし．一戸建て(2階建て)．寝室は2階で，階段使用．ADL自立．仕事は定年で退職し現在は無職．家庭内では料理はしないが，掃除や洗濯は手伝っている．週3〜4回1時間程度散歩．最近は筋肉の衰えを感じ，散歩の途中でスクワットなどの筋力増強運動も加えていた．

理 学 療 法 の 経 過 ▶ 運動負荷開始基準（**表1**）・運動負荷試験判定基準（**表2**）に従って実施．

初日（3月4日）：ベッド上で意識レベルを確認．コミュニケーションの問題はなく，入院までの経過や入院前の生活についても正確に覚えている．四肢の筋力については上肢の挙上や，握力（理学療法士の手を握ってもらう），下肢挙上（SLR），殿部の挙上などを行い左右差や著明な筋力低下がないことを確認．その後立位まで実施．膝折れなど下肢の支持性低下は認めないが，収縮期血圧が安静時86 mmHg →立位後74 mmHg まで低下し，めまいと気分不快が出現．臥位に戻って安静にし，5分ほどで収縮期血圧は90 mmHg 台まで回復．血圧低値のためカテコラミン開始．心拍数は洞調律で安静時67 回/分→立位後80 回/分．動悸なし．

2日目（3月5日）：意識清明．安静時胸部症状なし．心不全徴候（呼吸苦増悪，浮腫増強など）なし．理学療法の前から1時間ほど車椅子乗車し，収縮期血圧90 mmHg 台を維持．気分不快もなく，50 m 歩行を実施．歩行は補助具を使用せず，ふらつきなく見守りで可能．歩行中胸部症状はないが歩行直後の血圧は前日と同様に70 mmHg 台まで低下．疲労感あり臥位に戻って終了．カテコラミン投与継続．心拍数は洞調律で安静時・歩行後ともに80 回/台．

表1 AMI の運動負荷開始基準（聖路加国際病院）

- 心原性ショックの状態
- 生命維持装置装着中（IABP/PCPS）
- 人工呼吸器管理中
- ノルアドレナリン投与中
- 安静時心拍数120 拍以上
- 血圧が不安定（体位変換だけでも低血圧症状が出る）
- 血行動態の安定しない不整脈
- 起座呼吸など急性心不全の症状（頻呼吸・酸素化不良）
- 安静時から胸痛がある（不安定狭心症）
- 手術適応のある重症弁膜症，特に大動脈弁狭窄症
- 重症の左室流出路狭窄（閉塞性肥大型心筋症）
- 活動性の心筋炎

表2 AMI の運動負荷試験判定基準（聖路加国際病院）

- 自覚症状：胸痛・呼吸困難・動悸・自覚的運動強度（Borg スケール >13）の出現がない
- 心拍数：HR120 bpm 以上にならない，またはリハビリテーション前 HR ＋ 40 bpm になっていない
- 不整脈：危険な不整脈の出現がない（Lown 分類Ⅳ−b 以上の心室性期外収縮，新規に発生した心房細動，Ⅱ度以上の房室ブロックの出現で中止）
- 心電図：心電図上 I mm 以上の虚血性 ST 低下，または著明な ST 上昇がない
- 血圧：リハビリテーション前± 20 mmHg 以上の収縮期血圧の上昇・低下がない

下に示すクリニカル・ルールを用いて，次の問いに答えましょう

1-1 本症例の参加制約とその原因は？

1-2 本症例の活動制限とその原因は？

1-3 本症例の仮説的問題構造の全体像は？

1-4 仮説証明に必要な情報や検査は何か？

■ クリニカル・ルール

CR 1 **AMI 後に起こる機能障害は，運動耐容能の低下である**

　運動耐容能はすなわち運動負荷に耐え得る能力のことであり，主に肺や心臓による酸素の取り込みと全身に血液（酸素）を運搬する能力，末梢での酸素代謝効率に影響する骨格筋機能により規定される．MI により心筋がダメージを受けると心拍出量が低下し，急性心不全を合併して労作時の呼吸苦や血圧の低下を認めることがある．また，MI の部位によっては徐脈や心室性不整脈などが出現し，これらも血圧を低下させたり，動悸や気分不快であったりなどの自覚症状によって運動の妨げになることがある．この状況が続くと臥床が続き，二次性に廃用による筋力低下が生じ，さらに運動耐容能が低下する（**図 2**）．

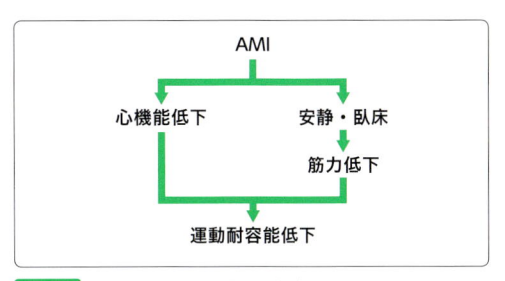

図 2　AMI で起こる機能障害

CR 2 **AMI 後の患者は，不安や抑うつを抱えることがある**

　AMI は発症時の胸痛体験，目に見えない心臓の状態への不安，再発への恐怖心などから不安や抑うつなどを引き起こすことがある．また，退院後の家庭内役割の制限や職業・趣味の制限などにより，さらにそれらが助長される．また，不安や抑うつはそれ自体が虚血性心疾患のリスク因子とされており，再発予防の観点からも改善が必要である．

CR 3 **AMI では，ADL や仕事，スポーツ活動などが制限される**

　AMI 発症後 1 週間以内（発症直後 24 時間以内が最も頻度が高い）は心破裂をきたすリスクがあり，入院中の運動負荷は慎重に行っていく必要がある．運動療法の中止基準や進め方についてはガイドライン[1] を基に設定し実施する（**表 1，2**）．入院中は設定した安静度による活動制限が生じるが，基本的に退院時に向けては日常生活自立レベルの運動耐容能獲得を目指す．退院後の生活は心肺運動負荷試験（CPX）による運動耐容能の評価結果に応じて安全な活動（有酸素運動）や過負荷となる活動（無酸素運動）を判定し，患者に指導する．ADL では階段昇降やしゃがんで行う活動，仕事では肉体労働などいきむような活動，スポーツもゆっくりした動作は可能だが，ジョギングや競技レベルの活動などは制限されることが多い．

CBL1　**仮説的問題構造**と仮説証明のための**追加情報項目**について "臨床思考" する

臨床思考 1-1　**本症例の参加制約とその原因は？**

結論　参加制約＝家庭内役割遂行困難，趣味（ウォーキングや筋力増強運動）の継続困難．
　　　　その原因＝ ADL が困難（？）だから（**図 3**）．

根拠　情報：患者は ADL や趣味活動への不安を訴える．
　　　　CR2：AMI 後に不安・抑うつを抱えることがある．

CR3：AMI では日 ADL や仕事，スポーツ活動などが制限される．

思考 本症例は，胸痛出現後，自己判断で我慢してしまい，急性期治療に至るまでに時間を要したことから，MI による心筋のダメージが増悪し心機能が低下している可能性がある．またそれにより，日常生活における階段昇降や作業，趣味のウォーキングや筋力増強運動など負荷の高い動作が制限される可能性がある．

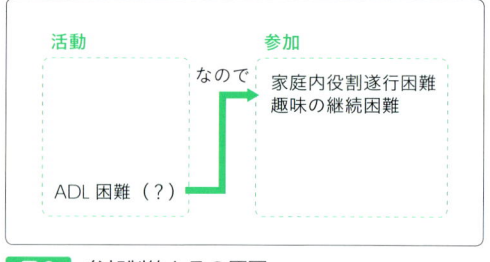

図3 参加制約とその原因

臨床思考 1-2 本症例の活動制限とその原因は？

結論 活動制限＝起立・歩行が過負荷になる．
その原因＝筋力は正常（？）なので心機能の低下により運動耐容能が低下している（？）．不安が強い（？）（図4）．

根拠 情報：起立や歩行の際に血圧が低下する．動くことへの不安を訴える．
CR1：AMI 後に起こる機能障害は運動耐容能の低下である．
CR2：AMI 後に不安・抑うつを抱えることがある．

思考 本症例は，医療面接において，四肢の筋力低下（年齢相応かどうかは不明）や感覚の異常は認めず，動作のバランスも安定していた．しかし，動作時には血圧低下を認め，起立や歩行に困難を要した．CR1 にあるように，運動耐容能を規定する因子（心機能と骨格筋機能）のうち，本症例においては骨格筋の影響は少なく，心機能低下の影響が大きいと推察できる．また，本症例は不安の訴えも強く，動作時の気分不快や疲労感に影響している可能性がある．

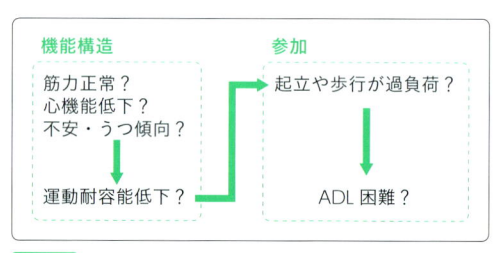

図4 活動制限とその原因

臨床思考 1-3 本症例の仮説的問題構造の全体像は？

結論 臨床思考 1-1〜2 を統合して以下のように考える（図5）．
「家庭内役割が遂行困難」「趣味（ウォーキングや筋力トレーニング）の継続困難」なのは「ADL が困難」だからである．「ADL が困難」なのは，「起立・歩行が過負荷になる（？）」からであろう．「起立・歩行が過負荷になる」のは「筋力が正常（？）」であるならば「心機能の低下による運動耐容能の低下（？）や不安が強い（？）」ことが原因と考えられる．また，個人因子として，仕事は定年退職し妻と 2 人で暮らしていることから，家庭内での役割が遂行困難なことは問題である．さらに健康状態が AMI 後となると，再発予防や予後改善のために趣味であったウォーキングや筋力トレーニング（以下，筋力増強運動）が継続できなくなり，このことも問題となるであろう．

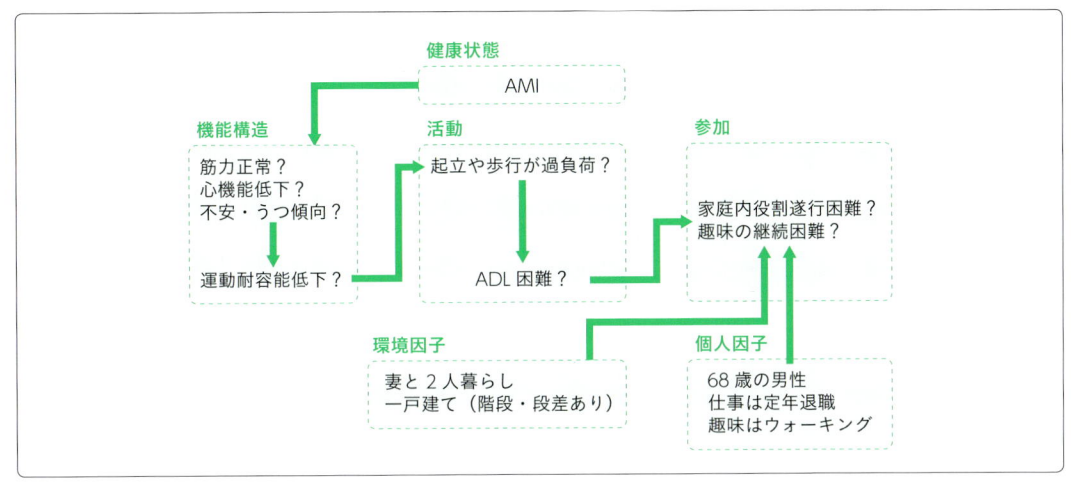

図5 仮説的問題構造の全体像

臨床思考 1-4 仮説証明に必要な情報や検査は何か？

結論 ICF 概念地図で「？」がついている項目を確認すれば問題構造が明らかとなる．

1）起立や歩行，階段昇降など，ADL が可能かどうか，
  運動負荷をかけたときの循環応答，自覚症状を観察
2）心機能が低下しているかどうか検査結果を確認
3）握力や下肢筋力の筋力テスト
4）不安・抑うつ傾向のテスト
5）心肺運動負荷試験

根拠 CR1：AMI 後に起こる機能障害は運動耐容能の低下である．

CR2：AMI 後に不安・抑うつを抱えることがある．

CR3：AMI では ADL や仕事，スポーツ活動などが制限される．

思考 ADL や趣味活動の制限を明確にするため，まずは入院中に漸増的に起立・歩行の負荷をかけ循環応答や自覚症状を確認する必要がある．また，運動耐容能の低下要因となる心機能や骨格筋機能をチェックし，併せて心理状態，心肺運動負荷試験を確認することで退院時や退院後の理学療法アプローチと患者指導に活用することが可能となる．

CBL2 **追加情報から本症例の問題構造を明らかにし，解決策を講じる**

追加情報

リハビリテーション経過▶ 3月6日：100 m 歩行実施．歩行は補助具を使用せず安定して可能．収縮期血圧は安静時，歩行後ともに 90 mmHg 台．めまいや気分不快もなし．カテコラミンは継続．

3月7日：300 m 歩行実施．収縮期血圧は安静時・歩行後ともに 90 mmHg 台．めまいや気分不快もなし．カテコラミンは継続．

3月8日：収縮期血圧 90 mmHg 台と低値が持続するが，自覚症状がなく，尿量も維持されているためカテコラミン中止．同日シャワー浴を病棟で実施し，バイタルサイン，

　　　　　　　　　　自覚症状ともに問題なし.

　　　3月9日：階段昇降負荷実施. 手すりを使用せず安定して昇降可能. 収縮期血圧
　　　　　　　　94 mmHg → 100 mmHg, 心拍数 74 回 / 分→ 80 回 / 分. 胸部症状なし.

　　　3月10日：心臓リハビリテーション室にて自転車エルゴメータ 20 w, 10 分実施. 収縮期血
　　　　　　　　圧 90 mmHg 台維持. 心拍数も洞調律で 70 回 / 分台を維持.

　　　3月12日：自宅退院.

心エコー 心室中隔, 前壁で壁運動低下. LVEF40%. 弁膜症なし.
(3月10日)▶

退院時評価 ◆ 握力：Rt. 26.4 kg, Lt. 24.0 kg（同世代の標準値 39.5 kg）.
(3月12日)▶ ◆ 膝伸展筋力（体重比）：右下肢 45.4%, 左下肢 43.8%（同世代の標準値 64.6%）.
　　　　　◆ 健康関連 QOL（SF-8）：身体的健康 27.1 点, 精神的健康 35.6 点（国民標準値 50 点）.
　　　　　◆ 抑うつ（PHQ-9）：12 点（10 ～ 14 点で中等度）.
　　　　　◆ 体格（BMI）：18.8（18.5 ≦～< 25 で普通体重）.
　　　　　◆ 腹囲：75 cm.
　　　　　◆ 歩行速度：1.18 m/ 秒（1.0 ≦～< 1.3 m/ 秒で普通速度）.
　　　　　◆ 心肺運動負荷試験：AT VO_2 3.2 METs（標準比 77%）HR 92 bpm, Peak VO_2 5.2 METs
　　　　　（標準比 79%）HR146 bpm, VE/VCO_2 32.1 mL/mL（標準比 115%）, Peak VO_2/HR 8.2 mL/
　　　　　beat（標準比 57%）, $\Delta VO_2/\Delta LOAD$ 4.96（標準比 48%）, Peak R（VCO_2/VO_2）1.0.
　　　　　◆ 呼吸機能検査：対標準 1 秒量（% FEV_1）83%, 1 秒率（FEV_1%）78%, 対標準肺活量（%
　　　　　VC）88%.

下に示すクリニカル・ルールを用いて，次の問いに答えましょう

2-1　家庭内役割や趣味の継続は困難なのか？　　　2-2　ADL は困難なのか？

2-3　運動耐容能が低下している原因は？　　　　　2-4　本症例の問題構造の全体像は？

2-5　本症例の問題の解決策は？

■ クリニカル・ルール

CR 4　運動処方では基準が重要である

　AMI の患者に運動処方するときには，心肺運動負荷試験の結果を基に嫌気性代謝閾値（AT）レベル，最大酸素摂取量（Peak VO_2）の 50 ～ 70%，最高心拍数の 40 ～ 60%，または自覚的運動強度（Borg スケール）の 11 ～ 13 相当が推奨される.

CR 5　最大酸素摂取量は精神状態が影響する

　運動の限界である最大酸素摂取量（Peak VO_2）には精神状態（運動に対する消極性, 恐怖心など）が影響する.

CR 6　AMI 患者には実施すべき教育がある

　AMI 患者に実施すべき教育は，①胸痛が生じた際の対処方法，②ニトログリセリン舌下錠の使用方法，③患者の有する冠危険因子についての説明，④二次予防（再発予防）のための外来心臓リハビリテーション参加と生活習慣改善への動機づけ，⑤禁煙，があり，理学療法士だけでなく，看

護師，薬剤師，栄養士など多職種での指導が必要である．

CR 7 筋力増強運動も重要である

運動耐容能の改善において，有酸素運動のみでは回復に限界があり，筋力強化のための筋力増強運動も取り入れていく必要がある．

CBL2 追加情報から問題構造と解決策について "臨床思考" する

臨床思考 2-1 家庭内役割や趣味の継続は困難なのか？

結論　家庭内役割遂行と趣味の継続には工夫が必要（図6）．

根拠　情報：退院時のCPXの結果よりAT 3.2 METs，Peak VO$_2$ 5.2 METsであり，3.5 METsを超えるADLは過負荷となる．

　　　　CR4：AMIの患者への運動処方ではATレベルや最大酸素摂取量（Peak VO$_2$）の50〜70%の運動が推奨される．

思考　物を持っての移動やしゃがんで行う動作はおよそ3.5 METs必要であり，ウォーキング（時速4 km以上）や自重での筋力増強運動も同様である．家庭内では，これらの動作を避けたり，運動は散歩程度の軽い負荷から開始したりする必要があると判断した．

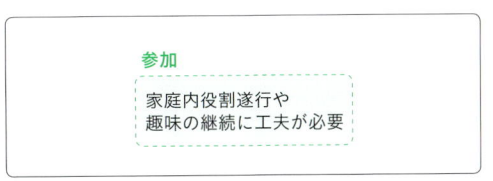

図6　家庭内役割や趣味の継続について

臨床思考 2-2 ADLは困難なのか？

結論　運動耐容能が低下しており，洗濯物や荷物を持って階段を上ったり，床や風呂掃除などしゃがんで行ったりする動作は困難．歩行はウォーキングというより散歩程度に速度を抑制する必要がある．それ以外はおおむね可能（図7）．

根拠　情報：退院までにシャワー浴や階段昇降の負荷はクリア．

　　　　退院時のCPXの結果よりAT 3.2 METs，Peak VO$_2$ 5.2 METsであり，3.5 METsを超えるADLは過負荷となる．

　　　　CR4：AMIの患者への運動処方ではATレベルや最大酸素摂取量（Peak VO$_2$）の50〜70%の運動が推奨される．

思考　理学療法開始時に危惧された起立や歩行の際の血圧低下はその後の経過の中で解消された．退院時にはシャワー浴や階段昇降もクリアし，上記のような制約はあるものの，自宅での日常生活は可能と判断した．

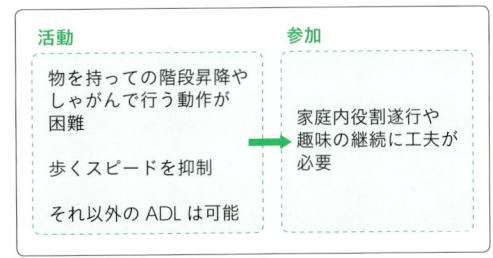

図7　参加に工夫が必要な理由

結論　運動耐容能の低下は心機能の低下と筋力低下が原因である．加えて抑うつ傾向が運動への積極性を妨げている（図8）．

根拠　情報：心エコー；心室中隔，前壁で壁運動低下．LVEF40%．

握力；Rt. 26.4 kg，Lt. 24.0 kg（同世代の標準値 39.5 kg）．

膝伸展筋力（体重比）；右下肢 45.4%，左下肢 43.8%（同世代の標準値 64.6%）．

心肺運動負荷試験；VE/VCO_2 32.1 mL/mL（標準比 115%），Peak VO_2/HR 8.2 mL/beat（標準比 57%），$\Delta VO_2/\Delta LOAD$ 4.96（標準比 48%），Peak R（ガス交換比：VCO_2/VO_2）1.0．

呼吸機能検査；対標準 1 秒量（% FEV_1）83%，1 秒率（FEV_1%）78%，対標準肺活量（% VC）88%．

健康関連 QOL（SF-8）；身体的健康 27.1 点，精神的健康 35.6 点．

抑うつ（PHQ-9）；12 点．

CR1：運動耐容能は主に肺や心臓による酸素の取り込みと全身に血液（酸素）を運搬する能力，末梢での酸素代謝効率に影響する骨格筋機能により規定される．

CR5：運動の限界である最大酸素摂取量（Peak VO_2）には精神状態（運動に対する消極性，恐怖心など）が影響する．

思考　呼吸機能検査の結果から既往に喫煙歴はあるものの，呼吸機能は正常範囲．一方で，心エコーの左室駆出率の低下や，心肺運動負荷試験の結果（VE/VCO_2 の増加，Peak VO_2/HR や$\Delta VO_2/\Delta LOAD$ の低下）から運動に伴う心拍出量の増加が制限されており，これが運動耐容能低下の大きな要因となっていると考えた．また，退院時の筋力評価により四肢筋力の低下も顕著であることから，心機能の低下と筋力低下が運動耐容能の低下の原因と判断した．

その他に，QOL 評価や抑うつ評価の結果から，精神的な落ち込みを認めており，限界まで運動することへの恐怖心が生じることから，これも運動耐容能に影響している可能性があると考えた．このことは運動負荷の目安となるガス交換比が 1.1 以上に達していないことからも推察される．

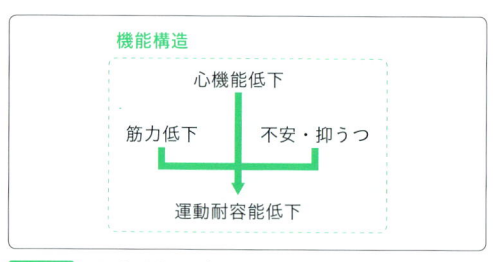

図8　運動耐容能が低下している原因は？

臨床思考 2-4　本症例の問題構造の全体像は？

結論　臨床思考 2-1 ～ 3 を統合して以下のように考える（図9）．

本症例が家庭内役割や趣味の継続に工夫が必要なのは，物を持っての移動やしゃがんで行う動作が困難であり，歩行速度を制約する必要があるからである．

物を持っての移動やしゃがむ動作が困難であり，歩行速度を制約する必要があるのは運動耐容能が低下しているからである．

運動耐容能低下の原因は心機能の低下と筋力低下が主であり，加えて MI 後の抑うつ傾向が影響していると考える．

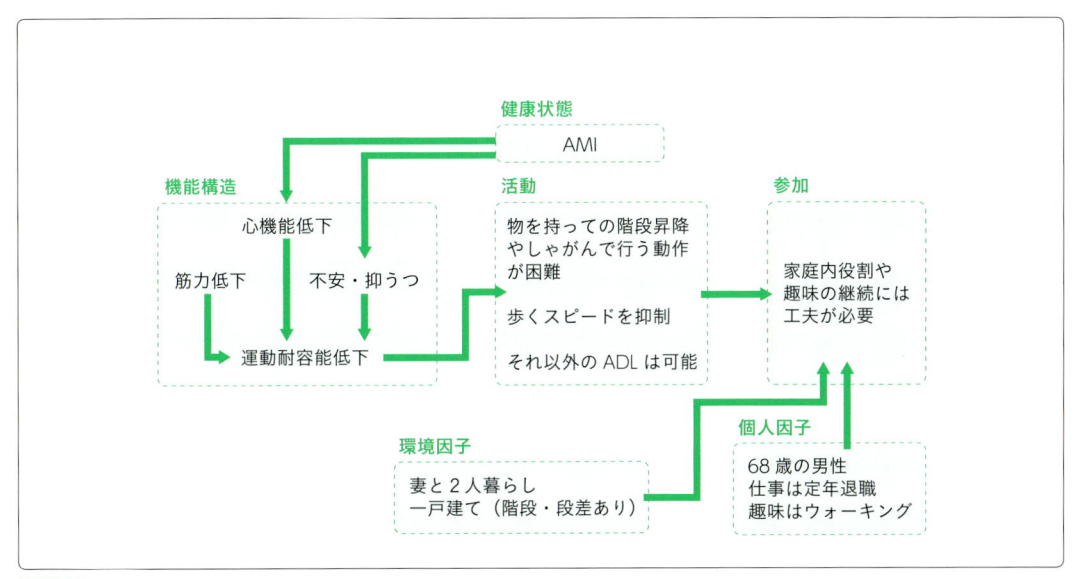

図9 本症例の問題構造の全体像

臨床思考 2-5 本症例の問題の解決策は？

結論 ICF 概念地図で主要な問題点を解決する理学療法の介入プランを以下のように意思決定した（**図10**，**表3**）．

心肺運動負荷試験の結果から AT レベルの運動処方，生活指導を行い，心臓への過負荷を予防する．同時に運動耐容能の改善のため有酸素運動，筋力増強運動を指導し，理学療法の際に心電図や血圧をモニタリングした環境で実施した後，在宅でも実行してもらう（**表4**）．本症例は不安も強いため，傾聴姿勢など本人への対応の統一や，家族（妻）の協力が必要である．

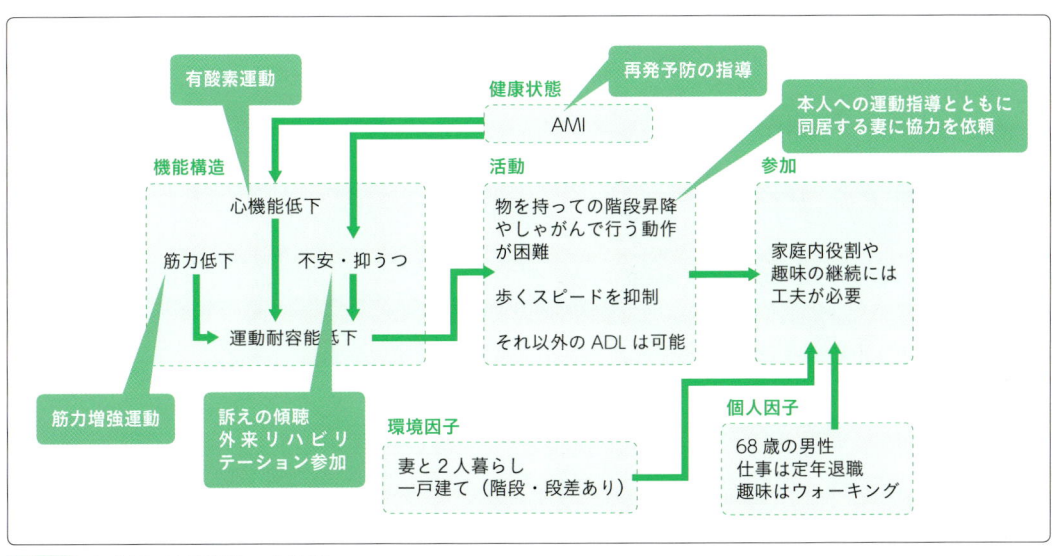

図10 本症例の問題構造の全体像

表3　本症例に対する理学療法の介入プラン

目的	方法	注意点・禁忌
運動耐容能の向上	AT レベルでの運動を以下の方法で実施 ①外来リハビリテーションにて監視型の有酸素運動を実施 ②自宅では 30 分間の散歩を毎日実施 ③筋力増強運動はスクワットやカーフレイズなど自重で軽めに実施．1 回 15 〜 20 回．できれば毎日	①歩行は速く歩くより，長く続けることを意識 ②筋力増強運動では息こらえをしないよう指導 ③定期的に心肺運動負荷試験を実施し，運動処方内容を見直す
不安・抑うつの解消	①本人の訴えを傾聴 ②妻にも支援を依頼 ③集団のリハビリテーションで同じ疾患の患者との会話を促す	患者への対応が統一されるよう，患者の訴えは医師，看護師や家族と共有する
ADL の負担の軽減	心肺運動負荷試験の結果や疾患に対する注意点を妻に伝え，家庭内の仕事を補助してもらう	①過保護にならないよう本人ができることはリハビリテーションの一貫として行ってもらうよう伝える ② METs 表を作成し（表4），患者・家族にわかりやすく説明する
心筋梗塞の再発予防	理学療法士からの運動指導に加え，看護師の日常生活指導，薬剤師，栄養士による患者指導を行う	各職種で指導した内容を共有する 胸痛の出現や心不全徴候など体調の悪化に注意する

表4　身体活動の METs 表

運動強度（METs）	身の回りの行動	趣味	運動	仕事
1 〜 2	食事，洗面，裁縫，編物	ラジオ，テレビ，読書，トランプ，囲碁，将棋，映画鑑賞	かなりゆっくりな歩行（1.6 km/ 時）	事務仕事
2 〜 3	乗り物に立って乗る，調理，小物の洗濯，床拭き（モップで），自動車の運転	ボーリング，盆栽の手入れ，ゴルフ（電動カート）	ゆっくりな平地歩行（3.2 km/ 時），階段（2 階までゆっくり上る）	守衛・管理人，楽器の演奏，運転手
3 〜 4	シャワー，10 kg の荷物を背負って歩く，炊事一般，布団を敷く，膝をついての床拭き	社交ダンス，釣り，ゴルフ，バドミントン（非競技），ピラティス，太極拳	少し速歩き（4.8 km/ 時），筋力トレーニング（自重），階段（2 階まで上る）	機械製造業
4 〜 5	10 kg の荷物を抱えて歩く，軽い草むしり，立て膝での床拭き，夫婦生活，入浴	陶芸，卓球，テニス，キャッチボール，ゴルフ（セルフ）	速歩き（5.6 km/ 時）	軽い大工仕事
5 〜 6	10 kg の荷物を片手に下げて歩く	アイススケート	自転車（普通），筋力トレーニング（マシン）	大工，農作業
6 〜 7		フォークダンス	ジョギング（6.5 km/ 時）	
7 〜 8		水泳（クロール），スキー，スノーボード	ジョギング（8.0 km/ 時）	
8 〜	階段を連続して 10 階以上上る	各種スポーツ競技		

＊表中の活動は，6 分間以上続けて行ったときの場合．

MI の再発予防のためには理学療法士だけでなく看護師，薬剤師，栄養士など多職種での指導が必要である．

根拠 CR4：AMI の患者への運動処方では AT レベルや最大酸素摂取量（Peak VO$_2$）の 50 ～ 70％の運動が推奨される．

CR6：AMI に実施すべき教育は理学療法士だけでなく，看護師，薬剤師，栄養士など多職種での指導が必要である．

CR7：運動耐容能の改善において，有酸素運動のみでは回復に限界があり，筋力強化のための筋力増強運動も取り入れていく必要がある．

■ 本症例からの学びと追加事項

クリニカル・ルール

1　AMI 後に起こる機能障害は，運動耐容能の低下である．

2　AMI 後の患者は，不安や抑うつを抱えることがある．

3　AMI では，ADL や仕事，スポーツ活動などが制限される．

4　虚血性心疾患の運動処方では AT レベルや最大酸素摂取量（Peak VO$_2$）の 50 ～ 70％の運動が推奨される．

5　運動の限界である最大酸素摂取量（Peak VO$_2$）には精神状態（運動に対する消極性，恐怖心など）が影響する．患者の努力不足の判断にはガス交換比（R）が有効．

6　AMI 患者に実施すべき教育は理学療法士だけでなく，看護師，薬剤師，栄養士など多職種での指導が必要である．

7　運動耐容能の改善において，有酸素運動のみでは回復に限界があり，筋力強化のための筋力増強運動も取り入れていく必要がある．

知っておきたい関連事項

1　入院期 AMI に対する理学療法

　前述のとおり，AMI では通常理学療法士が注視する筋力や ROM，バランスなどが障害されることはまれであり，介入にあたっては各種検査結果から心肺機能をアセスメントする必要がある．心肺機能は，理学療法士が直接改善を図ることは難しい機能であり，筋力や ROM のように開始時から回復の見立てをするというよりは，立位や歩行などの運動負荷に対する応答をみて今後の回復や当面のゴールを設定する必要がある．

2　AMI の入院期間は短縮している

　欧米をはじめとして AMI の入院期間は短縮する傾向にあり，昨年の ESC ガイドラインでは軽症例（フォローアップ体制が整っている施設）に対し 2～3 日間の入院期間を推奨（Ⅱa）している[2]．そのため入院中での理学療法介入は今後時間的制約が強まると予想され，その分，外来での理学療法継続が重要な役割を果たすようになると思われる．

書籍紹介

1　「なぜ」から導く循環器疾患のリハビリテーション，内　昌之ほか編，金原出版，2015

2　現場の疑問に答える 心臓リハビリ徹底攻略 Q&A，上月正博編，中外医学社，2010

　　どちらも臨床でよく出会う疑問に答える形式になっており，解決策を見つけやすい．

3　関連図で理解する 循環器機能学と循環器疾患のしくみ，第3版，安倍紀一郎ほか著，日総研究出版，2010

　　疾患のしくみを関連図で説明しており，思考過程の役に立ち，理解しやすい．

4　イラストでわかる 患者さんのための心臓リハビリ入門，上月正博ほか編，中外医学社，2012

　　文字どおり患者にわかりやすいイラストや文面となっており，患者説明に使える．また，心臓リハビリテーションのことを何も知らない学生や新人にもお勧め．

5　眼でみる実践心臓リハビリテーション，安達仁編，中外医学社，2017

　　リハビリテーションの計画から実践法，疾患の病態など実際に臨床で使用されている資料や情報が掲載されており，実践的である．

●文 献

1）野原隆司班長：循環器病の診断と治療に関するガイドライン（2011年度合同研究班報告），心血管疾患におけるリハビリテーションに関するガイドライン（2012年改訂版），日本循環器学会ほか．http://www.j-circ.or.jp/guideline/pdf/JCS2012_nohara_h.pdf（2018年7月18日閲覧）

2）Ibanez B, et al：2017 ESC Guidelines for the management of acute myocardial infarction in patients presenting with ST-segment elevation：The Task Force for the management of acute myocardial infarction in patients presenting with ST-segment elevation of the European Society of Cardiology（ESC）. Eur Heart J 39：119-177, 2018

（岡村大介）

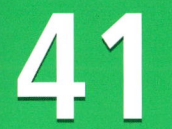

内部障害理学療法

41 慢性心不全

■ 導入のためのエッセンス

◆ 心不全とは，心臓に何らかの心臓機能障害，すなわち，心臓のポンプ機能が低下し肺や全身に必要な血液を送り出せなくなることにより，呼吸困難，倦怠感，浮腫が出現し，これらに伴い運動耐容能が低下する臨床症候群です．

◆ 医師から処方を受けた理学療法士は，対象患者の心機能を含めた身体状態や社会的背景を問診したり検査したりして，まずはこれから行っていく理学療法の方向性を決定します．そのうえで治療へと進みます．

◆ 心不全は臨床症候群であり，それぞれの原因疾患があります（**表1**）．まずは，その疾患がコントロールされているのかを確認する必要があります．心不全患者では労作時の息切れや呼吸困難感（換気応答異常）が生じ，運動耐容能が低下するとされています（**図1**）[1]．また，心不全では，骨格筋への血液供給量の不足に加え，骨格筋自体に障害（骨格筋障害）が生じることで，さらなる運動耐容能の低下が生じます（**図2**）[2]．このことにより，身体活動（ADL や IADL）に制限をきたすことになります．一般的には，運動負荷量の高い，階段昇降や屋外歩行および

表1 心不全の原因
1. 慢性心不全の急性増悪（心筋症，陳旧性心筋梗塞など）
2. 急性冠症候群
3. 高血圧症
4. 不整脈の急性発症（心室頻拍，心室細動，心房細動・粗動，その他の上室性頻拍）
5. 弁逆流症
6. 重症急性心筋炎
7. 重症の大動脈弁狭窄
8. 肺高血圧症

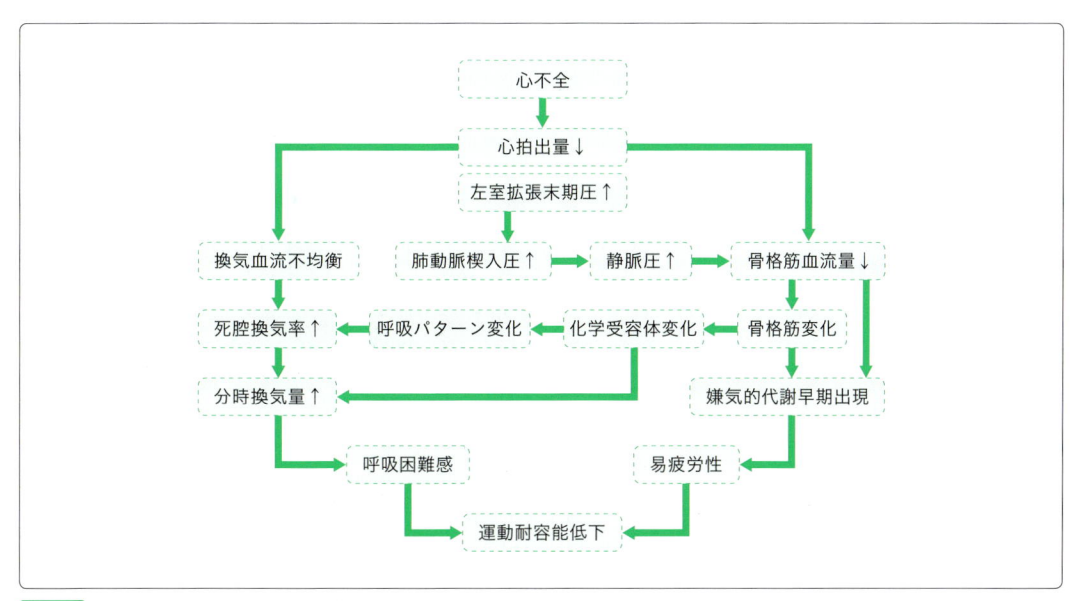

図1 心不全により運動耐容能が低下する機序①
（文献1より引用）

長距離歩行が困難となります．運動療法は，心臓の保護と同時に，労作時の息切れや呼吸困難感を改善（換気応答異常を是正）するほか，骨格筋の質および量を改善（骨格筋障害を改善）させる効果も有しています．

◆理学療法では，心不全のステージと重症度（**図 3**）^{3〜5)} を考慮してリスクを層別化し，ステージに応じた介入が必要となります．

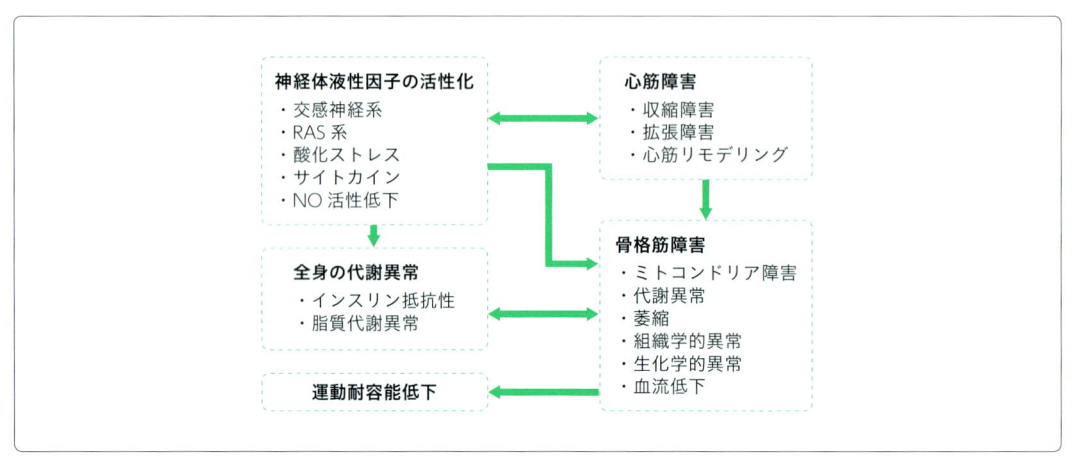

図2 心不全により運動耐容能が低下する機序②
（文献2より引用）

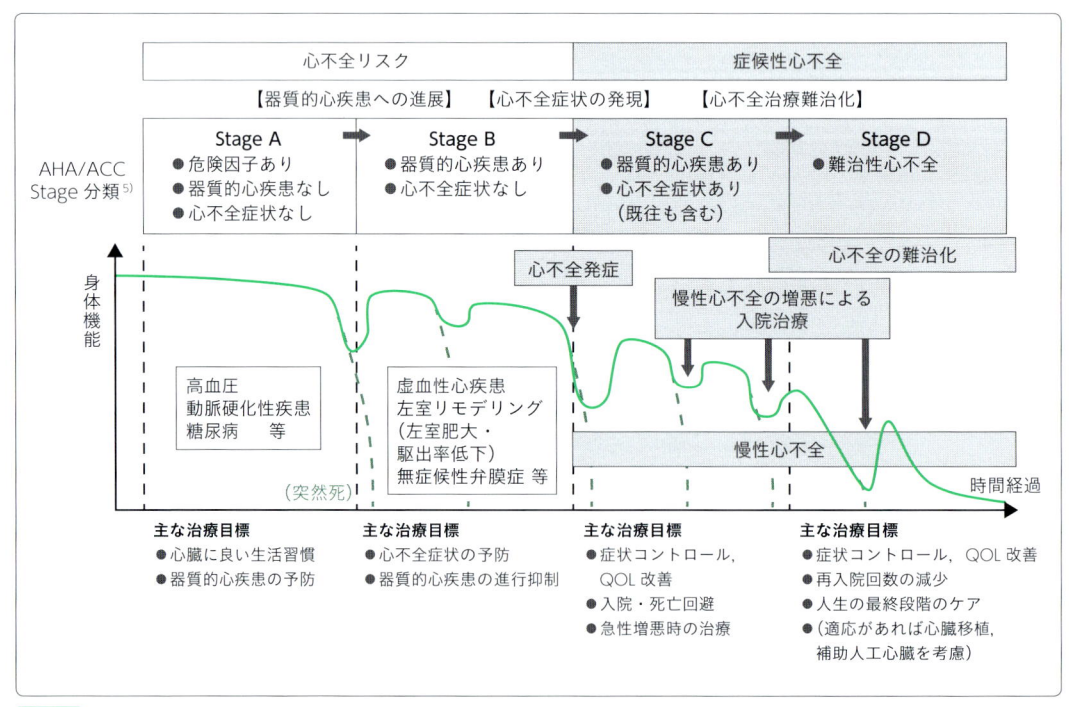

図3 心血管疾患患者の臨床経過のイメージ
（文献3，4より引用）

症例 **高血圧症および陳旧性心筋梗塞により心不全を発症した 78 歳の独居女性.**

CBL1 **初期情報から仮説を立て，仮説証明のための新たな情報を選択する**

初期情報

処 方 箋 ❯ 診断名：うっ血性心不全．78 歳の女性．高血圧症および陳旧性心筋梗塞をベースとしたうっ血性心不全にて入院となるも，利尿薬加療で軽快．もともと独居であるが，入院後 ADL 低下．自宅退院に向けた理学療法を開始してください．

現 病 歴 ❯ 1 週間前から呼吸困難が出現しており，様子をみていたが，某年 12 月 13 日，ケアマネジャー訪問時に呼吸困難の改善がなく，救急車を要請した．胸部 X 線撮影を施行し，両側胸水，心拡大の所見あり．採血でも BNP の上昇が認められており，うっ血性心不全の診断で即日入院となった．入院後，利尿薬開始となり，症状軽快したため，本日（12 月 18 日）より理学療法開始．それまでの安静度はベッド上となっていた．

既 往 歴 ❯ 子宮頸癌，18 年前に手術．

入院時所見 ❯ 身長 151 cm，体重 49.1 kg，BMI 21.5，血圧 125/81 mmHg，心拍数 63 bpm，酸素飽和度 97%（酸素 4L マスク）．
NYHA 分類：2，Noria–Stevenson 分類：wet & warm.
心電図：sinus，非特異的 ST–T 変化．
X 線情報：両側胸水あり，心拡大あり．心胸郭比 82.3%.
心エコー検査：EF 30%，E/A 0.5，E/e'15，LV diffuse hypokinesis，mild MR.
採 血 情 報：CRP 0.03 mg/dL，CRE 0.71 mg/dL，Alb 4.5 g/dL，Hb 14.7 g/dL，BNP 1193.8 pg/mL.

家 族 ❯ 夫が他界し，子供とも離れて生活している．キーパーソンは息子．

理学療法介 入時所見 ❯ 体重 47.6kg，BM19.8，血圧 102/58 mmHg，心拍数 60 bpm，酸素飽和度 98%.
Noria–Stevenson 分類：cold & dry.
X 線情報：肺うっ血は改善傾向．心胸郭比 63.6%.
採 血 情 報：CRP 0.63 mg/dL，CRE 1.04 mg/dL，Alb 4.1 g/dL，Hb 14.0 g/dL，BNP 100.7 pg/mL.

医療面接 ❯ 患者「苦しいのは少し楽になりました」「脚の筋肉が落ちちゃってフラフラしています」「1 人暮らしだから，家に帰ったら自分のことは自分でやらないといけないんです」

動作観察 ❯ ベッドからの起き上がりはベッド柵を使用して可能だが努力性．端座位保持は問題ないが，立ち上がりは手すりが必要．歩行は，フリーハンドで可能だがふらつきが認められるため見守りが必要．

下に示すクリニカル・ルールを用いて，次の問いに答えましょう

1-1 本症例の参加制約とその原因は？　　　　　1-2 本症例の活動制限とその原因は？
1-3 本症例の仮説的問題構造は？　　　　　　　1-4 仮説証明に必要な情報や検査は何か？

■ クリニカル・ルール

CR 1　慢性心不全で起こる機能障害は筋力低下と運動耐容能の低下である

慢性心不全は，原因となる疾患により心臓のポンプ機能が低下し，末梢主要臓器の酸素需要量に見合った血液量を拍出できない状態である．これにより，呼吸困難，倦怠感，浮腫などの症状が出現し運動耐容能が低下する．運動耐容能は心不全患者の活動能力を規定する重要な因子であり，運動耐容能の低下は心不全の重症度を反映するだけでなく，日常生活の活動度の低下やQOLの悪化とも密接に関係する．特に，近年，高齢の慢性心不全患者が増えており，フレイル，サルコペニアを呈していることがある．

また，慢性心不全では，心拍出量の低下が換気応答異常を引き起こし，運動耐容能が低下するとされている．さらに，骨格筋では，灌流障害のみならず神経体液性因子亢進と代謝障害も相乗し，機能障害を引き起こし，運動耐容能が低下するとされている．

CR2　慢性心不全では運動負荷量の高い活動（ADL，IADL）が制限される

慢性心不全は，心臓のポンプ機能の低下に加え，骨格筋障害による筋の質・量の低下によってADL，IADLが制限される．特に買い物は，段差昇降や不整地の歩行が必要となるうえ，長距離の歩行が必要となるため，慢性心不全患者では制限される．また，掃除も負荷量の高い労作とされており，慢性心不全患者では制限されることがある．

CBL1　仮説的問題構造と仮説証明のための追加情報項目について "臨床思考" する

臨床思考 1-1　本症例の参加制約とその原因は？

結論　参加制約＝独居生活継続困難．
　　　　その原因＝買い物や掃除など負荷量の大きい活動が困難だから（図4）．

根拠　情報：呼吸苦は改善したものの，起き上がり，立ち上がりに把持物が必要で，歩行時にはふらつきが認められる．
　　　　CR1：慢性心不全患者は換気応答異常と骨格筋障害から運動耐容能が低下する．
　　　　CR2：負荷量の大きい労作は避ける必要がある．

思考　本症例は医療面接の際，今後も独居生活が送れるかどうかと心配をしている．自宅退院に向けて，ADLだけでなくIADL（特に家事動作）の自立が必要であると訴える．家事動作のうち，掃除や屋外歩行が必要な買い物は比較的負荷が大きい動作であり，慢性心不全を呈している場合，実施が困難となることが考えられる．そのため，上記のように意思決定した．

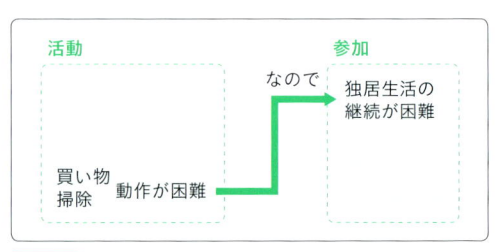

図4　参加制約とその原因

結論 活動制限＝応用歩行，長距離歩行困難による IADL（買い物，掃除）困難．
その原因＝骨格筋量の減少，筋力低下，運動耐容能低下のため？（**図5**）

根拠 情報：起き上がり，立ち上がりに把持物が必要．歩行もふらつきが認められる．
CR1：心不全では骨格筋障害を呈する．

思考 慢性心不全による運動耐容能低下により，長距離歩行，屋外不整地歩行が困難となっている．
また，入院1週間前から呼吸苦を自覚していたうえ，入院後，心不全のコントロールに5日を要しており，デコンディショニングを呈している可能性がある．
筋力低下とバランス能力低下により段差昇降や物を持っての歩行も困難となっている？

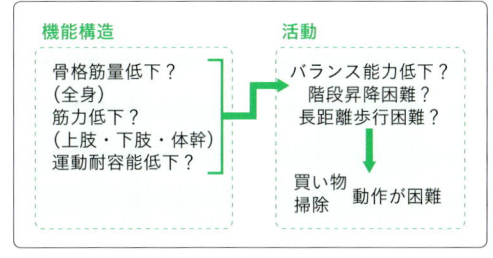

図5 活動制限とその原因

結論 臨床思考 1-1～3を統合して以下のように考える（**図6**）．
「独居生活の継続が困難」なのは「買い物や掃除など IADL 動作が困難」だからで，そうなるのは「筋力低下？」と「運動耐容能の低下？」があるからで，この原因は「慢性心不全」による「換気応答異常」と「骨格筋障害」があるからである．また，環境因子として，夫が他界し，子供は他県在住であること，個人因子として高齢であることが問題となる．以上のように仮説的に問題構造をまとめる．

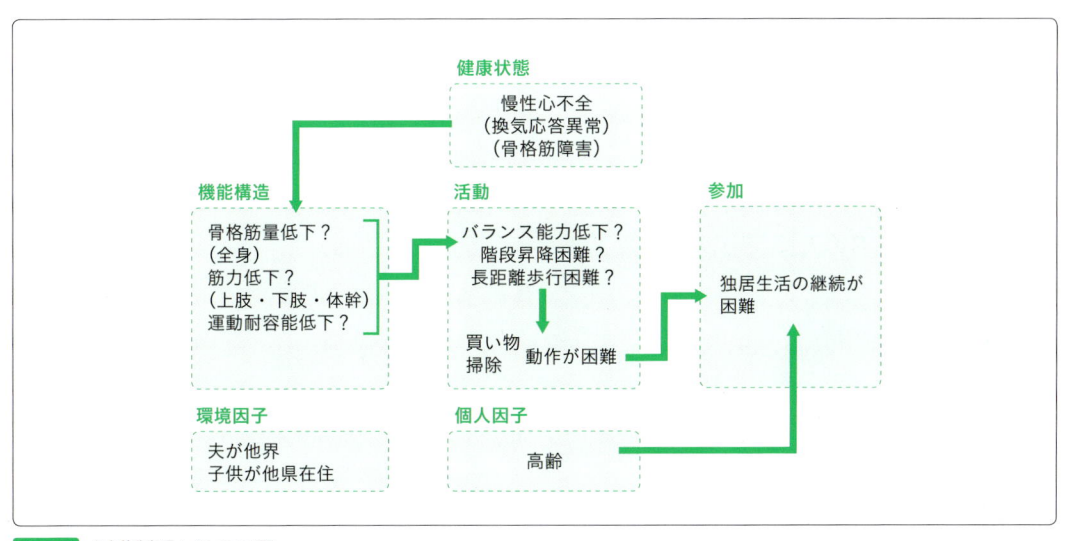

図6 活動制限とその原因

臨床思考 1-4 仮説証明に必要な情報や検査は何か？

結論 ICF 概念地図で「？」がついている項目を確認すれば問題構造が明らかとなる.

> 1) 体組成検査
> 2) 筋力テスト（握力，5 回立ち上がりテスト，徒手筋力検査）
> 3) 歩行テスト（5 m，6 分間）
> 4) バランステスト
> 5) 心肺運動負荷試験

根拠 CR1：慢性心不全患者は「換気応答異常」と「骨格筋障害」から「運動耐容能の低下」を引き起こす．また，骨格筋障害による骨格筋の質・量の低下により，筋力低下，歩行能力（速度，耐久性）の低下，バランス能力の低下が生じる.

思考 買い物に必要な屋外歩行や歩行耐久性および荷物を持っての歩行が可能であるかを確認する．また，困難な動作がある場合，その因子を明確にするため，運動耐容能，筋力，バランス能力，歩行状態を確認する必要がある.

CBL2 追加情報から本症例の問題構造を明らかにし，解決策を講じる

追加情報

5 m 歩行速度 ▶ 1.58 m/ 秒.

---

6 分間歩行距離 ▶ 192 m.

バランス ▶ 閉脚立位 10 秒，セミタンデム立位 10 秒，タンデム立位 0 秒.

下肢筋力 ▶ 5 回椅子立ち上がりテスト 30.2 秒.

握力 ▶ Rt. 7.9 kg，Lt. 11.9 kg.

周囲長 ▶ 下腿最大　Rt. 31.0 cm，Lt. 31.0 cm.

体組成 ▶ SMI 4.91.

Short Physical Performance Battery ▶ 7 点.

サルコペニア ▶ あり.

心肺運動負荷試験 ▶ Peak $\dot{V}O_2$ 9.8 mL/ 分 /kg，METs 2.88，心拍数 130 bpm.
AT $\dot{V}O_2$ 9.5 mL/ 分 /kg，METs 2.73，心拍数 126 bpm.

2-1 屋外（不整地）歩行が困難な原因は？　　　2-2 階段昇降，長距離歩行が困難な原因は？

2-3 買い物，掃除が困難な原因は？　　　2-4 本症例の問題構造の全体像は？

2-5 本症例の問題の解決策は？

■ クリニカル・ルール

CR 3 運動耐容能の評価には METs を用いる

　Metabolic equivalent（以下 METs）は運動の強度を表す単位である．1 METs は 40 歳で体重 70 kg の白人男性が安静座位で呼気ガス分析により得られた酸素消費量（3.5 mL/ 分 /kg）とされている．屋外歩行は 4.5 METs，階段は昇段がゆっくりでも 4.0 METs，降段は 3.5 METs，とされている．その他，IADL の中でも掃除は，「掃除機をかける」が 3.3 METs，「ゆっくりとした掃き掃除」が 2.3 METs とされている[6]．

CR 4 運動耐容能の改善には運動療法が有効である

　慢性心不全の運動制限には，心ポンプ機能よりも末梢因子（骨格筋の質と量の低下や血管内皮機能の低下）の影響が大きく関与している．これらの改善には運動療法が最も効果的である．運動療法は換気応答異常を改善する効果があるほか，骨格筋の質・量ともに改善させることができる．この結果，慢性心不全の生命予後規定因子として心機能よりも重要であるとされている運動耐容能の改善には運動療法が有効であり，運動療法は慢性心不全の治療として重要とされている．

CR 5 運動耐容能が低下している場合は症状の増悪を回避する工夫をする

　運動耐容能が低下している場合は，ゆっくりと動作をする，もしくは，休憩をとりながら動作することで症状の増悪を回避することができる．

CBL2 追加情報から問題構造と解決策について "臨床思考" する

臨床思考 2-1 屋外（不整地）歩行が困難な原因は？

結論　屋外（不整地）歩行が困難なのは，階段昇降が困難であること，バランス能力の低下がみられるためである（図7）．

根拠　情報：動作観察で，立ち上がりに把持物が必要で，歩行時のふらつきも認められている．徒手筋力テスト，立ち上がりテストにおいて筋力低下が認められた．さらに，タンデム立位が困難であるなどバランス能力の低下も認められた．

思考　屋外には段差や傾斜などが多数ある．筋力やバランス能力が低下していることから，このような，いわゆる不整地の歩行では，単純に転倒リスクが高くなっている．

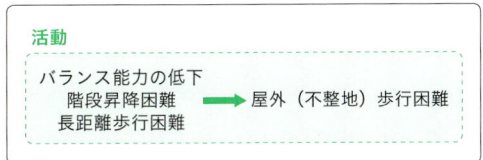

図7　屋外（不整地）歩行が困難な原因

臨床思考 2-2 階段昇降，長距離歩行が困難な原因は？

結論 運動耐容能，筋力が低下しているためである（図8）.

根拠 情報：心肺運動負荷試験の結果，anaerobic threshold（AT）レベルが2.7 METsとなっていた. また，徒手筋力テスト，立ち上がりテストにおいて筋力低下が認められた.

CR3：階段昇降には4.0 METsの運動耐容能が必要.

思考 慢性心不全により換気応答異常と骨格筋障害を呈していることが考えられ，その結果，運動耐容能の低下が認められている. また，これに加え，デコンディショニングも筋力の低下の要因となっている.

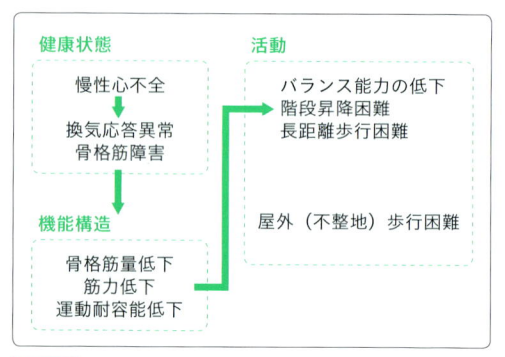

図8 階段昇降，長距離歩行を困難とする原因

臨床思考 2-3 買い物，掃除が困難な原因は？

結論 買い物，掃除動作が困難なのは，運動耐容能の低下による（図9）.

根拠 情報：心肺運動負荷試験の結果，ATレベルが2.7 METsとなっていた.

CR3：買い物に必要な屋外歩行は4.5 METs. 掃除機をかけるには3.3 METs，ゆっくりとした掃き掃除でも2.3 METsの負荷がかかる.

思考 慢性心不全により，換気応答異常と骨格筋障害を呈していることが考えられ，その結果，運動耐容能の低下が認められており，掃除が困難となっている.

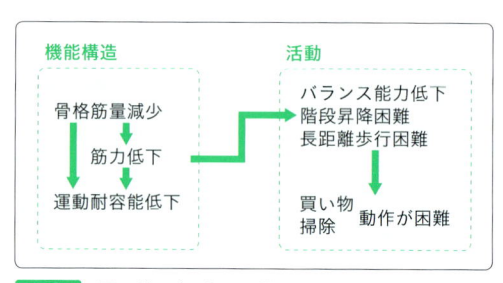

図9 買い物，掃除を困難とする原因

臨床思考 2-4 本症例の問題構造の全体像は？

結論 臨床思考2-1～3を統合して以下のように考える（図10）.

本症例が独居生活の継続困難となっているのは，買い物，掃除といった比較的負荷の強い労作が困難となっているためである. 買い物，掃除が困難なのは，バランス能力の低下と応用歩行動作，長距離歩行が困難となっており，これは，慢性心不全による心臓のポンプ機能低下による換気応答異常と骨格筋障害により運動耐容能低下と，デコンディショニングも含めた筋力低下によるものである.

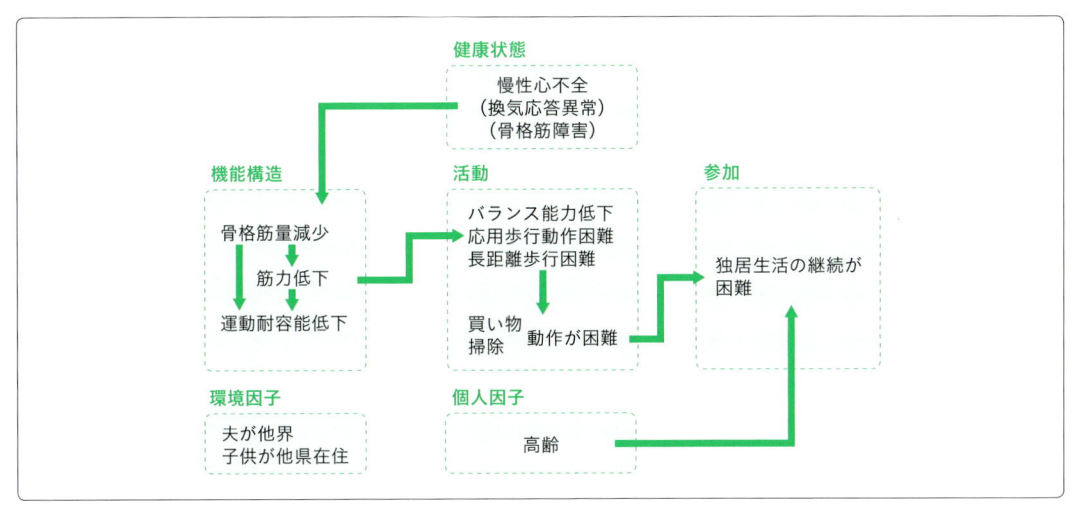

図 10 問題構造の全体像

結論 ICF 概念地図で主要な問題点を解決する理学療法の介入プランを以下のように意思決定した（**図 11**，**表 2**）．

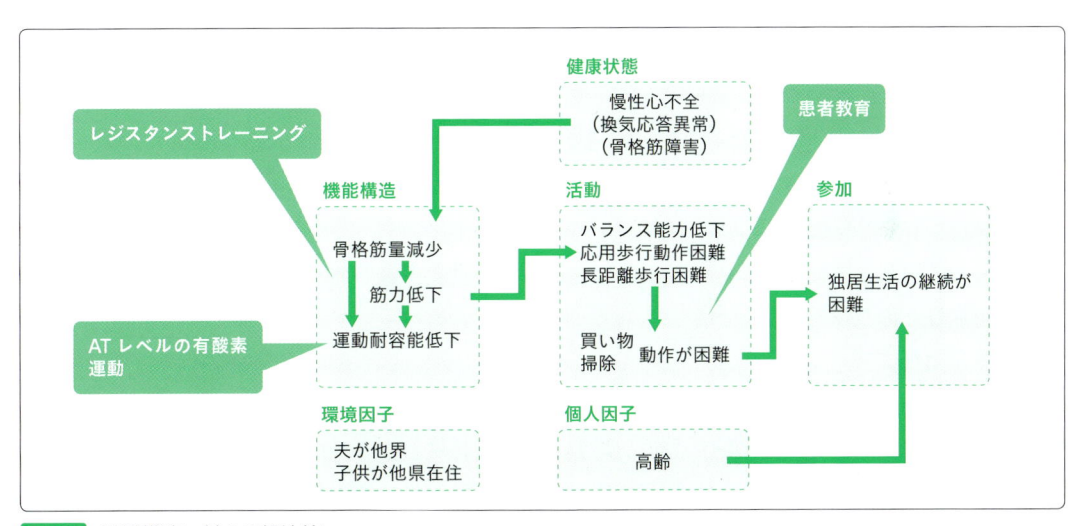

図 11 問題構造に対する解決策

表 2 本症例に対する理学療法の介入プラン

目的	方法	注意点・禁忌
運動耐容能の改善	AT レベルの有酸素運動	過負荷とならないよう，AT レベルで実施する
骨格筋障害の改善 筋力の量・質の改善	レジスタンストレーニング	過負荷とならないよう，低強度・高頻度から開始する
セルフケアの獲得	生活指導 負荷量の高い労作をする際には効率のよい方法で，ゆっくり，休憩をはさみながら行うなど	セルフケアが可能な理解力を有しているかの確認をする．場合によっては他者の介入が必要となる

本症例は，心不全とそのリスク進展ステージ（**図3**）[3~5]において，ステージCの状態であることが考えられる．また，X線所見および採血データから，利尿薬による治療にてうっ血は改善していることが考えられる．そこで，CR4に基づき，換気応答異常および骨格筋障害の是正を図る目的で運動療法を実施する．ATレベルの有酸素運動を行い，運動耐容能の向上を図る．同時に，レジスタンストレーニングを行い，骨格筋の質・量の改善を図る．なお，過負荷とならないよう，レジスタンストレーニングは低負荷・高頻度で実施し，有酸素運動は心肺運動負荷試験にて得られたATレベルの負荷量で実施する．さらに，負荷の強い労作，特にATレベルのMETsを超えるような労作を行う必要がある場合には，CR5に基づき，効率のよい方法を選択する，なるべくゆっくり行う，途中で休憩をはさむなどして，過負荷とならないよう工夫するよう指導する(患者教育)．心肺運動負荷試験ができない場合は，Borgスケールやカルボーネン法を使用して運動を処方する．

■ 本症例からの学びと追加事項

クリニカル・ルール

1　慢性心不全で起こる機能障害は筋力低下と運動耐容能の低下である．
2　慢性心不全では運動負荷量の高い活動（ADL，IADL）が制限される．
3　運動耐容能の評価にはMETsを用いる．
4　運動耐容能の改善には運動療法が有効である．
5　運動耐容能が低下している場合は症状の増悪を回避する工夫をする．

知っておきたい関連事項

1　**デコンディショニング**

　　長期安静臥床の弊害として運動耐容能低下，心拍血圧調整異常，骨格筋廃用性萎縮，骨粗鬆症などの身体調節異常が生じること．

2　**サルコペニア**

　　身体的な障害やQOLの低下，および死などの有害な転帰のリスクを伴うものであり，進行性および全身性の骨格筋量および筋力の低下を特徴とする症候群．

　　加齢以外の原因がない原発性サルコペニアと加齢以外の原因がある二次性サルコペニアに分類される．二次性サルコペニアには，身体活動性（治療に伴う安静による）と疾患性（疾患そのものによる要素）と栄養性（食欲不振・吸収不良などによる）に分類される[7]．

3　**フレイル**

　　高齢期に生理的予備能が低下することでストレスに対する脆弱性が亢進し，生活機能障害，要介護状態，死亡などの転帰に陥りやすい状態．

　　身体的問題のみならず，精神・心理的問題，社会的問題を含む概念である．身体的フレイルは筋肉の減少により活動量が低下するなどの状態．精神的フレイルは記憶力の低下，気分的なうつ状態，社会的フレイルは周囲からのサポートがない孤立した状態，必要な介護を受けることができないほどの経済力不足とされている[8]．

書籍紹介

1 指導士資格認定試験準拠 心臓リハビリテーション必携，日本心臓リハビリテーション学会編，日本心臓リハビリテーション学会，2011

　　日本心臓リハビリテーション学会が編集した同学会認定資格である「心臓リハビリテーション指導士」用のテキスト．慢性心不全だけでなく，幅広く心臓リハビリテーションを学べる書籍である．

2 眼でみる実践心臓リハビリテーション，改訂4版，安達 仁編，中外医学社，2017

　　運動療法のみならず，患者教育から栄養指導まで，包括的な心臓リハビリテーションを学ぶのに有用な書籍である．入門書として適している．

●文 献

1) 大宮一人：慢性心不全の運動療法. 循環器 51: 414-420, 2002
2) 北海道大学大学院医学研究院 内科系部門 内科学分野 循環病態内科学教室，心筋・骨格筋代謝変化を標的とした病態解明・機能制御開発研究グループ：http://cvhp.med.hokudai.ac.jp/research_group_post/ 心筋・骨格筋代謝変化を標的とした病態解明・機 / (2018年7月6日閲覧)
3) 永井良三座長ほか：第4回心血管疾患に係るワーキンググループ. 資料2，厚生労働省，平成29年5月19日，https://www.mhlw.go.jp/stf/shingi2/0000165487.html (2019年11月19日閲覧)
4) 脳卒中、心臓病その他の循環器病に係る診療提供体制の在り方に関する検討会：脳卒中、心臓病その他の循環器病に係る診療提供体制の在り方について. 厚生労働省，平成29年7月，https://www.mhlw.go.jp/file/05-Shingikai-10901000-Kenkoukyoku-Soumuka/0000173149.pdf (2019年11月19日閲覧)
5) WRITING COMMITTEE MEMBERS, et al：2013 ACCF/AHA guideline for the management of heart failure：a report of the American College of Cardiology Foundation/American Heart Association Task Force on practice guidelines. Circulation 128：e240-327, 2013
6) 国立健康・栄養研究所：改訂版『身体活動のメッツ(METs)表』, 2012. http://www.nibiohn.go.jp/files/2011mets.pdf (2018年7月3日閲覧)
7) 厚生労働科学研究補助金（長寿科学総合研究事業）高齢者における加齢性筋肉減弱現象（サルコペニア）に関する予防対策確立のための包括的研究 研究班，原田 敦代表：サルコペニア：定義と診断に関する欧州関連学会のコンセンサスの監訳とQ & A，大内尉義総説，日本老年医学会，2012. https://www.jpn-geriat-soc.or.jp/info/topics/pdf/sarcopenia_EWGSOP_jpn-j-geriat2012.pdf (2018年7月3日閲覧)
8) 大内尉義，荒井秀典：フレイルに関する日本老年医学会からのステートメント，日本老年医学会，2014. https://www.jpn-geriat-soc.or.jp/info/topics/pdf/20140513_01_01.pdf (2018年7月3日閲覧)

（寺山圭一郎）

42 腹部大動脈瘤

■ 導入のためのエッセンス

◆大動脈瘤とは，大動脈の径が拡大した疾患です．大動脈は心臓から動脈血を全身に送る太い血管で，心臓の大動脈弁から横隔膜までを胸部大動脈，横隔膜から骨盤部で左右に分かれるまでを腹部大動脈といいます（**図1**）．大動脈瘤全体の約1/3は胸部大動脈の径が拡大した胸部大動脈瘤で，約2/3は腹部大動脈の径が拡大した腹部大動脈瘤が占めています．本項では，経験することが多いと思われる腹部大動脈瘤の症例を扱います．

◆腹部大動脈瘤は，瘤径が50 mmを超えると破裂の危険が増大するため，50 mm以上では外科的治療（手術），50 mm未満では内科的治療（血圧管理）とされます（**図2**）．また瘤径の拡大速度が，5 mm/6ヵ月または10 mm/年以上の場合も手術を考慮することになります．大動脈瘤の形状が，嚢状のものは紡錘状瘤と比べて破裂の危険性が高いため，50 mm以下でも外科的治療となります（**図3**）．

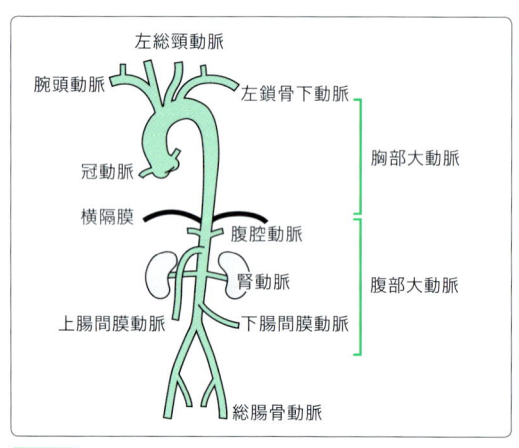

図1 大動脈と分枝血管

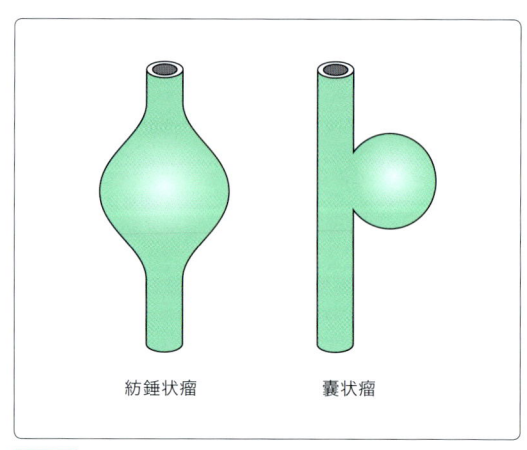

図3 腹部大動脈瘤の形状

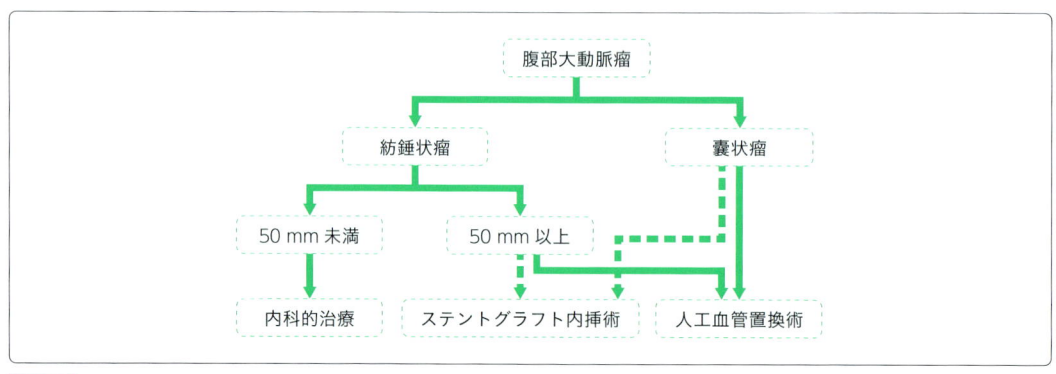

図2 概念図

◆大動脈瘤が破裂した場合は，急激な血圧低下からショック状態に陥り，病院内であっても致死的であるため，厳重な血圧管理が重要です．

◆腹部大動脈瘤は，腹部違和感などの症状を訴える症例は少なく，他の疾患の精査中に指摘されることがほとんどです．そのため，待機的手術例の病棟 ADL は，ほとんどの症例で自立していますが，術前から介入することが望ましいとされます．

◆一般的な理学療法は，血圧管理を行いながらリハビリテーションプログラムに沿って実施します．

◆医師から処方を受けた理学療法士は，自施設でのリハビリテーションプログラムおよび血圧管理の基準を踏まえたうえで，症例別に血圧管理について医師と相談する必要があります．

症例 人工血管置換術後，熱発および疼痛を訴える70歳の男性．

CBL1 初期情報から仮説を立て，仮説証明のための新たな情報を選択する

初期情報

処 方 箋 ▶ 診断名：腹部大動脈瘤．70歳の男性．手術目的にて8月5日紹介入院．8月8日に人工血管置換術施行（図4）．手術翌日（8月9日）から術後理学療法をお願いします．

現 病 歴 ▶ 2年前に他院にて臍ヘルニアの精査で腹部大動脈瘤（40 mm）を指摘された．内科的治療（血圧管理）にて経過観察であったが，拡大傾向がみられ手術適応も含めて当院心臓血管外科外来に紹介となった．8月5日手術目的にて入院，8月8日人工血管置換術施行となった．

検査所見 ▶ 術前 CT 検査：腎動脈分岐後，紡錘状瘤，50 mm.
術前足関節上腕血圧比（ABI）検査：Rt. 0.95, Lt. 1.01.

手術情報 ▶ 全身麻酔および硬膜外麻酔で，腹部正中切開（20 cm）にて開腹．
手術時間3時間30分．

医療面接 ▶ 8月9日，午前11時頃，ICU（集中治療室）．
本症例は臥位で，左橈骨動脈に末梢動脈カテーテル（A ライン），右内頸静脈に中心静脈（CV）カテーテル，腹腔ドレーン，尿道バルーン，背部に硬膜外麻酔が挿入されている．
血圧 111/64 mmHg，心拍数 64 bpm，体温 38.0 ℃.
経皮的動脈血酸素飽和度（SpO_2）98 %（鼻カニュラにて酸素1 L/ 分 投与下）.
PT「ご気分はどうですか？」
患者「少しボーッとしていますが，大丈夫です」
意識レベルはジャパン・コーマ・スケール（JCS）Ⅰ-1.
疲労感の問診では，Borg スケール 11.
PT「痛みはどうですか？」
患者「少し動くと痛いです」
創部痛の程度を問診では，Numerical Rating Scale（NRS）で安静時が 1/10，体動時が 4/10
■**その他に得た情報**：妻（70歳）と2人暮らし．長女は県外，次女は近所に在住．
術前 ADL：独歩にて自立．
運動習慣：10分程度の犬の散歩．
それ以上の歩行では右下腿に違和感出現，休憩で改善．
喫煙歴：12本程度 / 日 × 52年（16歳〜68歳），現在は喫煙なし．

（2 年前に禁煙を勧められ禁煙した）.
飲酒歴：機会飲酒のみ.

動作観察 ▶ 呼吸の観察：呼吸数 15 回 / 分，胸式呼吸で胸郭運動の左右差なし.
深呼吸の促しでは，胸腹式呼吸となり創部痛の増強がみられた（NRS 4/10）.
起上り動作の観察：仰臥位からギャッチアップした後，左側臥位になるように口頭指示をした.
本症例は，右上肢でベッド柵をつかみ左側臥位となった（苦悶表情あり）. 次に下肢をベッド
から出し端座位になるように口頭指示した. 本症例は，下肢をベッドから出し on elbow に
なる際に苦悶様表情および疼痛の訴えがあった（NRS 6/10）.

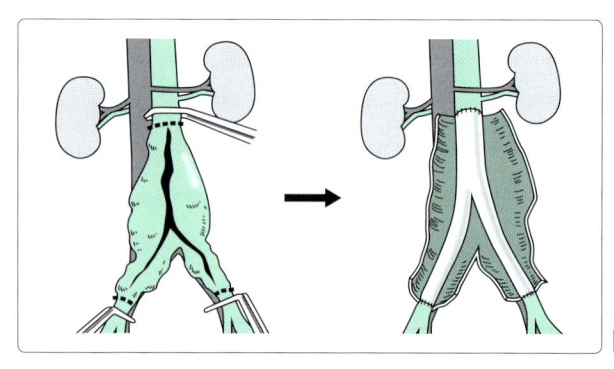

図4 腹部大動脈瘤に対する人工血管置換術

下に示すクリニカル・ルールを用いて，次の問いに答えましょう

1-1　本症例の参加制約とその原因は？　　　　1-2　本症例の活動制限とその原因は？

1-3　本症例の仮説的問題構造の全体像は？　　1-4　仮説証明に必要な情報や検査は何か？

■ クリニカル・ルール

CR 1　術後の発熱が非感染性と考えられる場合，理学療法介入し早期離床に努める

　腹部大動脈瘤人工血管置換術に限らず，術後の発熱は少なからず経験する. 37.5℃以上の発熱は，
ガイドライン[1]でも運動療法の中止基準であるため，術後理学療法介入を中止するという選択肢も
あり得るかもしれない. しかし，術後 48 時間の発熱は，手術侵襲による非感染性の発熱と考えら
れるため，医師と相談し症例の疲労感を確認しながら極力介入するべきである.

　術後急性期から早期離床を開始することは，廃用症候群および無気肺などの術後合併症の発生率
を低下させるとしてガイドライン[1]でも推奨されており，早期の理学療法介入は特に重要である.

CR2　疼痛の訴えが強い場合，臥床傾向となり合併症のリスクが増加する

　術創部痛の訴えが強い場合，早期離床は非常に困難となる. 特に恐怖感が先行してしまうと理学
療法自体を拒否するようになり，臥床傾向となる. また，疼痛に対する恐怖感から咳や深呼吸を控
えるようになり，無気肺など呼吸器合併症のリスクが増加する. 疼痛は，交感神経を刺激し消化管
血流量および消化管運動を低下させ，腸閉塞のリスクも増加させる. 術創部痛の訴えが強い場合は，
鎮痛について医師と相談するべきである.

臨床思考 1-1 本症例の参加制約とその原因は？

結論 参加制約＝自宅生活自立が困難，犬の散歩困難.

その原因＝起居動作困難で歩行困難だから

根拠 情報：症例は起居動作に対して疼痛の訴えが強い.

思考 本症例は，起居動作困難で歩行までは至っていない. 高齢夫婦の2人暮らしであり，歩行が困難であると自宅復帰は難しく，犬の散歩も難しい.

臨床思考 1-2 本症例の活動制限とその原因は？

結論 活動制限＝起居動作困難で歩行困難.

その原因＝体動時の疼痛および動作方法の未習得のため？

安静度として歩行練習可能か？

そもそも発熱しており評価介入可能か？

根拠 情報：38.0℃の熱発，体動による疼痛増強.

CR1：術後の発熱が非感染性と考えられる場合，理学療法介入し早期離床に努める.

CR2：疼痛の訴えが強い場合，臥床傾向となり廃用症候群および術後合併症のリスクが増加する.

思考 37.5℃を超える発熱であり，介入してよいものか躊躇する. 発熱が手術侵襲による非感染性と考えられる場合は，医師と相談し極力介入する.

本症例は，体動時の疼痛増強を訴えており，疼痛によって起居動作が制限されていると考えられる. 安静度として，術後1日目に歩行練習は実施可能か，医学的に制限されていないか確認する必要がある. 投薬による鎮痛と並行して理学療法士の介入によって，体動時の疼痛改善の可能性があるか評価する. 本症例は高齢であり，廃用症候群および術後合併症のリスクが増加するため，臥床傾向となることは避けたい. また術前から理学療法介入しておらず，術後を想定した疼痛の少ない動作方法を未習得のため，起居動作時に疼痛増強がみられると考えられる. さらに術前の胸式による深呼吸練習および喀痰練習が未実施のため，動作可能か評価したい.

臨床思考 1-3 本症例の仮説的問題構造の全体像は？

結論 臨床思考1-1～2を統合して以下のように考える（図5）.

「自宅生活が困難」なのは「起居動作困難による歩行困難」だからで，それは「体動時の疼痛増強」があるからである. 体動時の疼痛増強は，投薬量および疼痛の少ない動作方法が未習得であるためと考えられる. 以上のように仮説的に問題構造をまとめる.

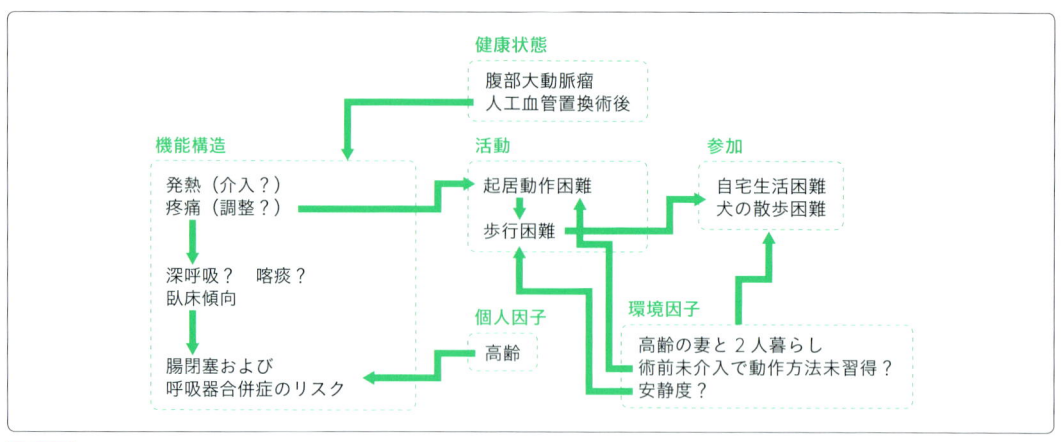

図5 仮説的問題構造

臨床思考 1-4 仮説証明に必要な情報や検査は何か？

結論 ICF 概念地図から下記項目を確認すれば問題構造が明らかとなる．

> 1）発熱しているが介入が可能か？
> 2）疼痛の調節可能か？
> 3）動作方法の指導で疼痛軽減あるか？
> 4）安静度は？（端座位までか？　歩行練習までか？）
> 5）胸式による深呼吸および喀痰は可能か？

根拠 運動療法の中止基準を超える発熱および体動による疼痛増強がみられ，離床が困難である．

思考 廃用症候群および術後合併症の予防のために極力離床したい．発熱は，術後 48 時間以内のため非感染性と思われる．投薬または動作方法の指導によって疼痛改善が可能か評価したい．離床する場合は，座位，立位，歩行練習など，どこまで進めてよいのか，自施設のリハビリテーションプログラムおよび運動療法の中止基準を確認したい．呼吸器合併症の予防のため，胸式呼吸による深呼吸および喀痰は可能か評価し，定期的に実施するように促したい．

CBL2 追加情報から本症例の問題構造を明らかにし，解決策を講じる

追加情報

検査所見 ❯	術後胸部 X 線像：明らかな無気肺は認められない．
発　　熱 ❯	Dr 指示「発熱は非感染性と思われるので，患者さんの離床をお願いします」
疼　　痛 ❯	看護師に PCA ボタンを押してもらい投薬した（CR5 参照）． 効果出現（20 分程度）まで動作方法の評価および指導を実施した．
動作方法の評価および指導 ❯	◆ 呼吸の評価および指導：手を胸部と腹部に置き，胸式による深呼吸を口頭指示した．胸式による深呼吸可能で疼痛増強はみられなかった（NRS 2/10）．自己喀痰可能であった． ◆ 起き上がり動作の評価および指導：仰臥位からギャッチアップした後，左側臥位になるように口頭指示をした．その際に体幹が回旋および側屈しないように口頭指示をした．膝を立てた後に，左側に膝を倒すのと同時に右上肢でベッド柵をつかみ側臥位となるように動作を

誘導した．次に下肢をベッドから出し端座位になるように口頭指示した．下肢をベッドから出し on elbow の際に，体幹の回旋および側屈しないように動作を誘導し，端座位となった．苦悶様表情および疼痛の訴えはなかった（NRS 3/10）．体動時の疼痛軽減が，動作指導によるものか投薬によるものかは鑑別できないが，重要ではない．疼痛軽減がみられるため歩行練習へと移行する．

◆歩行動作の評価および指導：起立立位，足踏みを実施した後に歩行練習を実施した（NRS 4/10）．歩行車を用いて，20 m 程度を 2 セット，軽介助にて可能であった．疼痛の訴えよりも歩いたことへの喜びが大きいようであった．

◆バイタルサインを**表1**に示す．

表1 本症例のバイタルサイン

	安静時	端座位	立位	歩行後
血圧（mmHg）	111/64	108/62	106/66	124/68
心拍数（bpm）	64	66	58	76
SpO_2（%）	98	99	98	97
Borg スケール	11	12	12	12

下に示すクリニカル・ルールを用いて，次の問いに答えましょう

2-1 歩行が困難な原因は？　　　　　　2-2 起き上がり動作が困難な原因は？

2-3 術後合併症のリスクがある原因は？　2-4 本症例の問題構造の全体像は？

2-5 本症例の問題の解決策は？

■ クリニカル・ルール

CR 3 血圧管理が重要である

術後血圧管理について，ガイドライン[1] では，安静時収縮期血圧 130 mmHg 以下，運動時収縮期血圧 150 mmHg 未満を目安とし，収縮期血圧 160 mmHg 以上を中止基準としている．当院の血圧管理の基準（**表2**）も参考までに記載した．ガイドラインよりも血圧を低めに設定し，積極的に離床を促している．

運動療法では，運動負荷による血圧の反応を確認する必要がある．ICU 入院中（術後 2 日間程度）は，A ラインによって観血的動脈圧を運動中にもリアルタイムで確認できるため，ライン管理に十分注意すれば A ラインは有用である．マンシェットによる血圧（非観血的動脈圧）と併用して血圧管理するのがよい．

術前から介入の場合，血圧管理についてガイドライン[2] では，高血圧症ガイドラインで奨励されている正常血圧値以下に管理することが望ましいとされ，家庭での血圧を計測した血圧手帳が有用とされる．

表2 当院の運動療法進行の中止基準

血圧
　安静時　収縮期血圧 130 mmHg 以上
　運動時　収縮時血圧 140 mmHg 以上
　または収縮期血圧の 30 mmHg 以上の上昇
炎症：発熱 37.5 ℃以上
心拍数：120 bpm 以上
不整脈：重症不整脈の出現，頻脈性心房細動の場合は医師と相談
貧血：Hb 8.0/dL 以下への急性増悪
所見：中等度の呼吸困難，めまい，嘔気，狭心痛の出現

CR 4 リハビリテーションプログラムおよび運動療法の中止基準に沿って実施する

　腹部大動脈瘤の周術期理学療法および血圧管理に関するわが国のエビデンスは少ない．ガイドライン[1]では，西上[3]のリハビリテーションプログラムを実例（表3）として紹介するに留まっている．そのため，各施設で独自にリハビリテーションプログラムを作成しているのが現状である．処方を受けた理学療法士は，自施設でのリハビリテーションプログラムおよび運動療法の中止基準を確認する必要がある．参考までに当院のリハビリテーションプログラム（表4）および運動療法の中止基準（表2）を記載した．当院では血圧管理を低めに設定し，術翌日から積極的に歩行練習を実施している．当院でのリハビリテーションプログラムによる成績については，別に報告しているので[4]参考にしてほしい．

　可能であれば術前から介入し，術後理学療法の進行および重要性を説明し，術後を想定した動作練習を実施しておくと，術後理学療法を比較的スムーズに進めることができる（表5）．

表3　西上[3]の腹部大動脈瘤術後のリハビリテーションプログラム

ステージ	術後	安静度	食事	活動・排泄	清潔
1	術当日	他動30°	絶飲食	ベッド上	全身清拭
2	術翌日，1日	端座位	飲水可	ポータブルトイレ	全身清拭
3	2日目	歩行練習	全粥食	病棟トイレ	全身清拭
4	3日〜4日	歩行練習	常食	病棟トイレ	下半身シャワー
5	5日〜10日	運動療法（エルゴメータなど）	常食	病院内	入浴
				退院	

表4　当院の腹部大動脈瘤人工血管置換術用のリハビリテーションプログラム

病日	場所	リハビリテーション	安静度
術前	一般病棟	オリエンテーション・呼吸/動作指導	
術後1日目	ICU	端座位・立位足踏み・室内歩行	端座位
2		立位足踏み・室内歩行	ICU内トイレまで
3	一般病棟	70〜140m歩行（廊下1〜2周）	病棟トイレまで
4〜5		140〜350m歩行（廊下2〜5周）	病棟内自由
6〜7		490m歩行（廊下7周）	
8〜10	リハビリテーション室	エルゴメータ	院内自由
10〜21*			
退院前		退院指導（運動，生活，復職）	

＊術後10日目での退院を目標として，21日間の日程で構成した．

表5	術前オリエンテーション

オリエンテーション
　リハビリテーションプログラムの提示
　術翌日からの早期離床および早期歩行の重要性の説明
術後を想定した動作練習
　呼吸運動
　　胸式呼吸練習
　　無気肺，肺炎予防のため術後深呼吸の促し
　　（覚醒後 10 回程度 / 時）
　喀痰練習
　　squeezing, huffing
　起居動作練習
　　体幹の回旋および側屈を伴わない動作練習
　入院生活上の注意点
　　重量物の挙上や牽引，排便時のいきみなど

CR 5　麻酔方法を確認し，リスクについて把握する

　硬膜外麻酔は，術中の全身麻酔と併用され，術後の疼痛管理にも利用される．硬膜外麻酔併用は，全身麻酔薬の術中使用量を減らし，早期抜管が可能となることで循環器および呼吸器合併症を低下させる[5]．また硬膜外麻酔が交感神経を遮断することによって消化管血流量低下を防ぎ，消化管運動の早期回復を促す効果が報告されている[6]．近年では，疼痛に応じて症例自身が注入ボタンを押して鎮痛薬を投与できる PCA（患者自己調節鎮痛法）ポンプを，硬膜外カテーテルに接続した PCEA（患者自己調節硬膜外鎮痛法）が広く用いられている．当院では ICU 入院中の PCEA を用いた疼痛管理は，看護師が行っている．これは，疼痛の時間帯および投薬量を記録し，併せて血圧低下および吐気などのまれな症状の出現に対処するためである．

　しかし，腹部大動脈瘤人工血管置換術は，術中にヘパリンを使用するため，硬膜外血腫の懸念から硬膜外麻酔を併用しない施設も多い．理学療法士は，カルテ上から麻酔方法を確認し，血圧低下などの症状および術後合併症のリスクについて把握しておく必要がある．

CBL2　追加情報から問題構造と解決策について"臨床思考"する

臨床思考 2-1　歩行が困難な原因は？

結論　歩行が困難なのは，起き上がり動作ができないからである．

根拠　情報：介入によって起き上がり動作可能となり，歩行練習まで実施可能であった．
　　　　CR4：リハビリテーションプログラムおよび運動療法の中止基準に沿って実施する．

思考　投薬および動作方法の指導による介入にて，起き上がり動作可能となり歩行練習まで実施可能であった．リハビリテーションプログラム（**表4**）では，術後 1 日目より歩行練習開始とされており，安静度は歩行練習まで実施可能である（**表3**では安静度は端座位までで，歩行練習は不可となる）．血圧の範囲内（**表2**）で極力歩行練習を行いたい．

臨床思考 2-2 起き上がり動作が困難な原因は？

結論 起き上がり動作が困難なのは，疼痛および動作方法が未習得であるからである．

根拠 情報：鎮痛および動作方法の指導による介入にて，疼痛軽減がみられ起き上がり動作可能であった．

CR4：リハビリテーションプログラムおよび運動療法の中止基準に沿って実施する．

思考 疼痛軽減が，投薬によるものか動作方法の指導によるものかは鑑別困難であるが，それ自体は重要ではない．疼痛増強なく起居動作が可能となり，歩行練習まで実施可能となることが重要である．可能であれば術前から介入し，術後を想定し疼痛の少ない動作方法の習得に努めたい．

臨床思考 2-3 術後合併症のリスクがある原因は？

結論 術後合併症のリスクがあるのは，高齢であること，体動時の疼痛増強による臥床傾向が挙げられる．

根拠 情報：70歳で高齢である．体動時の疼痛増強が起居動作を困難にしている．

CR5：麻酔方法を確認し，リスクについて把握する．

思考 高齢が術後合併症のリスクであり，リハビリテーションプログラムの遅延要因とする報告は多い．硬膜外麻酔は動作時の鎮痛に優れているとされ，PCEA を利用することで臥床傾向を避け ADL 拡大に努めたい．喫煙もリスクとされるが，症例は2年前に禁煙しており，自己喀痰可能であったため，その点は術後呼吸器合併症のリスクが低くなる可能性がある．必要があれば，排痰動作にも介入する．

臨床思考 2-4 本症例の問題構造の全体像は？

結論 臨床思考 2-1 ～ 3 を統合して以下のように考える（**図6**）．

本症例の自宅生活自立が困難なのは，歩行動作が困難だからである．歩行動作に至る前の起き上がり動作が困難で，その原因は疼痛および動作方法が未習得だからである．

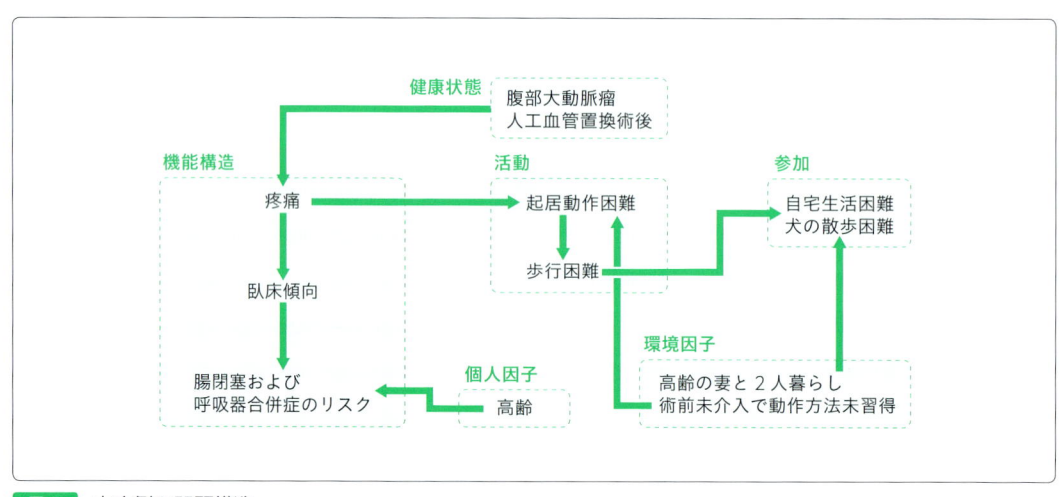

図6 本症例の問題構造

疼痛は，PCEA および動作方法の指導によって改善傾向がみられ，歩行練習まで実施可能であった．今後も離床時間および歩行距離を伸ばし，自宅生活復帰につなげたい．

臨床思考 2-5 本症例の問題の解決策は？

結論 ICF 概念地図で主要な問題点を解決する理学療法の介入プランを以下のように意思決定した（**図7，表6**）．

疼痛に対して，疼痛評価を行いながら離床を促し，必要であれば PCEA を利用，または医師に相談する．疼痛評価と並行して，疼痛軽減のための起き上がり動作方法の指導を行う．十分な鎮痛を行いながら積極的に歩行練習を実施する．

術後合併症のリスクに対して，胸式呼吸による深呼吸の促しを実施する．これは，自主練習をメインとして，理学療法介入の際には確認程度とする．必要であれば徒手的に呼吸介助運動を行う．離床時間の延長を図る．

医療面接の際，犬の散歩をしており，10分程度の歩行で右下腿に違和感が出現するとのこと．ABI 検査では，Rt. 0.95 で正常範囲ではあるが低値である．今後，歩容（跛行）および歩行距離について，評価および介入が必要な可能性がある．

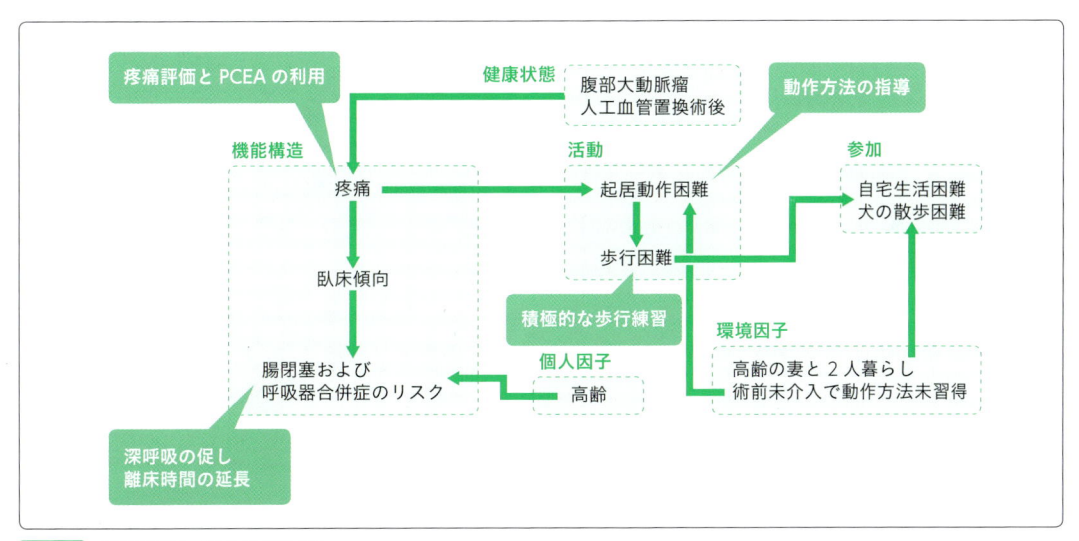

図7 問題構造に対する解決策

表6 本症例に対する理学療法の介入プラン

目的	方法	注意点・禁忌
疼痛管理	疼痛評価および PCEA の利用	まれに血圧低下，吐気が出現
ADL 拡大	疼痛が少ない起き上がり動作の練習	疼痛軽減あれば，時間を割く必要はなく，積極的に歩行練習する
廃用症候群および術後合併症の予防	胸式呼吸による深呼吸の促し 離床時間および歩行距離の延長	①疲労感の評価 ②数日後 ADL が拡大すれば，深呼吸の促しは特に必要ない

■ 本症例からの学びと追加事項

クリニカル・ルール

1 術後の発熱が非感染性と考えられる場合, 理学療法介入し早期離床に努める.

2 疼痛の訴えが強い場合, 臥床傾向となり合併症のリスクが増加する.

3 血圧管理が重要である.

4 リハビリテーションプログラムおよび運動療法の中止基準に沿って実施する.

5 麻酔方法を確認し, リスクについて把握する.

知っておきたい関連事項

1 退院に向けた患者教育

　薬剤師による服薬指導および栄養士による栄養指導は, 手術から退院までに1〜2回程度, 医師の処方により実施されるが, 患者教育の観点から時間的に不十分と考える. 理学療法士は, 医師および看護師など他職種と比べて, 症例と過ごす時間が比較的多くある. 運動療法の休憩時間などを有効に利用して, 運動療法を含めて患者教育を実施する.

①内服薬について：血圧を厳重に管理することが重要であるため, 多くの症例で降圧薬としてβ遮断薬が処方されている. β遮断薬は, 運動中の心拍数の上昇が抑えられるため, 運動負荷量の管理に心拍数を用いることは慎重に判断する.

　心筋梗塞や脳塞栓などの既往がある場合, 抗凝固薬としてワルファリンカリウムが処方されていることがある. その場合, 納豆, 青汁およびクロレラなど, ビタミンKを多く含む食品の制限があるため, 退院前には理解しているか確認する.

②食事について：高血圧および動脈硬化の進行を抑制するため, 塩分（6〜10 g程度／日）が制限される. 栄養士からの栄養指導が理解されているか確認する. 塩分量など, 栄養指導の内容は, カルテまたは担当の栄養士に確認する. 薄味に慣れることが第一歩であるが, 塩分を控えるために, 香辛料（唐辛子, コショウなど）, 酸味（レモンなど）や酢, 出汁などの利用を勧める.

③生活全般について：重量物の挙上や牽引など等尺性筋収縮の要素が強い動作や息こらえなどの動作は避ける. 食事や水分などに気を配り, 緩下薬の利用などで排便時のいきみを避ける. 毎日血圧を測定し記録をつける. 適度な運動を心がける.

2 ステントグラフト内挿術が選択された場合

　ステントグラフト内挿術は, 人工血管置換術と比べて低侵襲（図8）で, 在院日数は1週間程度と短い. しかし, 動脈瘤内に血流が残存するエンドリークという特有の合併症があり, 長期成績では一定の見解が得られていない. ガイドライン[2]では腹部大動脈瘤治療の第一選択は, 人工血管置換術とされる. そのためステントグラフト内挿術は, 人工血管置換術リスク例に対して施行される傾向にある. 処方を受けた理学療法士は, 人工血管置換術が選択されなかった理由（リスク）を確認し, リスクおよび既往に合わせた理学療法を血圧管理下で実施する.

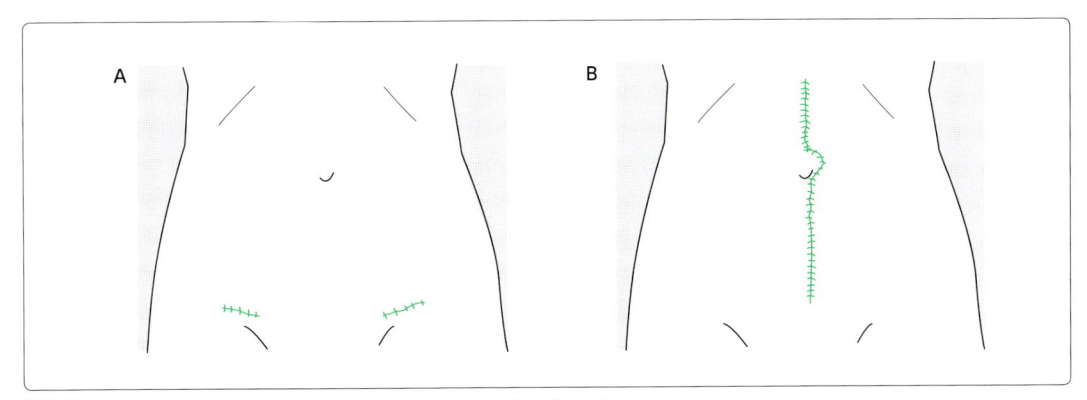

図8 ステントグラフト内挿術および人工血管置換術の術創部

A：ステントグラフト内挿術，B：人工血管置換術.

3 保存例の場合

腹部大動脈瘤保存例の処方が出ることはほとんどないが，既往に腹部大動脈瘤を有する症例は多く経験する．手術例と同様に血圧管理を厳重に行い，主疾患に対する理学療法を実施する．

4 破裂例（緊急手術例）の場合

救命困難なことがほとんどで，たとえ救命できても循環不全に伴う多臓器不全，呼吸不全および腎不全が致命的な合併症となる．持続的血液濾過透析や人工呼吸器が装着されているなど，安静度が低いため積極的に離床を促す状態ではない．医師と相談しながら ROM 運動および呼吸介助運動，ギャッチアップなど極力介入を試みる．

5 腸閉塞について

現在のところ，術後の早期離床および早期歩行が腸管運動を改善させるという証明はされていない．早期離床は，独立した消化器改善因子ではないが，早期離床と早期経口摂取の複数の因子の組み合わせで相加的に腸閉塞を減少させるとの報告がある[7].

6 多角的な周術期管理

近年，fast-track surgery や enhanced recovery after surgery（ERAS）と呼ばれる周術期全体を対象とした術後回復力強化プログラムの有効性が提唱されている．そのプロトコルには，早期経口摂取開始および疼痛管理などと並び早期離床が掲げられており，理学療法士の役割は大きい．

書籍紹介

1 心臓リハビリテーション，第2版，上月正博編，医歯薬出版，2019

解剖と機能，各疾患の病態など標準的な知識と合わせて，心臓リハビリテーションの最新知識と具体的な進め方が盛り込まれている．また服薬と栄養，心理カウンセリングなど，幅広く解説され，広義の「リハビリテーション」に役立つ書籍である．

2 病気がみえる Vol.2 循環器，第4版，医療情報科学研究所編，メディックメディア，2017

必要な知識が平易に表現され，かつ整理されているため，体系的な理解および自らの知識

の整理に役立つ．写真やイラストを多く使用して，ビジュアル的にも「病気」の理解を助けてくれる書籍である．

●文 献

1) 野原隆司班長：循環器病の診断と治療に関するガイドライン（2011年度合同研究班報告） 心血管疾患におけるリハビリテーションに関するガイドライン（2012年改訂版），日本循環器学会ほか，http://www.j-circ.or.jp/guideline/pdf/JCS2012_nohara_h.pdf（2018年5月12日閲覧）.
2) 髙本眞一班長：循環器病の診断と治療に関するガイドライン（2010年度合同研究班報告） 大動脈瘤・大動脈解離診療ガイドライン（2011年改訂版），日本循環器学会ほか，http://www.j-circ.or.jp/guideline/pdf/JCS2011_takamoto_h.pdf（2018年5月12日閲覧）.
3) 西上和宏：大動脈疾患—大動脈解離と胸腹部大動脈瘤 合併症とリハビリ．日内会誌 99:305-309, 2010
4) 森田義満ほか：腹部大動脈瘤人工血管置換術例に対する早期離床プログラムの試み－手術翌日からの歩行練習と歩行自立日数，合併症および在院日数の後方視的検討－．理療科 33：683-687, 2018
5) Park WY, et al：Effect of epidural anesthesia and analgesia on perioperative outcome：a randomized, controlled Veterans Affairs cooperative study. Ann Surg 234：560-571, 2001
6) Liu SS, et al：Epidural anesthesia and analgesia. Their role in postoperative outcome. Anesthesiology 82：1474-1506, 1995
7) 角田明良ほか：術後の腸管管理．診断と治療 98：1507-1510, 2010

（森田義満）

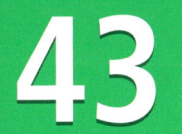

内部障害理学療法

43 閉塞性動脈硬化症

■ 導入のためのエッセンス

◆閉塞性動脈硬化症とは，四肢の動脈硬化により血管の狭窄や閉塞を起こし，十分な血流が保てなくなる病気です．動脈硬化は全身の動脈に生じるため，脳，心臓，腎臓といった全身の臓器に合併症が生じてきます．50歳以上の高齢男性に多く好発し，喫煙，糖尿病，脂質異常症などがリスク因子です．そのためこれらの生活習慣病に対するコントロールが基本的治療となります．さらに疾患の重症度に応じて薬物療法，運動療法，血行再建術，肢切断などが行われます（**表1**）．

◆医師から処方を受けた理学療法士は，対象患者の身体状態や社会的背景を問診したり検査したりして，まずはこれから行っていく理学療法の方向性を決定します．そして治療へと進みます．閉塞性動脈硬化症の場合，疾患の重症度に応じて症状が異なりますが，典型的な症状は間欠性跛行です．これは運動時の筋血流量増加が制限され組織への酸素供給が不足するために生じる疼痛が原因で起こります．日常生活では外出や趣味活動への参加といった屋外活動がまず制限されます．一般的な理学療法では，間欠性跛行に対し監視下での歩行練習を行います．その際，前述した合併症へのリスク管理にも注意が必要です．

表1 Fontaine 分類と治療方針

分類	症状	治療方針
Ⅰ度	無症状	薬物療法
Ⅱ度	間欠性跛行	運動療法，薬物療法
Ⅲ度	安静時痛	血行再建術
Ⅳ度	潰瘍，壊疽	肢切断

症例 外出が困難となり，趣味活動が制限された78歳の男性．

CBL1 初期情報から仮説を立て，仮説証明のための新たな情報を選択する

初期情報

処 方 箋 ▶ 診断名：閉塞性動脈硬化症．78歳の男性．歩行能力の改善を目標に訪問理学療法を開始してください．なお運動療法の際にはバイタルサインを十分に確認して行ってください．

現 病 歴 ▶ 某年12月頃から歩行中に下肢痛が出現し始める．最初は少しの休憩で改善していたが，徐々に歩ける距離が短くなり，担当ケアマネジャーの勧めでかかりつけ医を受診し，本日7月1日より訪問理学療法開始となる．

医療面接 ▶ PT「歩くことが大変だとうかがっていますが，具体的には何にお困りですか？」
患者「歩いていると段々足が痛くなり長く歩けません」
妻「夫（患者）は囲碁クラブによく行っていたのですが，最近は全然外出したがらないです．足も衰えているような気がします」
PT「囲碁クラブまではどれくらいの距離がありますか？」
患者「1km程です．今は，100m程歩くと休憩が必要なので外出する気にならないです」
　■その他に得た情報：要介護1，妻と2人暮らし．性格は温厚だがプライドが高い，趣味は囲碁．

動作観察 ▶ まず手足の状態を観察した．皮膚の色は正常で，傷の痕などはみられなかったが，指先は少し冷たい感じがした．足背動脈の触知は可能であった．次に手足の動きを確認した．バンザイ，もも上げ，膝伸ばし，手足の指の動きはスムーズで左右差はみられなかった．最後に自宅内の移動動作を確認した．立ち上がりは座面を両手で支えにし努力的に行っていた．歩行はふらつきもなく安定していた．足の痛みの訴えはみられなかった．

下に示すクリニカル・ルールを用いて，次の問いに答えましょう

1-1 本症例の参加制約とその原因は？　　　　1-2 本症例の活動制限とその原因は？

1-3 本症例の仮説的問題構造の全体像は？　　1-4 仮説証明に必要な情報や検査は何か？

■ クリニカル・ルール

CR 1 閉塞性動脈硬化症で生じる機能障害は，疼痛（運動時痛）とそれに伴う間欠性跛行である

閉塞性動脈硬化症では，動脈硬化により下肢主幹動脈の狭窄や閉塞をきたすが安静時血流は正常である．運動時に筋に血液を供給する動脈に閉塞があると筋血流増加が制限されるため，酸素供給と筋代謝の不均衡が生じ，筋肉のだるさや痛みが出現する．そして，日常生活では歩行時に典型的な症状が出現しやすい．休憩による症状の消失と跛行を繰り返すことから間欠性跛行と呼ばれ，閉塞性動脈硬化症患者の約 70 ～ 80％の主訴である[1]．また，階段や坂道などは平地歩行よりも酸素需要が大きいため，症状が出やすくなる．さらに，間欠性跛行には閉塞性動脈硬化症などの血行障害に起因する血管原性間欠性跛行と，脊柱管狭窄症など神経障害に由来する馬尾性間欠性跛行などがあり，それぞれ治療が異なるため鑑別が重要となる（**表2**）．

表2 間欠性跛行の鑑別診断

	血管原性間欠性跛行	馬尾性間欠性跛行
症状の部位	患者ごとに特定の部位	殿部〜下肢後面が多い
症状の内容	疼痛，だるさ，こむら返り	末梢への放散痛，しびれ
体位の影響	なし	腰椎の屈曲で軽減，伸展で悪化
下肢動脈拍動	減弱あるいは消失	正常
その他の特徴	腸骨動脈病変では足背動脈が正常なことがある	腰椎疾患の既往
治療の方針	血行再建（動脈硬化リスク因子の治療，生活習慣の改善）	保存療法か症状が重度の場合，手術療法による神経への圧迫解除

CR 2 閉塞性動脈硬化症では間欠性跛行により屋外活動が制限される

閉塞性動脈硬化症による間欠性跛行は長距離歩行を困難にするため，買い物や外出などの屋外活動が制限される．一方，活動範囲が屋内にとどまっている患者や，虚血性心疾患などの合併症により下肢に症状が生じる程度までの運動しかできない患者などでは，典型的な跛行症状が生じないことがある[2]．

CR 3 閉塞性動脈硬化症では身体活動量低下により廃用症候群が生じる

閉塞性動脈硬化症では，合併症や歩行能力の低下から身体活動量が低下しやすい．そのため，下肢や体幹の筋力低下，運動耐容能低下といった二次的な廃用症候群を起こしていることも少なくない．そして，これらの機能障害はさらに長距離歩行が困難な要因となり，身体活動量が低下する悪循環を引き起こす．この状態が持続すると要介護状態や心血管の疾患リスクを高め生命予後にも悪影響を及ぼす[3]（図1）.

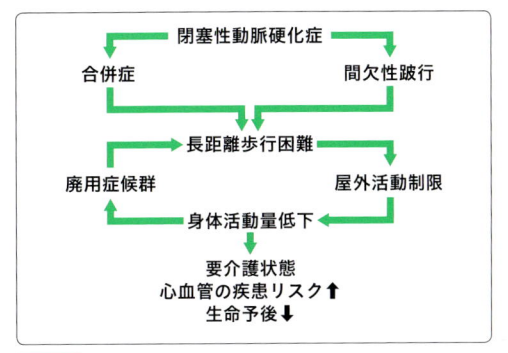

図1 閉塞性動脈硬化症で生じる悪循環

CBL1 仮説的問題構造と仮説証明のための追加情報項目について "臨床思考" する

臨床思考 1-1 本症例の参加制約とその原因は？

結論 参加制約＝囲碁クラブへの参加が困難.
その原因＝長距離歩行が困難だから（図2）.

根拠 情報：患者は，長く歩けないことを訴える.
CR2：閉塞性動脈硬化症では間欠性跛行により屋外活動が制限される.

思考 本症例は，医療面接の際，趣味である囲碁クラブへの参加が困難になったことを訴えている．囲碁クラブまでの距離が1km程あり，長距離歩行が要求されるため上のように意思決定した.

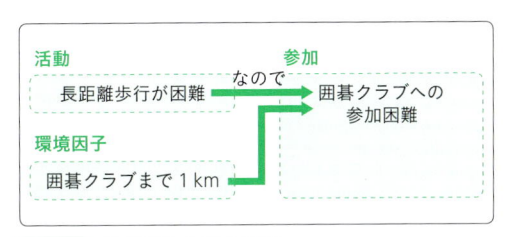

図2 参加制約とその原因

臨床思考 1-2 本症例の活動制限とその原因は？

結論 活動制限＝長距離歩行困難と身体活動量低下.
その原因＝間欠性跛行，運動時痛，筋力低下（下肢，体幹）のため？（図3）

根拠 情報：屋外歩行は，100m程度で休憩が必要と訴えている．立ち上がりの際に上肢の依存が観察される．妻から外出の機会の減少と下肢の衰えが指摘されている.

CR1：閉塞性動脈硬化症で生じる機能障害は運動時痛に伴う間欠性跛行である.

CR3：閉塞性動脈硬化症では身体活動量低下により廃用症候群が生じる.

思考 長距離歩行時には，下肢筋において運動に伴う筋血流の増加が要求される．CR1にあるように閉塞性動脈硬化症では運動時に

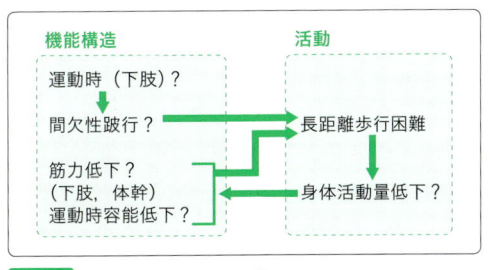

図3 活動制限とその原因

血行障害に起因した疼痛が出現し間欠性跛行を呈する．そのため，長距離歩行が困難になっていると考えられる．また，妻から外出機会の減少や下肢の衰えに関する情報がある．CR3にあるように閉塞性動脈硬化症では身体活動量が低下し下肢の筋力低下や筋持久力低下といった廃用症候群をきたしている可能性がある．これらの廃用症候群は長距離歩行が困難になる要因として考えられる．

臨床思考 1-3 本症例の仮説的問題構造の全体像は？

結論 臨床思考 1-1 〜 3 を統合して以下のように考える（**図 4**）．

「囲碁クラブへの参加が困難」なのは「長距離歩行が困難」だからで，そうなのは「間欠性跛行（?）」があるからで，間欠性跛行は「下肢の運動時痛（?）」によるものである．また「長距離歩行が困難」なことと「外出意欲が低下」しているため，「身体活動量が低下（?）」し，「筋力低下（下肢，体幹）（?）」や「運動耐容能低下（?）」といった廃用症候群を引き起こしている可能性があり，問題となる．以下に仮説的な問題構造を示す．

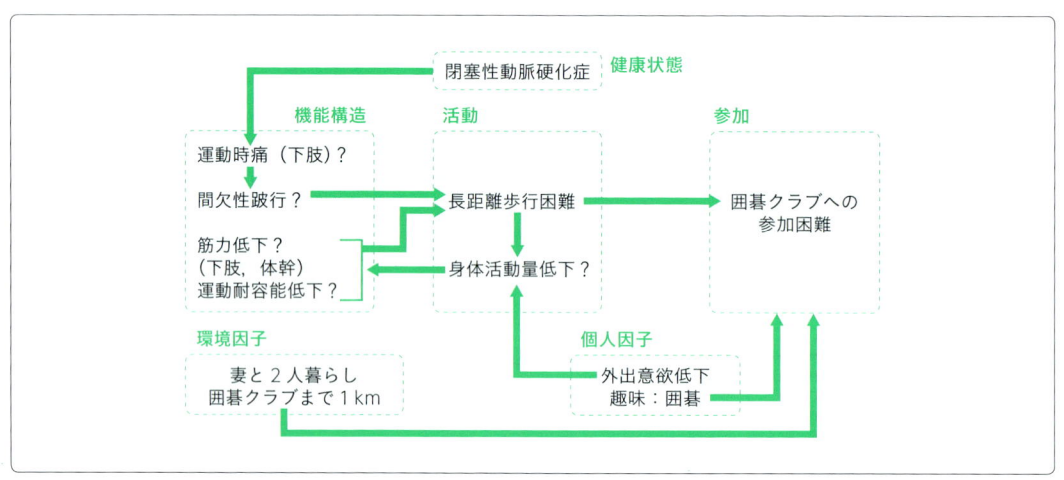

図 4 活動制限とその原因

臨床思考 1-4 仮説証明に必要な情報や検査は何か？

結論 ICF 概念地図で「?」がついている項目を確認すれば問題構造が明らかとなる．

1）長距離歩行の観察と分析
2）間欠性跛行の有無と歩行能力
3）疼痛の評価
4）下肢・体幹筋力の評価
5）活動量の評価

根拠 CR2：閉塞性動脈硬化症では間欠性跛行により屋外活動を制限する．

思考 長距離歩行が困難な原因を明確にするため，間欠性跛行の有無を確認する必要がある．また，廃用症候群が生じている可能性もあるため，下肢筋力や活動量の評価も実施する．

追加情報

重 症 度 ▶ 足関節上腕血圧比（ABI）：Rt. 0.75，Lt. 0.81．Fontaine 分類：Ⅱ．

動作観察 ▶ まず自宅前の道路にて歩行を確認した．歩き始めはスムーズだが，距離が長くなるにつれて徐々に体幹が前屈し，歩幅の減少とすり足が観察された．また左腓腹部に限局した痛みを訴え，歩くのが困難となっていた．その際，体幹の前後屈を促したが症状の改善はみられず，休憩により痛みは消失した．しかし，歩き出すとまたすぐに同じ箇所に痛みを訴えていた．

バ イ タ ル サ イ ン ▶ （歩行前→後）血圧 148 mmHg/78 mmHg → 164 mmHg/74 mmHg，脈拍 76 回 / 分→ 96 回 / 分，SpO$_2$ 98%→ 92%＊．
＊歩行後は手指の冷感があり測定に時間を要す．

6 分間歩行 ▶ 最大歩行距離：250 m，間欠性跛行出現距離：120 m，間欠性跛行出現時間：2 分，疲労度：Borg スケール 13，休憩回数：3 回．

疼　　　痛 ▶ 安静時痛なし．歩行時，距離延長に伴い左腓腹部に吊られるような痛みを訴える（7/10）．休憩により改善するが完全に消失するまで 5 分程要す．

筋　　　力 ※ MMT ▶ ◆体幹屈曲（4）伸展（3），◆股屈曲（Rt. 4，Lt. 4）伸展（Rt. 4，Lt. 4）外転（Rt. 4，Lt. 4）内転（Rt. 4，Lt. 4），◆膝屈曲（Rt. 3，Lt. 3）伸展（Rt. 3，Lt. 3），◆足背屈（Rt.4，Lt. 4）底屈（Rt. 2 +，Lt. 2+）．

活 動 量 ▶ 生活空間評価（LSA）：24 点．

下に示すクリニカル・ルールを用いて，次の問いに答えましょう

2-1 長距離歩行が困難な原因は？　　　　　2-2 間欠性跛行の原因は？

2-3 筋力低下の原因は？　　　　　　　　　2-4 本症例の問題構造の全体像は？

2-5 本症例の問題の解決策は？

■ クリニカル・ルール

CR 4 血管原性間欠性跛行は姿勢変化の影響を受けない

　閉塞性動脈硬化症で生じる間欠性跛行は血流障害に起因するが，間欠性跛行自体は脊柱管狭窄症などの神経障害でも生じる．神経性の場合，前屈姿勢で症状が改善しやすく，腰を反らせると悪化するなど姿勢変化の影響を受ける．また，症状の部位は殿部から下肢後面が多く閉塞性動脈硬化症に比べ広範囲で，しびれや知覚障害といった症状もみられる．一方，閉塞性動脈硬化症の場合は，休息をとり運動に伴い生じた酸素負債が改善されなければ症状の改善はみられない．

CR 5 廃用性筋萎縮は抗重力筋に生じやすい

　筋力強化における基本的原則の一つに，過負荷の原則がある．これは筋力増強のためには一定以上の刺激を与えなければならず，逆に負荷が少なければ筋萎縮し筋力低下が生じることを示している．そして日常生活における活動と姿勢保持や歩行は表裏一体の関係にある．そのため，身体活動

量が減少すると姿勢保持や歩行に関連する抗重力筋に特異的に筋萎縮・筋力低下が生じる.

CBL2　追加情報から問題構造と解決策について"臨床思考"する

臨床思考 2-1　長距離歩行が困難な原因は？

結論　長距離歩行が困難なのは間欠性跛行と筋力（抗重力筋）が低下しているからである（図5）.

根拠　情報：動作観察で間欠性跛行と姿勢保持が困難な様子が観察された.

思考　屋外歩行を観察した結果，歩き始めの安定性は保たれていた．しかし，距離が延長するに従って姿勢保持が困難となり，下肢の疼痛が出現し休憩を要したため，そう判断した.

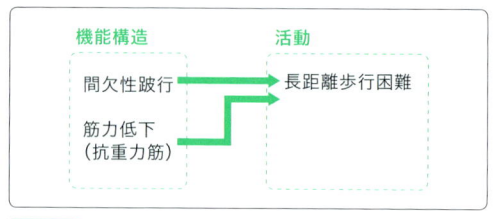

図5　長距離歩行が困難な原因

臨床思考 2-2　間欠性跛行の原因は？

結論　間欠性跛行の原因は，運動時筋血流制限により下肢に疼痛が出現するためである（図6）.

根拠　情報：歩行距離延長に伴い，左腓腹部に疼痛を訴え休憩により改善する．歩行後手指の冷感がみられる．姿勢変化に伴う症状の改善はみられない.

　　　CR4：血管原性間欠性跛行は姿勢変化の影響を受けない.

思考　動作観察とCR，そして検査データから，運動時の血流障害が観察され，間欠性跛行が血管原性間欠性跛行であることが推論できる.

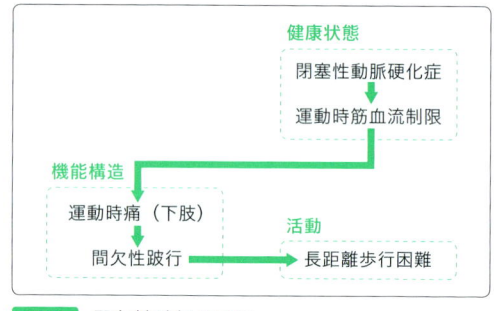

図6　間欠性跛行の原因

臨床思考 2-3　筋力低下の原因は？

結論　筋力（抗重力筋）低下の原因は，身体活動量が低下しているからである（図7）.

根拠　情報：筋力評価にて抗重力筋の筋力低下がみられる.

　　　活動量評価にて生活空間の狭小化がみられる.

　　　CR5：廃用性筋萎縮は抗重力筋に生じやすい.

思考　検査データから全身的な筋力低下がみられるが，特に脊柱起立筋，大腿四頭筋，下腿三頭筋といった抗重力筋に優位な筋力低下がみられた．また，活動範囲が居住空間のごく近くの空間に限定されている．そのた

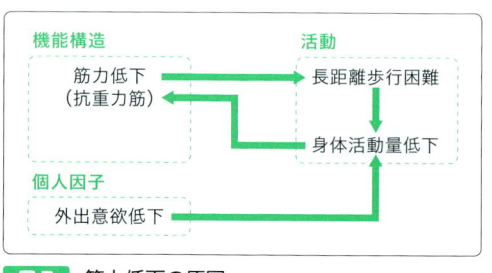

図7　筋力低下の原因

めCRにあるように筋力低下の原因は身体活動量が低下したことによるものと考えられる.

臨床思考 2-4 本症例の問題構造の全体像は？

結論 臨床思考 2-1 〜 3 を統合して以下のように考える（図8）.

本症例が趣味である囲碁クラブへの参加が困難なのは，長距離歩行が困難だからである. 長距離歩行が困難な原因は間欠性跛行と抗重力筋の筋力低下である.

間欠性跛行の原因は疼痛で，これは閉塞性動脈硬化症により運動時の筋血流量が制限される為である.

抗重力筋の筋力低下の原因は身体活動量が低下しているからで，これは長距離歩行が困難なことや外出意欲が低下していることにより二次的に生じていると考えられる.

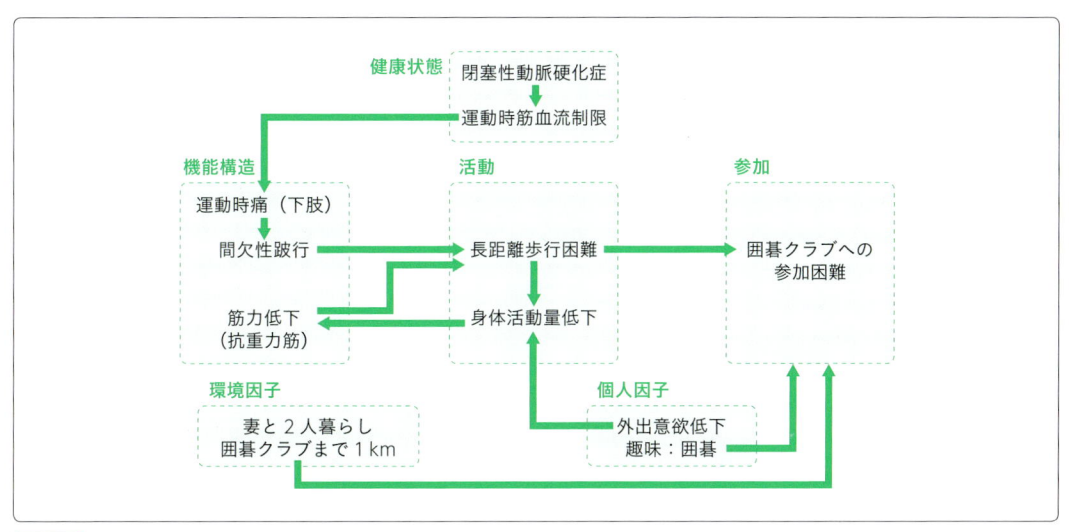

図8 長距離歩行を困難とする原因

臨床思考 2-5 本症例の問題の解決策は？

結論 ICF 概念地図で主要な問題点を解決する理学療法の介入プランを以下のように意思決定した（図9，表3）.

間欠性跛行に対する運動療法は監視下での歩行練習が推奨されており[1]，その効果は側副血行路と血管新生の促進，血管内皮機能の改善，骨格筋内でミトコンドリア生合成の促進，炎症マーカーの減少などがある. これらの効果により跛行症状を改善する. 本症例の場合，自宅周辺にて間欠性跛行の自覚症状がBorgスケール「ややきつい」まで歩行を継続し，症状が消失するまで休憩する. これを繰り返し歩行距離の延長を目指す. その際，虚血性心疾患などの徴候が出現しないかバイタルサインの変化を十分確認しながら行う. また，訪問理学療法においては介入頻度が制限されるため，自身で運動が継続して行えることも重要である. そのため本人への適切な動機づけや妻の協力を促し，継続可能な運動負荷・強度を設定していくことが望ましい.

また，屋外歩行の際には休憩できる場所をあらかじめ準備しておくことも重要である. 周辺

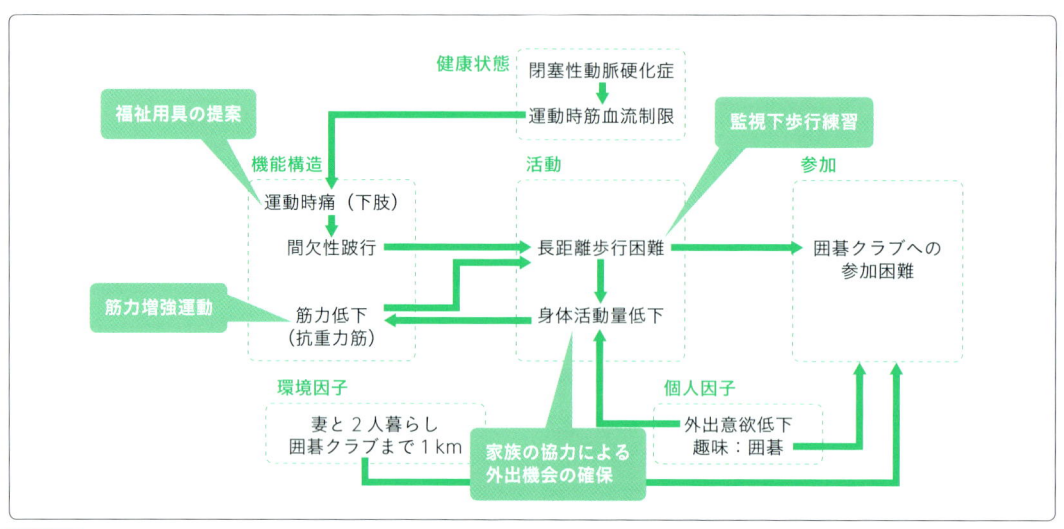

図9 問題構造に対する解決策

表3 本症例に対する理学療法の介入プラン

目的	方法	注意点・禁忌
歩行距離の延長	監視下歩行練習 自宅周辺にて自覚症状が中等度（Borg スケール 13）出現するまで歩行し，症状が消失するまで休憩．これを繰り返す	バイタルサインを確認しつつ胸痛，息切れ，不整脈といった虚血性心疾患の徴候が出現しないか注意
外出機会の増加	妻の外出時に同行を促すよう依頼	
運動時痛の軽減	歩行車のレンタル	本人の性格を考慮し受け入れの拒否がないか確認
筋力向上	爪先立ち・スクワットなど立位での筋力増強運動	

　環境により休憩場所の確保が困難な場合は，歩行車などの福祉用具の利用も検討するべきである．

　筋力低下に対しては身体活動量を増やすことが重要だが，生活習慣をすぐに変えることは容易ではない．そのため，爪先立ちやスクワットといった立位での抗重力筋を対象とした筋力増強運動を行い，自主トレーニングに移行できるよう指導する．

■ 本症例からの学びと追加事項

クリニカル・ルール

1　閉塞性動脈硬化症で生じる機能障害は，疼痛（運動時痛）とそれに伴う間欠性跛行である．
2　閉塞性動脈硬化症では間欠性跛行により屋外活動が制限される．
3　閉塞性動脈硬化症では身体活動量低下により廃用症候群が生じる．
4　血管原性間欠性跛行は姿勢変化の影響を受けない．
5　廃用性筋萎縮は抗重力筋に生じやすい．

1 重症下肢虚血（CLI）

　　下肢虚血の重症化により安静時痛または潰瘍・壊死などが生じ，血行再建なしでは症状の改善が困難な病態を指す．CLI は間欠性跛行に比べはるかに予後不良で肢切断や心筋梗塞・脳卒中といったリスクが高い[1]．理学療法においては，介入時に傷がないかなど足部の確認を行うことや，バイパス術，切断術などの術後の ADL 改善を目的とした介入が重要となる．

2 生活空間評価（LSA）

　　Baker ら[4] によって開発された LSA は身体活動を生活空間といった概念で捉え，評価実施前の1ヵ月間における個人の移動パターンを調べ，生活における空間的な広がりを評価する指標である．生活空間は Life-Space 0：Bedroom（寝室）〜 Life-Space 5：Unlimited（町外）の6段階に分類され，各生活空間での活動の有無，頻度，自立度を評価する．得点は0〜120点で示され，点数が高いほど生活空間が広い，すなわち活動性が高いことを意味する（**図10**）[5]．

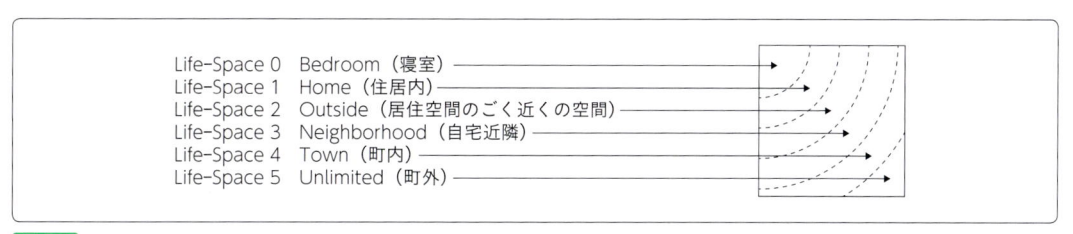

Life-Space 0　Bedroom（寝室）
Life-Space 1　Home（住居内）
Life-Space 2　Outside（居住空間のごく近くの空間）
Life-Space 3　Neighborhood（自宅近隣）
Life-Space 4　Town（町内）
Life-Space 5　Unlimited（町外）

図10　生活空間の分類
（文献5より引用）

3 閉塞性動脈硬化症における間欠性跛行に対する治療とその後の理学療法

　　閉塞性動脈硬化症に対する治療の原則は，動脈硬化に対するリスク因子の治療である．具体的には血圧管理，高コレステロールの改善，禁煙，抗血小板薬の投与などである．理学療法では監視下での運動療法が推奨されているが，①脳心血管リスク因子，②閉塞性動脈硬化症その他による歩行障害，③閉塞性動脈硬化症の重症度の評価で可能と判断されれば，これらの治療と並行して行われる[1]．

書籍紹介

図解　訪問理学療法技術ガイド，伊藤隆夫ほか編，文光堂，2014

　　標準化が難しいとされる訪問理学療法の現場における知識と技能が集約されており，リスク管理やアセスメントはもちろん，「身体機能」「活動と参加」「環境」に分けたアプローチ方法や疾患別理学療法の実際などについて幅広い領域が網羅されている．さらに，持ち運びに適したサイズで，訪問理学療法を実施する理学療法士における「安心・有益ツール」である．

●文 献

1）宮田哲郎班長：2014年度合同研究班報告 末梢閉塞性動脈疾患の治療ガイドライン（2015年改訂版），日本循環器学会ほか．http://www.j-circ.or.jp/guideline/pdf/JCS2015_miyata_h.pdf（2019年9月15日閲覧）

2）TASC Ⅱ Working Group：間歇性跛行の定義と末梢動脈疾患における下肢症状．下肢閉塞性動脈硬化症の診断・治療方針Ⅱ，日本脈管学会編，メディカルトリビューン，東京，37，2007

3）McDermott MM, et al：Association of 6-minute walk performance and physical activity with incident ischemic heart disease events and stroke in peripheral artery disease. J Am Heart Assoc. 4：pii：e001846, 2015

4）Baker PS, et al：Measuring life-space mobility in community-dwelling older adults. J Am Geriatr Soc. 51：1610-1614, 2003

5）日本理学療法士協会：LSA測定方法．http://jspt.japanpt.or.jp/esas/05_download/index.html（2019年11月20日閲覧）

（内藤太善）

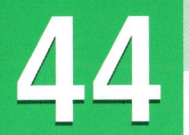

深部静脈血栓症

■ 導入のためのエッセンス

◆ 深部静脈血栓症（DVT）とは，深部静脈に血栓が形成される病態であり，周術期や長期臥床後に下肢に発症する例が多くみられます．形成された血栓が遊離すると，肺の機能血管である肺動脈が閉塞され，肺塞栓症（PE）を生じることがあります．

◆ 急性 DVT に対しての一般的な医学的治療では抗凝固療法，血栓溶解療法，血栓摘除があり，臨床的重症度や自然経過を考慮して治療法が選択されます．

◆ 医師から処方を受けた理学療法士は，対象患者の身体状態や社会的背景の問診に加えて，これから行う理学療法の方向性を決定します．医学的治療に応じて床上の安静期間が決定するため，医師に確認した後に治療へと進みます．

◆ DVT の場合，血栓の程度や安静期間により，①腫脹，②発赤，③疼痛，④筋力低下などの機能障害が起こります．これらの機能構造障害により，下肢の屈伸を伴う身辺動作に制限をきたします．

◆ 一般的な理学療法では下肢の屈伸を伴う起立と歩行練習や ROM 運動，筋力増強運動を行います．

症例 長期臥床後に両下肢の腫脹と疼痛が出現した 70 歳の女性.

CBL1 初期情報から仮説を立て，仮説証明のための新たな情報を選択する

初期情報

処方箋 ▶ **診断名**：悪性リンパ腫．70 歳の女性，主婦．悪性リンパ腫による熱発を疑っています．ベッドサイドより，ROM や筋力維持を目標に理学療法を開始してください．

現病歴 ▶ 原因不明の熱発があり，悪性リンパ腫疑いで某年 6 月 20 日入院．6 月 28 日に担当医より理学療法の依頼あり．ベッドサイドより理学療法開始．その後，8 月 4 日に下肢に腫脹が出現．

医療面接 ▶ PT 「身体の具合はどうですか？」
患者 「足が重いです．座っているだけで疲れます」
PT 「具体的にどこが重いですか？」
患者 「両足の全体です」
PT 「足を動かすとどうですか？」
患者 「痛いです」
■その他に得た情報：夫と 2 人でマンション暮らし．専業主婦であり，趣味は旅行．

動作観察 ▶ 両下肢の状態を観察すると，両下腿は腫脹があった．両足・膝関節の動きを観察したが，特に自動運動における可動範囲の低下や左右差は認められなかった．

下に示すクリニカル・ルールを用いて，次の問いに答えましょう

1-1　本症例の参加制約とその原因は？　　　　1-2　本症例の活動制限とその原因は？
1-3　本症例の仮説的問題構造の全体像は？　　　1-4　仮説証明に必要な情報や検査は何か？

■ クリニカル・ルール

CR 1　DVT によって生じる症状は，腫脹，発赤，疼痛である

　通常の状態では，血液凝固と溶解はバランスを保っており，症候性肺塞栓症をきたす程度の血栓が生じることはない．①血流のうっ滞，②血液凝固能の亢進，③血管の損傷などの Virchow の 3 徴候が誘因となって，静脈内で血液凝固が生じた結果，フィブリンと赤血球を主成分とする血栓が形成される．DVT には大腿静脈・腸骨静脈に血栓を認める近位型と，下腿のヒラメ筋，腓骨静脈，後脛骨静脈などに血栓を認める遠位型が存在する．近位型では，側副血行路が少ないことで下肢全体に腫脹・発赤・疼痛を伴うことが多い．それに対して遠位型では，側副血行路が豊富であるため，無症状のことも多い．初期に血栓が形成されやすいのがヒラメ筋静脈であり，血流うっ滞によって血栓が中枢型に成長し，膝窩静脈まで達する場合もある．

CR 2　急性 PE の発症は致死率が高い

　遊離した血栓が肺動脈を広範囲に閉塞すると急性の肺性心をきたし，ショック状態となり短時間で死亡する事例が多いといわれている．PE による突然死例の 9 割以上が下肢の DVT より生じていることがわかっている．急性 PE の発症を予防するための方策には，血栓形成の軽減を図る一次予防，形成された血栓の剥離を予防する二次予防，遊離した血栓の肺循環への流入を予防する三次予防が挙げられる．PE 発症時の死亡率の高さを鑑みれば，一次予防や二次予防がきわめて重要であるといえる．

CR 3　PE は術後初離床や初期起立時に多く発生する

　PE は，周術期であれば安静解除後の初期離床や起立などによる下肢の屈伸を伴う動作時に発症すると報告されている．2008 年に行われた日本麻酔科学会周術期肺血栓塞栓症調査[1] の周術期 PTE 症例の症状・所見としては SpO_2 の低下（54.9％）が最も多く，冷汗，胸痛，呼吸困難（36.4％），血圧低下（22.5％），ショック（15.7％），心停止（13.3％），失神（12.0％）などを呈するとされている．そのため，術後や長期臥床後の離床時にはパルスオキシメータや血圧計などを準備し，不測の事態に対応できるようにしておく必要がある．

　一方，PE と同様の症状を呈することが多い疾患としては肺炎，胸膜炎，慢性閉塞性肺疾患，肺癌などの呼吸器疾患と急性心不全，心筋梗塞，急性大動脈解離などの心疾患などがある．上記の鑑別疾患は患者の基礎疾患である場合もある．基礎疾患の症状か急性 PE 発症なのか見極めるためには，日頃のバイタルサイン変動を把握していることがきわめて重要となる．

CBL1 仮説的問題構造と仮説証明のための追加情報項目について "臨床思考" する

臨床思考 1-1 本症例の参加制約とその原因は？

結論 参加制約＝主婦としての家庭参加が困難（図1）．

その原因＝身体活動の活動範囲制限のため．

根拠 情報：患者は座位において呼吸苦と両足の重量感を訴えている．

CR3：PE は術後初離床や初期起立時に多く発生する．

思考 本症例は医療面接時に，呼吸苦と下肢遠位部の腫脹を訴えている．長期臥床を強いられている症例に下肢の腫脹と疼痛を認めるため，まずは DVT の発症を疑うことが大切である．DVT の発症自体では動作能力の低下を認めることはほとんどないが，CR3 にあるように起立などの膝屈伸動作で血栓が遊離し，PE を発症するリスクがある．そのため，下肢の動きを伴う身辺動作を制限する必要があると考えられる．

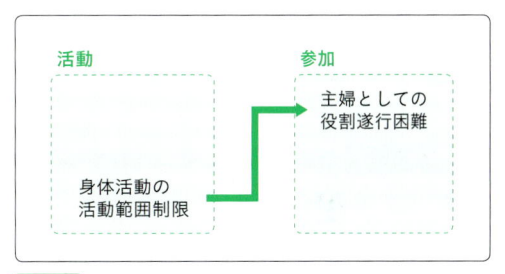

図1 参加制約とその原因

臨床思考 1-2 本症例の活動制限とその原因は？

結論 活動制限＝下肢の屈伸を伴う身辺動作の制限（図2）．

その原因＝ DVT 発症，呼吸困難，下肢の腫脹や疼痛，ROM 制限，筋力低下のため？

根拠 情報：足を動かすと痛いと訴える．

CR1：DVT では腫脹，発赤，疼痛が生じる．

思考 下肢の屈伸を伴う身辺動作は下肢や体幹の筋力，足関節や膝関節の ROM を必要とする．それに加えて，呼吸・循環動態など身辺動作を行うことが可能な全身状態であるかどうかの判断が必要になる．CR1 にあるように DVT では腫脹，発赤，疼痛が生じ，PE 発症のリスクを伴うために身辺動作を安全に実施することが可能な全身状態ではないと考えられる．

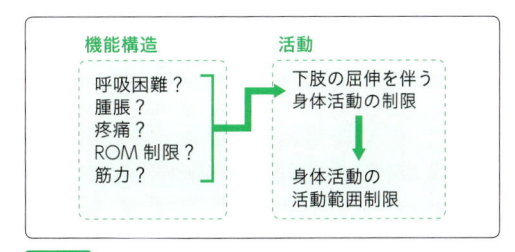

図2 活動制限とその原因

臨床思考 1-3 本症例の仮説的問題構造の全体像は？

結論 臨床思考 1-1 ～ 2 を統合して以下のように考える（図3）．

「主婦として家庭参加は困難」なのは「活動範囲の制限がある」からで，そうなのは「下肢の屈伸を伴う身辺動作の制限（？）」があるからで，下肢の屈伸を実施できないのは「DVT 発症，呼吸困難，下肢の腫脹や疼痛，ROM 制限，筋力低下（？）」によるものである．また，個人因子として主婦の役割を担っていることにより身辺動作の困難なことが問題となる．以上のように仮説的に問題構造をまとめる．

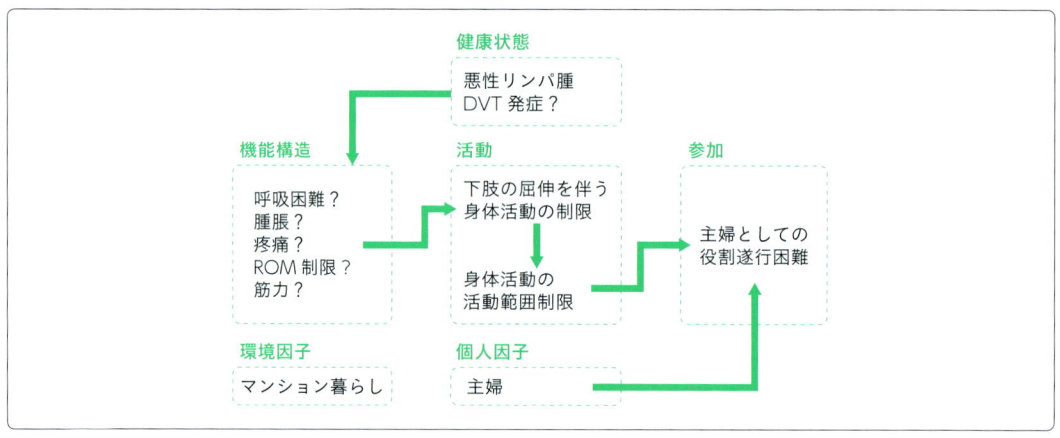

図3 仮説的問題構造

結論 ICF 概念地図で「？」がついている項目を確認すれば問題構造が明らかとなる．

1) 下肢の屈伸を伴う身辺動作の観察と分析
2) DVT 発症の評価
3) 呼吸困難の評価
4) 下肢の腫脹の評価
5) 下肢動作時の疼痛の評価
6) 足・膝関節の ROM 制限
7) 下肢の筋力

根拠 CR3：DVT 発症後の身辺動作の制限は下肢の屈伸動作による PE 発生を防ぐためである．

思考 下肢の屈伸を伴う身辺動作の制限を招いている DVT に関しての徒手検査，疼痛，呼吸困難感，腫脹，下肢の ROM 制限，筋力低下を確認する必要がある．また，理学所見のみでなく担当医師に状況を報告し，超音波検査など精密検査の依頼を行う必要もある．

CBL2 追加情報から本症例の問題構造を明らかにし，解決策を講じる

追加情報

生 化 学 データ ▶ D ダイマー（8/2 時点）1.4 μg/mL.

バイタル サイン ▶ 収縮期血圧 104 mmHg，拡張期血圧 66 mmHg，心拍数 107 回 / 分，Nasal 0.5 L 投与下で SpO_2 99%.

動作観察 ▶ 膝関節屈曲・伸展や足関節の底屈・背屈の動作において左右差は認められなかった．しかし，左足関節を背屈したときのみ腓腹部に疼痛を認めた．

徒手検査 ▶ Homans 徴候：左下腿で陽性．

呼吸困難 ▶ 座位保持〔ビジュアルアナログスケール（VAS）3/10〕，CT 上で胸水と腹水の貯留を認める.

周　　径 ❯ 下腿最大膨隆部：Rt. 32.0，Lt. 33.5.
※単位：cm

疼　　痛 ❯ 両足関節背屈時と両下腿後面の把持時に疼痛〔Numerical Rating Scale（NRS 4/10）〕あり.

Ｒ Ｏ Ｍ ❯ ◆足背屈（Rt. 20，Lt. 20 pain），◆膝関節，股関節は全方向 full range.
※単位：度

筋　　力 ❯ ◆股屈曲（Rt. 3, Lt. 3），◆膝伸展（Rt. 3, Lt. 3 −），◆足底屈（Rt. 3, Lt. 3 −），◆肩屈曲（3），
※ MMT 　　◆体幹屈曲（3 −）.

超音波検査 ❯ 左ヒラメ筋静脈に 6 × 34 mm の血栓あり（図4）.

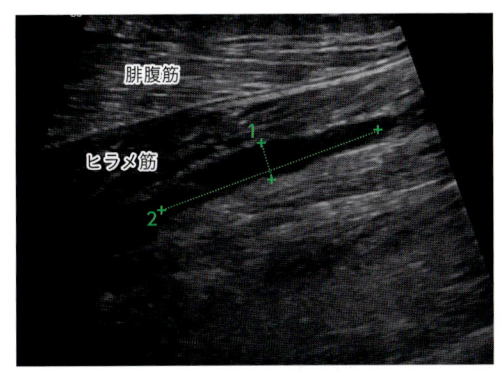

図4 左下腿の超音波画像（長軸像）
破線で示した範囲に血栓を認める.

下に示すクリニカル・ルールを用いて，次の問いに答えましょう

2-1 下肢屈伸を伴う身辺動作を制限する原因は？　　2-2 DVT 以外に可能性のある疾患は？

2-3 本症例の問題構造の全体像は？　　　　　　　　2-4 本症例の問題の解決策は？

■ クリニカル・ルール

CR 4　D ダイマーは，DVT の除外診断に用いる

　D ダイマーとはフィブリンがプラスミンによって加水分解されて生じた物質であり，凝固線溶系が亢進することで血栓が体内に存在していることを示したマーカーである．肺炎や敗血症などの感染症や炎症などの炎症疾患，急性心筋梗塞，心不全，腎不全でも高値を示す場合もある．検査法やカットオフ値の設定などでばらつきがあるが，ELISA 法では感度 89 〜 96％，特異度 38 〜 47％であり，測定値が低値である場合は DVT 発症を否定することができ，除外診断に利用できるといわれている．

CR 5　DVT の徒手検査としては Homans 徴候や Lowenberg 徴候がある

　Homans 徴候では膝伸展位で足関節を背屈する．Lowenberg 徴候では血圧計のカフを装着し，60 〜 150 mmHg に加圧する．いずれの検査も腓腹部に疼痛を訴えると陽性であり，DVT 発症が疑われる．ただし，側副血行路が豊富な部位に血栓が形成されている場合は陰性になることもあり，

感度は低い．そのため，他の身体所見や検査データと併せて判断すべきである．

CR 6 PE 発症のリスクは，疾患によるリスクと個人因子を併せて判断する

　DVT や PE は発症リスクの高い患者がいることが知られているため，どのような患者にリスクがあるのか把握しておく必要がある．日本循環器学会を中心とした 2009 年改訂版の肺血栓塞栓症および深部静脈血栓症の診断，治療，予防に関するガイドライン[2] では人工股関節全置換術（THA），人工膝関節全置換術（TKA），股関節骨折手術（HFS），骨盤骨切り術，下肢悪性腫瘍，多発外傷・骨盤骨折のリスクが高いとされている．また，付加的なリスク因子として長期臥床，下肢麻痺，下肢ギプス固定，悪性疾患，癌化学療法，重症感染症，VTE の既往，血栓性素因，肥満などが挙げられる．日本麻酔科学会（JSA）[3] による調査では VTE 危険因子とオッズ比は VTE の既往（5.1），長期臥床（3.2），BMI > 25（2.9），悪性腫瘍（1.8）と報告されている．以上の因子が重複している場合にはリスクが高いことを念頭におき，DVT を疑わせる理学所見が出現したときには速やかに医師に報告するとともに精密検査の依頼や安静度の確認を行う必要がある．

CBL2 追加情報から問題構造と解決策について "臨床思考" する

臨床思考 2-1 下肢屈伸を伴う身辺動作を制限する原因は？

結論　下肢屈伸を伴う身辺動作が制限される原因は下肢末梢に発生した血栓が遊離することで PE 発症のリスクがあるためである．

根拠　情報：検査データにて D ダイマー高値を認めた．

思考　理学所見や検査データを観察すると，症状と身体検査における多くの項目で DVT の症状と合致する所見が認められる（図 5）．DVT が存在するとすれば，起立などの下肢屈伸を伴う運動によって PE 発症のリスクがあると考えられるため，身辺動作を制限する必要があると判断した．

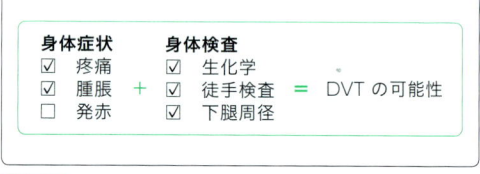

図 5　DVT 症状との一致
合致する項目は✓で示す．

臨床思考 2-2 DVT 以外に可能性のある疾患は？

結論　肺炎などの呼吸器疾患と心不全などの循環器疾患も疑われる．

根拠　情報：酸素投与を要する呼吸状態であり，下腿に腫脹を認めている．
　　　　CR4：D ダイマーは肺炎や敗血症などの感染症や炎症などの炎症疾患，急性心筋梗塞，心不全，腎不全でも高値を示すことがある．

思考　生化学データと徒手検査と身体所見から肺炎などの呼吸器疾患や心不全などの循環器疾患も疑われる．しかし，PE 発症時の方が身体への影響が重大であることから，より重症な疾患を想定して対応を図る方が望ましいと考えられる．

結論　臨床思考 2-1 〜 2 を統合して以下のように考える（**図6**）．

本症例が主婦として役割を遂行できないのは，活動範囲の制限があるからである．活動範囲の制限がある原因は，DVT を発症しているリスクがあるからである．

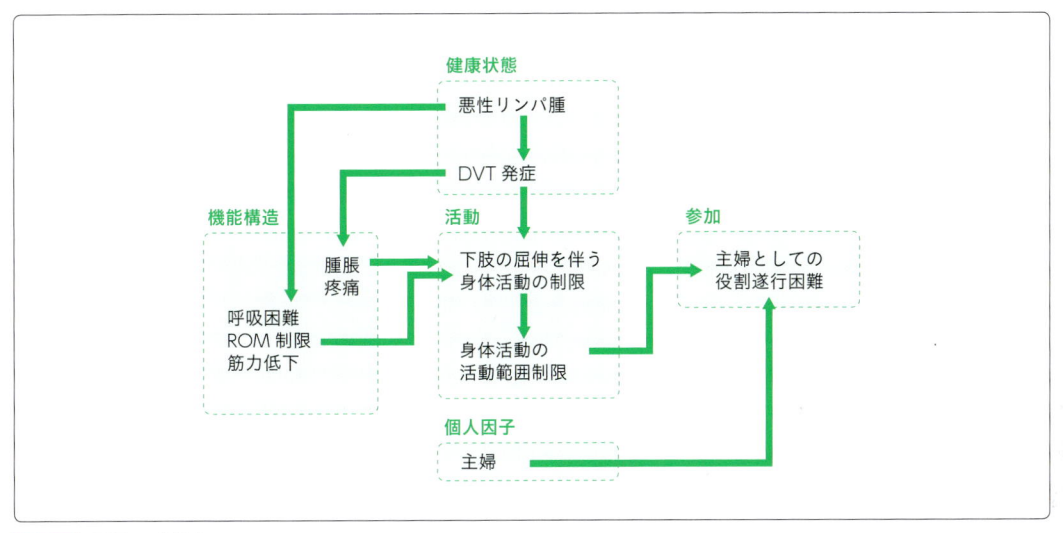

図6　問題の全体像

結論　ICF 概念地図で主要な問題点を解決する理学療法の介入プランを以下のように意思決定した．

下肢屈伸を伴う運動は PE 発症のリスクがあるため，状況を医師に報告して DVT の精査を依頼した．DVT の治療が開始されるまでは理学療法における離床は見合わせ，ベッド上でできる廃用症候群予防の運動にとどめ，治療開始後に医師の許可を得て，離床を再開した．

■ 本症例からの学びと追加事項

クリニカル・ルール

1　DVT によって生じる症状は腫脹，発赤，疼痛である．

2　急性 PE の発症は致死率が高い．

3　PE は術後初離床や初期起立時に多く発生する．

4　D ダイマーは，DVT の除外診断に用いる．

5　DVT の徒手検査としては Homans 徴候や Lowenberg 徴候がある．

6　PE 発症のリスクは，疾患によるリスクと個人因子を併せて判断する．

| 表1 | Wells スコア |

項目	点数
治療の終了していない癌	+1
麻痺あるいは最近のギプス装着	+1
ベッド上安静＞3日または手術＜4週	+1
深部静脈触診で疼痛	+1
下肢全体の腫脹	+1
下肢直径の左右差＞3 cm	+1
患肢の pitting edema	+1
患肢の表面静脈怒張	+1
DVT 以外のより確からしい鑑別診断がある	−2

（文献4より引用，筆者訳）

知っておきたい関連事項

Wells スコア（表1）[4]

DVT の存在が疑われる際に有用なスクリーニング法である．スコア＜2点の場合はDダイマー測定，スコア≧2点の場合は静脈超音波を実施する．

書籍紹介

1 静脈血栓塞栓症ガイドブック，改訂2版，小林隆夫編著，中外医学社，2010

DVT と PE の疫学などについて具体的に学ぶことができる．また，整形外科のみではなく，脳外科や一般外科などにおけるリスク評価と予防法に関しても詳しく学べる．

2 リハに役立つ検査値の読み方・とらえ方，田屋雅信ほか編，羊土社，2018

検査値に関して解説している書籍は，生化学データなどの異常値とその原因を示しているものが多い．この書籍は，理学療法士が介入する患者ごとに必要な検査値をまとめてわかりやすく解説している．

● 文 献

1) 黒岩政之ほか：2008年周術期肺血栓塞栓症発症調査結果から見た本邦における周術期肺血栓塞栓症の特徴—（社）日本麻酔科学会安全委員会肺血栓塞栓症ワーキンググループ報告—．麻酔 59：667-673, 2010
2) 伊藤正明班長：2016-2017年度活動 肺血栓塞栓症および深部静脈血栓症の診断, 治療, 予防に関するガイドライン（2017年改訂版），日本循環器学会ほか．http://www.j-circ.or.jp/guideline/pdf/JCS2017_ito_h.pdf （2018年12月26日閲覧）
3) 黒岩政之：本邦における周術期肺血栓塞栓症発症因子の検討—日本麻酔科学会周術期肺血栓塞栓症調査（2005〜2007年）より—．Ther Res 30：575-576, 2009
4) Wells PS, et al：Accuracy of clinical assessment of deep-vein thrombosis. Lanset 345：1326-1330, 1995

（佐藤宏幸）

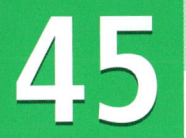

45 慢性腎臓病

■ 導入のためのエッセンス

◆ 慢性腎臓病（CKD）とは，腎臓の障害や腎機能の低下が慢性的に持続したものをいいます（**表1**）[1]．原因は糖尿病，高血圧，慢性糸球体腎炎，多発性囊胞腎などさまざまです．CKD の重症度は原因，腎機能，尿蛋白で分類されます（**表2**）[1]．CKD 患者は高い割合で心血管疾患を合併することや，サルコペニアやフレイルになりやすいことがわかっています．以前は CKD 患者に対して運動療法を実施することは，蛋白尿や腎機能障害を悪化させると考えられており推奨されませんでした．しかし，近年の研究によって運動療法の継続が腎機能の悪化に寄与するわけではなく，むしろ運動耐容能の向上や心血管疾患の予防など多くのメリットがあることがわかり，運動療法を行うことが望ましいと考えられるようになりました[2]．

表1 CKD の定義

① 尿異常，画像診断，血液，病理で腎障害の存在が明らか．特に 0.15 g/gCr 以上の尿蛋白（30 mg/gCr 以上のアルブミン尿）の存在が重要
② GFR < 60 mL/分/1.73 m^2
①，②のいずれか，または両方が 3 ヵ月以上持続する

（文献 1 より許諾を得て転載）

表2 CKD の重症度分類

原疾患	蛋白尿区分		A1	A2	A3
糖尿病	尿アルブミン定量（mg/日）尿アルブミン/Cr 比（g/gCr）		正常	微量アルブミン尿	顕性アルブミン尿
			30 未満	30 ～ 299	300 以上
高血圧腎炎多発性囊胞腎移植腎不明その他	尿蛋白定量（g/日）尿蛋白/Cr 比（g/gCr）		正常	軽度蛋白尿	高度蛋白尿
			0.15 未満	0.15 ～ 0.49	0.50 以上
GFR 区分（mL/分/1.73m^2）	G1	正常または高値 ≧ 90			
	G2	正常または軽度低下 60 ～ 89			
	G3a	軽度～中等度低下 45 ～ 59			
	G3b	中等度～高度低下 30 ～ 44			
	G4	高度低下 15 ～ 29			
	G5	末期腎不全（ESKD） <15			

重症度は原疾患・GFR 区分・蛋白尿区分を合わせたステージにより評価する．CKD の重症度は死亡，末期腎不全，心血管死亡発症のリスクを緑 のステージを基準に，黄 ，オレンジ ，赤 の順にステージが上昇するほどリスクは上昇する．（KDIGO CKD guideline 2012 を日本人用に改変）
（文献 1 より許諾を得て転載）

◆ CKD の初期（G1, G2）は身体機能を含め自覚症状はほとんど聞かれませんが，病期が進行してくる（G3）と腎機能低下に伴う症状（貧血，血圧上昇，倦怠感，浮腫など）がみられるようになります．倦怠感などの影響から活動量は徐々に減少してくることが予想されます．末期に近づいてくる（G4, G5）と排尿量によっては食事内容や水分摂取制限など生活が制約されることがあります．運動量は血圧，尿蛋白，腎機能などによって調節されます．CKD 末期では透析や移植が検討されます．

◆ 血液透析（HD）患者では腎性貧血，インスリン感受性の低下，炎症・線維化・動脈硬化に関係するサイトカインの増加，骨格筋減少，筋力低下，腎性骨異栄養症，透析アミロイドーシス，心理的ストレス，運動耐容能の低下などが認められます．

◆ 医師から運動指導などの指示を受けた理学療法士は，対象患者の心身の状態，病状の経過，生活や社会的背景などの情報を整理して運動指導の内容を決定します．CKD 患者に対する理学療法は，腎障害進展抑制（腎保護）や生命予後の改善に向けた対応と，運動機能障害や ADL 障害への対応という 2 つの側面があります．HD 患者においても運動耐容能や生命予後の改善が期待できます．運動耐容能の改善に向けたレジスタンス運動や持久力運動，柔軟体操やストレッチ指導，生活習慣の改善に向けた取り組みはとても重要です．その一方では基礎疾患（例えば糖尿病など）や合併症（心疾患や脳血管疾患など）への対応を行います．

症例 末期腎不全により HD が導入された 69 歳の男性．

CBL1 初期情報から仮説を立て，仮説証明のための新たな情報を選択する

初期情報

処 方 箋 ▶ 診断名：糖尿病，高血圧，脂質異常症，糖尿病性腎臓病（DKD, G5），69 歳の男性，無職．HD 導入予定です．運動指導をお願いします．血糖値は食事療法および各食前の速効型インスリンの自己注射で 200 mg/dL 以下にコントロールしています．

現 病 歴 ▶ 8 年前から糖尿病・高血圧などで当院へ外来通院していた．某年 7 月 4 日（64 歳）に DKD の急性増悪のため当院内科病棟へ入院．その後，外来でフォローアップしていたが，末期腎不全（ESKD）となり 12 月 10 日に自己血管内シャント（非利き手）が設置され，翌年 1 月 9 日に HD 導入目的で入院となった．

身体所見 ▶ 身長 174 cm，体重 77 kg，血圧 136/84 mmHg，脈拍 74 bpm．
下肢のむくみ，吐き気，食欲不振，倦怠感，易疲労性あり．
単純網膜症．神経学的所見において明らかな異常は認められない．

検査所見 ▶ 血液生化学検査結果：尿素窒素（BUN）・血清クレアチニン（Cr）値の上昇あり．高カリウム血症，総蛋白・アルブミン値の低下（**表 3** 参照）．
心電図で左室肥大の所見あり．心エコーで軽度心筋肥厚が認められるが心機能に問題なし．

医師記録から抜粋した情報 ▶ 投与薬：カルシウム拮抗薬，ループ利尿薬．
食事療法：減塩 6g/ 日．
空腹時血糖：140 mg/dL 以下．食後高血糖についてはペン型注射器で各食前に速効型インスリンの注射を指導して 200 mg/dL 以下にコントロールされている．

医療面接 ▶ 運動はあまりしていなかった．最近は特に疲れやすく1日中家の中で過ごすことが多くなっていた．身の回りのこと（動作）はひとりでできる．右手（内シャント肢）がまだ少し腫れているからあまり使わないようにしている．これから一生透析を受けることになるかと思うとやっぱり気が滅入る．

表3 血液検査データ（入院時）

項目	単位	基準範囲（参考）	検査値
総蛋白	g/dL	6.9〜8.4	6.3 L
アルブミン	mg/dL	3.9〜5.2	3.5 L
中性脂肪	mg/dL	10〜234（男性）	230
ヘモグロビン A1c（NGSP）	%	4.6〜6.2	6.5 H
血漿グルコース（空腹時）	mg/dL	80〜112	128 H
尿素窒素	mg/dL	8〜21	135 H
BNP	pg/mL	<18.4	39.2 H
クレアチニン	mg/dL	0.65〜1.06	8.10 H
eGFR（eGFRcreat）	mL/分/1.73m^2		5.84 L
尿酸	mg/dL	2.5〜7.0	7
Na	mEq/L	139〜146	147 H
K	mEq/L	3.7〜4.8	5.0 H
Cl	mEq/L	101〜109	96 L
Ca	mEq/L	8.7〜10.1	7.6 L
無機リン	mEq/L	2.8〜4.6	5.2 H
CRP	mg/dL	0.0〜0.3	0.1
白血球数	/μL	3.4〜9.2	6.5
赤血球数	×10^6/μL	1.00〜5.66	2.11
ヘモグロビン	g/dL	13.0〜17.0	11.2 L
ヘマトクリット	%	38.2〜50.8	39.3
MCV	fL	85〜102	86.1
MCH	pq	28.4〜34.6	28.0 L
MCHC	g/dL	32.5〜35.5	32.5
血小板数	10^4/μL	141〜327	147

下に示すクリニカル・ルールを用いて，次の問いに答えましょう

1-1　本症例の活動制限とその原因は？　　　　1-2　本症例の仮説的問題構造の全体像は？

1-3　仮説証明に必要な情報や検査は何か？

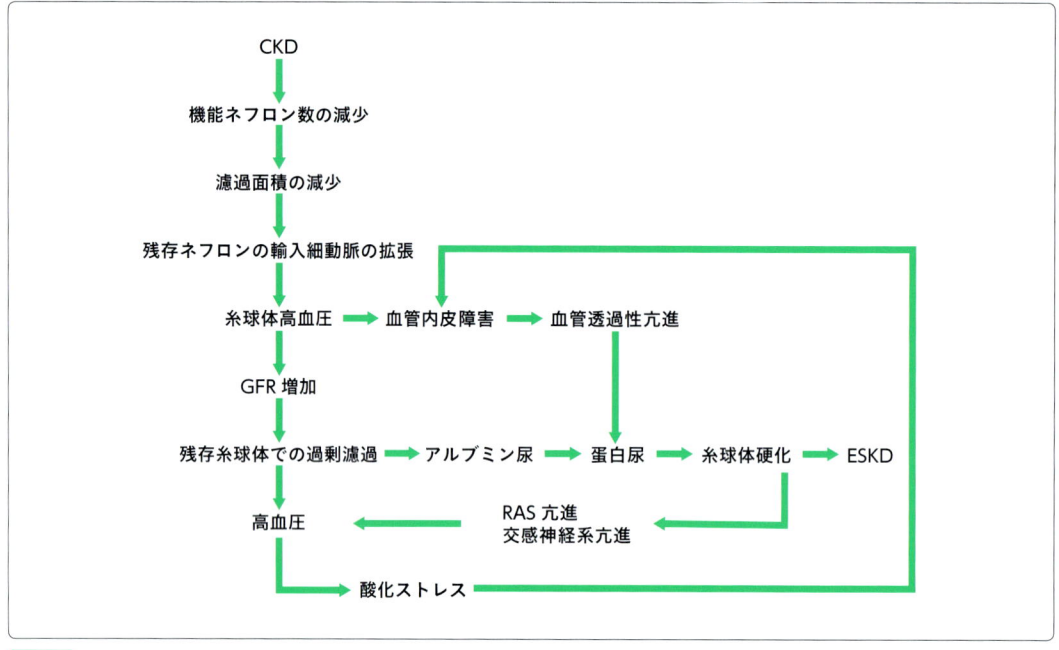

図1 CKD 進展機序

■ クリニカル・ルール

CR 1 **CKD の進展には，糸球体高血圧と過剰濾過が関与する（図1）**

　CKD の原因として糖尿病が最も多く，高血圧が次に続く．腎障害の進展機序として，機能ネフロンの減少に伴う残存ネフロンでの糸球体血流量，糸球体内圧，糸球体濾過量（GFR）の著しい上昇と全身性高血圧が重要である．なぜならば，これらは糸球体硬化と機能的荒廃をもたらすからである．CKD における高血圧の古典的な機序は，塩分・水分貯留とレニン・アンジオテンシン系（RAS）の亢進として説明される．

CR 2 **内シャント管理は，医療者が共通認識を持って取り組む課題である**

　保存期 CKD の管理が困難になると腎代替療法（HD，腹膜透析，腎移植）が行われる．本症例においては，HD 導入予定である．HD 導入に向けての準備では，HD 導入前教育および内シャント形成に1ヵ月以上費やされる．HD を行うためには，1分間に約 200 mL という大量の血液を脱血して透析器に流した後，身体へ返血しなければならず，静脈だけでは対応できないため専用の血管を形成する必要がある．内シャントには自己の動脈と静脈を直接つないで形成する自己血管内シャントと人工血管を使ってつなぐ人工血管内シャントがある．自己血管内シャントの方が長持ちしやすく，合併症を起こしにくい．内シャント形成術後は動脈から静脈へ高い圧のまま血液が流れ込むので，静脈が適応できずに手部や前腕は一時的に浮腫のような状態になる．患者は医師からシャント閉塞や狭窄，感染，出血が起きないように指導される．静脈が十分に拡張して状態が安定すると，HD 導入となる．本症例はシャント形成まではすんでいる．HD においてバスキュラーアクセス（脱

血返血する場所）は生命線であり，理学療法士も内シャント形成部を確認して，常に①皮膚の観察，②シャント音の聴診，③スリル（thrill：ざわざわした感じ）の触知を習慣的に行うべきである．シャント血管の流れが悪くなると高い音が聞こえたり，小さい音しか聞こえなかったり，スリルが弱く感じられたりする．そのときは速やかに医師に報告する．

CR 3 HD 導入前の患者は，精神的に大きなストレスを受けている

患者の多くは，医師から透析治療になることが告げられ一生透析治療を続けなければならなくなると，精神的に大きく落ち込む．表面的にはいつもと変わらないように見えることもあるが，透析治療を受けなければならないという事実を受け入れるまでに，不安や葛藤，恐怖などさまざまな心理状態が入り混じる．情緒面の安定を得ようと否認，不安，怒り，抑うつといった感情が家族や医療従事者に向けられ，それが問題行動として現れることもある．われわれはそういった患者心理を理解して個人や医療チームで適切な対応を検討しておく必要がある．

CR 4 CKD 患者の多くは，運動耐容能や活動量が低下している

CKD が重度化するに伴い CKD 患者の運動耐容能や活動量は低下する．さらに CKD 患者では尿毒症物質の蓄積，代謝性アシドーシス，インスリン抵抗性の増大，炎症性サイトカインの増大，蛋白質摂取量の減少などのさまざまな原因が骨格筋量減少に作用する．活動量や運動耐容能の低下，骨格筋量の減少はサルコペニアやフレイルの要因となり，生命予後を不良にする．腎不全が進展すると「体がきつくて運動をする気持ちになれない」と訴える患者も少なくない．また，透析導入前は運動を控えて安静にするように指導されることもあり，極端に活動量が低下する場合もある．

CBL1 　仮説的問題構造と仮説証明のための追加情報項目について "臨床思考" する

臨床思考 1-1　本症例の活動制限とその原因は？

結論　活動制限 = ESKD による活動量の低下．
その原因 = GFR の低下および尿毒素の貯留，精神的ストレス，廃用による機能低下．

根拠　情報：患者は疲れやすさと 1 日中家の中で過ごす時間が増えたことを訴えている．
CR2：GFR の低下は尿毒素を体内に貯留させる．また CKD というだけで骨格筋は減少しやすい．

思考　本症例は，ESKD で GFR が 5.84 mL/ 分 /1.73 cm^2 と明らかに低下しており，体液の恒常性を保つことが困難な状態である．クリニカル・ルールに示したように尿毒物質の貯留は食欲不振，吐き気，頭痛，倦怠感などの尿毒症症状を引き起こす．本症例にも食欲不振，吐き気，倦怠感が認められており，クリニカル・ルールと一致する．尿毒症は活動量低下の直接的な原因になると考えられる．さらに，HD 導入前の不安感などの精神心理状態は活動性を低下させる助長因子になっていると推察される．

臨床思考 1-2　本症例の仮説的問題構造の全体像は？

結論　病態生理および臨床思考 1-1 から以下のように考える（図 2）．

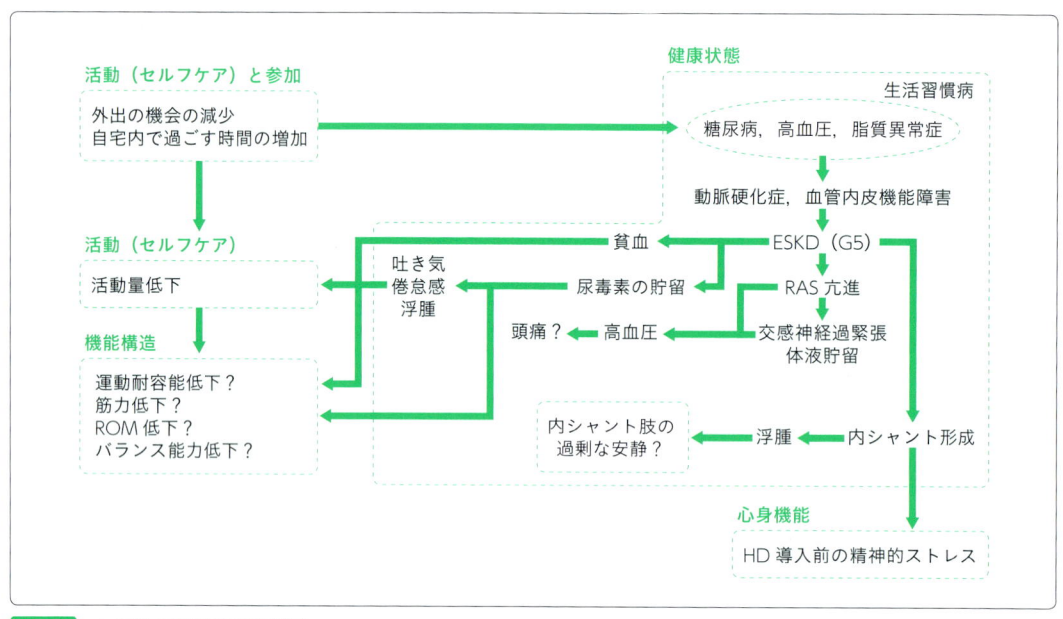

図2 本症例の仮説的問題構造

本症例は生活習慣病から腎不全を発症して ESKD に進展したことにより HD 導入が決まった．尿毒素の貯留や貧血は活動量低下，運動耐容能低下，筋力低下の原因である．また腎不全の進展に伴い，外出の機会が減り自宅内で過ごす時間が増えたことで運動耐容能の低下や筋力低下が助長され，さらに不活発な生活という悪循環に陥っていると考えられる．内シャント肢にみられる浮腫は，術後の一時的な浮腫の残存と思われる．内シャント肢をあまり使っていないということから，安静過剰の可能性があるので自己管理に関する認識を確認する．HD 導入においては CR3 で説明したように，精神的に高いストレス状態にあることが考えられる．

臨床思考 1-3 仮説証明に必要な情報や検査は何か？

結論　内シャント肢の状態と内シャント管理に関する理解度の確認および運動機能低下の程度を確認する．

根拠　内シャントはできるだけ長く使えるように管理しなければいけない．バスキュラーアクセスは患者にとって生命線であり，それが閉塞して使用できなくなることは致命的である．また，内シャント感染は血管の狭窄や敗血症を引き起こす原因になる．CR2 で述べたように，シャント閉塞や狭窄，感染，出血が起きないように注意・管理することが重要である．
透析患者の運動耐容能は呼吸・循環不全者と同程度に障害されている[3]．循環不全者における運動耐容能の低下は心臓機能の問題よりも筋肉量の減少や代謝異常，血管拡張能の低下などが主要な機序と考えられるようになってきており，筋力などの末梢因子の機能を確認しておく[4]．また，過剰な安静が運動耐容能や筋力などの廃用性機能低下を引き起こすことは既知の事実である．

思考　本症例の内シャント肢を目視で確認して CR5 の内容を実践する．看護師や介護士からの病

棟生活に関する患者情報とベッドサイドでの動作確認によって多くのことを推察できる．透析患者の生命予後や QOL に運動習慣が影響することから，運動耐容能や生活環境を把握しておく．本症例において安静の指示はなく，患者の体調をうかがい血圧などのバイタルサインを確認してから離床，運動能力の評価を行っていく．握力や大腿四頭筋筋力は，さまざまな運動機能との関連が報告されており，スクリーニング検査として使いやすい．

CBL2 追加情報から本症例の問題構造を明らかにし，解決策を講じる

追加情報

シャント肢 ▶ まだ手部・手指に浮腫が認められる．発赤なし，かゆみや痛みなし．シャント音，スリルの異常は感じられない（「動作観察」「筋力」の項参照）．
シャント管理に関する指導は受けていたが，どの程度使っていいのか，どのような運動をしていいのかを聞いていないので，シャント肢の使用を控えている．

病棟生活・動作観察 ▶ 入院してからトイレ（自尿あり）や食事に行く以外，ほとんど（ベッドで寝て）テレビを見て過ごしている．基本動作において，内シャント肢を極力動かさないような動作を行っている（「筋力」の項参照）．

Ｒ Ｏ Ｍ ▶ 上・下肢：スクリーニング検査（自動運動）において ROM の低下は認められず，関節運動時の異常や違和感の訴えはない．

握 力 ▶ Rt.（内シャント肢手）25 kg，Lt.（利き手）31 kg.

筋 力 ▶ ◆上肢筋力：利き手側は正常域，内シャント肢に力を入れることに対して不安がある．抗重力に動かすことは可能．
◆下肢筋力：MMT 大腿四頭筋 Rt. 4，Lt. 4.

バランス ▶ やや低下（開眼片足立ち 11.0 秒，タンデムバランス 18.8 秒）．

運動耐容能 ▶ 6 分間歩行テスト（6MD）は 400 m，心拍数（HR）73 bpm → 114 bpm，血圧（BP）138/86 mmHg → 150/86 mmHg，呼吸数 14 回 / 分 → 20 回 / 分，Borg スケール 13．やや強い疲労感あり．歩行時不安定性なし．

Ａ Ｄ Ｌ ▶ 機能的自立度評価法（FIM）において減点項目なし．下衣着脱は椅子に座って行う．階段昇降は手すり（利き手）を使用する．生活動作においてシャント肢の使用をできるだけ避けるようにしている．

家庭状況 ▶ 妻（72 歳）と 2 人暮らし．妻の健康状態は良好で協力的である．自宅はエレベーター付きマンションの 5 階．マンションの隣に広い公園がある．

下に示すクリニカル・ルールを用いて，次の問いに答えましょう

2-1 本症例の問題構造の全体像は？ 　　　 2-2 本症例の問題の解決策は？

2-3 本症例の今後予測される問題と対策は？

CR 5 内シャント肢に触れるときは，手指衛生は必須である

　患者にとって内シャント部は生命線である．患者（特に内シャント肢）に触れるときは理学療法士の手指衛生（手洗い，アルコール消毒）は必須である．ROM 運動や筋力増強運動などで内シャント肢を強く握ることや抵抗をかける位置には十分注意する．内シャント部の観察，シャント音の確認，スリルの触知は運動前後に必ず実施する．皮膚に発赤やかゆみ，痛みの訴え，シャント音やスリルがいつもと違うと感じられたら医師・看護師に速やかに報告する．腎移植の予定が決まっていた筆者の知人は，透析時にシャント部の不潔な扱いにより細菌感染し，その治療のために腎移植が半年以上も延期となった．

CR 6 内シャント肢の自己管理は，正しく認識されて実行されることが重要である

　内シャント管理の重要性は CR2 で述べた．内シャントの閉塞を予防して，血管を発達させるためにも離握手のような反復した運動を行う必要がある．離握手運動は筋肉痛などが生じない範囲で1日に数回行う．ハンドグリップや軟式テニスボールなどを使ってもよいが，握力を鍛えることが目的ではないので特別な負荷は必要ない．離握手運動による筋収縮の反復は筋ポンプとなり末梢の浮腫を改善させる効果も期待できる．CR5 およびシャント管理の注意事項（**表4**）[5, 6]を守りながら生活動作にシャント肢を使うことは問題ない．

表4　シャント管理の一般的注意事項
1．シャント肢でハンドバックなどをさげない（血流が低下する状態にしない）
2．シャント肢で手枕をしない
3．シャント肢に腕時計や衣類などで圧迫しない
4．シャント肢で血圧測定をしない
5．シャント肢をぶつけたり，叩いたりしない
6．シャント肢の近くに先端の鋭いものを置かない
7．寒冷刺激を避ける（特にシャント術後のシャント血流が不安定な時期は避ける．透析に慣れシャント血流が安定してきたら短時間の寒冷負荷であれば問題なし）
8．シャント肢の手洗いや消毒を十分に行う（清潔に取り扱う）

（文献5，6より作表）

CR 7 エリスロポエチンの投与に加えて運動を実施すると運動耐容能改善に上乗せ効果が期待できる

　CKD による運動耐容能の低下に腎性貧血による酸素運搬能障害の影響は大きい．腎性貧血に対してエリスロポエチンを投与（皮下注や透析回路を通しての静注）することで改善する．腎性貧血の改善に伴い運動耐容能も改善してくるが，さらに運動を実施することで骨格筋の量的・質的改善が期待できる．CKD では蛋白質摂取量の低下や慢性炎症，代謝性アシドーシスなどの要因によって骨格筋は量的・質的に低下する．持久力運動やレジスタンストレーニングを行うと筋線維にはそれに適した変化が生じる．したがって骨格筋への負荷量や頻度だけでなく収縮様式や運動種目など運動構成要素を変えることで，より効果的な骨格筋の量的・質的改善を得られる可能性がある．

非透析日に理学療法士などの監視下で運動が行われると運動耐容能の改善は最も期待できるが，運動に来なくなるなど脱落率も高い．その点，透析中の運動は最も高い効果が期待できるわけではないが，運動耐容能の低下を軽減できる可能性はあり，また脱落者も少なく，監視も行き届きやすいなどの利点がある[7]．

CR 9 透析導入期や維持期には，さまざまな合併症が発現する可能性がある

HD の導入期には，浮腫，頭痛や吐き気など，いわゆる不均衡症候群が起こる可能性がある．HD により細胞内外に蓄積した老廃物が除去されるが，細胞内に蓄積した老廃物は除去されにくいため細胞内外において老廃物の濃度差が生じやすい．老廃物による浸透圧の差が，細胞内へ水分を引き込む力として作用することが原因の一つと考えられている．透析患者の多くは倦怠感や易疲労性などによって活動量は減少しやすい．また，透析のため活動時間が大幅に減り，ますます不活動な生活を助長することになる．

透析が 5 〜 10 年と長期に及ぶとさまざまな合併症が発現する可能性があり，ADL や QOL 低下の原因となる[8]．例えばリンの排泄量が低下して高リン血症になると異所性石灰化や二次性副甲状腺機能亢進を起こす．異所性石灰化が関節に起こると関節運動が困難となり無理な使用を続ければ関節炎を引き起こすこともある．リンの蓄積や低カルシウム血症は二次性副甲状腺機能亢進症の要因であり，副甲状腺ホルモン(PTH)は破骨細胞を活性化して骨吸収を促進するので骨密度の低下を引き起こし，骨痛や関節痛がみられるようになる．アミロイドが腱や関節などに蓄積することで手根管症候群，関節の痛みや運動障害が認められるようになる(透析アミロイドーシス)．他にも透析患者では，結核発症率や B 型肝炎ウイルス抗原の陽性率が高値であるなど免疫力低下に起因する合併症も認められる．

透析患者に多く認められる栄養障害は，創傷治癒の遅延，易疲労性，脳血管障害などの誘因となり，生命予後や社会復帰に影響を与える．

CBL2 追加情報から問題構造と解決策について "臨床思考" する

臨床思考 2-1 本症例の問題構造の全体像は？

結論 基本的には臨床思考 1-2 に示したように，腎不全の進展に伴い外出の機会が減り，自宅内で過ごす時間が増えたことにより運動耐容能の低下や筋力低下が助長されたと推察される．シャント肢使用状況や浮腫残存から内シャント肢に対する指導不十分，あるいは理解不足があると思われた．頭痛に関する記載および訴えは聞かれなかった．透析が生涯続くことに対する気持ちの落ち込みが認められる（図 3）．

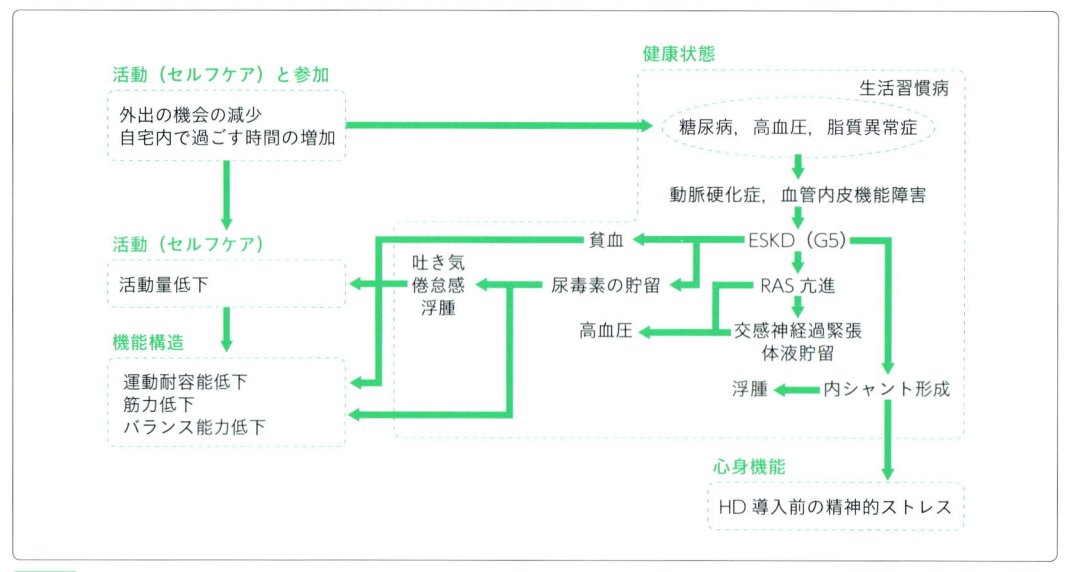

図3 本症例の問題構造

臨床思考 2-2 本症例の問題の解決策は？

結論 主要な問題点を解決する介入プランを以下のように意思決定した（**図4**，**表5**）．

現在すでに起こっていると考えられる廃用性機能低下の改善および運動耐容能の改善を目指す．バランス能力の低下は一部生活動作に影響しているが，環境整備で対応できている．神経学的問題もないことから廃用を主体としたバランス能力の低下と考えられ，歩行運動やレジスタンス運動を実施しながら様子をみる（定期的に評価する）こととした．内シャント血管については離握手運動を実施することで血管の発達が期待できる．患者は内シャント管理における一般的注意事項については医師や看護師から説明を受けているが，理解不足や不安

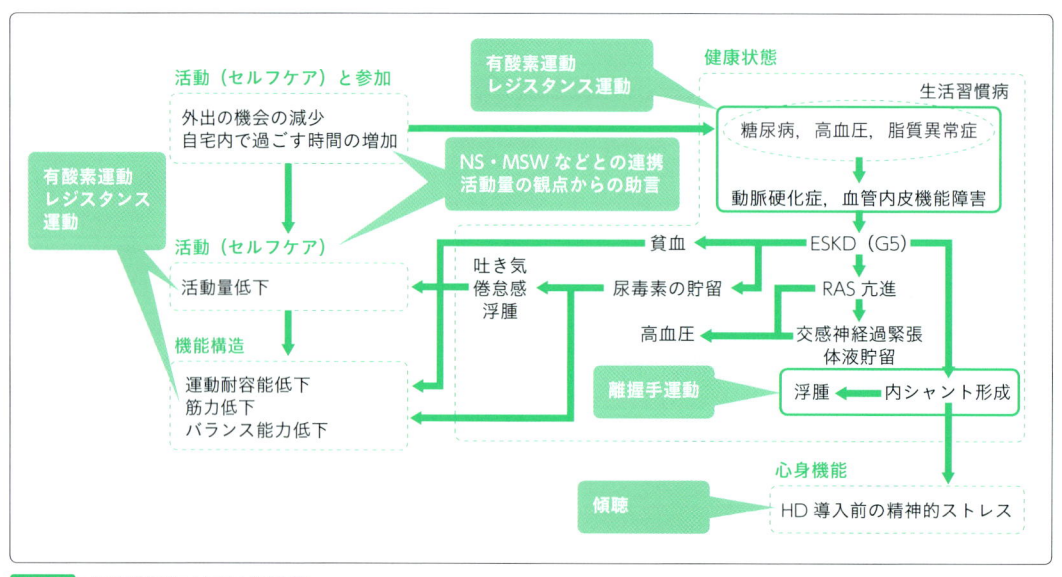

図4 問題構造に対する解決策

| 表5 | 本症例に対する理学療法の介入プラン |

目的	方法	注意点・禁忌
運動耐容能の改善 廃用性機能低下の改善	有酸素運動，歩行運動．目標運動強度について医師と相談して低強度（30％程度）から開始する．Karvonen 法と自覚的運動強度（RPE）で設定（目標心拍数：100 bpm，15 点法 Borg スケール：11 点〜）．様子をみながら中等度まで負荷を上げる	運動の禁忌・中止基準を表5〜7に示した．うつ状態でなければ，十分な励ましなどモチベーションを高める働きかけを心がける
筋力増強	レジスタンス運動．マシンを使った等張性抵抗運動を監視下で実施	Valsalva 効果に注意して実施する
シャント肢浮腫の軽減 内シャント血管の管理	離握手運動の指導．1 日数回実施	シャント管理に対する一般的注意事項を表4[5, 6]に示した

を持っていることがあるので，理学療法士は患者にどのような説明を受けてどのように理解しているのか確認しておく．

臨床思考 2-3　本症例の今後予測される問題と対策は？

透析導入期から維持期にかけて発現の可能性がある合併症については CR8 で述べたとおりである．現時点において，それらの問題は認められないが理学療法実施時などにいつもと違う訴えや症状が出ていないか注意して観察しておく．

透析期の運動は体力の改善，低栄養・炎症・動脈硬化を主体とした malnutrition-inflammation-atherosclerosis（MIA）症候群の改善，前腕静脈サイズの増加，貧血の改善，透析効率の改善，不安やうつの改善，QOL の改善，死亡率の低下など好ましい効果を期待できるため，透析日・非透析日に限らず運動を継続できるように対応を工夫する必要がある．

■ 本症例からの学びと追加事項

クリニカル・ルール

1　CKD の進展には，糸球体高血圧と過剰濾過が関与する．

2　内シャント管理は，医療者が共通認識を持って取り組む課題である．

3　HD 導入前の患者は，精神的に大きなストレスを受けている．

4　CKD 患者の多くは，運動耐容能や活動量が低下している．

5　内シャント肢に触れるときは，手指衛生は必須である．

6　内シャント肢の自己管理は，正しく認識されて実行されることが重要である．

7　エリスロポエチンの投与に加えて運動を実施すると運動耐容能改善に上乗せ効果が期待できる．

8　運動は非透析日に監視下で行うことが効果的であるが，脱落率も高い．

9　透析導入期や維持期には，さまざまな合併症が発現する可能性がある．

1 メディカルチェックと運動療法の適応と禁忌

　　運動処方の前に医師により運動適応か否かのメディカルチェックとインフォームド・コンセントが行われる．メディカルチェックとしては，循環器症状や運動器症状に関する自覚症状や既往歴，心血管疾患を起こした血縁者の有無，喫煙やアルコール習慣，運動習慣，食事習慣，生活リズムなどの問診，血圧や脈拍，呼吸などの身体所見，運動器など整形外科的所見，血液生化学検査値，胸部X線，安静時心電図などである．運動療法の禁忌については，米国心臓病学会（American Heart Association：AHA）の運動負荷試験と運動療法に関するガイドラインと，日本循環器学会の心血管疾患におけるリハビリテーションに関するガイドライン（2012年改訂版）に示されている①運動負荷試験の禁忌（**表6**）[9]，運動負荷の中止基準（**表7**）[10]と，②生活習慣病に対する運動療法の適応と禁忌（**表8**）[10]が用いられている．

　　毎回の運動（理学療法）実施前には患者のバイタルサインの変動や循環系や運動器系などのイベント発生情報を病棟から得ることをルーチンワークにしておく．

2 運動器疾患などで運動困難な患者に対する物理療法による腎保護の可能性

　　CKDに対する運動療法（歩行運動など）の効果は腎保護のみならず運動機能やQOLなど良好な影響が期待できる．しかしながら，関節障害などの整形外科的問題や心・脳血管障害などの重複障害を有している患者も多く，運動困難という問題を抱えている．筆者らが行ったCKDマウスモデルを用いた実験では，深部体温を1〜2℃上昇させて，その状態を約10

表6 運動負荷試験の禁忌

絶対禁忌	1. 2日以内の急性心筋梗塞 2. 高リスクの不安定狭心症 3. 血行動態異常の原因となるコントロール不良の不整脈 4. 活動性心内膜炎 5. 症候性の高度大動脈弁狭窄症 6. 非代償性症候性心不全 7. 急性肺塞栓または肺梗塞 8. 運動能力に影響を及ぼすか，運動によって悪化する可能性のある急性非心臓障害（例：感染症，腎不全，甲状腺中毒症） 9. 急性心筋炎または心膜炎 10. 安全に十分な運動負荷をかけることができないような身体障害 11. 同意を得られない
相対禁忌*	1. 左冠動脈主幹部の狭窄または同等のもの 2. 中等度の狭窄性弁膜症 3. 電解質異常 4. 頻脈性不整脈または徐脈性不整脈 5. 洞調律ではなく，心拍数がコントロールされていない心房細動 6. 肥大型心筋症 7. 運動負荷が行えない精神障害 8. 高度房室ブロック

＊利益が運動のリスクを上回る場合は，相対的禁忌を無効にすることができる．

（文献9より引用，和訳）

表7 運動負荷の中止基準

1. 症　状	狭心痛，呼吸困難，失神，めまい，ふらつき，下肢疼痛（跛行）
2. 兆　候	チアノーゼ，顔面蒼白，冷汗，運動失調
3. 血　圧	収縮期血圧の上昇不良ないし進行性低下，異常な血圧上昇（225 mmHg以上）
4. 心電図	明らかな虚血性ST-T変化，調律異常（著明な頻脈ないし徐脈，心室性頻拍，頻発する不整脈，心房細動，R on T，心室期外収縮など），Ⅱ〜Ⅲ度の房室ブロック

「日本循環器学会，循環器病の診断と治療に関するガイドライン（2011年度合同研究班報告）：心血管疾患におけるリハビリテーションに関するガイドライン（2012年改訂版）．http://www.j-circ.or.jp/guideline/pdf/JCS2012_nohara_h.pdf（2018年12月閲覧）」

表8 生活習慣病に対する運動療法の適応と禁忌

疾患	適応	条件付適応	禁忌
高血圧	140 〜 159/90 〜 94 mmHg	160 〜 179/95 〜 99 mmHg または治療中かつ禁忌の値でない 男性 40 歳, 女性 50 歳以上はできるだけ運動負荷試験を行う 運動負荷試験ができない場合はウォーキング程度の処方とする	180/100 mmHg 以上 胸部 X 線写真で CTR：55％以上 心電図で重症不整脈, 虚血性変化が認められるもの（運動負荷試験で安全性が確認された場合は除く） 眼底でⅡ b 以上の高血圧性変化がある 尿蛋白：100 mg/dL 以上
糖尿病	空腹時血糖：110 〜 139 mg/dL	空腹時血糖：140 〜 249 mg/dL または治療中かつ禁忌の値でない 男性 40 歳, 女性 50 歳以上はできるだけ運動負荷試験を行う 運動負荷試験ができない場合はウォーキング程度の処方とする	空腹時血糖：250 mg/dL 以上 尿ケトン体（＋） 糖尿病性網膜症（＋）
脂質異常症	TC：220 〜 249 mg/dL または TG：150 〜 299 mg/dL	TC：250 mg/dL 以 上 ま た は TG：300 mg/dL, または治療中 男性 40 歳, 女性 50 歳以上はできるだけ運動負荷試験を行う 運動負荷試験ができない場合はウォーキング程度の処方とする	
肥満	BMI：24.0 〜 29.9	BMI：24.0 〜 29.9 かつ下肢の関節障害整形外科的精査と運動制限	BMI：30.0 以上

TC：総コレステロール, TG：中性脂肪, BMI：Body Mass Index〔体重（kg）／身長（m）^{2}〕
「日本循環器学会. 循環器病の診断と治療に関するガイドライン（2011 年度合同研究班報告）：心血管疾患におけるリハビリテーションに関するガイドライン（2012 年改訂版）. http://www.j-circ.or.jp/guideline/pdf/JCS2012_nohara_h.pdf（2018 年 12 月閲覧）」

分間保持させてからゆっくりと体温を下げていく全身温熱刺激を 1 日 1 回繰り返すことが腎保護に作用することを示した[11]. 整形外科的問題を有した患者や寝たきりの患者などに対しても適応できる可能性がある. 現在, 臨床研究へと段階が進んでおり成果が期待される.

書籍紹介

1　**腎臓リハビリテーションガイドライン, 日本腎臓リハビリテーション学会編, 南江堂, 2018**

　日本腎臓リハビリテーション学会が, 世界に先駆けて作成した腎臓リハビリテーションのガイドラインである. 日本における腎臓リハビリテーションは, このガイドラインに基づいて実施されるため, 腎臓リハビリテーションにかかわる医療者が最初に読むべき書籍である.

2　**腎臓リハビリテーション, 第 2 版, 上月正博編著, 医歯薬出版, 2018**

　腎臓リハビリテーションを詳しく学ぶことができる. 特に運動療法に関する解説が充実しており, さまざまな実践に基づいた臨床と腎臓リハビリテーションガイドラインや関連ガイドラインを網羅した内容であり, 実践に大変役立つ書籍である.

●文 献

1) CKD 診療ガイド 2012 改訂委員会：CKD の定義, 診断, 重症度分類. CKD 診療ガイド 2012, 日本腎臓学会編, 東京医学社, 東京, 1-4, 2012

2) 日本腎臓リハビリテーション学会：保存期 CKD 患者に対する腎臓リハビリテーションの手引き. https：//jsrr.jimdo. com/ 学会関連資料 / 腎臓リハビリテーションの手引き / (2018 年 6 月 8 日閲覧)

3) Painter P：Physical functioning in end-stage renal disease patients：update 2005. Hemodial Int. 9：218-235, 2005

4) 上月正博：4 リハビリテーション従事者に望むこと. 腎臓リハビリテーション, 第 2 版, 上月正博編, 医歯薬出版, 東京, 37-43, 2018

5) 小川洋史ほか監：9 バスキュラーアクセス（シャント）. 透析ハンドブック　よりよいセルフケアのために, 第 4 版増補版, 新生会第一病院在宅透析教育センター編, 医学書院, 東京, 49-56, 2011

6) 田村雅仁：透析シャントの作業負荷. 産業医のためのギモン・難問相談室, 産業医科大学進路指導部編集委員会編, 診断と治療社, 東京, 112, 2010

7) 上月正博：2 透析患者の運動療法. 腎臓リハビリテーション, 第 2 版, 上月正博編, 医歯薬出版, 東京, 283-305, 2018

8) 飯田喜俊：長期透析患者の合併症と注意事項. 透析患者の生活指導ガイド, 飯田喜俊編, 南江堂, 東京, 147-170, 1998

9) Fletcher GF, et al：Exercise standards for testing and training：a statement for healthcare professionals from the American Heart Association. Circulation 104：1694-1740, 2001

10) 野原隆司班長：循環器病の診断と治療に関するガイドライン（2011 年度合同研究班報告）　心血管疾患におけるリハビリテーションに関するガイドライン（2012 年改訂版）, 日本循環器学会ほか, http：//www.j-circ.or.jp/guideline/pdf/JCS2012_nohara_h.pdf（2018 年 12 月 26 日閲覧）

11) Iwashita Y, et al：Mild systemic thermal therapy ameliorates renal dysfunction in a rodent model of chronic kidney disease. Am J Physiol Renal Physiol 310：F1206-F1215, 2016

（岩下佳弘）

糖尿病

■ 導入のためのエッセンス

◆糖尿病とは，インスリンの作用が不十分なために血糖値が高くなっている状態のことです．糖尿病には膵臓のβ細胞が壊れてまったくインスリンが分泌されなくなった１型糖尿病と，肥満や運動不足，ストレスなどをきっかけにインスリンの分泌や働きが悪くなって起こる２型糖尿病があります．一般的な治療方法としては食事療法，運動療法，薬物療法があります．

◆医師から処方を受けた理学療法士は，対象患者の身体状態や社会的背景を問診したり検査したりして，まずはこれから行っていく理学療法の方向性を決定します．そして治療へと進みます．

◆糖尿病の場合，長い間高血糖状態が続いていることで，腎症や網膜症など毛細血管に生じる細小血管症や，狭心症や心筋梗塞，脳梗塞といった動脈硬化症疾患のリスクが高まります．

◆心臓の冠動脈に動脈硬化が生じていると，運動耐容能が低下している場合があります．

◆血管系，特に循環器系の障害により，持久力を必要とする活動（ADLやIADL）に制限をきたします．一般的には長距離歩行や負荷量の多い作業の制限です．

◆冠動脈疾患リスクがある患者に運動療法を行う場合，運動負荷試験による評価が重要です．

◆一般的な理学療法では，低下した運動耐容能を高めるための有酸素運動や，糖の取り込み機能を改善させるためのレジスタンストレーニング，そしてそれらを継続して行ってもらうための患者教育，自主運動指導などを行います．

症例 **急激な HbA1c 上昇あり，血糖コントロール不良の 68 歳の男性.**

CBL1 初期情報から仮説を立て，仮説証明のための新たな情報を選択する

初期情報

処 方 箋 ▶	**診断名**：2型糖尿病．68歳の男性，無職．左第5趾血行不良，高血圧，脂質異常症で当院フォロー中でした．2ヵ月前に体重減少と急激なHbA1c上昇があり，今回は1ヵ月の教育入院です．運動耐容能と筋力の向上を目標に理学療法を開始してください．なお，低血糖に十分注意してください．
現 病 歴 ▶	某年2月12日，高血圧の定期外来受診時の血液検査でHbA1c 9.2，高血糖を指摘．高血圧，高脂血症があるも，糖尿病と診断されたのは初めてであった．1ヵ月の教育入院のため本日（3月1日）より当院入院となり理学療法開始．これまで糖尿病に関する治療歴はない．
医療面接 ▶	**PT**「これまで糖尿病に関して気をつけていたことはありますか？」 **患者**「今回初めて診断されて驚いたくらいで，特に気をつけていなかった」「治したい気持ちはあるけど，どんな運動をしたらよいのかよくわからない」 ■**その他に得た情報**：妻，長男家族と6人暮らし．妻は協力的.

行 動 変 容 ステージ ❯	糖尿病と初めて診断され，病識はあるものの具体的な行動へは移していない状況（＝無関心期から準備期への移行期）．

動作観察 ❯ 歩行状態と動作後の呼吸状態を観察した．歩行は歩行補助具など使用せずに安定しており，問題ない様子であった．平地歩行に比べて階段昇降後は少し呼吸数が増加していた．

検査結果 ❯ ◆心機能：脳性ナトリウム利尿ペプチド（BNP）6.5，心エコー問題なし，心電図問題なし．
◆血管合併症：眼底出血なし．
◆インスリン分泌能：正常範囲内（C ペプチド（CPR）尿 171.0 μg/ 日，インスリン 5.7 μU/mL）．
◆腎機能：正常範囲内（尿素窒素 10.7 mg/dL，クレアチニン 0.9 mg/dL）．

下に示すクリニカル・ルールを用いて，次の問いに答えましょう

1-1　本症例の参加制約とその原因は？　　　1-2　本症例の活動制限とその原因は？
1-3　本症例の仮説的問題構造の全体像は？　1-4　仮説証明に必要な情報や検査は何か？

■ クリニカル・ルール

CR 1　糖尿病によって起こる機能障害は運動耐容能低下，筋力低下，感覚障害である（図 1）

　糖尿病は加齢や遺伝的な要因に加え，生活習慣の乱れなどの環境因子が影響して発症し，長期間血糖コントロールが不十分だと動脈硬化性疾患や糖尿病特有の合併症を発症する．糖尿病患者では末梢の筋力低下をきたす場合があり，糖尿病神経障害の合併に伴って筋力低下は著明となる．わが国の 2 型糖尿病では健常者に比べ下肢筋力が低下することが報告されている[1]．

　さらに糖尿病では，末梢神経が障害を受け，「じんじん」「ピリピリ」などのしびれや痛みといった感覚障害を引き起こすことがある．糖尿病神経障害合併患者は，非合併患者や健常者に比べ重心動揺が大きく，その程度は重症度に関連する[2]．

　つまり，糖尿病では糖尿病に至るまでの生活習慣で生じた活動性の低下に加え，動脈硬化による冠動脈疾患による運動耐容能の低下，合併症である糖尿病神経障害による末梢の筋力低下，感覚障害が出現する．これらの機能障害は ADL や IADL を制限する原因となる．

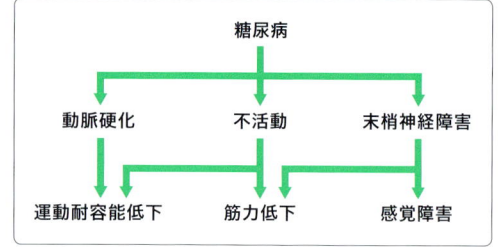

図 1　糖尿病で起こる機能障害

CR 2　糖尿病では，患者教育と自己効力感の評価が重要である

　糖尿病治療・管理の目標は，合併症の発症・進展を阻止し，健康な人と変わらない QOL と寿命を確保することである[3]．合併症の予防や進展の防止のためには，糖尿病に対して継続的に向かい合っていく必要があり，それを達成するには患者自身によるところが少なくない．糖尿病患者自身が，運動療法や食事療法，薬物療法の意味や効果，注意点を理解し，管理を継続できるようにすることも，理学療法士の役割の一つである．

具体的には，セルフ・エフィカシー理論や多理論統合モデルに基づいた教育的介入があり，筋力増強[4]や身体活動量の増加[5]，糖・脂質代謝や血圧の改善効果を長期間持続させることが期待できる[6]．

また，運動継続の動機づけとして，運動負荷試験による心肺機能の評価と運動効果判定が有効とされている[7]．

CR 3 　2型糖尿病患者の運動療法は，有酸素運動とレジスタンストレーニングが有効である

運動療法が2型糖尿病患者の心肺機能に及ぼす影響についてのメタアナリシスでは，平均して最大酸素摂取量の50〜75％の強度の運動を1回約50分間，週に3〜4回，20週間行った場合，最大酸素摂取量は有意に増加（11.8％）したと報告されている[8]．レジスタンストレーニングでは，筋肉量や筋力を増加させるとともにインスリン抵抗性を改善し，血糖コントロールを改善する[9〜11]．

CR 4 　運動耐容能の評価を行い，安全な運動強度を設定する

運動療法を開始する際には，合併症の有無やその程度を評価する必要がある．複数のリスクファクターを有する場合，脳血管または末梢動脈硬化性疾患を有する場合，心電図で虚血の可能性がある場合，または高強度の運動を行う場合には，スクリーニングが推奨されている[7, 12]．

CBL1 　仮説的問題構造と仮説証明のための追加情報項目について "臨床思考" する

臨床思考 1-1 　本症例の参加制約とその原因は？

結論　参加制約＝糖尿病に対する治療参画が困難．
　　　　その原因＝運動療法の内容と効果，注意点がわからない（図2）．

根拠　情報：糖尿病に対して何をしたらよいかわからないと訴える
　　　　CR2：糖尿病の治療手段は運動療法，食事療法，薬物療法である．
　　　　　　　それらは単独で行うよりも併用して行う方が，効果が高いことが示されている[7]．

思考　本症例は，医療面接の際，運動療法に対する動機づけが低いことがうかがえた．筆者の臨床経験上，薬物療法や食事療法に比べ，運動療法は患者自身の動機づけが継続するうえで重要である．これはクリニカル・ルールと一致するため，上のように意思決定した．

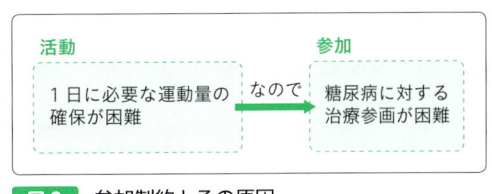

図2 　参加制約とその原因

臨床思考 1-2 　本症例の活動制限とその原因は？

結論　活動制限＝1日に必要な運動量の確保が困難．
　　　　その原因＝運動耐容能，筋力の低下？
　　　　　　　　　運動に対する動機づけの低さ？（図3）

根拠　情報：食事内容や日々の運動量に対して意識が低い．

現在は運動習慣がない，体重が減少
している．

CR1：糖尿病によって運動耐容能や筋力が
低下している可能性がある．

CR3：運動療法についてのエビデンスは多
く報告されている[8〜11]．

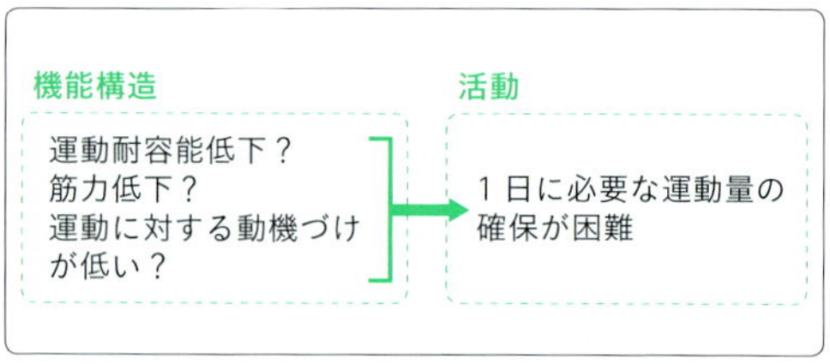

思考 本症例は入院時点で運動習慣がなく，運動
に対する動機づけが低いことが考えられる．また，退職後に活動量が低下しているなど，無
自覚のうちに運動耐容能が低下していることも考えられる．

機能構造
運動耐容能低下？
筋力低下？
運動に対する動機づけ
が低い？

活動
1日に必要な運動量の
確保が困難

図3 活動制限とその原因

臨床思考 1-3 本症例の仮説的問題構造の全体像は？

結論 臨床思考 1-1 〜 2 を統合して以下のように考える（**図4**）．
「糖尿病に対する治療参画が困難」なのは「1日に必要な運動量の確保が困難」だからで，
そうなのは「運動に対する動機づけの低さ（？），運動耐容能および筋力の低下（？）」があ
るからである．また，環境因子として長男家族と同じ内容の食事をしていることや，退職後
に活動量が低下した（現在，無職）といった個人因子による影響もある．以上のように仮説
的に問題構造をまとめる．

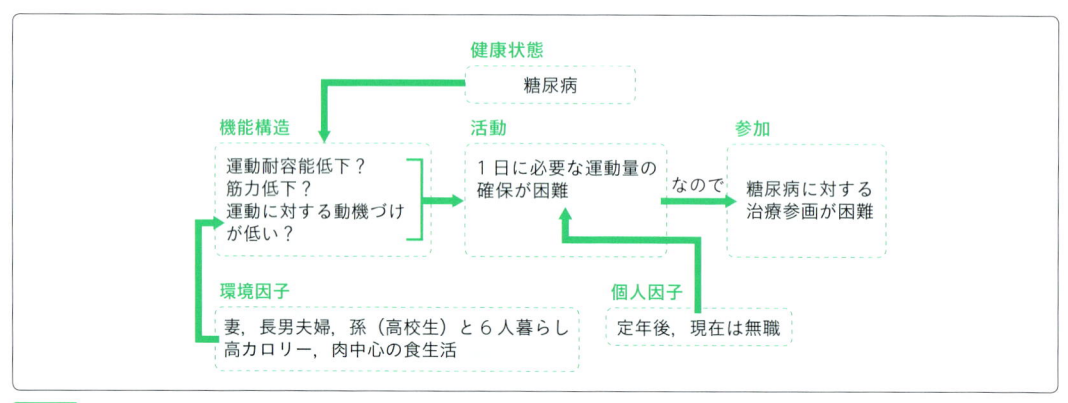

健康状態
糖尿病

機能構造
運動耐容能低下？
筋力低下？
運動に対する動機づけ
が低い？

活動
1日に必要な運動量の
確保が困難

なので

参加
糖尿病に対する
治療参画が困難

環境因子
妻，長男夫婦，孫（高校生）と6人暮らし
高カロリー，肉中心の食生活

個人因子
定年後，現在は無職

図4 活動制限とその原因

臨床思考 1-4 仮説証明に必要な情報や検査は何か？

結論 ICF 概念地図で「?」がついている項目を確認すれば問題構造が明らかとなる．

1）運動耐容能の評価
2）筋力テスト
3）糖尿病治療に対する自己効力感の評価

根拠 CR2：現在の高血糖は，これまでの食事内容や身体活動量などの生活習慣が影響している可
能性がある．

CR4：冠動脈病変のリスクが考えられる場合，運動療法の負荷量を設定するために，心肺運

動負荷試験（CPX）による嫌気性代謝閾値（AT）の評価が重要である．

思考 継続した運動を行ってもらうためにも，運動療法の効果を明確にして，必要な運動量の評価を行う必要がある．また，運動を続けるために必要な運動耐容能，血糖コントロールを改善するために骨格筋量の程度も評価する必要がある．

CBL2 追加情報から本症例の問題構造を明らかにし，解決策を講じる

追加情報

フィジカルアセスメント▶ 身長 167.5 cm，体重 67.8 kg，BMI 24.2，腹囲 92.7 cm，下腿（最大）Rt. 33.5 cm，Lt. 33.5 cm.

医療面接▶ PT「運動の習慣はありますか？　食事で気をつけていることはありますか？」
患者「若い頃に比べると落ちたかもしれないが，体力には自信がある」「食事は家族と同じ物を食べている」「治したい気持ちはあるけど，どんな運動をしたらよいのかよくわからない」
PT「食事の内容はどのようなものが多いですか？」
患者「孫がいるので，肉料理が多い」

運動負荷試験▶ ◆ AT は同年代の 80% レベル．ST 変化，胸痛なし．
※ CPX 　◆ AT 時：32 W（心拍 111 bpm），最大時：68 W（心拍 130 bpm），運動時間：13 分 51 秒.

下肢筋力▶ ◆ 股関節（全方向 4 〜 4 ＋），◆ 膝屈曲（Rt. 4，Lt. 4）伸展（Rt. 5，Lt. 5），◆ 足底屈（Rt. 4，
※ MMT 　Lt. 4）背屈（Rt. 4，Lt. 4），◆ 足趾屈曲（Rt. 4，Lt. 4）伸展（Rt. 4，Lt. 4）.

上肢筋力▶ Rt. 32.3 kg，Lt. 34.0 kg
※握力

6 分間歩行（6MW）▶ 518 m〔実施後 Borg スケール　足：17（かなりきつい），呼吸：13（ややきつい）〕.

自己効力感▶ ◆ 糖尿病自己効力尺度[13]：19/40 点（運動療法 9/20 点，食事療法 10/20 点）.

血糖値▶ 朝食前 139，朝食後 224，昼食前 186，昼食後 222，夕食前 132，夕食後 267，就寝時 231.
※単位＝mg/dL

下に示すクリニカル・ルールを用いて，次の問いに答えましょう

2-1　血糖コントロールが困難な原因は？　　2-2　適切な運動負荷・強度は？
2-3　運動に対して意識を高める方法は？　　2-4　本症例の問題構造の全体像は？
2-5　本症例の問題の解決策は？

■ クリニカル・ルール

CR 5 インスリン服用中は運動後の低血糖を起こしやすくなる

　中等度の強度の運動を行った場合，骨格筋での糖利用が増加することで血糖値は低下する．インスリンやスルホニル尿素薬（SU 薬）で治療中の糖尿病患者では，この血糖低下作用が増大するため，

低血糖を起こすリスクが高まる．運動終了後においてもグリコーゲン合成やインスリン感受性の亢進により血糖値は低下する．

CR6　AT を測定することで安全な運動強度が評価できる

AT とは運動能強度を増していくとき，筋肉のエネルギー消費に必要な酸素供給が追いつかなくなり，血中の乳酸濃度が急激に上昇し始める運動強度の転換点であり，通常，最大酸素摂取量の60 ～ 70%に相当する．この強度以内であれば，不整脈や血圧上昇を起こしにくく，安全な運動強度である．

CR7　行動変容ステージに合わせた指導が運動の継続に影響する

糖尿病の治療において重要なことは，患者自身が治療をきちんと継続することである．そのために，患者のその時点での治療に対するモチベーションを把握し，継続可能かつ達成結果のわかる課題を設定し，患者の自己効力感の向上を図る必要がある．

CBL2　追加情報から問題構造と解決策について "臨床思考" する

臨床思考 2-1　血糖コントロールが困難な原因は？

結論　加齢に加え，食事内容や活動量といったこれまでの生活習慣が影響している．治療を開始するにあたっては，低血糖に対しても注意が必要である．

根拠　情報：これまで運動習慣はなく，食事に関する意識も低かった．
　　　　CR5：運動療法やインスリン，SU 薬の服用で低血糖を起こすリスクがある．

思考　医療面接でこれまでの生活歴を確認すると，体力に関する根拠のない自信と食事に関する関心の低さが伺えたため，生活習慣が影響していたと推察できる．運動療法と薬物療法を併用する場合，血糖低下作用が増大するため，運動中・後に低血糖が生じないか確認する必要がある．運動の持続時間やタイミング（食事前に行うのか，食後に行うのか）についても血糖値に注意しながら検討する必要がある（図5）．

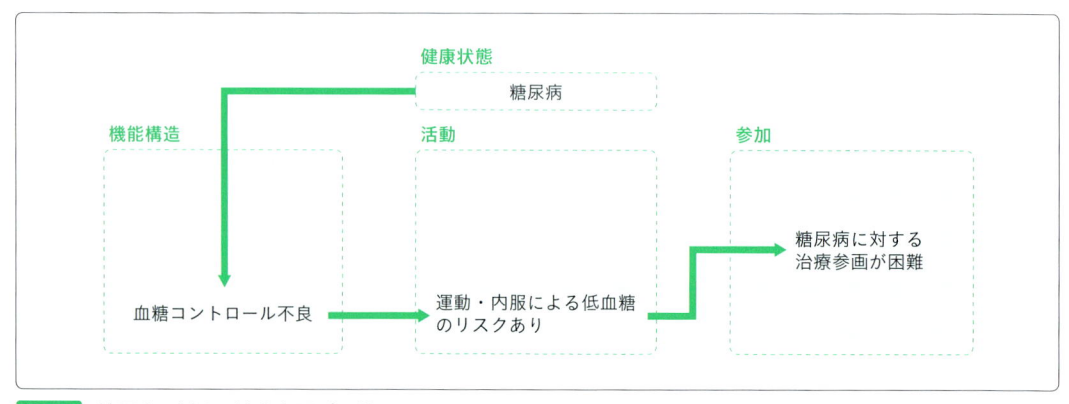

図5　糖尿病に対する治療参画が困難な原因

結論　運動耐容能および下肢筋力の強化を図る目的で，1時間程度行える運動を自覚的運動強度「ややきつい」程度の運動強度に設定する（**図6**）.

根拠　CR6：安全な運動強度を設定するため，CPXでATを評価する．CPXが行えない場合は，Borgスケールを用いた自覚的運動強度を評価する．「ややきつい」運動がATレベルの運動強度に相当する.

　　　情報：CPXで得られた情報から，自転車エルゴメータの運動負荷量はAT付近が20 wであった.
下肢筋力MMT4レベル程度であり，6分間歩行後(518 m)のBorgスケールは呼吸13，下肢17であり，下肢の疲労が先に出現する状況であった.

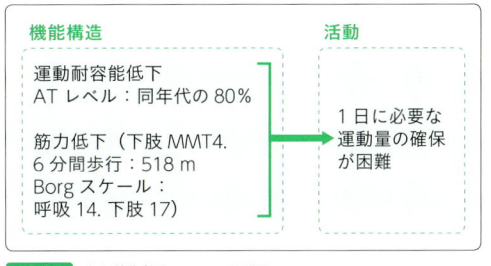

機能構造

運動耐容能低下
ATレベル：同年代の80%

筋力低下（下肢 MMT4.
6分間歩行：518 m
Borgスケール：
呼吸 14. 下肢 17）

活動

1日に必要な
運動量の確保
が困難

図6　活動制限とその原因

結論　血糖値，体重を毎日自身で測定，記録してもらう．退院直前にCPXの再評価を行う.

根拠　情報：自己効力尺度の評価から，運動療法，食事療法ともに自己効力感が低かった.
CR2：CPXによる評価は，運動を継続させるための動機づけに有効である.

結論　臨床思考 2-1 ～ 3を統合して以下のように考える（**図7**）.
本症例が糖尿病に対する治療参画が困難な原因は，1日に必要な運動量の確保が困難だからである．その原因は運動耐容能がATレベルで同年代の80%と低下していることや，下肢

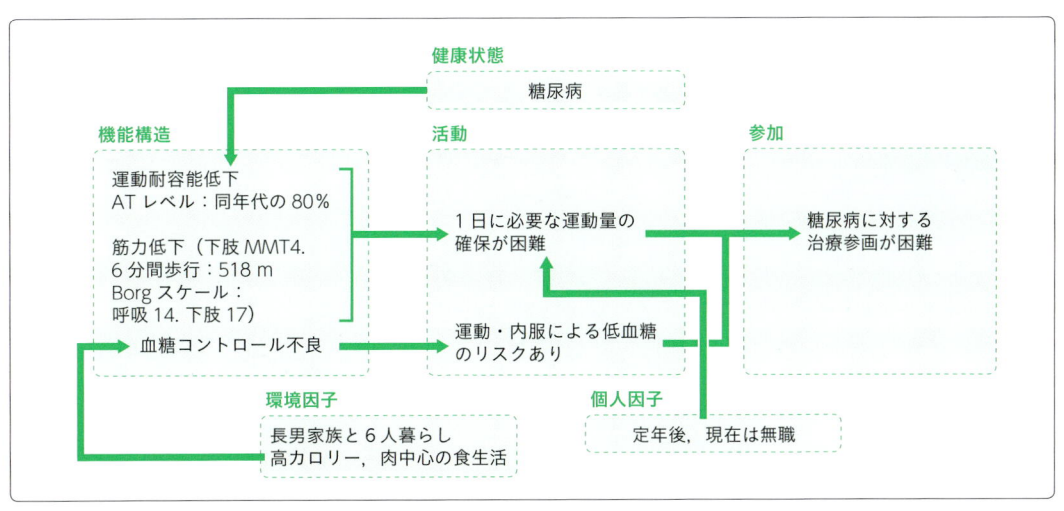

健康状態

糖尿病

機能構造

運動耐容能低下
ATレベル：同年代の80%

筋力低下（下肢 MMT4.
6分間歩行：518 m
Borgスケール：
呼吸 14. 下肢 17）

血糖コントロール不良

活動

1日に必要な運動量の
確保が困難

運動・内服による低血糖
のリスクあり

参加

糖尿病に対する
治療参画が困難

環境因子

長男家族と6人暮らし
高カロリー，肉中心の食生活

個人因子

定年後，現在は無職

図7　治療参画が困難な原因

筋力が低下していることが原因である。また，糖尿病に対しての自己効力感の低さも影響していることが考えられる。

治療を開始するにあたっては，運動療法と薬物療法を併用することによる低血糖のリスクについても注意を払う必要がある。

臨床思考 2-5 本症例の問題の解決策は？

結論 ICF 概念地図で主要な問題点を解決する理学療法の介入プランを以下のように意思決定した（図 8，表 1）。

安全な運動量を評価したうえで，1 日に必要な運動量を理学療法時やそれ以外の時間に行ってもらい習慣化することを目指す。運動内容は即時的な血糖コントロールに有効な有酸素運動のほか，インスリン抵抗性を高めるために骨格筋量を増やす目的でレジスタンストレーニングも選択した。一定期間の理学療法の後，CPX や筋力テストを再評価し，評価結果をフィードバックすることで，運動に対する意識を高めるとともに効果を実感し自己効力感を高める。体重や血糖値の測定を毎日自己で行うことを習慣化させるため，栄養指導や血糖測定方法の指導を管理栄養士や看護師に依頼するなど，多職種のかかわりを患者に意識させることも重要である。

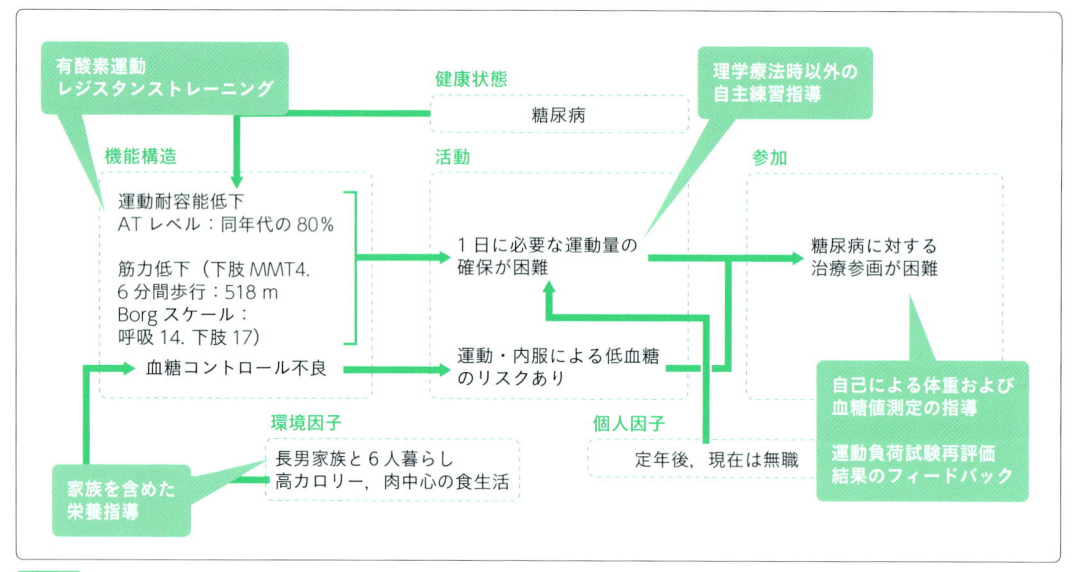

図 8 問題構造に対する解決策

表 1 本症例に対する理学療法の介入プラン

目的	方法	注意点・禁忌
運動耐容能と筋力の向上	有酸素運動 レジスタンストレーニング	低血糖
運動の習慣化	自主練習指導	低血糖
行動変容ステージの変化	再評価結果のフィードバック 日々の体重，血糖値測定	

■ 本症例からの学びと追加事項

クリニカル・ルール

1 糖尿病によって起こる機能障害は運動耐容能低下，筋力低下，感覚障害である.

2 糖尿病では，患者教育と自己効力感の評価が重要である.

3 2型糖尿病患者の運動療法は，有酸素運動とレジスタンストレーニングが有効である.

4 運動耐容能の評価を行い，安全な運動強度を設定する.

5 インスリン服用中は運動後の低血糖を起こしやすくなる.

6 ATを測定することで安全な運動強度が評価できる.

7 行動変容ステージに合わせた指導が運動の継続に影響する.

知っておきたい関連事項

1 行動変容ステージ

行動変容ステージモデルでは，人が行動を変える場合は「無関心期（問題に対して行動を起こしておらず，6カ月以内で行動を起こす気持ちがない）」→「関心期（行動は起こしていないが，6カ月以内に行動を始めようかと考えている）」→「準備期（行動を起こしているが，定期的ではなく頻度も不足している）」→「実行期（定期的に行動を起こしているが，開始して6カ月以内である）」→「維持期（行動の継続期間が6カ月を超えている）」の5つのステージを通ると考えられている．行動変容のステージを1つでも先に進むには，その人が今どのステージにいるかを把握し，それぞれのステージに合わせた働きかけが必要となる.

2 2型糖尿病に対するその後の理学療法

教育入院によって身体活動量や薬物療法が決定し，血糖コントロールが落ち着いた後は，退院後も運動を継続できているか，外来時にモニタリングを行うこととなる．行動変容ステージの「実行期」を「維持期」へつなげられるよう，身体活動量や身体機能の評価結果のフィードバックを行う.

書籍紹介

糖尿病診療ガイドライン2016，日本糖尿病学会編・著，南江堂，2016

運動療法はもとより，糖尿病に関する治療効果に関する科学的根拠が網羅されており，わかりやすく解説している.

●文 献

1) 野村卓生ほか：2型糖尿病患者における片脚立位バランスと膝伸展筋力の関係. 糖尿病 49：227-231, 2006

2) Giacomini PG, et al：Postural rearrangement in IDDM patients with peripheral neuropathy. Diabetes care 19：372-374, 1996

3) 日本糖尿病学会編・著：糖尿病治療の目標と指針. 糖尿病診療ガイドライン2016, 南江堂, 東京, 23-35, 2016

4) Taylor JD, et al：Impact of physical therapist-directed exercise counseling combined with fitness center-based exercise training on muscular strength and exercise capacity in people with type 2 diabetes：a randomized clinical trial. Phys Ther 89：884-892, 2009

5) Allen NA, et al：Continuous glucose monitoring counseling improves physical activity behaviors of individuals with type 2 diabetes：A randomized clinical trial. Diabetes Res Clin Pract 80：371-379, 2008

6) Kim CJ, et al：The impact of a stage-matched intervention to promote exercise behavior in participants with type 2 diabetes. Int J Nurs Stud 41：833-841, 2004

7) 日本糖尿病学会編・著：運動療法. 糖尿病診療ガイドライン 2016, 南江堂, 東京, 67-81, 2016

8) Boulé NG, et al：Meta-analysis of the effect of structured exercise training on cardiorespiratory fitness in type 2 diabetes mellitus. Diabetologia 46：1071-1081, 2003

9) Dunstan DW, et al：High-intensity resistance training improves glycemic control in older patients with type 2 diabetes. Diabetes Care 25：1729-1736, 2002

10) Castaneda C, et al：A randomized controlled trial of resistance exercise training to improve glycemic control in older adults with type 2 diabetes. Diabetes Care 25：2335-2341, 2002

11) Mavros Y, et al：Changes in insulin resistance and HbA1c are related to exercise-mediated changes in body composition in older adults with type 2 diabetes：interim outcomes from the GREAT2DO trial. Diabetes Care 36：2372-2379, 2013

12) 大平雅美：糖尿病患者に対する理学療法の現状と課題. 理学療法 34：108-120, 2017

13) 木下幸代：糖尿病をもつ壮年期の人々の自己管理行動を促進するための教育的アプローチに関する研究. 聖路加看護大学大学院看護学研究科博士論文, 1996

（竹内睦雄）

索　引

記　号

% VC　428

β 遮断薬　490

数　字

1st ピーク　287，289

2nd ピーク　287，289

5 期モデル　312

6 分間歩行距離　474

180 度ターンジャンプ　146

欧　文

A

A-aDO$_2$　439

ABI　497

ACL 損傷　138

ADL　71

ADL 制限　84

ADL の動作改善　91

AIDP　358

air trapping　417

AIS　131

ALS　404

ALSFRS-R　409

AMAN　356，358，360

AMSAN　358

anaerobic threshold　476

ankle mortise　12

AOL 遠位付着部　186

AO 分類　20

APAs　268

ASIA　118

ASIA impairment scale　131

AT　476

B

Berger 病　203

body schema　264

Borg スケール　478

C

CAG　456

causalgia　106

CK　362

CKC　151

CKC 運動　142

CKD　511

CKD の原因　514

CK 値　366

CLI　501

COG　363

COPD　416

coupled motion　195

CPG　268

CPX　529

CRP　34

CR 型　43

C 反応性蛋白　34

D

decinditioning　423

DMD　390

double knee action　34

dual task　265

Duchenne 型筋ジストロフィー症　390

Duchenne 歩行　36，40

DVT　503

dyspnea spiral　423

dystonic　380

D ダイマー　507

D ダイマー値　34

E

enhanced recovery after surgery　491

enthesis　169

ERAS　491

extension lag　37

F

fast-track surgery　491

Fatigue Severity Score　366

FCR　181

FCU　181

FDS　181

FEV$_{1.0}$%　428

Fontaine 分類　493

FRC　417

Frontal Assessment Battery　326

FSS　366

FTA　36

functional grade　358

FVC　428

G

GBS　356

GBS の病型分類と症状　358

GBS の予後　358

GS グレード　316

H

HBD　142

HD　512

Heel Buttock Distance　142

Heel Height Difference　142

HHD　142

hold relax　223

Homans 徴候　507

HR　36

Hughes の機能的尺度　358

I

IC　36，417

ICF の視点　310

J

JKOM　38

JOA　38

K

KBM 205
Kellgren-Lawrence 分類 42
Kendall の姿勢分類 217
knee-in 140
Kondylen Bettung Münster 205
KOOS 38
KSS 38

L

Lauge-Hansen 分類 20
LCS 216
Lowenberg 徴候 507
LSA 497, 501

M

malnutrition-inflammation-atherosclerosis 症候群 521
MAS 131
MCL AOL 185
MCL 前斜走線維 185
MCL 損傷 180
McMurray test 167, 171
mEGOS 357, 359, 360
MER 180
Metabolic equivalent 475
METs 466, 475
MIA 症候群 521
Mini Balance Evaluation System Test 326
Mini-BESTest 334
MMT 395
modified Ashworth scale 131
modified Erasmus GBS Outcome Score 357
modified Thomas test 167, 174
MRC sum score 359, 369

N

navicular drop test 172
New Freezing of Gait Questionnaire 326
NPPV 392, 398, 402
NPUAP 127

NRS 37

O

OKC 151
on-off 現象 324
ORIF 7

P

P1NP 62, 64
pateller tendon bearing 205
PCA 487
PCEA 487
PCI 456
PCL 43
PE 503
PEF 428
P/F ratio 439
post-com 43
prothese tibiale emboitage supracondylien 205
PS 型 43
PT 181
PTB 205
PTS 205
Push and Release Test 329

Q

QOL 向上 297
Q 角 164

R

RICE 150
RollOn 209
ROM 制限 394
ROM の拡大 90
RSD 106

S

SACH 足 205
SCIM 125
SEBT 155, 156
Shaker exercise 317
Short Physical Performance

Battery 474
SMI 474
solid ankle cushion heel 足 205
Star Excursion Balance Test 156
stiff knee gait 36
swayback 217

T

tenotomy 310
THA 56
TRACP-5b 62, 64
Trail Making Test 326
TSB 205

U

Uhthoff 現象 345, 351, 355
undulation 232

V

Virchow の 3 徴候 504
Vulpius 変法 310

W

Wallenberg 症候群 350
wearing off 現象 324
Wells スコア 510
WOMAC 38

X

X 線所見 50
X 線診断 32

Y

YAM 59, 62, 64

和 文

あ

アーチ 172
アームスリング 259
足継手 210
アジリティ 176

圧中心点　27, 31
アテトーゼ型　379
アライメント　172, 195, 198
アライメント不良　157
安静度　450, 451

い

胃癌　445
移乗動作　121
異所性石灰化　519
一次活動　303, 304
いつの間にか骨折　64
遺伝性　335
入谷式足底板　235, 237
インストゥルメンテーション　216
陰性徴候　410
インセンティブスパイロメトリー　442
インターライナー　204

う

運動学習　272
運動機能予測　310
運動恐怖　23
運動失調　335
運動症状　322
運動耐容能　424, 426, 459, 469, 515, 525
運動の再学習　336
運動パターン　46, 48, 51, 54
運動負荷開始基準　458
運動負荷試験　432, 525
運動負荷試験判定基準　458
運動麻痺　253
運動療法　526

え

エネルギー蓄積型足部　205
エリスロポエチン　518
円回内筋　181
嚥下運動　315
嚥下反射　315
エンドリーク　490

お

横断裂　177
応用歩行動作　13
オーバーユース　169
起き上がり動作　27

か

外側広筋　174
外側スラスト　209
外側脊髄視床路　350
解凍期　94
回内屈筋群　180
介入プラン　401
回復期　274
解剖学的関節　88
解剖学的二重束法　138
開放性運動連鎖　151
外乱負荷応答　330
改良 Zancolli 分類　119
カウザルギー　106
学習性不使用　272
下肢機能障害　228
荷重関節　46
荷重困難　11
下小脳脚　350
画像所見　349, 350
鵞足炎　167, 171, 174
鵞足部　39
鵞足部痛　39, 40, 173
片脚サイドジャンプ　146
片脚ターンジャンプ　146
片脚フロントジャンプ　146
肩関節亜脱臼　257
肩関節周囲炎　93
肩関節周囲炎における合併症　104
肩関節周囲炎における手術療法　104
肩関節複合体　88
肩最大外旋位　180
肩の可動性　88
滑走性　16
カップリング　210
カテーテル　450, 451
カテーテルアブレーション術　334
カルボーネン法　478
加齢的退行変性　98

感覚障害　253
換気応答異常　469
環境調整　213, 343, 401
間欠性跛行　493, 494
監視下で運動　519
患者教育　526
患者自己調節硬膜外鎮痛法　487
患者自己調節鎮痛法　487
関節構成体　42
関節構造　46
関節固有感覚　152
関節水腫　143
関節突起間部　193
関節の轢音　33
関節リウマチ　69
冠動脈カテーテル検査　456
関連痛　222

き

既往歴　45
機械的症状　162
機械的振動エネルギー　111
気管支喘息　424
起居動作　254
起始停止　52
機種　43
偽性球麻痺　314
義足調整　213
キック動作　154
キッチンの高さ　99
気道狭窄　424
気道クリアランス法　434, 444
機能障害　46, 49, 51, 70, 107
機能障害度（新分類）　392
機能的関節　88
機能的脚長差　51
機能的残気量　417
機能的代償　429
脚長差　47, 48, 50, 53
キャッチピン　210
急性運動感覚性軸索型ニューロパチー　358
急性運動性軸索型ニューロパチー　356
急性炎症　35
急性炎症性脱髄性多発性ニューロパチー　358

急性期　252
急性期における回復メカニズム
　　259
急性期の疼痛管理　82
球麻痺　314
教育　462
胸郭　232
胸郭 undulation　233
胸郭アライメント　231，232
胸郭運動システム再建法　235
胸郭形状　230，231，232，234
胸郭の開大　188
胸郭の機能的特徴　232
胸郭の谷状の型状　232
胸郭の山状の型状　232
胸郭左側方偏位　232，233
胸郭左側方偏位の機能的特徴　232
競技特性　166
鏡視下関節包切離術　104
胸式呼吸　489
胸椎　375
胸腰椎の分節性　227，228
胸腰肋筋　232
距離調整機能　98
ギランバレー症候群　356
起立性低血圧　123
起立動作　346，363
筋萎縮　204
筋萎縮性側索硬化症　404
筋緊張　54
筋緊張低下　341
筋緊張反射機構　341
筋筋膜性腰痛症　226
筋腱複合体　164，170，173，176
筋腱複合体機能　172
筋挫傷　235，236
筋挫滅　236
筋収縮機能　173
筋出力低下　82
筋スパズム　41
筋線維の変性・壊死　391
筋断裂　236
筋力低下　394
筋力トレーニング　41
筋力の向上　91

空間的多発　345
口すぼめ呼吸　431
屈曲拘縮　204
クリニカルパス　33，456
車椅子　376
車椅子―床移乗　128
クレアチンキナーゼ　362
グロース・スパート　186

痙直型両麻痺　371
頸椎病変　71
ゲイトジャッジシステム　286
経皮的冠動脈インターベンション
　　456
血圧管理　481，485
血液ガス　428
血液検査　428
血液循環不全　109
血液透析　512
血管原性間欠性跛行　494
血腫　216
嫌気性代謝閾値　462，529
肩甲胸郭機能　180
肩甲骨の位置異常　83
肩甲帯の安定性　88
肩甲帯の機能低下　85
腱・靱帯付着部症　169
腱板損傷　82

こ

後外側線維束　139
後外側腹側核　253
交感神経　108
抗重力筋　299
拘縮期　94
甲状腺疾患　93
更生用装具　283
構造学的脚長差　51，53
構造学的再建　54
構造学的変化　56
拘束性換気障害　120
喉頭挙上不全　316
行動変容ステージ　530

硬膜外麻酔　481，487
高リン血症　519
後弯―平坦型　217
誤嚥性肺炎　314
股関節　47
股関節外転運動　213
股関節機能　56
股関節症　56
呼吸機能　449
呼吸機能検査　430
呼吸機能障害　405
呼吸機能低下　394，448
呼吸パターン　428
呼吸法指導　416
呼吸補助筋　426
呼吸理学療法　414
呼吸リハビリテーション　416，453
国際ストークマンデビル車椅子競技
　　連盟の基準（鷹野改）　131
個人特性　170
骨格筋障害　469
骨化進行過程　190
骨関節障害　382
骨吸収マーカー　64
骨形成マーカー　64
骨粗鬆症　58
孤発性　335
個別的精神機能　307，308
固有感覚　153，154
固有受容器におけるフィードバック
　　337
ゴルフスイング　144
コンディショニング　416

最脆弱部位　190
再損傷予防　164，177
最大吸気量　417
最大酸素摂取量　462
サイドベンチ　155
再発予防　460
座位バランス能力　128
座位保持困難　394，400
サルコペニア　472，478
三角筋前部線維　86
三次活動　303，304，307
残存高位　118

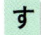

し

シーティング　401, 402
視覚キュー　328, 332, 333
時間・空間・人の視点　310
時間的多発　345, 347
自己効力感　43, 526
自己導尿　120
シザーズジャンプ　146
支持基底面　27, 31, 210
脂質異常症　493
四肢麻痺　127
視床膝状体動脈　253
視床出血　252, 262
ジスキネジア　324
ジストニック　380
姿勢アライメント　231
姿勢矯正エクササイズ　102
姿勢制御　172, 267
姿勢制御機能　164, 165, 166,
　　173, 177
姿勢制御機能低下　172
姿勢制御機能評価　172
姿勢制御能力　161, 165
姿勢反射障害　330
膝蓋下脂肪体　169
膝蓋腱　42
膝蓋骨　33
疾患修飾薬　345, 355
膝内転モーメント　35, 40
社会参加　297
社会資源　396
社会的背景　44
しゃがみ込み動作　156
シャキアエクササイズ　317
シャキア法　320
尺側手根屈筋　181
若年成人平均値　59
尺骨鉤状突起結節　183
尺骨神経　242, 251
尺骨神経麻痺　240, 241, 246,
　　247, 251
周径　36
重症下肢虚血　501
重積発作　427
縦断裂　177
手根管症候群　71
手指衛生　518

手指機能　398
手術侵襲　163
手術療法　3, 160
術後合併症　10, 482
術後管理　447, 449, 450
術後呼吸器合併症　446, 448, 449,
　　450
術後肺合併症　434
術前オリエンテーション　487
術前の呼吸リハビリテーション
　　454
循環器疾患手術後　93
循環機能　449, 450
循環機能低下　448
衝撃吸収　162, 166, 173
衝撃吸収機能　164, 165, 170,
　　173, 174, 176, 177
衝撃吸収能力　161, 166, 177
衝撃吸収不全　173
衝撃制御能力　161
上肢運動機能障害度分類（9段階法）
　　392, 393
症状日誌　324
上腹部外科　445
上腹部正中切開　446, 448, 450
上腕骨近位端骨折　2
初期屈曲角　206
初期内転角　206
食事動作　399
食事療法　526
褥瘡　120
職場復帰　276
シルエットサイン　444
神経・筋機能　152, 153, 154
神経根症　218
神経線維　42
神経損傷　108
神経電気刺激　176
神経変性疾患　335
人工血管置換術　480
人工股関節全置換術　44
人工膝関節全置換術　32
侵襲　33
身体アライメント　230
身体重心　27, 30, 363
身体図式　262, 264, 268, 270
身体調整　213
心肺運動負荷試験　461, 474

深部感覚　353
深部静脈血栓症　34, 257, 503
心不全　469
心理的要因　112

す

錐体路　285
錐体路障害　287
水平断裂　177
すくみ足　327, 328, 329
スクワット　146
スクワットジャンプ　146
スタティックアライメント　206
ステロイドパルス療法　345, 347,
　　355
ステロイド薬　432
ステントグラフト内挿術　480
ストレス　113
スパイロメトリー　428
スプリント　164, 176
スライドアダプター　210
スラスト現象　209
スリーブ方式　210
スリル　515

せ

生活活動　397
生活空間評価　497, 501
生活構造　304
生活構造の視点　310
生活指導　465
生活適応　297
整形外科的治療　282, 388
正中神経　248, 249
赤核脊髄路　299
脊髄障害自立度評価法　125
脊髄損傷　127
脊柱安定性　26
脊柱後弯度　317
脊柱自動運動　114
脊柱側弯症　398
脊椎圧迫骨折　22
舌圧　317
摂食・嚥下　312
セッティング　176
セミリジッドドレッシング　204

セルフ・エフィカシー理論　527
遷延　114
浅指屈筋　181
前十字靱帯損傷　138
全身持久力運動　432
前庭脊髄路　299
前頭葉機能　330
前内側線維束　139
前方ホップ　154

そ

早期離床　490
装具療法　283
相対的喉頭位置　316
足圧中心　232，233
足関節外側靱帯損傷　150
足関節三果骨折　11
足関節上腕血圧比　497
足関節底屈モーメント　286，289
足関節背屈制限　13
足関節部骨折　11
足関節良肢位保持　19
足根洞　157
足根洞内靱帯損傷　152
測定障害　341
足底板　236
足部変形　282
側方制御　47
側弯　397
ソケット　205，210
組織学的問題　231
組織損傷　227，229
粗大運動スキル　98
粗大運動能力尺度　383
粗大運動能力分類システム　383
ソフトドレッシング　204
損傷部位結合促進　235

た

第1背側骨間筋　246
ダイアゴナルメディシンボールス
　ロー　146
体幹機能低下　228
体幹機能評価　230，234
体幹機能不安定性　230
体幹深部筋　227

体幹の機能調整　226
体幹の側方動揺　39
体幹不安定性　233
待機期間　15
体軸内回旋　26
体重免荷式トレッドミル歩行練習
　332
代償運動　377，399，400
代償戦略　264，265，270
大腿筋膜張筋　167，171，172，174
大腿四頭筋　39
大腿四頭筋柔軟性テスト　142
大転子　52
ダイナミックアライメント　206
ダイナミック・スタビライザー
　181
ダイレクトマッサージ　41
ダウンスイング　149
多理論統合モデル　527
単軸足部　205
断端管理　203

ち

中止基準　485
中心性頸髄損傷　125
肘部管症候群　240，241
超音波画像　230
超音波検査　34
長下肢装具　259
長管骨の骨折　3
腸脛靱帯　42，163
長後方皮膚弁法　215
長座位バランス　120，124
聴診　428
長母指屈筋　248，249
治療方針　44
治療用装具　283

つ

槌趾　279
対麻痺　127

て

テイクバック　180
低酸素　429

低酸素血症　439
適合性　52
デコンディショニング　473，478
手の機能　98
テリパラチド　67
転倒　323，377
電動車椅子　387，396

と

動機づけ　527
動作のバリエーション　46
動作バリエーション　51
透析アミロイドーシス　519
透析期の運動　521
透析中の運動　519
橈側手根屈筋　181
疼痛　394，482
疼痛管理　10，38，491
疼痛期　94
疼痛のコントロール　90
動的過膨張　417
糖尿病　93
糖尿病性肩関節拘縮　104
透明文字盤　405，406，407
倒立振子　286
倒立振子運動　282，291
倒立振子モデル　17
とらえ込み　417
ドレーン　450

な

内シャント　514
内シャント感染　516
内側アーチ　153，156
内側ウィップ　209
内側関節裂隙　33
内側広筋　171，172，174，176
内側支持機構　190
内側毛帯　350，353
内反　33
内反尖足　279
内包後脚　253
軟骨下骨　42

に

肉ばなれ　236
二次活動　303，304，307
二次性機能障害　322，324
二次性徴　186
二次性副甲状腺機能亢進　519
二次的障害　372
二重課題　265，328，329
二重振り子　286
二重振り子運動　293
二重振り子の原理　292
日外変動　330
入院期間　467
認知機能　332
認知行動療法　99

ね

寝返り動作　26

の

脳血管障害　93，252，274
脳出血急性期の血圧管理　256
囊状瘤　480
脳性麻痺　371

は

パーキンソン病　322
肺塞栓症　503
肺胞気―動脈血酸素分圧較差　439
廃用症候群　227，253，429，446，
　　447，449
廃用性機能障害　164，165，170，
　　174
廃用性筋萎縮　497
パイロン　210
破局的思考　43
薄筋　40，41
バスキュラーアクセス　514，516
改訂長谷川式簡易知能評価スケール
　　（HDS-R）　313
バッティング動作　196
発熱　482
馬尾症　218
馬尾性間欠性跛行　494

バランス能力　213，346，347
バランス保持　376
パワー　176
半球間抑制　264
半月板　161
半月板切除術　161，177
半月板損傷　161
反射性交感神経性ジストロフィー
　　106
反射性攣縮　221
反復運動　342
反復唾液嚥下テスト　313

ひ

ピークフローメーター　432
ヒールロッカー機能　287
非運動症状　322
被殻出血　274
腓骨筋トレーニング　160
微細運動スキル　98
膝折れ　212，365
皮質脊髄路　285，294，298
肘内側側副靱帯損傷　180
ピストン運動　210
左側方偏位　227，234
非麻痺側筋力　253
病期の進行　35
ピンチハンガーへのリーチ　89

ふ

フォアフットロッカー機能　287
フォルテオ®　67
不快情動　111
不活動　111
腹臥位内旋テスト　221
副交感神経優位　119
副呼吸筋のリラクゼーション　422
腹式呼吸　431
腹式呼吸の指導　422
腹部大動脈瘤　480
浮腫　204，424
不随意運動　381
不整地歩行　34，276
付着部　169
プッシュアップ　124
プッシュアップ動作　128

不動　113
舞踏様アテトーゼ　380
踏み込み動作　154，157
プライオメトリクス　176
ブリッジング　213
不良姿勢　99，373
フレイル　472，478
プロゴルファー　138
プロセスモデル　312
分類基準　69

へ

閉鎖性運動連鎖　151
閉鎖性運動連鎖運動　142
閉塞性換気障害　425，427
閉塞性動脈硬化症　203，493
ヘモグロビン酸素飽和度　432
変形　395
変形拘縮　394
変形性関節症　161，177
変形性股関節症　44
変形性膝関節症　32
変形性肘関節症　240，241，242，
　　243，244，245，247，248，251
ベンチ　155
ベンチアライメント　206

ほ

方向調整機能　98
紡錘状瘤　480
歩行　230
補高　18
歩行周期　286
歩行障害　276
歩行相　286
歩行パターン　40
歩行練習　41
ポジショニング　54
母指内転筋　243，246
補装具　396
補足運動野　342
保存療法　3，150

ま

マイクロカレント　235

末梢循環障害　203
末梢動脈カテーテル（Aライン）
　481
麻痺肢の不使用　253
慢性腎臓病　511
慢性閉塞性肺疾患　416

右股関節脱臼　397

メカニカルストレス　227
メディカルチェック　522

網様体脊髄路　299
モーメント　365
モジュラー型車椅子　125
モビライゼーション　174

夜間痛　83
薬物治療　80

薬物療法　424，526

遊脚振子運動　292
有酸素運動　75，102
有酸素トレーニング　176
有痛性強直性攣縮　345
幽門側胃切除術後　445

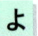

腰椎分離症　193
腰痛　195
腰背部痛　373
腰部機能障害　226，229
腰部脊柱管狭窄症　216
腰部組織損傷　228
腰部多裂筋　232
抑制性　340
予後改善　460
予後予測　263
予測的姿勢調節　268

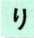

リーチバランス　146

リウマチ体操　80
力学的問題　231
リジッドドレッシング　204
梨状筋症候群　221
立位姿勢の観察　86
立位姿勢の制御　88
リハビリテーションのための子ども
　の能力低下評価法　383
リハビリテーションプログラム
　486
リモデリング　163
両側活動　254
リラクゼーション　41，416
臨床症候　70

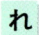

レジスタンストレーニング　478，
　525
連合反応　263

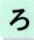

ロッカー機能　286，291
ロッカーファンクション　282
肋骨の偏位　231
ロフストランド杖　372

検印省略

実践編・ケースで学ぶ理学療法臨床思考

定価（本体 7,200 円＋税）

2019年12月15日　第2版　第1刷発行

編　者　　有馬　慶美・三宮　克彦・松本　直人
発行者　　浅井　麻紀
発行所　　株式会社 文 光 堂
　　　　　〒113-0033　東京都文京区本郷7-2-7
　　　　　TEL　(03)3813-5478（営業）
　　　　　　　　(03)3813-5411（編集）

© 有馬慶美・三宮克彦・松本直人，2019

印刷・製本：広研印刷

ISBN978-4-8306-4580-8　　　　　　　Printed in Japan